M. M. Ash

Schienentherapie

Major M. Ash

Schienentherapie

Evidenzbasierte Diagnostik und Behandlung bei TMD und CMD

Mit Beiträgen von
Olaf Bernhardt und Georg Meyer

3., neu bearbeitete und erweiterte Auflage

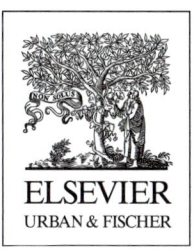

URBAN & FISCHER
München · Jena

Zuschriften und Kritik an:
Elsevier GmbH, Urban & Fischer Verlag, Lektorat Zahnmedizin, Karlstraße 45, D-80333 München

Anschriften der Autoren:

Professor Dr. Dr. Major M. Ash, BS, DDS, MD hc, MS, PhD
Emeritus School of Dentistry
University of Michigan
Ann Arbor, Michigan, USA

Priv.-Doz. Dr. med. habil. Olaf Bernhardt
Zentrum für Zahn-, Mund- und Kieferheilkunde
Ernst-Moritz-Arndt-Universität
Poliklinik für Zahnerhaltung und Parodontologie
Rotgerberstraße 8
D-17489 Greifswald

Professor Dr. Georg Meyer
Zentrum für Zahn-, Mund- und Kieferheilkunde
Ernst-Moritz-Arndt-Universität
Poliklinik für Zahnerhaltung und Parodontologie
Rotgerberstraße 8
D-17489 Greifswald

Prof. Dr. Carolyn M. Ash
University of Detroit Mercy
Detroit, Michigan, USA

Wichtiger Hinweis für den Benutzer
Die Erkenntnisse in der Medizin unterliegen laufendem Wandel durch Forschung und klinische Erfahrungen. Herausgeber und Autoren dieses Werkes haben große Sorgfalt darauf verwendet, dass die in diesem Werk gemachten therapeutischen Angaben (insbesondere hinsichtlich Indikation, Dosierung und unerwünschten Wirkungen) dem derzeitigen Wissensstand entsprechen. Das entbindet den Nutzer dieses Werkes aber nicht von der Verpflichtung, anhand der Beipackzettel zu verschreibender Präparate zu überprüfen, ob die dort gemachten Angaben von denen in diesem Buch abweichen und seine Verordnung in eigener Verantwortung zu treffen.

Wie allgemein üblich wurden Warenzeichen bzw. Namen (z. B. bei Pharmapräparaten) nicht besonders gekennzeichnet.

Bibliografische Information Der Deutschen Bibliothek
Die Deutsche Bibliothek verzeichnet diese Publikation in der Deutschen Nationalbibliografie; detaillierte bibliografische Daten sind im Internet unter http://dnb.ddb.de abrufbar.

Alle Rechte vorbehalten
3. Auflage 2006
© Elsevier GmbH, München
Der Urban & Fischer Verlag ist ein Imprint der Elsevier GmbH.

07 08 09 10   5 4 3 2

Für Copyright in Bezug auf das verwendete Bildmaterial siehe Abbildungslegende. Wenn nicht anders angegeben, liegen die Rechte beim Verlag.

Das Werk einschließlich aller seiner Teile ist urheberrechtlich geschützt. Jede Verwertung außerhalb der engen Grenzen des Urheberrechtsgesetzes ist ohne Zustimmung des Verlages unzulässig und strafbar. Das gilt insbesondere für Vervielfältigungen, Übersetzungen, Mikroverfilmungen und die Einspeicherung und Verarbeitung in elektronischen Systemen.

Um den Textfluss nicht zu stören, wurde bei Patienten und Berufsbezeichnungen die grammatikalisch maskuline Form gewählt. Selbstverständlich sind in diesen Fällen immer Frauen und Männer gemeint.

Projektmanagement: Dr. C. Basner, München
Schlussredaktion: Gabriele Bäuml, München
Deutsche Übersetzung: Dr. F. Lobeck, Bergisch Gladbach; Dr. W. Trips, Illertissen, Dr. C. Basner, München
Herstellung: Renate Hausdorf, buchundmehr, München
Zeichnungen: Prof. Dr. William Brudon, Ann Arbor; Henriette Rintelen, Velbert
Umschlaggestaltung: SpieszDesign, Neu-Ulm
Titelgrafik: Henriette Rintelen nach W. Krough-Poulsen
Satz: Kösel, Krugzell
Druck und Bindung: Stürtz GmbH, Würzburg

Printed in Germany

ISBN-13: 978-3-437-05031-2
ISBN-10: 3-437-05031-1

Aktuelle Informationen finden Sie im Internet unter **www.elsevier.de, www.elsevier.com**

*Dedicated to
Dr. and Mrs. Victor Knowlton,
Prof. Dr. and Mrs. Billy Smith,
Dr. Joseph Schmidseder,
Prof. Dr. William Brudon
and Prof. Dr. Hans Graf*

Vorwort zur dritten Auflage

Die Herausforderungen, denen sich die Zahnmedizin heute stellen muss, wandeln sich stetig. Die vorliegende Aktualisierung des Buches „Schienentherapie" erschien mit dem Ziel, diese Anforderungen erfolgreich zu meistern.

Alle Zahnärztinnen und Zahnärzte, ob in eigener Praxis oder an einer Hochschule, müssen sich laufend mit den diagnostischen und therapeutischen Fortschritten, die für eine erfolgreiche Ausübung der Zahnheilkunde relevant sind, auseinander setzen.

Bei der jetzt vorliegenden dritten Auflage haben wir uns daher erstmals ausführlich mit der evidenzbasierten Zahnmedizin beschäftigt. Das bedeutet jedoch nicht, dass Paradigmen bei der Therapieplanung für den individuellen Patienten per se eine höhere Wertigkeit haben als der behandelnde Arzt selbst. Denn in vielen klinischen Bereichen findet man noch keine Übereinstimmung von evidenzbasierter Diagnostik und erfolgreichen Therapiemethoden, vor allem nicht auf der höchsten Stufe der evidenzbasierten Zahnmedizin, der wissenschaftlichen Auswertung publizierter Daten.

Die Evidenz, der wissenschaftliche Beleg für eine Therapieempfehlung in der Medizin, wurde zur besseren Wertung in eine hierarchische Ordnung von vier Klassen unterteilt: Auf der IV. und untersten Stufe finden sich Berichte und Meinungen von Expertenkreisen, Konsensus-Konferenzen und die klinische Erfahrung anerkannter Autoritäten.

Auf der dritten Stufe finden sich Vergleichsstudien und Fallstudien ohne Randomisierung, gefolgt von den Ergebnissen von zumindest einer einzigen experimentellen Studie.

Die zweithöchste Stufe der evidenzbasierten Medizin erfordert den Nachweis zumindest einer randomisierten, kontrollierten Studie, und die oberste Stufe der Evidenz beinhaltet eine Metaanalyse der Daten von doppelblinden, randomisierten, kontrollierten Studien.

In systematischen Literaturübersichten wird versucht, die erwähnte Hierarchie zu berücksichtigen. Da nicht sämtliche Forschungsergebnisse zugänglich sind, ist es fraglich, ob Übersichten aufgrund dieser Schwierigkeiten den Anspruch zu erfüllen vermögen.

Evidenzbasierte, praktische Zahnmedizin bedeutet keine Diktatur des wissenschaftlichen Zahlenmaterials. Sie ermöglicht die wohlüberlegte Anwendung von Forschungserkenntnissen auf der Basis der Ausbildung des Arztes und seiner persönlichen Erfahrung. Die individuellen Bedürfnisse des Patienten werden dabei nie außer Acht gelassen. Um dieses Ziel auch zu erreichen, müssen Forschungsergebnisse unter Berücksichtigung des klinischen Urteilsvermögens des Behandlers und der Wünsche des Patienten erst in die tägliche Praxis transferiert werden.

Die Situation in der Zahnmedizin ist anders als in der Pharmazie, wo der Einsatz eines Medikaments ohne den Wirkstoff (Placebo) als Kontrolle kaum Schwierigkeiten bereitet. Doppelblind durchgeführtes, okklusales Einschleifen können wir zum Beispiel nicht vornehmen; die Eingliederung einer Placebo-Aufbissschiene ist problematisch. Eine solche Schiene würde von einem erfahrenen Kliniker wohl kaum als Kontrolle angesehen.

Damit eine Aufbissschiene funktionieren kann, muss sie für jeden Patienten individualisiert werden, daran führt kein Weg vorbei. Jeder, der schon einmal Schienen für Patienten aus klinischen Studien zu beurteilen hatte, erkennt die vorhandenen Gestaltungsfehler und führt die Anpassung bei jedem einzelnen Patienten aus. Aufgrund dieser ständig erforderlichen Anpassung ist es schwierig, eine standardisierte Schiene zu verwenden, welche die Bedürfnisse sämtlicher Patienten gleichermaßen befriedigt. Ein sorgfältiges Studiendesign verringert zwar dieses Problem, kann es jedoch nicht ganz lösen.

Die evidenzbasierte Zahnmedizin ist bei jeder Therapie das erklärte Ziel. Kluge Behandler hören genau zu, was ihnen die Patienten berichten. Sie wissen wohl, dass es nur wenig Eingriffe mit einer hundertprozentigen Erfolgsgarantie gibt. Hieraus lässt sich ableiten, dass die Effektivität aller anderen Behandlungsmethoden irgendwo zwischen null und 99 %

liegen muss. Heutzutage gibt es offenbar den Trend, die bloße Beseitigung von Symptomen einer Heilung der Krankheit gleichzustellen. Das ist vielleicht der Grund dafür, dass bestimmte Erkrankungen scheinbar spontan rezidivieren.

Es ist schwierig, eine exakte Beziehung zwischen den Ursachen und den Auswirkungen, mit hoher Übereinstimmung von okklusalen Interferenzen, muskulären Fehlfunktion, Bruxismus und Kiefergelenkbeschwerden, herzustellen. Daher war es erforderlich, einige Wahrscheinlichkeitsstufen für diese Beziehungen zu definieren. Sie basieren auf mehreren Kriterien, denn bei klinischen Funktionsstörungen ist es untypisch, nur eine einzelne, direkte Ursache für die Beschwerden zu finden. Es sind häufig gleich mehrere direkte und indirekte Ursachen am Wechselspiel von Okklusion, Kiefergelenken, Muskeln, Bruxismus und der Gesamtheit temporomandibulärer Fehlfunktionen beteiligt. Diese Lehrmeinung gibt es auch bei der Beziehung von okklusalem Trauma und Parodontitis. Danach ist das okklusale Trauma nur eines von mehreren Kofaktoren bei rasch voranschreitender Parodontitis. Die Korrektur einer fehlerhaften Okklusion muss bei der Behandlung ohnehin mit berücksichtigt werden.

Zusammenhänge zwischen Okklusion, Knirschen, Pressen und Kiefergelenkfehlfunktion wurden publiziert. Doch bei allen Studien gab es auch Diskussionen über die Interpretation der Daten. So wären manche Zusammenhänge weder spezifisch noch reproduzierbar und ergäben auch epidemiologisch keinen Sinn.

Welche Schlussfolgerung man auch selbst daraus ziehen mag: Solange die Wissenschaft bestimmte Ursachen entdeckt, ist der Kliniker damit konfrontiert, Störungen unter Berücksichtigung dieser Erkenntnisse zu behandeln und eine praktikable Kosten-Nutzen-Analyse im Sinne seines Patienten zu erstellen.

Aus der Sicht des Praktikers ist das wohl am herausforderndste Problem die Diagnostik und Therapie des Schmerzes. Dies gilt ganz besonders dann, wenn sich scheinbar keine organische Ursache hierfür feststellen lässt. Die Identifikation der eigentlichen Schmerzursache wird vor allem dann zu einer echten Herausforderung, wenn ein Patient ganz auf einen temporomandibulären Schmerz fokussiert ist, der jedoch von einem lokalen oder systemischen muskuloskelletalen Schmerz, von stressbedingten Kopfschmerzen oder anderen Schmerzursachen des zentralen Nervensystems, überlagert wird. Damit eng verbunden ist die Beziehung zwischen nichtlokalisierbarem Schmerz, Schlaf und Schlaflosigkeit und dem diffusen Schmerz von Myofazialen- und von Kiefergelenkerkrankungen.

Wenn man davon ausgeht, dass physische Symptome, oder zumindest emotionale Stressoren, vorhanden sind, und dass anhaltender Gesichtsschmerz zu Anpassungsschwierigkeiten führen kann, die wiederum sekundär zu psychologischen Verhaltensstörungen führen können, dann wird klar, dass der praktizierende Zahnarzt unbedingt erkennen sollte, wann die Effektivität der Behandlung nicht mehr gegeben ist und eine Überweisung für eine psychologische Beurteilung erforderlich wird. Leider ist es auch heute schwierig, die Effizienz mancher Formen der okklusalen Korrektur nachzuweisen.

Der ethiologische Einfluss von okklusalen Faktoren auf Dysfunktionen besteht, Abweichungen von der Norm sollten bei jedem Patienten berücksichtigt und korrigiert werden. Vor allem iatrogene Fehlkontakte, die in engem zeitlichen Zusammenhang mit dem Auftreten von Kiefergelenksymptomen aufgetreten sind, oder die in unmittelbarem zeitlichen Zusammenhang mit einer Behandlung stehen, bei welcher der Patient den Mund längere Zeit weit öffnen musste, bedürfen einer Behandlung.

Die deutliche Mehrheit der Zahnärzte wird eine geringfügige, selektive Anpassung der Kaufläche mit einer Reduktion von Fehlkontakten vornehmen. Dabei wird die Gestaltung des Zahnersatzes korrigiert, nicht der natürliche Zahn der neuen Restauration angepasst. Bei Bruxismus ist die okklusale Einschleiftherapie nicht Therapie der ersten Wahl. Sie ist sicherlich eine Begleittherapie nach der Eingliederung neuer prothetischer Rekonstruktionen, die bei schon vorhandenen Interferenzen eine Verstärkung des Bruxismus hervorrufen können. Bei Vorhandensein von iatrogenen Interferenzen sind die störenden Kontakte auf der Rekonstruktion, nicht auf der natürlichen Zahnsubstanz zu eliminieren. Es ist allgemein anerkannt, dass bei Keramikkauflächen die Einprobe und Korrektur im Mund noch vor dem Glanzbrand erfolgen sollte.

Zum Aufbau der hier vorliegenden, komplett überarbeiteten Auflage:

Herr Professor Dr. Georg Meyer und Herr PD Dr. Olaf Bernhardt haben in Ergänzung des 7. Kapitels das Thema Magnetresonanztomografie dargestellt. Das MRT ist heute der diagnostische Goldstandard im Rahmen der Diskusverlagerung ohne Reposition. Darüber hinaus wurden Informationen zur Axiographie eingefügt. Inwiefern die Axiographie zur Diagnose von temporomandibulären Erkrankungen und Gesichtsschmerzen herangezogen werden kann, ist zumindest in den USA derzeit umstritten.

Das Thema Schlaf ist in Zusammenhang mit nächtlichem Zähneknirschen und der obstruktiven Schlafapnoe von Bedeutung. Einige Grundbegriffe der Neurobiologie des Schlafes, des nächtlichen Zähneknirschens und der Schlafapnoe sind daher auch für den Zahnmediziner von Bedeutung.

Obwohl zum Zeitpunkt der Erstellung des Manuskripts noch nicht genug evidenzbasierte Daten zur Auswirkung von Medikamenten auf den Bruxismus vorlagen, ergeben sich aus der Literatur doch umfassende Informationen. Es gibt einen Zusammenhang von Zähneknirschen und Medikamenten, die in den Dopaminstoffwechsel eingreifen, wie bei Antidepressiva, Beruhigungsmitteln, Anxiolytika und bei Drogenmissbrauch. Von Bedeutung ist, dass manche Substanzen mit Einfluss auf den Dopamin- und Serotoninhaushalt und auf das adrenerge System einen vorhandenen Bruxismus sowohl unterdrücken als auch verstärken können.

Auf der Basis der Empfehlungen der Amerikanischen Gesellschaft für Schlafstörungen sind bestimmte Schienen und orale Hilfsmittel zu einem anerkannten Bestandteil der Behandlung oberer Atemwegsstörungen, wie dem Schnarchen oder der milden Form der obstruktiven Schlafapnoe, geworden. Einige Grundregeln der Therapie und die verschiedenen Formen der oralen Hilfsmittel werden in diesem Buch dargestellt.

Die dritte Auflage wurde so konzipiert, dass der Leser die Schwerpunkte der verschiedenen Therapiekonzepte leicht auswählen kann. Er kann sich danach zusätzlich mit den Grundlagen und Details vertraut machen. Zusammenfassungen wurden im Text hervorgehoben. Sie stellen einen einfachen Leitfaden durch den mehr in die Tiefe gehenden Gesamttext dar. Ein umfassendes Verzeichnis steht für das einfache Auffinden der verschiedenen Konzepte der Schienentherapie zur Verfügung.

Soweit es irgend möglich war, wurden Therapiekonzepte und Forschungsergebnisse im Text passenden Literaturzitaten zugeordnet, wobei die Autoren am Ende eines jeden Kapitels in alphabetischer Reihenfolge aufgeführt sind.

An keinem der Instrumente, der Medizinprodukte oder Pharmaka, die in diesem Buch erwähnt sind oder die aus den Literaturzitaten hervorgehen, haben die Autoren ein persönliches Interesse.

Praktiker sollten die Instrumente wählen, die den aktuellen Therapiestandards entsprechen und Medikamente im Sinne der Empfehlungen der Hersteller einsetzen.

Unser besonderer Dank gilt allen, die an der Erstellung des Manuskriptes, der Illustrationen, der Zusammensetzung und der Übersetzung des Buches mitgewirkt haben.

Major M. Ash, Ann Arbor, Frühjahr 2006

Vorwort zur zweiten Auflage

Die Zahnmedizin hat sich in den letzten zwei Jahrzehnten so dramatisch verändert, dass es kaum noch Lehrinhalte gibt, die nicht verändert wurden oder verändert werden sollten.

So sind die klassischen Zahnkrankheiten Karies und Parodontitis stark zurückgegangen. Führte ich noch vor zwanzig Jahren eine schulzahnärztliche Untersuchung durch, so gab es kaum ein Kind, das nicht wegen Karies zum Zahnarzt geschickt werden musste. Heute gibt es bereits viele Kinder, die kariesfrei aufwachsen. Ja, es gibt Gegenden, in denen die Mehrheit der Zwölfjährigen noch keine Füllung aufweist.

Noch vor zwanzig Jahren gab es kaum einen Patienten in der Altersgruppe über vierzig Jahre, der nicht entweder eine Totalprothese trug oder an den verbliebenen Zähnen nicht eine fortgeschrittene Parodontose zeigte. Heute hingegen gibt es sehr viele Patienten, die eigene gesunde Zähne haben.

Die Karies wird in den nächsten Jahrzehnten in den zivilisierten Ländern aussterben. Monoklonale Antikörper werden auf den Markt kommen, die verhindern, dass der Streptococcus mutans sich anhaften kann, ebenso wie gentechnisch veränderte Streptokokken und Laktobazillen, die keine Milchsäure mehr produzieren und so auch nicht mehr kariogen sind. Auch eine Kariesimpfung wird diesen Prozess noch beschleunigen, eine Parodontitisimpfung befindet sich kurz vor der klinischen Erprobung.

All das wird dazu führen, dass man einer stark anwachsenden Bevölkerungsgruppe, die auch zunehmend ein höheres Alter erreicht, ihre eigenen Zähne erhalten können wird. Deshalb wird auch die Bedeutung der Funktionstherapie – speziell der Schienentherapie – im gleichen Maße zunehmen.

Es gibt zurzeit die unterschiedlichsten Schienenkonzepte, doch kein anderes Konzept kann den wissenschaftlichen Hintergrund aufweisen wie die Michigan-Schiene, deren Vater Major M. Ash ist, der große Lehrer der Okklusion, oralen Physiologie und Funktionstherapie.

J. Schmidseder, München 1999

Vorwort zur ersten Auflage

In den ersten Tagen unseres Menschseins erleben wir die Welt durch den Mund, erst später durch die Augen und das Gehör. Die orale Phase steht somit am Anfang unserer Entwicklung. Das erklärt auch, warum wir Schmerzen im oralen Bereich besonders stark empfinden und wahrnehmen. Der orofaziale Bereich ist eine der sensibelsten Zonen des menschlichen Körpers. Ein bedeutender Anteil der Schmerzen, mit denen wir Zahnärzte täglich in unseren Praxen konfrontiert werden, hat seine Ursache in den Kiefergelenken oder der Gesichtsmuskulatur. Während Karies oft nicht weh tut und auch Parodontitis selten mit Schmerzen verbunden ist, wird eine Kiefergelenkstörung oder eine Gesichtsmuskeldysfunktion nur durch das Symptom Schmerz realisiert.

In diesem Buch wird eine Therapieform beschrieben, die reversibel ist, was in der Medizin nur sehr selten gegeben ist. Deshalb ist es auch bedauerlich, dass das Mittel der Wahl, nämlich die Michigan-Schiene, nicht zum Standardrepertoire eines jeden Zahnarztes gehört. Die Aufbissschienentherapie ist Zahnmedizin im ursprünglichen Sinn. Mit dieser Therapie können wir in vielen Fällen Schmerzen verhindern, lindern oder beseitigen.

Am Anfang einer jeden Therapie steht natürlich die Diagnose. Deshalb ist auch ein bedeutender Anteil dieses Buches der klinischen Untersuchung von Patienten gewidmet. Denn die Untersuchung ist immer noch die beste Möglichkeit, Kiefergelenk- und Muskelfunktionsstörungen zu identifizieren.

Der Kiefergelenk- und Gesichtsmuskelschmerz hat im Übrigen immer etwas mit der Okklusion der Zähne zu tun. Somit ist die Okklusionstherapie der Zähne eine Domäne der Zahnmedizin. Mit der funktionellen Okklusion haben wir ein therapeutisches Konzept, das wir zum Wohl unserer Patienten einsetzen sollten und müssen.

In der Füllungstherapie gibt es nur einen Standard: den Goldstandard. Die Hersteller von keramischen Zahnersatzmaterialien und von Kompositwerkstoffen werden noch viele Jahre damit beschäftigt sein, bis sie einen Ersatzstoff finden, der funktionell so perfekt ist wie Gold.

Angenommen, wir suchen einen Goldstandard der Therapie von Kiefergelenk- und Gesichtsmuskeldysfunktionen – es könnte nur die Michigan-Schiene sein. Denn im Gegensatz zu anderen zahnärztlichen Therapieformen verursachen wir damit keine Beschwerden, sondern lindern oder beseitigen nachweislich die Schmerzen!

Im Übrigen muss uns bei der Therapie von Kiefergelenk und Muskeldysfunktionen eines klar sein: Noch kennen wir nicht alle ätiologischen Faktoren. Aber dies ist unsere Aufgabe als Zahnmediziner, alle gegebenen klinischen Faktoren in einem entsprechenden therapeutischen Konzept zu vereinfachen und darauf aufbauend die Therapie einzuleiten.

J. Schmidseder, München, 1995

Inhaltsverzeichnis

1 Einleitung
- 1.1 Neurologische und biomechanische Wechselwirkungen 2
- 1.2 Evidenzbasierte Therapie 3
- 1.3 Schienentherapie 3
- 1.4 Okklusales Einschleifen 4
- 1.5 Terminologie 4
- 1.6 Allgemeine Gestaltungsmerkmale von Schienen 5
- 1.7 Ziele der Schienentherapie 5
- 1.8 Klassifikation von Schienen 6
- 1.9 Physiologie und Pathologie der Schienentherapie 6
  - 1.9.1 Erhöhung der vertikalen Dimension 9
  - 1.9.2 Eckzahnführung 9
  - 1.9.3 Discus articularis 9
  - 1.9.4 Belastung des Kiefergelenks 10
  - 1.9.5 Funktionelle Anpassung 10
  - 1.9.6 Vorverlagerung des Unterkiefers . 10
- 1.10 Funktionsstörungen von Kiefergelenk und Kaumuskulatur 11
  - 1.10.1 Ätiologie 11
  - 1.10.2 Diagnostik 11
  - 1.10.3 Therapie 12
- 1.11 Traumatische Okklusion 12
  - 1.11.1 Knirschen und Pressen 12
  - 1.11.2 Parodontales Trauma 12
- 1.12 Orofazialer Schmerz und Dysfunktion . . 13
- 1.13 Schnarchen und obstruktive Schlafapnoe 13
  - 1.13.1 Ätiologie 13
  - 1.13.2 Diagnostik der Schlafapnoe 13
  - 1.13.3 Therapie 14
- 1.14 Verletzung durch Kontaktsportarten . . . 14
- 1.15 Implantatschablonen 14

2 Muskeln: Funktion und Dysfunktion
- 2.1 Gesichts-, Kopf- und Halsmuskulatur . . 16
  - 2.1.1 Gesichtsausdruck und Emotionen 16
  - 2.1.2 Schmerz und Muskelfunktion . . . 17
  - 2.1.3 Zentrale Steuerung des Gesichtsausdrucks 18
  - 2.1.4 Gesichtsmuskulatur 19
  - 2.1.5 Kaumuskulatur 21
- 2.2 Muskeln mit Bezug zu Hörfunktion und TMD 26
  - 2.2.1 Muskeln des Oropharynx 26
- 2.3 Kopf-, Hals- und Schultermuskulatur . . . 27
- 2.4 Fibromyalgie 30
  - 2.4.1 Fibromyalgie und orale Auswirkungen 31
- 2.5 Die Halswirbelsäule und CMD 31
  - 2.5.1 Zervikogener Kopfschmerz 33
  - 2.5.2 Schultergürtelkompressionssyndrom 33
- 2.6 Ursächliche Mechanismen des Muskelschmerzes 33
  - 2.6.1 Funktionelle Adaptation von Kiefergelenk und Muskulatur . . . 34
- 2.7 Schnarchen und obstruktive Schlafapnoe 34
  - 2.7.1 Pathophysiologie 35
  - 2.7.2 Schweregrade der Schlafapnoe . . . 35

3 Das Kiefergelenk – Struktur, Funktion und Funktionsstörung
- 3.1 Gelenkkapsel 38
- 3.2 Fossa mandibularis 40
- 3.3 Akzessorische Bänder des Kiefergelenks 40
- 3.4 Gelenkflächen 41
- 3.5 Discus articularis 41
  - 3.5.1 Diskusverlagerung 42
- 3.6 Zusammenhang von Struktur und Funktion 43
  - 3.6.1 Luxation des Kiefergelenks 43

3.7	Anatomische und diagnostische Aspekte	43	4.10	Kopfschmerzerkrankungen	80
	3.7.1 Otomandibuläre Symptome	44		4.10.1 Klassifikation der Kopfschmerzerkrankungen	80
	3.7.2 Anatomische und ontogenetische Faktoren	45		4.10.2 Primäre (idiopathische) Kopfschmerzen	82
3.8	Pathophysiologie	48		4.10.3 Prävalenz der Migräne	83
	3.8.1 Anpassung des Kiefergelenks	48		4.10.4 Migräneformen	84
	3.8.2 Kiefergelenkknacken	49		4.10.5 Einige klinische Merkmale der Migräne	84
	3.8.3 Internal derangement	49		4.10.6 Migräne ohne Aura	84
				4.10.7 Migräne mit Aura	85
4	**Orofazialer Schmerz und Kopfschmerzen**			4.10.8 Spektrum der Migräne	85
4.1	Schmerztheorien	55		4.10.9 Behandlungsansatz	86
	4.1.1 Gate-Control-Theorie	56		4.10.10 Vorbeugende Migränebehandlung	86
	4.1.2 Gate-Control: klinische Anwendungen	56		4.10.11 Chronischer täglicher Kopfschmerz	87
	4.1.3 Neuromatrix-Theorie	57		4.10.12 Pathophysiologie der Migräne	87
4.2	Das Stresssystem	59		4.10.13 Kopfschmerz vom Spannungstyp	91
	4.2.1 Komponenten des Stresssystems	59		4.10.14 Clusterkopfschmerz	93
	4.2.2 Schmerz-Stress-Reaktion	59			
4.3	Vegetatives (autonomes) Nervensystem	60	**5**	**Psychische und neurologische Erkrankungen, Psychopharmaka und chronischer Schmerz**	
4.4	Homöostase	60			
4.5	Bestandteile und Funktionen des Nervensystems	61	5.1	Prävalenz psychischer Erkrankungen	99
	4.5.1 N. auriculotemporalis	62	5.2	Medikation – Überblick	99
	4.5.2 Rezeptoren/afferente Nervenfasern	62	5.3	Auswirkungen im zahnärztlichen Bereich – Überblick	99
	4.5.3 Sensorischer Input an das Zentralnervensystem	63	5.4	Ursachen für psychische Erkrankungen	99
	4.5.4 Sensorische Kerngebiete des N. trigeminus	63	5.5	Zuordnung und Abgrenzung	100
	4.5.5 Schmerzmodulierende Systeme	64		5.5.1 Der Patient im Mittelpunkt	100
4.6	Schmerz: Hyperalgesie, Allodynie	65		5.5.2 Wechselwirkungen von Medikamenten	100
	4.6.1 Ausstrahlender Schmerz	65		5.5.3 Terminologie	100
	4.6.2 Zentrale Neuroplastizität des Schmerzes	66	5.6	Psychopharmaka	101
4.7	Orofazialer Schmerz	66	5.7	Angststörungen	101
	4.7.1 Odontogener Schmerz	67		5.7.1 Panikstörung	104
	4.7.2 Schmerzen bei Zahnfraktur	67		5.7.2 Zwangsstörungen	105
4.8	Chronischer Schmerz	68		5.7.3 Soziale Angststörung	106
	4.8.1 Psychologische Erkrankungen	69		5.7.4 Posttraumatische Belastungsstörung (PTBS)	107
	4.8.2 Diagnose chronischer Schmerzen	69		5.7.5 Spezifische Phobien	108
4.9	Schmerzerkrankungen des Trigeminussystems	70		5.7.6 Generalisierte Angststörung (GAD)	108
	4.9.1 Muskuloskelettale Erkrankungen	70	5.8	Behandlung von Angststörungen	109
	4.9.2 Migräne im Gesichtsbereich	72		5.8.1 Psychotherapie	109
	4.9.3 Peripherer und zentraler neuropathischer Schmerz	72		5.8.2 Medikamenteneinsatz bei Angststörungen	109
	4.9.4 Die Bandbreite neuropathischer Schmerzerkrankungen	75			

5.9	Somatisierung	110		6.3.4	Muskelschmerzsyndrome	133
	5.9.1 Bedeutung für die Zahnmedizin	110		6.3.5	Interne Störung	134
	5.9.2 Hypochondrie	111		6.3.6	ROM/Palpation/klinisch-orthopädische Untersuchung	135
	5.9.3 „Phantom-Biss"	111	6.4	**Ätiologie der TMD**		136
	5.9.4 Schmerzstörung	111		6.4.1	Okklusion	137
5.10	**Affektive Psychosen**	112		6.4.2	Trauma	139
	5.10.1 Depression	112		6.4.3	Malokklusion/Kieferorthopädie	140
	5.10.2 Major-Depression	113		6.4.4	Verlust der vertikalen Dimension	141
	5.10.3 Dysthymie	114		6.4.5	Seelisch-körperliche Faktoren	142
	5.10.4 Winterdepression	114		6.4.6	Andere systemische Faktoren	143
	5.10.5 Prämenstruelle Dysphorie (PMD)	114	6.5	**Funktionelle diagnostische Kriterien**		144
	5.10.6 Wochenbettdepression	114		6.5.1	Diagnostische Unsicherheit	144
	5.10.7 Bipolare affektive Störung (manisch-depressive Erkrankung)	115		6.5.2	Diagnostische Kriterien	144
5.11	**Wirkmechanismen von Antidepressiva**	116		6.5.3	Mehrfachdiagnose	145
5.12	**Unerwünschte Nebenwirkungen von Psychopharmaka im Mundbereich**	116	**7**	**Befundaufnahme und Diagnostik**		
			7.1	**Funktionsstörung – diagnostisches Vorgehen**		149
5.13	**Antipsychotika**	116		7.1.1	Fragebogen	150
5.14	**Neurobiologie depressiver Störungen**	119	7.2	**Krankengeschichte**		152
5.15	**Chronischer Schmerz und Depression**	121		7.2.1	Hauptanliegen	153
	5.15.1 Myofasziale TMD und Depression	121		7.2.2	Gegenwärtige Erkrankung	153
	5.15.2 Komorbidität von Schmerz und Depression: Behandlung	122		7.2.3	Bisherige Krankengeschichte	153
				7.2.4	Familiengeschichte	153
5.16	**Schizophrenie**	122		7.2.5	Persönliche und soziale Anamnese	153
	5.16.1 Biologische Grundlagen der Schizophrenie	123		7.2.6	Allgemeinmedizinische Anamnese	153
	5.16.2 Behandlung der Schizophrenie	123	7.3	**Systeme zur TMD-Diagnostik**		154
5.17	**Borderline-Persönlichkeitsstörung (Borderline-Syndrom)**	123		7.3.1	Psychologische Faktoren	154
				7.3.2	Zweiachsiges TMD-Diagnostiksystem	155
	5.17.1 Entstehung	124		7.3.3	Zahnärztliche Befundaufnahme	155
	5.17.2 Behandlung	124		7.3.4	Zahnstatus und Okklusion	156
5.18	**Parkinson-Erkrankung**	124		7.3.5	Okklusale Interferenzen	157
	5.18.1 Behandlung der Parkinson-Krankheit	124	7.4	**Klinische Untersuchung bei TMD**		159
5.19	**Migräne**	124		7.4.1	Faziale Analyse	159
				7.4.2	Druckempfindlichkeit von Kaumuskeln und Kiefergelenken	159
6	**Klassifikation, Epidemiologie, Ätiologie, Symptome, Diagnose und Pathophysiologie von TMD und CMD**			7.4.3	Palpationstechniken	160
				7.4.4	Einzelne Muskeln	161
6.1	**Klassifikation von TMD**	128		7.4.5	Palpation der Halsmuskulatur	163
6.2	**Epidemiologie**	130		7.4.6	Druckempfindlichkeit bei Palpation der Kiefergelenke	164
6.3	**Symptomatologie**	131	7.5	**Vertikale Unterkieferbewegungen**		165
	6.3.1 Akuter, chronischer und persistierender Schmerz	132		7.5.1	Öffnungsmuster	165
	6.3.2 Krankheitsverhalten	132		7.5.2	Aktive/passive Öffnung	165
	6.3.3 Muskelschmerz und -funktionsstörungen	133		7.5.3	Lateraler Bewegungsspielraum des Unterkiefers	166
				7.5.4	Protrusionsbewegungen	167

7.5.5	Gezieltes Belasten von Gelenken und Muskeln 167			7.11.10	Indikationen für den Einsatz bildgebender Verfahren 197
7.5.6	Pressen 168				
7.5.7	Widerstandstest 169		**8**	**Indikationen zur Schmerzbehandlung und zur muskuloskelettalen Therapie**	
7.5.8	Nutzen von Messungen der Unterkieferbewegung 171		8.1	Diagnostische Grundlagen 202	
7.5.9	Vergrößerung der maximalen Mundöffnung 171		8.2	Indikation für unterschiedliche Behandlungsformen 203	
7.5.10	Kauvermögen und Kauleistung .. 171		8.3	Grundsätze der TMD-Behandlung 203	
7.5.11	Nutzen und Grenzen von Daten zur Unterkieferbewegung 172		8.4	Vorhersage der chronischen TMD 205	
7.6	Myofaszialer Schmerz 172		8.5	Schmerzabhängige Funktionseinschränkung und seelischer Zustand .. 205	

Inhaltsverzeichnis (continued)

- 7.5.5 Gezieltes Belasten von Gelenken und Muskeln 167
- 7.5.6 Pressen 168
- 7.5.7 Widerstandstest 169
- 7.5.8 Nutzen von Messungen der Unterkieferbewegung 171
- 7.5.9 Vergrößerung der maximalen Mundöffnung 171
- 7.5.10 Kauvermögen und Kauleistung .. 171
- 7.5.11 Nutzen und Grenzen von Daten zur Unterkieferbewegung 172

7.6 **Myofaszialer Schmerz** 172
- 7.6.1 Gelenkgeräusche 172
- 7.6.2 Diagnose von Diskusverlagerungen 173
- 7.6.3 Diagnose von Arthralgie, Arthritis, Arthrose 174

7.7 **Ergebnisse der klinischen Untersuchung** 175

7.8 **Beurteilung von Schmerz und Psyche** .. 175
- 7.8.1 Psychologische Aspekte 179
- 7.8.2 Methoden zur Achse-II-Beurteilung 179
- 7.8.3 Schweregrad des chronischen Schmerzes 179
- 7.8.4 Bewertung der Behinderung 179
- 7.8.5 Behinderungspunkte 179
- 7.8.6 Einteilung von Schmerzintensität und Einschränkung der Lebensführung (GCPS) 181
- 7.8.7 Überarbeitete Symptom-Checkliste-90 181
- 7.8.8 Checkliste Kieferprobleme 182
- 7.8.9 Behandlungsansatz 182

7.9 **Akute und chronische TMD.** 183

7.10 **Zusammenfassung der klinischen Beurteilung** 184

7.11 **Einsatz bildgebender Verfahren am Kiefergelenk** 185
- 7.11.1 Grundlagen für den Einsatz bildgebender Verfahren 185
- 7.11.2 Falsche Annahmen über den Einsatz bildgebender Verfahren am Kiefergelenk 185
- 7.11.3 Aufnahmen mit transkranialer Projektion 186
- 7.11.4 Panoramaaufnahmen 186
- 7.11.5 Computertomographie 186
- 7.11.6 Arthrographie 186
- 7.11.7 Magnetresonanztomographie .. 187
- 7.11.8 Arthroskopie 191
- 7.11.9 Aufzeichnung der Kiefergelenkbahnen 192
- 7.11.10 Indikationen für den Einsatz bildgebender Verfahren 197

8 Indikationen zur Schmerzbehandlung und zur muskuloskelettalen Therapie

8.1 Diagnostische Grundlagen 202
8.2 Indikation für unterschiedliche Behandlungsformen 203
8.3 Grundsätze der TMD-Behandlung 203
8.4 Vorhersage der chronischen TMD 205
8.5 Schmerzabhängige Funktionseinschränkung und seelischer Zustand .. 205
8.6 Biopsychosoziale Sichtweise 205
8.7 Diagnostische Strategie bei schmerzhafter TMD 206
8.8 Behandlungsansatz 206
8.9 Behandlungsmöglichkeiten 206
8.10 Bedingungen, die für eine okklusale Therapie sprechen 207
8.11 Präventive okklusale Therapie 208
8.12 Indikationen für die okklusale Therapie 208

9 Strategie der Behandlung von TMD

9.1 Forschung und klinische Realität....... 212
9.2 Terminologie 212
9.3 Symptomatische Behandlung.......... 212
9.4 Reversible Initialbehandlung 213
- 9.4.1 Beratung und Aufklärung....... 214
- 9.4.2 Medikation 214
- 9.4.3 Einschränkung der Kieferbeweglichkeit 214
- 9.4.4 Physikalische Medizin 215
- 9.4.5 Therapie mit Stabilisierungsschienen................... 216

9.5 Irreversible Behandlungsformen 218
- 9.5.1 Überprüfung der Anfangsdiagnose 218
- 9.5.2 Korrektur der Okklusion 219
- 9.5.3 Nichtstabilisierende Schienen... 219
- 9.5.4 Kieferorthopädie 220
- 9.5.5 Chirurgische Therapie 220
- 9.5.6 Manuelle Therapie bei Kieferklemme 220

9.6 Verhaltens- und aufklärungsbezogene Therapieformen.................... 221
- 9.6.1 Biofeedback 221
- 9.6.2 Kognitive Verhaltenstherapie.... 221

9.6.3	Abstellen von Habits	221	11.4.1	Hawley-Apparaturen	237
9.6.4	Medizinische Hypnose	221	11.4.2	Sved-Apparatur	237

9.7 Komplementäre und integrative Zahnmedizin oder Medizin 221

- 9.7.1 Akupunktur 222
- 9.7.2 Transkutane elektrische Nervenstimulation (TENS) 222
- 9.7.3 Medikamentöse Wirkstoffe (nicht verschreibungspflichtig) ... 222

10 Einschleifen der Okklusion

10.1 Indikationen 226
- 10.1.1 Einschleifen und TMD 226
- 10.1.2 Das Einschleifen: ein irreversibler Prozess? 227
- 10.1.3 Okklusale Ursachen und TMD .. 227
- 10.1.4 Experimentelle Studien zu okklusalen Interferenzen 227

10.2 Evidenzbasierte Therapie 228
- 10.2.1 Randomisierte, kontrollierte klinische Studien 228

10.3 Systematische Übersichtsarbeiten 229
- 10.3.1 Cochrane-Übersichtsarbeiten 230
- 10.3.2 Systematische Übersichtsarbeiten: Qualität von Diagnosetests für TMD 230
- 10.3.3 Systematische Übersichtsarbeiten: Qualität von Fachpublikationen 230
- 10.3.4 Systematische Übersichtsarbeiten: unklare Schlussfolgerungen 230

10.4 Das Einschleifen bei Schienentherapie .. 230

10.5 Das Einschleifen, Bruxismus und Stabilisierungsschienen 231

10.6 Das Einschleifen bei Implantaten und Bruxismus 231

10.7 Prinzipien der okklusalen Anpassung als Zusatzmaßnahme bei der Schienentherapie 231

11 Arten und Einsatz von Schienen

11.1 Anwendung von intraoralen Geräten ... 235

11.2 Werkstoffe zur Herstellung von intraoralen Geräten 235

11.3 Aufbissschienen 236
- 11.3.1 Funktionsweise 236

11.4 Geräte mit partieller Abdeckung der Kauflächen 237
- 11.4.1 Hawley-Apparaturen 237
- 11.4.2 Sved-Apparatur 237
- 11.4.3 Funktionsweise 237

11.5 Schienen zur anterioren Repositionierung 238
- 11.5.1 Vorschub-Repositionierungsschienen 238
- 11.5.2 LARS-Apparatur 241
- 11.5.3 Metallschienen zur Unterkieferrepositionierung 241

11.6 Overlay-Schiene 241

11.7 Zentrikschiene 241

11.8 Tanner-Schiene 241

11.9 Pivot-, Zweipunkt- und Dreipunktschienen 241
- 11.9.1 Pivot-Schienen 241
- 11.9.2 Schienen mit Zweipunktabstützung 242
- 11.9.3 Schienen mit Dreipunktabstützung 242

11.10 Implantatschablonen 244

11.11 Parodontalschienen 244
- 11.11.1 Linguale Schienung mit Drahtgitternetz/Komposit 244
- 11.11.2 Gegossene Schienen 244
- 11.11.3 Temporäre herausnehmbare Schienen 245

11.12 Mundschützer 245
- 11.12.1 Weiche Schienen 245

11.13 Schiene mit Eckzahnaufbau 246

11.14 Weitere Schienen 246

11.15 Geräte zur Behandlung der obstruktiven Schlafapnoe (OSA) 246

12 Patientenmanagement bei Gelenk- und Muskelerkrankungen

12.1 Der Patient: Interaktionen von Körper und Psyche 250
- 12.1.1 Diagnostische Unsicherheit und Patientenmanagement 250
- 12.1.2 Initiale Therapie 251

12.2 Symptom- und Patientenprofile 251

12.3 Therapierichtlinien 251
- 12.3.1 Diagnose und Therapie 252
- 12.3.2 Remission und Linderung der Symptome 252
- 12.3.3 Wiederkehrende Symptome 253
- 12.3.4 Das Behandlungsergebnis beeinflussende Faktoren 253

12.4	**Muskelfunktionsstörungen: Behandlungsrichtlinien** 253		**13.7**	**Gestaltung der Schiene** 272

- **12.4 Muskelfunktionsstörungen: Behandlungsrichtlinien** 253
- **12.5 Notfallversorgung: Behandlungsprinzipien** 255
  - 12.5.1 Unfallverletzungen 255
  - 12.5.2 Trismus 255
  - 12.5.3 Kiefersperre und Dislokation des Kondylus 255
  - 12.5.4 Akute interne Störung mit Reposition 256
  - 12.5.5 Akute interne Störung ohne Reposition 256
  - 12.5.6 Stauchung und Dehnung nach Trauma 257
  - 12.5.7 Adhäsionen und Perforationen von Ligament und Diskus 257
  - 12.5.8 Degenerative Gelenkerkrankungen 257
- **12.6 Langzeittherapie: Richtlinien** 257
  - 12.6.1 Chronische Muskelerkrankungen 258
  - 12.6.2 Rheumatische Erkrankungen ... 258
  - 12.6.3 Traumatische, akute und chronische Arthritis 260
  - 12.6.4 Kiefergelenkstörungen 261
  - 12.6.5 Kopfschmerz vom Spannungstyp 261
  - 12.6.6 Phantom-Biss 261
  - 12.6.7 Hals-, Nasen-, Ohrenerkrankungen 261
  - 12.6.8 Patienten mit chronischen Schmerzen 262
- **12.7 Trends in der Behandlung von TMD** 263

- **13 Die Michigan-Schiene**
- **13.1 Wirksamkeit von Stabilisierungsschienen** 266
- **13.2 Merkmale der Michigan-Schiene** 266
- **13.3 Terminologie** 267
- **13.4 Grundlagen für die Anwendung** 269
  - 13.4.1 Okklusale Kräfte 269
  - 13.4.2 Bruxismus 269
  - 13.4.3 Kopfschmerzen, Nackenschmerzen und subjektive Veränderungen des Hörvermögens 270
  - 13.4.4 Eckzahnführung 270
- **13.5 Indikationen** 271
- **13.6 Behandlungsvorbereitung und Patientenführung** 271

- **13.7 Gestaltung der Schiene** 272
  - 13.7.1 Physische und psychosoziale Anforderungen 272
  - 13.7.2 Eingliederung im Oberkiefer ... 272
  - 13.7.3 Okklusale Stabilität 273
  - 13.7.4 Zeitgleiche und gleichmäßige Kontakte 273
  - 13.7.5 Flache Gestaltung der Kauebene 273
  - 13.7.6 Durchmesser der Schiene 274
  - 13.7.7 Horizontaler Überbiss 275
  - 13.7.8 Freedom-in-centric 275
  - 13.7.9 Eckzahnführung 275
  - 13.7.10 Frontzahnführung 277
  - 13.7.11 Werkstoffe für Schienen 277
  - 13.7.12 Berufsbezogene und ästhetische Gesichtspunkte 277

- **14 Michigan-Schiene: Herstellung**
- **14.1 Kosten-Nutzen-Relation** 280
- **14.2 Vorbereitung der Modelle** 280
- **14.3 Montage des Oberkiefermodells** 281
- **14.4 Montage des Unterkiefermodells** 281
- **14.5 Vertikale Dimension** 282
- **14.6 Frontzahnführung** 283
- **14.7 Eckzahnführung** 283
- **14.8 Lage der Eckzahnführung** 284
- **14.9 Herstellung der Schiene in Wachs** ... 284
- **14.10 Randgestaltung der Schiene** 286

- **15 Michigan-Schiene: Einsetzen, Adjustierung, Recall**
- **15.1 Einsetzen und erste Anpassung** 290
  - 15.1.1 Einsetzen der Schiene 290
  - 15.1.2 Retention 290
  - 15.1.3 Erste Anpassung 291
  - 15.1.4 Schluckkontakte 291
  - 15.1.5 Kontakte beim langsamen Schließen 292
  - 15.1.6 Eckzahnführung und Schneidezahnkontakte 292
  - 15.1.7 Ränder der Schiene 293
  - 15.1.8 Abschluss der initialen Anpassung 293
  - 15.1.9 Anleitung des Patienten 293
  - 15.1.10 Anwendung der Schiene 295
  - 15.1.11 Auswirkungen auf die Symptome 295

	15.1.12	Weitergehende Behandlung	....	295
	15.1.13	Körperliche Aktivitäten und berufliche Tätigkeiten	....	295
15.2	Anpassung bei Nachkontrollen		....	295
15.3	Erhaltungstherapie		....	296

16 TMD und Schienen zur Repositionierung des Unterkiefers

- 16.1 Innere Gelenkstörung und Lage des Diskus 300
- 16.2 Behandlungsmöglichkeiten bei Diskusverlagerung 300
- 16.3 Bedeutung der Diskusposition 302
- 16.4 Gründe für eine Diskusreposition 302
- 16.5 Wirksamkeit der Diskusreposition 302
- 16.6 Chirurgische Repositionierung 303
- 16.7 Stellungnahmen zu Repositionierungsschienen 303
- 16.8 Verhaltenspsychologische Gesichtspunkte der TMD-Therapie 304
- 16.9 Indikationen für eine irreversible TMD-Therapie (Phase II) 305
- 16.10 Indikationen für Schienen zur anterioren Repositionierung 305
- 16.11 Schrittweise Rückführung des Unterkiefers 306
- 16.12 Wer verwendet anteriore Repositionierungsschienen? 306
- 16.13 Ziele der anterioren Repositionierung .. 307
- 16.14 Funktionskieferorthopädische Apparaturen 307
  - 16.14.1 Twin-Block-Gerät (Twin Block Appliance = TBA) . 307
  - 16.14.2 Gleitende Stift-Röhrchen-Geräte 309
- 16.15 Weiteres Vorgehen bei nicht repositionierbarem Diskus 310

17 Obstruktive Schlafapnoe und Vorrichtungen zu ihrer Behandlung

- 17.1 Paradigmenwechsel in der Krankheitsversorgung 313
  - 17.1.1 Polysomnographie 314
  - 17.1.2 OSA-Behandlung mit CPAP 314
  - 17.1.3 Anzeichen für OSA bei häuslichem/portablem Monitoring 315
  - 17.1.4 Stellenwert mobiler Geräte 315
  - 17.1.5 Gebräuchliche Anti-Schnarch-Geräte 316
  - 17.1.6 Rechtliche Aspekte der Anwendung intraoraler Geräte .. 316
  - 17.1.7 Intraorale Geräte – Websites 316
- 17.2 Terminologie 316
- 17.3 Allgemeine Merkmale von OSAHS 318
  - 17.3.1 Kriterien zur Einschätzung des Schweregrades 318
  - 17.3.2 Anzeichen und Symptome der OSA 318
  - 17.3.3 OSA-Muster während des Schlafs 318
  - 17.3.4 Ätiologische Faktoren der OSA .. 318
  - 17.3.5 Lokalisation der Obstruktion.... 318
  - 17.3.6 Anatomische und physiologische Korrelate der Funktionsstörung 319
- 17.4 Schlafqualitäten 320
- 17.5 Klassifikation der Schlafstörungen 320
  - 17.5.1 Weckreaktion und Erwachen ... 321
  - 17.5.2 Rhythmische Kaumuskelaktivität 321
- 17.6 Beurteilung der OSA 322
  - 17.6.1 ESS 322
  - 17.6.2 Multipler Schlaflatenztest (MSLT) 323
- 17.7 Diagnose der OSA 323
  - 17.7.1 Diagnostische Kriterien für OSAHS 323
  - 17.7.2 Kriterien für die Verdachtsdiagnose OSA 324
  - 17.7.3 Beurteilungsprotokoll für OSAHS 324
- 17.8 Indikation zur Polysomnographie (PSG) 324
  - 17.8.1 Beispiel einer Schlaf-Polysomnographie 324
  - 17.8.2 Parameter für den Einsatz von portablen Aufzeichnungsgeräten 325
  - 17.8.3 Klassifikation von Systemen zur Schlafuntersuchung 326
  - 17.8.4 Untersuchungen zur Beurteilung von OSA 326
  - 17.8.5 Gründe für Alternativen zur PSG 327
  - 17.8.6 Bewertung von portablen Aufzeichnungsgeräten 327
- 17.9 Behandlung des Schnarchens 327
- 17.10 OSA-Behandlung 328
  - 17.10.1 Therapeutische Anwendung von CPAP 328
  - 17.10.2 Chirurgische Maßnahmen 329
  - 17.10.3 Intraorale Geräte 329

- 17.11 Gestaltung von intraoralen Geräten 331
  - 17.11.1 Angenommene Wirkungsweise ... 331
  - 17.11.2 Nebenwirkungen und Komplikationen 331
  - 17.11.3 Verankerungsverfahren........ 332
  - 17.11.4 Werkstoffe 332
  - 17.11.5 Einstellung.................. 332
  - 17.11.6 Bissregistrierung und Konstruktionsbiss 333
  - 17.11.7 Bewegung des Unterkiefers 333
  - 17.11.8 Wirksamkeit der Geräte 333
- 17.12 Klinisches Behandlungsschema für die Gerätetherapie..................... 334
  - 17.12.1 Alternatives Protokoll......... 334
- 17.13 Geräte zur Repositionierung 335
  - 17.13.1 Klearway-Gerät 335
  - 17.13.2 Adjustierbarer PM-Positioner... 336
  - 17.13.3 Herausnehmbares modifiziertes Herbst-Gerät 336
  - 17.13.4 Gerät zur nächtlichen Offenhaltung der Atemwege (NAPA = „nocturnal airway patency appliance")................. 337
  - 17.13.5 Snore-Guard................. 337
  - 17.13.6 Snoring & Nocturnal Obstructive Sleep Apnea Reducer (SNOAR, Gerät zur Reduzierung von Schnarchen und nächtlicher OSA)..................... 338
  - 17.13.7 TheraSnore 338
  - 17.13.8 Unterkiefer-Repositioner 338
  - 17.13.9 Elastomer-Gerät 339
- 17.14 Zungengeräte 339
  - 17.14.1 Zungenhaltegerät (TRD = „tongue retaining device") 340
  - 17.14.2 Snor-X..................... 341
  - 17.14.3 SnorEx-Prothese 341
- 17.15 Einstellbares Gerät zur Anhebung des weichen Gaumens (ASPL = „adjustable soft palate lifter") .. 341
- 17.16 Untersuchungen von zahnärztlichen Geräten zur OSA-Behandlung 342

18 Bruxismus

- 18.1 Terminologie 346
- 18.2 Bedeutung des Bruxismus............. 346
  - 18.2.1 Schlafbruxismus 346
- 18.3 Epidemiologie und Prävalenz von Bruxismus 347
- 18.4 Polysomnographische und klinische Diagnose des Schlafbruxismus (SB) 348
  - 18.4.1 Diagnostische Mindestkriterien für Schlafbruxismus 348
  - 18.4.2 Diagnostik von Bruxismus und Pressen.................... 348
  - 18.4.3 Bruxismus, Attrition, Erosion ... 349
- 18.5 Risikofaktoren für Bruxismus 351
  - 18.5.1 Schlafstörungen 351
  - 18.5.2 Stress, Angst und Persönlichkeit . 352
  - 18.5.3 Rauchen, Koffein, Alkohol 352
  - 18.5.4 Okklusale Interferenzen 353
  - 18.5.5 Pharmakologische Wirkstoffe ... 353
  - 18.5.6 Substanzmissbrauch 354
  - 18.5.7 Psychische und neurologische Erkrankungen 354
- 18.6 Pathomechanismus des Bruxismus........................ 354
- 18.7 Bruxismus und zahnärztliche Restaurationen..................... 355
- 18.8 Therapie von Bruxismus 356
  - 18.8.1 Biofeedback, Schlafhygiene, Schienentherapie 356
  - 18.8.2 Stabilisierungsschienen 356
  - 18.8.3 Medikamente 356

19 Stabilisierungsschienen – ein Überblick

- 19.1 Informationsbedarf des Zahnarztes 360
- 19.2 Wissenschaftliche Evidenz und zahnärztliche Praxis 360
- 19.3 Hintergrund 361
- 19.4 Michigan-Schiene und klinische Studien.......................... 361
- 19.5 Wirksamkeit von Schienen............ 361
- 19.6 Behandlungsansatz.................. 362
- 19.7 Wissenswertes über Forschungsberichte 362
  - 19.7.1 Klinische Studien 363
  - 19.7.2 Randomisierte, kontrollierte klinische Studien (RKS) 363
  - 19.7.3 Grenzen der RKS 363
  - 19.7.4 Variabilität der Patientenreaktionen und Größe der Studienpopulation 364
  - 19.7.5 Verblindung 364
  - 19.7.6 Bewertung der Qualität von Artikeln über RKS 364
  - 19.7.7 Kontrollgruppe, Plazebo und Plazeboeffekt 365

19.7.8	Systematische Übersichtsarbeiten	366
19.7.9	Grenzen von Metaanalyse und systematischer Übersichtsarbeit .	367

19.8 Wirksamkeit der Therapie mit Stabilisierungsschienen 367
    19.8.1 Arthrogene TMD. 368
    19.8.2 Einige Vergleichsstudien. 368
    19.8.3 Weiche Schienen 369
    19.8.4 Einschleifen und Stabilisierungsschienen 369

19.9 Risiko für TMD 370

19.10 Wirkungsmechanismus von Stabilisierungsschienen 370

19.11 Abschließende Zusammenfassung zur Michigan-Schiene 370

Literaturverzeichnis www.elsevier.de/ash 372

Register 373

1 Einleitung

Inhalt

1.1	Neurologische und biomechanische Wechselwirkungen	2
1.2	Evidenzbasierte Therapie	3
1.3	Schienentherapie	3
1.4	Okklusales Einschleifen	4
1.5	Terminologie	4
1.6	Allgemeine Gestaltungsmerkmale von Schienen	5
1.7	Ziele der Schienentherapie	5
1.8	Klassifikation von Schienen	6
1.9	Physiologie und Pathologie der Schienentherapie	6
	1.9.1 Erhöhung der vertikalen Dimension	9
	1.9.2 Eckzahnführung	9
	1.9.3 Discus articularis	9
	1.9.4 Belastung des Kiefergelenks	10
	1.9.5 Funktionelle Anpassung	10
	1.9.6 Vorverlagerung des Unterkiefers	10
1.10	Funktionsstörungen von Kiefergelenk und Kaumuskulatur	11
	1.10.1 Ätiologie	11
	1.10.2 Diagnostik	11
	1.10.3 Therapie	12
1.11	Traumatische Okklusion	12
	1.11.1 Knirschen und Pressen	12
	1.11.2 Parodontales Trauma	12
1.12	Orofazialer Schmerz und Dysfunktion	13
1.13	Schnarchen und obstruktive Schlafapnoe	13
	1.13.1 Ätiologie	13
	1.13.2 Diagnostik der Schlafapnoe	13
	1.13.3 Therapie	14
1.14	Verletzung durch Kontaktsportarten	14
1.15	Implantatschablonen	14

Der Einsatz von Schienen gehört heute zu den führenden biomechanischen Behandlungen von Funktionsstörungen des Kausystems. Eine Vielzahl von Erkrankungen ist bekannt, die wichtigsten Vertreter sind der Bruxismus und Fehlfunktionen von Kiefergelenk und Kaumuskulatur. Sie werden nachfolgend analog ihrer englischen Bezeichnungen „temporomandibular joint and muscle disorders" mit TMD und „craniomandibular disorder" mit CMD abgekürzt. In der Kategorie aller muskuloskelettalen Störungen des Menschen stellen sie eine Untergruppe dar, sie sind hauptverantwortlich für Schmerzen nicht-odontogenen Ursprungs im Kiefer- und Gesichtsbereich.

Körperliche und seelische Beschwerden können bei einer TMD miteinander vergesellschaftet sein. Zu einer eingeschränkten Beweglichkeit des Kiefers, Gelenkgeräuschen oder asymmetrischen Kieferbewegungen können in Verbindung mit chronischem Schmerz auch psychische Symptome wie Ängste, Depression oder psychosomatische Beschwerden unterschiedlichen Ausmaßes kommen. Diagnostisch sollten daher, wenn klinisch indiziert, sowohl körperliche als auch seelische Auffälligkeiten berücksichtigt und möglichst messbar erfasst werden. Der Begriff „Depression" ist dabei recht umfassend: Seelische Verstimmungen kommen bei einer Reihe verschiedener Erkrankungen mit dennoch gemeinsamen Leitsymptomen vor [5]. Auch TMD kann lediglich ein Symptom für eine ganz andere Erkrankung sein. So findet sich beim generalisierten Fibromyalgiesyndrom oft gleichzeitig auch das myofasziale Schmerzsyndrom, bei der generalisierten Arthritis eine Kiefergelenkarthrose, chronischer Schmerz und Depression sind häufiger miteinander vergesellschaftet, ebenso gewisse Angstzustände und Myalgien, der psychogene Gesichtsschmerz und TMD, um hier nur einige zu nennen [5, 12, 15, 16, 19, 29, 42, 49, 55, 61].

1.1 Neurologische und biomechanische Wechselwirkungen

Beim Einsatz von Schienen müssen die Zusammenhänge zwischen dem motorischen, oralen Verhalten und der Okklusion berücksichtigt werden.

Die drei Hauptkomponenten des zentralen Nervensystems (ZNS) interagieren dabei: das motorische System, das sensorische System und das System zur Steuerung von Motivation und Verhalten. Daher steht das ZNS, über die Steuerung des Verhaltens, auch in Beziehung zur Okklusion und damit zur Schienentherapie.

Einige klinische Beispiele:

- Bei Zwangsstörungen (siehe Kap. 5), die eine medikamentöse Behandlung erfordern, kann auch eine Schienentherapie indiziert sein, um die zerstörerischen Auswirkungen von Pressen und Knirschen zu begrenzen.
- Manche stimulierende Psychopharmaka können das Pressen oder Knirschen verstärken. Dies muss bei der Planung restaurativer Maßnahmen, insbesondere bei Implantatversorgungen, berücksichtigt werden [39].
- Das Tourette-Syndrom [27] ist durch stimmliche und motorische Tics gekennzeichnet. Dazu gehören sowohl dystonische Tics, wie etwa Bruxismus oder das Offenhalten des Mundes, als auch Verhaltensstörungen. Hierzu zählen insbesondere Aufmerksamkeitsdefizit- und Hyperaktivitätsstörungen sowie Zwangsstörungen. Die Therapie kann sowohl eine Stabilisierungsschiene als auch Dopaminrezeptorblocker (Neuroleptika) wie Wirkstoffe zur Verminderung der Tics, z.B. dafür zugelassene Antipsychotika (Haloperidol/Haldol® oder Pimozid/Orap®), umfassen.

Manche Patienten mit einer Aufmerksamkeitsstörung oder mit eingeschränkter motorischer Steuerungsfähigkeit sind zu einer Anpassung (Lernvorgang) an die durch eine Schiene veränderte Interkuspidation nicht oder kaum in der Lage [28].

- Muskelschmerz und -starre mancher Parkinson-Patienten können mit klassischen Knirscherschienen gelindert werden.
- Um die Auswirkungen von Parafunktionen im Zusammenhang mit Stress und Angstzuständen zu minimieren, kann ggf. zusätzlich zur Schienentherapie auch eine medikamentöse Begleittherapie erforderlich sein.
- Wenn gleichzeitig Bruxismus, Kiefergelenkschmerzen, Depression und Angstsymptome vorliegen, sind neben der Schienenbehandlung weitere Therapieformen zur Beherrschung der Gesamtproblematik erforderlich [29, 42, 53].
- Behandlung von Bruxismus, der mit selektiven Serotonin-Wiederaufnahme-Hemmern [20] oder mit Paroxetin (Paxil®) [47] assoziiert ist, kann den ergänzenden Einsatz von Anxiolytika wie Buspiron (Bespar®) erfordern [6].
- Die Schienentherapie von Ohrgeräuschen in Verbindung mit TMD [43] muss als provisorische Maßnahme angesehen werden. Bisher konnte

kein Kausalitätszusammenhang nachgewiesen werden [54]. Wichtig ist, dass der Patient sich zuerst von einem Hals-Nasen-Ohren-Arzt untersuchen lässt [25]. Wenn sich für die Ohrgeräusche keine Ursache feststellen lässt, kann die Lebensqualität in manchen Fällen [33] dennoch durch eine Schienentherapie gesteigert werden [51]. Dies gilt vor allem bei dem Gefühl eines scheinbar verstopften Ohres [2] und der bei einer sekundären Otalgie während einer aktiver TMD-Behandlung [32].

- Beim Einsatz von Schienen in Fällen von leichter bis mittelstark ausgeprägter Schlafapnoe müssen auch mögliche Auswirkungen auf Gelenke und Muskeln bedacht werden [18], ebenso langfristige Wirkungen auf Apnoe und Schlaf [37].
- Bei allen Indikationen kann manchmal das Einschleifen vor und während der Schienentherapie indiziert sein [3].

Diese wenigen Beispiele zeigen dem Kliniker bereits die Notwendigkeit der Kenntnis von neurologisch-biomechanischen Interaktionen, an denen Schienen beteiligt sein können. Ihre Wirkung geht über das bloße Separieren der Oberkiefer- und Unterkieferzähne weit hinaus.

1.2 Evidenzbasierte Therapie

Zunehmend wird gefordert, die zahnärztliche Behandlung stärker evidenzbasiert auszurichten.

> EBD, evidence-based dentistry, ist ein Begriff, der wie folgt definiert werden kann: „die bewusste, ausdrückliche und umsichtigen Nutzung der besten, gegenwärtig verfügbaren Kenntnisse bei der Therapieentscheidung für den individuellen Patienten", einschließlich der „Berücksichtigung der eigenen klinischen Erfahrung einschließlich der hier verfügbaren besten klinischen Evidenz" [50].

Die Evidenz, der wissenschaftliche Beleg für eine Therapieempfehlung in der Medizin, wurde zur besseren Wertung in eine hierarchische Ordnung von vier Klassen unterteilt: Die vier Klassen [24, 26, 41] reichen vom höchsten Niveau, einer systematischen Übersichtsarbeit, über randomisierte, kontrollierte klinische Studien mit Metaanalyse [24] bis hin zur untersten Klasse, den Richtlinien eines Komitees [1]. Eine systematische Übersichtsarbeit, bei der die Ergebnisse verschiedener, aber ähnlicher Untersuchungen vereinigt und die statistischen Analysen der einzelnen Studien quantitativ zusammengefasst werden, wird als Metaanalyse bezeichnet [11]. Metaanalysen sind derzeit in der zahnmedizinischen Fachliteratur noch nicht sehr verbreitet [44].

Das Ziel der evidenzbasierten Therapie von muskuloskelettalen Gesichtsschmerzen hat natürlich Auswirkung auf die Zahnmedizin [36, 45]. Dennoch gibt es, wie in der Medizin auch, gewisse philosophische Grenzen bei der klinischen Umsetzung [52]. Trotz einer großen Zahl von Studien über den Wert der Schienentherapie bei den verschiedensten Erkrankungen findet sich das höchste Evidenzniveau nur bei ganz wenigen randomisierten und kontrollierten Studien [10, 14, 32].

Viele, doch nicht alle randomisierten, kontrollierten klinischen Studien können in Online-Datenbanken gefunden werden [23, 56]. Gründe für das Fehlen sind weniger die Qualität der Forschung oder Sprachunterschiede im Allgemeinen [40], sondern eher die manchmal unzureichende statistische Signifikanz der Daten, die Voreingenommenheit gegenüber einer bestimmten Sprache [13] und das Fehlen datentechnisch vollständiger Suchprozesse. Dies gilt vor allem bei der individuellen Wahl der Suchparameter, weniger für automatisierte Suchprozesse.

> Heute gibt es ausreichend viele Belege dafür, dass bestimmte Schienen erfolgreich bei den hier besprochenen Erkrankungen eingesetzt werden können und dass dabei klinische Evidenz gegeben ist.

1.3 Schienentherapie

Die Anwendung von Schienen entspricht einer biomechanischen Therapie von verschiedensten Erkrankungen. Hierzu gehören temporomandibuläre und muskuläre Funktionsstörungen, Bruxismus, subjektive Hörstörungen und leichte bis mittelschwere Formen einer obstruktiven Schlafapnoe (OSA). Der augenblickliche Trend, bei der Schienentherapie systematisch die Ergebnisse mehrerer unabhängiger Studien zu untersuchen und zusammenzuführen, hat leider nicht zu einem abschließenden Urteil über die Wirkung von Schienen auf die kausalen Faktoren der Erkrankungen geführt. Einige Studien lassen lediglich Empfehlungen zu.

Systematische Übersichtsarbeiten unabhängiger Studien sind aufgrund methodischer Schwächen oft mangelhaft. Zu den methodischen Schwächen gehören eine unzureichende Verblindung, kleine Fallzahlen, unterschiedlichste Verfahren zur Messung des Therapieerfolgs, zu kurze Nachbeobachtungszeiträume und eine Vielzahl von Behandlungen in der Kontrollgruppe, teilweise sogar mit unbekannter Wirksamkeit. Folglich besteht Bedarf an gut konzipierten, kontrollierten Studien [17].

Es ist schwierig, „Plazeboschienen" für die Kontrollgruppe zu entwerfen. Und selbst bei einer ganz bestimmten Indikation ist es schwierig bis unmöglich, eine Schiene zu standardisieren, da die Vorrichtungen sowohl innerhalb derselben Studie als auch im Vergleich verschiedener Studien, je nach Bedürfnis von Patient und Behandler, stark variieren. Mit diesen methodischen Schwierigkeiten lässt sich vielleicht die starke Variabilität der Ergebnisse bei voneinander unabhängigen Studien erklären [48]. Im Alltag beruht die Schienentherapie auf der Kombination von klinischem Befund und Studienergebnissen unter Berücksichtigung der Vorlieben des einzelnen Patienten [4].

1.4 Okklusales Einschleifen

Das Einschleifen bezieht sich auf die wohlüberlegte, selektive Entfernung okklusaler Störkontakte.

In randomisierten Kontrollstudien wurde gezeigt, dass dadurch die Häufigkeit einer späteren TMD-Behandlung wirksam gesenkt werden konnte [30]. Außerdem ließ sich bei parodontal erkrankten Patienten, bei gleichzeitiger Parodontaltherapie, das Attachmentniveau verbessern [7]. Das Einschleifen als Ergänzung zur Schienenbehandlung [3] wird in Kapitel 9 beschrieben. Bei zeitlichen und wirtschaftlichen Überlegungen kann es sogar eine Alternative zur herkömmlichen Schienenbehandlung sein [57].

1.5 Terminologie

> Die Begriffe Schienen, Mundschutz und funktionskieferorthopädische Geräte beziehen sich auf interokklusale Vorrichtungen, die zur Behandlung verschiedener zahn- und allgemeinmedizinischer Erkrankungen eingesetzt werden. Oft werden in der Literatur auch Begriffe wie Aufbissschiene, Okklusalschiene, Kauebenenschiene oder Stabilisierungsschiene synonym verwendet. Spezielle Schienen werden in ausgewählten Kapiteln beschrieben.

Bevor sich die Terminologie des „Glossary of Prosthodontic Terms" (1999) verbreitete, konnte der Begriff „Biss" oder „Einbiss" in der Literatur bei den verschiedensten Formen von Schienen wiedergefunden werden. Heute vermeidet man in der englischen Literatur den Begriff „bite" in Zusammenhang mit Bissplatte oder Bisssplint und verwendet stattdessen den Ausdruck „occlusal" wie „occlusal plane splint". (Grundsätzlich können sich Übersetzungen von Klassifikationen aus dem US-Amerikanischen von der üblichen Terminologie anderer Länder und den Empfehlungen nationaler wissenschaftlicher Gremien zum gleichen Thema unterscheiden.)

Die hier besprochenen Schienen werden alle zwischen die Kauflächen der Oberkiefer- und Unterkieferzähne platziert. Die meisten Vorrichtungen haben auch eine gewisse schienende Wirkung, und alle verändern die Position des Unterkiefers entweder vertikal oder in anterior-posteriorer Richtung.

Einige Schienen können leider selbst zu okklusaler Instabilität oder TMD führen. Diese unerwünschte Nebenwirkung muss stets bedacht und der Patient sorgfältig überwacht werden.

Aufbissschienen, Bissführungsplatten und andere intraorale Geräte werden in der Behandlung von Funktionsstörungen, TMD, Okklusionsstörungen und Bisslageanomalien und in neuerer Zeit auch zur Behandlung von Schnarchen und obstruktiver Schlafapnoe (OSA) eingesetzt. Die Vielzahl der Funktionsstörungen reflektiert sowohl die ganz unterschiedliche Ätiologie als auch die Vielzahl der Behandlungsziele.

- Der Begriff okklusale Fehlfunktion bezieht sich auf funktionelle oder funktionelle und strukturelle Störungen eines jeden Bestandteils des Kausystems, welches in Beziehung zur Okklusion stehen kann.
- Eine Aufbissschiene ist eine Vorrichtung, die an den Kauflächen der Oberkiefer- oder Unterkieferzähne befestigt wird, um die okklusale Beziehung zwischen den beiden Zahnbogen zu verändern. Diese Schienen bestehen aus harten PMMA- (Polymethylmethacrylat), Komposit- oder Kunstharzwerkstoffen und werden an den Zähnen entweder durch Klammern oder durch Einrasten befestigt. Dabei greifen entsprechend gestaltete

Bereiche des Kunststoffs in Unterschnitte an den Zähnen und teilweise in Approximalräume.
- Ein Unterbegriff ist die Stabilisierungsschiene, welche die anterior-posteriore Lage des Unterkiefers nicht verändert. Ihr steht die Repositionierungsschiene zur Therapie der anterioren Diskusverlagerung gegenüber.
- Der Begriff Kauebene bezieht sich auf eine plane Fläche oder ein Plateau, mit dem die Zähne okkludieren, wie beispielsweise die erhöhte Fläche im Frontzahnbereich einer Hawley-Apparatur. Es kann sich grundsätzlich auch um eine Vorrichtung handeln, welche die Kaufläche aller Zähne bedeckt.
- Die Michigan-Schiene entspricht einer Aufbissschiene mit Eckzahnführung und Freedom-in-centric. Der Begriff Aufbissschiene wird nicht für Vorrichtungen verwendet, bei denen die Höckerspitzen tief in Aussparungen in der Okklusalfläche der Schiene einbeißen.
- Eine (flache) Bissplatte ist ein Gerät mit einer planen Okklusalebene für alle antagonistischen Zähne und weist keine Eckzahnführung auf.
- Im englischen Sprachgebrauch gibt es „night guards", Schienen, die nachts getragen werden, um die Zähne vor den Folgen von Parafunktionen wie Pressen und Knirschen zu schützen.
- Werden sie tagsüber getragen, spricht man von einem Bissschutz. Es sind allgemein Aufbissschienen zur Stabilisierung aus hartem Acrylat.
- Mundschützer sind Schutzvorrichtungen aus weichen, resilienten Materialien, die sowohl die Oberkiefer- als auch die Unterkieferzähne umfassen. Sie werden vor allem bei Kontaktsportarten getragen.
- Retainer, wie etwa der Hawley-Retainer, haben die Funktion, Zähne in Position zu halten. Wird eine solche Vorrichtung jedoch zur Bisshebung oder zur Bewegung von Frontzähnen eingesetzt, spricht man von einer Hawley-Apparatur.
- Eine funktionskieferorthopädische Apparatur ändert die Lage des Unterkiefers, indem sie ihn nach unten oder nach unten und vorn verlagert. Sie erzielt ihre Wirkung durch Positionsänderung des Unterkiefers. Es können auch Komponenten enthalten sein, um den Zahnbogen zu entwickeln (beispielsweise zu erweitern) oder einen offenen Biss zu schließen. Solche Apparaturen werden eingesetzt, um eine Vorverlagerung zur Behandlung von Dislokationen des Discus articularis durchzuführen.
- Unterkiefervorschubschienen, die funktionellen Apparaturen ähneln, werden für die Behandlung der obstruktiven Schlafapnoe (OSA) eingesetzt.

1.6 Allgemeine Gestaltungsmerkmale von Schienen

Unabhängig von der beabsichtigten Funktion einer Schiene sollte das Therapieergebnis ausreichend vorhersagbar sein. Leider war dies nicht immer der Fall. Oft wurden Indikation und spezielle Handhabung einer ganz bestimmten Schiene nicht ausreichend berücksichtigt. Nicht nur die gewünschte Funktion der Schiene, auch mögliche Nebenwirkungen sollten bekannt sein. So sollte beispielsweise eine Knirscherschiene nicht nur einige, sondern alle Kauflächen abdecken; anderenfalls entsteht Intrusion oder Elongation von Zähnen.

- Eine Kontrolle der okklusalen Stabilität sollten alle Schienen gewährleisten.
- Stabilisierende Kontrolle bedeutet den Erhalt der bestehenden Okklusion. Ein Beispiel ist die stabilisierende Aufbissschiene, die alle Kauflächen umfasst.
- Führende Kontrolle bezieht sich auf das Management der okklusalen Instabilität während der Behandlung. Therapieziel ist eine stabile Okklusion. Ein Beispiel sind festsitzende kieferorthopädische Geräte und einige herausnehmbare funktionskieferorthopädische Apparaturen.

1.7 Ziele der Schienentherapie

Die beabsichtigte Wirkweise der verschiedenen Schienen variiert zwischen physiologischen, psychologischen und biomechanischen Mechanismen bis hin zum Plazeboeffekt. Obwohl die Hintergründe für die Wirksamkeit von Schienen nach wie vor einer Erklärung bedürfen, können sie die Beschwerden lindern, ohne kausale Faktoren zu beeinflussen.

Wir schlagen in diesem Buch folgende Behandlungsziele als Indikation für eine Aufbissschiene vor:

- Eine stabile Beziehung zwischen Kondylus, Diskus und der Okklusalfläche der Schiene zu schaffen
- Den Gelenken bei Belastung die für sie günstigste Position zu ermöglichen, möglichst außerhalb von Arealen, die wiederholt einem Mikrotrauma ausgesetzt waren
- Beseitigung des Einfluss okklusaler Störungen

- Verhinderung einer Überlastung von Parodont oder Implantat
- Dämpfung der Aktivität der Kiefermuskeln
- Reduktion der Belastung der Kiefergelenke im Allgemeinen und bei Bruxismus im Besonderen
- Verminderung der übermäßigen Abnutzung der Zahnhartsubstanz

Nicht alle der oben aufgeführten Ziele sind zum gegenwärtigen Zeitpunkt bereits evidenzbasiert. Zum Teil fehlen die erforderlichen Forschungsarbeiten. Es gibt jedoch Evidenz für die Wirksamkeit der Schienentherapie bei TMD, einschließlich der Therapie von Schmerzen bei muskulären Funktionsstörungen wie etwa dem myofaszialen Schmerzsyndrom [9, 17, 59]. Eine plane Aufbissschiene mag wegen der fehlenden Eckzahnführung für das Erreichen der ersten beiden der oben genannten Ziele nur eingeschränkt wirksam sein [35].

Bei anteriorer Diskusverlagerung erfolgt die Behandlung mit Geräten zur Neupositionierung des Unterkiefers. Ziel ist hier die Rückverlagerung des Diskus in eine normale oder zumindest verbesserte Position. Selbst wenn es gelingt, den Diskus vollständig zu repositionieren, sind weitere Maßnahmen erforderlich, um den Diskus in der therapeutisch erzielten Stellung zu halten. Hierzu gehören:

- Halten des Unterkiefers in einer anterioren Position bei Kieferschluss
- Schließen eines durch die Unterkieferverlagerung entstandenen posterioren offenen Bisses
- Ausnutzung aller gegebenen Therapiemöglichkeiten, wie orthopädische Anwendungen, Kieferorthopädie und okklusale Rekonstruktion
- Nachts muss der Patient anschließend ebenfalls ein Gerät tragen.

Repositionierungsschienen scheinen bei transversalen Diskusverlagerungen keine Wirkung zu zeigen. Auch die Rückverlagerung des Unterkiefers anstelle seiner Fixierung in anteriorer Position ist problematisch.

Modifikationen von funktionskieferorthopädischen Apparaturen zur Repositionierung des Unterkiefers können zudem weitere Behandlungsziele berücksichtigen. Beispiele sind die Dehnung des Oberkieferzahnbogens und die Behandlung von Malokklusionen der Angle-Klassen II/1 oder II/2.

Als AMP, „anterior mandibular positioning", bezeichnet man im englischen Schrifttum die Unterkiefervorverlagerung. Schienen für eine AMP werden auch mit ARAs abgekürzt, das Kürzel steht für anterior repositioning appliances.

Bei Behandlung der obstruktiven Schlafapnoe mit ARAs ist das Ziel, die Verlegung der oberen Atemwege während des Schlafs zu verhindern. Im Allgemeinen erreichen die Geräte bei der vertikalen und anterioren Lageveränderung des Unterkiefers eine Öffnung von bis zu 4–5 mm und 70% der maximalen Protrusion. Eine individuelle Anpassung dieser Werte kann je nach Patient erforderlich sein. Man sollte daran denken, dass die nächtliche Beatmung mit dem CPAP-Gerät (CPAP: „continuous positive airway pressure") die gängigste und erfolgreichste Therapie der OSA ist. Die Compliance kann nicht garantiert werden, da viele Patienten die Anwendung auf Dauer zu unangenehm finden. In diesen Fällen kann die AMP eine mögliche zweite Therapieform darstellen [8]. Da auch ARAs zu Schmerzen und TMD-Symptomen führen können, sind Patienten, die bereits solche Störungen aufweisen, oft keine geeigneten Personen für diese Therapie – es sei denn, die Gelenksymptome können von Anfang an gut unter Kontrolle gebracht werden.

Wie in Kapitel 1.5 dargestellt, ist der Zweck der nachts oder am Tag getragenen Knirscherschiene der Schutz vor den Folgen eines okklusalen Traumas. Dies ist unabhängig davon, ob es sich um natürliche Zähne, um Restaurationen oder um Implantatversorgungen handelt.

1.8 Klassifikation von Schienen

Schienen können nach verschiedenen Gesichtspunkten klassifiziert werden: entsprechend ihrer beabsichtigten Funktion, ihrer Gestaltung, nach Ausmaß der okklusalen Ausdehnung, den benötigten orthopädischen Maßnahmen, ob sie im Oberkiefer- oder Unterkieferzahnbogen getragen werden und entsprechend dem verwendeten Werkstoff.

1.9 Physiologie und Pathologie der Schienentherapie

Die hier beschriebenen Schienen sind, je nach Design, an folgenden Änderungen beteiligt:

- Veränderung der Position des Unterkiefers, vertikal oder nach anterior
- Veränderung von Muskellänge und -programmierung
- Einer psychophysiologischen Reaktion, sei es Plazebo-, Anpassungs-, Toleranz- oder Compliance-Effekt

1.9 Physiologie und Pathologie der Schienentherapie

Tab. 1-1 Schienen und intermaxilläre Geräte

Bezeichnung und Art	Beabsichtigte Funktion	Typische Gestaltungsmerkmale
1. Stabilisierende Aufbissschiene	• Stabilisierung der Okklusion • Erhöhung der Vertikaldimension • Muskeldeprogrammierung • Ausschlussdiagnostik • Erleichterung der Bestimmung und oralen Aufzeichnung der zentrischen Relation • Behandlung von TMD, Bruxismus, einigen Formen von Kopfschmerz und subjektiven Hörstörungen	a) Plane Ebene mit Eckzahnführung, Freedom-in-centric in RKP, der retrudierten Kontaktposition, Kontakt beim Schlucken, Auffinden der zentrischen Relation bei schnellem und bei langsamem Kieferschluss Sitz im Oberkieferzahnbogen Hartes Acrylat Halt durch Einrasten b) Flache Bissplatte im Oberkiefer (Shore) oder im Unterkiefer (Tanner) oder in beiden Zahnbogen (Planus) Hartes Acrylat Halt durch Einrasten c) Plane Ebene Dicker, resilienter Kunststoff Beide Zahnbogen (Campbell)
2. Anteriorer Aufbiss	• Erhöhung der Vertikaldimension • Deprogrammierung der Muskulatur • Kieferorthopädischer Retainer	a) Anteriorer Aufbiss mit labialem Retentionsbogen (modifiziert nach Hawley) b) Anteriorer Aufbiss mit Einrasten über den Oberkieferfrontzähnen, Klammern (Sved)
3. Geräte zur Repositionierung des Unterkiefers		
3.1 Vorschub-Stabilisierungsschiene	• Führung des Unterkiefers nach anterior, Reposition und Stabilisation des Diskus • Druckentlastung des Kondylus	Plane Ebene, vollständige okklusale Abdeckung des Oberkieferzahnbogens Höckerspitzeneinbisse oder schiefe Ebene, um den Unterkiefer vorzuverlagern
3.2 Gerät mit partieller posteriorer Umfassung	• Erhöhung der Vertikaldimension • Vorverlagerung des Unterkiefers	Beidseitige, posteriore Umfassung des Unterkieferzahnbogens mit Kunststoff, anterior verbunden durch Lingualbügel (MORA)
3.3 Schiene in zentrischer Relation	• Führung des Unterkiefers in zentrische Relation	Front-/Eckzahnführung nach posterior in habituelle Interkuspidation
3.4 Funktionskieferorthopädische Geräte	• Repositionierung des Unterkiefers nach unten-vorn • Dehnung oder Entwicklung des Kiefers oder Zahnbogens • Schließen eines seitlich offenen Bisses • Korrektur eines frontalen Tiefbisses	Doppelplatte, Bionator, orthopädischer Korrektor, Rick-a-nator, schiefe Ebene, modifizierte Herbst-Apparatur

Tab. 1-1 *(Fortsetzung)* Schienen und intermaxilläre Geräte

Bezeichnung und Art	Beabsichtigte Funktion	Typische Gestaltungsmerkmale
4. Pivot-Geräte: posterior/anterior	• Posteriores Pivot-Gerät: Repositionierung des Kondylus oder Entlastung des Kiefergelenks • Anteriores Pivot-Gerät: Erhöhung der Vertikaldimension, okklusale Entkopplung, ermöglichte Extrusion zur Erhöhung der Vertikaldimension	a) Posteriores Pivot-Gerät: Aufbau aus Kunststoff über den distalen Molaren auf einer Unterkieferschiene, die alle Zähne umfasst b) Anteriores Pivot-Gerät: Aufbau mit Kaltpolymerisat auf angeätzten axialen lingualen, bukkalen und okklusalen Flächen
5. Metallschienen	• Erhöhung der Vertikaldimension • Minimierung von Abrasion	Posteriore okklusale Bedeckung Klammern, anatomische Form entsprechend den Kauflächen der okkludierenden Zähne
6. Mundschützer	• Schutz vor Verletzungen bei Kontaktsportarten • Manchmal für wenige Tage bei TMD-Symptomen eingesetzt	Vollständige Abdeckung aller Zähne und der Gingiva Zähne sollten sowohl bei leichten als auch bei kraftvollen Schließbewegungen gleichzeitig Kontakt haben
7. Medizinisch-zahnmedizinische Geräte		
7.1 Gerät zur Hebung des weichen Gaumens	• Kontrolle des Schnarchens • Anhebung des weichen Gaumens	Stabilisierungsschiene mit einem palatinalen, drahtbefestigten Kunststoffknopf
7.2 Unterkiefer-Repositionierungsschiene	• Behandlung wegen blockierter oberer Atemwege durch Erschlaffen von Zunge, weichem Gaumen und Pharynx (OSA)	a) Unterkiefer-Repositionierungsschiene mit schiefer Ebene, um den Biss etwa 4 mm zu öffnen und den Unterkiefer um etwa 75% der möglichen Auslenkung zu protrudieren b) Oberkiefer- und Unterkiefer-Stabilisierungsschienen, an den Molaren und Eckzähnen mit aufgebautem Acrylat verbunden. Alle anderen Bereiche werden für die Atmung offen gelassen. Anteriore Bissöffnung um 4 mm und 75% der maximalen Protrusion; NAPA-Gerät („nocturnal airway patency appliance", Vorrichtung zum nächtlichen Freihalten der Atemwege) c) Modifizierte Herbst-Apparatur: Unterkiefer kann frei bewegt werden
8. Implantatschablonen	• Schablonen zur Festlegung der Implantposition bei OP	Übertragung des diagnostischen Setup für Implantatinsertion und Restauration
9. Zungenhalter	• Vorziehen der Zunge zur Freihaltung der Atemwege	Flexibles Polyvinyl zum Festhalten der Zunge durch Ansaugen
10. Vorrichtungen für die Computertomographie	• Spätere Zuordnung von CT-Ebenen und nur teil- oder unbezahnten Kieferabschnitten	Duplikat der geplanten Prothese aus transparentem Acrylat Verwendung von Guttapercha für röntgenopake Markierungen

- Einer gewissen Positionsänderung des Kondylus-Diskus-Komplexes
- Milderung von Schmerz, Kopfschmerz und subjektiven Hörstörungen
- Änderung der Zahnstellung, sowohl beabsichtigt als auch unerwünscht
- Schutz der Zähne und der Lippen
- Beseitigung grober Interferenzen, wo machbar

Die Auswirkungen auf menschliches Verhalten, Zahnstellung, Kiefergelenk- sowie Muskelfunktion standen im Mittelpunkt umfangreicher wissenschaftlicher Untersuchungen. Die Wirksamkeit ist für die Mehrzahl der Patienten vorhersehbar. Die pathophysiologische Ursache für Nebenwirkungen ist dagegen nicht immer eindeutig.

1.9.1 Erhöhung der vertikalen Dimension

In dem Maße, in dem Schienen die vertikale Dimension vergrößern, wird auch die funktionelle Länge der Elevatormuskeln gesteigert. Maximale Spannung entwickelt ein Muskel in Ruhelänge. Jeder Mensch hat zudem eine vertikale Dimension, bei der die maximale Muskelwirkung größer ist als beim normalen Schlussbiss.

Die Elevatormuskeln sind gewöhnlich am entspanntesten, wenn der Unterkiefer in Ruheschwebelage ist. Bei dieser etwas vergrößerten vertikalen Dimension ist die elektromyographische Aktivität des anterioren M. temporalis verringert. In dem Maß, in dem sich die vertikale Dimension gegenüber der Kontaktposition erhöht, vermindert sich die Muskelleistung. Trotzdem muss daran gedacht werden, dass man bei aller Muskelrelaxation mit zunehmender Dicke der Schiene die Belastung der Kiefergelenke erhöht.

Die Anpassung an einen neuen Interokklusalabstand („freeway space") geschieht unmittelbar mit Erhöhung der vertikalen Dimension durch die Schiene. Demzufolge arbeiten die Muskeln bei eingesetzter Schiene in Kontaktposition wirksamer und sind bei Bewegungsfunktionen weniger aktiv. Änderungen der Ruhelage und Verringerung der Muskelaktivität vollziehen sich innerhalb von 5–7 Tagen. Bei langfristig vergrößerter Vertikaldimension finden jedoch Umbauvorgänge statt, und die anatomische Struktur des Muskels kann sich verändern.

Die Vergrößerung der vertikalen Dimension verändert die Position der Kondylen nach unten und vorn, abhängig vom Ausmaß der Öffnung. Bei der Behandlung von TMD mit einer Stabilisierungsschiene wird die Behandlungsdauer durch eine Vergrößerung der vertikalen Dimension verkürzt.

Die Bisserhöhung darf das Schlucken nicht stören. Eine solche Störung kann daran erkannt werden, dass der Patient beginnt, beim Schlucken den Kopf nach hinten zu beugen.

Wenn es bei Schienen mit nur partieller okklusaler Abdeckung zu Intrusionen, kontralateral mit seitlich offenem Biss, gekommen ist, sind viele Patienten nicht in der Lage, sich auf den Verlust der vertikalen Dimension einzustellen.

1.9.2 Eckzahnführung

Eine Eckzahnführung auf der Michigan-Schiene bewirkt eine Disklusion der Seitenzähne bei lateralen und protrusiven Unterkieferbewegungen. Die schiefe Ebene hat ausschließlich mit dem antagonistischen Eckzahn Kontakt, so dass sie alle Bewegungen aus der Zentrik heraus mechanisch führt.

Eckzahnführungen, insbesondere die steile Eckzahnführung, führen zu einer beträchtlichen Reduzierung der kontraktilen Aktivität der Muskeln für den Kieferschluss. Eine solche Reduzierung gilt für Kaubewegungen, Knirschen und exzentrisches Pressen der Zähne. Neben der positiven Wirkung auf die Muskelaktivität wird auch Kiefergelenkknacken bei Latero- und Protrusionsbewegungen positiv beeinflusst. Dies ist abhängig von Höhe und Neigung der Ebene sowie Dicke der Schiene. Während die Schiene getragen wird, kann das Knacken bei Lateralbewegungen im kontralateralen und bei Protrusion in einem oder beiden Kiefergelenken vermindert oder beseitigt werden. Dies ist besonders bei schmerzhaftem Knacken erwünscht. Die dauerhafte Beseitigung von Kiefergelenkknacken ist schwierig und kaum vorhersagbar. In dem Maße, in dem die kontraktile Aktivität der Muskeln reduziert wird, wird auch das Kiefergelenk entlastet, und umso vorhersagbarer wird eine Schmerzlinderung eintreten, vor allem beim schmerzhaften Gelenkknacken.

1.9.3 Discus articularis

Eine anatomisch normale Lage und Struktur des Diskus sind ebenso wie ein physiologisches Bewegungsmuster des Diskus Grundvoraussetzungen für das Wohlbefinden des Patienten. Eine Diskusverlagerung kann nach vorn oder seitlich auftreten (siehe Abb. 13a und 13b), mit oder ohne Reposition.

Bei verlagertem Diskus ist das Behandlungsziel, den Diskus zu reponieren und seine normale Position und das Bewegungsmuster zu erhalten. Mit einer Aufbissschiene ist dies möglicherweise zu erreichen. In wenigen Fällen mit persistierenden Schmerzen kann eine chirurgische Intervention erforderlich sein.

Bei Fällen mit einschränkender Diskusverlagerung, die nicht auf eine konservative, reversible Behandlung ansprechen, können orthopädische Geräte erforderlich sein, um die normale Position des Diskus zu erreichen. Diese Position muss anschließend durch weitere Maßnahmen stabilisiert werden: kieferorthopädische oder restaurative Therapie sowie nächtliches Tragen einer Schiene.

1.9.4 Belastung des Kiefergelenks

Bei der Auswahl der Schiene ist die Belastung der Gelenke ein wichtiger Faktor.
- Aufbissschienen erhöhen die Belastung der Zähne und senken die Belastung der Gelenke.
- Seitenzahnkontakte auf der Stabilisierungsschiene schützen das Kiefergelenk zudem vor Verlagerung.
- Bei Schienen, welche die Kauflächen nicht vollständig abdecken, muss stets mit einer okklusalen Instabilität gerechnet werden.
- Mit anterioren Aufbissschienen wird, trotz Verringerung der Kaukräfte, die Gelenkbelastung erhöht.
- Bei Verlust von Seitenzähnen und Einsatz von Geräten ohne posteriore Abstützung wird, auf Dauer gesehen, die Belastung erhöht.

> Um die Belastung der Kiefergelenke zu reduzieren, muss die vertikale Dimension (Dicke) der Schiene möglichst gering sein. Die okklusalen Kontaktbereiche sollen so klein wie möglich und gleichmäßig über alle Kauflächen verteilt sein.

1.9.5 Funktionelle Anpassung

Aus biologischer Sicht ist die Fähigkeit zur Adaptation ein klarer Vorteil. Der Begriff der funktionellen Anpassung beschreibt die natürlichen adaptiven Fähigkeiten eines biologischen Systems. Alle Bestandteile des Systems sind entsprechend ihrer physiologischen Bedeutung hierarchisch gegliedert. Jeder einzelne Baustein verfügt über diese Fähigkeit, um damit die Stabilität und Beständigkeit des gesamten Systems zu garantieren.

Für das Kausystem deuten nur einzelne Studien auf die Existenz einer solchen Hierarchie hin. Es gibt Stellungen des Unterkiefers, die anscheinend einen biologischen Vorteil bieten, nicht nur im Hinblick auf die Belastung, sondern auch in Bezug auf frühere Verletzungen des Diskus. Dazu gehören auch Stellungen, bei denen aufgrund der Okklusion gar keine wirkliche Adaptation erfolgen kann. So können iatrogene okklusale Interferenzen beim Mundschluss in habitueller Interkuspidation zu einer Lateralverschiebung des Unterkiefers führen. Eine Schiene könnte das biologische System entlasten, indem es das erforderliche Ausmaß der funktionellen Anpassung reduziert. Der tatsächlich zugrunde liegende Mechanismus wurde noch nicht nachgewiesen.

1.9.6 Vorverlagerung des Unterkiefers

Eine Protrusion beinhaltet:
- Eine Änderung der vertikalen Dimension
- Eine neue Ausrichtung des Unterkiefers relativ zum Oberkiefer
- Eine Veränderung der Kondylenposition
- Eine Änderung der Muskelaktivität und
- Eine Vergrößerung der Pharynxdimensionen

Diese Veränderungen treten unabhängig davon auf, ob die Schiene zur Behandlung einer anterioren Diskusverlagerung oder zur Behandlung der obstruktiven Schlafapnoe eingesetzt wird. Der Grad der vertikalen Öffnung und der Vorverlagerung des Unterkiefers ist abhängig von den verschiedenen Behandlungszielen: Repositionierung des Diskus versus Erweiterung von Oropharynx und Hypopharynx bei obstruktiver Schlafapnoe.

Im letzteren Fall hängen die vertikale Öffnung und die Protrusion nicht mit der Strecke zusammen, um die der Unterkiefer vorgeschoben wird, um eine „normale" räumliche Beziehung im Kondylus-Diskus-Komplex wiederherzustellen.

Bei der Therapie einer Diskusverlagerung wird initial das Gerät ständig getragen. Um den Unterkiefer bei Kieferschluss in protrudierter Position zu halten, kann alternativ tagsüber ein unauffälliges Gerät getragen werden. Der Erfolg der Behandlung kann von der Bereitschaft des Patienten, die Protrusion zu tolerieren, abhängen, langfristig auch von okklusaler Rekonstruktion oder Kieferorthopädie [58].

Zur Behandlung der obstruktiven Schlafapnoe wird das Gerät nachts getragen. Funktionelle N-CPAP-Geräte („nasal continuous positive airway pressure") und chirurgische Techniken sind gegenwärtig angewandte therapeutische Strategien.

Zeigt die Schiene keinen Erfolg, kann dies als diagnostischer Hinweis betrachtet werden, dass die Patienten höchstwahrscheinlich von einer chirurgischen Intervention profitieren würden. Da die Therapie der OSA mit Geräten zur Unterkiefervorverlagerung ein lebenslanger Prozess sein kann, sollten die Patienten in regelmäßigen Abständen untersucht werden, um sowohl den Effekt der Behandlung als auch die Nebenwirkungen auf das Kausystem zu kontrollieren [46].

1.10 Funktionsstörungen von Kiefergelenk und Kaumuskulatur

Beschreibungen funktioneller und struktureller Störungen der Kiefergelenke und der damit verbundenen Muskeln erfolgten in erster Linie nach der vermuteten Hauptlokalisation oder der Ursache der Symptome. Zwei bekannte Begriffe sind TMD, von engl. „temporomandibular joint and muscle disorders", und CMD, „craniomandibular disorder".

> Wir sprechen heute auch im Deutschen bei schmerzhaften Funktionsstörungen des Kiefergelenks und der Kaumuskulatur allgemein von TMD; CMD kann zudem Fehlfunktionen der Halswirbelsäule und anderer Strukturen beinhalten.

Ungeachtet der verwendeten Bezeichnungen für verschiedenste Schmerzzustände sind die Leitsymptome:
- Schmerz (einschließlich Kopfschmerz)
- Einschränkung der Unterkieferbeweglichkeit und Mundöffnung
- Gelenkgeräusche
- Überempfindlichkeit von Muskeln und Gelenken

1.10.1 Ätiologie

Die Entstehung von TMD ist entweder unbekannt oder multifaktoriell. Die häufigsten Gründe sind:
- Akutes externes und internes Trauma
- Chronische externe und interne Traumaformen
- Zentral, auch psychisch induzierte, Muskelfehlfunktionen
- Lokale, zum Beispiel okklusal induzierte muskuläre Fehlfunktion

Von einer akuten Verletzung als Folge von Verkehrs- oder Sportunfällen scheint man sich eher ein Bild machen zu können als von einem chronischen Trauma als Folge von Pressen und Knirschen. Die Bedeutung von Bruxismus und psychischen Faktoren bei der Entwicklung von TMD muss erkannt werden, wenn die Behandlung erfolgreich sein soll. Das gilt insbesondere für Patienten mit bereits verinnerlichtem Stress und solche, die schon traumatisch vorgeschädigte Gelenke aufweisen.

1.10.2 Diagnostik

Die Diagnostik einer funktionellen und strukturellen Störung von Kiefergelenk und Kaumuskulatur ergibt sich primär aus der klinischen Untersuchung des Patienten und, falls indiziert, durch weiterführende diagnostische Verfahren:
- Röntgenaufnahmen
  Sie können Arthritiden und Frakturen ausschließen; bei den meisten TMD gibt es allerdings keine sicheren radiologischen Anhaltspunkte. Im Gegensatz zu schräg transkranialen Röntgenprojektionen, die mit üblichen Praxisröntgengeräten durchgeführt werden können, werden andere bildgebende Techniken oft in externen Spezialeinrichtungen ausgeführt.
- Aufzeichnung von Kieferbewegungen
- Röntgenkontrastaufnahmen des Kiefergelenks
- Magnetresonanztomographie (MRT), üblicherweise bei Diskusverlagerung ohne Reposition indiziert
- Arthroskopie, die Gelenkspiegelung

Gegenwärtig sind die Arthroskopie (invasive Untersuchung) sowie die MRT (nichtinvasiv) für Weichgewebsdarstellungen und tomographische Techniken für die Darstellung von Hartgeweben am hilfreichsten. Diese Verfahren sind bei konservativer Therapie nicht immer indiziert, die drei letztgenannten Verfahren sind im Allgemeinen der Diagnostik bei irreversiblen Behandlungsmaßnahmen vorbehalten.

Die Routinediagnostik beschränkt sich auf klinische Untersuchungen und Tests. Überweisungen zur weiterführenden Untersuchungen sollten präzise formuliert sein und sich auf Symptome und Anzeichen beziehen, die bei der klinischen Untersuchung festgestellt wurden. Die psychosozialen Aspekte von chronischen Schmerzzuständen müssen in Betracht gezogen werden, bevor irgendeine irreversible Therapie begonnen wird.

1.10.3 Therapie

Die Behandlung sollte sich auf die Ursache der Beschwerden richten und zumindest eine Linderung der Symptome bewirken.

Die meisten Patienten mit TMD werden anfangs mit konservativen, reversiblen Therapien behandelt. Dazu gehören medikamentöse, physiotherapeutische oder beratende Maßnahmen sowie stabilisierende Schienen.

Wenn ein Patient nicht auf konservative Behandlung anspricht und die Lebensqualität durch die Intensität der Schmerzen deutlich beeinträchtigt wird, werden weitere Behandlungsmöglichkeiten in Betracht gezogen.

Zeigen Patienten psychische Störungen und psychosoziale Dysfunktionen („illness behaviour" = „Krankheitsverhalten") und erscheinen sie aufgrund chronischer Kiefergelenkschmerzen unfähig, mit den Anforderungen des täglichen Lebens zurechtzukommen, ist eine mehrdimensionale Beurteilung der Patienten erforderlich.

Die Entscheidung über den Zeitpunkt der Durchführung einer irreversiblen Behandlung basiert auf der Reaktion des Patienten auf die konservative Therapie [35]. Wenn die Diagnose einer reduzierenden anterioren (nicht transversalen) Diskusverlagerung gestellt wird, der Patient erhebliche Schmerzen hat und die Möglichkeiten konservativer Behandlung erschöpft sind, dann können ein Gerät zur Unterkiefervorverlagerung oder chirurgische Maßnahmen angezeigt sein. Diskusverlagerungen ohne Reposition können in vielen Fällen mit konservativen Methoden behandelt werden: extraorale manuelle Reposition des Unterkiefers und anschließende Schienentherapie, physikalische sowie medikamentöse Therapie. Wenn dieser Ansatz bei Patienten mit starkem Dauerschmerz keine Wirkung zeigt, sind Arthroskopie und offene Chirurgie zu erwägen. Im Fall gelegentlich auftretender, noch erträglicher Schmerzen führen Physiotherapie, angepasste Ernährung und die Behandlung mit einer Schiene über einen längeren Zeitraum oft zu einer Schmerzreduktion und signifikanten Vergrößerung der Mundöffnung.

1.11 Traumatische Okklusion

Der Begriff Okklusionstrauma bezeichnet Traumen aller Bestandteile des Kausystems, die mit der Okklusion in Beziehung stehen. Dazu können gehören:

- Trauma der Zähne durch Bruxismus
- Trauma des Parodontiums in Verbindung mit erhöhter Zahnbeweglichkeit bei fortgeschrittenen Parodontitiden
- Gingivales Trauma wie etwa traumatischer Einbiss in die Schleimhaut des antagonistischen Kiefers bei sehr tiefem Biss
- Traumatisch bedingte Zahnfrakturen und -infraktionen
- Die chronisch-traumatische Arthritis

Der letzte Punkt ist nach wie vor umstritten.

1.11.1 Knirschen und Pressen

Einer der ätiologischen Faktoren bei der Entstehung von TMD und den damit verbundenen Symptomen ist Bruxismus, das parafunktionelle Pressen und Knirschen mit den Zähnen.

Bruxismus ist die Ursache für unästhetische, nichtfunktionelle Abrasionsfacetten der Zähne, Absplitterungen und Aussprengungen, parodontales Trauma durch Okklusion, Zahnfrakturen, Überbelastung von Rekonstruktionen und von Implantaten.

Die Kaumuskulatur kann beim Pressen ohne weiteres Kräfte in der Größenordnung von mehreren hundert Newton entwickeln. Aufbissschienen können die Zahl der Episoden von nächtlichem Knirschen vermindern und beeinflussen auf jeden Fall die Bewegungsaktivität der Muskulatur bei Tage. Bruxismus kann die Intrusion von Frontzähnen oder Seitenzähnen fördern, wenn Schienen verwendet werden, die nur Teile der Okklusion bedecken. Schienen mit vollständiger okklusaler Abdeckung sorgen für die notwendige okklusale Stabilität.

1.11.2 Parodontales Trauma

Obwohl ein Okklusionstrauma eine Gingivitis weder auslöst noch verstärkt, kann es unter Umständen bei einer bestehenden Parodontitis und bei vorhandener Plaque zu einer Progredienz des parodontalen Attachmentverlustes beitragen.

Der Einsatz von Schienen, welche die Kauflächen vollständig abdecken, kann für diese Patienten hilfreich sein, besonders wenn Zähne auf eine Parodontalbehandlung und okklusale Korrektur nicht wie gewünscht mit Vermeidung weiterer Lockerung und Beschwerdefreiheit reagieren.

Gingivale Traumen bei Tiefbiss mit traumatischem Einbiss und Impaktion von Speiseresten in die Gingiva können symptomatisch mit einer geeigneten Schiene behandelt werden. Orale Habits wie Wangenbeißen und Nägelkauen können in vielen Fällen ebenfalls erfolgreich mit einer Schiene behandelt werden.

1.12 Orofazialer Schmerz und Dysfunktion

Schienen werden häufig als Hilfsmittel zur differentialdiagnostischen Beurteilung von Schmerzen eingesetzt. Indikationen sind:
- Schmerzen im Zusammenhang mit Infraktionen („cracked tooth syndrome")
- Phantomzahnschmerz
- Atypischer Gesichtsschmerz
- Ausstrahlende Schmerzen, Deafferenzierung
- Kopfschmerz
- Subjektive Hörveränderungen
- Parodontales Trauma
- Übertragene Schmerzen
- Myalgien
- TMD und andere Erkrankungen mit Symptomen, die in den Zähnen, Gelenken und Muskeln aufzutreten scheinen

Zu Anwendungen innerhalb der Okklusion gehören Stabilisierungsschienen mit vollständiger okklusaler Abdeckung [31] oder auch – nur kurzzeitig, um okklusale Instabilität zu reduzieren – anteriore oder posteriore Schienen mit partieller okklusaler Abdeckung. Schienen, die irreversible Veränderungen bewirken, werden nicht verwendet.

1.13 Schnarchen und obstruktive Schlafapnoe

Obstruktive Schlafapnoe (OSA) ist in erster Linie eine Atemwegserkrankung. Sie kann ernste Folgen mit hohem Mortalitätsrisiko haben [60]. Als Schlafapnoe ist eine Erkrankung definiert, in der periodisch massive Atemanstrengungen ausgeübt werden, die jedoch nicht zu einer Ventilation der Lunge führen. Es kommt zu periodischen Atemstillständen. Die obstruktive Form tritt am häufigsten auf, und nur sie soll hier betrachtet werden.

Schnarchen und geräuschvolles Atmen während des Schlafs sind wichtige Anzeichen einer möglichen Obstruktion der oberen Atemwege. Als Komplikationen können Arrhythmien, erhöhte Anfälligkeit für Schlaganfälle, Hypertonie (Bluthochdruck), Atemstillstand und Tod durch Verschluss der Atemwege auftreten. Schnarchen steht in direktem Zusammenhang mit Schlafapnoe.

1.13.1 Ätiologie

Obwohl die Auswirkungen der OSA gut dokumentiert sind, konnte die Ätiologie bisher nicht ausreichend geklärt werden. Offensichtlich handelt es sich um eine multifaktorielle Genese, bei der anatomische und pathophysiologische Faktoren eine Rolle spielen, wie etwa eine verminderte anterior-posteriore Dimension des Rachenraumes und eine Dorsallage des Unterkiefers. Der Abstand zwischen der hinteren Pharynxwand und dem weichen Gaumen beträgt bei den betroffenen Patienten nur etwa zwei Drittel der Normalwerte beim Erwachsenen. Der weiche Gaumen ist vergrößert, wodurch der zur Verfügung stehende Atemweg effektiv verkleinert wird. Durch einen kurzen Unterkiefer wird die Zunge in den Pharynx zurückgedrückt, was den Luftraum zusätzlich verkleinert.

Bei OSA-Patienten ist die Verkleinerung des Atemwegs stärker ausgeprägt als beim Gesunden, der effektive Atemweg ist kleiner und naturgemäß leichter verschließbar. Weitere Faktoren sind Adipositas und Muskelrelaxanzien, darunter auch der Konsum von Alkohol.

1.13.2 Diagnostik der Schlafapnoe

Voraussetzung zur Einleitung einer Therapie ist die präzise differentialdiagnostische Abgrenzung der Schlafapnoe vom einfachen Schnarchen.

Die Diagnose kann durch Untersuchungen im Schlaflabor gesichert werden. Dabei werden im Rahmen einer Polysomnographie während des Nachtschlafs Gehirn-, Herz-, Muskel- und Augenaktivitäten und andere Körperfunktionen aufgezeichnet. Ein hilfreicher Indikator für OSA ist die Epworth Sleepiness Scale (Schläfrigkeitsskala). Diese Skala versucht, die Symptome zu bewerten, die im Zusammenhang mit Auswirkungen der verminderten Schlafqualität am nächsten Tag auftreten: behinderte Nasenatmung, Kopfschmerz, schlechtes Gedächtnis, Müdigkeit, Konzentrationsmangel und spontanes Einschlafen während der Arbeit oder am Steuer. Die Skala wird in Kapitel 15 näher behandelt.

1.13.3 Therapie

Aktuelle Behandlungsstrategien der OSA beinhalten verschiedene Komponenten: Verminderung verstärkender Faktoren (z. B. Fettsucht), Einsatz spezieller Schienen und Chirurgie. Einfaches Schnarchen, das durch übermäßiges oder schlaffes Gaumengewebe verursacht wird, kann mit einem Gerät zur Stützung oder Anhebung des weichen Gaumens und der Uvula behandelt werden. Eine Anwendung zur Behandlung der OSA besteht darin, den Unterkiefer nach vorn und unten zu entwickeln, um dadurch die Atemwege zu erweitern [34]. Diese Geräte zur Unterkiefervorverlagerung sind im Allgemeinen bei leichter bis mittelschwerer OSA erfolgreich [38]. OSA und ihre Therapie werden in Kapitel 15 behandelt.

1.14 Verletzung durch Kontaktsportarten

Jeder, der eine Kontaktsportart betreibt, kann von der Verwendung eines Mundschutzes aus flexiblem, elastischem Material profitieren. Die Wahrscheinlichkeit einer Lippenverletzung durch Schneidezahnkanten oder Zahnhöcker wird ebenso wie das Risiko von Zahnfrakturen verringert. Die Gestaltung eines Mundschutzes sollte bei Kieferschluss den vollständigen, gleichmäßigen Kontakt aller Zähne ohne Druckbelastung der distalen Molaren ermöglichen.

1.15 Implantatschablonen

Implantat- oder Bohrschablonen werden eingesetzt, um in zahnlosen Kieferabschnitten die Ausrichtung eines geplanten Implantats in Bezug auf den Knochen zu ermöglichen. Dies gilt vor allem für den zahnlosen Oberkiefer, der keine anatomischen Bezugspunkte (wie etwa das Foramen mentale im Unterkiefer) besitzt. Implantatschablonen können zusammen mit der Computertomographie als Hilfsmittel für die Platzierung von Implantaten verwendet werden. Eine korrekt geformte CT-Schablone immobilisiert die Kiefer während des CT-Scans, ermöglicht die richtige Positionierung des Patienten, schafft Bezugspunkte und fungiert ähnlich wie Schablonen mit röntgendichten Markierungen.

Rein chirurgische Bohrschablonen benötigen keine röntgendichten Markierungen.

Zusammenfassung

Schienen werden seit langer Zeit zur Behandlung von Erkrankungen eingesetzt, die mit okklusalen Fehlfunktionen verknüpft sind. In neuerer Zeit werden komplexere Ausführungen dieser Geräte bei vielfältigen anderen Problemen wie der obstruktiven Schlafapnoe (OSA), dem Schnarchen, bei Kopfschmerz und als diagnostisches Hilfsmittel bei unklaren Beschwerden eingesetzt. Die Entwicklung eines solch vielfältigen Angebots von zunehmend komplexeren Schienen, insbesondere innerhalb der letzten 10–15 Jahre, zeigt ihren Wert für alle praktisch tätigen Zahnärztinnen und Zahnärzte. Dies gilt selbst in den Fällen, in denen der genaue Wirkungsmechanismus nicht bekannt ist.

Geräte, die leicht herzustellen und ästhetisch annehmbar sind und für den Patienten Linderung von Beschwerden bedeuten, haben in der Regel eine lange Anwendungsgeschichte. Dabei sind auch Nebenwirkungen möglich. Einige der in neuerer Zeit entwickelten Vorrichtungen, wie Stabilisierungsschienen, lindern ebenfalls Symptome, haben praktisch jedoch keine schädlichen Nebenwirkungen. Sie werden als reversible Therapieform angesehen und gelten, zusammen mit Physiotherapie und medikamentöser Behandlung, als akzeptable Form der Initialtherapie für TMD [1].

Repositionierungsschienen zur Behandlung der anterioren Diskusdislokation können schnell zu einer Linderung von Symptomen beitragen, aber um den Diskus in seiner Stellung zu halten, sind umfassende restaurative Maßnahmen oder Funktionskieferorthopädie erforderlich. Der Patient muss anschließend nachts eine Schiene tragen.

Schienen zur Behandlung der obstruktiven Schlafapnoe (OSA) haben viele Merkmale mit der Behandlung von Diskusverlagerungen gemeinsam. Das Ziel ihrer Anwendung ist jedoch ein anderes. Der Unterkiefer soll nach vorn und unten gebracht werden, um die Durchgängigkeit der posterioren Atemwege während des Schlafs zu erhalten.

2 Muskeln: Funktion und Dysfunktion

Inhalt

2.1	**Gesichts-, Kopf- und Halsmuskulatur**	16
	2.1.1 Gesichtsausdruck und Emotionen	16
	2.1.2 Schmerz und Muskelfunktion	17
	2.1.3 Zentrale Steuerung des Gesichtsausdrucks	18
	2.1.4 Gesichtsmuskulatur	19
	2.1.5 Kaumuskulatur	21
2.2	**Muskeln mit Bezug zu Hörfunktion und TMD**	26
	2.2.1 Muskeln des Oropharynx	26
2.3	**Kopf-, Hals- und Schultermuskulatur**	27
2.4	**Fibromyalgie**	30
	2.4.1 Fibromyalgie und orale Auswirkungen	31
2.5	**Die Halswirbelsäule und CMD**	31
	2.5.1 Zervikogener Kopfschmerz	33
	2.5.2 Schultergürtelkompressionssyndrom	33
2.6	**Ursächliche Mechanismen des Muskelschmerzes**	33
	2.6.1 Funktionelle Adaptation von Kiefergelenk und Muskulatur	34
2.7	**Schnarchen und obstruktive Schlafapnoe**	34
	2.7.1 Pathophysiologie	35
	2.7.2 Schweregrade der Schlafapnoe	35

Funktionsstörungen von Kiefergelenk und Kaumuskulatur (TMD) manifestieren sich oft als Schmerz. Betroffen ist die Muskulatur der Kopf- und Nackenregion, das Erscheinungsbild ist oft der Kopfschmerz. Zusätzlich kann sich TMD in der mimischen Muskulatur widerspiegeln [50]. Sie ist eine Komponente des emotionalen und sozialen Verhaltens [3] und der ästhetischen Wirkung [56] des Menschen. Es können nur Vermutungen über die gemeinsame Expression von Persönlichkeit und Gefühlen angestellt werden, die sich in Gesichtsausdrücken, mimischer Muskulatur und Schmerz darstellen [13]. Jedenfalls wird die Einbeziehung mimischer Muskeln, die emotionale Aspekte von Schmerz und Depression wiedergeben, sowie von Kaumuskeln und Muskeln, die im Zusammenhang mit TMD stehen, bei der Befunderhebung stets betrachtet. Auch Patienten mit subjektiven Hörstörungen und obstruktiver Schlafapnoe (OSA) werden diesbezüglich untersucht. Die Differentialdiagnose von TMD sollte Krankheitsbilder wie die Fibromyalgie einschließen, da diese einige Symptome mit myofaszialen TMD-Formen gemeinsam hat [68].

2.1 Gesichts-, Kopf- und Halsmuskulatur

Verschiedene Überlegungen sprechen für eine Beschäftigung mit diesen Muskeln:
- Gesichtsmuskeln dienen zur Darstellung von Gefühlen wie Angst, Ärger, Trauer, Empörung, Überraschung, Verachtung und Freude. Die Ästhetik der Zähne sollte mit den emotionalen Ausdrucksmöglichkeiten des Patienten harmonieren.
- Der Zahnarzt sollte den Gesichtsausdruck seiner Patienten beobachten, um Informationen über die Reaktion der Gesichtsmuskeln auf Schmerz, Myalgie, muskuläre Dysfunktion, Atrophie und faziale Dystonie zu gewinnen.
- Schmerz hat Auswirkungen auf die motorische Funktion, einschließlich Veränderungen des Gesichtsausdrucks und der Körperhaltung.
- Die Palpation bestimmter Muskeln im Verlauf der klinischen Untersuchung ist für die Diagnose von Kiefergelenk und TMD erforderlich.
- Eine Beurteilung eingeschränkter Bewegungsmöglichkeiten des Unterkiefers kann darauf hindeuten, dass bestimmte Muskeln im Zusammenhang mit Dysfunktion und Schmerz stehen.
- Der komplexe Funktionszusammenhang der Kaumuskulatur macht die Zuordnung einer einzelnen oder vorwiegenden Funktion zu einem Muskel unmöglich.
- Extrazervikale Symptome nach Schleudertrauma [54, 55], Symptome des Morbus Menière [4, 15], Fibromyalgie [68], Zervikalsyndrom [45], Kompression des N. occipitalis major [17], neurogenes [61] oder vaskuläres [14] Schultergürtel(kompressions)syndrom, Halsrippensyndrom (Naffzigers Scalenus-anterior-Syndrom) [8] können mit der TMD vergesellschaftet sein, aber auch mit ihr verwechselt werden.
- Die Beurteilung einer obstruktiven Schlafapnoe setzt Kenntnisse über die Funktion der Muskeln des Oropharynx voraus, die an der Offenhaltung der Atemwege beteiligt sind.
- Gleichzeitig mit TMD bestehende Hörstörungen erfordern neben der zahnärztlichen Beurteilung eine Abklärung durch den HNO-Facharzt [22, 47, 87, 88, 94].
- Die Anatomie und Funktion der Nase spielen eine wichtige Rolle bei Atembeschwerden von Patienten mit Lippen- und Gaumenspalten, bei der Anwendung eines Mundschutzes beim Sport und bei der Therapie der Schlafapnoe.

2.1.1 Gesichtsausdruck und Emotionen

Die Gesichtsmuskulatur lässt sich als dreidimensionales Arrangement von kleinen, unabhängig voneinander gesteuerten Muskeleinheiten [91] auffassen. Sie führen eine Reihe von komplexen und orofazialen Funktionen aus: Sprechen, Kauen, Schlucken und die Vermittlung zwischen emotionalen und funktionalen Zuständen [48]. Gesichtsmuskeln können Schmerzen von Zähnen, Gelenken und Muskeln somatischen, neurogenen oder psychogenen Ursprungs widerspiegeln. Bei chronischen Schmerzen nimmt im Laufe der Zeit der nonverbale Schmerzausdruck zu, während sich die verbalen Äußerungen kaum verändern [49].

Mit einiger Berechtigung [3] wird angenommen, dass der faziale Ausdruck von Emotionen eine kommunikative Funktion hat und dem Gegenüber bestimmte Informationen übermittelt. Dabei müssen kulturelle Unterschiede [78] und verschieden stark ausgeprägte Wahrnehmungsfähigkeiten beim Betrachter berücksichtigt werden. Der Gesichtsausdruck von Schmerz ist ebenso im Zusammenhang mit Emotionen untersucht worden wie bestimmte Formen von „Schmerzverhalten", verbaler Kommunikation, Körperhaltungen und sichtbaren physiologischen Veränderungen [12].

Am Lächeln sind unter anderem der M. orbicularis oris und der M. zygomaticus major beteiligt, an einem traurigen Ausdruck die Mm. corrugator und depressor supercilii. Bei gekünstelten Gesichtsausdrücken (Lächeln, Traurigkeit, Entsetzen) wirken M. depressor anguli oris und M. frontalis (M. occipitofrontalis, pars frontalis); zum Ausdruck echten Entsetzens werden M. frontalis und M. mentalis eingesetzt [77]. Es gibt keinen typischen Gesichtsausdruck für die Depression, jedoch können die Wiederholung und die Stärke der Emotionen im Laufe der Zeit das Gesicht so formen, dass der Ausdruck eher eine Depression nahe legt, nicht nur Traurigkeit und Leid bei Verlust eines nahe stehenden Menschen [18]. Im Allgemeinen unterliegen einige Muskeln eher der willkürlichen Bewegung als andere [16]. So kann z. B. jeder den gesamten M. frontalis willentlich kontrahieren. Andere Bewegungen der Augenbrauen sind für die meisten Menschen nur schwer absichtlich auszuführen, z. B. die Anhebung der inneren oder äußeren Anteile der Augenbrauen [19].

Fazialisparesen können infolge von Verletzungen des N. facialis und nach Gesichtsoperationen (z. B. Facelifting) [96], aber auch bei gezielter Parese im Rahmen von kosmetischen Behandlungen von Falten und Bewegungslinien des Gesichts mit Botulinustoxin (BOTOX®) auftreten [60]. Der Zahnarzt sollte damit rechnen, dass der Patient – in Abhängigkeit von den auswählten Gesichtsregionen und Muskeln, die mit Botulinustoxin behandelt wurden – für mehrere Monate nicht in der Lage ist, einige der üblichen mimischen Ausdrucksbewegungen durchzuführen.

Bei der Beobachtung von Gesichtsausdrücken sollte in Bezug auf die Fazialisparese Folgendes beachtet werden: Die auf Hirnverletzungen zurückzuführende zentrale Form bewirkt eine beeinträchtigte Aktivierung von Gesichtsmuskeln durch Emotionen, die willkürlichen Bewegungen bleiben unverändert möglich. Bei bestimmten peripheren Formen sind dagegen vor allem die willkürlichen Bewegungen eingeschränkt, kaum jedoch die emotionale Aktivierung [36].

Anatomische Illustrationen wie in Abbildung 2-1 und 2-2 eignen sich zur topographischen Darstellung, liefern jedoch wenig Informationen über die Auswirkungen jedes einzelnen Muskels auf die Mimik. Einige Arbeiten ordnen bestimmten Muskeln die von ihnen bewirkten Änderungen des Gesichtsausdrucks zu [16, 26, 35]. In einer frühen Untersuchung [16] wurden die Muskeln entsprechend der Emotion benannt, die dem von ihnen bewirkten Gesichtausdruck zugrunde liegt, so z. B. M. frontalis – Muskel der Aufmerksamkeit, M. zygomaticus major – Muskel der Freude, M. buccinator – Muskel der Ironie, M. platysma – Muskel der Angst oder Furcht.

Das FACS („Facial Acting Coding System", Kodierungssystem für die Wirkung der Gesichtsmuskeln) [20] ist eine Messmethode auf der Basis der mimischen Veränderungen durch die Gesichtsmuskeln. Sie erlaubt die Identifizierung eines universellen Gesichtsausdrucks des Schmerzes. Er wird im Wesentlichen in vier mimischen Bewegungen ausgedrückt: Stirnrunzeln, Augenschließen, Naserümpfen und Schielen. Beurteilungsstudien, die sich mit der durch den allgemeinen Ausdruck übermittelten Information beschäftigen, liefern Hinweise auf die Existenz von mindestens fünf unterschiedlichen Gesichtsausdrücken aufgrund von Emotionen: Angst, Ärger, Traurigkeit, Abscheu, Glück [42].

Die Analyse der Makroästhetik, die auch die faziale und dentofaziale Beurteilung einschließt, sollte die wechselseitigen Beziehungen zwischen Mimik, Lippen, Gingiva sowie Zähnen und der Ästhetik berücksichtigen [56].

2.1.2 Schmerz und Muskelfunktion

Schmerz ruft nicht nur einen bestimmten Gesichtsausdruck hervor, sondern beeinflusst auch das Atemmuster [44, 50] und die motorische Aktivität [53]. Patienten mit Schmerzen haben oft die Empfindung, dass ihre Zähne „nicht richtig zusammenpassen" [63]. Obwohl ein solches Gefühl meist mit abklingendem Schmerz verschwindet, kann der Eindruck, „falsch zu beißen", durch Veränderungen in den Gelenken oder Muskeln verursacht werden. Dann verschwindet die Missempfindung, einen „falschen Biss" zu haben, nicht, da auch keine angenehme Kieferrelation vorliegt.

Es sollte stets berücksichtigt werden, dass Pharmaka mit Wirkung auf die Neurotransmitterfunktion auch Aspekte der Kommunikation durch den veränderten Ausdruck von Emotionen beeinflussen können. So ist z. B. der Einfluss serotonerger Eingriffe auf die Ausführung von ängstlichem und glücklichem Mienenspiel nachgewiesen worden [30] (s. Kap. 5).

Als Bell-Lähmung, früher idiopathische Fazialisparese, wird in der englischen Literatur eine akute, monosymptomatische, meist einseitige, periphere Parese bezeichnet. In einer Untersuchung kehrte bei 85 % der Patienten mit Lähmungen die normale

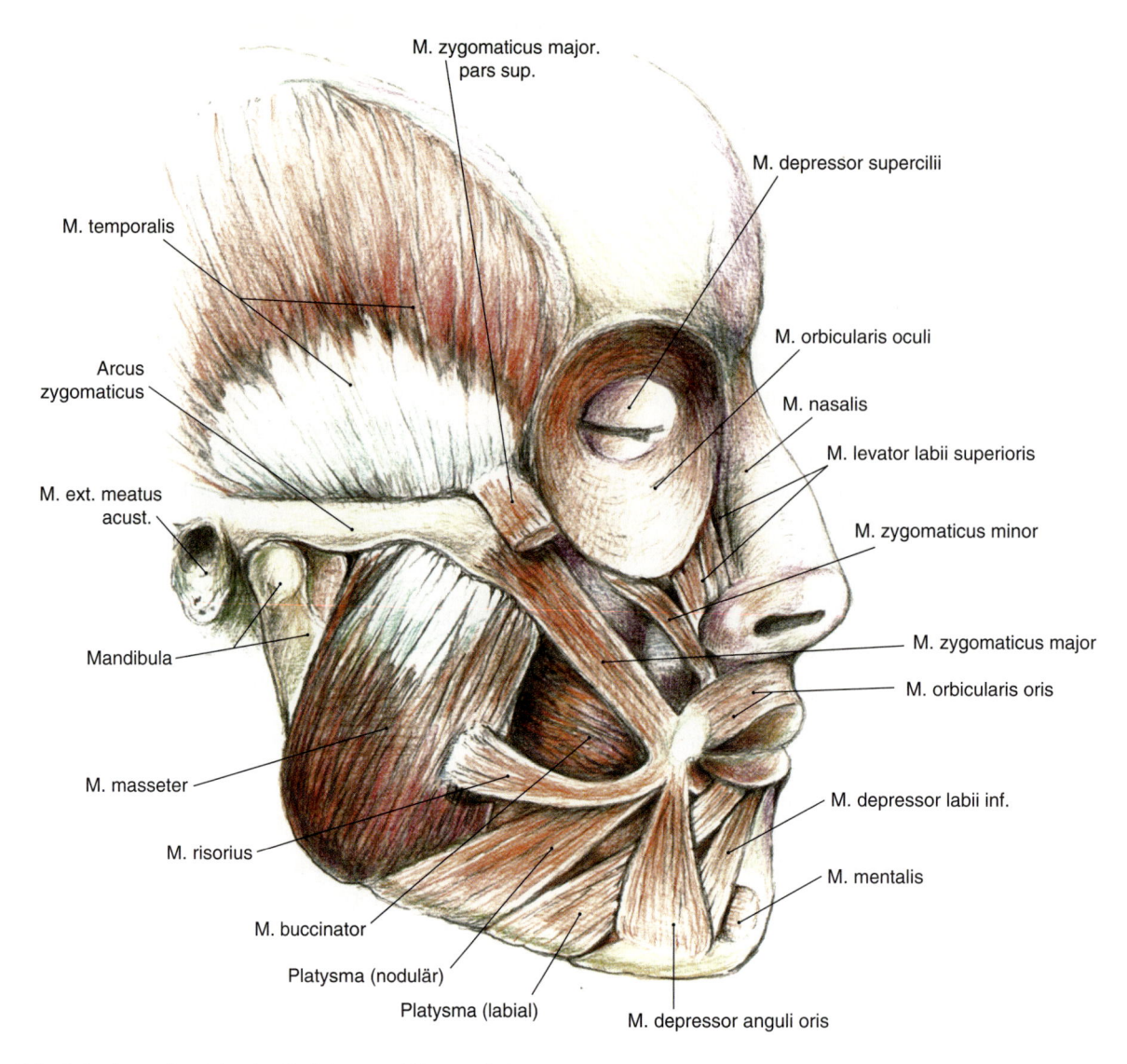

Abb. 2-1 Lateralansicht der Gesichts- und Kaumuskulatur.

Funktion innerhalb von drei Wochen zurück, bei den übrigen innerhalb von drei bis fünf Wochen. Bei 71 % der Patienten wurde eine normale mimische Funktion erreicht [65]. Die Ursachen sind vielseitig, oft wird die Parese durch eine Virusinfektion ausgelöst. Sie sollte weiter abgeklärt werden.

Die Beurteilung schmerzhafter Gesichtsmuskeln ist wichtig, wenn das Vorliegen einer kranialen Dystonie in Betracht gezogen wird. Sie kann Stunden bis Monate nach zahnärztlichen Maßnahmen auftreten [80]. Meist sind M. masseter und die Mm. pterygoidei betroffen, und es resultieren kraftvolle unwillkürliche Öffnungs- und Schließbewegungen. Auch andere Muskeln, einschließlich der Gesichtsmuskeln können beteiligt sein, z.B. beim Blepharospasmus (Lidschlusskrampf). Im Bereich der dystonischen Muskeln tritt Gesichtsschmerz auf.

> Das Vorliegen von Phantomzahnschmerzen kann zu der irrtümlichen Schlussfolgerung führen, der Patient litte unter atypischem oder psychogenem Schmerz.

2.1.3 Zentrale Steuerung des Gesichtsausdrucks

Die Kontraktionen der Gesichtsmuskeln stehen sowohl unter willkürlicher als auch unter unwillkürlicher, emotionaler Kontrolle. Die Gesichtsmuskeln

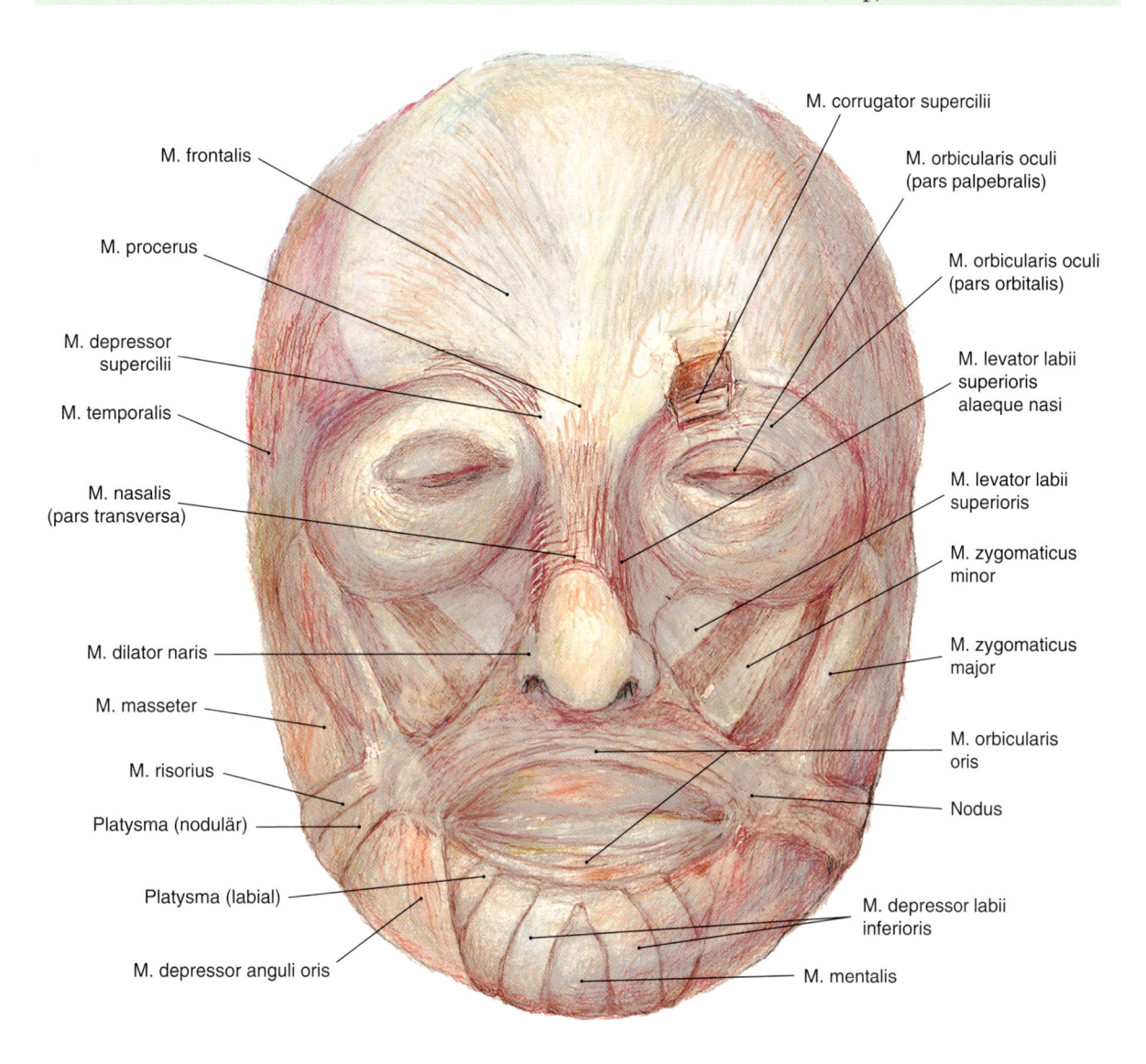

Abb. 2-2 Frontalansicht der Gesichtsmuskeln.

werden spontan in bestimmten Mustern kontrahiert, die als Charakteristika von Emotionen angesehen werden [48]. Es wurde postuliert, dass diese emotional bedingten und willkürlichen Gesichtsbewegungen durch zwei getrennte neuronale Systeme vermittelt werden. Sie sollen auf einem neuronalen Netz zwischen willkürlichen und emotionalen Anteilen der Großhirnrinde und dem Nucleus n. facialis [13, 36] und einem hypothetischen neuralen Substrat [58] beruhen. Emotionale Gesichtsausdrücke stellen keine absichtliche Kommunikation dar, können aber willentlich beeinflusst werden. Solche Intentionen modulieren vermutlich das Stirnlappen-Basalganglien-Leitungssystem, das an der Erzeugung emotionalen Ausdrucks beteiligt ist [3].

2.1.4 Gesichtsmuskulatur

Die subkutanen Gesichtsmuskeln werden auch als Muskeln des Ausdrucks oder mimische Muskulatur bezeichnet. Sie können äußerliche Manifestationen der Emotionen darstellen, haben im Allgemeinen ihren Ursprung an den Knochen oder Faszien des Kopfes und setzen hauptsächlich in der Haut an [6]. Sie werden alle von den Ästen des N. facialis (Hirnnerv VII) versorgt [85].

Diese Muskeln lassen sich entsprechend der Öffnung gruppieren, die sie als Schließmuskeln (Sphinkter) oder Öffnungsmuskeln (Dilatatoren) verändern [93]: Augen- und Nasenöffnung sowie Mund.

Verschiedene Muskeln wurden als eigenständige Ausdrucksmuskeln [16] angesehen:
- M. frontalis – „Muskel der Aufmerksamkeit"
- M. orbicularis oculi, pars superior – „Muskel des Nachdenkens"
- M. corrugator supercilii – „Muskel des Schmerzes"
- M. procerus – „Muskel der Aggression"

Der M. occipitofrontalis besteht aus einem posterioren Bauch (M. occipitalis) und einem anterioren Bauch (M. frontalis) die durch eine breite Sehnenplatte (Galea aponeurotica) verbunden sind. Der M. frontalis entspringt aus der Sehnenplatte und inseriert in die Haut der Augenbrauen und der Nasenwurzel. Die medialen Fasern des M. frontalis vermischen sich mit dem M. procerus und die weiter lateral gelegenen Fasern mit dem M. orbicularis oculi und dem M. corrugator supercilii [93]. Einige Fasern kreuzen die Augenbraue und verknüpfen sich mit den Fasern aus dem M. orbicularis oculi [28]. Der M. frontalis zieht an den Augenbrauen und hebt sie z. B. beim Ausdruck des Erstaunens an. Der M. corrugator supercilii entspringt an dem Knochenvorsprung (Glabella), der die knöchernen Augenbrauenwülste verbindet. Er verläuft tief zur Augenbraue, um dort mit dem M. frontalis und dem M. orbicularis oculi zu verschmelzen. Kontraktionen der Mm. corrugatores bewirken kleine vertikale Fältchen vor der Glabella beim Stirnrunzeln aufgrund von Schmerz oder Verärgerung [28]. Der M. procerus ist ein kleiner, unpaarer Muskel [85]. Sein Ursprung ist eine von Nasenknochen und seitlichem Nasenknorpel ausgehende Membran. Er steigt auf, vermischt sich mit den Fasern des M. frontalis und setzt an der Haut zwischen den Augenbrauen an. Dieser Muskel zieht die medialen Enden der Augenbrauen herab und erzeugt waagerecht verlaufende Falten über der Nasenwurzel.

2.1.4.1 Der Mund

Der M. orbicularis oris setzt sich aus einigen inneren, eigenen Fasern und zu großen Teilen aus inserierenden Fasern anderer Gesichtsmuskeln zusammen. Sie strahlen aus allen Richtungen an und in der Nähe der Mundwinkel ein. Die Fasern mischen sich und bilden gemeinsam den M. orbicularis oris [6, 28, 59, 93].

Drei Muskeln, die wesentlichen Elevatoren der Oberlippe, treten von oben in die Lippe ein:
a) Der M. levator labii superioris alaeque nasi, der vom Processus frontalis der Maxilla entspringt und teilweise an den Nasenflügeln und der Oberlippe ansetzt.
b) Der M. levator labii superioris. Er entspringt vom Unterrand der Orbita, wird vom M. orbicularis oculi überlagert und strahlt in die laterale Hälfte der Oberlippe ein.
c) Der M. zygomaticus minor. Er ist dünn und fehlt oft ganz [6], entspringt am Os zygomaticum und erstreckt sich abwärts zur Oberlippe, genau medial des Mundwinkels [93].

In einer anderen Nomenklatur werden diese drei Muskeln als drei Anteile (angularis, infraorbitalis und zygomaticus) des M. quadratus labii superioris [28] bezeichnet.

Am Mundwinkel vereinigen sich verschiedene Muskeln, um sich mit dem M. orbicularis oris zu vermischen:
a) Der M. levator anguli oris (caninus), der die Mundwinkel anhebt, entspringt an der Fossa canina, kurz unterhalb der Ebene der Foramina infraorbitalia, und erstreckt sich seitlich zum Mundwinkel, um sich mit dem M. orbicularis oris zu vereinigen. Einige Fasern reichen bis zur Unterlippe [6, 93].
b) Der M. zygomaticus major („Lachmuskel") [28], der schräg vom Os zygomaticum zum Mundwinkel verläuft, wo seine Fasern teilweise in den M. orbicularis oris und teilweise in die Haut einstrahlen.
c) Der M. depressor anguli oris (triangularis), der von dreieckiger Form ist und unterhalb des Mundwinkels liegt. Er entspringt von der Linea obliqua der Mandibula und verläuft zum Mundwinkel, wo Fasern in den M. orbicularis oris und in die Oberlippe einmünden [93].
d) Der M. depressor labii inferioris. Er ist ein kleiner viereckig geformter Muskel und entspringt ebenfalls von der Linea obliqua der Mandibula (zwischen Foramen mentale und Protuberantia mentalis), verläuft schräg und setzt in der Haut der Unterlippe an. Die weiter medial liegenden Fasern kreuzen sich mit denen der anderen Seite [26, 93].
e) Der M. risorius (kann fehlen), der bei der Verbreiterung des Mundes hilft. Er verläuft horizontal mit Ansatz in einem Muskelknoten neben dem Mundwinkel (Wangengrübchen) und Ursprung von Masseterfaszie und Wangenhaut sowie von den oberen Fasern des M. platysma. Dieser Muskel ist ein flächiges Blatt, das von der Haut und der Faszie unterhalb des Schlüsselbeins entspringt und in der oberflächlichen Halsfaszie zum Gesicht zieht, wo die vorderen Fasern aufwärts zu den Lippen verlaufen. Man nimmt an, dass er mit

anderen Muskeln (z. B. M. frontalis) am Ausdruck von Emotionen (z. B. Furcht) zusammenwirkt.

Der M. mentalis ist ein kleiner Muskel, der in der Fossa incisiva des Unterkiefers entspringt und in der Kinnhaut ansetzt. Bei Kontraktion hebt und fältelt der Muskel die Haut über dem Kinn, schiebt sie nach vorn und verstärkt die Querfalte [28]. Auch der M. masseter wird von einigen Autoren als mimischer Muskel angesehen, obwohl er nicht vom N. facialis innerviert wird. Der Ausdruck von Ärger wird einem Zusammenwirken des M. orbicularis oculi (pars superior) mit den Mm. masseter, buccinator, depressor labii inferioris und platysma zugeordnet [16].

Der M. orbicularis oris setzt sich, neben den bisher genannten Muskeln, auch aus intrinsischen Muskelfasern und Fasern des M. buccinator innerhalb der Lippen zusammen. In den tiefen Anteil des M. buccinator treten kurze Muskelfaserbündel ein, die von den Juga alveolaria der Schneidezähne von Oberkiefer und Unterkiefer in Richtung der Mundwinkel verlaufen [26, 93]. In der Oberlippe ist dieser Muskel der M. incisivus labii superioris, in der Unterlippe der M. incisivus labii inferioris [85]. Der M. buccinator liegt tiefer als die anderen Gesichtsmuskeln. Er entspringt von der Raphe pterygomandibularis, der Lateralfläche des Proc. alveolaris der Maxilla und dem entsprechenden Fortsatz des Unterkiefers. Die Raphe pterygomandibularis ist ein Sehnenstreifen zwischen Hamulus pterygoideus und dem Ende der Linea mylohyoidea der Mandibula [85, 93]. Die Fasern des M. buccinator ziehen vorwärts, setzen am Wangenmuskelknoten am Mundwinkel an und strahlen in Ober- und Unterlippe ein. Dieser Muskel verbreitert die Mundspalte, z. B. im Zusammenspiel mit anderen Muskeln bei Verärgerung [16].

2.1.4.2 Periorbitale Muskulatur

Der M. orbicularis oculi besteht aus drei Anteilen:
- Die Pars orbitalis umgibt ringförmig die Augenhöhle.
- Die Pars palpebralis ist Teil der willkürlichen Muskulatur der Augenlider.
- Die Pars lacrimalis steht in Verbindung mit dem Saccus lacrimalis und setzt sich im ziliären Anteil (nahe den Augenwimpern) fort.

Die Fasern der Pars orbitalis formen eine Ellipse, mit Bogen oberhalb und unterhalb der Augenlider und seitlicher Endigung in der Wange [26, 93]. Die Fasern der Pars orbitalis entspringen aus dem Lig. palpebrale mediale und dem angrenzenden Teil des medialen Orbitarandes [6]. Dieser Anteil des Muskels zieht die Augenbrauen median- und abwärts, die Wangenhaut aufwärts und nach median, hilft beim Lidschluss und bildet radiale Falten in der Haut der seitlichen Augenwinkel [85]. Die Pars palpebralis entspringt ebenfalls dem Lig. palpebrale mediale und dem angrenzenden Knochen und breitet sich in konzentrischen Bogen im subkutanen Bindegewebe von Ober- und Unterlid aus [6, 93]. Die Pars palpebralis nähert im Schlaf und beim Blinzeln die Augenlider einander an und schließt mit der Pars orbitalis zusammen die Lider fest gegen fremde Objekte oder blendendes Licht.

2.1.4.3 Muskeln der Nase

Zu den Muskeln der Nase gehören:
- Der M. procerus
- Ein Anteil des M. levator labii superioris alaeque nasi (der bereits besprochen wurde)
- Zwei Anteile des M. nasalis (pars transversalis und pars alaris) sowie
- Der M. depressor septi nasi

Die Pars transversalis des M. nasalis entspringt dem Jugum alveolare des Oberkiefereckzahnes, einzelne Fasern in der Hautfurche der Nasenflügel. Am Ansatz – dem Rücken des Nasenknorpels – vereinigen sich die Muskeln beider Gesichtshälften. Die Pars alaris entspringt dem Jugum alveolare des seitlichen Oberkieferschneidezahnes und setzt am seitlichen Unterrand der Nasenflügel an. Der M. nasalis zieht die Nasenflügel abwärts und verengt die Nasenöffnung [85]. Der M. depressor septi nasi findet sich unterhalb der Nase medial des M. nasalis. Er entspringt vom Jugum alveolare des seitlichen Oberkieferschneidezahnes und setzt am beweglichen Teil des Nasenseptums und am hinteren Teil des Nasenlochs an. Er zieht das Septum nach unten und verengt die Nasenöffnung [85]. Bis vor kurzem wurde in Lehrbüchern der Anatomie kein Antagonist für den M. depressor septi nasi aufgeführt. Neuerdings konnte ein paariger M. levator septi nasi dargestellt werden. Er liegt zwischen den medialen Schenkeln der beiden Flügelknorpel. Jeder der beiden Muskeln soll von der Sehnenplatte auf dem Nasenrücken entspringen, am Nasenvorhofseptum in die Muskeln der Oberlippe inserieren sowie an der medialen Grenze der Nasenlöcher (Columella) und der Spina anterior der Maxilla ansetzen [84].

2.1.5 Kaumuskulatur

Zu den Kaumuskeln gehören:
- M. temporalis
- M. masseter

2 Muskeln: Funktion und Dysfunktion

- Mm. pterygoidei medialis und lateralis
- M. digastricus

Die meisten dieser Muskeln sind nicht einfach gegliedert; sie sind mehrfach gefiedert, komplex geschichtet und durch Sehnenplatten aufgeteilt. Es gibt einige Hinweise auf eine intramuskuläre Aufteilung, die teilweise auf die Innervation durch motorische Hirnnervenäste zurückzuführen ist [29].

2.1.5.1 M. temporalis

Der M. temporalis ist der für den Unterkiefer und während der Schließbewegung wesentliche Stellmuskel. Er reagiert empfindlich auf okklusale Interferenzen und ist oft der erste Muskel, der auf eine physikalische Behandlung, eine Aufbissschiene oder okklusale Korrekturen positiv anspricht. Eine Funktionsstörung des M. temporalis steht auch in Zusammenhang mit einem so genannten Muskelkontraktionskopfschmerz [39], einem häufigen Symptom bei TMD.

Der M. temporalis entspringt breitflächig vom Periost der Pars squamosa der Fossa temporalis [41] und der seitlichen Schädelfläche (Planum temporale) (Abb. 2-3). Er erstreckt sich nach vorn bis zum Supraorbitalrand und führt dann unterhalb des Jochbogens abwärts, um am Proc. coronoideus und am Vorderrand des aufsteigenden Unterkieferastes anzusetzen. Der Ansatz hat die Gestalt einer Sehne; es sind jedoch häufig noch begleitende Muskelfasern vorhanden. Aufgrund von Verlaufsrichtung und Funktion der Muskelfaserbündel lassen sich vorderer, mittlerer und hinterer Anteil unterscheiden [21]. Die Fasern der Pars anterior sind fast senkrecht ausgerichtet. Die Muskelfasern des hinteren Anteils sind demgegenüber fast waagerecht angeordnet und treffen auf die schräg verlaufenden Fasern der mittleren Portion.

Die Typ-I-Faserverteilung im Muskel scheint mit regionalen Unterschieden in der Muskelfunktion zu korrelieren: Beim Kauen und Beißen sind die vorderen Abschnitte des Muskels aktiver und können größere Kräfte entwickeln als die hinteren Anteile [46]. Die verschiedenen Anteile lassen sich bei retrudiertem Unterkiefer und zusammengepressten Zähnen palpieren.

Eine vorläufige Untersuchung befasst sich mit einem postulierten „präanterioren Bauch" des M. temporalis [81]. Möglicherweise handelt es sich lediglich um eine Anomalie.

Bei TMD treten häufig Druckdolenzen bei Palpation bestimmter Muskelabschnitte auf. Es wurde postuliert, dass die mittlere Portion des M. temporalis den N. maxillaris und seine Rr. zygomatici innerhalb der Fossa pterygopalatina komprimieren kann und einen möglichen Faktor in der Ätiologie einiger Spielarten von Tic doloreux und Gesichtsschmerz darstellen könnte [79].

Die Innervation des M. temporalis erfolgt im Allgemeinen durch drei Äste des N. mandibularis (V_3), die Nn. temporales profundi. Die Gefäßversorgung wird von der Arteria temporalis media und den Aa. temporales profundae geleistet. Differentialdiagnostisch sollte eventuell eine Arteriitis temporalis berücksichtigt werden.

2.1.5.2 M. masseter

Der M. masseter gliedert sich in einen oberflächlichen und einen tiefen, posterioren Anteil (s. Abb. 2-3). Die Pars superficialis entspringt vom Proc. zygomaticus des Oberkiefers und entlang seinem Unterrand. Die Fasern verlaufen schräg und setzen am Kieferwinkel und am aufsteigenden Ast des Unterkiefers an. Die Pars profunda entspringt am Unterrand und an der Medialfläche des Proc. zygomaticus des Os temporale sowie von der Faszie und einigen oberflächlichen Fasern des M. temporalis. Die Fasern verlaufen senkrecht abwärts und inserieren am Ramus mandibulae und an der Basis des Proc. coronoideus. Der tiefe Anteil des M. masseter als Komplex aus Pars profunda und Fasern des M. temporalis wird gelegentlich auch als M. zygomaticomandibularis bezeichnet.

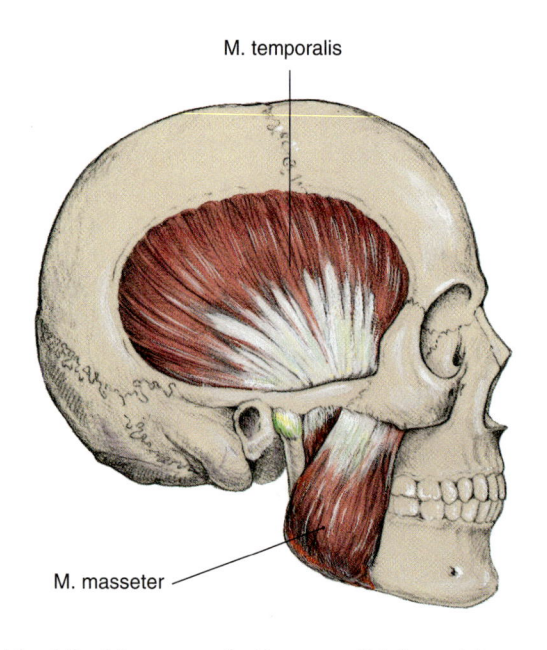

Abb. 2-3 M. temporalis; Pars superficialis und Pars profunda des M. masseter.

Dieser Muskel ist nicht erst vor kurzem beschrieben worden, sondern tatsächlich mindestens schon seit 1963 [66]. Er kann einseitig oder doppelseitig auftreten, aber auch ganz fehlen. In einer Studie wurde die Häufigkeit seines Vorhandenseins in der Bevölkerung mit 42 % angegeben [11]. Es gibt Hinweise darauf, dass der komplex aufgebaute M. masseter zu differenzierter Aktivität fähig ist; verschiedene Bereiche des Muskels können jeweils lokal unterschiedlich agieren. Demnach scheint es plausibel, dass bei hoher Muskelbelastung während des Kauaktes kein linearer Zusammenhang zwischen Schmerzintensität und Verminderung der Muskelaktivität besteht. Außerdem lassen die Ergebnisse der Untersuchung den Schluss zu, dass das motorische System mit einer wirksamen protektiven Strategie gegen (Mikro-)Läsionen des Muskels reagiert, selbst wenn eine grenzwertige Schmerzempfindung vorliegt [86].

Der M. masseter wird vom N. massetericus innerviert, aus dem Unterkieferast (V_3) des N. trigeminus. Die arterielle Versorgung erfolgt durch einen Ast der A. maxillaris, das venöse System folgt dem Verlauf des N. massetericus, das heißt, beide ziehen hinter der Sehne des M. temporalis vorbei und durch die Incisura (semilunaris) mandibulae zur medialen Fläche des M. masseter.

Der M. masseter ist ein Elevator des Unterkiefers. Die komplexe Struktur der tiefen und oberflächlichen Anteile des Muskels deutet darauf hin, dass seine Funktion über ein bloßes kraftvolles Zerkleinern hinausgeht. Der Masseter ist auch bei Laterotrusion und Protrusion aktiv.

Bei TMD ist der M. masseter häufig schmerzhaft. Ebenso wie der M. temporalis zeigt sich auch der M. masseter als Folge von Parafunktionen (Bruxismus) bei Palpation oft drucksensibel. Muskelkontraktions- oder Spannungskopfschmerz kann ebenso wie schmerzhafte, druckempfindliche oder „ermüdete" Muskulatur und Fibromyalgie mit Knirschen und Pressen einhergehen, ist jedoch nicht notwendigerweise auf diese kausal wirkenden Faktoren zurückzuführen.

2.1.5.3 M. pterygoideus medialis

Der M. pterygoideus medialis (Abb. 2-4) liegt auf der Innenseite der Mandibula, der Ursprung im Wesentlichen in der Fossa pterygoidea. Seine Fasern verlaufen nach hinten und unten, in etwa parallel zur Pars superficialis des M. masseter. Sie inserieren auf der Innenseite und am Kieferwinkel des Unterkiefers (gegenüber dem Ansatz des Masseters).

Der N. pterygoideus medialis innerviert den M. pterygoideus lateralis. Er zweigt unmittelbar unterhalb des Foramen ovale vom N. mandibularis (V_3) ab und trifft an dessen Hinterrand auf den Muskel. Die arterielle Versorgung erfolgt durch einen Ast der A. maxillaris.

Hauptfunktionen des M. pterygoideus medialis sind die Elevation des Unterkiefers und – wahrscheinlich im Zusammenspiel mit dem M. pterygoideus lateralis – die seitliche Einstellung des

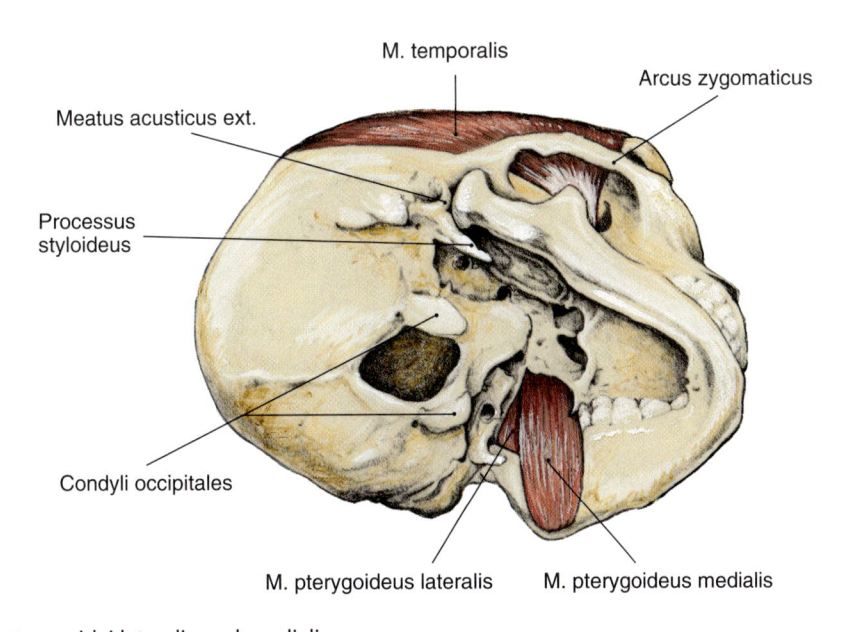

Abb. 2-4 Mm. pterygoidei lateralis und medialis.

Unterkiefers. An kombinierten latero-protrusiven Kieferbewegungen ist der M. pterygoideus stärker beteiligt als der M. temporalis.

Bei TMD ist der. M. pterygoideus medialis häufig drucksensibel, insbesondere am Ansatz an der medialen Seite des Kieferwinkels. Die Vorgehensweise bei der Palpation wird im Kapitel über Diagnostische Verfahren beschrieben.

2.1.5.4 M. pterygoideus lateralis

Der M. pterygoideus lateralis liegt in der Fossa infratemporalis und gliedert sich in einen größeren, unteren und einen kleineren, oberen Kopf (Abb. 2-5a, b). Der Ursprung der Pars inferior ist die Seitenfläche der Lamina lateralis des Proc. pterygoideus; der Ursprung der Pars superior ist das Planum infratemporale der Ala major des Os sphenoidale. Muskelfasern des unteren Kopfes ziehen nach hinten aufwärts und seitlich und setzen in der Fovea pterygoidea des Proc. condylaris der Mandibula an. Die meisten Fasern des unteren Kopfes ziehen horizontal nach hinten in die Fovea pterygoidea, aber einige am weitesten kranial gelegene Fasern inserieren in die Kiefergelenkkapsel und indirekt in den Discus articularis [90].

Muskelfasern an den Ursprüngen der oberen und unteren Köpfe können von Fasern des M. pterygoideus medialis und des M. temporalis überlagert oder durchdrungen werden. Muskelfasern sowohl aus der tiefen Portion des M. masseter wie auch des M. temporalis sind an der Gelenkkapsel angeheftet.

Zur Innervation des M. pterygoideus lateralis trägt der N. pterygoideus lateralis aus dem N. mandibularis (V_3) bei. In einer Untersuchung [2] ergab sich eine Versorgung beider Muskelanteile aus einem gemeinsamen Nervenast, entweder aus dem N. mandibularis bzw. N. buccalis oder aus einer Schlinge, die zwischen den langen bukkalen und lingualen Nerven auftritt. In einem anderen Muster entspringen unabhängige Äste zur jeweiligen Versorgung beider Köpfe dem tiefen N. temporalis, dem langen N. buccalis oder dem N. mandibularis. Beide Köpfe werden in

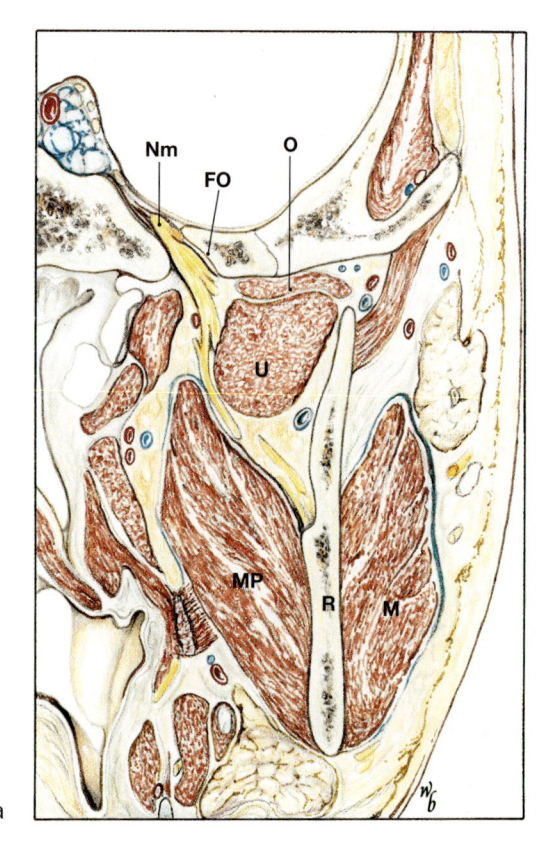

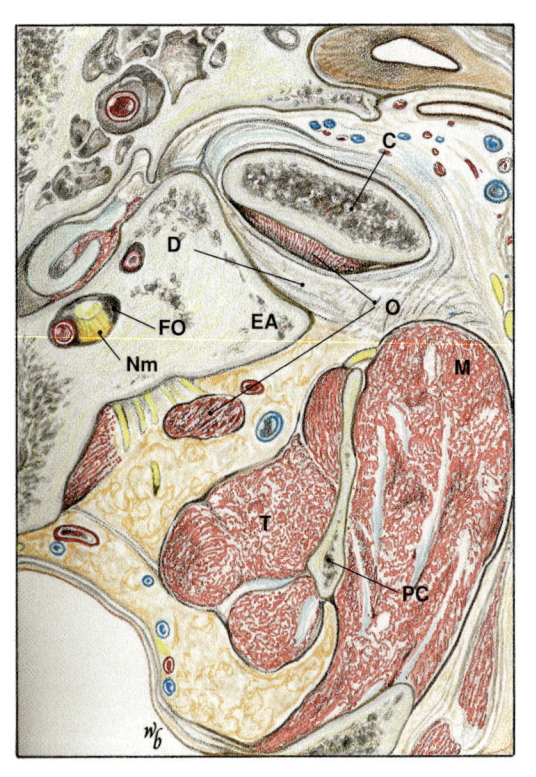

Abb. 2-5 a) Frontalschnitt anterior vom Kiefergelenk; N. mandibularis (Nm) im Foramen ovale (FO), oberer Kopf (O) und unterer Kopf (U) des M. pterygoideus lat., M. masseter (M), M. pterygoideus medialis (MP), Ramus mandibulae (R).
b) Horizontalschnitt vom Kiefergelenk; N. mandibularis (Nm) im Foramen ovale (FO), Tuberculum articulare (EA), oberer Kopf des M. pterygoideus (O), Processus coronoideus (PC), Discus articularis (D), M. masseter (M), M. temporalis (T), Processus condylaris (C).

2.1 Gesichts-, Kopf- und Halsmuskulatur

der Regel aus einer gemeinsamen, nahe gelegenen Quelle versorgt; allerdings erhält jeder der beiden Köpfe des M. pterygoideus lateralis in jedem der untersuchten Fälle einen eigenen, separaten Zweig [2]. Die Beweislage reicht jedoch nicht aus, um die zwei Köpfe als eigenständige Muskeln interpretieren zu können.

Die arterielle Versorgung stammt aus den Rr. pterygoidei der A. maxillaris.

Der M. pterygoideus lateralis ist an Mundöffnung, Protrusion und Laterotrusion beteiligt. Der obere Anteil ist offenbar beim Pressen und Knirschen aktiv. Beim Pressen wirkt der obere Kopf möglicherweise stabilisierend auf das Kiefergelenk. Er lenkt Kaukräfte auf das Tuberculum articulare. Der untere Teil ist bei Mundöffnung, Protrusion, Schlucken, Knirschen und passiver Retrusion aktiv, aber auch einseitig bei Mediotrusion. Wahrscheinlich bewegen sich in Verbindung mit einer Kontraktion des unteren Kopfes Diskus und Kondylus als Einheit.

Einschränkungen der Seitwärtsbewegung bei TMD können auf die muskuläre Dysfunktion wie auch auf Schäden am Diskus oder an knöchernen Strukturen des Kiefergelenks zurückzuführen sein. Diese Muskelfunktionsstörung kann die Mm. temporales, den Masseter, aber auch den oberen Kopf des M. pterygoideus lateralis betreffen. Bei manchen Patienten ist die Bisskraft vermindert, wahrscheinlich aufgrund von Schmerzen von Muskeln oder Gelenkstrukturen, Diskusverlagerungen oder Entzündung der Kapselgewebe.

Eine direkte Palpation des M. pterygoideus lateralis ist nicht möglich. Es wird oft angegeben, eine indirekte digitale Palpation des unteren Kopfes sei möglich: Der Zeigefinger soll dazu – bei isometrischer Muskelkontraktion durch den Patienten – distal des Tubers einwärts und aufwärts gepresst werden. Diese klinische Beobachtung konnte jedoch bisher nicht durch akzeptable Nachweise gestützt werden. Bei einigen Patienten zeigt sich ohne isometrische Kontraktion bei digitaler Palpation eine Druckempfindlichkeit. Die diagnostische Palpation wird an anderer Stelle nochmals besprochen.

2.1.5.5 M. digastricus

Der M. digastricus besteht aus zwei Anteilen. Der vordere und der hintere Muskelbauch sind über eine lange Sehne miteinander verbunden. Diese ist durch eine Schlaufe der Halsfaszie – die die Funktion einer Umlenkrolle übernimmt – am Zungenbein befestigt. Der hintere Bauch entspringt dem Proc. mastoideus des Os temporale, der vordere Bauch entspringt der

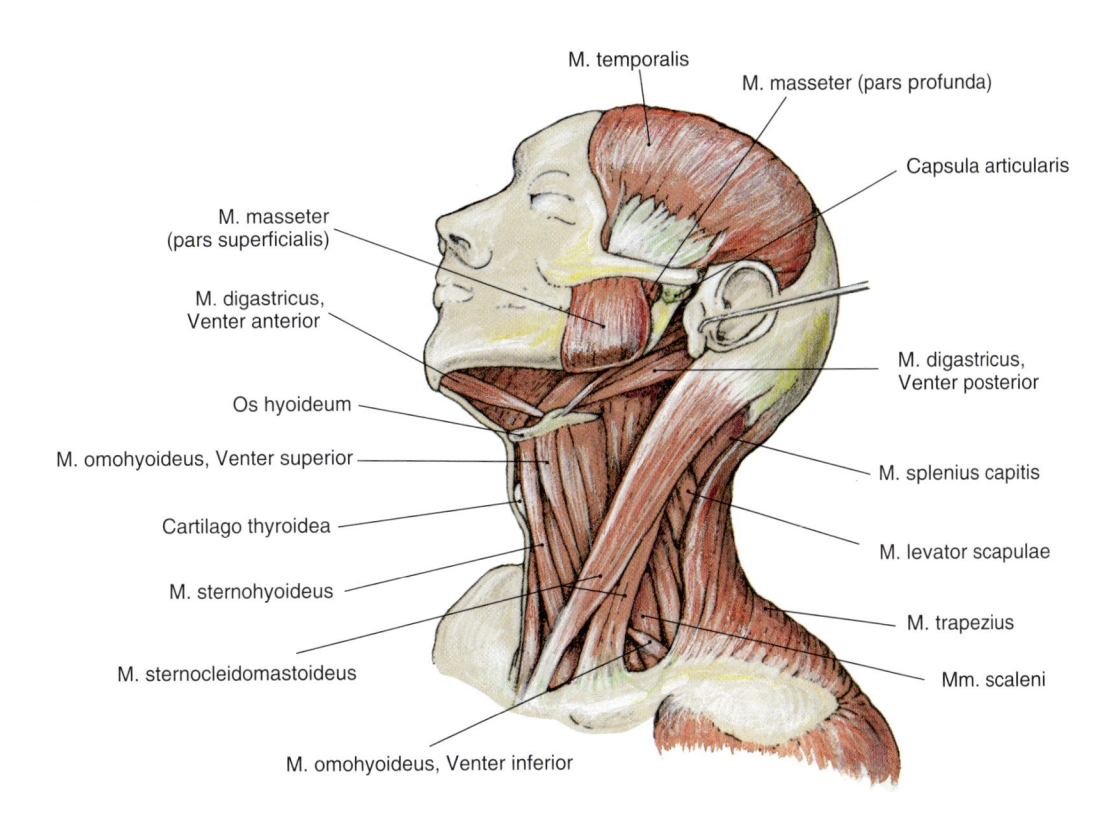

Abb. 2-6 Kopf- und Halsmuskeln, die an kraniomandibulären Beschwerden beteiligt sein können.

Zwischensehne und setzt am Unterrand der Mandibula nahe der Mittellinie an der Fossa digastrica an.

Der hintere Bauch wird von einem Ast des N. facialis (VII) innerviert, der vordere Bauch durch einen Ast des N. mylohyoideus aus dem N. mandibularis (V_3).

Die Funktion des M. digastricus, venter anterior, ist – ebenso wie die der anderen suprahyoidalen Muskeln und des M. pterygoideus lateralis – die Depression des Unterkiefers oder Mundöffnung. Beide Anteile des M. digastricus sind an Mundöffnung, Protrusion, Retrusion und Laterotrusion beteiligt. Seine Aufgaben sind die Stabilisierung des Zungenbeins und die Unterstützung der Mundöffnung.

Bei indirekter Palpation zeigt sich der hintere Bauch des M. digastricus nur selten druckdolent. Der Palpationsbereich muss sorgfältig gewählt werden, denn der Muskel liegt weiter distal als erwartet und ist – aufgrund der Lage des M. sternocleidomastoideus (SCM) – schwierig zu palpieren. Der hintere Bauch zieht tief zum Vorderrand des SCM und ist dorsal unterhalb des Ohres in der Incisura mastoidea des Os temporale gelegen. Der vordere Bauch ist durch Palpation kaum vom M. geniohyoideus zu unterscheiden.

2.2 Muskeln mit Bezug zu Hörfunktion und TMD

Bei Patienten mit TMD treten gelegentlich Ohrsymptome auf, die möglicherweise in Zusammenhang mit drei weiteren Muskeln stehen. Sie sind deshalb von Interesse, obwohl es sich nicht um Kaumuskeln handelt. Der M. tensor veli palatini (Abb. 2-7) und der M. tensor tympani (s. Abb. 3-10) erhalten motorische Nervenfasern aus dem N. mandibularis. Der M. levator veli palatini entspringt, ebenso wie die Tensoren, teilweise der Tuba auditiva Eustachii; (s. Abb. 2-7).

Der M. tensor veli palatini entspringt breitbasig an der Spina ossis sphenoidalis bis zur Fossa scaphoidea und von der Tuba auditiva. Er verläuft abwärts unterhalb der Ebene des harten Gaumens und wendet sich dann – mit dem Hamulus pterygoideus als Umlenkrolle – rückwärts und strahlt in die Gaumenaponeurose ein. Wie seine Bezeichnung schon andeutet, strafft der M. tensor veli palatini den weichen Gaumen, öffnet aber auch die Tuba auditiva. Es ist der einzige Muskel des weichen Gaumens, der vom N. mandibularis innerviert wird.

Der M. tensor tympani entspringt der Tuba auditiva und verläuft durch die Paukenhöhle. Er setzt nahe dem Collum am Griff des Hammers an, zieht den Hammer nach medial und spannt das Trommelfell. Seine Innervation verläuft – wie beim M. tensor veli palatini – durch das Ganglion oticum, ein parasympathisches Ganglion, das eine Umschaltstation für sekretorische Fasern zur Gl. parotidea darstellt. Sympathische Fasern ziehen von der A. meningea media zum Ganglion.

Der M. levator veli palatini hat seinen Ursprung an der unteren Felsenbeinfläche, seitlich des Karotiskanals und medial vom Tubenknorpel (Pars cartilaginea der Tuba auditiva). Er verläuft abwärts, unterhalb der Öffnung der Tuba, und vereinigt sich mit den anderen Muskeln des weichen Gaumens. Er hebt den weichen Gaumen an, erweitert den Tubenisthmus und verengt die Pharynxöffnung. Der M. levator veli palatini wird von einem pharyngealen Ast des N. vagus (X) innerviert.

Das Ostium der Tuba auditiva ist bei ruhendem Pharynx normalerweise geschlossen. Wird während des Schluckaktes der Gaumen angehoben, öffnet sich der Tubeneingang. Schmerz bei Mundöffnung und Gähnen sowie Kieferschluss während des Schluckaktes können den Ausgleich des intratympanischen Drucks verhindern und so zu Druckgefühl im Ohr oder Hörstörungen führen.

2.2.1 Muskeln des Oropharynx

Hier soll das Zusammenwirken von Anatomie und Muskelfunktion der oberen Atemwege betrachtet werden. Nasopharynx und Oropharynx (Abb. 2-8a, b) sind dabei beteiligt. Es besteht ein Zusammenhang mit der obstruktiven Schlafapnoe (OSA). Eine kurze Beschreibung dieser Erkrankung wurde bereits in Kapitel 1 gegeben, eine detailliertere Erörterung findet sich in Kapitel 15.

Bei der OSA wirken verringertes Lumen des oberen Atemwegs und veränderte Aktivität der oberen Atemwegsmuskulatur einschließlich des M. genioglossus (s. Abb. 17-3) zusammen, so dass der Atemluftstrom durch den Oropharynx behindert ist (Abb. 2-9).

Die Aktivität des M. genioglossus beeinflusst die Position der vorderen Pharynxwand und bewirkt eine erhöhte Durchgängigkeit des Atemwegs vom Kehlkopf bis zur Nase. Bei ruhiger Atmung mit geschlossenem oder leicht geöffnetem Mund ist der M. genioglossus während der Inspirationsphase aktiv. Bei forcierter Inspiration oder bei Wechsel in die

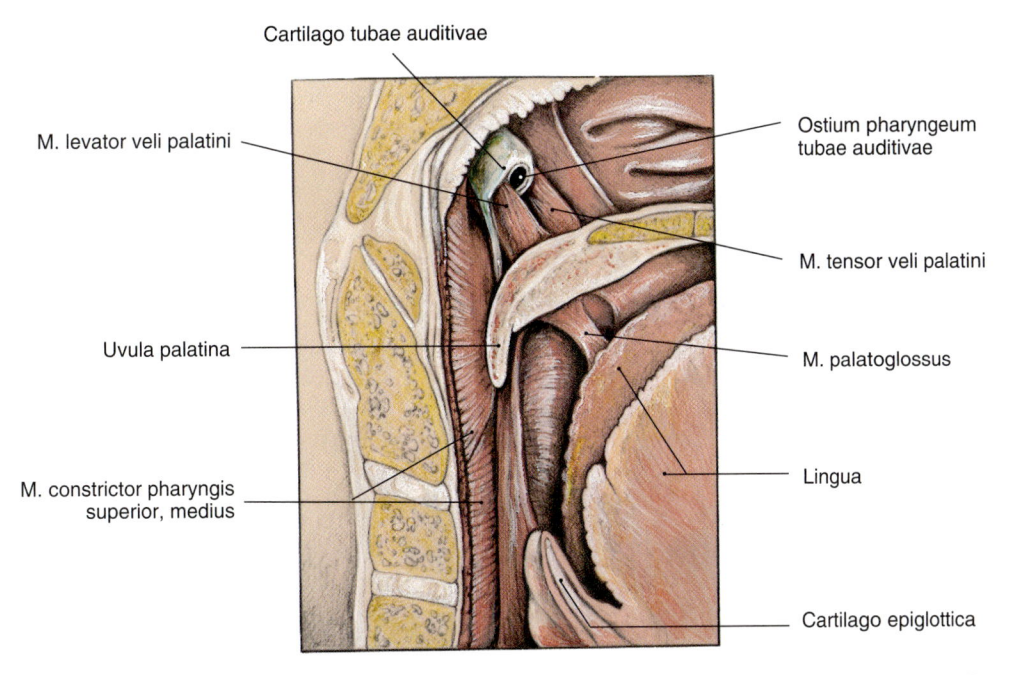

Abb. 2-7 M. tensor veli palatini und M. levator veli palatini nach Entfernung der darüberliegenden Tonsille und Schleimhaut.

Horizontallage steigert sich seine Aktivität [64]. Bei Patienten mit OSA steht das verkleinerte Atemwegsvolumen im Zusammenhang mit einer Hypotonie des M. genioglossus. Die Symptome und die Behandlung der gestörten Atemfunktion während des Schlafs sind abhängig von der Lokalisation der Muskelfunktionsstörung. Untersuchungen haben gezeigt, dass mit steigendem Body-Mass-Index (BMI) auch das Volumen der Zunge und des weichen Gaumens zunimmt. Mittels Kernspintomographie lassen sich bei adipösen Patienten mit OSA vermehrte und vergrößerte Fettablagerungen in der Zunge darstellen [34].

2.3 Kopf-, Hals- und Schultermuskulatur

An dieser Stelle sind zwei Muskeln von Interesse, die am Kopf entspringen und am Schultergürtel ansetzen: der M. sternocleidomastoideus (SCM) und der M. trapezius (s. Abb. 2-6, 2-10).

Außerdem sind die Mm. scaleni von Interesse, die als kraniale Fortsetzung der Mm. intercostales beschrieben werden. Wichtig, aber nicht ohne weiteres tastbar sind die Mm. infrahyoidei, die auf das Zungenbein und damit auch auf den Unterkiefer und die Halswirbelsäule (HWS) wirken, so z. B. die Mm. sternohyoideus und omohyoideus. Der zu den spinotransversalen Muskeln gehörende M. splenius capitis sowie der M. levator scapulae und der M. scalenus medius sind in der Regio cervicalis lateralis tastbar. Hier befindet sich ein Muskeldreieck, das von Schlüsselbein, M. sternocleidomastoideus und M. trapezius begrenzt wird.

Der M. sternocleidomastoideus besteht aus zwei Köpfen, von denen einer am Sternum und der andere am Schlüsselbein entspringt. Die Insertion des SCM erfolgt am Proc. mastoideus und an der Linea nuchalis superior (ossis occipitalis). Hier sind der M. sternocleidomastoideus und der M. trapezius sehnig miteinander verbunden. Eine Kontraktion des rechten und linken SCM führt zum Anheben des Kopfes; diese Bewegung ist in geringem Ausmaß auch bei der Mundöffnung zu beobachten. Der SCM ist häufig bei kraniomandibulären Störungen palpationsempfindlich. Ob ein Zusammenhang mit einer Dysfunktion des Discus articularis besteht, ist jedoch noch ungeklärt. Die Innervation erfolgt durch den N. accessorius sowie durch Muskeläste des Plexus cervicalis (C2–C4).

Der M. trapezius (s. Abb. 2-6) besteht aus drei Teilen, die an der Protuberantia occipitalis externa und der Linea nuchalis superior des Hinterhauptsbeins, vom Nackenband und von den Dornfortsätzen aller Brustwirbel entspringen. Er inseriert am Schlüsselbein, am Akromion und an der Spina scapulae des Schulterblatts. Seine Funktion besteht in der Haupt-

2 Muskeln: Funktion und Dysfunktion

sache in der Stabilisierung des Schultergürtels und der Fixierung des Schulterblatts. Patienten mögen zwar über Muskelempfindlichkeit und Schulterbeschwerden bei kraniomandibulären Störungen klagen, und bei Palpation kann Schmerzempfindlichkeit vorhanden sein; dennoch ist ungeklärt, warum

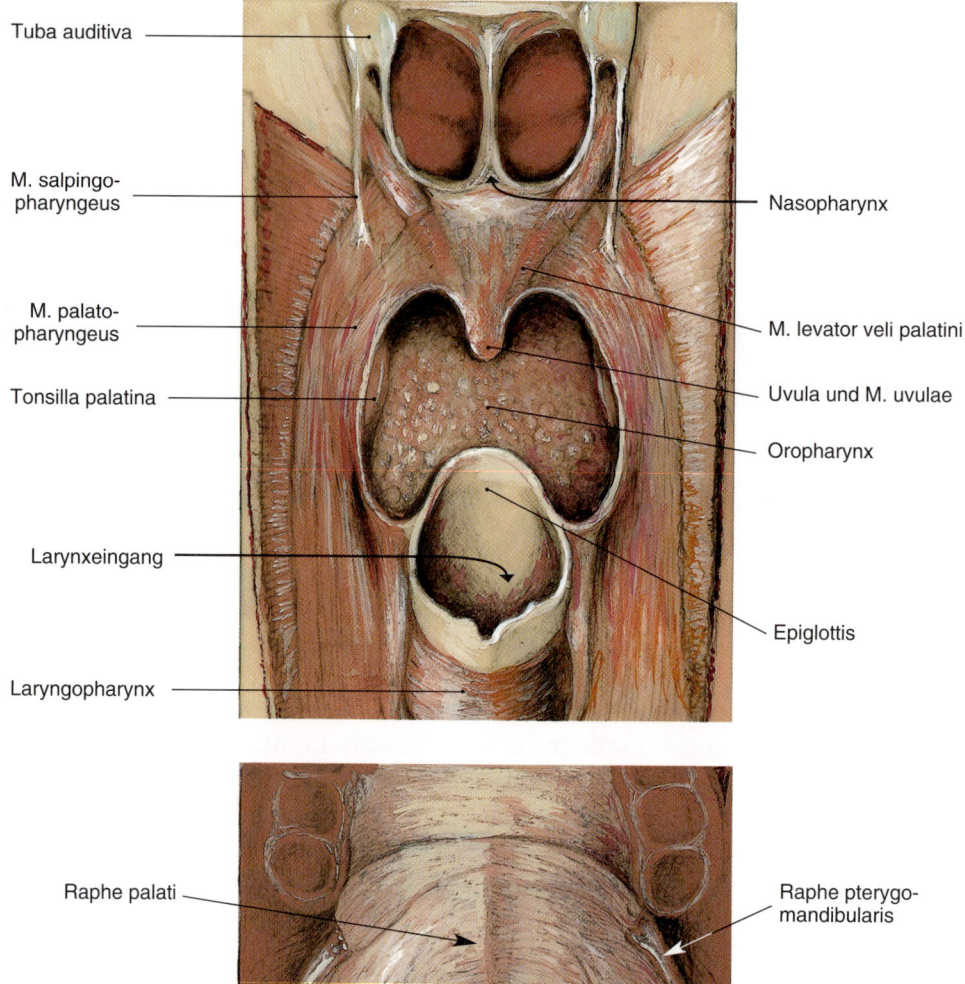

Abb. 2-8 a) Nasopharynx und Oropharynx. Ansicht von hinten mit Muskeln und Strukturen, die bei Schnarchen und OSA beteiligt sind.
b) Oropharynx. Frontalansicht mit oralen Strukturen, z. B. Zunge, Uvula, Tonsillen, weicher Gaumen und Mm. palatoglossi.

2.3 Kopf-, Hals- und Schultermuskulatur

dieser Muskel auf eine Behandlung mit einer Aufbissschiene positiv anspricht. Bisher wurde nur eine Reihe ungesicherter Hypothesen vorgetragen.

Die Mm. scaleni (s. Abb. 2-6 und 2-10), bestehend aus Mm. scaleni anterior, medius und posterior, entspringen an den Processus transversi der Halswirbel und inserieren an der 1. und 2. Rippe. Die Innervation erfolgt durch Rami ventrales der Spinalnerven C2–C8. Zwischen Mm. scaleni anterior und medius liegt die hintere Skalenuslücke, durch welche der Plexus brachialis hindurchtritt. Von diagnostischer Bedeutung ist das Scalenus-anterior-Syndrom (Kopf-Schulter-Hals-Syndrom), das sowohl mit dem „Kiefergelenksyndrom" als auch dem Halsrippensyndrom (Konstriktion des Plexus brachialis durch eine am 7. Halswirbel ansetzende überzählige Rippe) verwechselt werden kann. Beim Scalenus-anterior-Syndrom sind die Nerven und Gefäße in der Skalenusöffnung komprimiert (s. auch im Folgenden Schultergürtelkompressionssyndrom).

Von den Mm. infrahyoidei sind hier der M. sternohyoideus und M. omohyoideus von Interesse (s. Abb. 2-6). Nur selten sind diese Muskeln bei kraniomandibulären Störungen palpationsempfindlich. In manchen Fällen können beim Schlucken Beschwerden in diesen Muskeln auftreten, und zwar in der Regel dann, wenn eine Schiene die Normalstellung von Kopf und Hals beeinträchtigt. Der M. sternohyoideus kann palpationsempfindlich oder schmerzhaft sein, wenn die Retrusion eines protrudierten Unterkiefers verhindert wird, indem man einen Finger auf die Schneidezähne legt. Provokationstests, welche die Protrusion und Seitwärtsbewegung des Unterkiefers einschränken, können Beschwerden in den Mm. infrahyoidei und im M. sternocleidomastoideus auslösen. Die Mm. suprahyoidei, z. B. der M. mylohyoideus und M. digastricus, sind häufiger palpationsempfindlich als die Mm. infrahyoidei.

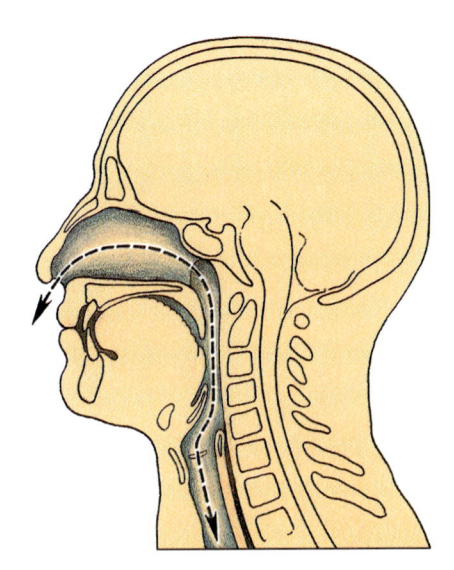

Abb. 2-9 Unbehinderte durchgängige obere Atemwege.

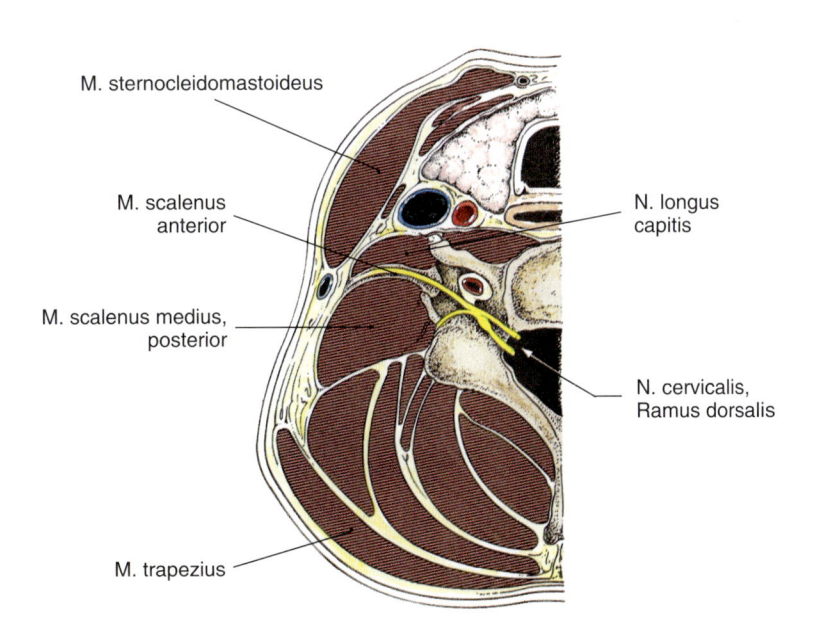

Abb. 2-10 Querschnitt durch den Hals mit den Muskeln, die bei kraniomandibulären Störungen symptomatisch sein können.

Bei kraniomandibulären Störungen sind zwei weitere Muskeln ebenfalls oft palpationsempfindlich (s. Abb. 2-6):
- Der M. levator scapulae
- Der M. splenius capitis

Der M. levator scapulae entspringt zwischen den Mm. scaleni und dem M. splenius von den Tubercula posteriora der Querfortsätze der ersten vier Halswirbel und inseriert am Angulus superior. Er zieht das Schulterblatt nach oben und medial. Seine Innervation erfolgt durch den N. dorsalis scapulae.

Der M. splenius capitis entspringt den Dornfortsätzen des 3. Hals- bis zum 3. Brustwirbel und inseriert an der Linea nuchalis superior sowie am Proc. mastoideus. Der M. splenius capitis zieht den Kopf nach hinten und streckt den Hals; bei einseitiger Kontraktion bewirkt er Kopfdrehung. Die Innervation des M. splenius capitis erfolgt durch die Rr. dorsales der Spinalnerven aus dem 2.–5. Zervikalsegment. Dieser Muskel kann bei kraniomandibulären Störungen palpationsempfindlich sein; jedoch wurde bisher kein direkter Zusammenhang mit einer Dysfunktion nachgewiesen. Eine solche Empfindlichkeit verschwindet bei erfolgreicher Behandlung des Muskelspannungskopfschmerzes, der durch TMD verursacht sein kann oder sie begleitet. Chronische Schmerzen in Verbindung mit TMD können Unbehagen oder Empfindlichkeit in jedem die Kopfhaltung beeinflussenden Muskel verursachen.

2.4 Fibromyalgie

Bei der Fibromyalgie handelt es sich um eine extraartikuläre rheumatische Erkrankung mit einer Prävalenz von 1–3 % [51, 74].

Früher wurde diese Erkrankung Fibrositis genannt [73], inzwischen wird sie als Fibromyalgie (FM) oder als Fibromyalgiesyndrom bezeichnet. Zu den Symptomen gehören chronische, diffuse Schmerzen in Abwesenheit von derzeit erkennbaren entzündlichen oder strukturellen muskuloskelettalen Normabweichungen. Weitere Symptome können sein: Erschöpfung, Schlafstörungen, Stimmungsschwankungen [24], Kopfschmerzen und Reizdarmsyndrom [92]. Aufgrund des fehlenden Nachweises einer organischen Ursache für den multifokalen Schmerz („Maximalpunkte") wird der Begriff Fibromyalgie von einigen Autoren eher als Symptombeschreibung, nicht als eigentliche Diagnose verstanden und für die Allodynie/Hyperalgesie ein zentralnervöser Ursprung vermutet.

Nach den Kriterien des ACR (American College of Rheumatology) ist die Fibromyalgie eine langfristige multifokale Schmerzerkrankung in Kombination mit generalisierter Allodynie/Hyperalgesie [33]. Die Fokalpunkte, die als Maximalpunkte bezeichnet werden, besitzen wenig Aussagekraft. Unterschiede zwischen den Maximalpunkten der Fibromyalgie und den Triggerpunkten des myofaszialen Schmerzsyndroms wurden hervorgehoben [71]. Die Bedeutung der Maximalpunkte ist jedoch fraglich, da es keine Belege dafür gibt, dass sie lokale pathologische Veränderungen von Muskeln oder Bindegewebe darstellen [25]. So stellt sich die Frage, warum für klinische Zwecke eine Zählung von Maximalpunkten durchgeführt werden sollte, wenn Fibromyalgie „nur ein Etikett für ungeklärte, diffuse chronische Schmerzen" [24] ist. Kontrovers diskutiert werden nicht nur der Status der Fibromyalgie als eigenständiges Krankheitsbild, das formal diagnostiziert werden kann, sondern auch die notwendigen Kriterien für eine Diagnose, die möglicherweise ätiologisch zugrunde liegende Pathophysiologie und wirksame Therapieansätze [5, 9, 10, 24, 27, 72]. Es gibt keine allgemein anerkannte Beschreibung eines „typischen Falles" [73]. Obwohl die Untersuchung der Maximalpunkte eher Rückschlüsse auf die zentrale Schmerzverarbeitung zulässt als auf eine gestörte Muskelfunktion, ist der diagnostische Nutzen der körperlichen Untersuchung gezeigt worden [92].

1990 wurden vom ACR folgende Kriterien für die Diagnose einer Fibromyalgie vorgeschlagen:
1. Räumlich weit ausgedehnte Schmerzempfindung in Kombination mit
2. Druckschmerz an 11 oder mehr von 18 bestimmten Maximalpunktbereichen.

Abgesehen vom Hinterkopf und möglicherweise vom unteren Nackenbereich liegen diese Punkte außerhalb der Reichweite der zahnärztlichen Untersuchung.

Bei Patienten, die über zwei Jahre hinweg vielen verschiedenen Behandlungen unterzogen wurden, konnte keine Schmerzlinderung erreicht werden [62].

> Eine Fibromyalgie kann unabhängig oder auch gleichzeitig mit anderen rheumatischen Erkrankungen auftreten: rheumatoide Arthritis, systemischer Lupus erythematodes, Arthritis und andere wenig verstandene Syndrome wie Depression, Migräne, Reizdarmsyndrom und chronisches Erschöpfungssyndrom. Sie alle müssen

vom Hausarzt oder Rheumatologen differentialdiagnostisch berücksichtigt werden. Die Möglichkeit einer Koexistenz mit TMD darf nicht übersehen werden. Bei der Diagnose der Fibromyalgie sollte die hohe Wahrscheinlichkeit einer gleichzeitigen myogenen Form von TMD Beachtung finden.

2.4.1 Fibromyalgie und orale Auswirkungen

Viele Patienten mit Fibromyalgie (FM), chronischem Ermüdungssyndrom (CES) und TMD weisen vergleichbare Symptome auf. Hierzu gehören, in unterschiedlichem Ausmaß, eine allgemein erniedrigte Schmerzschwelle, Schlaf- und Konzentrationsstörungen, Darmprobleme und Kopfschmerzen [1]. Es wurde geschätzt, dass zwischen 20 und 70% der Patienten mit FM auch die Merkmale eines CES aufweisen und umgekehrt 35–70% der Patienten mit CES auch unter FM leiden [7, 23, 37, 95]. Verschiedene Studien [32, 68] haben zu dem Schluss geführt, dass 18% der Patienten mit TMD die Merkmale einer FM aufweisen und 75% der FM-Patienten auch den diagnostischen Forschungskriterien für TMD vom myofaszialen Typ entsprechen. In einer Untersuchung [75] konnte gezeigt werden, dass Patienten mit Fibromyalgie gegenüber der Allgemeinbevölkerung eine signifikant erhöhte Prävalenz von Xerostomie, Glossodynie, TMD, Schluckstörungen und Störungen der Geschmacksempfindung aufweisen. Bei der Häufigkeit des Auftretens von oralen Läsionen (Sicca-Syndrom, orale Ulzera) zeigten sich ebenso wie bei Bewertungsskalen für Angst oder Depression keine statistisch signifikanten Unterschiede zwischen Fibromyalgiepatienten und Kontrollgruppe.

2.5 Die Halswirbelsäule und CMD

Die Bezeichnung CMD, von engl. „craniomandibular disorder", beinhaltet neben den Muskelfehlfunktionen auch Funktionsstörungen der Halswirbelsäule, sie wird oft gleichbedeutend mit Funktionsstörungen von Kiefergelenk und Kaumuskulatur (TMD) verwendet. Auch einige Formen der TMD werden als CMD bezeichnet.

Hier werden die Begriffe CMD und TMD als austauschbar betrachtet und synonym verwendet. Beide beziehen sich auf Symptome, die in kraniookipitalen und zervikalen Bereichen auftreten können, an den Kiefergelenken und den assoziierten Muskeln.

Wichtig ist, dass sich die Symptome verschiedener Funktionsstörungen von Kopf, Nacken und Schulter mit Symptomen von TMD überschneiden können und daher in die Differentialdiagnostik einbezogen werden müssen.

Bei der Untersuchung eines Patienten auf Funktionsstörungen des Kausystems ist zu berücksichtigen, dass der Ursprung solcher Störungen auf vielfältige Weise mit Muskeln, Gelenken, Zähnen oder dem Nervensystem zusammenhängen kann. Deshalb muss der untersuchende Zahnarzt entscheiden, welche Strukturen außerhalb des Kausystems einer Beurteilung bedürfen und ob eine Überweisung erforderlich ist. Zur korrekten Beurteilung von CMD ist manchmal die Überweisung zum Facharzt nötig. Neben den anatomischen und physiologischen Ursachen von subokzipitalem oder okzipitalem Kopfschmerz sind Kenntnisse über den trigeminal-zervikalen Komplex und berufsbedingte Erkrankungen des zervikobrachialen Komplexes erforderlich.

Es wurde postuliert, dass eine adäquate Behandlung von Patienten mit einer Kiefergelenkstörung auch eine Beurteilung anderweitig lokalisierter Probleme der Muskeln und Gelenke des Kopf-Hals-Bereichs (Abb. 2-11) einschließen sollte. Sie können leicht übersehen werden. Grund dafür ist, dass es eine Reihe von Störungen gibt, die gleichzeitig mit TMD auftreten können oder die mit TMD verwechselt werden können.

Zu diesen Erkrankungen gehören:
- Der zervikogene Gesichtsschmerz
- Der zervikogene Kopfschmerz
- Erkrankungen der Bandscheiben der Halswirbelsäule
- M.-scalenus-Syndrom (Zervikobrachialsyndrom, Halsrippensyndrom), vaskuläres Schultergürtelkompressionssyndrom
- Zervikookzipitale Neuralgie
- Myofasziales Schmerzsyndrom des M. omohyoideus
- Kompressionssyndrom des N. occipitalis major
- Schleudertrauma oder Peitschenschlagverletzung der Halswirbelsäule

Kopfschmerz kann bei jeder dieser Erkrankungen auftreten, steht aber nicht notwendigerweise in direktem Zusammenhang mit TMD. Verschiedenste ätiologische Mechanismen können zum Auftreten schwerer Kopfschmerzen im temporalen, parietalen, retroorbitalen und okzipitalen Bereich führen. So

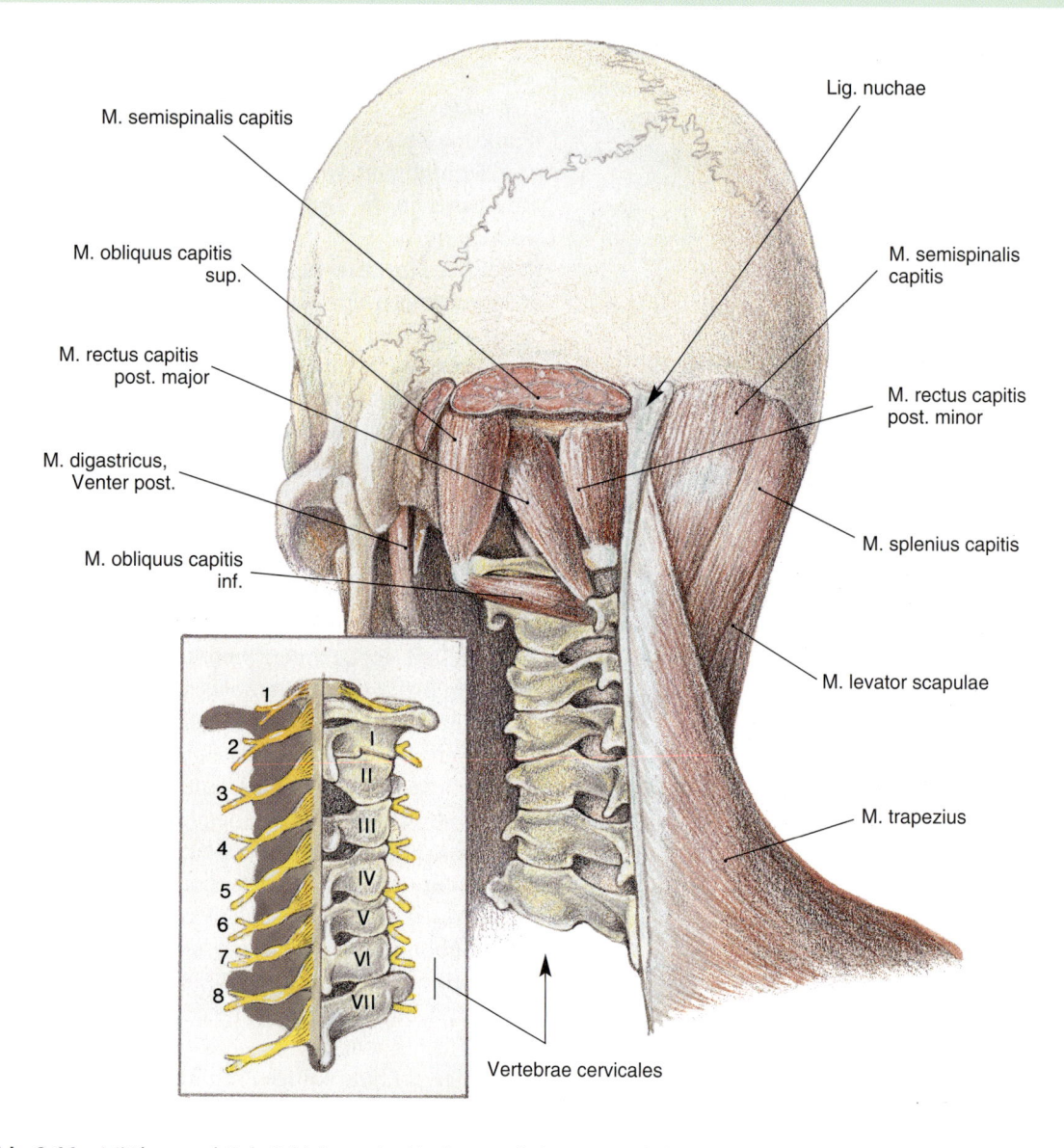

Abb. 2-11 Mittlere und tiefe Schichten der Nackenmuskulatur, Zervikalnerven (C1–C8).

kann z. B. die Kompression des N. occipitalis major durch den M. trapezius oder den M. semispinalis capitis Schmerzen im Versorgungsgebiet dieser Nerven verursachen und in andere Bereiche wie die Temporalregion ausstrahlen [89].

Das myofasziale Schmerzsyndrom des M. omohyoideus kann Schmerzen im Nacken, am Unterkiefer, in der Temporalregion und an anderen Stellen auslösen. Solche Störungen scheinen nicht sehr häufig aufzutreten. Dennoch können gelegentlich die Kaumuskeln ebenso wie andere kraniomandibuläre Muskeln oder zervikale Bandscheibenläsionen die Ursache für Kopfschmerzen und andere Schmerzen sein.

Provokationstests und Palpation können gelegentlich Schmerzen in der Infrahyoidal- und Suprahyoidalmuskulatur auslösen, ebenso in Nacken- und Schultermuskeln. Manchmal kann eine Schienentherapie myofaszialen Schmerz in der Nackenmuskulatur lindern; die Wirkung hält jedoch meist nicht lange an. Physiotherapie einschließlich geeigneter gymnastischer Übungen kann zur Linderung von Nacken- und Schultermuskelschmerzen beitragen, sofern kein Zusammenhang mit zervikalen Bandscheibensyndromen oder Syndromen wie Schultergürtelkompressionssyndrom, Beteiligung des N. occipitalis oder Schleudertrauma besteht. TMD-Schmerz nach Schleudertraumen ist selten. Dies deutet darauf hin, dass ein solches Trauma keinen wesentlichen Risikofaktor für die Entwicklung einer TMD-Problematik darstellt [43].

2.5.1 Zervikogener Kopfschmerz

Diese Kopfschmerzen sind am Hinterkopf lokalisiert und können auf die Stirn-, die Augen-, die Schläfen- und Scheitel- sowie die Ohrregion ausstrahlen. Sie werden durch bestimmte Kopfbewegungen oder dauerhafte Kopfhaltungen hervorgerufen oder verschlimmert [31]. Zervikogener Kopfschmerz (ZK) beruht oft auf Erkrankungen der Halswirbelsäule. Sie werden, neben ZK, noch mit einer Vielzahl weiterer Bezeichnungen belegt. ZK wird als einseitiger Kopfschmerz von wechselnder Intensität beschrieben, der durch Kopfbewegungen verstärkt wird und typischerweise von der Okzipitalregion nach frontal ausstrahlt [82]. Das obligatorische Symptom ist ein seitenfixierter einseitiger Schmerz, verursacht durch bestimmte Bewegungen der Halswirbelsäule oder äußeren Druck, der auf die gleichseitige Nacken- oder Okzipitalregion ausgeübt wird. Er tritt als Dauerschmerz mit wechselnder Intensität auf und manifestiert sich in sich steigernden Schmerzattacken, die Stunden bis Tage, gelegentlich auch wochenlang anhalten können [70]. Im Gegensatz zu Migräne tritt ZK im Wesentlichen tagsüber auf. Er kann auch gemeinsam mit Migräne auftreten [67]. Durch prophylaktische Behandlungen kann die Häufigkeit von Migräneattacken deutlich vermindert werden, nicht jedoch die von ZK. Das bedeutet, dass Anti-Migräne-Medikamente bei Patienten mit typischem ZK wirkungslos sind [70].

Haltungs- und Muskelübungen, gemeinsam mit einem Spezialisten, können dagegen Linderung schaffen.

2.5.2 Schultergürtelkompressionssyndrom

Es handelt sich um drei Syndrome im Zusammenhang mit anatomischen Normabweichungen im Bereich der oberen Thoraxapertur. Die betreffende thorakozervikoaxilläre Region besteht aus drei aufeinander folgenden, engen Passagen: obere Thoraxapertur, Skalenuslücke und einer Kostoklavikularpassage [69]. Das Gefäß-Nerven-Bündel in der jeweiligen Engstelle ist von einem Rahmen aus Knochen und Muskelfasern umgeben. Aufgrund häufiger anatomischer Anomalien [40] im Bereich der oberen Thoraxapertur wird der entsprechende Raum oft eingeengt. Eine daraus resultierende Kompression der neurovaskulären Strukturen (Plexus brachialis, subklavische Gefäße) kann eine Prädisposition für Symptome des TOS („thoracic outlet syndrome") darstellen. Diese manifestieren sich dann oft aufgrund von Stress, bestimmten berufsbedingten Körperhaltungen und zervikalen Verletzungen. Gegenwärtig steht kein spezifischer Test für TOS zur Verfügung [38]. Für die Diagnose einer TMD ist die Häufigkeit von Kopfschmerz bei TOS (20%) von Interesse. Außerdem können Schmerzen in Nacken, Schulter und Arm sowie Parästhesien von Arm und Hand auftreten [38].

Der Tendenz zur Überdiagnostik in Bezug auf Erkrankungen des trigeminal-zervikalen Komplexes sollte durch maximale Objektivität beim Stellen einer Diagnose entgegengewirkt werden. Die Diagnose sollte so präzise wie möglich gefasst sein, bevor die Behandlung geplant wird oder eine Überweisung zum Facharzt erfolgt.

2.6 Ursächliche Mechanismen des Muskelschmerzes

Die derzeitige Lehrmeinung besagt, dass Muskel- und Kopfschmerzen ihren Ursprung in der Kiefermuskulatur haben, insbesondere im Zähnepressen und -knirschen. Die genaueren Zusammenhänge müssen jedoch noch besser erforscht werden.

Trotzdem ist eine Michigan-Schiene mit Freedom-in-centric eine geeignete Therapie einer Myalgie bei TMD. Die Behandlung soll eine Abnahme der Muskelempfindlichkeit bewirken und durch zusätzliche Physiotherapie zu einer Steigerung des afferenten Blutstroms in den Muskeln führen.

Die Vorstellung, dass eine Ermüdung der Muskeln zu Spasmen und diese wiederum zu Schmerzen führen, wie sie im Konzept des so genannten myofaszialen Schmerz- und Dysfunktionssyndroms (MPD-Syndrom) zum Ausdruck kommt, konnte bisher noch nicht bestätigt werden. Beim MPD-Syndrom konnten keine echten Muskelspasmen nachgewiesen werden. Wird eine isometrische Kontraktion des Muskels über dessen Ermüdungspunkt hinaus fortgesetzt, können jedoch rasch Schmerzen auftreten.

Myalgie ist eine Diagnose, die manchmal verwendet wird, um Muskelschmerz und Drucksensibilität zu erklären. Sie ist verbunden mit Überfunktion oder ungewöhnlichen Muskelkontraktionen. Der Gebrauch des Begriffes Myalgie als Diagnose wird bei der Differentialdiagnose der TMD besprochen.

Spontane schmerzfreie Kontraktionen oder Zuckungen kleiner Muskelfaserbereiche (insbesondere des M. masseter), die eine sichtbare Bewegung der bedeckenden Haut bewirken, deuten nur selten auf eine neuromuskuläre Erkrankung hin. Solche Muskelbewegungen dürfen nicht mit Gesichtsmuskel-Tics oder Anspannungen des M. masseter bei habituellem Pressen verwechselt werden. Wie bereits angedeutet, ist die Ursache für diffuse schmerzhafte Punkte bei Fibromyalgie unbekannt, aber die Möglichkeit eines zentralen Ursprungs wird diskutiert.

Schmerzhafte Muskelkontraktionen können zu Spannungskopfschmerz, Nacken- und Schulterschmerz führen. Stress, Pressen, Knirschen und sogar Mikrotraumen können ursächlich verantwortlich sein. Schmerzhafte Muskelkontraktionen können mit Gelenkstörungen einhergehen. Dementsprechend kann Muskelschmerz „sekundär" bei Funktionsstörungen des Kiefergelenks auftreten, ein aus einem anderen Bereich übertragener Schmerz oder durch Muskelaktivität verursacht sein, mit der schmerzhafte Gelenkbewegungen vermieden werden sollen.

2.6.1 Funktionelle Adaptation von Kiefergelenk und Muskulatur

Eine Vorverlagerung des Unterkiefers stellt eine der Möglichkeiten zur Behandlung einer Diskusverlagerung oder einer Malokklusion der Klasse II dar. Eine solche Behandlung kann eine kieferorthopädische Operation umfassen, durch die der Unterkiefer sofort neu ausgerichtet wird. Infolgedessen ändern sich auch die Beziehungen zwischen Knochen und den Zähnen, Muskeln und Weichgeweben. Dabei ist besonders zu berücksichtigen, dass durch die veränderten Lageverhältnisse die Sensibilität gestört, die Länge von Muskeln und Sehnen verändert und die Kaukraft modifiziert werden. Vom funktionellen Standpunkt aus betrachtet muss sich das Zentrum für die Erzeugung von Kaubewegungen der veränderten Form anpassen oder die vor der Operation bestehende Relation wiederherstellen, was einem Rezidiv gleichkommt. Allerdings gibt es keine allgemein gültigen Kriterien, mit denen sich die Rezidivwahrscheinlichkeit nach einer kieferorthopädischen Operation zuverlässig beurteilen ließe.

Die Ergebnisse der Behandlung einer Diskusverlagerung mit einer kieferorthopädischen Repositionsschiene legen den Schluss nahe, dass es derzeit noch keine diagnostischen Kriterien gibt, um die Effektivität einer Repositionsschiene bei offenem Biss der Schneidezähne auf Dauer zu beurteilen. Mit einer Lageänderung des Unterkiefers ohne Rücksicht auf die Muskelfunktion kann der Misserfolg der Behandlung vorprogrammiert sein. Die Auswirkung einer Verlagerung des Kondylus in eine nicht anatomische Stellung (z. B. am Tuberculum articulare entlang abwärts und vorwärts) wird später besprochen.

Zusammenfassend kann festgestellt werden, dass beim Erwachsenen eine Anpassung der Muskeln an veränderte strukturelle Relationen nur bedingt möglich und nicht vorhersehbar ist.

> Allgemein gilt: Je geringer die strukturelle Veränderung, desto wahrscheinlicher ist eine funktionelle Anpassung. Darüber hinaus sind Parafunktionen ein wichtiger Faktor, der eine Anpassung an veränderte strukturelle Beziehungen verhindert.

2.7 Schnarchen und obstruktive Schlafapnoe

Die oropharyngeale und nasopharyngeale Muskulatur passt sich der Körperhaltung an, nicht nur dann, wenn der Patient von der Orthostase in die Horizontallage wechselt, sondern auch im Schlaf. Eine Tonusverminderung der Muskulatur ist normal; wenn aber zusätzliche Faktoren wie eine große Zunge, Übergewicht, kleine Kiefer, Retrognathie und verringerte Abmessungen des Pharynx hinzukommen, besteht unter Umständen keine ausreichende Anpassungsfähigkeit mehr, um den oberen Atemweg offen zu halten.

Die Zunge bildet mit ihrer Muskulatur die Vorderwand des Atemwegs, und wenn sie in liegender Position des Patienten zurückfällt, wird das Lumen des Atemwegs teilweise verlegt. Wenn sich das Zwerchfell kontrahiert, um Luft in die Lunge zu befördern, kann die Zunge oder der Gaumen eine Verengung des Atemwegs bewirken, die ausreicht, um hörbare Vibrationen des weichen Gaumens und der Uvula zu verursachen: Der Mensch schnarcht. Wenn die Funktion der Atemwegsmuskulatur und der Zungenmuskulatur nicht ausreichend abgestimmt ist, wird die Zunge vollständig an die dorsale Pharynxwand gesaugt. Luft kann nicht mehr in die Lunge gelangen. Bei signifikanter Dauer und Häufigkeit dieser Verlegung liegt eine obstruktive Schlafapnoe vor.

2.7.1 Pathophysiologie

Schnarchen entsteht durch die Vibration der oropharyngealen Gewebe in Verbindung mit partiellem Verschluss der oberen Atemwege.

Dieses Phänomen tritt bei etwa 50% der männlichen Bevölkerung auf. Schnarchen kann lediglich störend oder aber auch ein Hinweis auf das Vorliegen einer obstruktiven Schlafapnoe (OSA) sein, wenn manifeste Atemwegsverlegungen unterschiedlicher Dauer während des Schlafs auftreten. Obstruktion mit Verschluss der oberen Atemwege während des Schlafs wird von Faktoren verursacht, die die Durchgängigkeit der Atemwege beeinflussen. Dazu gehören disproportionierte Anatomie von Strukturen, die im Bereich zwischen Nase und Kehlkopf eine Verengung des Pharynx bewirken, sowie verminderter Tonus der Pharynxmuskulatur bei erhöhtem Atemwegswiderstand und negativem intrapharyngealem Druck [76]. Kephalometrische Untersuchungen zeigen, dass sich die Zungenquerschnittsfläche erhöht und die Querschnittsfläche des Oropharynx vermindert, wenn OSA-Patienten aus aufrechter Körperhaltung in die Rückenlage überwechseln. Anatomisch kann die Obstruktion folgende Ursachen haben: nasale Obstruktion, verlängerter weicher Gaumen und Uvula, Tonsillenhypertrophie, Makroglossie, Retrognathie von Ober- und Unterkiefer sowie tiefe Lage des Zungenbeins. Die Wechselwirkungen zwischen Muskelaktivität und Atemwegsdimension, so z. B. von Zunge und Gaumen, retrognathem Unterkiefer, Diskrepanz zwischen Unterkiefer und Oberkiefer und frontal offenem Biss sowie Adipositas müssen unter Berücksichtigung von Gewicht, BMI (Body-Mass-Index) und Alter einbezogen werden (s. Kap. 17).

2.7.2 Schweregrade der Schlafapnoe

Kephalogramme können zur Abschätzung des Volumens von Zunge, Nasopharynx und weichem Gaumen, nicht aber des Oro- oder Hypopharynx dienen [52]. Wenn wache Patienten mit OSA von einer aufrechten Haltung in die Rückenlage wechseln, wird die Stellung der aufrechten Zunge beibehalten. Damit wird dem Kollabieren des oberen Atemwegs als Folge der erhöhten Wirkung der Schwerkraft entgegengewirkt. Bei wachen Schnarchern ohne OSA kann in diesem Fall eine deutliche Dorsalbewegung im superior-posterioren Anteil der Zunge beobachtet werden [57].

Computertomographien (CT) haben gezeigt, dass Patienten mit schwereren OSA-Formen eher größere Zungen und kleinere obere Atemwegsräume haben. 3-D-Rekonstruktionen von CT-Aufnahmen des Oropharyngealraums zeigen deutlich größere Atemwegsdimensionen des Oropharynx nach Eingliederung von Geräten zur Repositionierung (s. Kap. 17). Diese vergrößerten Atemwegsdimensionen könnten erklären, warum entsprechende Vorrichtungen bei der Reduzierung des Schnarchens Wirkung zeigen.

Zusammenfassung

CMD, TMD und Myoarthropathie sind Sammelbegriffe für ein weites Spektrum von funktionellen und strukturellen Störungen der Kopf- und Halsmuskulatur sowie der Kiefergelenke.

Was als unkomplizierte, lokal begrenzte Verletzung beginnt, kann eine Kettenreaktion von Anpassungsvorgängen auch an weiter entfernten Körperregionen auslösen.

Schmerz und Kopfschmerz können am Ort der Verletzung auftreten, sich auf andere Regionen projizieren, zu muskulären Veränderungen führen und eine Wechselwirkung mit einer Vielzahl von anatomischen, physiologischen und psychischen Faktoren eingehen. Um den Einfluss auf die Beschwerden bewerten zu können, sind Kenntnisse der Pathophysiologie der Muskeln erforderlich. Bei Einflüssen auf das Kiefergelenk ist stets auch von Auswirkungen auf die Muskulatur auszugehen.

Häufig ist die Ursache einer Funktionsstörung nicht feststellbar. Dennoch werden Schienen angewandt, um Muskeln und Gelenke positiv zu beeinflussen. Dabei ist der Wirkmechanismus nicht immer bekannt und steht auch nicht unbedingt im Zusammenhang mit der Schmerzursache. In vielen Fällen wird der Therapieerfolg eher am Wohlbefinden des Patienten gemessen werden können als an objektivierbaren Befunden.

Auch die Beziehungen zwischen den Muskeln der oberen Atemwege und dem Auftreten von Schnarchen und OSA sind multifaktoriell. Eine Reihe von Faktoren spielt bei der Prädisposition eine Rolle. Diese Faktoren und die zahnmedizinische Behandlung werden in Kapitel 17 besprochen.

3 Das Kiefergelenk – Struktur, Funktion und Funktionsstörung

Inhalt

3.1	Gelenkkapsel		38
3.2	Fossa mandibularis		40
3.3	Akzessorische Bänder des Kiefergelenks		40
3.4	Gelenkflächen		41
3.5	Discus articularis		41
	3.5.1	Diskusverlagerung	42
3.6	Zusammenhang von Struktur und Funktion		43
	3.6.1	Luxation des Kiefergelenks	43
3.7	Anatomische und diagnostische Aspekte		43
	3.7.1	Otomandibuläre Symptome	44
	3.7.2	Anatomische und ontogenetische Faktoren	45
3.8	Pathophysiologie		48
	3.8.1	Anpassung des Kiefergelenks	48
	3.8.2	Kiefergelenkknacken	49
	3.8.3	Internal derangement	49

3 Das Kiefergelenk – Struktur, Funktion und Funktionsstörung

Das Kiefergelenk ist in mehrfacher Hinsicht als einzigartiges Gelenk anzusehen. Einige seiner anatomischen und funktionellen Merkmale finden sich bei keinem anderen Gelenk des Körpers wieder [23]:

- Die beiden Kiefergelenke stellen gemeinsam ein Doppelgelenk dar. Der Unterkiefer korrespondiert mit der Schädelbasis.
- Funktionelle Anpassung ist sowohl für bilaterale als auch für einseitige Bewegungen erforderlich.
- Die Okklusion hat eine führende und limitierende Wirkung auf die Kiefergelenke.
- Die artikulierenden Oberflächen des Gelenks bestehen nicht aus hyalinem Knorpel, sondern aus Faserknorpel.
- Das Gelenk hat eine Gelenkscheibe (Discus articularis).

Andere wichtige Eigenschaften des Kiefergelenks teilt es mit allen anderen Gelenken. So führen z. B. traumatische Einflüsse bei jedem Gelenk zu reaktiven Veränderungen im Sinne von Entzündung, Degeneration und funktionellen Veränderungen, namentlich Arthritis und Arthrose. Das Vorhandensein von Verbindungen zum limbischen System, Verformbarkeit, Schmerzempfinden und die Neurostruktur des Gehirns können den konzeptionellen Rahmen zum Verständnis der Zusammenhänge zwischen Ohrsymptomen und Funktionsstörungen von Kiefergelenk und Kaumuskulatur darstellen [21, 29].

Funktion und Dysfunktion der Kiefergelenke hängen eng mit vielen strukturellen Eigenschaften dieses einzigartigen Doppelgelenks sowie mit komplexen Funktionsabläufen in Verbindung mit den Zähnen und dem neuromuskulären System zusammen. Leider ist der Großteil der Literatur, die die mikroskopischen Strukturmerkmale des Kiefergelenks beschreibt, nicht spezifisch für dieses, sondern befasst sich mit Synovialgelenken im Allgemeinen. Die anatomischen und histologischen Merkmale der Kiefergelenkkapsel werden erst in letzter Zeit detailliert untersucht.

In verschiedenen Studien wurden der Aufbau und die Funktion des Kiefergelenks untersucht, doch Schlüsse hinsichtlich der Funktion und Dysfunktion des Gelenks wurden dabei hauptsächlich aus der Morphologie gezogen. Daher müssen Konzepte zur Funktion bzw. Dysfunktion, die auf dem gegenwärtigen unvollständigen Wissen über das Kiefergelenk beruhen, mit Vorbehalt betrachtet werden. Trotzdem sollte sich die Symptomatik von Störungen des Kiefergelenks so weit wie möglich auf spezifische Erkrankungen beziehen.

3.1 Gelenkkapsel

Das Kiefergelenk – ein Scharnier-Gleit-Gelenk – wird von einer Kapsel (Abb. 3-1) umschlossen. Sie ist an den Rändern der artikulierenden Oberflächen der Fossa glenoidalis, am Tuberculum articulare und am Collum mandibulae befestigt.

Der lateral-anteriore Teil der Kapsel kann zu einem Band verdickt sein. Es wird dann als Lig. temporomandibulare (manchmal auch als Lig. laterale) bezeichnet. Die Faseranteile sind jedoch nicht immer ausreichend stark verdickt, um als Band abgrenzbar zu sein. Bei klarer Erkennbarkeit scheint das Band am Jochbogen zu entspringen. Es verläuft nach hinten und unten und inseriert an den lateralen oder distalen Flächen des Collum mandibulae (Abb. 3-2). Beide Köpfe des M. pterygoideus lateralis inserieren in der Fovea pterygoidea des Gelenkkopfes. Stets strahlt nur ein Teil des oberen Kopfes in Diskus und Kapsel ein (Abb. 3-2) [38]. Auch einige tiefere Fasern des M. temporalis und des M. masseter sind mit der Kapsel verbunden [38].

Obwohl die verdickten anterolateralen Bereiche der Gelenkkapsel manchmal als das wesentliche stabilisierende Band des Kiefergelenks angesehen werden, muss die Bandstruktur nicht unbedingt der Ausbildung eines Ligaments entsprechen oder die morphologischen Merkmale von Sehnengewebe aufweisen. Als Komponenten zur Stabilisierung der Gelenkscheibe mit Hilfe des Gelenkkopfes können das Lig. laterale und die histologische Struktur des Diskus angesehen werden, die die Kompression und Torsion während Unterkieferbewegungen zulässt [6]. Die Bedeutung interindividueller Unterschiede in Bezug auf die Dichte der verstärkenden Kollagen-

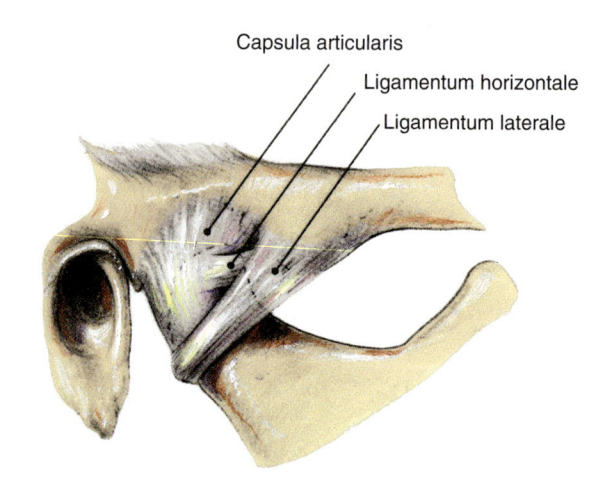

Abb. 3-1 Kiefergelenkkapsel mit Bändern (nach Dolwick und Sanders, 1985 [13]).

3.1 Gelenkkapsel

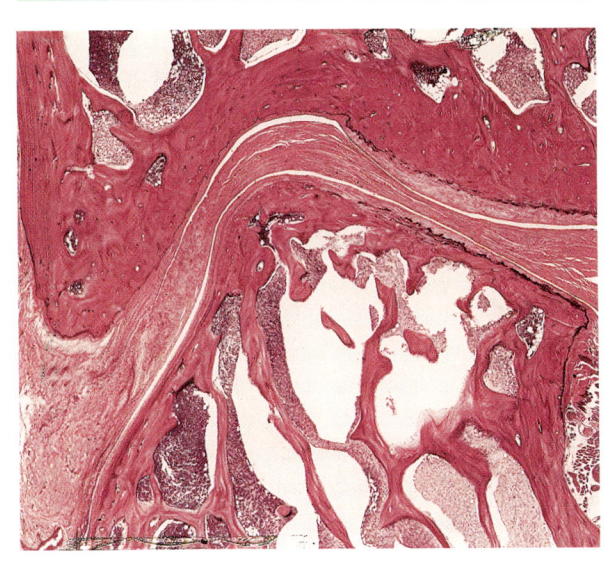

Abb. 3-2 Sagittalschnitt durch das Kiefergelenk eines ausgewachsenen Rhesusaffen.

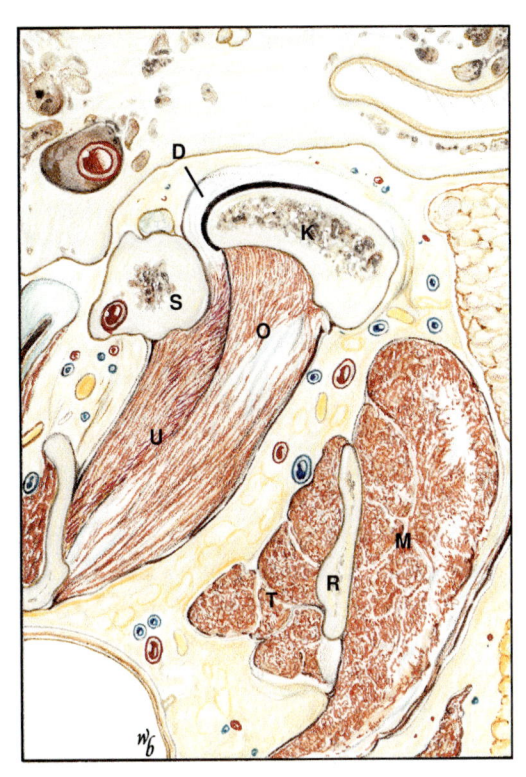

Abb. 3-3 Horizontaler Schnitt durch den Kondylus. Der obere Kopf (O) des M. pterygoideus lat. inseriert am Diskus (D) und im Hals des Kondylus (K). Der untere Kopf (U) des M. pterygoideus lat. liegt unter dem oberen Kopf, der von zahlreichen Venen des Plexus pterygoideus umgeben ist. M. masseter (M), Os sphenoidale (S), Ramus mandibulae (R) (nach Lillie und Bauer 1994 [19]).

fasern im lateralen Bereich der Kapsel und die Abwesenheit eines abgrenzbaren Bandes ist unklar. Das Fehlen eines eigentlichen Sehnengewebes gibt möglicherweise Anlass zu weiterführenden Überlegungen bezüglich Vorhandensein und Funktion von Golgi-Sehnenspindeln (Spannungsrezeptoren). Ob das Fehlen einer expliziten Bandstruktur im seitlichen Abschnitt der Kiefergelenkkapsel im Zusammenhang mit Funktionsstörungen des Kiefergelenks steht, einschließlich Hypermobilität (Gelenkinstabilität) und Distalverlagerung des Kondylus, konnte bisher nicht festgestellt werden.

Die posterioren Fasern der Kapsel verlaufen quer vom Os temporale zur Mandibula, die inneren Fasern strahlen jedoch in die bilaminäre Zone des Diskus ein. Die mediale Seite der Kapsel ist eher locker strukturiert, die innere Schicht (Stratum synoviale) dagegen verdickt. Der anteriore Teil der Kapsel wird manchmal durch die Anheftung am Diskus und am oberen Kopf des M. pteryoideus lateralis definitorisch bestimmt (Abb. 3-3).

Als Teil eines Synovialgelenks (Diarthrosis, Art. synovialis) besteht die Gelenkkapsel aus einer inneren synovialen und einer äußeren fibrösen Schicht mit Gefäßen, Nerven und Kollagenfasern. Auf den anterioren und posterioren Innenflächen der oberen und unteren Gelenkräume finden sich fingerartige synoviale Fortsätze (Synovialzotten). Die Synovialflüssigkeit fungiert als Gleitmittel für die Gelenkflächen.

Die Innervation für die Gelenkkapsel stammt aus dem N. trigeminus. Verschiedene Rezeptortypen sind beschrieben worden. Schmerz kann durch starke Dehnung der Kapsel, traumatisch verursachte Entzündungen und gelegentlich auch durch Infektionen hervorgerufen werden.

Die Gefäßversorgung übernehmen A. maxillaris, A. temporalis und A. masseterica. Im posterioren Bereich der Gelenkkapsel wird häufig ein Venenplexus gefunden. Für einen ursächlichen Zusammenhang zwischen Veränderungen im Plexus durch TMD und Erscheinungsformen des Tinnitus gibt es keine Belege. Allerdings treten bei einigen Patienten qualitative oder quantitative Veränderungen der Ohrgeräusche auf, wenn die Lage des Unterkiefers verändert wird. In diesen Fällen könnte der genannte Zusammenhang bestehen. Die enge Lagebeziehung des fingerförmigen Gehörganges und des Kondylus ist oben rechts in Abbildung 3-3 deutlich erkennbar.

3.2 Fossa mandibularis

Ebenso wie der Kondylus weist die Gelenkpfanne eine große morphologische Variationsbreite auf. Die Grenzen der Fossa sind ohne weiteres festzulegen (Abb. 3-4):

- Der vordere Teil wird vom Tuberculum articulare gebildet, ebenso die Fossa articularis, ein Teil der Pars squamosa des Schläfenbeins.
- Der hintere, nicht artikulierende Teil wird von der Pars tympanica des Os temporale gebildet, die gleichzeitig auch die vordere knöcherne Wand des äußeren Gehörganges darstellt. Diese ist ebenso dünn wie die Fossa.

Die Pars squamosa des Schläfenbeins und die tympanische Knochenwand laufen medial an der Spina ossis sphenoidalis zusammen. Dazwischen befindet sich der knöcherne Rand des Paukenhöhlendaches (Tegmen tympani). Die Fissur zwischen Pars squamosa und Pars tympanica des Schläfenbeins (Fissura tympanosquamosa) teilt sich medial in einen anterioren Anteil (Fissura petrosquamosa) und einen posterioren Anteil (Fissura petrotympanica, Glaser-Spalte). Die Fissura petrotympanica lässt seitlich die Chorda tympani durchtreten (Abb. 3-4, 3-11).

Am hinteren Rand der Fossa befindet sich ein Höckerchen oder konisch geformter Knochenvorsprung, lateral zwischen Fossa und Pars tympanica des Schläfenbeins. Dieses postglenoidale Höckerchen ist auf die laterale Hälfte der Fossa beschränkt, scheint aber eine direkte Kraftübertragung des Kondylus auf die knöcherne Wand des äußeren Gehörganges verhindern zu können. Fenestrationen der Knochenwand kommen vor, scheinen aber unabhängig von Form und Lage des Kondylus zu sein.

Der mediale Rand der Fossa articularis umfasst eine Knochenlippe, die sich in die Spina ossis sphenoidalis erstreckt. Diese beiden knöchernen Fortsätze sollen Verlagerungen des Kondylus nach distal, lateral und kranial begrenzen. Es gibt allerdings eine beträchtliche morphologische Variationsbreite der knöchernen Strukturen, und die Hypothese ist bisher noch nicht klinisch überprüft.

Entzündliche Prozesse oder Infektionen können vom Kiefergelenk zur Hirnhaut und zum Schläfenlappen des Gehirns durchbrechen. Zwischen Kiefergelenk und Ohr ziehen der N. auriculotemporalis vom 3. Trigeminusast, die A. temporalis superficialis aus der A. carotis externa sowie die Vv. temporales superficiales zur Kopfschwarte. Medial verlässt die Chorda tympani (Submediusanteil des N. facialis) durch die Fissura petrotympanica die Schädelbasis.

Bei intraartikulären Frakturen und Diskusluxationen kann es durch Reizung des N. auriculotemporalis zu heftigen Schmerzen kommen. Außen wird das Kiefergelenk von der Ohrspeicheldrüse erreicht. Daher können Entzündungen der Parotis auf das Gelenk übergreifen.

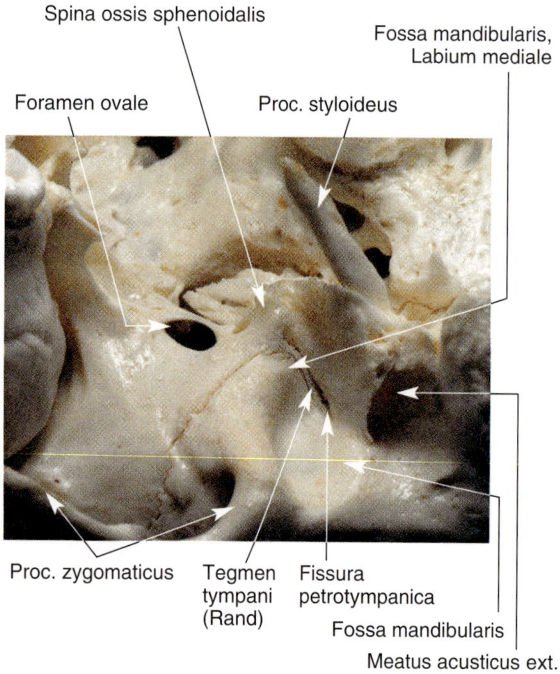

3.3 Akzessorische Bänder des Kiefergelenks

Zwei weitere, so genannte akzessorische Bänder werden als Teil des Kauapparats betrachtet: Lig. stylomandibulare und Lig. sphenomandibulare (Abb. 3-5). Beide haben keine direkte Beziehung zur Artikulation des Unterkiefers. Sie könnten jedoch zur Stabilisierung von Kondylus, Diskus und Tuberculum articulare bei Unterkieferbewegungen beitragen.

Das Lig. stylomandibulare entspringt (gemeinsam mit dem Lig. stylohyoideum) am Proc. styloideus und verläuft abwärts und vorwärts. Es setzt breit an der Innenseite des Unterkieferwinkels an. Es wird oft als breites Faszienband oder als Band der bukkopharyngealen Faszie beschrieben. Dementsprechend sind einige seiner Fasern an den Unterkiefer angeheftet; der überwiegende Teil ist jedoch eine Fortset-

Abb. 3-4 Schädelbasis mit Os temporale und Kiefergelenkgrube.

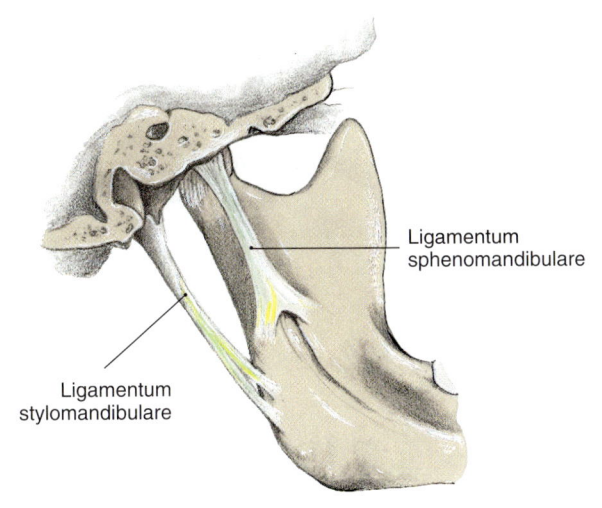

Abb. 3-5 Ligamenta sphenomandibulare und stylomandibulare.

zung der Faszie der medialen Oberfläche des M. pterygoideus medialis.

Beeinträchtigungen des Proc. styloideus und die Fraktur eines verkalkten Ligaments können Symptome hervorrufen, die ähnlich oder parallel den Symptomen bei TMD auftreten. Die mit dem Styloidkomplex assoziierten Symptome sind als Eagle-Syndrom beschrieben worden.

Das Lig. sphenomandibulare entspringt im Allgemeinen von der Spina ossis sphenoidalis und von der Fissura petrotympanica und setzt breit an der Lingula mandibulae an. In einigen Fällen setzt sich ein Teil der Fasern des Bandes durch die Fissura petrotympanica fort (durch den Huguier-Kanal), um sich im Mittelohr an den Malleus anzuheften (s. Abb. 3-4, 3-11).

Das Lig. sphenomandibulare entwickelt sich aus dem Meckel-Knorpel, der sich zu einer Bandstruktur zurückbildet. Ein Anteil befindet sich innerhalb des Ohres und wird als Lig. mallei anterius bezeichnet. Der Anteil außerhalb des Mittelohres ist das Lig. sphenomandibulare. Dieses Band wird später noch im Zusammenhang mit otomandibulären Symptomen erörtert (s. Abschnitte 3.7.1 und 3.7.2.3).

3.4 Gelenkflächen

Die fasergewebigen artikulierenden Oberflächen des Kiefergelenks erstrecken sich von der Fissura petrotympanica (tympanosquamosa) zur Fossa mandibularis und anterior bis zum Tuberculum articulare des Os temporale (Abb. 3-4). Medial reicht die Gelenkfläche bis zu der Knochennaht zwischen dem großen Keilbeinflügel und der Pars squamosa des Os temporale. Auch die Gelenkfläche des Kondylus ist mit faserigem Bindegewebe bedeckt (Abb. 3-6) und im posterioren Bereich direkt am Knochen angeheftet. Über der Konvexität gibt es eine innere Schicht aus Faserknorpel. Eine solche Schicht liegt auch zwischen dem Knochen und dem oberflächlichen Fasergewebe auf dem Tuberculum articulare.

3.5 Discus articularis

Die bilaminäre Zone des Diskus gliedert sich in eine obere und eine untere Lage. Die obere ist an der Fissura tympanosquamosa (Sutur) an die Hinterwand der Fossa mandibularis angeheftet, die untere an die Hinterfläche des Kondylus. Die obere Lage besteht aus lockerem, elastischem Fasergewebe. Die untere Lage ist aus Fasergewebe mit wenigen elastischen Fasern zusammengesetzt. Zwischen den beiden Lagen liegt lockeres Bindegewebe, das durch einen venösen Plexus versorgt wird.

Die Gelenkscheibe des Kiefergelenks besteht aus Fasergewebe, dessen Form sich an die Konvexitäten von Kondylus und Tuberculum articulare sowie an die Konkavität der Fossa mandibularis in unterschiedlichen Positionen der Mandibula anpassen kann (Abb. 3-7). Der Diskus ist nicht gleichmäßig dick, sondern weist einen dünneren zentralen Bereich und dickere anteriore und posteriore Teile auf (Abb. 3-8). Diese Abschnitte werden als anteriores, intermediäres und posteriores Band sowie als bilaminäre Zone bezeichnet.

Der Diskus besteht vorwiegend aus Typ-I-Kollagenfasern; Typ-II-Fasern und andere Faserarten tre-

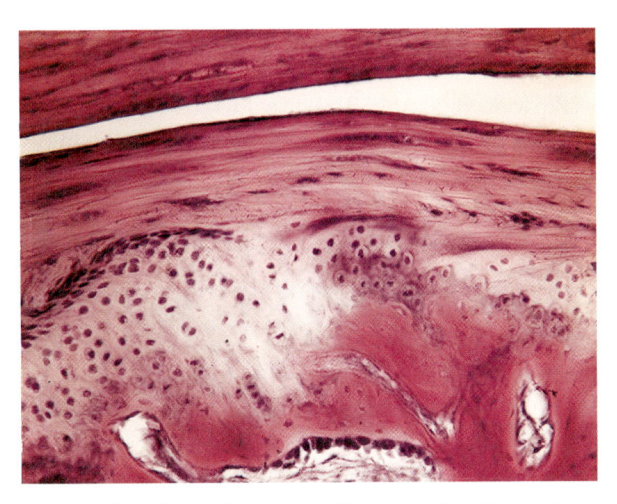

Abb. 3-6 Schnitt durch das Kiefergelenk mit faserigen Gelenkflächen des Diskus (oben) und Kondylus (unten).

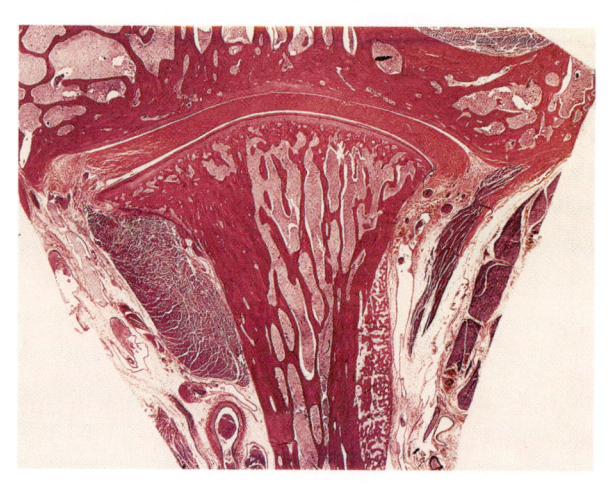

Abb. 3-7 Sagittalschnitt durch das Kiefergelenk mit Diskus, Kondylus, Fossa mandibularis und Tuberculum articulare.

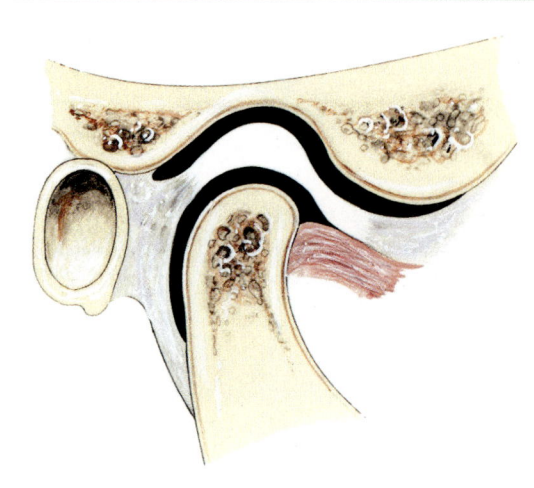

Abb. 3-8 Bestandteile des Kiefergelenks (nach Rees, 1953; Dolwick und Sanders, 1985 [13, 27]).

ten nur vereinzelt auf. Die Zwischenräume in diesem Kollagenfasernetz werden im Wesentlichen von zwei Proteoglykanen ausgefüllt: Chondroitinsulfat und Dermatansulfat [11]. Diese Konstruktionsweise sorgt für eine viskoelastische Reaktion auf Krafteinwirkungen und befähigt den Diskus zur Kraftaufnahme und Belastungsverminderung. Die viskoelastischen Eigenschaften sind abhängig von der Richtung (Zug-, Druck- und Scherkräfte) und der Art der Belastung (statisch und dynamisch) des Diskus [34]. Der Zentralbereich der Gelenkscheibe scheint am starrsten zu sein [11]. Der Diskus hat eine anisotrope und viskoelastische Struktur, aber es gibt nur wenige Erkenntnisse über die Scherkräfte, die zu Ermüdung und Schädigung des Diskus führen [35].

Der Diskus ist im vorderen Bereich an den Rand der Gelenkflächen von Tuberculum articulare und Kondylus angeheftet, ebenso wie an M. masseter, M. temporalis und M. pterygoideus lateralis. Letzterer scheint allerdings die einzige echte Insertion aufzuweisen (s. Abb. 3-3). Der Diskus ist außerdem am Periost des medialen und lateralen Kondylenpols befestigt, ebenso posterior über die bilaminäre Zone und anterior am Rand der Gelenkfläche.

Sowohl der obere als auch der untere Kopf des M. pterygoideus lateralis setzen in der Fovea pterygoidea des Unterkiefers an. Nur ein Teil des oberen Kopfes inseriert in Diskus und Kapsel [38]. In einer dreidimensionalen Analyse des Kiefergelenkes [31] wurde aus einer relativ schwachen Anheftung von M. masseter und M. temporalis geschlossen, dass diese nicht direkt auf den Diskus wirken. Es wurde allerdings postuliert, dass diese Muskeln stattdessen möglicherweise indirekt über Afferenzen von Muskelspindeln Informationen über die aktuelle Position von Gelenkkomponenten einschließlich Diskus aufnehmen und weiterleiten können [31].

> Das anteriore Band, die intermediäre Zone und das posteriore Band konvergieren medial und lateral und setzen an den Polen der Kondylen an. Diese Abschnitte sind dichte Faserbänder ohne Dehnungsvermögen. Die posterior gelegene bilaminäre Struktur gliedert sich in eine obere Lage aus faserelastischem Gewebe und eine untere, nicht elastische Lage. Bewegungen des Kondylus sind in Beziehung zu Form, Struktur und Befestigungen des Diskus gebracht worden. Normalerweise sorgt der Diskus für eine weiche Gleitbewegung zwischen den Gelenkflächen. Es wird vermutet, dass Funktionsstörungen des Kiefergelenks mit der Kraftverteilung im Gelenk zusammenhängen. Hohe statische Belastungen gelten als Risikofaktor für Knorpelschäden. Dynamische Belastungen sollen demgegenüber die biosynthetische Aktivität des Knorpelgewebes stimulieren [4].

3.5.1 Diskusverlagerung

Ein gewisser Grad an Diskusverlagerung ist bereits im Rahmen normaler anatomischer und physiologischer Variation zu beobachten [16]. Die Verlagerungen sind klassifiziert worden (s. Abb. 16-1). Die Klassifikation lässt jedoch keine Vorhersage über das Auftreten von Symptomen zu. Viele Patienten mit ausgeprägten, röntgenologisch darstellbaren Kiefergelenkveränderungen haben nie unter Kiefergelenkbeschwerden gelitten [33]. Zwischen dem Ausmaß der Diskusverlagerung und dem Schweregrad der Anzeichen und Symptome von TMD ließ sich ein Zusammenhang darstellen. Eine solche Korrelation kann jedoch auf der Grundlage klinischer Befunde oder kernspintomographischer Darstellungen nicht auf alle Individuen übertragen werden. Es erscheint vernünftig, die Ausprägung der Symptome auch im Zusammenhang mit einer Reihe anderer Faktoren zu sehen, z.B. psychologische und psychosoziale Aspekte, Innervation, Kapselentzündung und degenerative Prozesse des Kiefergelenks.

3.6 Zusammenhang von Struktur und Funktion

Die Öffnungsbewegung des Unterkiefers wird gewöhnlich als aus zwei Komponenten bestehend beschrieben:
- Einer Dreh- oder Scharnierbewegung im unteren Gelenkspalt
- Einer Vorwärts- oder Sagittalbewegung des Kondylus im oberen Gelenkspalt

Die Bewegung im unteren Gelenkraum stellt eine exzentrische Scharnierbewegung, kombiniert mit einer Gleitbewegung, dar. Während der Vorwärtsbewegung folgt der Diskus dem Kondylus unverzüglich. Sobald sich der Kondylus jedoch dreht, steht bei verschiedenen Kieferstellungen jeweils eine andere Stelle des Diskus mit einem bestimmten Bereich des Kondylus in Kontakt.

Bei geschlossenem Unterkiefer liegt der posteriore Teil des Diskus in der Fossa mandibularis, und die Querachse der Kondylen befindet sich direkt dahinter. Während der Kiefer geöffnet wird, bewegt sich der Kondylenwulst über den posterioren Diskusteil hinweg zum mittleren und weiter bis zum anterioren Teil. Bei voller Kieferöffnung befindet sich die Querachse anterior vom Vorderteil des Diskus.

Während sich der Kiefer öffnet und nach vorn bewegt, gerät der mittlere Diskusbereich zwischen den anterioren Abhang des Tuberkulums und den Kondylus (Abb. 3-9). Damit diese Diskusbewegung möglich ist, muss der bilaminäre Bereich um 6–9 mm gedehnt werden. Während Kondylus und Diskus die Fossa verlassen, füllt die bilaminäre Zone diese aus.

Wenn der Unterkiefer geschlossen wird und der Kondylus sich dreht und nach oben bewegt, kehrt der Diskus in seine frühere Lage zurück, wobei sein dünner mittlerer Bereich zwischen dem anterioren Kon-

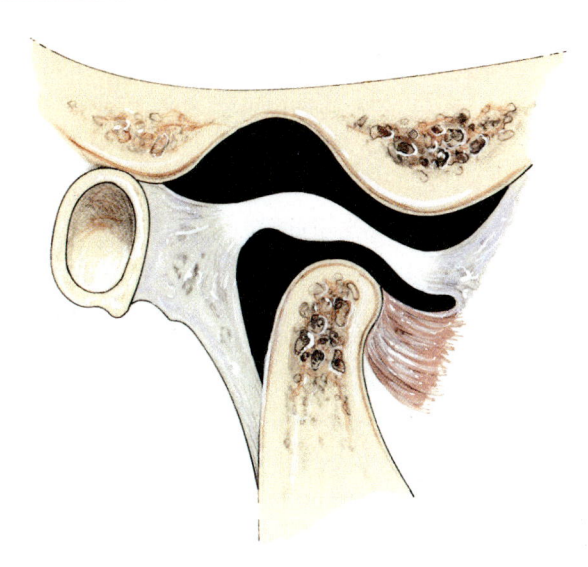

Abb. 3-9 Normale Relation zwischen Diskus, Kondylus und Tuberculum articulare bei Kieferöffnung.

dylenabhang und dem Tuberculum articulare des Os temporale liegt. Diese Lagebeziehung wird durch den M. pterygoideus lateralis stabilisiert. Da sein oberer Kopf beim Zähnepressen aktiv ist, wird vermutet, dass der M. pterygoideus lateralis in erster Linie die Aufgabe hat, das Kiefergelenk zu stabilisieren.

Aktivität des oberen Kopfes beim Zähnepressen und Kontraktion des unteren Kopfes bei passiver Retrusion sprechen dafür, dass beide Teile des M. pterygoideus lateralis den Kondylus fixieren und Druck auf empfindliche Strukturen posterior von Kondylus und Kiefergelenk verhindern können. Eine falsche Relation zwischen Kondylus und Diskus in Verbindung mit einer inneren Gelenkstörung wird später noch angesprochen.

3.6.1 Luxation des Kiefergelenks

Als mögliche Ursachen für rezidivierende Luxationen des Kiefergelenks konnten Gelenkhypermobilität und neuromuskuläre Störungen identifiziert werden. So genannte neurogene Kiefergelenkluxationen werden auf einen erhöhten Tonus der protrahierten Kaumuskulatur zurückgeführt. Rezidivierende neurogene Luxationen sind mit Botulinustoxin-Injektionen behandelt worden [9].

3.7 Anatomische und diagnostische Aspekte

Das Kiefergelenk weist eine Reihe anatomischer Strukturen auf, die bei der Beurteilung von Symptomen im Zusammenhang mit Ätiologie, Diagnose und Behandlung einer TMD von Bedeutung sind; die chirurgische Anatomie wird hier jedoch nicht berücksichtigt. Ohrsymptome sind bei TMD häufig vorhanden.

3.7.1 Otomandibuläre Symptome

Die Möglichkeit eines direkten Zusammenhanges zwischen Tinnitus oder Otalgie (Otodynie) und TMD wird seit der erstmaligen Beschreibung des „Costen-Syndroms" kontrovers diskutiert [8]. Die Theorie des Costen-Syndroms mit Entstehung von Tinnitus als Folge einer direkten Verletzung der Chorda tympani durch Rückverlagerung des Unterkiefers gilt aus anatomischen Gründen als unwahrscheinlich. Allerdings kann bei manchen Patienten durch eine Schienentherapie eine Verminderung von Tinnitus erreicht werden. Dies könnte auf die räumliche Neuorientierung des Unterkiefers zurückzuführen sein.

Eine Studie über otologische Symptome bei TMD-Patienten ergab, dass die Inzidenz von Ohrsymptomen im Vergleich zur Kontrollgruppe erhöht war [37]. In ähnlicher Weise zeigten andere Untersuchungen bei TMD-Patienten eine signifikante Erhöhung der Prävalenz von Schwindel und Tinnitus [7, 24]. Bei diesen Patienten können verschiedene Ohrsymptome auftreten: Hörstörungen, Tinnitus, Ohrenschmerzen und Schwindel. Solche Symptome können sicherlich mit TMD korrelieren, aber der Zusammenhang ist möglicherweise nur zufallsbedingt [36]. Ohne weitere klinische Forschung (z.B. bezüglich möglicher Verbindungen zum limbischen System oder neuronaler Plastizität) können die hohe Prävalenz von Ohrsymptomen bei TMD, der Erfolg okklusaler Therapie bei einigen Patienten und die Koexistenz von TMD und Ohrsymptomen jedoch nicht einfach als Zufall abgetan werden [21, 29].

In einer umstrittenen Theorie werden ein gemeinsamer Ursprung für Otosklerose und Morbus Menière sowie ein Zusammenhang mit Funktionsstörungen des stomatognathen Systems postuliert [22]. Hinweise auf einen Zusammenhang zwischen der Menière'schen Krankheit und TMD mit Erkrankungen der Halswirbelsäule ergeben sich aus der Abschwächung der Symptome durch eine Behandlung von TMD und HWS-Erkrankungen bei diesen Patienten [5].

Über einen Zusammenhang zwischen Morbus Menière und zervikalen Symptomen ist berichtet worden [10]. Stabilisierungsschienen wirken sich im Hinblick auf sekundäre Otalgie und behandlungsbedürftige TMD positiv aus [17]. In einer anderen Studie ergaben sich Hinweise auf einen Zusammenhang von TMD-Symptomen und einem erhöhten Risiko für Ohrbeschwerden. Obwohl kein Kausalzusammenhang nachgewiesen werden konnte, scheinen TMD und Ohrgesundheit signifikant miteinander korreliert [17]. Eine Korrelation betrifft den Zeitpunkt des Auftretens der Beschwerden und die Reaktion auf eine adäquate Schienenbehandlung.

Die Diagnose erfolgt häufig durch Ausschluss; dabei wird der Patient zur Abklärung der Kiefergelenkprobleme an einen Zahnarzt überwiesen, nachdem für die Ohrsymptome keine otolaryngologische Ursache gefunden werden konnte. Der Einsatz von Schienen scheint bei Patienten hilfreich zu sein, die unter Druckgefühlen im Ohr aufgrund unzureichender Mundöffnung leiden. Sie können wegen der Schmerzen beim Gähnen die Eustachi'schen Röhren nicht öffnen [3].

3.7.1.1 Tinnitus

Obwohl die Prävalenz von Tinnitus und Schwindel bei TMD-Patienten signifikant erhöht ist, konnte der Zusammenhang bisher nicht geklärt werden. Allerdings sind Kausalzusammenhänge zwischen einigen TMD-Formen und Otalgie postuliert worden [32]. In einer Studie gab etwa ein Drittel der Patienten an, dass Tinnitus durch Unterkieferbewegungen oder Ausübung von Druck auf die Kiefergelenke beeinflusst wurde [28].

Bei TMD-Patienten mit Tinnitus sollten zunächst objektiver und subjektiver Tinnitus unterschieden werden. Bei objektivem Tinnitus hören die Patienten wirkliche Geräusche. Bei subjektivem Tinnitus haben die Patienten eine falsche Tonwahrnehmung, wobei ein akustischer Stimulus fehlt [20].

Ursachen für objektiven Tinnitus:
- Pulsieren durch turbulente Blutströmungen zur Cochlea
- Knacken oder niedrigfrequentes Brummen können auf Muskelspasmen oder Kontraktionen von M. tensor tympani oder M. stapedius, palatinale Muskelzuckungen oder eine weit ausgedehnte Eustachi'sche Röhre hinweisen.

Ursachen für subjektiven, messbaren Tinnitus:
- Otologisch: Otosklerose, Presbyakusis, Otitis, Morbus Menière, lärminduzierter Hörverlust
- Neurologisch: nervöse Schaltmechanismen, Schleudertrauma, multiple Sklerose, Akustikusneurinom, Kleinhirnbrückenwinkeltumoren
- Medikamente: Nebenwirkungen diverser Medi-

kamente, z. B. Salizylate, NSAID bzw. NSAR (nichtsteroidale entzündungshemmende oder antirheumatische Wirkstoffe), Schleifendiuretika, Antibiotika vom Aminoglykosid-Typ. Eine Liste der Medikamente, die Tinnitus auslösen können, findet sich unter www.hearusa.com.
- Infektion/Entzündung: Otitis media, Meningitis, Lyme-Borreliose und andere
- TMD

Nach einer Metaanalyse von 69 randomisierten klinischen Studien kann gegenwärtig festgestellt werden, dass „bis jetzt keine Therapie als etabliert im Sinne einer reproduzierbaren, langfristigen Verminderung von Tinnitus gelten kann, die über reine Plazebowirkung hinausgeht" [12]. Pathophysiologisch ausgerichtete Forschung könnte Kriterien identifizieren, mit deren Hilfe sich Untergruppen von Patienten abgrenzen lassen, die auf gezielte Behandlungen ansprechen [20].

3.7.2 Anatomische und ontogenetische Faktoren

In verschiedenen Hypothesen werden Ohrsymptome mit der engen anatomischen und ontogenetischen Beziehung zwischen Mittelohr und dem stomatognathen System erklärt (s. Abb. 3-10).

3.7.2.1 Ohrtrompete

Obwohl manche der intermittierenden, meist vorübergehenden Ohrsymptome (z. B. „Druckgefühl" im Ohr, vermindertes Hörvermögen, gelegentliche Ohrgeräusche) offensichtlich mit bestimmten Bewegungen und der Funktion der Ohrtrompete zusammenhängen, ist bei den meisten Menschen, die unter TMD leiden, Beschwerden beim Schlucken haben und eine eingeschränkte Kieferöffnung besonders beim Gähnen aufweisen, eine Besserung durch funktionelle Kompensation möglich. Probleme beim Gähnen zur Schaffung eines ausreichenden Druckausgleichs im Innenohr können durch Allergien oder eine Rhinitis noch verschlimmert werden. Der Patient muss durch den Mund atmen, weil die Nasenatmung behindert ist.

3.7.2.2 Mm. tensores tympani und Mm. tensores veli palatini

Andere Überlegungen zur Erklärung einer Verbindung zwischen den Mm. tensores tympani (Abb. 3-10) sowie den Mm. tensores veli palatini und dem Ohr beruhen auf einer entwicklungsgeschichtlichen Grundlage. Die Tensoren waren danach ursprünglich Kaumuskeln, und Kieferknochen werden phylogenetisch in die Gehörknöchelchen des Mittelohres umgewandelt. Gelenk- und Muskelschmerzen bei TMD könnten sich deshalb auf die Tensoren auswir-

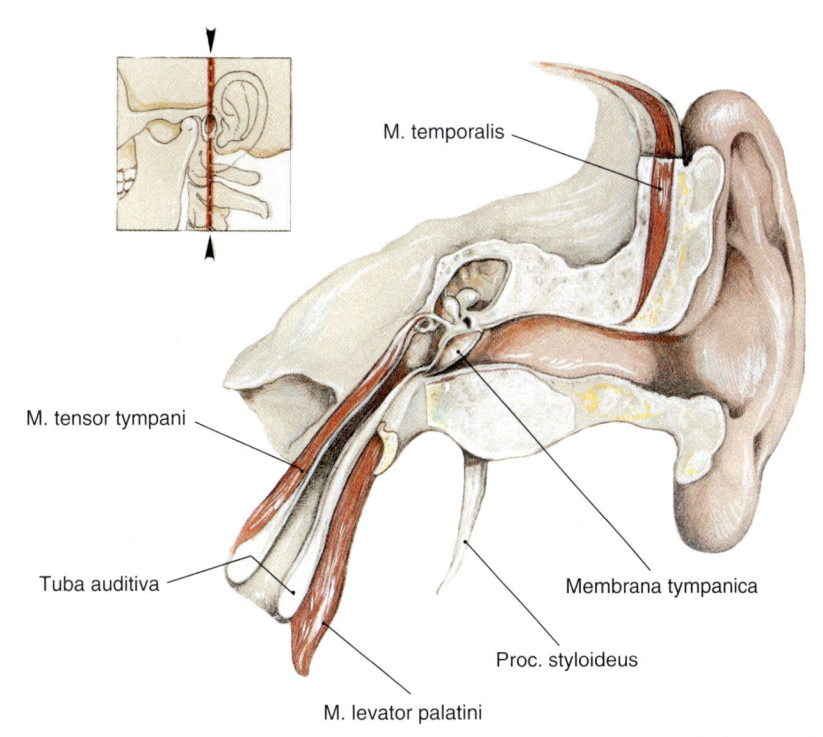

Abb. 3-10 Gehörorgan in halbschematischer Darstellung (äußeres Ohr durch Frontalschnitt und innerer Gehörgang durch vertikalen Schnitt geöffnet).

ken, weil sie eine gemeinsame Nervenversorgung und Konvergenz auf Interneurone des N. trigeminus aufweisen.

3.7.2.3 Bandstrukturen

Will man versuchen, eine strukturelle Verbindung zwischen dem Kauapparat und dem Ohr darzustellen, sind auch makro- und mikroskopische Untersuchungen der anatomischen Beziehungen zwischen Kiefergelenk und Mittelohr von Interesse. Diese Untersuchungen und Beobachtungen beziehen sich im Allgemeinen auf die Bandstrukturen, die vom Malleus durch die Fissura petrotympanica ziehen. Einige von ihnen scheinen entweder eine Fortsetzung des Lig. sphenomandibulare zu sein oder im Bereich der Fissura petrotympanica anzusetzen. Andere scheinen am Diskus-Kapsel-Komplex und einem Verbindungssystem mit den Fasern des oberen Kopfes des M. pterygoideus lateralis anzusetzen [2].

Obgleich diese ligamentären Strukturen früher als „feines (einzelnes kegelförmiges) Band" beschrieben wurden, das den Hals und den Processus anterior des Hammers mit der Gelenkkapsel, dem Diskus und dem Lig. sphenomandibulare über die Glaser-Spalte verbindet, bewertet man diese Strukturen heute als zwei besondere Bänder: ein mediales Ligament, das Malleus und Lig. sphenomandibulare verbindet, und ein laterales Ligament, das den Malleus mit dem retrodiskalen Kapselbereich verbindet (Abb. 3-11a, b).

Das laterale Ligament wurde als Lig. discomalleolare bezeichnet; das mediale Ligament, das der Chorda tympani durch die Fissura petrotympanica folgt, gilt als Rudiment des Meckel-Knorpels und wurde als Lig. tympanomandibulare bezeichnet.

Umstritten ist die Fähigkeit der genannten Ligamente, den Malleus zu bewegen, wodurch die mit einer Kiefergelenkfehlfunktion einhergehenden Ohrsymptome erklärt werden könnten. Es kann zu einer Bewegung einzelner Fasern kommen, die nicht an den Wandungen der Fissura petrotympanica befestigt sind, und es könnte sogar eine Schallleitung geben. Jedenfalls ist die Diskussion über die Existenz dieser Ligamente, ganz zu schweigen von deren Verlauf und Verbindung, noch längst nicht abgeschlossen.

3.7.2.4 Chorda tympani und N. auriculotemporalis

Die häufig bei Patienten mit TMD zu beobachtenden Ohrsymptome wurden auch mit einer Beeinträchtigung des Gehörapparates und Druck auf die Nervenenden im Gelenkbereich in Verbindung gebracht. Besonders eine distale Verlagerung des Unterkiefers und ein tiefer Biss sollen dazu führen, dass

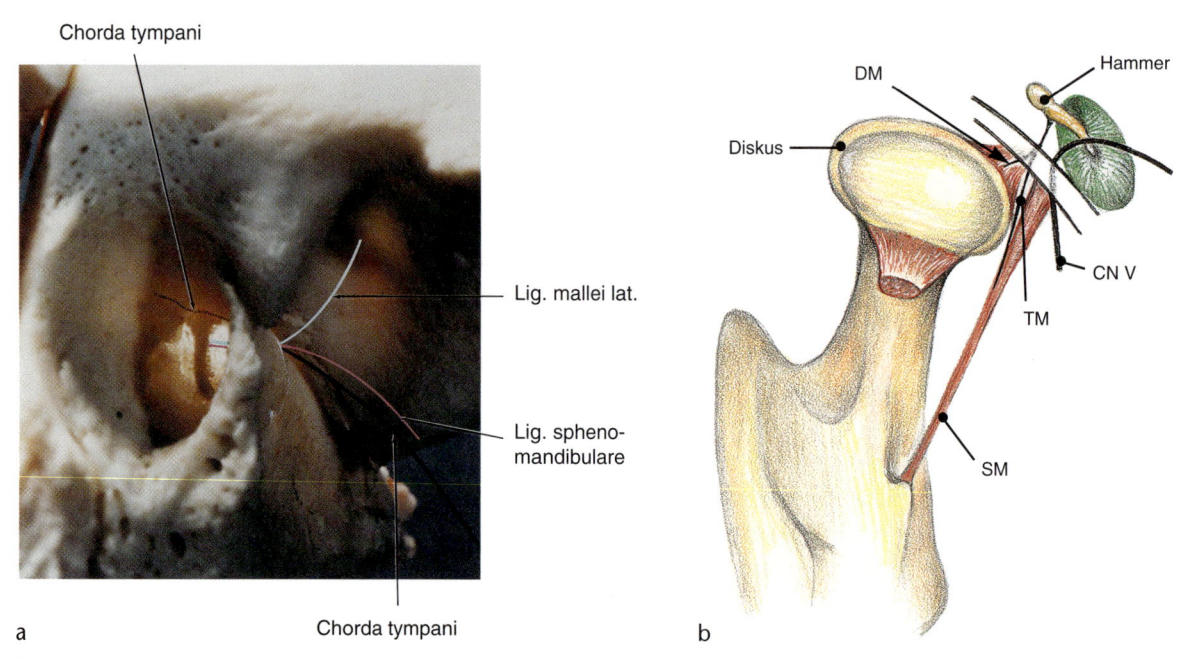

Abb. 3-11 a) Ansicht der Anordnung von Fossa mandibularis, Malleus und Durchtritt für Bänder und Chorda tympani (Haar in der Fissura petrotympanica).
b) Ligamentum sphenomandibulare (SM), Lig. discomalleolare (DM), Lig. tympanomandibulare (TM), N. trigeminus (CN V) (modifiziert nach [2]).

Druck auf den Gehörapparat und die Nerven, insbesondere die Chorda tympani und den N. auriculotemporalis, ausgeübt wird. Außer den Ohrsymptomen wurden Schmerzen und Brennen im Rachen, auf der Zunge und in den Nebenhöhlen in Verbindung mit diesen Ursachen beschrieben. Die Hypothese [22] eines gemeinsamen Ursprungs von Otosklerose und Morbus Menière bei Funktionsstörungen des stomatognathes Systems bleibt umstritten. Änderungen in der Funktion des N. auriculotemporalis sind in Zusammenhang mit lateralen Diskusverlagerungen gebracht worden. Diese Aussagen sind nicht belegt.

Die Chorda tympani ist ein Ast des N. facialis (VII). Sie verlässt ihn in der Hinterwand des Mittelohres. Dort verläuft der Nerv nach vorn und medial zum Rand des Trommelfells. Nach Querung des Os temporale und des Tympanons tritt die Chorda tympani an der Fissura petrotympanica nahe der medialen Seite des Kiefergelenkes aus (Abb. 3-4, 3-11). Sie schließt sich nahe dem Unterrand des M. pterygoideus lateralis dem N. lingualis an.

Der N. auriculotemporalis ist ein sensibler Ast des N. mandibularis und steht mit dem Ganglion oticum in Verbindung, was auf eine indirekte Verbindung mit dem N. glossopharyngeus schließen lässt. Unterhalb des Foramen ovale entspringend, läuft der Nerv abwärts und rückwärts auf der medialen Fläche des M. pterygoideus lateralis. Er verläuft seitlich zur Spina ossis sphenoidalis und hinter der Kapsel des Kiefergelenks dann aufwärts durch die Glandula parotidea und schließlich zur Haut der Schläfe und des vorderen Ohres. Kleine Äste oder Zweige des N. auriculotemporalis versorgen die Gelenkkapsel und stehen mit dem N. facialis über sekretorische Fasern aus dem Ganglion oticum in Verbindung. Der Zusammenhang zwischen diesen Beziehungen zum vegetativen System und Vergrößerungen der Parotis bei TMD ist unbekannt.

Angesichts der anatomischen Beziehungen der knöchernen Strukturen der Fossa glenoidalis ist es unwahrscheinlich, dass eine Distalverlagerung des Kondylus oder ein tiefer Biss zu direkten Verletzungen der Chorda tympani führen könnte. In Gegenwart reaktiver Veränderungen der Weichgewebe, z.B. bei Ergüssen und Schwellungen, kann die Position des Kondylus allerdings ein wichtiger Aspekt für das Verständnis der Symptome von TMD sein. Im Rahmen von Provokationstests können bei manchen Patienten bereits leicht forcierte Distalbewegungen Schmerz auslösen. Bei einigen Patienten können eine Vergrößerung der Vertikaldimension und eine leichte Vorverlagerung des Unterkiefers Schmerzen, Tinnitus und Hörminderungen abklingen lassen. Diese Ergebnisse lassen nicht unbedingt auf eine direkte Druckwirkung des Kondylus auf die Chorda tympani schließen, weisen aber darauf hin, dass die Frage eines Kausalzusammenhanges zwischen der Unterkieferposition (z.B. Distalverlagerung, Tiefbiss) und einigen der Ohr- und Zungensymptome noch geklärt werden muss. Handelt es sich um eine Korrelation oder eine Koinzidenz?

3.7.2.5 Behandlung

Die meisten Behandlungen von Tinnituspatienten sind nicht erfolgreich. Versuche zur Entwicklung evidenzbasierter Therapien sind bisher aufgrund des fehlenden Wissens über die pathologischen Grundlagen der Erkrankung gescheitert [20]. Trotz dieser Einschränkungen können viele Fälle von Tinnitus zufriedenstellend behandelt werden. Bei einigen Patienten klingt der Tinnitus durch erfolgreiche Behandlung von TMD ab. Dies schließt jedoch Plazeboeffekte, zufällige zeitliche Übereinstimmung oder psychogene Ursachen keineswegs aus. Unter dem Gesichtspunkt der verminderten Muskelfunktionsstörung können vielleicht alle vom N. trigeminus versorgten Muskeln, einschließlich der Mm. tensores tympani und Mm. tensores veli palatini, auf eine geeignete Einschleiftherapie ansprechen.

Der Einsatz von „weißem Rauschen" zur Maskierung der Ohrgeräusche, Biofeedback und Gruppentherapien können hilfreich für Tinnituspatienten sein. Einige Patienten, die sich in Gruppen treffen, um über ihr gemeinsames Problem zu sprechen, fühlen sich besser. „Mit dem Problem leben" zu lernen kann durch eine Schienentherapie unterstützt werden. Die Prognose für Tinnitus im Zusammenhang mit TMD ist günstiger als bei isoliertem Tinnitus. Schwindel kann oft durch eine Schienentherapie bekämpft werden. Dies ist jedoch möglicherweise auf ein erhöhtes Wohlbefinden des Patienten durch die erfahrene Aufmerksamkeit im Rahmen der Behandlung zurückzuführen. Für einige Patienten, die über die Wahrscheinlichkeit und das Wesen positiver Erwartungen aufgeklärt wurden, kann die Behandlung subjektiver Ohrsymptome mit einer Aufbissschiene von Vorteil sein.

Ohrsymptome wurden auch auf eine gestörte Gefäßversorgung des Innenohrs zurückgeführt. Arteriengeräusche und Temporalarteriitis können vor allem in der posterior und lateral vom Kiefergelenk verlaufenden A. temporalis superficialis auftreten. Der unterschiedliche gewundene Verlauf des N. auriculotemporalis hinter und unterhalb des Kondylus ist für Ohrsymptome offenbar nicht von Bedeutung. Die Lage des oberen Pols der Glandula parotidea und deren mediale Ausdehnung zwischen Gelenk und äußerem Gehörgang können dazu führen, dass eine funktionelle Obstruktion und Anschwellung der Ohrspeicheldrüse gelegentlich im Zusammenhang mit einer Kiefergelenkfehlfunktion zu beobachten sind.

Manchmal kann ein symptomatischer Proc. styloideus oder ein symptomatisches Lig. stylomandibulare Schmerzempfindungen zwischen dem aufsteigenden Ramus mandibulae und dem M. sternocleidomastoideus unmittelbar unterhalb des Ohrläppchens auslösen. In diesem Fall ist die Differentialdiagnose Eagle-Syndrom oder TMD in Betracht zu ziehen.

3.8 Pathophysiologie

Aufgrund elektromyographischer Untersuchungen gibt es widersprüchliche Ansichten darüber, ob der obere Kopf des M. pterygoideus lateralis in erster Linie an der Stabilisierung des Diskus beteiligt ist. Auch fehlen schlüssige Beweise dafür, dass der Diskus während retrusiver Bewegungen durch elastisches Zurückfedern des bilaminären Segments nach posterior bewegt wird. Die Verschiebung des Diskus wurde auch durch Scherkräfte erklärt, die vom Kondylus erzeugt werden, wenn dieser während der Vorwärtsbewegung auf das posteriore Band drückt.

Bis jetzt lassen die Anzeichen noch nicht den Schluss zu, dass eine Fehlfunktion des Diskus eine wie auch immer geartete Schädigung des oberen Kopfes des M. pterygoideus lateralis oder seiner Insertion am Diskus widerspiegelt. Ebenso wenig kann man sagen, dass eine anteriore Verlagerung des Diskus (Abb. 3-12) auf ein neuromuskuläres Ungleichgewicht zurückzuführen ist.

Die Schwankungen in makro- und mikroskopischen Bereichen der lateralen Kiefergelenkkapsel konnten bisher weder mit TMD noch mit einer übermäßigen Beweglichkeit des Gelenks in Verbindung gebracht werden. Es steht noch nicht fest, ob das Vorhandensein eines klar abgegrenzten Lig. temporomandibulare für TMD von Bedeutung ist oder ob horizontal und schräg verlaufende Faserbündel (s. Abb. 3-1) einen „normalen" Befund an der Gelenkkapsel darstellen.

3.8.1 Anpassung des Kiefergelenks

Die Ursachen für eine morphologische und funktionelle Anpassung des Kiefergelenks und der Kaumuskeln sind vielfältig. Sie sind eine Reaktion auf die Funktion, auf Verletzung von Komponenten, Veränderungen der Okklusion durch Zahnverlust, Wanderung oder Restauration, durch Stellungsänderung von Ober- und Unterkiefer, Wachstum und Alter.

Es bleibt umstritten, ob und in welchem Ausmaß das Kiefergelenk dabei einer adaptiven morphologischen oder einer pathologischen Veränderung unterliegt. An dieser Stelle soll kein Versuch gemacht werden, all diese Aspekte zu behandeln.

> Deutliche Veränderungen des ausgewachsenen Kiefergelenks sind in der Regel das Ergebnis eines pathologischen Prozesses, nicht einer physiologischen Anpassung.

Im Tierversuch kam es zu kleineren Veränderungen im Kiefergelenk ausgewachsener Rhesusaffen nach

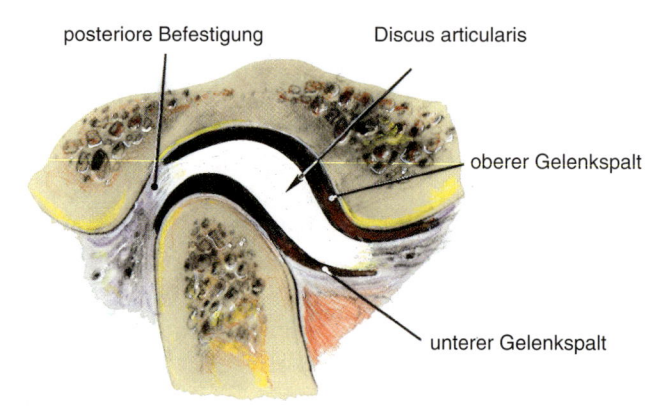

Abb. 3-12 Relation zwischen Diskus, Kondylus und Tuberculum articulare bei anteriorer Verlagerung des Diskus.

umfassenden Veränderungen der okklusalen Relation einschließlich einer Verlagerung des Unterkiefers. Veränderungen traten am Proc. alveolaris und am Collum mandibulae auf (Abb. 3-13). Von besonderem Interesse sind hier Veränderungen, die möglicherweise als Reaktion auf eine Vorverlagerung des Unterkiefers eintraten, so wie sie durch eine Repositionsschiene im Rahmen einer Behandlung einer anterioren Diskusverschiebung oder einer Malokklusion der Klasse II (mit oder ohne kieferorthopädische Operation) bei Erwachsenen erreicht wird.

Eine potentielle Schwierigkeit der Lagekorrektur des Kondylus bei verlagertem Diskus besteht darin, dass der Kondylus in eine nichtanatomische Position (anterior zum Tuberkulum) gebracht wird, aber auf Dauer nicht distal zu seiner Normalstellung bewegt werden kann. Die entsprechende Veränderung des Kiefergelenks wird zwar als arthrotische Degeneration durch Anpassung (Remodelling) bezeichnet; diese Behauptung einer Anpassung muss jedoch noch durch evidenzbasierte klinische Studien abgesichert werden.

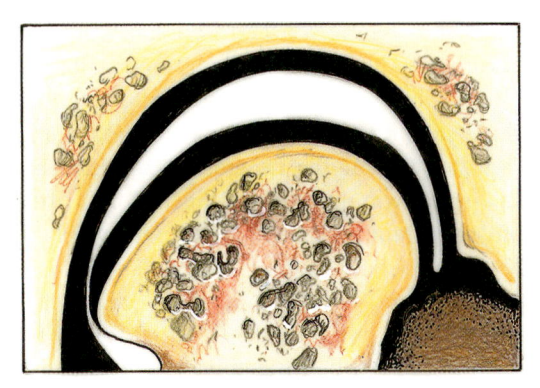

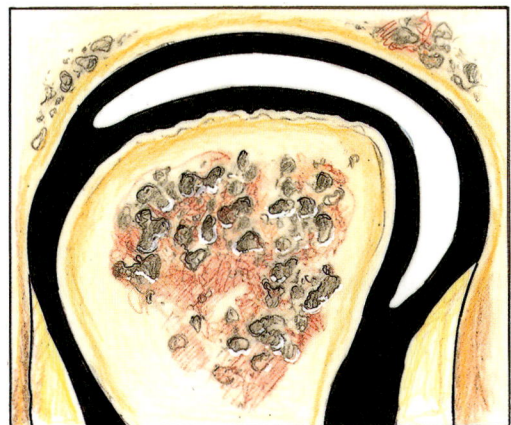

Adaptive Veränderungen finden tatsächlich in den Kiefergelenken von Tieren in der Wachstumsphase statt, wenn der Unterkiefer durch okklusale Maßnahmen verschoben wird. Keine adaptiven morphologischen Veränderungen gibt es dagegen in den knöchernen Gelenkoberflächen ausgewachsener Affen. Ein Repositionsgerät kann bei jugendlichen Patienten eine brauchbare Kondylus-Fossa-Relation herbeiführen, wobei nicht sicher ist, dass ein adaptives Remodelling stattfindet.

3.8.2 Kiefergelenkknacken

Knackgeräusche im Kiefergelenk sind oft nichts Besonderes und meist schmerzlos. Sie treten nur phasenweise auf. Das Gelenk kann in folgenden Situationen knacken:
- Beim Öffnen
- Beim Schließen
- Bei lateralen und protrusiven Bewegungen
- Beim Kauen, insbesondere von komprimierbaren Nahrungsmitteln

Das Knackgeräusch kann so leise sein, dass es selbst mit dem Stethoskop kaum wahrnehmbar ist; es kann aber auch so laut sein, dass es für den Patienten unangenehm ist.

Die Ursache für das Kiefergelenkknacken ist umstritten. Unter anderem wird es damit erklärt, dass Diskus und Kondylus dabei gegen die Gelenkfläche des Os temporale gedrückt und eingeklemmt werden. Diese Störung einer sonst ruckfreien Gleitbewegung wurde mit Veränderungen der glatten Gelenkoberfläche, der Koordination der Muskeln oder mit einer Überführung des Diskus aus einer verlagerten Stellung während des Schließens in eine Normallage beim Öffnen in Verbindung gebracht. Ein durch okklusale Interferenzen verursachtes vorübergehendes Knacken kommt vor. Die Bedeutung des Knackens ist noch nicht ganz klar, so dass auch nicht gesagt werden kann, ob das Knacken übertrieben intensiv behandelt wird (oder ungenügend).

3.8.3 Internal derangement

Als „internal derangement" oder innere Gelenkstörung wird eine lokale mechanische Beeinträchtigung des kontinuierlichen Gleitvorgangs im Gelenk bezeichnet [1].

In Hinblick auf das Kiefergelenk beinhaltet der Begriff eine veränderte Lagebeziehung und eine veränderte funktionelle Interaktion zwischen Diskus, Kondylus und der Gelenkfläche des Os temporale

Abb. 3-13 a) Koronalschnitt, Diskusposition normal, kranial vom Kondylus.
b) Koronalschnitt, Diskusverlagerung nach medial.

[25]. Die Begriffe „innere Gelenkstörung" und „Diskusverlagerung" wurden in der Vergangenheit oft als austauschbar betrachtet [25], obwohl ihr Gebrauch eine von der Norm abweichende Beziehung des Diskus zum Kondylus jeweils mit oder ohne Reposition bezeichnet. Es ist schwierig, das Ausmaß der anterioren Verlagerung des Diskus (Abb. 3-12) in Vergleich mit der physiologischen Variationsbreite liegenden Position des Diskus zu bestimmen. Auch liegen dann keine klinischen Symptome vor.

Sowohl das Konzept der Diskusverlagerung als auch der Begriff „innere Gelenkstörung" sind möglicherweise ungeeignet. Eine Reihe von Begleiterscheinungen kann auftreten:
- Synovitis
- Adhäsionen von faserigem Bindegewebe
- Verwachsungen des Diskus und der angehefteten Bänder mit dem Gelenkknorpel des Os temporale
- Chondromalazie
- Arthritis
- Arthrose
- Hämarthrose
- Kapselfibrose
- Dystrophische Kalzifikation

Der Begriff „Reposition" beschreibt nur die Rückkehr des verlagerten Diskus in eine „normale" Position (s. Abb. 3-8 und 3-9).

3.8.3.1 Klinischer Verlauf

Der Verlauf einer inneren Gelenkstörungen kann anhand retrospektiv gewonnener Daten in drei Abschnitte eingeteilt werden [39].
- In einem frühen Stadium mit Gelenkknacken und Diskusverlagerung finden sich kein Schmerz, keine Bewegungseinschränkung und keine radiologisch nachweisbaren Veränderungen.
- Ein Zwischenstadium ist durch wiederkehrendes Auftreten von Schmerz und Bewegungsstörungen mit Bewegungseinschränkung bis hin zu kurzzeitiger oder anhaltender Blockade gekennzeichnet.
- Das Endstadium beinhaltet Krepitation (Reibegeräusche) und das Vorliegen erheblicher degenerativer Veränderungen.

Diese allmähliche Progredienz ist in ähnlicher Weise von anderen Autoren beschrieben worden [26, 30]. Nicht bei allen Patienten kommt es zu einem solchen Verlauf; bei vielen Patienten geht die Erkrankung nicht über die frühen Stadien hinaus.

3.8.3.2 Diagnostik

Zur Feststellung einer lateralen oder medialen Diskusverlagerung (Abb. 3-13b) ist eine geeignete Darstellung (z. B. MRT [Magnetresonanztomographie]) erforderlich. Dies ist wichtig, wenn zur Behandlung einer Diskusverlagerung eine Therapie mit einer Vorrichtung zur Vorverlagerung des Unterkiefers geplant ist. Die verschiedenen Formen der Diskusverlagerung und die therapeutischen Folgerungen werden in Kapitel 16 erörtert.

3.8.3.3 Kausale Faktoren

Die Ursache der Diskusverlagerung bleibt umstritten. Es scheint jedoch kein signifikanter Zusammenhang mit Alter, Geschlecht, fehlenden Zähnen oder Zahnprothesen zu bestehen. Das häufige Vorliegen einer inneren Gelenkstörung (67%) bei Autopsien legt die Vermutung nahe, dass in vielen Fällen die klinischen Aspekte der fehlerhaften Relation zwischen Diskus und Kondylus zu Lebzeiten für den Patienten nicht von Bedeutung waren.

Diskusdeformationen werden durch verschiedene Grade der Vorverlagerung des Diskus gefördert. Meistens handelt es sich dabei um eine Hyperplasie des hinteren Bandes. In ausgeprägten Fällen ist der gesamte Diskus häufig von Perforationen im hinteren Halteapparat (Abb. 3-14a) und anterioren Adhäsionen betroffen (Abb. 3-14b). Die Verlagerung des Diskus nach medial wird bislang weniger verstanden.

Über die Ursache der inneren Störungen des Gelenks gibt es zwar nur Vermutungen, doch wird eine chronische Traumatisierung harter wie weicher Gewebe (chronische Arthritis traumatica des Kiefergelenks) angenommen. Zu den histologischen Veränderungen bei andauernder Traumatisierung und Altersprozessen zählen metaplastische Veränderungen von faserigem Bindegewebe zu Faserknorpel, Hyperplasie der Synovia, Narbengewebe, Hyalinisierung, Erosion, Fissurenbildung und Perforation des Diskus. Eine akute Arthritis traumatica des Kiefergelenks gibt es ebenfalls.

Inwieweit Bruxismus eine chronische Traumatisierung bewirkt, ist noch nicht geklärt; die Behandlung eines deformierten Diskus ist bei bruxierenden Patienten jedoch viel schwieriger.

Eine genaue Evaluierung des Diskus ist wichtig, um die Diagnose einer inneren Gelenkstörung stellen zu können, insbesondere vor der Einleitung irreversibler Behandlungsmaßnahmen mit dem Ziel der Reposition eines verlagerten Diskus und Wiederherstellung einer normalen räumlichen Anordnung von Diskus, Kondylus und Fossa.

Zusammenfassung

Techniken zur Beurteilung des Diskus werden jeweils im Rahmen der Darstellung der einzelnen diagnostischen Verfahren dargestellt.

3.8.3.4 Kieferklemme

Die klassische Definition der Kieferklemme beschreibt diesen Zustand als Folge eines nichtreduzierenden, deformierten Diskus, der ein Hindernis für den gleitenden Kondylus darstellt. Die Mundöffnung ist signifikant eingeschränkt.

Dieses Konzept wurde in Frage gestellt, da auch Fälle von Kieferklemme bei normal geformtem Diskus aufgetreten sind, sogar bei nichtdisloziertem Diskus und ohne anamnestische Hinweise auf Kiefergelenkknacken vor der Kieferklemme. Erhöhte Reibung, geringe Viskosität der Gelenkflüssigkeit und hydrostatischer Druck sind als ätiologische Faktoren für die Kieferklemme ebenfalls vorgeschlagen worden.

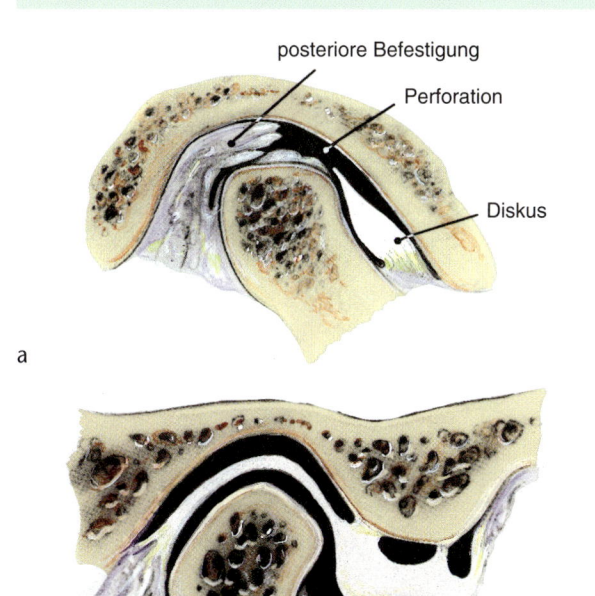

Abb. 3-14 a) Diskusperforation.
b) Adhäsion (modifiziert nach Dolwick und Sanders, [13]).

Zusammenfassung

Das Kiefergelenk ist ein einzigartiges Gelenk. Seine Komplexität erschwert den Nachweis genauer Korrelationen zwischen Struktur, Funktion und Störung, insbesondere in Bezug auf den Diskus. Es existieren unterschiedlichste Hypothesen zur Funktion des Diskus und zur Entwicklung von Erkrankungen.

Die Vielfalt der Zusammenhänge zwischen auftretenden Symptomen, anatomischen Strukturen und Funktionsmustern weist auf die Notwendigkeit einer möglichst exakten Diagnose hin. So sind hier kurz die wesentlichen anatomischen und pathophysiologischen Mechanismen dargestellt worden, bei denen ein Zusammenhang mit Funktionsstörungen des Kiefergelenks anzunehmen ist.

4 Orofazialer Schmerz und Kopfschmerzen

Inhalt

4.1	**Schmerztheorien**		55
	4.1.1	Gate-Control-Theorie	56
	4.1.2	Gate-Control: klinische Anwendungen	56
	4.1.3	Neuromatrix-Theorie	57
4.2	**Das Stresssystem**		59
	4.2.1	Komponenten des Stresssystems	59
	4.2.2	Schmerz-Stress-Reaktion	59
4.3	**Vegetatives (autonomes) Nervensystem**		60
4.4	**Homöostase**		60
4.5	**Bestandteile und Funktionen des Nervensystems**		61
	4.5.1	N. auriculotemporalis	62
	4.5.2	Rezeptoren/afferente Nervenfasern	62
	4.5.3	Sensorischer Input an das Zentralnervensystem	63
	4.5.4	Sensorische Kerngebiete des N. trigeminus	63
	4.5.5	Schmerzmodulierende Systeme	64
4.6	**Schmerz: Hyperalgesie, Allodynie**		65
	4.6.1	Ausstrahlender Schmerz	65
	4.6.2	Zentrale Neuroplastizität des Schmerzes	66
4.7	**Orofazialer Schmerz**		66
	4.7.1	Odontogener Schmerz	67
	4.7.2	Schmerzen bei Zahnfraktur	67
4.8	**Chronischer Schmerz**		68
	4.8.1	Psychologische Erkrankungen	69
	4.8.2	Diagnose chronischer Schmerzen	69
4.9	**Schmerzerkrankungen des Trigeminussystems**		70
	4.9.1	Muskuloskelettale Erkrankungen	70
	4.9.2	Migräne im Gesichtsbereich	72
	4.9.3	Peripherer und zentraler neuropathischer Schmerz	72
	4.9.4	Die Bandbreite neuropathischer Schmerzerkrankungen	75

4.10 Kopfschmerzerkrankungen 80
    4.10.1 Klassifikation der Kopfschmerzerkrankungen 80
    4.10.2 Primäre (idiopathische) Kopfschmerzen 82
    4.10.3 Prävalenz der Migräne................................. 83
    4.10.4 Migräneformen 84
    4.10.5 Einige klinische Merkmale der Migräne 84
    4.10.6 Migräne ohne Aura 84
    4.10.7 Migräne mit Aura 85
    4.10.8 Spektrum der Migräne................................. 85
    4.10.9 Behandlungsansatz.................................... 86
    4.10.10 Vorbeugende Migränebehandlung 86
    4.10.11 Chronischer täglicher Kopfschmerz.................... 87
    4.10.12 Pathophysiologie der Migräne........................ 87
    4.10.13 Kopfschmerz vom Spannungstyp 91
    4.10.14 Clusterkopfschmerz................................... 93

Neben akuten, mit einer Pulpitis assoziierten Schmerzen ist persistierender Schmerz eine der Hauptursachen, weswegen Patienten ihren Zahnarzt konsultieren.

Wie Menschen einen Schmerz empfinden, ist sehr verschieden, selbst unter identischen Bedingungen. Daher führt die individuelle Schmerzwahrnehmung oft dazu, dass Patienten auf einen exakt gleichen Reiz sehr unterschiedlich reagieren können. Dabei muss man bedenken, dass die Schmerzwahrnehmung das Ergebnis von Abstraktion und von Verarbeitung von Sinnesreizen durch das Gehirn ist [75]. Es resultiert ein hochgradig individuelles und subjektives Schmerzempfinden. Dabei spiegeln sich auch Eigenschaften wider, die für emotionales Verhalten und Affekte verantwortlich sind.

Obwohl anerkannte Definitionen des Schmerzes existieren, bleiben die genaue Charakterisierung, die Diagnostik und Behandlung von chronischen Schmerzen schwierig, es fehlt eine evidenzbasierte, einheitliche Theorie des Schmerzes.

Aufgrund der hier angeführten Einschränkungen sind die folgenden Definitionen für das hier behandelte Thema hilfreich.

> Schmerz ist ein mehrdimensionales Erlebnis und kann durch verschiedenste Einflüsse ausgelöst werden. Die Wahrnehmung kann darüber hinaus durch erlernte, emotionale und triebhafte Faktoren, einschließlich körperlicher Einflüsse und denen des ZNS, moduliert werden. Schmerz ist eine Empfindung, die zumindest eine gewisse Information zur Lokalisation, Art, Intensität und Dauer eines schädlichen Reizes liefert. Sie steht auch im Zusammenhang mit früheren und oder noch bestehenden sensorischen Ereignissen, darüber hinaus mit Stress, Ängstlichkeit, Ärger, Depression und des Weiteren durch Schmerz ausgelöste Gefühle, welche das Schmerzerlebnis modulieren. An der Schmerzverarbeitung sind nicht nur die neuronalen Aktivitäten der sensorischen Anteile von Thalamus und Hirnrinde beteiligt, sondern auch weit ausgedehnte neuronale Netzwerke des ZNS, die für die Schmerzwahrnehmung, Handlungen, Bewältigungsstrategien und Stressregulation zuständig sind.

4.1 Schmerztheorien

Nozizeptive Informationen werden über Bahnen weitergegeben, an denen das Hinterhorn der grauen Substanz des Rückenmarks, der Thalamus und der primäre somatosensorische Kortex beteiligt sind [25]. Die herkömmliche Theorie des Schmerzes („Spezifitätshypothese") postuliert, dass ein eigenes Schmerzleitungssystem Informationen von Schmerzrezeptoren in der Haut zu einem Schmerzzentrum im Gehirn übermittelt [108]. Es scheint grundsätzlich ein direkt proportionales Verhältnis zwischen dem Schweregrad der Verletzung und der Schmerzintensität zu bestehen, dies ist jedoch nicht immer der Fall. Eine Verletzung muss nich t mit Schmerz einhergehen und umgekehrt. So wird z. B. durch vorübergehende Analgesie Schmerz erst viele Minuten oder Stunden nach der Verletzung empfunden, und Spannungskopfschmerz (früher als Muskelkontraktionskopfschmerz bezeichnet) kann auch ohne Muskelkontraktion auftreten. Neuronen innerhalb des Nervensystems sind auf die Weiterleitung bestimmter Muster von Nervenimpulsen spezialisiert. Es gibt allerdings keine Neuronen in somatischen Projektionsbahnen, die mit einer einzelnen, spezifischen psychologischen Erfahrung verknüpft sind. Ein Konzept des Schmerzes mit einigen Elementen von Spezifität lässt sich mit weniger Skepsis betrachten, wenn man akzeptiert, dass die physiologische Spezialisierung von Neuronen zur Übertragung von Nervenimpulsmustern nicht bedeutet, dass sie ausschließlich Schmerzempfindungen vermitteln oder dass Schmerz nur dann auftreten kann, wenn spezialisierte Neuronen aktiviert werden [176]. Schmerz beinhaltet sowohl sensorische Komponenten als auch Wirkungsaspekte, ebenso Wünsche, ihn zu beenden, zu vermindern oder ihm zu entkommen [134]. Es gibt fundierte Hinweise darauf, dass Quantität und Qualität des wahrgenommenen Schmerzes über die vielfältigen neuralen Quellen hinaus, die zur Schmerzafferenz beitragen, auch von einer Reihe von psychologischen Variablen bestimmt werden. Es gibt verschiedene aufsteigende Bahnen und Hirnregionen, die bei der Verarbeitung nozizeptiven Inputs aktiviert und beteiligt sind; deren Zahl, Umfang und Variabilität bleiben jedoch noch zu klären.

Die fortschreitende Entwicklung der Schmerztheorien, angefangen mit der Spezifitätstheorie, hat bisher nicht zu einer einheitlichen, umfassenden Vorstellung von Schmerz geführt, die die verschiedenen theoretischen Mechanismen des Schmerzes vollständig integriert.

4.1.1 Gate-Control-Theorie

Die Gate-Control-Theorie des Schmerzes [110] setzte einen Mechanismus voraus, bei dem eine zentrale Interaktion von Inputs aus verschiedenen afferenten Fasertypen (dicke Fasern, die taktile Informationen übertragen, im Gegensatz zu dünnen Fasern, die nozizeptive Informationen weiterleiten) die zentrale Schmerzübertragung blockieren kann. Sie ging außerdem davon aus, dass dieser Gate- oder Tor-Mechanismus durch deszendierende Kontrolleinflüsse des ZNS unterdrückt oder verstärkt werden könnte. Die Gate-Control-Theorie hebt die Modulation ankommender Information im Hinterhorn des Rückenmarks und die dynamische Rolle des Gehirns hervor. Obwohl sie nicht alle Fragen zum Schmerz beantwortet, scheint ihre Anwendung vertretbar. Die Fachwelt sieht das Gehirn nun als aktives System an, das ankommende Information filtert, auswählt und verändert. Eine Erweiterung des „Gate" zum Konzept der Neuromatrix [106] für die Schmerzverarbeitung ist gut abgesichert; allerdings gibt es kaum Hinweise auf eine besondere regionale oder Schaltkreisstörung während klinischer Schmerzphasen [27].

> Nach der Gate-Control-Theorie wird davon ausgegangen, dass das Schmerzphänomen sensorisch-diskriminative, gefühlsgesteuert-affektive und kognitiv-beurteilende Bestandteile enthält.

Gewebebelastungen aktivieren gleichzeitig sensorisch-unterscheidende und gefühlsgesteuert-affektive Schmerzaspekte [109]. Erstere beziehen sich auf die Eigenschaften thermischer, mechanischer und chemischer Reize, darüber hinaus auch auf die Körperlokalisation, die Intensität und zeitliche Komponenten des Erlebens. Gefühlsgesteuert-affektive Schmerzaspekte beinhalten Betroffenheit, einschließlich Wachheit, Reaktionsbereitschaft und Auslösung von Reflexen sowie komplexem Vermeidungs- und Ausweichverhalten. Beide Komponenten vermitteln zusammen mit früheren Erfahrungen Bedeutung und unterstützen die Bewertung des Erlebens. Zur erfolgreichen Schmerzbewältigung sind häufig Veränderungen der kognitiv-beurteilenden Komponenten erforderlich (z. B. die Anwendung von Hypnose, Angstlinderung und andere Ansätze zur Verhaltensänderung), während die sensorische Komponente intakt bleibt.

4.1.2 Gate-Control: klinische Anwendungen

Nachdem die Gate-Control-Theorie vorgeschlagen worden war, wurde eine Reihe von Methoden eingeführt, um den nozizeptiven Input zu modulieren [110], z. B. transkutane elektrische Nervenstimulation (TENS), Vibration und andere Techniken zur Schmerzlinderung. Die transkutane elektrische Stimulation starker, afferenter Nicht-Schmerzfasern könnte die Übertragung von Informationen, die letztlich als Schmerz empfunden werden, in zentralen Bahnen verändern [59]. Man nimmt an, dass die Interaktion im Hinterhorn und im Thalamus stattfindet [43, 125].

> Hypothetisch kommt die Linderung von Schmerz durch die Anwendung transkutaner Nervenstimulation (TENS) teilweise durch das Verschließen der neuronalen Eintrittspforte (Gate) für die Reizübertragung zustande. Im Gesichtsbereich bezieht sich dies auf Neurone im Subnucleus caudalis des N. trigeminus.

Berichte über vorteilhafte Wirkungen von TENS bei einer Reihe von akuten und chronischen Schmerzzuständen, einschließlich orofazialen Schmerzes und intraoraler operativer Eingriffe, liegen vor. Obwohl das Verfahren nunmehr seit drei Jahrzehnten existiert, stehen verlässliche, evidenzbasierte klinische Daten zur Unterstützung einer allgemeinen Anwendung von TENS nur in begrenztem Ausmaß zur Verfügung [58, 59].

> Eine Kontraindikation für die Anwendung von TENS besteht bei Patienten mit On-Demand-Herzschrittmachern, jedoch nicht bei Herzschrittmachern mit fest eingestellter Frequenz. Auch die Stimulation im Bereich des lateralen Halsdreiecks ist kontraindiziert, da hier das Risiko eines Spasmus der inneren Larynxmuskulatur und der Aktivierung des Karotissinus besteht [59].

Die relative Wirksamkeit von Vibrationsverfahren bei Schmerz wurde in einer geringen Anzahl von randomisierten, plazebokontrollierten klinischen Studien gezeigt, die eine signifikante Linderung bei akutem nozizeptivem orofazialem Schmerz [35, 129] und bei anderen chronischen orofazialen Schmerzzuständen [86, 87] beschreiben. Aufgrund der kleinen Anzahl evidenzbasierter Studien sind weitere Untersuchungen erforderlich, insbesondere im Hinblick auf die offenbar begrenzte Verfügbarkeit geeigneter Geräte zur Stimulation [59]. Akupunktur setzt detaillierte Kenntnisse der Anatomie voraus. Es gibt eine große Zahl von Formen und Techniken der Akupunkturstimulation, ohne dass sich eine als unter allen Umständen überlegen erwiesen hätte. Die Ergebnisse einiger Studien deuten darauf hin, dass kurzzeitige Schmerzlinderung bei CMD erzielt werden kann [85]; allerdings scheinen die Ergebnisse hochwertiger Studien zur Anwendung von Akupunktur bei Schmerz die Schlussfolgerungen weniger gut gestalteter Studien nicht zu bestätigen [59].

Die Anwendung von TENS, Akupunktur und Vibrationsverfahren bei TMD wird später im Zusammenhang mit der Therapie von TMD nochmals erörtert.

4.1.3 Neuromatrix-Theorie

Melzack beschrieb eine Theorie zum besseren Verständnis der zentralen Schmerzverarbeitung und der Entstehung von chronischen Schmerzen. Diese Neuromatrix-Theorie beschreibt Schmerz als eine multidimensionale Erfahrung, die durch charakteristische Nervenkontakte und Bahnen im ZNS, die „Neurosignaturen", entsteht. Dies sind Muster von Nervenimpulsen aus einem weit über das Gehirn verteilten neuronalen Netzwerk – der „körpereigenen Neuromatrix" [105]. Daraus ergibt sich, dass der multidimensionale Aspekt des Schmerzes nicht nur Prozesse mit neuralem Input aus der Körperperipherie widerspiegelt, sondern auch eigenständige neuronale Prozesse im Gehirn beinhaltet, die normalerweise von Inputs aus dem Körper kommen. Diese Gehirnprozesse können daher auch ohne jeden somatischen Input ablaufen, z. B. bei Phantomschmerzen. Die Ursprünge der Muster, die den Charakteristika von Erfahrungen zugrunde liegen, sind in zentralen Netzwerken zu suchen. Obwohl somatische Reize die Muster *auslösen* können, generieren sie keine.

Der Körper kann als eine von anderen Menschen und der Umwelt getrennte Einheit verstanden werden, die als „Körper-Selbst" oder „Selbst" gedacht wird, das genetisch eingebaut ist und durch sensorische Erfahrung verändert wird. Das physische Substrat für die Körperwahrnehmung besteht aus einem großen, ausgedehnten Netzwerk von Neuronen zwischen Thalamus und Kortex sowie zwischen Kortex und limbischem System [107]. Das gesamte Netzwerk mit seiner räumlichen Struktur und den synaptischen Verbindungen, das zunächst genetisch festgelegt und später durch sensorische Erfahrungen modifiziert wird, hat die Bezeichnung Neuromatrix oder Körper-Selbst-Neuromatrix erhalten (Abb. 4-1).

▶ Die Neuromatrix ist der primäre Mechanismus zur Erzeugung der Impulsmuster, die Schmerzempfindungen hervorrufen. Das Ausgabemuster wird von vielfältigen Einflüssen bestimmt, die an der Neuromatrix zusammenfließen. Der körperliche, sensorische Input ist nur ein Teil davon [105].

Das Konzept der „Neuromatrix" zur Schmerzverarbeitung erscheint wohlbegründet. Studien mit bildgebenden Verfahren zur Darstellung funktionell aktiver Strukturen haben die Beteiligung vieler zentraler Bereiche des Gehirns im Rahmen des Schmerzerlebens gezeigt [27]. Im Ergebnis konnten diese Studien neuroanatomische Strukturen als Korrelate des Schmerzes bestimmen, die Schmerzmatrix. Dazu gehören der vordere Gyrus cinguli, die Inselrinde, der Thalamus und der sensomotorische Kortex, jedoch kein einzelnes Schmerzzentrum [121].

4.1.3.1 Neurosignatur

Der wiederholte zyklische Durchgang und die Verknüpfung von Nervenimpulsen in der Neuromatrix verleihen den übertragenen Informationen ein charakteristisches Muster, das als Neurosignatur bezeichnet wird. Dieses charakteristische Muster wird von der Neuromatrix auf Bereiche im Gehirn übertragen, die man Empfindungszentrum nennt. Dort wird durch die Neurosignatur modulierte Information in einen sich unaufhörlich wandelnden Bewusstseinsstrom umgewandelt. Spezielle Bereiche der Information aus dem Neuromatrixprozess, die wesentlichen sensorischen Ereignissen (z. B. Verletzungen) zugeordnet sind, prägen als so genannte Neuromodule Teilsignaturen innerhalb der größeren Neurosignatur [106].

▶ Die Vorstellung, dass der Output und nicht der Input der Neuromatrix das Neurosignaturmuster des Schmerzes erzeugt, liefert eine Erklärung für die meisten Formen des chronischen Schmerzes. Hier fehlen erkennbare ursächliche Reize, oder zumindest gibt es ein Missverhältnis zwischen Pathologie und Schmerzintensität [107].

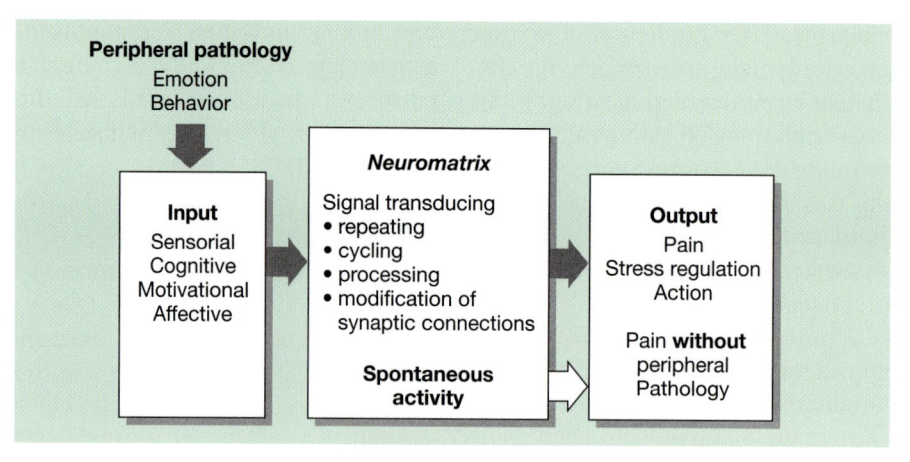

Abb. 4-1 Vereinfachtes Schema der Neuromatrix-Theorie nach Melzack: Der gleiche Reiz, sei er nun sensorisch oder affektiv, wird im Zentralen Nervensystem auf derselben Ebene der Signalübertragung weiter verarbeitet. Dies kann zu einer „normalen" Reaktion führen (Schmerzempfindung, Stressregulation), aber auch zu einer verselbstständigten Schmerzempfindung innerhalb der Neuromatrix, ohne eine zugehörige periphere Ursache.

4.1.3.2 Input und Output der Neuromatrix

In einer gegebenen zeitlichen Beziehung durchlaufen eingehende Nervenimpulse in der Neuromatrix wiederholt zyklische Verarbeitungsprozesse und Verknüpfungen, die allen Mustern von Nervenimpulsen, die durch die Neuromatrix laufen, ein charakteristisches Muster, die Neurosignatur, verleihen (Abb. 4-1). Die Output-Muster rufen die vielfältigen Aspekte des Schmerzgefühls und gleichzeitig homöostatische sowie Verhaltensreaktionen hervor [105].

4.1.3.3 Neuromatrix und limbisches System

Die weitverzweigten Netzwerke der Neuromatrix beinhalten das limbische System. Von diesem weiß man, dass es eine Rolle im Schmerzgeschehen spielt und Verbindungen zum Hypothalamus besitzt (s. Abb. 5-1). Das limbische System ist verantwortlich für die Komponente des Signaturmusters, die die gefühlsgesteuert-affektive Dimension des Schmerzes hervorruft. Der Körper erzeugt die Körperwahrnehmung, und sensorische Inputs modulieren diese lediglich, ohne sie jedoch unmittelbar zu verursachen.

Die Neurosignatur für die Schmerzwahrnehmung wird über die synaptische Architektur der Neuromatrix durch genetische und sensorische Einflüsse bestimmt. Darüber hinaus wird sie von sensorischen Inputs und kognitiven Ereignissen, z. B. psychischem Stress, moduliert. Wirken physischer und psychischer Stress auf Stressorensysteme ein, können sie krankhafte Veränderungen von Muskeln, Knochen und Nervengewebe hervorrufen. Solche Faktoren tragen zu den Neurosignaturmustern bei, die bei chronischem Schmerz auftreten.

> Innerhalb der Neuromatrix-Theorie des Schmerzes werden genetische Faktoren und neurohormonale Stressmechanismen als gleichrangig mit neuronalen Prozessen der sensorischen Übertragung betrachtet. Dies führt zu der Empfehlung, an Schmerzkliniken Fachabteilungen für Endokrinologie und Immunologie zu etablieren [106].

4.1.3.4 Neuromatrix und chronischer Schmerz

Schmerz führt in erster Linie zu Handlungen [176]. Auf dieses Prinzip stützt sich eine Theorie, bei der Schmerz und Veränderungen der motorischen Steuerung als zwei Aspekte des multidimensionalen Outputs der Schmerzneuromatrix aufgefasst werden [121]. Demnach wird Schmerz im Gehirn dann erzeugt, wenn eine Gefahr wahrgenommen wird und eine Handlung erforderlich erscheint. So ist Schmerz mehr als nur eine unangenehme Empfindung im Zusammenhang mit tatsächlicher oder möglicher Schädigung und kann durch die Beschreibung solcher Schädigungen nicht erfasst werden [66]. Ein therapeutischer Ansatz bei chronischem Schmerz konzentriert sich auf die Verminderung von Empfindlichkeit und Aktivität der Neuromatrix durch Abschwächung der Bedrohung. Zu den Schlüsselkomponenten gehören Wissensvermittlung über die menschliche Physiologie sowie ein systematischer Ansatz zur Bestimmung von funktionellen und motorischen Grundlinien über sensorische und nichtsensorische Domänen hinweg [121].

> Man nimmt an, dass die Neuromatrix nach Versagen der homöostatischen Regulationssysteme die zerstörerischen Aspekte vieler chronischer Schmerzerkrankungen verursacht. Auf Behandlungsmaßnahmen zur Schmerzbeseitigung sprechen sie nicht an [105–107].

4.2 Das Stresssystem

Jede einfache Verknüpfung von Verletzungen und chronischem Schmerz zu einem rein sensorischen Phänomen reicht nicht aus, um die aus „Stress" resultierende Unterbrechung des homöostatischen Regulationssystems des Gehirns und die Einleitung komplexer Programme zur Wiederherstellung des Gleichgewichtszustandes zu erklären. Im Ergebnis aktiviert die Störung des Gleichgewichts Programme für neurale, hormonelle und Verhaltensaktivitäten, so dass eine Rückkehr zum Gleichgewichtszustand erleichtert wird.

> *Stress* ist definiert als Zustand der Disharmonie oder der bedrohten Homöostase [23] in einem System, das durch körperliche Verletzung, Infektion und jegliche Bedrohung des biologischen Gleichgewichts aktiviert wird [106].

Das Stresssystem stimmt die reaktive Anpassung des Körpers auf Stressoren jeglicher Art [106, 166], aus Körper und Umwelt, ab [74]. Fehlregulationen der Stressreaktion können zu einer erhöhten Anfälligkeit gegenüber bestimmten Erkrankungen wie Depression oder Ängsten (s. Kap. 5) und chronischen Entzündungsprozessen führen.

4.2.1 Komponenten des Stresssystems

Die beiden wesentlichen zentralen Komponenten des Stresssystems sind das Kortikotropin freisetzende Hormon (CRH) und das Locus-caeruleus-Norepinephrin (LC-NE) im Rahmen des autonomen (sympathischen) Nervensystems [55, 56] sowie ihre peripheren Zielorgane, die Achse Hypophyse – Nebennierenrinde und Anteile des vegetativen Nervensystems, die zur Koordination der Stressantwort dienen [74]. Die CRH- und LC-NE-Systeme fördern Wachbewusstsein und Aufmerksamkeit. Dies gilt auch für das mesokortikolimbische dopaminerge System, das bei Erwartungs- und Belohnungsphänomenen beteiligt ist. Das hypothalamische Beta-Endorphin-System unterdrückt die Schmerzempfindung und verstärkt dementsprechend die Analgesie. Interaktionen treten zwischen dem Hippokampus, den Mandelkörpern und dem Stresssystem auf, das sie stimuliert und von diesen reguliert wird [166]. Das CRH-System ist weit über das Gehirn verteilt, wird aber im Allgemeinen im Nucleus paraventricularis des Hypothalamus lokalisiert [162]. Im Fall einer durch Stress ausgelösten Abweichung vom Gleichgewicht werden komplizierte neuroendokrine und autonome Mechanismen über den Hypothalamus in Gang gesetzt. Diese Hirnstruktur hat zwei große Funktionsbereiche: Homöostase und Verhaltensmuster. Die Rolle des Hypothalamus als Effektororgan wird über Nervenbahnen und durch endokrine (humorale, hormonale oder neurosekretorische) Wirkstoffe vermittelt. So wird eine Verbindung zwischen dem Zentralnervensystem (ZNS), den supraspinalen autonomen Reflexzentren und der Achse Hypothalamus-Hypophyse-Nebennierenrinde (HPA) hergestellt.

> Das Hypothalamus-Hypophysen-Nebennierenrinden-System stellt zusammen mit dem efferenten sympathischen System des Nebennierenmarks den Weg dar, über den das Gehirn während der Konfrontation mit Stressoren alle Körperorgane beeinflusst [55, 56].

4.2.2 Schmerz-Stress-Reaktion

Die unmittelbaren Reaktionen auf die Stimulation durch eine Noxe sind Wachheit, Orientierung, gerichtete Aufmerksamkeit, Schlaflosigkeit [173], Hilfesuche (aufgrund eines motivierenden Verlangens) [38] und Steigerung von Gefäßtonus, Atmung und Glukoneogenese. So aktiviert die Entfernung vom Gleichgewicht durch eine Verletzung Programme für neurale, hormonelle und Verhaltensaktivitäten, und das Gehirn ist in Bereitschaft zur Wiederherstellung des Gleichgewichts.

Sofort nach der Verletzung werden Zytokine freigesetzt. Sie regulieren die Intensität und die Dauer von Immunantworten und vermitteln die Kommunikation von Zelle zu Zelle. Dazu gehören Gamma-

Interferon und die Interleukine 1 und 6 (IL-1, IL-6), die in den Blutstrom eintreten und zum Gehirn wandern. Auf diesem Weg, wie auch durch Aktivierung von Nervenfasern zum Gehirn, wirken sich die Zytokinsignale unmittelbar auf Hypothalamuszellen aus. Zusammen mit Informationen aus dem Gehirn beginnen die Zytokine mit der Freisetzung und Verwendung von Glukose zur Reparatur von Geweben. Bei schweren Verletzungen wird auch das noradrenerge System aktiviert, Adrenalin wird freigesetzt, und das Locus-caeruleus-Norepinephrin-System (LC-NE) im Hirnstamm leitet Informationen aufwärts durch das Gehirn und abwärts durch die deszendierenden efferenten sympathischen Bahnen, um komplexe Programme unter Beteiligung der Herzens und der Blutgefäße zur Rückkehr in den Gleichgewichtszustand zu aktivieren [23].

Die Wahrnehmung der Verletzung aktiviert auch das Hypothalamus-Hypophysen-Nebennierenrinden-System. Das im Hypothalamus produzierte Kortikotropin freisetzende Hormon (CRH) wird durch den Blutstrom zur Hypophyse getragen, wo es die Freisetzung des Kortikotropins (ACTH) bewirkt. In der Nebennierenrinde wird Kortisol ausgeschüttet. Es wirkt auf das Immunsystem und das Endorphinsystem.

4.3 Vegetatives (autonomes) Nervensystem

Es gibt drei wesentliche Teile des vegetativen Nervensystems:
- Sympathisch
- Parasympathisch
- Enterisch

Der enterische Abschnitt besteht aus sensorischen und motorischen Neuronen im Gastrointestinaltrakt, die Verdauungsreflexe vermitteln. Die beiden erstgenannten Abschnitte agieren einander entgegengesetzt, jedoch ausgeglichen, um die Homöostase aufrechtzuerhalten, während sie gleichzeitig mit dem motorischen Skelettmuskelsystem zusammenarbeiten, um das Verhalten zu steuern, sei es unter Normal- oder Notfallbedingungen. An der nervösen Kontrolle der Gefühle sind verschiedene Hirnregionen beteiligt, einschließlich der Mandelkörper und der limbischen Assoziationsgebiete der Hirnrinde. Sie alle agieren mittels des Hypothalamus, um das vegetative Nervensystem zu steuern, das seinerseits den Herzmuskel, die glatte Muskulatur und die endokrinen Drüsen steuert. Der Hypothalamus koordiniert Verhaltensreaktionen im Zusammenhang mit der Homöostase in Bezug auf die Erhaltung einer konstanten inneren Umgebung. Im Ergebnis wirkt der Hypothalamus auf das vegetative System, das endokrine System und das weniger genau definierte Nervensystem, das für die Motivation verantwortlich ist.

> Autonomes Nervensystem und Abläufe im Hypothalamus sind an Emotion und Motivation beteiligt und stehen beide mit der Schmerzwahrnehmung in Zusammenhang.

Das vegetative Nervensystem wird im Zusammenhang mit dem Stresssystem berücksichtigt und außerdem mit dem trigeminovaskulären System in Bezug auf Kopfschmerz.

4.4 Homöostase

Das allgemeine Anpassungssyndrom (GAS, „general adaptation syndrome") [150] tritt bei übermäßigem Stress auf. Der Patient entwickelt dabei Anpassungsreaktionen relativ gleichförmiger, unspezifischer Natur [166]. Dieses Krankheitskonzept ist historisch gesehen eines aus einer langen Reihe von Auffassungen über das menschliche Überleben durch die Aufrechterhaltung eines harmonischen Gleichgewichtszustandes (Homöostase) in Gegenwart ständiger Herausforderung durch Belastungsfaktoren (Stressoren) [23]. Die Anpassungsreaktionen können eine gewisse Spezifität für den jeweiligen Stressor besitzen, diese geht jedoch mit steigender Belastungsintensität zunehmend verloren [166].

Seit den Anfängen des GAS-Konzeptes gab es einen exponentiellen Zuwachs an Wissen über die Interaktionen zwischen den einzelnen Komponenten des Stresssystems und zwischen Stresssystem und anderen Gehirnteilen, die an der Steuerung von Emotionen, kognitiven Funktionen und Verhalten beteiligt sind, sowie den Systemen, die für Reproduktion, Wachstum und Immunabwehr verantwortlich sind. Durch die Wechselwirkungen zwischen den einzelnen Komponenten lassen sich Stresssystem-Dysfunktionen erklären, die durch anhaltende Hyper- oder Hypoaktivität im Rahmen verschiedener pathophysiologischer Zustände gekennzeichnet sind, so z.B. psychiatrische, endokrinologische und entzündliche Erkrankungen oder die Anfälligkeit für solche Krankheiten [23]. Dementsprechend koordiniert das Stresssystem Anpassungsreaktionen an Stressoren jeglicher Art.

Die Internationale Klassifikation der Kopfschmerzerkrankungen (ICHD-II) [63] enthält die Kategorie „10. Kopfschmerz bei Störungen der Homöostase".

> Im Allgemeinen soll die Stressreaktion von begrenzter Dauer sein. Die katabole und immunsuppressive Wirkung soll nur vorübergehend und hilfreich sein, ohne negative Folgen zu haben [23].

4.5 Bestandteile und Funktionen des Nervensystems

Die Hirnnerven entspringen an der Hirnbasis und leiten Impulse von Funktionen wie Riechen, Sehen, Haut-, Muskel- und allgemeine Sensibilität, Kauen, Schmecken, Mimik, Zungenbewegung, Schlucken und Lautbildung, um nur einige wenige zu nennen. Zum Verständnis orofazialer Schmerzen und Kopfschmerzen ist es besonders hilfreich, die Anatomie und Physiologie des Trigeminussystems zu kennen. Darüber hinaus ist das Wissen über den Verlauf der Verzweigungen des N. trigeminus wichtig für die Differenzierung der Schmerzlokalisation, um beispielsweise typische von atypischen Neuralgien zu unterscheiden, bei denen der Gesichtsschmerz nicht dem Verlauf des N. trigeminus folgt.

Der N. trigeminus übermittelt sensorische Information über afferente Fasern im N. trigeminus, N. intermedius, N. glossopharyngeus, N, vagus und – über die Nn. occipitales – die oberen zervikalen Spinalnervenwurzeln (Abb. 4-2). So vermitteln Informationen von einem Großteil des Kopfes, ebenso wie von Teilen des Nackens, die Wahrnehmung der Intensität, Qualität, Lokalisation und Dauer schädlicher Reize. Die Nozizeption erfolgt durch meningeale Strukturen, unterstützt durch die drei Abschnitte des N. trigeminus und insbesondere den N. ophthalmicus [114]. Vier der nachstehend im Zusammen-

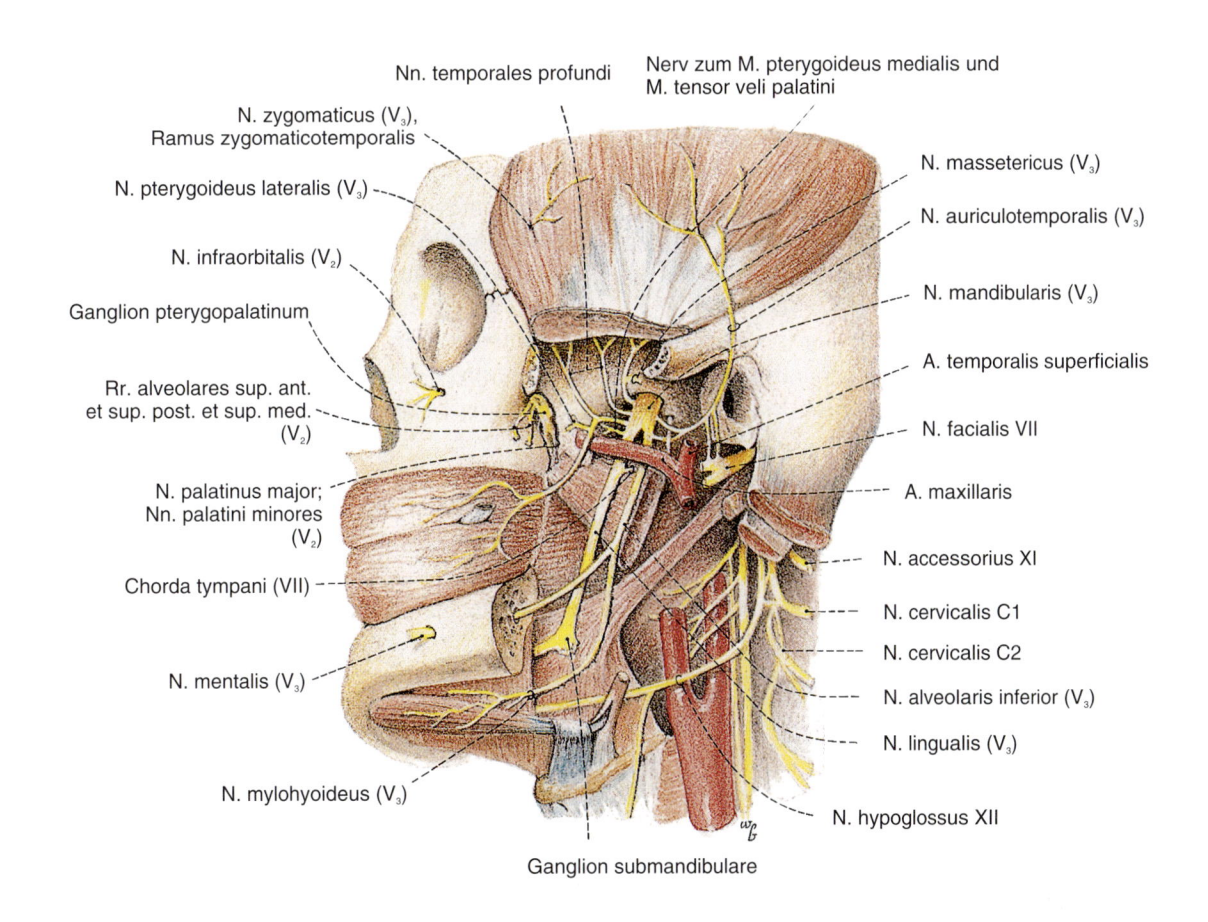

Abb. 4-2 Hirn- und Spinalnerven des orofazialen Systems.

hang mit orofazialem, Nacken- und Kopfschmerz erwähnten Hirnnerven innervieren Kopf und Hals (s. Abb. 4-2):

- N. trigeminus (V)
- N. facialis (VII)
- N. glossopharnygeus (IX)
- N. vagus (X)

4.5.1 N. auriculotemporalis

Der Stamm des N. auriculotemporalis steht in enger anatomischer Beziehung mit Kondylus und Kiefergelenkkapsel. Kleinere Äste des N. auriculotemporalis treten in den hinteren Bereich der Kiefergelenkkapsel ein. Der N. auriculotemporalis bildet die sensible Versorgung der Kopfschwarte und der Schläfe. Seine Bedeutung in Bezug auf die Gelenkkapsel und TMD-Symptome bleibt zu klären. Es gibt Hinweise darauf, dass bei seitlicher Diskusverlagerung Schmerzen unter Beteiligung des N. auriculotemporalis entstehen. Einige Belege sprechen für einen möglichen Mechanismus sensorischer Störungen im Bereich des Kiefergelenks. Die Lage des Nervs unterstützt außerdem die Hypothese, dass die anatomische und klinische Beziehung des Nervs zu Kondylus, Fossa articularis und M. pterygoideus lateralis im Zusammenhang mit Schmerzen in der Kiefergelenkregion stehen könnte [148]. Periaurikulärer Schmerz, Kiefergelenkdysfunktionen oder -drucksensibilität und durch bildgebende Verfahren gewonnene Anzeichen einer Trigeminusbeteiligung (V_3) können wichtige Indikatoren der möglichen Beteiligung des N. auriculotemporalis sein [147].

Es hat auch Fälle gegeben, in denen eine Anastomose von N. alveolaris inferior, N. auricotemporalis und N. facialis bestand, so dass Äste des N. auriculotemporalis zusammen mit dem N. alveolaris inferior und der A. alveolaris inferior in den Mandibularkanal eintreten. Dies wäre eine Erklärung für das oft verwirrende Zahn-Ohrschmerz-Syndrom [138].

Der N. trigeminus innerviert die kranialen Gefäße und die großen Gefäße der Dura und Pia mater des Gehirns. Die zerebrovaskuläre Innervation umfasst sensorische, parasympathische und sympathische Anteile des Nervensystems.

4.5.2 Rezeptoren/afferente Nervenfasern

In der Peripherie des Trigeminusgeflechts liefern sensible Fasern Input aus dem vorderen Kopfbereich, einschließlich intraoraler Strukturen. Nozizeptoren oder Schmerzrezeptoren sind sensorische Rezeptoren, die durch schädliche Reize (Noxen) aktiviert werden, die die Körperintegrität bedrohen oder schädigen. Freie Nervenendigungen sind Bündel nicht myelinisierter Nervenfasern und gelten als Korrelate der Nozizeptoren [115]. Sie finden sich in fast allen menschlichen Geweben [155]. Nozizeptoren sind entweder mit myelinisierten C-Fasern, dünn myelinisierten A-δ-Fasern oder, unter bestimmten Umständen, mit A-β-Fasern verbunden, die sehr viel schneller leiten als C-Fasern. A-β-Fasern übertragen normalerweise keinen Schmerz, aber nach Verletzungen können sensorische Informationen als Schmerz empfunden werden [116]. Man unterscheidet mechanische, thermische, polymodale und stille Nozizeptoren. Schmerzreize werden durch langsam leitende A-δ- und afferente C-Fasern zum ZNS übertragen. Sie können folgendermaßen eingeteilt werden:

- A-β-Fasern reagieren auf leichten mechanischen Reiz.
- A-δ-Fasern antworten auf scharfe, schmerzhafte mechanische Reize.
- C-PMN-Fasern reagieren auf schädliche, mechanische, thermische und chemische Reize.
- Stille Nozizeptoren sind mechanisch unempfindlich, werden jedoch durch Gewebeverletzungen aktiviert und tragen zum nozizeptiven Input des Zentralnervensystems bei.

In der Haut finden sich oft hochschwellige Mechano-Nozizeptoren (HTM) und Mechano-Hitze-Nozizeptoren von A- und C-Fasern (AMHs und CMHs). CMHs werden in der Regel als polymodale C-Fasern (C-PM) bezeichnet, wenn sie chemosensible Eigenschaften besitzen. Helle (scharfe/spitze) Schmerzempfindungen werden durch intraneurale Mikrostimulation nozizeptiver A-δ-Fasern hervorgerufen; demgegenüber bewirkt die Stimulation von C-Fasern dumpfe Schmerzempfindungen [115]. Nozizeptive Nervenendigungen sind nicht spezialisiert und werden gemäß ihrer afferenten Faser und dem aktivierenden Reiz benannt. In somatischen und viszeralen Organen werden hochschwellige Afferenzen spezifisch durch schädliche mechanische Reize aktiviert. Einige freie Nervenendigungen (stille oder schlafende Nozizeptoren) antworten kaum auf jegliche Reize. Allerdings wird die Erregungsschwelle durch Entzündungen und verschiedene chemische Schädigungen dramatisch abgesenkt. Dies kann zu der Entwicklung sekundärer und zentraler Sensibilisierung beitragen [155]. Die Aktivierung dieser Rezeptoren soll zu Schmerzen beitragen, die als Begleiterscheinungen von Entzündungen und bestimmten anderen pathologischen Abläufen auftreten [123]. Reizung von Nozizeptoren löst Aktionspotentiale aus, die nach zentral zum Rückenmark oder zum Hirnstamm laufen.

4.5.3 Sensorischer Input an das Zentralnervensystem

Als Grundeinheit des Nervensystems gilt das Neuron, eine auf die Weiterleitung von Impulsen spezialisierte Nervenzelle. Im peripheren Nervensystem unterscheidet man je nach Richtung der Impulsweiterleitung afferente Neuronen (Afferenzen) und efferente Neuronen (Efferenzen).

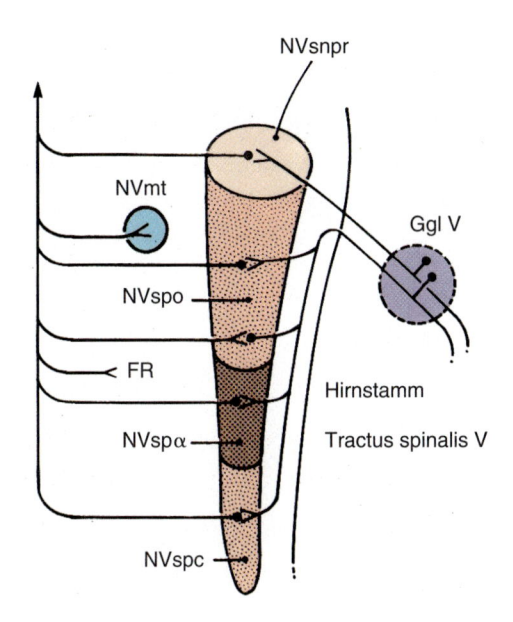

Nucl. sensorius principalis V (NVsnpr)
Nucl. motorius V (NVmt)
Ganglion trigeminale V (Ggl V)
Formatio reticularis (FR)
Subnucleus oralis trigemini (NVspo)
Subnucleus interpolaris V (NVspα)
Subnucleus caudalis V (NVspc)

Abb. 4-3 Darstellung der Leitungswege sensibler Erregungen aus dem orofazialen Gebiet zur Hirnrinde über den Thalamus. Der Hauptweg führt über den N. trigeminus, die Perikarya seiner Afferenzen liegen im Ganglion trigeminale (Gasseri). Dieses sind pseudounipolare Nervenzellen mit zwei Fortsätzen. Der periphere Fortsatz nimmt die aus dem orofazialen Gewebe kommenden Erregungen auf, und der zentrale leitet die Impulse zum Hirnstamm, wo die drei Endkerne des N. trigeminus liegen. In den Endkernen befindet sich das 2. Neuron, dessen Neurit zum Thalamus zieht. Hier erfolgt die synaptische Umschaltung auf das 3. Neuron, das die Impulse auf die Hirnrinde projiziert. Die sensorischen Informationen können auch indirekt über das Retikulärsystem zu höher gelegenen Zentren gelangen (nach Sessle, 1986).

Afferente Nerven oder Fasern leiten Information von Rezeptoren der Peripherie zum ZNS. Sie entsprechen somatosensorischen Bahnen. Zu den afferenten Neuronen 1. Ordnung gehören solche, die sensorische Informationen von Mund und Gesicht zum Hirnstamm leiten; afferente Neuronen 2. Ordnung projizieren vom Hirnstamm zum Thalamus und Neuronen 3. Ordnung vom Thalamus zum Kortex (Abb. 4-3) auf die Hirnrinde. Komplexere, indirektere Bahnen zu den übergeordneten Zentren finden sich in angrenzenden Regionen der Formatio reticularis, motorischen Hirnnervenkernen und anderen untergeordneten Kernen (Subnuklei) aus dem sensorischen Kernkomplex des N. trigeminus. Die Projektionen des sensorischen Kernkomplexes des N. trigeminus im Hirnstamm sind eingebunden in perzeptuelle, motivationale, emotionale und reflektorische Antworten auf orofazialen Schmerz.

Efferente Nerven oder Fasern leiten Information aus dem ZNS in die Peripherie an die Muskulatur, um Funktionen, zum Beispiel eine Kontraktion, auszuführen.

An der Übertragung sensorischer Informationen von den orofazialen Strukturen zu den somatosensorischen Zentren der Hirnrinde sind vor allem afferente Neuronen beteiligt, die ihre Impulse vorwiegend durch das Ggl. trigeminale (Gasseri) leiten, wo ihre Zellkörper liegen. Diese primären afferenten Neuronen treten in das ZNS ein, wenn sie den Pons erreichen und im Tractus spinalis nervi trigemini auf- oder absteigen bis zu einem Punkt, an dem sie in den sensorischen Kernkomplex des N. trigeminus eintreten und synaptische Verbindungen mit Neuronen für die Verarbeitung und Übertragung der sensorischen Information eingehen (s. Abb. 4-3).

4.5.4 Sensorische Kerngebiete des N. trigeminus

Der Nucleus spinalis nervi trigemini verläuft analog zum dorsalen Horn des Rückenmarks, welches synaptischen Input von primären nozizeptiven afferenten Neuronen erhält. Zentrale primäre Afferenzen aus der sensiblen Wurzel des N. trigeminus treten auf der Ebene des Pons in den Hirnstamm ein und enden im Trigeminus-Kerngebiet des Hirnstamms. Es besteht aus den Hauptendkernen und den spinalen Kernen des N. trigeminus. Der sensorische Kernkomplex des N. trigeminus setzt sich zusammen aus dem

- Nucl. sensorius principalis (Nucl. pontinus) n. trigemini
- Nucl. tractus mesencephalici n. trigemini

4 Orofazialer Schmerz und Kopfschmerzen

- Nucl. tractus spinalis n. trigemini, der aus drei Anteilen (Subnuklei) besteht (s. Abb. 4-3):
  - Subnucleus oralis
  - Subnucleus interpolaris
  - Subnucleus caudalis

Der Subnucleus caudalis (Pars caudalis des Nucleus spinalis nervi trigemini, bestehend aus Substantia gelatinosa und Nucleus proprius) ist der Hauptbereich für die Verarbeitung und Übertragung von orofazialem Schmerz, aber auch andere Teile des Komplexes können Information über die sensorisch-diskriminatorischen Bestandteile von schmerzhaften Reizen erhalten und weiterleiten.

4.5.4.1 Inputs an die sensorischen Kerngebiete

Die an den Subnucl. oralis und Subnucl. interpolaris sowie den Nucl. sensorius principalis ankommenden Impulse scheinen an der räumlichen Zuordnung und Unterscheidung von pulpitischen Schmerzen und übertragenem Schmerz beteiligt zu sein. Die nozizeptiven Neuronen leiten Informationen an übergeordnete Zentren wie z.B. den Thalamus und an andere Hirnstammzentren wie den motorischen Kern weiter, der an reflektorischen Muskelreaktionen auf schmerzhafte orofaziale Reize beteiligt ist. Die meisten Schmerzfasern bilden Synapsen im Subnucl. caudalis. Die WDR-Neuronen (WDR = „wide dynamic range") sind wohl die wichtigsten Schmerzneuronen zweiter Ordnung im Subnucl. caudalis. Sie erhalten konvergente sensorische Impulse von primären afferenten Nozizeptoren und niedrigschwelligen Mechanorezeptoren. Die im Subnucl. caudalis eingehenden Impulse stammen aus Zahnpulpa, Kiefergelenk und Kapsel sowie Muskelafferenzen, aber auch von der Haut und den Schleimhäuten. Andere Anteile des Hirnstamm-Trigeminus-Systems sind ebenfalls an der orofazialen Nozizeption beteiligt. Die Organisation der neuronalen Verschaltung im Subnucl. caudalis bewirkt erhebliche Modifikationen der Nozizeption.

4.5.5 Schmerzmodulierende Systeme

Die Schmerzübertragung kann durch ein endogenes, schmerzhemmendes System, das selbst wiederum durch Schmerzen oder Stress aktiviert wird, moduliert werden (Abb. 4-4). Die übergeordnete Ebene dieses Systems befindet sich in der grauen Substanz

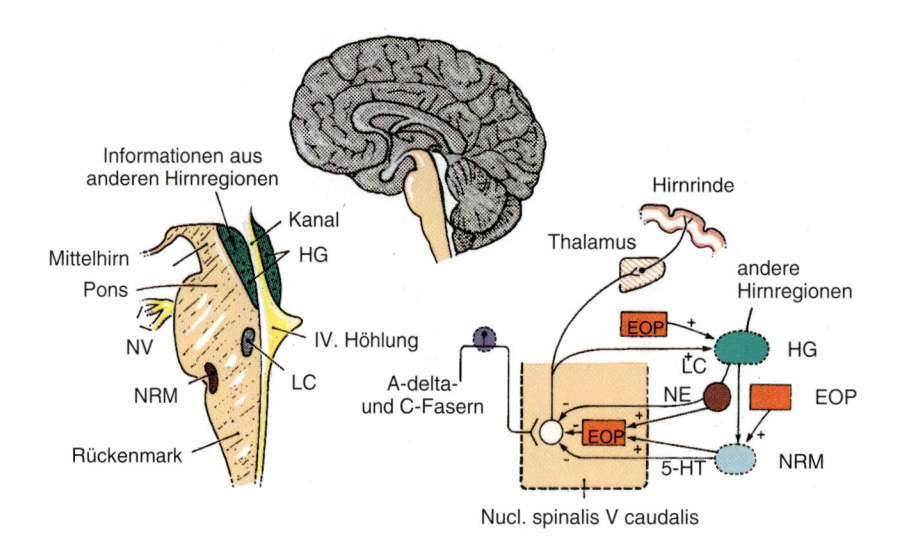

Abb. 4-4 Schematische Darstellung der Modulation des orofazialen Schmerzes. Bei Gewebeverletzungen werden A-δ- und schmerzleitende C-Fasern aus NV, dem N. trigeminus, aktiviert. Diese senden Impulse zum Nucleus spinalis nervi trigemini, wo auf das 2. Neuron umgeschaltet wird, das die Informationen auf den Thalamus überträgt. Die Impulse gelangen auch in das zentrale Höhlengrau (HG) des Mittelhirns, das zusätzlich Informationen aus anderen Hirnregionen erhält. Das zentrale Höhlengrau aktiviert den Nucleus raphe magnus (NRM) und den Locus caeruleus (LC). Der NRM sendet Fasern zum 1. Neuron des Nucleus spinalis nervi trigemini, wo die von diesen Fasern eingehenden Impulse die Übertragung von Schmerzerregungen durch Abgabe von Serotonin (5-HT) hemmen. In ähnlicher Weise wirkt der LC auf die 1. Synapse, wo Norepinephrin (NE) zur Übertragungshemmung ausgeschüttet wird. Endogene Opioide (EOP) sind, wie bereits angegeben, ebenfalls vorhanden. Plus- und Minussymbole kennzeichnen die exzitatorischen und inhibitorischen Aktivitäten. Dieses endogene Schmerzunterdrückungssystem kann durch anstrengende Zahnbehandlung aktiviert werden (nach [61]).

(engl. „periaqueductal gray" = PAG, dt. zentrales Höhlengrau), das den Aqueductus mesencephali umgibt. Diese Struktur unterdrückt Schmerzen durch Integration eintreffender Schmerzimpulse aus der Hirnrinde sowie aus Regionen des Hirnstammes. Hier liegen Enkephalin- und Dynorphin-Interneurone; außerdem enden hier Nervenfasern vom Hypothalamus, die β-Endorphin enthalten. Diese Peptide dienen offensichtlich der Stimulierung absteigender Nervenfasern und aktivieren die Zentren der mittleren Ebene des Schmerzunterdrückungssystems, das sich im Nucleus raphe magnus (NRM) sowie im Locus caeruleus (LC) befindet und ähnlich wie das zentrale Höhlengrau auch endogene opioide Peptide (EOP), Enkephaline und Dynorphin enthält. Diese opioiden Peptide besitzen analgetische Eigenschaften ähnlich wie Opiate. Sie sind auch in der untersten Ebene dieses Systems zu finden, z. B. im Nucleus spinalis nervi trigemini. Hier wirken die von der mittleren Ebene kommenden Nervenfasern modulierend auf die Schmerzneuronen, welche die Impulse in höhere Zentren projizieren. So werden von der Peripherie (dem Kiefer-Gesichts-Bereich) eintreffende Schmerzimpulse im Subnucl. caudalis und durch absteigende Einflüsse höherer Zentren (Großhirnrinde und Thalamus) moduliert. Die Modulation von Kopfschmerzen wird an anderer Stelle besprochen.

4.6 Schmerz: Hyperalgesie, Allodynie

Normalerweise wird Schmerz wahrgenommen, wenn sensorische Signale entlang dünn myelinisierten A-δ- oder nicht myelinisierten afferenten, nozizeptiven C-Fasern das Gehirn erreichen. Die meisten Endigungen (Nozizeptoren) dieser Afferenzen haben hohe Erregungsschwellen, und es sind schädliche Reize erforderlich, um sie zu aktivieren und Schmerz hervorzurufen. Oft werden auch bei geringfügigen Gewebeverletzungen chemische Entzündungsmediatoren freigesetzt, welche die Wahrnehmungsschwelle nozizeptiver Nervenendigungen herabsetzen. Nach dieser Sensibilisierung reagieren die Schmerzrezeptoren auch auf schwache, unschädliche Reize, was als Druckdolenz wahrgenommen wird (**primäre Allodynie**). So rufen normalerweise nicht schmerzhafte Reize Schmerz hervor, und schädliche Reize erzeugen mehr Schmerz, als zu erwarten wäre. Dies bezeichnet man als **primäre Hyperalgesie** [113].

Über Allodynie und Hyperalgesie durch periphere Sensibilisierung hinaus kann ein starker schädlicher Reiz auch eine zentrale Sensibilisierung als Ergebnis einer Signalverstärkung im Zentralnervensystem (ZNS) auslösen, wobei Input aus der Peripherie über nichtnozizeptive, dick myelinisierte A-β-Berührungsafferenzen in das ZNS eintritt und Schmerz verursacht [76]. Obwohl die zentrale Sensibilisierung transient ist, kann sie so lange anhalten wie der Reiz, z. B. bei Verbrennungen, und zu sekundärer Hyperalgesie führen. Allerdings ist diese Beschreibung der zentralen Sensibilisierung im Hinblick auf einige Aspekte nur als vorläufig zu bewerten [28]. Histamin und Serotonin verursachen eine Sensibilisierung von Nozizeptoren in der Umgebung einer Verletzung und eine Ausbreitung der Hyperalgesie. Die Beseitigung der kausalen Faktoren verringert die periphere Entzündung. Der Einfluss erschwerender Faktoren wie etwa Knirschen, Pressen und isometrischer Muskelkontraktion (Pressen in Zentrik), die die Gelenke belasten, sollte so weit wie möglich begrenzt werden.

4.6.1 Ausstrahlender Schmerz

Patienten können über Schmerzen in einem Teil des Kopfes klagen, obwohl die Ursache an anderer Stelle liegt. So kann z. B. Schmerz im M. pterygoideus lateralis im Kiefergelenk empfunden werden und Schmerz im M. sternocleidomastoideus in der Frontal- und Mentalregion.

Der Mechanismus der Schmerzprojektion wird kontrovers diskutiert. Es existieren verschiedene Hypothesen. Ein Modell unterstellt zentralnervöse interneuronale Verbindungen zwischen afferenten Nozizeptoren, die normalerweise nicht aktiv sind, aber von WDR-Neuronen („wide dynamic range") zur Entladung angeregt werden, auch wenn keine Stimulation des peripheren Nervensystems stattfindet. Die WDR-Neuronen in der Umgebung der Verletzung werden dabei durch Neurokinine wie Substanz P angeregt, die durch die Stimulation von C-Fasern bei einer Verletzung ausgeschüttet werden. So wird der Schmerz empfunden, als ob er aus dem rezeptiven Feld des benachbarten Neurons herrührt. In dieser Hinsicht handelt es sich um eine zentrale Komponente des myofaszialen Schmerzdysfunktionssyndroms, das periphere Allodynie und Hyperalgesie hervorruft. Die Konvergenztheorie besagt, dass ein Teil der Schmerzleitungsneuronen, die Informationen von Nerven bekommen, die weite Teile von Mund, Gesicht und Hals versorgen, normalerweise nicht angeregt wird. Dies tritt ein, obwohl einige nozizeptive Leitungsneuronen im sensorischen Trigeminuskomplex des Hirnstamms (z.B. Subnucl. caudalis) nur durch Stimulation von lokalisierten Teilen der orofazialen Struktur aktiviert werden können und somit die Fähigkeit zur Lokalisierung und Unterscheidung oberflächlicher Schmerzen gewährleisten. Nur in einer pathophysiologischen Situation werden diese Neuronen aktiv, und es tritt eine fehlerhafte Schmerzlokalisation auf (Abb. 4-5). Es wird auch angenommen, dass die konvergenten Impulse, die von den Schmerzneuronen aufgenommen werden, bei der Schmerzausbreitung eine Rolle spielen.

4.6.2 Zentrale Neuroplastizität des Schmerzes

Wenn periphere Schmerzmechanismen ausreichend intensiv waren, zeigt das zentrale Nervensystem neuroplastische Veränderungen, die die zentrale Antwort auf nachfolgende periphere Reize entscheidend ändern können. Dazu gehören zusätzliche Allodynie, sekundäre Hyperalgesie und eine Vergrößerung des rezeptiven Feldes in der Peripherie. Die Mechanismen, die an diesen auf Nervenverletzung und zentrale Sensibilisierung im Nucleus nervi trigemini folgenden peripheren Symptomen beteiligt sind, hängen mit vier Formen von neuroplastischen Veränderungen zusammen: zentralen physiologischen, anatomischen, neurochemischen und genetischen. Die zentralen physiologischen Veränderungen betreffen die WDR-Neuronen 2. Ordnung in Form von:
- Erhöhter Spontanaktivität der WDR-Neuronen
- Verlängerung nach Entladung
- Ausdehnung der Rezeptorfelder
- Verminderter Schwelle für mechanische Reize

Diese physiologischen Veränderungen verursachen Anregung der WDR-Neuronen und entsprechen einer Bahnung von Schmerz als Antwort auf neurochemische Veränderungen, die zu einer Ausschüttung von Glutamat und Sensibilisierung der WDR-Neuronen im Subnucleus caudalis führen. Zu den anatomischen Veränderungen gehört der Verlust von segmentierten inhibitorischen Neuronen im Zusammenhang mit neurochemischen Veränderungen, die Exzitotoxizität verursachen. Die segmentierten inhibitorischen Interneuronen sind Teil der Schmerzmodulation im Zentralnervensystem.

4.7 Orofazialer Schmerz

Orofaziale Schmerzen werden von den Patienten sehr verschieden beschrieben: starke, stechende oder pochende Zahnschmerzen, mäßige bis starke Schmerzen im Kiefer- oder präaurikulären Bereich, brennendes Gefühl im Mund oder auf der Zunge, Gesichts- oder Wangenschmerzen, dumpfe Muskelschmerzen, stechende neuralgische Attacken, Wundschmerzen (auch bei Ulzerationen) oder Kopfschmerzen.

Diese variierenden Angaben beruhen einerseits auf der unterschiedlichen Reizschwelle und Schmerzübertragung peripherer Rezeptoren sowie andererseits auf Mechanismen im Nervensystem, welche die Schmerzrezeption mindern oder verstärken können.

Schmerzempfindungen werden von verschiedenen Faktoren beeinflusst:
- Schmerzstärke
- Empfindlichkeit, auch emotional
- Bisherigen Erfahrungen
- Der Fähigkeit, Zusammenhänge zu verstehen sowie Ursache und Wirkung zu begreifen
- Geisteszustand und Mentalität des Patienten
- Kulturellem Hintergrund

Ängstlichkeit, Stress und Depressionen können eine genaue Diagnostik zusätzlich erschweren. Es ist bekannt, dass solche psychologischen Faktoren bei TMD-Patienten eine größere Rolle spielen als bei anderen Schmerzpatienten; ihre Rolle bei der Ätiologie des orofazialen Schmerzsyndroms konnte bisher noch nicht geklärt werden. Es gibt keine ausreichenden Erfahrungen mit erfolgreichen Behandlungskonzepten.

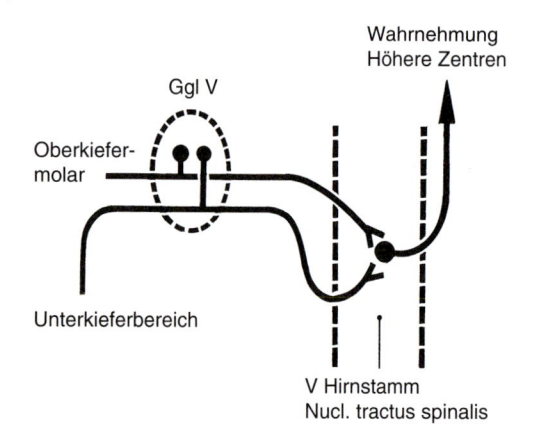

Abb. 4-5 Schematische Darstellung der Konvergenztheorie von schmerzleitenden und nicht schmerzvermittelnden Afferenzen der Haut, der Zahnpulpa, der Eingeweide, des Halses und der Muskelspindeln zum Nucleus spinalis nervi trigemini (nach Sessle, 1986).

> Schmerzreaktionen finden auf physiologischer Ebene (Erregung von Schmerzrezeptoren und biochemische Vorgänge), auf Verhaltensebene (Gesichtsausdruck, verbale und psychische Aktivitäten) sowie auf subjektiver Ebene (Gefühle, Gedanken, Phantasie) statt.

4.7.1 Odontogener Schmerz

Die meisten Schmerzpatienten in der Praxis haben keine Schwierigkeiten, ihren Zahnschmerz durch Berührung genau zu lokalisieren. In solchen Fällen bereitet die Diagnose gewöhnlich keine Schwierigkeiten, da die Schmerzursache in den meisten Fällen vom Zahnarzt richtig eingeschätzt wird. Wenn die Lokalisation nicht gleich möglich ist, helfen Kältetests, Perkussion oder elektrische Stimulation weiter. Doch nicht immer können Schmerzschilderungen mit Sicherheit auf einen bestimmten Zahn zurückgeführt werden. Dies kann vor allem in einer Phase einer episodischen Pulpitis der Fall sein. Schwierigkeiten bereiten auch Schmerzen nach einer lege artis durchgeführten endodontischen Behandlung oder einer Extraktion. Doch genau diese Behandlungen selbst können gelegentlich neuropathologische, orofaziale Schmerzen auslösen, denn sie verletzen periphere Nerven.

Wenn Schmerzen keine greifbare Ursache zugeordnet werden kann, entstehen leider zu oft diagnostische oder therapeutische Fehler. Bei unklarer Ursache kann es sich um ein primäres Schmerzproblem handeln, besonders dann, wenn der einzige Anhaltspunkt die subjektiven Angaben des Patienten sind und keine Ursache erkennbar ist. Aus einer solchen Sachlage können etliche Folgen resultieren, die auch falsche Therapien nicht ausschließen, wie z. B. multiple Zahnextraktionen, verschiedenste Veränderungen im Bereich der Kauebene, Verordnung von Medikamenten oder psychologische Beratungen.

> Wenn bei anhaltendem Schmerz keine Diagnostik und nur eine unzureichende Behandlung erfolgen, kann dies zur Ausbildung von chronischen Schmerzen führen. Wenn diese Beschwerden weiterhin unzureichend therapiert werden und darüber hinaus über längere Zeit bestehen, können manche Patienten psychologische Veränderungen und Änderungen des psychosozialen Verhaltens entwickeln. Für die Entstehung chronischer Schmerzen scheint dies die natürliche Genese zu sein.

Das scheinbare Fehlen von Schmerzursachen sollte den Behandler nicht zu der Annahme verleiten, dass anhaltender Schmerz immer ein primärer Schmerzzustand sei, solange nicht alle Möglichkeiten der Anamneseerhebung und klinischen Untersuchung ausgeschöpft wurden.

Ein odontogenes Trauma in der Vorgeschichte, mit unmittelbarem zeitlichem Bezug zum Auftreten des Schmerzes und dem Versagen der örtlichen Betäubung, aber einer erfolgreich wirkenden Sympathikusblockade, deutet darauf hin, dass es sich um einen sympathikogenen Schmerz handelt.

4.7.2 Schmerzen bei Zahnfraktur

Zähne können im Bereich der Krone, der Wurzel oder in beiden Anteilen frakturieren. Der Frakturspalt kann vom Schmelz bis zur Schmelz-Dentin-Grenze oder bis zur Pulpa reichen. Wenn die Wurzel betroffen ist, liegt auch eine Läsion des Parodonts vor. Der Schmerz tritt entweder spontan oder beim Beißen auf harte Gegenstände auf. Die Identifikation eines Zahns als Schmerzquelle kann bei Frakturen im Wurzelbereich oder bei Mikrofrakturen an der Schmelz-Dentin-Grenze schwierig sein. Sofern klinisch keine Fraktur nachzuweisen ist, die Schmerzen aber an- und abschwellen, drängen die Patienten oft auf eine Wurzelbehandlung oder Extraktion des Zahnes. Ein solcher Eingriff kann leicht den falschen Zahn treffen. Durch eine Wurzelkanalbehandlung lässt sich manchmal eine Fraktur aufklären, jedoch nicht in allen Fällen. Auch auf Röntgenaufnahmen sind Frakturen nicht immer zu erkennen (Abb. 4-6a). Wenn der fragliche Zahn eine Stiftverankerung enthält, dann erhöht sich die Wahrscheinlichkeit, dass eine Fraktur vorliegt. Eine Infraktion kann auch bei Extraktion eines Nachbarzahnes durch die Zange entstehen. Daher sollte die Zahnoberfläche nach Impressionen von den Backen der Zange abgesucht und geprüft werden, ob der Frakturspalt von einer solchen Impression ausgeht (Abb. 4-6b).

Die Diagnosestellung bereitet in der Regel keine Schwierigkeiten, da die Leitungsanästhesie selten zweideutig ist und auch kaum mit einem Phantomzahnschmerz verwechselt werden kann. Eine Infraktion der Zahnkrone lässt sich z. B. diagnostizieren, indem man den Patienten auf einen Holzspatel oder einen ähnlichen Gegenstand beißen lässt. Der Be-

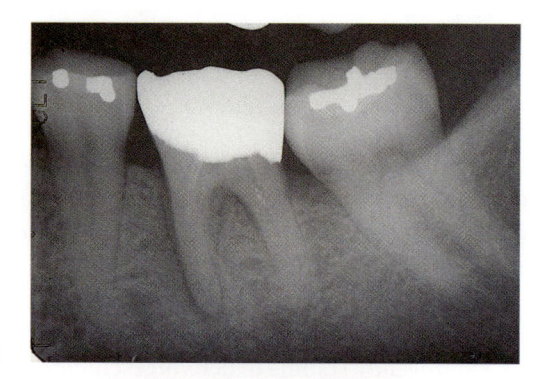

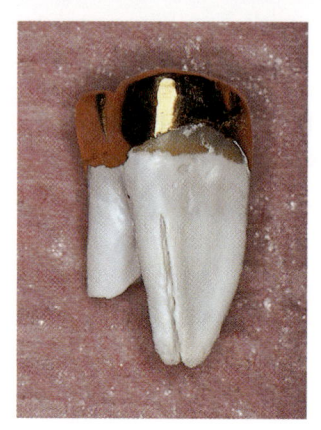

4 Orofazialer Schmerz und Kopfschmerzen

Abb. 4-6 a) Röntgenaufnahme eines Zahns mit Infraktion.
b) Beispiel eines infrakturierten Zahns, wie im Röntgenbild dargestellt.

fund wird noch deutlicher, wenn man den Patienten auffordert, mit dem Unterkiefer seitliche Bewegungen auszuführen. Dabei ist jedoch zu bedenken, dass sich ein vorhandener Frakturspalt leicht vergrößern kann. Persistierende Infraktionsschmerzen können chronifizieren, wodurch Diagnose und Behandlung erheblich erschwert werden.

4.8 Chronischer Schmerz

Wenn Schmerz nach der ersten Reaktion auf eine Verletzung bestehen bleibt, können als Folge veränderter Genexpression Änderungen der Nervenerregbarkeit und der Schaltkreise des Zentralnervensystems auftreten. Der Übergang von der initialen Antwort auf die Schädigung zu den nachfolgenden Schmerzstadien kann innerhalb kurzer Zeit stattfinden, sogar im Laufe von Minuten oder Stunden, früher als in der eher willkürlich gewählten Zeitspanne von drei bis sechs Monaten, nach der ein Schmerz als chronisch bezeichnet wird.

▸ Experimentelle Untersuchungen deuten darauf hin, dass durch anhaltende nozizeptive Reize aus myofaszialen Geweben eine erhöhte Erregbarkeit von Neuronen des ZNS hervorgerufen wird und dies eine wichtige Rolle in der Pathophysiologie von chronischem Schmerz und bei Spannungskopfschmerz spielt [185].

Wiederholter Stress und hormonelle Veränderungen können zu Neuroplastizität führen. Dabei inkorporiert das ZNS morphologische oder physiologische Modifikationen der interzellulären Kommunikation in Form zusätzlicher Begleiterkrankungen, die so häufig mit chronischem Schmerz verknüpft sind.

An den meisten Formen des chronischen Schmerzes leiden mehr Frauen als Männer. Östrogene fördern die Freisetzung peripherer Zytokine, z. B. γ-Interferon, das seinerseits vermehrt Kortisol produziert, welches Muskel-, Knochen- und Nervengewebe beeinflusst [106]. Weitere Faktoren sind neben geschlechtsspezifischen Hormonen auch genetische Veranlagungen oder psychische Belastungen. Es wurde vermutet, dass ein dauerhaft veränderter Kortisolspiegel als Folge von anhaltendem Stress die Ursache für Fibromyalgie, rheumatoide Arthritis und das chronische Erschöpfungssyndrom sein könnte [23]. Diese Erkrankungen müssen differentialdiagnostisch bei TMD berücksichtigt werden.

Neuropathischer orofazialer Schmerz und seine Untergruppen werden in Abschnitt 4.9.3.1 erörtert.

▸ Die beim chronischen Schmerz beteiligten pathogenen Mechanismen sind noch unklar. Die gemachten Erfahrungen mit den anhaltenden Schmerzen haben jedoch eine Auswirkung auf kognitive, affektive, sensorische, motorische und vegetative Reaktionen. Einige dieser Effekte können das direkte Resultat des Schmerzes oder der Aktivierung des körpereigenen Stresssystems sein. Dieses beinhaltet ein gewisses Zerstörungspotential, denn zur Sicherstellung eines hohen Glukosespiegels werden Muskelproteine abgebaut und der Wiedereinbau von Kalzium in den Knochen gehemmt. Kortisol soll eine Rolle bei der Entstehung chronischer Schmerzen spielen; es gibt Vermutungen, dass einige Formen des chronischen Schmerzes als Resultat der kumulierten destruktiven Wirkung von Kortisol auftreten können.

4.8.1 Psychologische Erkrankungen

Chronische Schmerzen können mit psychologischen Erkrankungen verbunden sein, die sich in Form von Angstzuständen, affektiven Störungen wie Depression, psychosomatischen Beschwerden (Schmerzen ohne nachweisbare körperliche Erklärung) oder in Form von Persönlichkeitsveränderungen äußern. Auf der Grundlage objektiver Kriterien können chronische Schmerzpatienten mittels des multiaxialen Systems nach DSM-IV-R eingestuft werden: Achse I beinhaltet Angst, starke Depression und Suchtverhalten, Achse II Persönlichkeitsstörungen, zu denen per Definition rigides, schwer anpassungsfähiges Verhalten gehört, das zu einer deutlichen Behinderung adaptiver Funktionen oder subjektivem Distressverhalten führt. Neuere Untersuchungen belegen, dass die Symptome der Achsen I und II bei vielen Patienten mit chronischen Kiefergelenkschmerzen im Vergleich zur Normalbevölkerung häufiger vorkommen.

4.8.1.1 Psychologische Dimensionen

Obgleich die Anzahl der Patienten mit chronischen TMD-Schmerzen im Vergleich zu solchen mit akuten TMD nicht groß zu sein scheint, sprengen einige der chronischen Kiefergelenkpatienten das therapeutische Spektrum der normalen Zahnarztpraxis. Es ist nicht auszuschließen, dass bei solchen Patienten der Schmerz Ausdruck einer psychopathologischen Störung ist, die bereits vor Auftreten des chronischen Schmerzsyndroms existierte. Bisher ist nicht bekannt, ob psychologische Störungen bei chronischen Schmerzpatienten eine Folge der anhaltenden Schmerzen sind oder ob sie eine Prädisposition für chronische TMD darstellen. Unzweifelhaft ist aber, dass chronische Schmerzpatienten auch Veränderungen in ihrem psychosozialen Status durchmachen oder dass sie Dispositionen besitzen, die das Risiko für eine Manifestation der chronischen Schmerzzustände erhöhen. Depressionen oder Suchterscheinungen können Ausdruck fehlender Erleichterung von Schmerzen bei TMD über längere Zeiträume sein. Daher sind psychopathologische Erkrankungen bei chronischen TMD-Schmerzen offensichtlich eine wichtige Begleiterscheinung, die mitbehandelt werden muss, wenn die TMD-Therapie erfolgreich sein soll.

Zahnärzte, die Patienten mit chronischen TMD behandeln, sollten daran denken, dass eine psychische Erkrankung das Schmerzsyndrom überlagern und die Reaktion auf die Behandlung beeinträchtigen kann. Es ist nicht zu erwarten, dass der praktische Zahnarzt detaillierte Kenntnisse in der psychiatrischen Diagnostik besitzt; dennoch sollte er Grundkenntnisse über diese Erkrankungen haben, um einen Patienten mit unklaren chronischen TMD-Schmerzen zur weiteren Diagnostik an einen Neurologen oder Psychiater zu überweisen. Ob die chronischen TMD-Schmerzen durch eine psychische Störung ausgelöst wurden oder nicht, ist in der Praxis schwer festzustellen. Doch die meisten Zahnärzte verfügen über ausreichende Erfahrungen mit persistierenden Frakturschmerzen und Deafferenzierungsproblemen, um solche Schmerzpatienten zur weiteren Untersuchung an einen Spezialisten zu überweisen. Diese psychologischen Aspekte werden in Kapitel 5 kurz besprochen.

4.8.2 Diagnose chronischer Schmerzen

Bei Patienten mit chronischen Schmerzen ohne erkennbare Ursache, die deprimiert erscheinen, weil sie keine Linderung erfahren, werden oft psychogene oder funktionelle Schmerzen diagnostiziert. Allerdings können mit diagnostischen Methoden zurzeit nicht alle relevanten Arten pathologischer Prozesse identifiziert werden [176], und es gibt nur eine schwache Korrelation zwischen Schmerz und Gewebsschädigung oder nachweisbarer Pathologie [108]. Patienten können aufgrund chronischer Schmerzen affektive Störungen entwickeln, insbesondere dann, wenn bereits verschiedene Behandlungsversuche erfolglos waren [39].

Ebenfalls können Angst, Stress und Depressionen eine adäquate Schmerzdiagnose zusätzlich erschweren. Es ist allgemein anerkannt, dass diese psychologischen Faktoren bei TMD-Patienten eine größere Rolle spielen als in entsprechenden Kontrollgruppen. Jedoch steht nach wie vor nicht fest, welche Rolle diese Faktoren bei der Ätiologie von orofazialem Schmerz spielen und auf welche Weise psychologischen Faktoren bei der Behandlung von TMD-Patienten begegnet werden kann.

> Die Vorgehensweise für Diagnose und Therapie von Schmerzen muss berücksichtigen, dass Schmerzreaktionen auf körperlicher Ebene (z.B. Reizung von Nozizeptoren und biochemische Prozesse), auf Verhaltensebene (z.B. Mimik, verbale und körperliche Aktivität) und auf subjektiver Ebene (z.B. Gefühle, Gedanken, Vorstellungskraft) auftreten.

4.9 Schmerzerkrankungen des Trigeminussystems

Nur wenige der schmerzhaften Erkrankungen von Kopf, Nacken und Kiefer unter Beteiligung peripherer oder zentraler Mechanismen sollen im Rahmen der folgenden Abschnitte erörtert werden [112]:
- Muskuloskelettale Erkrankungen, z.B. Arthralgie, Myalgie, TMD
- Neurogene Entzündung, z.B. Migräne im Gesichtsbereich
- Peripherer neuropathischer Schmerz, z.B. traumatische Neuralgie, Neuritis, Neurinom, prätrigeminale und Trigeminusneuralgie.

4.9.1 Muskuloskelettale Erkrankungen

Bei verschiedenen Erkrankungen treten Schmerzen im muskuloskelettalen System auf, sowohl lokalisiert als auch disseminiert. Dazu gehören:
- Myofasziales Schmerzsysndrom
- Rheumatische Polymyalgie
- Fibromyalgie
- CMD
- Kollagenosen und
- Andere Erkrankungen, bei denen die Muskeln von Kopf und Nacken, Halswirbelsäule und Extremitäten betroffen sein können

Diese Erkrankungen sollten bei der Differentialdiagnose von TMD und CMD berücksichtigt werden. Die Komorbidität von myofaszialem Schmerz, Funktionsstörungen der Kaumuskulatur und Fibromyalgie ist ein Beispiel für die Notwendigkeit der Berücksichtigung dieser Differentialdiagnosen. Die Symptome können sich überschneiden, und es gibt bei einigen Erkrankungen die Tendenz, als Begleiterkrankung aufzutreten. Diffuse Schmerzen können bei Patienten außerdem im Rahmen folgender Erkrankungen auftreten:
- Rheumatoide Arthritis
- Systemischer Lupus erythematodes
- Osteomalazie
- Schilddrüsenerkrankungen

Es gibt einen Zusammenhang zwischen Lyme-Borreliose und Fibromyalgie, dem chronischen Erschöpfungssyndrom und Enzephalopathie oder Polyneuropathie [159], ebenso wie Symptome, die eine CMD vortäuschen. Muskelschmerz (Myalgie) kann durch Funktion, Manipulation und Palpation verstärkt oder hervorgerufen werden. Wenn Myalgien von Skelettmuskeln ausreichend stark ausgeprägt sind, kann der Schmerz die Muskelfunktion einschließlich der Kieferbewegungen einschränken. Die Myalgie kann sich auf ein kurzes Aufflackern beschränken, aber auch über Jahre hinweg intermittierend auftreten. Der Schmerz verschwindet jedoch nicht plötzlich, um dann wieder spontan aufzutreten. Wenn Schmerz und Schwellung an einem Kiefergelenk bestehen, kann die Umgebung des Gelenks selbst auf vorsichtige Palpation außerordentlich empfindlich reagieren, was bei normalerweise nur geringfügig schmerzhaften Reizen auf Allodynie oder Hyperalgesie schließen lässt. Vergleichbares geschieht bei akutem Muskelschmerz, wenn eine schmerzhafte Empfindung bereits durch leichte Berührung oder warme oder kalte Luft an der Haut über der schmerzhaften Region hervorgerufen wird. Muskelschmerzen treten häufig im Kopf- und Nackenbereich auf, und der Schmerz kann in andere Regionen ausstrahlen.

4.9.1.1 TMD und CMD

Schmerzen und Fehlfunktion des Kiefergelenks sowie der Kaumuskeln bilden einen zusammenhängenden Komplex mit vielen Symptomen. Daher erfordert ihre Beurteilung insbesondere bei chronischen Schmerzen einen multidimensionalen Ansatz. Eine Dimension besteht in der Funktionsanalyse, um Muskelfunktionsstörungen, Diskusverlagerungen und degenerative Gelenkerkrankungen zu erfassen, die in Kapitel 3 besprochen wurden. Eine weitere Dimension umfasst den psychosozialen Status, die schmerzbedingte Beeinträchtigung und unspezifische somatische Befunde. Die verschiedenen Ebenen reflektieren die globale Natur von TMD und deren Beziehungen zu anderen Schmerzproblemen.

4.9.1.2 Myofaszialer Schmerz

Myofaszialer Schmerz ist eine weitverbreitete chronische Muskelerkrankung, die durch einen heftigen Schmerz charakterisiert ist, der bei Palpation lokaler, empfindlicher Triggerpunkte auftritt. Diese Stellen entsprechen oft den Muskelansätzen und Sehnen, also Faszien. Die Palpation verursacht einen Projektionsschmerz in typischen Referenzbereichen.

Myofaszialer Schmerz zeigt eine Muskel- und Sehnenempfindlichkeit mit Ausstrahlung über die normale Verteilung der Dermatome hinaus. Es resultiert Schmerzhaftigkeit im Projektionsgebiet. Palpation mit anhaltendem Fingerdruck auf Triggerpunkte (TrP), tastbare, berührungsempfindliche und verhärtete Anteile des Muskels oder der Faszie, kann ebenso projizierten Schmerz wie autonome Symptome verursachen (Abb. 4-7). Triggerpunkte können latent und klinisch asymptomatisch sein. Muskelempfindlichkeit muss bei der Differentialdiagnose von Spannungskopfschmerz und möglicherweise vorliegender Hyperalgesie und Allodynie berücksichtigt werden.

4.9.1.3 Entzündungsmediatoren

Bei Zellschädigungen werden Kaliumionen (K$^+$) freigesetzt und die Synthese von Bradykinin und Prostaglandinen angeregt.

Bradykinin ist ein potentes, schmerzauslösendes Peptid aus 9 Aminosäuren, das benachbarte C-PMN-Fasern aktiviert und so zu einer erhöhten Sensibilisierung der Nozizeptoren und zur Ausdehnung des schmerzhaften Bereichs beiträgt.

Prostaglandine verursachen eine Sensibilisierung von Nozizeptoren für die Wirkungen von Bradykinin, Substanz P und anderen algetischen Substanzen. Prostaglandine entstehen am Ort der Verletzung durch enzymatische Aktivität von Prostaglandin-Endoperoxid-Synthase, wie etwa Cyclooxygenase (COX), aus Arachidonsäure, die am Ort der Verletzung auch in Leukotriene umgewandelt wird. Acetylsalicylsäure und andere nichsteroidale Antiphlogistika wirken hemmend auf die enzymatische Aktivität von COX.

Nach der akuten Verletzung signalisieren die langsamer leitenden C-Fasern brennenden Schmerz. Substanz P wird gegen den normalen Fluss der neuronalen Aktivität (antidrom) in die Peripherie ausgeschüttet und unterstützt auf diese Weise die Entzündungsantwort [44]. Die Mastzellen werden zur Histaminausschüttung angeregt, die Thrombozyten zur Serotoninproduktion (5-Hydroxytryptamin, 5-HT); beide vermitteln Schwellung, Rötung, Erwärmung und erhöhte Reizempfindlichkeit.

4.9.1.4 Neurogene Entzündung

Erste Untersuchungsergebnisse lassen den Schluss zu, dass sensorische Neuronen sowohl afferenten als auch efferenten Funktionen dienen. Wenn Nozizeptoren aktiviert werden, setzen die Rezeptoren im ZNS und in der Peripherie Neuropeptide und andere Mediatoren frei. Die Freisetzung von Neuropeptiden einschließlich Substanz P (SP) und vor allem von CGRP („calcitonin-gene-related peptide") fördert Entzündungsreaktionen in der Peripherie, die zu Gefäßerweiterung, Plasmaaustritt in das benachbarte Gewebe und Überempfindlichkeit führen. Dieses Phänomen wird als neurogene Entzündung bezeichnet. Sie tritt nahezu ausschließlich in der Umgebung von C-Fasern auf. Vermutlich führen Funktionsstörungen im ZNS zur Erweiterung intrakranieller extrazerebraler Blutgefäße mit nachfolgender Aktivierung trigeminaler Nerven, meningealer neurogener Entzündung und Beteiligung an der Erzeugung schmerzhafter Reize. Neuropeptide wie Substanz P (SP) und CGRP gelten als Hauptauslöser der neurogenen Entzündung [137].

Die Hauptkomponenten der neurogenen Entzündung sind Vasodilatation und Plasmaextravasation. Sie treten fast vollständig auf, wenn C-Fasern vorhanden sind. Durch eine Blockade der Substanz-P-Rezeptoren oder durch Medikamente, die die Ausschüttung von Neuropeptiden hemmen, können sie unterdrückt werden. Während eines fazialen Migräneanfalls aktiviert eine antidrome Ausschüttung von CGRP Neurokininrezeptoren an peripheren Blutgefäßwänden und verursacht eine sterile Entzündung. Es ist die Existenz eines präsynaptischen 5-HT$_{1D}$-Rezeptors am Rand von C-Fasern postuliert worden, die die sensorische Innervation von Kopf und Gesicht bilden.

Antimigränemedikamente wie Sumatriptan aktivieren den Rezeptor, um die Entladung der C-Fasern zu beenden.

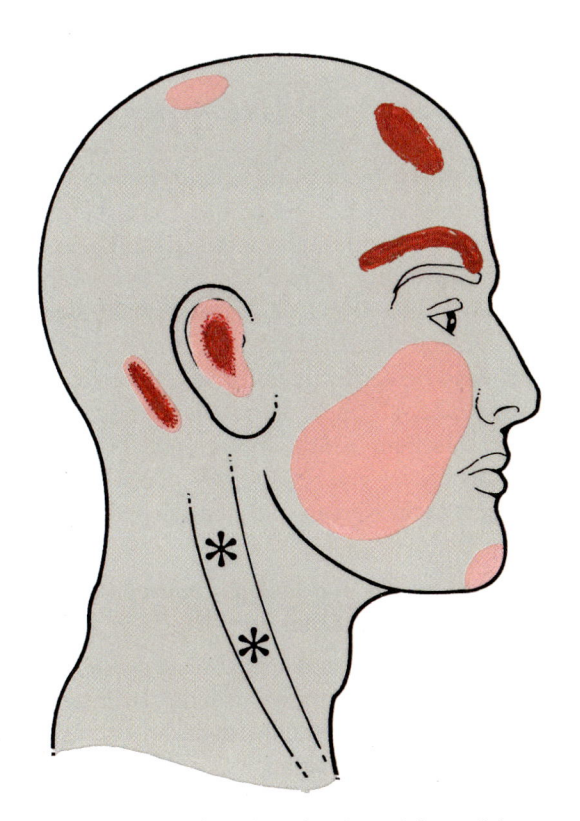

Abb. 4-7 Druckpunkte (*) und weitergeleiteter Schmerz.

> Wenngleich neurogene Entzündungen im Tiermodell nachgewiesen wurden, deuten neuere Daten darauf hin, dass die neurogene Entzündung kein wesentlicher Faktor bei der Migräne oder bei Clusterkopfschmerz ist [102].

Möglicherweise ist eher Schmerz die Ursache für Änderungen des Gefäßdurchmesser als umgekehrt [99]. Dies entspräche einem neurovaskulären Schaltkreislauf, dessen ursprünglicher Auslöser schwer zu bestimmen ist [42]. Forschungsergebnisse deuten darauf hin, dass nicht Korrelate neurogener Entzündungen (z. B. Extravasation) den wesentlichen Faktor bei Migräneanfällen und Clusterkopfschmerz darstellen, sondern eher zentrale Hirnfaktoren. Dieser Aspekt wird in einem späteren Abschnitt zum Thema Kopfschmerzen erörtert.

4.9.2 Migräne im Gesichtsbereich

Faziale Migräne ist ein wenig bekanntes Krankheitsbild und wird in der Literatur kaum beschrieben [26]. Gesichtsschmerz kann als Komorbidität bei Migräne auftreten, was die Diagnose einer fazialen Migräne zusätzlich erschwert. Eine Studie ergab, dass nach Ausschluss von Clusterkopfschmerz und paroxysmaler Hemikranie von 24% der Patienten mit Migräne, die sich dem zweiten Trigeminusast zuordnen ließ, 6% auch unter Gesichtsschmerz litten [26].

Symptome der fazialen Migräne konzentrieren sich eher auf Schmerzen im unteren Kopfbereich, z. B. eher auf Zähne und Kiefer als auf typische unilaterale oder periorbitale Schmerzen. Die Diagnose einer fazialen Migräne sollte in Betracht gezogen werden, wenn Schmerzepisoden mit klopfenden Schmerzen im Kiefer oder an Zähnen auftreten, ohne dass sich Gesichtsschmerz zwischen den Anfällen provozieren lässt. Die Komorbidität von Schmerzen des unteren Gesichts und Migränesymptomen legt die Diagnose einer fazialen Migräne nahe. Während eines Anfalls können Myalgie oder myofaszialer Schmerz auftreten. Eine neurogene Entzündung in Hirngefäßen während eines Migräneanfalls konnte dagegen bisher ebenso wenig festgestellt werden wie eine Veränderung der Substanz-P-Konzentration im venösen Blut der V. jugularis externa oder interna [41] und ist nicht als Ursache für faziale Migräne identifiziert worden.

4.9.3 Peripherer und zentraler neuropathischer Schmerz

Als neuropathisch werden Schmerzen bezeichnet, die aus Läsionen des peripheren oder zentralen Nervensystems resultieren und sich in sensorischen Anzeichen und Symptomen manifestieren [10]. Laut Definition der International Association for the Study of Pain (IASP) wird neuropathischer Schmerz „durch eine primäre Schädigung oder Funktionsstörung im Nervensystem initiiert oder verursacht" [113]. Da neuropathischer Schmerz auf einer primären Verletzung des peripheren oder des zentralen Nervensystems beruhen kann, unterscheiden klinische Klassifikationen zwischen Neuralgien peripherer Nerven (z. B. Trigeminusneuralgie) und zentralem neuropathischem Schmerz (z. B. Thalamussyndrom). Allerdings lässt sich der neuropathische Schmerz auch als fortschreitende Erkrankung des Nervensystems deuten, die durch die Ausbreitung neuropathischer Mechanismen im Laufe der Zeit sowohl periphere als auch zentrale pathophysiologische Abläufe beinhaltet. Möglicherweise ist eine zentrale Sensibilisierung bei praktisch allen Formen von Neuropathien beteiligt [187].

Als Auslöser kommen die meisten Arten von Verletzungen oder Erkrankungen des Nervensystems in Betracht. Charakteristisch ist die übersteigerte neuronale Erregbarkeit geschädigter Bereiche des Nervensystems [24]. Kennzeichnende positive sensorische Symptome bei Patienten mit neuropathischem Schmerz sind Spontanschmerz, Allodynie und Hyperalgesie [31]. Neuropathischer Schmerz umfasst eine Vielzahl von Symptomen und eine heterogene Gruppe von Erkrankungen unterschiedlicher Ätiologie, die bestimmte Anzeichen und Symptome gemeinsam haben [24]. Der Begriff bezieht sich also nicht auf eine einzelne Diagnose.

Das entscheidende neurologische Phänomen, sowohl peripher als auch zentral, das persistierendem neuropathischem Schmerz zugrunde liegt, ist die Sensibilisierung von Neuronen. Ursache ist die Schädigung von Nerven und Gewebe [13].

4.9.3.1 Klinische Merkmale des neuropathischen orofazialen Schmerzes

Neuropathischer orofazialer Schmerz soll eine Reihe von Schmerzsyndromen umfassen, darunter orofazialen Phantomschmerz, Phantomzahnschmerz, Amputationsschmerz, Burning-Mouth-Syndrom (BMS) und atypische Zahnschmerzen. Einige dieser Begriffe sind bereits angesprochen worden. Aufgrund der sehr komplizierten Pathophysiologie des neuropathischen Schmerzes und der Abläufe im Zusammenhang mit Nervenschädigungen ist zu vermuten, dass die Unterscheidung mehr auf klinischen Anzeichen und Symptomen beruht als auf den zugrunde liegenden pathobiologischen Mechanismen. Deafferenzierungsschmerz, Phantomzahnschmerz und SMP kommen als Unterformen des neuropathischen Schmerzes in Betracht. Auch das BMS soll hier kurz erwähnt werden, bei dem aufgrund seiner vermuteten Pathogenese entweder unter Beteiligung peripherer Nervenschädigung oder von Erkrankungen des dopaminergen Systems die Möglichkeit eines neuropathischen Krankheitshintergrundes besteht [146].

Zu den klinischen Merkmalen des neuropathischen orofazialen Schmerzes gehören [174, 175]:
- Schmerzen nach Nervenverletzungen (oft Tage bis Monate verzögert), Zahnentfernungen, Vitalexstirpation, Infektion, parodontaler Kürettage und „deep scaling"
- Klinische Beschwerde: Dysästhesien; brennender, krampfartiger, stechender oder scharfer Schmerz und Schmerz im Bereich des sensorischen Ausfalls
- Hyperalgesie, Allodynie und vegetative Überfunktion
- Pathophysiologie: Deafferenzierung, Nervensprossung, Neurom und efferente Sympathikusaktivität.

4.9.3.2 Deafferenzierung

Deafferenzierung, die Ausschaltung der Afferenzen eines peripheren Nervs, bedeutet den partiellen oder totalen Ausfall der sensorischen Nervenversorgung in einer bestimmten Körperregion. Dies kann nach Extraktionen oder Pulpaamputationen auftreten und führt zu Veränderungen in Neuronen des Hirnstamms und nachfolgenden Schmerzen (Abb. 4-8). Angesichts dieser möglichen Folgen sollten konservative therapeutische Maßnahmen bei der Therapie von chronischen Schmerzen oder Phantomzahnschmerzen bevorzugt werden. Hypothesen zu den Mechanismen, die bei der Ausschaltung peripherer Nerven ablaufen, stützen sich auf die engen Zusammenhänge zwischen peripheren Nervenverletzungen und nachfolgenden Veränderungen im ZNS. Bei einer Zahnextraktion oder Pulpaamputation werden periapikale Gewebe ebenso wie das ZNS verletzt. Da das Nervensystem jedoch plastischer ist als früher angenommen wurde, überrascht es nicht, dass eine gewisse Reparatur der verletzten deafferenzierten peripheren Axone auftreten kann. Es können sich alternative Leitungsbahnen entwickeln. Es gibt auch Fälle, bei denen zeitlich verzögert persistierende allodynische Schmerzen mit herabgesetzter Reizschwelle sowie Ausstrahlen und Hyperalgesie in benachbarte unverletzte Gewebe auftreten (sekundäre Hyperalgesien und Projektionsschmerz).

Pulpaamputationen, Zahnextraktionen und Kieferverletzungen können also ebenso Gesichtsschmerz durch Deafferenzierung bewirken wie die postherpetische Trigeminusneuralgie oder unfallbedingte Traumen der Kiefer.

Obwohl die Symptome des Phantomzahnschmerzes anscheinend eine psychologische Grundlage haben, konnte dieser Zusammenhang bislang nicht eindeutig nachgewiesen werden [94]. Es wurde versucht, einen einheitlichen Ansatz für die Zusammenfassung der folgenden Krankheitsbilder zu liefern: atypische Odontalgie, Phantomzahnschmerz, atypischer Gesichtsschmerz, Burning-Mouth-Syndrom und einige Arten von TMD [183, 184]. (Siehe Abschnitt 4.9.4.10.)

4.9.3.3 Phantomzahnschmerzen

Phantomzahnschmerzen sind persistierende Schmerzen oder Parästhesien an Zähnen oder anderen orofazialen Geweben, die nach, auch unbemerkten, Verletzungen des Nervengewebes auftreten. Es gibt viele synonyme Bezeichnungen für den Phantomzahnschmerz wie z. B. atypische Odontalgie, atypische Gesichtsneuralgie, vaskulärer Zahnschmerz, migräneartige Neuralgie oder idiopathische Neuralgie. Möglicherweise ist Phantomzahnschmerz ein Deafferenzierungssyndrom (neuropathisch) [94]. Die Inzidenz von Phantomzahnschmerz nach Pulpaexstirpation wird mit 3% angegeben [94].

Wie der atypische Zahnschmerz, der sich in den meisten Fällen der Kategorie CRPS Typ III zuordnen lässt, ist auch der Phantomzahnschmerz prinzipiell als ein CRPS-Syndrom („complex regional pain syndrome", komplexes regionales Schmerzsyndrom) anzusehen.

Einige der Merkmale von Phantomzahnschmerz sind in Tabelle 4-1 angegeben.

> Wesentliche Kennzeichen des neuropathischen Schmerzes sind Schmerzen in Bereichen mit sensiblen Ausfällen, erhöhte Erregbarkeit, provozierter reizabhängiger Schmerz, andauernder, reizunabhängiger Schmerz, Sympathikusbeteiligung und Schmerzsummation [73].

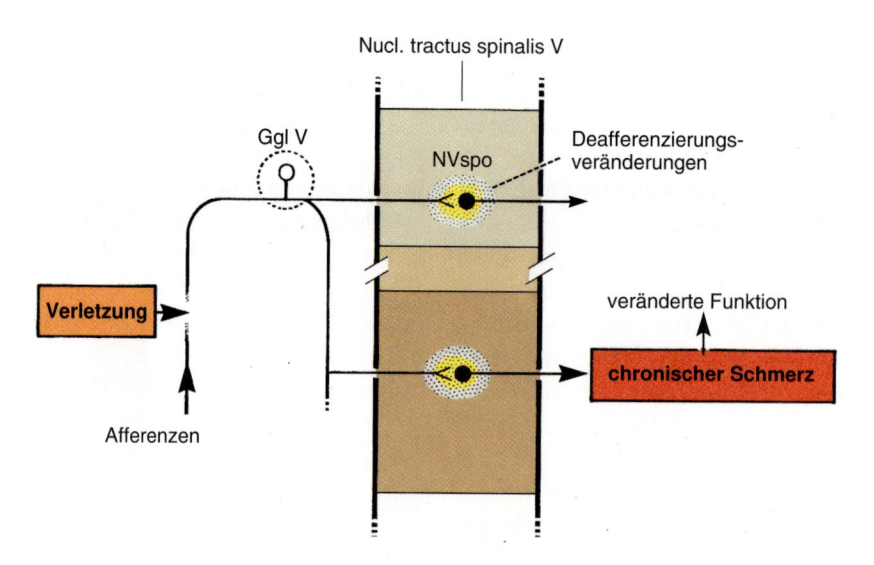

Abb. 4-8 Schematische Darstellung von Deafferenzierungsveränderungen, die durch Nervenverletzung verursacht wurden und Schmerzen hervorrufen. (Ggl V) Ganglion trigeminale, (NVspo) Tractus spinalis n. trigemini, pars oralis

Tab. 4-1 Einige Charakteristika des Phantomzahnschmerzes [95].

Nicht zu identifizierender kausaler Faktor
• Verzögerte Zahnschmerzen, die erst Tage, Wochen, Monate oder Jahre nach der Verletzung eines peripheren Nervs, z. B. nach Pulpaamputation, in Erscheinung treten
• Patienten empfinden die Schmerzen als anhaltend dumpf, gelegentlich auch als scharf
• Keine schmerzfreien Intervalle, außer kurz nach dem Aufwachen. Der Schlaf ist nicht gestört
• Leichte periphere Stimuli können den Schmerz für kurze Zeit verstärken
• Reizschwelle scheint herabgesetzt
• Exakte Schmerzlokalisation kann für den Patienten schwierig sein, z. T. ausstrahlende Schmerzen
• Kein Beweis, dass sich Phantomzahnschmerz (PTP) auf einen prämorbiden Konstitutionstyp bezieht oder dass Depression eine Ursache bzw. Folge des chronischen PTP ist

(nach [95])

Beispiele für periphere neuropathische Schmerzen sind: komplexes regionales Schmerzsysndrom, Kompressionssyndrome, HIV-assoziierte sensorische Neuropathie, Mangelernährung (z. B. Beriberi), schmerzhafte diabetische Neuropathie, postherpetische Neuralgie, Trigeminusneuralgie, posttraumatische Neuralgien und Glossopharyngeusneuralgie [14, 54].

Dem zentralen neuropathischen Schmerz zuordnen lassen sich: HIV-Myelopathie, Schmerzen bei Parkinson und multipler Sklerose sowie nach Schlaganfall, Kompressionsschmerzsyndrome bei Spinalkanalstenosen und Myelopathien nach Radiatio.

> Die Behandlung des neuropathischen Schmerzes stützt sich auf einen evidenzbasierten Ansatz mit genauen Empfehlungen zur Medikation aufgrund randomisierter, kontrollierter klinischer Studien mit Gabapentin, dem 5%-Lidocain-Pflaster, Opioid-Analgetika, Tramadolhydrochlorid und trizyklischen Antidepressiva. Genaue Dosierungsangaben [31] ebenso wie Erklärungen zum Einsatz neurochirurgischer Verfahren [45] finden sich in der Literatur. Auch früh einsetzende vorbeugender Maßnahmen gegen sekundäre pathophysiologische Veränderungen des Nervensystems werden empfohlen [187]. In vielen Fällen müssen Patienten mit neuropathischem Schmerz multidisziplinär behandelt und betreut werden.

4.9.3.4 Unterscheidung zwischen zentralem und peripherem Schmerz

Die International Association for the Study of Pain (IASP) [66] hat den zentralen Schmerz als Schmerz definiert, der durch eine Läsion oder Dysfunktion im zentralen Nervensystem verursacht wird [113]. Die

Diagnose „zentraler Schmerz" basiert auf einem von der IASP erarbeiteten Untersuchungsschema [16]. Zentraler Schmerz kann von vielen Arten von Läsionen verursacht werden, wie z. B. Trauma, vaskuläre Läsionen, multiple Sklerose, Tumoren, Epilepsie, Schlaganfall und Parkinson-Erkrankung. Thalamusschmerz ist die bekannteste Form von zentralem Schmerz.

Wenn die Schmerzursache im Verlauf der Untersuchung nicht festgestellt werden kann, wird eine lokale anästhesierende Blockade durchgeführt, um zu entscheiden, ob die Schmerzursache zentral oder peripher liegt.

▶ Lokalanästhesie erzeugt Schmerzfreiheit bei peripher gesteuerten Prozessen, aber nur teilweise oder gar nicht bei zentral ausgelöstem Schmerz.

Wird der Schmerz nur teilweise beseitigt wird, obwohl eine vollständige Anästhesie erreicht wurde, kann ein neuropathischer Schmerz mit unterschiedlichen Anteilen von zentralem und peripherem Input vorliegen.

Komplette Anästhesie bei bleibender Schmerzempfindung ist ein Zeichen für einen zentralen Schmerzprozess.

Neuropathische Schmerzerkrankungen, die fortgesetzte periphere Beteiligung zeigen, sind Trigeminusneuralgie, prätrigeminale Neuralgie, Neuritis/Neurom und traumatische Neuralgie. SMP („sympathetically maintained pain", vom Sympathikus aufrechterhaltener Schmerz) und SIP („sympathetically independent pain", sympathikusunabhängiger Schmerz) sind stärker zentralisierte neuropathische Schmerzkrankheiten [112]. SMP wird nach der TMD-Klassifikation der American Academy of Orofacial Pain (AAOP) [4] durch eine Verletzung der peripheren Gewebe ausgelöst und durch neurale Mechanismen einschließlich sympathischer efferenter Aktivität unterhalten. SMP kann durch Sympathikusblockade, z. B. die Blockade des Ganglion stellatum, gelindert werden, nicht aber neuropathischer SIP. Das Ansprechen auf eine Sympathikusblockade ist kein hinreichendes Kriterium zur Identifizierung einer bestimmten Erkrankung, da diese Maßnahme bei einer Reihe von Schmerzerkrankungen einschließlich Phantomschmerz, Herpes zoster, metabolischer Neuropathien und Neuralgien unterschiedlich wirksam ist [20].

4.9.4 Die Bandbreite neuropathischer Schmerzerkrankungen

Neuropathischer Schmerz kann als zusammenfassender Begriff für ein kontinuierliches Spektrum von peripheren bis hin zu rein zentralen Mechanismen aufgefasst werden. Neuropathischer Schmerz kann sich aus einem rein peripheren Prozess zu einem rein zentralen Prozess entwickeln [112]. Nicht alle peripheren Prozesse werden zentralisiert, und nicht jeder zentrale Prozess hat als peripherer Prozess begonnen. Der neuropathische Schmerz kann sowohl eine periphere als auch eine zentrale Therapie erfordern. Das Spektrum der Erkrankungen lässt sich je nach Mechanismus folgendermaßen darstellen:

- Peripher > zentral
  - Sensibilisierte C-Fasern
  - Neuritis/Neurom
  - Traumatische Neuralgie
- Peripher < > zentral
  - Prätrigeminale Neuralgie
  - Trigeminusneuralgie
- Zentral > peripher
  - SMP, z. B. atypischer Zahnschmerz; CRPS
  - SIP

Peripherer neuropathischer Schmerz wurde als anhaltender, ziehender oder brennender Schmerz von mittlerer, aber variabler Intensität beschrieben. Es besteht keine aktuelle Läsion, aber es kann ein palpationsempfindlicher Bereich vorhanden sein. Der Verlauf folgt einem tageszeitabhängigen Muster. Somatische Anästhesieblockaden werden eingesetzt, um den Grad der zentralen oder peripheren Beteiligung festzustellen. Wenn der Schmerz blockiert werden kann, ohne dass eine lokale pathologische Veränderung erkennbar ist, kann ein peripherer neuropathologischer Prozess vorliegen. Bei nur partieller Ausschaltung kann auf einen stärker zentralisierten Schmerzprozess geschlossen werden. Wenn die anästhetische Blockade nur geringe oder keine Wirkung zeigt, ist die Zentralisierung des Geschehens vorherrschend. Die Behandlung von sensibilisierten C-Fasern, Neuritis/Neurom und traumatischer Neuralgie beinhaltet sowohl zentral wirksame Pharmaka als auch periphere Wirkstoffe, wie wiederholte lokale anästhetische Blockaden, topische Anästhetika, Steroidinjektionen und Capsicain, um die Aktivität der Nozizeptoren zu vermindern [112].

4.9.4.1 Sensibilisierung von C-Fasern

Charakteristische Merkmale von neuropathischen Schmerzen durch C-Faser-Sensibilisierung:
- Anamnestisches Trauma in der Schmerzregion
- Keine erkennbare lokale Ursache
- Hyperalgesie und Allodynie
- Radiologisch unauffällig
- Unspezifisches Wärmeverteilungsbild (Thermogramm)
- Ansprechen auf somatische Blockade
- Sympathikusblockade unwirksam
- Ständig wechselnder ziehender Schmerz

4.9.4.2 Traumatische Neuralgie

Charakteristische Merkmale einer traumatischen Neuralgie:
- Keine erkennbare, augenblicklich bestehende lokale Ursache
- Verletzung der Schmerzregion in der Vorgeschichte
- Hyperalgesie und Allodynie
- Normaler radiologischer Befund
- Zweideutige somatische Blockade
- Zweideutige Sympathikusblockade
- Reaktion auf Thermographie abhängig von der Beteiligung des Sympathikus
- Ständig wechselnder ziehender Schmerz, gelegentlich einschießender Schmerz

4.9.4.3 Kraniale Neuralgien und zentral vermittelter Gesichtsschmerz

Es gibt zahllose Erkrankungen, die in diese Kategorie fallen. Erwähnung finden sollen hier aber nur diejenigen, die differentialdiagnostisch bei Neuralgien und Gesichtsschmerz in der zahnärztlichen Praxis berücksichtigt werden müssen. Man sollte stets bedenken, dass die Begriffe peripherer und zentraler neuropathischer Schmerz bei unklarer Ursache gegebenenfalls keine Erkrankung bezeichnen. In die Kategorie Neuralgie und zentral vermittelter Schmerz werden nach Gutdünken Trigeminusneuralgie, Glossopharyngeusneuralgie, Okzipitalisneuralgie, Nacken-Zungen-Syndrom, Schmerz bei Gürtelrose, Gesichtsschmerz bei multipler Sklerose, persistierender idiopathischer Gesichtsschmerz und das Burning-Mouth-Syndrom eingeordnet.

Hier sollen nur die Trigeminusneuralgie, die Glossopharyngeusneuralgie und der persistierende idiopathische Gesichtsschmerz erörtert werden.

4.9.4.4 Trigeminusneuralgien: Terminologie/Ätiologie

Die International Association for the Study of Pain (IASP) [66, 67] beschreibt die Trigeminusneuralgie als „plötzliche, in der Regel einseitige, schwere, kurze, stechende, wiederkehrende Schmerzsensation im Ausbreitungsgebiet eines oder mehrerer Äste des N. trigeminus". Der Schmerz wird durch banale Reize wie z. B. Waschen, Rasieren, Rauchen, Sprechen und Zähneputzen ausgelöst, kann aber auch spontan auftreten. Schmerzbeginn und -ende sind abrupt, für unterschiedlich lange Zeitabschnitte kann eine Remission eintreten [64]. Eine Klassifikation der diagnostischen Kennzeichen als Beispiel für die unterschiedlichen Ansätze bei der Einteilung von Trigeminusneuralgien umfasst: spontaner einsetzende, episodische und konstante Typen der Trigeminusneuralgie, trigeminalen neuropathischen Schmerz durch unfallbedingtes Trauma, symptomatische Trigeminusneuralgie (z. B. sekundär bei multipler Sklerose), postherpetische Neuralgie und atypischen Gesichtsschmerz (somatiforme Schmerzerkrankung) [20].

Die Ätiologie der Trigeminuserkrankungen umfasst sowohl periphere als auch zentrale Mechanismen. Eine arterielle oder venöse Kompression der Trigeminuswurzel gilt als peripherer Mechanismus. Allerdings scheint vaskuläre Kompression die unterschiedlich ausgeprägten Remissionsphasen ebenso wenig zu erklären wie die Fälle ohne Trigeminusneuralgie trotz Kompression oder Demyelinisierung der Trigeminuswurzeln. An den zentralen Mechanismen sind zentrale Veränderungen beteiligt, die aufgrund peripherer fokaler Demyelinisierung (Deafferenzierung) und des Ausfalls der segmentalen Inhibition von afferenter Aktivität auftreten. Letzteres führt zu Nervenimpulsen aus niedrigschwelligen Mechanorezeptor-Interneuronen im Nucleus oralis (s. Abb. 4-2) Auch die WDR-Neuronen im Nucleus caudalis können beteiligt sein. So kann eine harmlose, niedrigschwellige mechanische Reizung letztlich Summation und verminderte Hemmung der Aktivität von WDR-Neuronen verursachen.

4.9.4.5 Prätrigeminale Neuralgie

Prätrigeminale Neuralgie ist die atypische Form der Trigeminusneuralgie und kann Monate bis Jahre vor einer echten Trigeminusneuralgie auftreten. Sie betrifft Unterkiefer, Oberkiefer und Zungengrund und sollte bei der Differentialdiagnose anderer Erkrankungen einbezogen werden, so z. B. beim atypischen

Gesichtsschmerz, atypischen Zahnschmerz, Phantomzahnschmerz, bei der Pulpitis und TMD. Eine Fehldiagnose kann zu Übertherapie ohne Wirkung auf den Schmerz sowie nutzlosem Aufwand und Kosten für den Patienten führen.

Die Neuralgie setzt meist zwischen dem 50. und 60. Lebensjahr ein. Von besonderem Interesse für den Zahnarzt sind Fälle von prätrigeminaler Neuralgie, deren Ausbruch nicht dem üblichen Muster folgt, also ein ständiger, dumpfer Schmerz im Ober- und Unterkiefer. Erst viel später tritt krampfartiger Schmerz auf. Es dauert 3 Monate bis 10 Jahre, bevor sich eine Trigeminusneuralgie entwickelt. Zahnschmerzen können als prätrigeminale Neuralgie fehlgedeutet werden und umgekehrt [187]. Die Anfälle können mehrere Stunden andauern. Zu den Kennzeichen der prätrigeminalen Neuralgie gehören:
- Keine erkennbare lokale Ursache
- Normales Röntgenbild
- Schmerzausschaltung durch somatische Blockade positiv
- Schmerzausschaltung durch Sympathikusblockade nicht definiert
- Normales Wärmeverteilungsbild (Thermogramm)
- Intervallartiger Schmerz, zahnschmerzartig
- Remissionsperioden
- Auslösung des Schmerzes durch geringfügige Reize

4.9.4.6 Klassische Trigeminusneuralgie

Die klassische oder idiopathische Trigeminusneuralgie (TN) wird als anfallartig auftretender, blitzartiger, scharfer, schneidender orofazialer Schmerz beschrieben. Er ist in der Regel ein einseitiger, kurz einschießender und wiederkehrender Schmerz im Versorgungsgebiet eines oder mehrerer Äste des fünften Hirnnervs [66, 67]. Einsetzen und Aufhören des Schmerzes geschehen abrupt; er kann auch für unterschiedlich lange Zeiträume ausbleiben [64]. Der Schmerz wird oft durch triviale Reize ausgelöst, z.B. Waschen, Rasieren, Rauchen, Sprechen, Zahnpflege, kann aber auch ohne Reiz spontan auftreten.

Bei vielen Patienten mit TN liegt eine Kompression der Trigeminuswurzel durch arteriovenöse Gefäßfehlbildungen vor. Der Begriff der klassischen TN kann mit oder ohne Nachweis dieser Gefäßvarianten verwendet werden.

Klinisch nachweisbare neurologische Ausfälle laut Internationaler Klassifikation der Kopfschmerzerkrankungen (ICHD-II, International Classification of Headache Disorders) [63] bestehen bei Trigeminusneuralgie nicht; allerdings könnten Beschädigungen der Myelinscheide des N. trigeminus [172] oder die Kompression des Nervs durch eine Gefäßschlinge oder einen Tumor Kausalfaktoren darstellen. Diese können mit Hilfe der MRT sichtbar gemacht werden oder sich im Rahmen chirurgischer Eingriffe offenbaren.

Die Kennzeichen der klassischen TN sind:
- Episodisch auftretender, scharfer, blitzartig einschießender Schmerz
- Remissionsperioden
- Keine erkennbare lokale Ursache
- Normales Röntgenbild
- Keine oder nur selten strukturelle Schäden im normalen oder kontrastverstärkten MRT
- Somatische Blockade positiv
- Sympathikusblockade positiv (nicht obligatorisch)
- Normales Wärmeverteilungsbild (Thermogramm)
- Auslösung des Schmerzes durch geringfügige Reize

Die Diagnose beruht auf der Krampfartigkeit und Kürze der Anfälle. Meist sind der zweite und dritte Trigeminusast betroffen, verbunden mit Schmerzen in Wange oder Kinn. Auf der schmerzhaften Seite kann ein Tic mit Muskelspasmen auftreten. Anfälle können durch Triggerpunkte im Oralbereich herbeigeführt werden.

Die TN spricht in der Regel – zumindest anfänglich – auf Medikation an. Verschiedene Wirkstoffe wurden in randomisierten Kontrollstudien untersucht, darunter auch Carbamazepin, das für viele Fachärzte das Mittel der Wahl dargestellt hat [187]. Zusätzlich zu den im Abschnitt 4.9.3 erörterten Ansätzen werden bei der Behandlung der Trigeminusneuralgie auch Carbamazepin und Phenytoin, beides Antiepileptika, und Baclofen, ein Muskelrelaxans, angewandt. Bei einer bestimmten Gruppe von Patienten ist die Pharmakotherapie allerdings nicht einsetzbar. So sind z.B. einige ältere Patienten und solche mit multipler Sklerose extrem empfänglich für Nebenwirkungen der Medikation wie Lethargie und Ataxie. Es wurde bereits darauf hingewiesen, dass neurochirurgische Behandlungsansätze, die Dekompression des Nervs, in Betracht kommen können, wenn die medikamentöse Therapie keinen Erfolg zeitigt [45].

Die Vielzahl der gegenwärtig eingesetzten Therapiemethoden ist ein Beleg dafür, dass es zur Beherrschung der Trigeminusneuralgie kein einfaches Mittel gibt. Es ist wichtig, dass Zahnärzte den Unterschied zwischen orofazialem Schmerz und Trigeminusneuralgie kennen.

4.9.4.7 Symptomatische oder sekundäre Trigeminusneuralgie

Die Schmerzerscheinung ist hier genau wie bei der klassischen TN. Der Begriff symptomatische oder sekundäre TN wird verwendet, wenn eine strukturelle Schädigung, z.B. bei multipler Sklerose, vorliegt.

Die Beschreibung symptomatische TN wird gebraucht, wenn eine TN nicht durch eine vaskuläre Kompression, sondern infolge einer anderen nachweisbaren Läsion auftritt (ICHD-II) [63]. Bei Ausfall der Berührungssensibilität im Versorgungsbereich des Trigeminus nach einer Attacke kann eine MRT angezeigt sein. Bei jedem Patienten mit TN sollte ein Screening auf multiple Sklerose (MS) durchgeführt werden. Bei 5% der Patienten mit einem MS-assoziierten Tic kann eine Trigeminusneuralgie das erste Symptom von MS sein [172]. Deshalb ist gefordert worden, bei jedem Patienten mit der Diagnose Trigeminusneuralgie einer MRT-Untersuchung zuzuführen [172].

4.9.4.8 Glossopharnygeusneuralgie

Der Schmerz dieser Neuralgie ist scharf, stechend, schwer, aber vorübergehend. Der wahrgenommene Ursprungsort liegt einseitig im Zungengrund, unterhalb des Kieferwinkels, im Ohr oder in der Fossa tonsillaris. Der Schmerz wird in der Regel durch Kauen, Schlucken, Gähnen oder Husten ausgelöst und konnte bisher nicht mit einer bestimmten Erkrankung in Zusammenhang gebracht werden [78, 142]. Die IASP [66, 67] hat diese Form der Neuralgie als plötzliche, starke, kurze, wiederkehrende Schmerzen im Ausbreitungsgebiet des N. glossopharyngeus definiert. Der Pathomechanismus ist unbekannt, möglicherweise jedoch ähnlich demjenigen bei TN. Im Allgemeinen erfolgt eine medikamentöse Therapie mit einem Antikonvulsivum wie Carbamazepin [187].

4.9.4.9 Persistierender idiopathischer Gesichtsschmerz

Die diagostischen Kriterien beinhalten laut ICHD-II [56, 63] täglich auftretenden und die meiste Zeit anhaltenden, diffusen, tiefen, einseitigen und schlecht lokalisierbaren Gesichtsschmerz, meist beginnend in Nasolabialfalte und Kinn, der sich dann gegebenenfalls auf Gesicht und Nacken ausdehnt [15, 56, 62]. Bei PIFP („persistent idiopathic facial pain") gibt es keine sensorischen Ausfälle oder pathologischen Röntgenbefunde. Eine Ursache ist nicht bekannt; chirurgische Eingriffe werden jedoch als Auslöser vermutet. Früher sprach man auch von atypischem Gesichtsschmerz.

4.9.4.10 Idiopathischer orofazialer Schmerz

Einige Erkrankungen sind zunächst schwierig zu diagnostizieren. Die Diagnose kann jedoch später, nach Bestimmung der Schmerzursache, präzisiert werden. Klinisches Beispiel ist die Entfernung eines schmerzhaften Zahnes, bei dem sich erst danach eine Infraktion herausstellt. Die Chance, diese Fraktur vorher im Röntgenbild zu entdecken, ist minimal.

Wäre die Diagnose einfacher, gäbe es nicht so viele Wurzelkanalbehandlungen oder Extraktionen, die das eigentlich anders verursachte Schmerzproblem jedoch nicht lösen können. Wenn die Symptome einer Schmerzerkrankung nicht den allgemein anerkannten Kriterien entsprechen, wird die Erkrankung leider oft zunächst als „atypisch" beschrieben. Vielleicht wäre es angemessen, den Terminus „atypisch" in der anfänglichen Beschreibung schwierigen Zustände durch „vorläufig unklar" zu ersetzen.

Lösungsvorschläge für diese diagnostische Problematik findet sich auch in Versuchen zur Klassifikation von schwierig einzuordnenden Erkrankungen wieder: neuropathischer Schmerz, fazial oder odontogen; ausstrahlender myofaszialer Schmerz, Zahnschmerz, vom Sympathikus aufrechterhaltener Schmerz, Burning-Mouth-Syndrom, Schleimhautbrennen, Parodontalligamentschmerz und Schmerz bei Infraktion.

Es gibt Vorschläge [183, 184], folgende Diagnosen in einer Gruppe als „idiopathischen orofazialen Schmerz" („idiopathic orofacial pain", IOP) zusammenzufassen:

1. Atypische Odontalgie (auch „Phantomzahnschmerz") [167]
2. Atypischer Gesichtsschmerz [56]
3. Burning-Mouth-Syndrom, Schleimhautbrennen [171]
4. TMD-Untergruppen wie idiopathische faziale Arthromyalgie.

Die Zusammenfassung beruht darauf, dass zumindest anfänglich keine Ätiologie bekannt ist, sowie auf anderen gleichartigen oder sehr ähnlichen klinischen Merkmalen der Erkrankungen. Ein solcher Versuch zur konzeptionellen Zusammenfassung dieser Erkrankungen weist auf die Probleme im Umgang mit bisher nicht evidenzbasierten Erkrankungen hin. Die Schwierigkeiten bei Klassifizierung und Diagnose dieser perioralen, oralen und fazialen Schmerzerkrankungen zeigt sich in ähnlicher Weise auch in der eingeschränkten Anwendbarkeit der Vorstellungen, die dem Begriff „idiopathische faziale Arthromyalgie" zugrunde liegen, sowie der beschreibenden Terminologie für den orofazialen Schmerz aus den Leitlinien der AAOP (American Academy of Orofacial Pain) [4]. Letztendlich bleiben diese alltäglichen orofazialen Erkrankungen insgesamt medizinisch ungeklärt, und die Behandlungsmöglichkeiten sind oft durch den Mangel an verlässlichen pathophysiologischen Informationen eingeschränkt [92].

Es besteht allgemeiner Konsens, dass Schmerzerkrankungen nicht nur durch klinische Merkmale, sondern auch in Bezug auf pathophysiologische Zusammenhänge und Ätiologie der Erkrankung definiert werden sollten [186]. Allerdings gibt es noch keine allgemein anerkannte Klassifikation, die auf Ätiologien oder Pathomechanismen beruht.

Zu den übereinstimmenden Symptomen bei IOP gehören: Der Schmerz tritt oral, perioral oder fazial, gleichmäßig während des ganzen oder eines Teil des Tages auf, hat keine wesentliche krampfartige Komponente, ist unabhängig vom Verlauf einzelner Nerven, besteht 4–6 Monate oder kehrt periodisch in gleicher Weise über einige Monate oder mehrere Jahre wieder. Atypische Odontalgie und Phantomzahnschmerz, atypische Gesichtsneuralgie und das Burning-Mouth-Syndrom werden auch zusammengefasst diskutiert als „atypischer oraler und fazialer Schmerz" [151].

4.9.4.11 Burning-Mouth-Syndrom

Das BMS ist ein chronisches Schmerzsyndrom, das vorwiegend bei Frauen im mittleren bis höheren Alter auftritt, oft ohne erkennbare Ursache, erkennbare Veränderungen der Schleimhaut oder eine nachweisbare Grunderkrankung. Auch Ätiologie und Pathogenese sind unbekannt [146, 187]. Zu den Beschwerden der Patienten gehören Mundtrockenheit und eine Empfindung von Brennen auf der Mundschleimhaut. Beides kann auch durch lokale und regionale Faktoren verursacht sein [89]. Als wirksamste Behandlungsansätze zeigten sich in einer retrospektiven Studie die Bewusstmachung von Angewohnheiten, Habits, und trizyklische Antidepressiva [133].

4.9.4.12 Syndrome neuralgiformer Gesichtsschmerzen

Trigeminusneuralgie (TN) und postherpetische Neuralgie sind die am häufigsten auftretenden Gesichtsschmerzsyndrome vom neuralgiformen Typ [130]. Während die TN durch externe Trigger ausgelöst wird, die einen intensiven, stechenden Schmerz von kurzer Dauer verursachen, ist die postherpetische Neuralgie grundsätzlich durch lang anhaltenden, brennenden Schmerz gekennzeichnet. Andere Formen von fazialen Schmerzsyndromen sind zervikogener Kopfschmerz, CMD, atypischer Gesichtsschmerz und das Tolosa-Hunt-Syndrom (Sinus-cavernosus-Syndrom), verursacht durch ein idiopathisches Granulom. Einige der häufigeren dieser Erkrankungen werden im Einzelnen an anderer Stelle erörtert.

4.9.4.13 Sympathisch unterhaltener und sympathisch unabhängiger Schmerz

Eine periphere Ursache kann bei Fällen von sympathisch aufrechterhaltenem Schmerz (SMP), von sympathikusunabhängigem Schmerz (SIP) oder schwer fassbaren myofazialen Schmerzen bei chronischen Schmerzzuständen fehlen. Der Neuromatrix-Theorie folgend, führt eine primäre Funktionsstörung zu einem von der Norm abweichenden sensorischen Input, der seinerseits Änderungen der Neuromatrix bewirkt. Daraufhin verursacht die motorische Komponente der Neuromatrix sekundäre Veränderungen in der Muskulatur, um die anomalen sensorischen Eingaben an der Ursprungsstelle auszugleichen. Die sekundären kompensatorischen Änderungen können sowohl bahnend als auch hemmend wirken und zu Schmerz führen. Die Neuromatrix-Theorie zeigt, wie eine zentrale Ursache, auch ohne eine periphere Schmerzquelle, Schmerz auslösen kann.

Kennzeichen von SMP (idiopathischer orofazialer Schmerz, idiopathische Odontalgie) sind:
- Anhaltende brennende Schmerzempfindung, verstärkt durch Bewegung, Belastung oder Reizung der Haut
- Gewebeschädigung in der Vorgeschichte, einige Wochen vor Einsetzen des Schmerzes
- Keine erkennbare lokale Ursache
- Normales Röntgenbild
- Unklare Reaktion auf somatische Blockade
- Schmerzausschaltung durch Sympathikusblockade – Ggl. stellatum (> 60 %)

Die charakteristischen Merkmale von SIP sind:
- Anamnestisch lokales Trauma
- Keine offensichtliche lokale Ursache
- Radiologisch unauffällig
- Somatische Blockade ohne Wirkung
- Sympathikusblockade ohne Wirkung
- Kontinuierlicher, wechselnder täglicher Schmerz für über mehr als 4 Monate
- Allodynie/Hyperästhesie auf lokale Reize

4.9.4.14 Komplexe regionale Schmerzsyndrome (CRPS = „complex regional pain syndromes")

Es wurde bereits darauf hingewiesen, dass die idiopathische (atypische) Odontalgie ein neuropathischer Schmerz in Verbindung mit einem zentralisierten Prozess ist und als traumatische Trigeminusneuralgie mit Sympathikusbeteiligung angesehen wird. Es gibt aber wahrscheinlich Untergruppen von Neuropathien, die in Zusammenhang mit nozizeptorsensibilisiertem Schmerz stehen, SMP und SIP. Die Diagnose des atypischen Zahnschmerzes ist ebenso wie die des Phantomzahnschmerzes verwirrend, da in den Patientengruppen, die unter diesen Schmerzerkrankungen leiden, schlecht definierte Untergruppen existieren. Um einige der Probleme bei der Diagnosestellung zu umgehen, wurde eine neue Nomenklatur für SMP, SIP und Kausalgie vorgeschlagen [14]. In Zukunft sollen stattdessen die Begriffe CRPS I, CRPS II und CRPS III für neuropathische Schmerzerkrankungen verwendet werden. Dabei sind die Merkmale den einzelnen Gruppen u.a. wie folgt zugeordnet [14]:

CRPS Typ I (reflektorische sympathische Dystrophie):
- Folgt auf ein auslösendes Ereignis
- Spontaner Schmerz oder Allodynie/Hyperalgesie überschreitet das Gebiet eines einzelnen peripheren Nervs und ist unverhältnismäßig gegenüber dem auslösenden Ereignis.
- Es gibt oder gab seit dem Ereignis Ödeme, abnorme Hautdurchblutung oder sudomotorische Aktivität in der Schmerzregion.
- Diese Diagnose kann ausgeschlossen werden, wenn Erkrankungen vorliegen, die das Ausmaß von Schmerz und Funktionsstörung anderweitig plausibel machen.

CRPS Typ II (Kausalgie):
- Stärker regional beschränktes Auftreten in der Umgebung eines Gelenks (z.B. Knöchel, Knie, Handgelenk) oder in einem Bereich (z.B. Gesicht, Auge), verbunden mit einer Noxe
- Spontanschmerz oder Allodynie/Hyperalgesie sind üblicherweise auf das betroffene Gebiet beschränkt, können sich aber unterschiedlich nach distal oder proximal ausbreiten, nicht im Ausbreitungsgebiet eines peripheren Nervs oder eines Dermatoms.
- Intermittierendes und wechselndes Ödem, Veränderung der Hautdurchblutung, Temperaturveränderungen, abnorme sudomotorische Aktivität und Bewegungsfunktionsstörung, unverhältnismäßig zum auslösenden Ereignis an der betroffenen Stelle

Die Symptome der reflektorischen sympathischen Dystrophie sind Schmerzen, Schwitzen und dystrophische Veränderungen. Die meisten Fälle von atypischem Zahnschmerz würden in die Kategorie CRPS Typ III fallen, die schwierige Fälle von Schmerz und sensorischen Veränderungen enthält, bei denen sich keine motorischen und Gewebeveränderungen finden, die die Kriterien für die anderen Kategorien erfüllen. Ein Ansprechen auf eine Sympathikusblockade ist kein diagnostisches Kriterium für Schmerzerkrankungen in diesen Gruppen. Für CRPS (komplexes regionales Schmerzsyndrom) existieren keine diagnostischen Tests; allerdings wurde ein Algorithmus für die Diagnose vorgeschlagen [182]. Seine Wiedergabe würde jedoch den Rahmen der vorliegenden Darstellung sprengen.

4.10 Kopfschmerzerkrankungen

Dieser Abschnitt umfasst einen kurzen Überblick über einige Kopfschmerzformen und deren zugehörige pathophysiologische Abläufe. Sie sind für den Zahnarzt deshalb von Interesse, weil sie einerseits für Diagnose und Therapie von TMD relevante Symptome gemeinsam haben, andererseits Einfluss auf die allgemeine Patientenbehandlung in der Praxis ausüben. Dabei ist zu beachten, dass Patienten häufig unter mehreren verschiedenen Kopfschmerzformen leiden. Die hier zu erörternden Kopfschmerzformen sind in Tabelle 4-2 aufgelistet.

4.10.1 Klassifikation der Kopfschmerzerkrankungen

Die Internationale Klassifikation der Kopfschmerzerkrankungen (ICHD-II, International Classification of Headache Disorders von 2004) hat die erste Fassung von 1988 (ICHD-I) ersetzt. Auch in der zweiten Fassung wurden drei Hauptgruppen unterschieden:
- Teil 1: primäre Kopfschmerzen
- Teil 2: sekundäre Kopfschmerzen
- Teil 3: kraniale Neuralgien, zentraler und primär fazialer Gesichtsschmerz und anderer Kopfschmerz

Es soll hier nicht versucht werden, alle Erkrankungen oder die Einzelheiten der in der IHS-Klassifikation verwendeten diagnostischen Kriterien zu erörtern. Die Grundlage des hier Erfassten bilden die zitierten Quellen. Die Details des 150-seitigen Do-

4.10 Kopfschmerzerkrankungen

Tab. 4-2 Zusammenfassung nach IHS klassifizierter Kopfschmerzen (IHS, International Headache Society Classification [63, 64])

1. Primäre Kopfschmerzen (Migräne, Spannungskopfschmerz, Clusterkopfschmerz, neu aufgetretener persistierender Kopfschmerz), nicht assoziiert mit strukturellen Störungen [128]
   - Migräne ohne Aura: charakterisiert durch normale zerebralen Blutfluss und Abwesenheit von neurologischen Symptomen
   - Migräne mit Aura: assoziiert mit typischen Veränderungen im regionalen zerebralen Blutfluss. Umfasst alle Migräneformen mit vorausgehenden neurologischen Symptomen, die von Hirn oder Hirnstamm ausgehen
   - Spannungskopfschmerz: Abwesenheit von sensorischen Symptomen wie bei Migräne. Assoziiert mit oder ohne perikraniale Muskelempfindlichkeit
   - Clusterkopfschmerz: Miteinbeziehung des trigeminoautonomen Reflexbogens; auffallende Tendenz zu zirkadianen oder jährlich wiederkehrenden Attacken
   - Neu aufgetretener persistierender Kopfschmerz: chronischer, täglicher Kopfschmerz, beginnend mit Schmerz oder rasch aufbauend zu ununterbrochenem und nichtremittierendem Schmerz

2. Sekundäre Kopfschmerzen: Kopfschmerz aufgrund organischer Ursachen, z. B. Kopf- oder Gesichtsschmerz aufgrund von temporomandibulärer Gelenkstörung

3. Kraniale Neuralgien, zentraler oder primärer Gesichtsschmerz (siehe Kap. 4.9.4)

kuments (ICHD-II) finden sich in [63]. Eine abgekürzte, schweizerische Fassung der ICHD-I mit deutschen Begriffen soll erhältlich sein.

Die IHS-Klassifikation ist hierarchisch aufgebaut. Die 14 diagnostischen Gruppen werden weiter unterteilt, um eine Kodierung bis zu einem vierstellig bezifferten Niveau anzubieten. Es kann bis zum ein- oder zweistelligen Level kodiert oder mit der dritten und vierten Ziffer weiter verfeinert werden, beispielsweise:
- 1.   Migräne
- 1.1   Migräne ohne Aura
- 1.2   Migräne mit Aura
- 1.2.1 Typische Aura mit Migränekopfschmerz

Dies entspricht drei Ebenen der Verfeinerung. Allgemeinmediziner können sich auf eine bis zwei Ziffern beschränken, Spezialisten bis zur dritten oder vierten Stelle kodieren, z. B. 8.1.8.1, sofort einsetzender (histamininduzierter) Clusterkopfschmerz.

> Primäre (idiopathische) Kopfschmerzen entsprechen eigenständigen Erkrankungen oder Syndromen. Sie sind mit keinen systemischen körperlichen Faktoren oder anderen Erkrankungen assoziiert.
>
> Sekundäre Kopfschmerzen beruhen auf einer lokalen, organischen Schädigung oder einer systemischen Erkrankung, oder sie entwickeln sich in unmittelbarem zeitlichem Zusammenhang zu einer organischen Ursache und sind ihr möglicherweise auch zuzuschreiben [63, 149].

Hier sollen folgende Formen primärer Kopfschmerzen erörtert werden:
- Migräne
- Kopfschmerz vom Spannungstyp
- Clusterkopfschmerz (Horton-Neuralgie, Histaminkopfschmerz)
- Akuter neuer persistierender Kopfschmerz (ANPK).

Zu den sekundären Kopfschmerzformen, die hier nicht besprochen werden sollen, gehören solche Kopfschmerzen, die organischen Ursachen zugeschrieben werden, z. B. Kopftrauma, Gefäßerkrankungen (z. B. Arteriitis temporalis) und nichtvaskuläre intrakranielle, kraniale und Halsgefäßerkrankungen, Drogenmissbrauch oder -entzug, nichtzephalische Infektionen, Störungen der Homöostase und psychiatrische Erkrankungen, z. B. Somatisierung. Dazu zählen auch Kopfschmerz und Gesichtsschmerz aufgrund von Erkrankungen der Gesichts- oder Schädelstrukturen einschließlich Hals, Auge, Nase, Sinus, Zähnen, Mund sowie TMD. Bei einigen sekundären Kopfschmerzen konnten die organischen Ursachen bisher nicht eindeutig identifiziert werden [144].

> Der Kopfschmerz ist eine der häufigsten Schmerzerkrankungen, er ist das häufigste neurologische Symptom oder der Hinweis auf eine zugrunde liegende lokale oder systemische Erkrankung [149]. Die Prävalenz für das Auftreten von Kopfschmerzen aufgrund einer Infektion liegt bezogen auf die gesamte Lebensspanne bei 63 % [46].

Mit Ausnahme der nachfolgend erwähnten oromandibulären Störungen werden TMD in einem späteren Kapitel besprochen. Kraniale Neuralgien und zentral bedingter Gesichtsschmerz sowie andere Arten von Kopfschmerz wurden bereits diskutiert (s. Abschnitt 4.9.4.3).

> Zur Identifikation von körperlichen Ursachen, die möglicherweise mit sekundären Kopfschmerzen in Zusammenhang stehen, kann die Beurteilung durch einen Internisten oder Neurologen erforderlich sein.
> Indikationen zur Überweisung sind in Tabelle 4-3 aufgeführt.

4.10.1.1 Einteilung der TMD

Die ICHD-I- (1988) und ICHD-II-Klassifikation (2004) enthalten die Gruppe 11. „Kopfschmerz und Gesichtsschmerz verbunden mit (ICHD-I) oder aufgrund von (ICHD-II) Erkrankungen von Schädel, Hals, Augen, Ohren, Nase, Sinus, Zähnen, Mund oder anderen Strukturen des Gesichtes oder des Schädels". Die Kategorie 11.7 trägt den Titel „TMD-bezogener Kopfschmerz". Die ICHD-I-Klassifikation wurde im Rahmen von „TMD, Leitlinien für Klassifikation, Einschätzung und Behandlung" [4] von der AAOP (American Academy of Orofacial Pain) ausführlicher dargestellt. Aufgeführt sind Formabweichungen, Diskusverlagerung, entzündliche Zustände (Synovitis, Kapsulitis), Arthritiden und Ankylosen. Darüber hinaus wurde die Kategorie „Kaumuskulatur" erweitert um myofaszialen Schmerz, Myositis, Spasmen, protektive Versteifung (Muskelfixierung zur Schmerzlinderung), Kontraktur und Neoplasie. Die AAOP-Einteilung wird in einem späteren Kapitel erörtert.

4.10.1.2 Oromandibuläre Funktionsstörungen

In der ICHD-1 wurde ein neuer Begriff geprägt, „oromandibular dysfunction (OMD)", der auch als Sammelbegriff für zahlreiche Funktionsstörungen der Kaumuskeln, Kiefergelenke sowie deren Begleitstrukturen verwendet wird. Die diagnostischen Kriterien der OMD beinhalten einige morphologische Abnormitäten sowie Symptome von Fehlfunktionen und Parafunktionen der Kiefer und des Mundes. Der Terminus „oromandibuläre Dysfunktion" wird in der IHS-Klassifikation als Bezeichnung für das myofaziale Schmerzdysfunktionssyndrom und die kraniomandibuläre Dysfunktion verwendet. Die OMD-Kriterien sind in Tabelle 4-4 aufgelistet.

Der Begriff Muskelempfindlichkeit ist in der IHS-Klassifikation nicht enthalten, da nicht alle möglichen Muskeln an der Funktion des Unterkiefers oder Kiefergelenks beteiligt sind. Aus diesem Grund schien die Einführung einer neuen Bezeichnung notwendig. Es gibt enge Beziehungen zwischen oromandibulären Dysfunktionen und der Häufigkeit des Spannungskopfschmerzes, was zeigt, dass eine OMD den Spannungskopfschmerz negativ beeinflussen kann. Die Definition OMD ist zwar nicht allgemein bekannt, jedoch sollte der praktische Zahnarzt, der Kopfschmerzen und kraniomandibuläre Funktionsstörungen zu beurteilen hat, mit der Terminologie der International Headache Society vertraut sein, weil sie die Zusammenarbeit mit Neurologen vereinfacht.

4.10.2 Primäre (idiopathische) Kopfschmerzen

Hier sollen folgende Formen primären Kopfschmerzes betrachtet werden: Migräne, Kopfschmerz vom Spannungstyp, Clusterkopfschmerz und – kurz – akuter neuer persistierender Kopfschmerz (ANPK).

Migräne ist in der ICHD-II [63] in zwei Hauptformen unterteilt worden: einfache Migräne, nunmehr als Migräne ohne Aura (MO) bezeichnet, und klassische Migräne, jetzt als Migräne mit Aura (MA) [63] benannt. Die beiden Formen der Migräne lassen sich klinisch durch die Anwesenheit oder das Fehlen von Aurasymptomen vor der Schmerzphase unterscheiden.

Tab. 4-3 Indikationen für eine medizinische Abklärung und Überweisung bei Kopfschmerz

Anamnese und Befund
• Kopfschmerz nach Kopfverletzungen
• Plötzlich auftretende Kopfschmerzen
• Zunahme der Schwere und Häufigkeit
• Erbrechen ohne Schwindel
• Fieber ohne andere Symptome
• Arbeitsunfähigkeit
• Ungewöhnliches Verhalten, Verwirrung
• Herabgesetztes Sehvermögen
• Koordinationsverlust
• Wechsel der „normalen" Kopfschmerzsymptome
• Empfindlichkeit der Schläfenarterie
• Nackensteifigkeit

Tab. 4-4 Kriterien oromandibulärer Dysfunktionen [64]

Sind drei oder mehr Kriterien zutreffend?
• Schmerzhafte Kieferbewegungen • Eingeschränkte oder ruckartige Kieferbewegungen • Kiefersperre • Gelenkknacken bei Bewegungen • Zähneknirschen • Andere orale Parafunktionen, z. B. Lippen-, Zungen- oder Wangenbeißen

▶ Migräne kann als genetisch bedingte Erkrankung verstanden werden, die sich als Überempfindlichkeit gegenüber afferenter Reizung manifestiert, d.h., während der Anfälle reagieren die Patienten empfindlich auf eine Kombination von Licht, Geräuschen, Gerüchen und Kopfbewegungen [50].

Kopfschmerz vom Spannungstyp („tension-type headache", TTH) ist der Begriff der nunmehr anstelle der Bezeichnungen „Spannungskopfschmerz", „Muskelkontraktionskopfschmerz", „Stresskopfschmerz" und „gewöhnlicher Kopfschmerz" Verwendung findet [144]. Beim TTH werden häufige, seltene und chronische Kopfschmerzen unterschieden.

▶ Kopfschmerz vom Spannungstyp kann vereinfacht als Kopfschmerz ohne besondere Eigenschaften aufgefasst werden; es treten keine Übelkeit, keine Photophobie und kein Pulsieren auf [46].

Clusterkopfschmerz und andere Trigeminuszephalalgien weisen als gemeinsame klinische Merkmale neben dem Kopfschmerz auch kraniale parasympathische Symptome auf, so z.B. verstärkte Gefäßzeichnung der Bindehaut, Augentränen, Nasenschleimhautschwellung etc. In der ICHD-II wird zwischen episodischen und chronischen Formen unterschieden [63].

▶ Die drei wesentlichen pathophysiologischen Kennzeichen von Clusterkopfschmerz sind das trigeminale Verteilungsmuster, die kranialen vegetativen Elemente und die bestimmende klinische Signatur: das episodische Auftreten der Anfälle [49].

Der akute neue persistierende Kopfschmerz (ANPK) ist eine Erkrankung aus der Gruppe der „sonstigen" primären Kopfschmerzen. Diese Kategorie ist klinisch heterogen, die Pathogenese weitgehend unbekannt. Der Schmerz tritt täglich beidseitig, von Anfang an oder nach wenigen Tagen unablässig mit geringer bis mittlerer Intensität auf. Photophobie, Geräuschempfindlichkeit oder leichte Übelkeit können hinzukommen. Für die Diagnose von ANPK (ICHD-II, S. 52) [63] sollte nur eines dieser Symptome vorliegen; anderenfalls muss eine andere Diagnose erwogen werden [63]. Die Therapie des ANPK basiert zum Großteil nicht auf Nachweisen aus randomisierten, kontrollierten klinischen Studien (ICHD-II, S. 49) [63].

Der akute neue persistierende Kopfschmerz (ANPK) ist einer von mehreren chronischen Erkrankungen mit täglichem Kopfschmerz. Sie erfüllen die Definition: Kopfschmerzen, die sich nicht auf eine andere Erkrankung zurückführen lassen, an mehr als 15 Tagen im Monat, über einen Zeitraum von mehr als drei Monaten [178]. Differentialdiagnostisch ist an Kopfschmerzen vom Spannungstyp zu denken.

▶ Der akute neue persistierende Kopfschmerz (ANPK) ist ein chronischer täglicher Kopfschmerz. Der Schmerz ist stetig oder wird es nach kurzer Zeit.

4.10.3 Prävalenz der Migräne

Aus Studien ergeben sich Schätzungen der Prävalenz von Migräne von etwa 10–12% pro Jahr [18] und eine Lebenszeitprävalenz für MA von 5% (Verhältnis Männer zu Frauen gleich 1:2) und 8% für MO (M zu F gleich 1:7) [136]. In einer anderen Studie [139] fand sich eine Lebenszeitprävalenz für MO von rund 15% (M zu F gleich 1:1,2) und für MA von 8% (M zu F gleich 1:1,5). Die Inzidenz von Migräne ist im jungen bis mittleren Erwachsenenalter am höchsten; die Anfälle können jedoch in jedem Lebensalter einsetzen [47].

In einer Querschnittsstudie [136] traten Prodromalsymptome bei 16% der Patienten mit MA und bei 12% mit MO auf. Darüber hinaus konnten in

61 % der Fälle bei MA und bei 90 % mit MO ein oder mehrere auslösende Faktoren identifiziert werden, am häufigsten Stress und psychische Anspannung. Als häufigstes Aurasymptom fanden sich Sehstörungen bei 90 % der Patienten mit MA. Der Kopfschmerz bei MO ist stärker und hält länger an als bei MA. Die Schmerzphase ist MA und MO gemeinsam [136]. In etwa 30 % der Migräneanfälle tritt eine „Aura" auf. Sie kann dem eigentlichen Kopfschmerzanfall vorausgehen, ihn begleiten oder ihm folgen [144].

4.10.4 Migräneformen

Migräneformen sind Begleiterscheinungen einer Reihe neurologischer und neuropsychiatrischer Erkrankungen, z.B. Epilepsie, Schlaganfall, Depression und Angststörungen (s. Kap. 5). Als Komorbidität wird das überzufällig häufige gemeinsame Auftreten zweier verschiedener Erkrankungen im selben Individuum bezeichnet [144]. Insbesondere Depression und Angststörung treten häufig gemeinsam mit Migräne auf [111]. Vorläufige Daten aus einer Studie über überlappende Symptome bei verschiedenen klinischen Krankheitsbildern (z.B. chronisches Ermüdungssyndrom [CFS], Fibromyalgie [FM] und TMD sowie chronische Kopfschmerzen vom Spannungstyp) belegen gemeinsame Symptome bei CFS, FM und TMD, so z.B. allgemeine Schmerzempfindlichkeit, Schlaf- und Konzentrationsstörungen, Verdauungsbeschwerden und Kopfschmerz [1].

TMD treten ebenfalls häufig gemeinsam mit Kopfschmerzen auf [1]. Obwohl das gleichzeitige Auftreten dieser Erkrankungen auch mit unterschiedlichen Pathomechanismen begründet sein könnte, deutet die positive Auswirkung bestimmter Formen von Okklusaltherapie oder Arthroskopie sowohl auf die mandibuläre Funktionsstörung als auch auf den damit verbundenen Kopfschmerz [34, 88, 157, 160] darauf hin, dass ein Zusammenhang zwischen TMD und Kopfschmerz vom Spannungstyp besteht. Auch zwischen myofaszialem Palpationsschmerz und Spannungskopfschmerz scheint eine mehr als zufällige Verknüpfung zu existieren [12, 81]. Die Druckdolenz kann den Kopfschmerzen vorausgehen. Eine Reihe von neurologischen und neuropsychiatrischen Erkrankungen, z.B. Epilepsie, Schlaganfall, Depression und Angststörungen, sind als Komorbiditäten von Migräne erkannt worden.

4.10.5 Einige klinische Merkmale der Migräne

Die Prodrome (Vorzeichen) beginnen Stunden bis Tage vor dem Einsetzen des Kopfschmerzes und können unspezifische, konstitutionelle, psychische und vegetative Symptome beinhalten, z.B. Stimmungsschwankungen, Nackensteifigkeit, Abmagerung, Flüssigkeitsretention, übermäßige Müdigkeit mit häufigem Gähnen oder Erschöpfung.

Die Aura setzt sich aus fokalen neurologischen Symptomen zusammen, die der Kopfschmerzphase in der Regel vorausgehen, sich aber auch gleichzeitig mit ihr ausbilden können. Die häufigsten Aurasymptome sind visueller Natur:

- Skotomfiguren (Gesichtsfeldausfälle in bestimmten Formen)
- Fortifikationsillusionen (Zickzacklinien, flimmernde Bilder oder Zackenlinienspektren)
- Lichtüberempfindlichkeit
- Photopsie (gleichförmige Lichtblitze)

Zu den motorischen Symptomen gehören Hemiparese (Halbseitenlähmung) und Aphasie (zentrale Sprachstörung). Sensorische Merkmale sind Parästhesie, Hyperästhesie und Überempfindlichkeit gegenüber Tast- und Berührungsreizen. Als Hirnstammstörungen treten Ataxie (Bewegungsstörung), Diplopie (Doppelbilder), Tinnitus oder Hörverlust, Schwindel, Dysarthrie (Sprachstörung durch Sprechmuskelstörung), Bewusstseinsverlust oder -veränderung auf [144].

Der Migränekopfschmerz kann einseitig (60 %) oder beidseitig (40 %) überall an Kopf und Nacken auftreten [144] und Stunden (selten weniger als 4 Stunden) bis Tage, einige Anfälle sogar wochenlang (refraktäre Migräne) andauern. Bei bestimmten Formen treten keine Kopfschmerzen auf. Andere Symptome der Migräne können sein: gastrointestinale Störungen, Sehstörungen, Bewegungsstörungen, sensorische Störungen, Hirnstammsymptome, Flüssigkeitsretention/Polyurie und vegetative Störungen, z.B. Tachykardie, Bradykardie, verstopfte Nase, Hypertonie/Hypotonie und periphere Vasokonstriktion.

4.10.6 Migräne ohne Aura

Migräne ohne Aura (Abb. 4-9) ist eine idiopathische, rezidivierende Kopfschmerzerkrankung. Die ICHD-Klassifikation schließt mit ihren definierten Grenzen der Dauer von 4–72 Stunden die Mehrzahl der Migränefälle ein [47]. Migräne ist ein Kopfschmerz mit Überempfindlichkeit gegen Licht, Geräusche, Gerüche und Kopfbewegungen. Der klopfende, pul-

4.10 Kopfschmerzerkrankungen

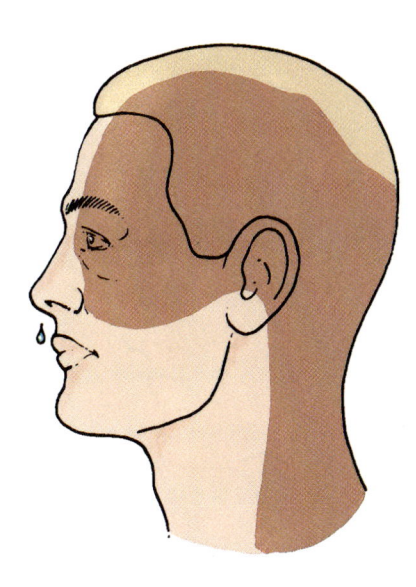

Abb. 4-9 Gewöhnliche Migräne. Krankheitsvorzeichen: labile Gemütsverfassung; unilateral, bilateral, Seitenwechsel; Nausea; Erbrechen; verstopfte Nase, schwacher Tränenfluss, Lichtempfindlichkeit. Schmerzlinderung durch Ergotamin.

sierende Schmerz ist von mäßiger bis hoher Intensität. Für die Dauer des Schmerzes können Übelkeit oder Erbrechen, aber auch Photophobie (Lichtscheu) und Phonophobie (Lärmscheu) auftreten [51].

> Migräne ohne Aura ist typisch für „altmodischen Krankheitskopfschmerz". In schätzungsweise 25% der Fälle geht dem schmerzhaften Stadium ein unklares, verlängertes Prodromalstadium um mehrere Stunden voraus. Es kann Stimmungsschwankungen, z.B. Euphorie und Reizbarkeit, einschließen.

4.10.7 Migräne mit Aura

Migräne mit Aura (Abb. 4-10) ist eine idiopathische, rezidivierende Kopfschmerzerkrankung und durch eine Kombination folgender diagnostischer Kriterien gekennzeichnet: Kopfschmerz, Übelkeit, Photophobie, meist im direkten Anschluss an neurologische Aurasymptome oder nach einem symptomfreien Intervall von weniger als einer Stunde. Der Kopfschmerz dauert in der Regel zwischen 4 und 72 Stunden lang an, kann aber auch vollständig ausbleiben. Er tritt meist einseitig auf und geht oft mit Übelkeit und Erbrechen einher. Innerhalb des Anfallsprofils können die Prodrome meist 20–30 Minuten lang als ausgeprägte neurologische Störungen in Erscheinung treten, z.B. in Form von visuellen Skotomen, Hemianästhesie, Aphasie, Lichtblitzen und einer erhöhten Empfindlichkeit gegen Licht, Geräusche und Gerüche [8]. Sehstörungen sind die häufigsten Aurasymptome und treten bei 90% der Patienten auf. Auch sensorische, motorische oder sprachliche Symptome können vorkommen, jedoch nur selten ohne vorausgegangene visuelle Symptome [149].

> Bei Migräne mit Aura manifestieren sich anfallsweise neurologische Symptome, die sich der Großhirnrinde oder dem Hirnstamm zuordnen lassen. Sie entwickeln sich im Allgemeinen im Verlauf von 5–20 Minuten, und dauern meist weniger als 60 Minuten an.

4.10.8 Spektrum der Migräne

Die verschiedenen Formen der Migräne bilden eine Gruppe von Kopfschmerzerkrankungen, also eine Sammlung von Symptomen. Nicht alle sind von gleicher Bedeutung, und keines kann als beherrschend angesehen werden. So werden einseitige, pulsierende, starke Schmerzen mit Übelkeit klar als Migräne bezeichnet; beidseitiger, pochender Kopfschmerz kann eher dem Migränespektrum zuzurechnen sein [46]. Durch die Beschreibung der klassischen Migräne als „episodische Migräne" [46] können die Symptome als Teil des Migränespektrums betrachtet werden. Im Kern handelt es sich um eine Erkrankung des Zentralnervensystems, die als neurologische Störung zu behandeln ist.

Grundsätzlich ist Migräne im Hinblick auf die typische klinische Erscheinungsform episodisch, also eine häufige chronische Erkrankung, gekennzeichnet durch episodische Anfälle mit starken Kopfschmerzen in Verbindung mit Funktionsstörungen des vegetativen Nervensystems, die intra- und interindividuell variieren. Bei manchen Patienten tritt eine Aura mit neurologischen Symptomen auf [47]. In epidemiologischen genetischen Untersuchungen konnte eine familiäre Häufung der Migräne bestätigt werden [140]. Die Diagnose der Migräne kann, um eine einheitliche Darstellung in Forschung und Informationsübermittlung zu erreichen, auf einer Kombination von Kriterien beruhen, die in der ICHD-I und ICHD-II [63, 64] aufgeführt sind, aber auch auf modifizierten ICHD-Kriterien oder anderen, an individueller praktischer Erfahrung orientierten Kriterien [46, 47, 144].

4 Orofazialer Schmerz und Kopfschmerzen

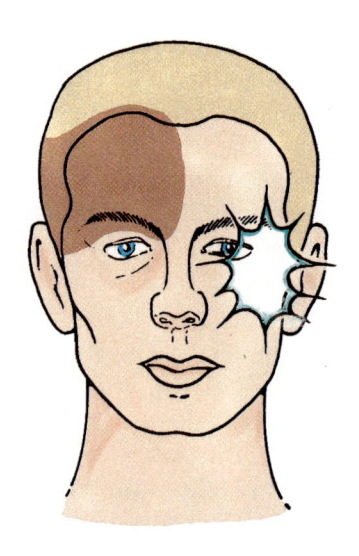

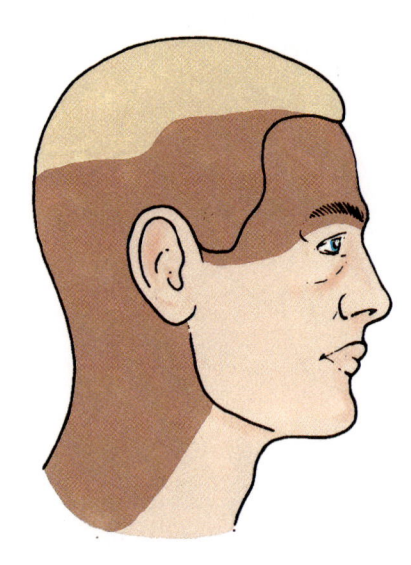

Abb. 4-10 Klassische Migräne. Skotome sind die Vorboten des Kopfschmerzes, der dann auf der gegenüberliegenden Seite folgt, begleitet von Nausea und Erbrechen. Ergotamine haben eine positive Wirkung auf Schwindelgefühl.

4.10.9 Behandlungsansatz

Die Behandlung von Kopfschmerzen beginnt mit der Anamnese des Patienten, einer chronologischen Darstellung der Erkrankung und in der Vergangenheit durchgeführter therapeutischer Maßnahmen sowie deren Auswirkungen und der Evaluierung systemischer, neurologischer oder psychischer Erkrankungen. Nach der Diagnose gegenwärtiger Erkrankungen sollten dem Patienten das Wesen seiner Beschwerden und deren Auswirkungen auf die Lebensqualität bewusst gemacht werden.

Es gibt eine Reihe medikamentöser und nichtmedikamentöser Therapieansätze. Die Auswahl richtet sich nach der Diagnose und den individuellen Bedürfnissen des Patienten. Bei einigen Patienten können Verhaltensänderungen, z.B. die Vermeidung schmerzauslösender Faktoren, ausreichen; solche Ansätze sind jedoch nicht immer erfolgreich. Als Teil des Migräneanfalls treten Beschwerden in Nackenmuskeln und -strukturen auf. Ihre Behandlung wirkt im Allgemeinen nicht auf die Krankheitsursache, die an akuter Migräne beteiligte Aktivierung trigeminozervikaler Afferenzen und die Ausstrahlung des Schmerzes in die Okzipital- und obere Halsregion.

4.10.10 Vorbeugende Migränebehandlung

Spricht bei einem Patienten der akute Anfall nicht auf eine medikamentöse Therapie an [46], sollten Präventivmaßnahmen in Betracht gezogen werden. Wenn eine steigende Häufigkeit der Anfälle zu erkennen ist, kann eine vorbeugende Medikation angezeigt sein, bevor der Zustand unbeherrschbar wird. Der Einsatz präventiver Maßnahmen ist bei ein bis zwei Attacken im Monat kaum, bei drei bis vier Anfällen fallweise und bei fünf oder mehr Kopfschmerzepisoden im Monat in der Regel angebracht [46].

Akute Migräne kann unspezifisch mit Analgetika und nichtsteroidalen entzündungshemmenden Wirkstoffen, aber auch relativ krankheitsspezifisch mit Ergotamin-Derivaten und Triptanen behandelt werden. Allerdings führen die meisten zur akuten Anfallbehandlung eingesetzten Pharmaka anscheinend tendenziell zu einer Erhöhung der Anfallshäufigkeit und induzieren einen Zustand refraktärer täglicher oder fast täglicher Kopfschmerzen, z.B. „chronischer täglicher Analgetika-Kopfschmerz" [46]. Es scheint allgemeiner Konsens zu bestehen, dass es zurzeit kaum Indikationen für Ergotamin als Mittel der ersten Wahl für Migränepatienten gibt [164]. Zahnärzte sollten wissen, welche Medikamente ihre Patienten aus welchen Gründen einnehmen.

> Jeder heftige und wiederkehrende Kopfschmerz ist wahrscheinlich eine Form von Migräne und spricht auf bestimmte antimigränöse Therapieformen an [80].

4.10.11 Chronischer täglicher Kopfschmerz

In einer Erörterung der diagnostischen ICHD-Kriterien [122] wird ein Zusammenhang mit der Klassifikation des chronischen täglichen Kopfschmerzes („chronic daily headache", CDH) hergestellt. An diesen täglich oder nahezu täglich auftretenden Kopfschmerzen leiden 35–40% der Patienten, die ein entsprechend spezialisiertes Kopfschmerzzentrum aufsuchen [98], und etwa 4–5% der Gesamtbevölkerung [79]. Die neu bearbeitete Fassung der ICHD [63] gibt formalisierte Kriterien für verschiedene CDH-Erkrankungen an: chronische Migräne, Kopfschmerz durch Analgetikamissbrauch (häufig bei CDH-Patienten), neuartiger täglicher Dauerkopfschmerz, Hemicrania continua (CDH > 4 h/Tag), hypnotischer Kopfschmerz (CDH < 4 h/Tag) und SUNCT („short acting, unilateral, neuralgiform headache with conjunctival injection and tearing"), also kurz dauernder, einseitiger, neuralgieartiger Kopfschmerz mit verstärkter Gefäßzeichnung der Bindehaut und Augentränen (CDH < 4 h/Tag). Letztere werden hier nicht erörtert.

Die Vorstellung einer potentiellen Transformation der Migräne von intermittierenden Attacken zu täglichen oder fast täglichen Kopfschmerzen wird allgemein anerkannt [144]. Diese „Formvariante" der Migräne wird als transformierte oder auch progressive, perniziöse oder chronische Migräne bezeichnet. Dabei soll es sich um eine progressive Form der Erkrankung handeln, bei der aus ungeklärten Gründen die intermittierenden Migräneanfälle immer häufiger auftreten, bis sie in einen dauerhaften oder nahezu ständigen Kopfschmerz übergehen. Dazu treten (superponiert) akute Migräneanfälle auf [144]. Chronische Migräne ist als Komplikation der Migräne eingeordnet worden [63].

Die häufigsten Formen des chronischen täglichen Kopfschmerzes sind chronische Migräne und chronischer Kopfschmerz vom Spannungstyp. Bei Kopfschmerzerkrankungen, die durch fast täglichen oder täglichen Kopfschmerz charakterisiert sind, soll mit Hilfe des McGill-Schmerz-Fragebogens zwischen chronischem Migränekopfschmerz und chronischem Kopfschmerz vom Spannungstyp unterschieden werden können [118].

> Zu den diagnostischen Kriterien der chronischen Migräne zählen: durchschnittliche Anfallshäufigkeit von mehr als 15 Tagen pro Monat; die Anfälle erfüllen die Kriterien für Migräne ohne Aura; symptomatisch wirksame Migränemittel oder Analgetika werden an weniger als 10 Tagen im Monat eingesetzt; der Kopfschmerz lässt sich nicht auf eine andere Erkrankung zurückführen [91].

Verschiedene sekundäre Kopfschmerzerkrankungen können täglich oder fast täglich auftreten, z. B. „Kopfschmerz aufgrund von Riesenzellarteriitis" (ICHD-Kategorie 6.4.1) [63]. Die Diagnose als sekundär eingestufter Kopfschmerz basiert auf weiter oben angegebenen Kriterien.

> Die Behandlung häufig auftretender Kopfschmerzen mit migräneartigen Eigenschaften muss eine Strategie zur Vermeidung des Missbrauchs von Analgetika, Ergotamin oder Triptanen beinhalten.

4.10.12 Pathophysiologie der Migräne

Betrachtet man die Vielzahl und die Komplexität der vorgeschlagenen Hypothesen zur Pathogenese der Migräne, wird deutlich, dass die zugrunde liegenden Mechanismen bisher nur unvollständig verstanden sind. Folgende pathogenetische Konzepte wurden entwickelt: neurale Geschehnisse, die sowohl zu der Aura als auch zu den Kopfschmerzphasen führen; elektrophysiologische Vorgänge wie die „cortical spreading depression" (CSD, sich ausbreitende Unterdrückung neuronaler Aktivität in der Hirnrinde) als Grundlage für die visuelle Aura; Trigeminusaktivierung durch zentrale und periphere Einflüsse als Ursache für den Kopfschmerz; Ursprung des Kopfschmerzes im trigeminovaskulären System und dessen zentralen Projektionen; anomale nozizeptive neuromodulatorische Zentren im Hirnstamm [178, 179].

Wird Migräne als neurovaskuläre Kopfschmerzform gesehen, handelt es sich um eine Erkrankung, bei der neurale Vorgänge die Erweiterung von Blutgefäßen bewirken, die dann zu Schmerz und weiterer Nervenaktivierung führen [50, 101]. Bei Migräne und Clusterkopfschmerz löst der Schmerz Veränderungen des Gefäßdurchmessers aus, jedoch nicht umgekehrt [99]. Die Erweiterung der großen Gefäße des Schädels und der Dura mater ist Teil des trigeminovaskulären Systems und wird durch den N. trigeminus ausgelöst [50, 101]. Migräne wird nicht durch die vaskulären Vorgänge verursacht.

Vasodilatatorisch wirksame Peptide (CGRP, SP und Neurokinin K), die in den Zellkörpern trigeminaler Neuronen vorkommen, können an der Pathogenese von Migräne beteiligt sein [53].

Neurogene Entzündungen mit Plasmaaustritt aus Duragefäßen sind in Zusammenhang mit Migräne gebracht worden [22]; es gibt jedoch Belege, dass die neurogene Entzündung keinen wesentlichen Faktor für die Entstehung der Kopfschmerzattacken bei Migräne darstellt [103]. Einige Aspekte der Migräne werden als Folge zentraler Sensibilisierung des Trigeminussystems während Migräneanfällen angesehen [21].

Man hat einen zentralen Faktor vermutet, also eine Funktionsstörung bestimmter rostraler Hirnstammstrukturen, die als primärer „Generator" von Migränekopfschmerz fungieren oder indirekt an der Modulation des Flusses von Schmerzimpulsen beteiligt sind.

> Episodische Dysfunktion bestimmter Hirnstammareale kann für den Migräneschmerz eine Schlüsselrolle spielen – entweder durch übermäßige Aktivierung oder Modulation des Impulszuflusses in das Trigeminussystem [179].

4.10.12.1 Neurovaskuläre Kopfschmerzen

Das pathophysiologische Konzept des Gefäßkopfschmerzes postuliert die Auslösung des Migräneschmerzes durch veränderten Durchmesser von Blutgefäßen oder gravierende Änderungen der Hirndurchblutung; allerdings wird auch angenommen, dass das klinische Bild auf einen zentralen Auslöser hinweist, der hauptsächlich vom Gehirn aktiviert wird [101]. Dementsprechend gelten vaskuläre Veränderungen nicht mehr als primäre Ursache für Kopfschmerz [99].

> Obwohl Migräne und Clusterkopfschmerz häufig als Gefäßkopfschmerzen bezeichnet werden, gibt es ausreichende klinische Evidenz, ihre zentrale Genese im Gehirn anzunehmen [99]. So sollten diese primären Kopfschmerzen besser als neurovaskuläre Kopfschmerzen bezeichnet werden [99].

Als Ursache primärer Kopfschmerzen sind gestörte Hirnfunktionen bei vollständig normalen Hirnstrukturen angenommen worden. Bei Patienten mit Clusterkopfschmerz konnte allerdings im Vergleich zur Normalpopulation ein signifikanter struktureller Unterschied in der grauen Substanz nachgewiesen werden. Das gemeinsame anatomische und physiologische Substrat für Migräne und Clusterkopfschmerz ist die Innervation des kranialen Blutkreislaufs. Die Entstehung beider Syndrome hängt mit der Aktivierung in Mittelhirn und Brücke (Migräne) und der hypothalamischen grauen Substanz (Clusterkopfschmerz) zusammen. Aktivitäten in diesen Bereichen sind nicht nur Reaktionen auf nozizeptive Schmerzimpulse erster Ordnung, sondern eher eine Aktivierung von Schmerzprozessen im Sinne einer Bahnung oder Triggerung [99].

4.10.12.2 Trigeminovaskuläres System

Erklärungsversuche für die Pathogenese des Schmerzes bei Migräne haben sich auf Blutgefäße und deren nervöse Versorgung durch den N. trigeminus sowie die reflektorischen Verknüpfungen des Trigeminussystems mit dem kranialen parasympathischen Ausstrom konzentriert (Abb. 4-11). Dieser trigeminoautonome Reflexbogen ist bei Clusterkopfschmerz und möglicherweise auch bei Migräne aktiv [47]. Schmerzafferenzen des trigeminovaskulären Systems, die vorwiegend schmerzerzeugende intrakranielle Strukturen versorgen [104], durchziehen den N. ophthalmicus (sensibler Trigeminusast V_1), mit Zellkörpern im Ganglion trigeminale. Diese afferente Innervation der proximalen Anteile der großen Pia-Hirngefäße, der großen venösen Sinus und der Dura mater kann auch teilweise den oberen Zervikalsegmenten des Rückenmarks entstammen. Im Ergebnis leiten die sensorischen Fasern dieser schmerzempfindlichen Strukturen nozizeptiven Input in nach zentral projizierenden Neuronen zum Trigeminuskerngebiet im Hirnstamm und bilden dort synaptische Verbindungen im Nucleus caudalis nervi trigemini (TNC) und im oberen Rückenmark (Hinterhorn von C1 und C2). Von diesen synaptischen Verbindungen wird der nozizeptive Input dann über den Tractus quintothalamicus zum Thalamus und zu Schmerzarealen der Hirnrinde weitergegeben. Zusätzlich versorgen sowohl parasympathische als auch sympathische Nerven die intrakraniellen Blutgefäße und die Dura mater.

Die Neuronen im trigeminozervikalen Komplex, die nozizeptive afferente Eingaben aus den Meningen und den Halsstrukturen weiterleiten, bilden die

4.10 Kopfschmerzerkrankungen

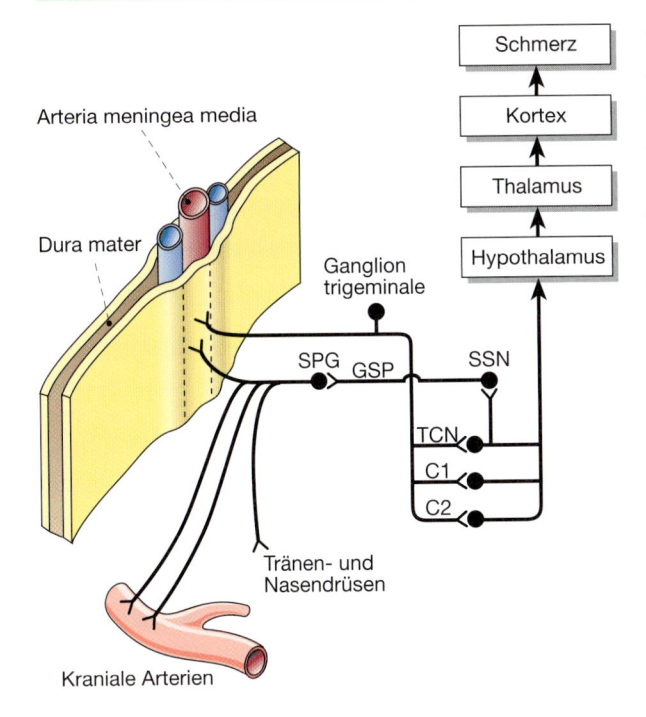

Abb. 4-11 Trigeminovaskulärer Input von den Hirnhautgefäßen verläuft durch das Ganglion trigeminale, um synaptische Verbindung mit den Neuronen 2. Ordnung im Nucleus caudalis nervi trigemini (TCN) und den Hinterhörnern von C1 und C2 aufzunehmen. Von dort erfolgt nach Kreuzung im Hirnstamm die Projektion über den Tractus quintothalamicus, um synaptische Verbindungen mit Neuronen im Thalamus zu schaffen, was zur Aktivierung in den Hirnrindenarealen und zur Wahrnehmung von Schmerz führt. Es findet eine Reflexaktivierung der kranialen parasympathischen Efferenzen vom Nucleus salvatorius superior (SSN) über den Austritt des siebten Hirnnervs vom Pons statt, die primär über das Ganglion pterygopalatinum, das Ganglion oticum und das Ganglion caroticum vermittelt wird. Der trigeminal-autonome Reflex (TAR) wirkt als positives Feedback zur Dilatation von Gefäßen und weiteren Reizung der Nervenenden des Trigeminus. Er führt zu Tränenfluss, Verstopfung der Nase und Rötung der Augen. Der TAR ist bei Clusterkopfschmerz und anderen trigeminalen vegetativen Zephalgien stark ausgeprägt und kann auch bei Migräne aktiv sein. Ganglion spenopalatina (SPG), N. Petr. sup. maj. (GSP).

neurale Grundlage für Kopfschmerz [11]. Die Konvergenz nozizeptiver Afferenzen und die Sensibilisierung trigeminozervikaler Neuronen sind grundlegende Mechanismen der Pathophysiologie des Kopfschmerzes. Klinisch entsprechen sie Überempfindlichkeit, Ausbreitung und Ausstrahlung von Schmerz bei Migränepatienten.

Die Aktivierung des trigeminovaskulären Systems bewirkt zentrale Übertragung nozizeptiver Information und retrograde perivaskuläre Freisetzung vasoaktiver Neuropeptide. Die Aktivierung von Afferenzen in den großen venösen Sinus und den intrakraniellen Arterien führt zur FOS-Produktion (Fruktooligosaccharide) im Trigeminuskernkomplex.

Die periphere trigeminale Aktivierung bei Migräne führt zur Freisetzung des gefäßerweiternden „calcitonin-gene-related peptide" (CGRP) aus trigeminalen A-δ-Fasern; der Mechanismus der Schmerzentstehung ist allerdings noch ungeklärt [50]. In Tierexperimenten soll Schmerz als Ergebnis von Plasmaaustritt der Dura auftreten, verursacht durch die Freisetzung von Neurokinin A (NKA) und Substanz P (SP) aus trigeminalen C-Fasern [52]. Dieser sterile, nichtinfektiöse neurogene Entzündungsprozess, der in der Dura mater von Tieren auftritt, konnte bei Migräne bisher nicht nachgewiesen werden [37], das heißt, dieser Pathomechanismus hat bisher keine eindeutig nachvollziehbare Entsprechung beim Menschen gefunden [103].

4.10.12.3 Trigeminal-autonomer Reflex

Schmerz unter Einbeziehung des Ophthalmicus-Astes des N. trigeminus führt zu reflektorischer Aktivierung des parasympathischen Systems, die sich in Form von kranialen vegetativen Ausflusssymptomen manifestiert, z.B. als Augentränen oder Nasensekretion. Da er vorwiegend bei primären Kopfschmerzsyndromen ausgelöst wird, insbesondere solchen, die als trigeminale vegetative Zephalgien (TAC) eingeordnet werden können (in der Regel kurz dauernde Kopfschmerzen) [49], soll dieser Reflex im einem späteren Abschnitt besprochen werden, der sich mit der Pathophysiologie des Clusterkopfschmerzes, jedoch nicht mit anderen kurzzeitigen Kopfschmerzerkrankungen beschäftigt. Man sollte daran denken, dass bei Migräne gelegentlich eine kraniale parasympathische vegetative Aktivierung auftritt, dies ist jedoch kein Grund, sie als Clusterkopfschmerz zu klassifizieren [49].

4.10.12.4 Migräneaura

Die komplexen Vorgänge bei Migräne zeigen sich auch darin, dass dem Einsetzen des vorübergehenden einseitigen Kopfschmerzes bei 15–20% der Patienten eine vorwiegend visuelle Proteinaura vorausgeht [139, 141]. Sie ist die Summe verschiedener neurologischer und neurosensorischer Symptome. Typischerweise erscheint die Aura als sägezahnförmig gezackter Bogen blitzender, leuchtender, burgzinnenartiger Formen, die vom zentralen Gesichtsfeld einer Seite ausgehen und sich innerhalb von 5–20 Minuten zum Rand hin ausdehnen, üblicherweise gefolgt von

Kopfschmerzen. Der schillernden Erscheinung kann ein Gesichtsfeldausfall (Skotom) folgen, mit der gleichen retinotopischen Progression über das Gesichtfeld von zentral nach peripher [57]. Diese klinischen Anzeichen und Symptome, also Schmerz, Aura und andere, z. B. sensorische, psychologische oder Verdauungssymptome, rühren von drei anatomischen Bereichen her: Gehirn, Gefäßen der Hirnhaut oder des Schädelinneren und drittem Ast des N. trigeminus. Die Aura bei Migräne ist wahrscheinlich die menschliche Entsprechung des bei Tieren beobachteten Phänomens der „cortical spreading depression" (CSD), zuerst beschrieben von A. A. P. Leão (Neurophysiology 7, 359 [1944]).

4.10.12.5 „Cortical spreading depression" und übersteigerte kortikale Erregbarkeit

Obwohl nicht allgemein akzeptiert [2], gibt es doch verschiedene Hinweise darauf, dass bei Migränepatienten zwischen den Anfällen ein Zustand kortikaler Übererregbarkeit besteht, der durch eine abgesenkte Schwelle und verstärkte Reizantworten gekennzeichnet ist [169, 180]. Dieser mögliche endogene Faktor ist die Grundlage der Übererregbarkeitshypothese für Migräneanfälle. „Cortical spreading depression" (CSD) ist eine kurz dauernde Depolarisationswelle, die mit einer Geschwindigkeit von 3–5 mm pro Minute über die Hirnrinde wandert [82]. Es gibt Hinweise darauf, dass sowohl trigeminale als auch parasympathische Systeme durch den Hirnstamm an Gefäßerweiterung und entzündlichen Veränderungen des extrazerebralen Blutkreislaufs, insbesondere der Hirnhautgefäße, während und nach CSD beteiligt sind [17].

4.10.12.6 Zentrale Sensibilisierung

Das Konzept der zentralen Sensibilisierung des Trigeminussystems im Verlauf von Migräne beruht auf dem Erleben von Patienten, bei denen nach Abklingen einer Migräneattacke noch Schmerzen auf Kopfbewegungen, Allodynie (Schmerzen bei leichter Berührung) des Kopfes und sogar Allodynie und Schmerzen des Oberkörpers und der Arme auftreten, was auf supraspinale Ursprünge der Sensibilisierung hinweist. Diese häufig angetroffenen Beschwerden deuten auf zentrale Sensibilisierung hin, die für die starken, lange anhaltenden Kopfschmerzen bei Migräne verantwortlich sein könnte [179]. Eine Sensibilisierung des Trigeminussystems und somit ein Zusammenhang zwischen Migräne und Allodynie der Haut konnte für die Ebene des 2. oder 3. Neurons belegt werden [21].

4.10.12.7 Erkrankungen der neuralen Ionenkanäle

Durch Genmutationen funktionsgestörte Ionenkanäle sind die Ursache für ein weites Spektrum erblicher Erkrankungen [77], z. B. familiäre hemiplegische Migräne (FHM). Mittelbar ergeben sich Hinweise, dass die für FHM ursächliche Genmutation (CACNA1A) auch bei den häufigeren Migräneformen beteiligt ist, insbesondere bei Migräne mit Aura [3, 124].

Im Hinblick auf den episodischen Charakter von Migräneanfällen ist vermutet worden, dass sich die Variationen im Auftreten bei einem und zwischen verschiedenen Patienten am besten erklären lassen, wenn ein Funktionsstörung eines Ionenkanals als zugrunde liegendes biologisches Problem betrachtet wird [101]. Dann kann Migräne teilweise als Ionenkanalerkrankung angesehen werden, bei der aminerge Ionenkanäle in den Hirnstammkernen, die normalerweise den sensorischen Input modulieren und neuralen Einfluss auf kraniale Gefäße ausüben, funktionsgestört sind [47, 50]. Es gibt den Vorschlag, muskuläre Ionenkanalerkrankungen als Modell für anfallsweise auftretende Erkrankungen des Nervensystems heranzuziehen [135]. In ähnlicher Weise könnte dies auch für familiäre episodische Ataxien [69] und FHM gelten [128]. Andere Ionenkanalmutationen können möglicherweise zur Migräne ohne Aura beitragen; allerdings konnte vor allem Migräne mit Aura mit dem Genlocus für FHM verknüpft werden [47, 163]. Neben dem genetischen Ursprung kanalabhängiger pathologischer Abläufe sind als Ursache für FHM auch mögliche genetisch bedingte Normabweichungen zentraler, an der Übertragung von Schmerz und an der vasomotorischen Steuerung beteiligter Neurotransmitter in Betracht gezogen worden.

4.10.12.8 Migränekopfschmerz

Die Mechanismen, mit denen sich die Migräneaura zum Migränekopfschmerz wandelt, sind noch nicht geklärt werden, allerdings soll CSD den Nucleus trigeminus caudalis aktivieren [120], der ein Teil der zentralen Bahn ist, die den Migräneschmerz vermittelt [17, 179]. Migränekopfschmerz kann aus der Erweiterung der großen Gefäße von Schädel und Dura mater entstehen, die vom N. trigeminus als Element des trigeminovaskulären Systems innerviert werden [101]. In den Zellkörpern der Trigeminusneuronen finden sich die vasodilatatorisch wirksamen Neuropeptide „calcitonin-gene-related peptide" (CGRP), Substanz P (SP) und Neurokinin A (NKA) [33]. CGRP wird dabei die größte Beteiligung am Migränekopfschmerz zugeschrieben [53]. Die sensorische Funktion von CGRP ist jedoch – wie bereits erörtert – bisher unklar. Die Theorie der neurogenen Entzündung [22], nach der aus trigeminalen sensorischen Afferenzen freigesetztes CGRP zur Vasodilatation und Plasmaextravasation aus Duragefäßen führt, und die Bedeutung dieses Mechanismus als wesentlicher Faktor für Migräneanfälle und Clusterkopfschmerz sind in Frage gestellt worden [102, 103].

4.10.12.9 Neuromodulation

Es gibt Überlegungen, zentralen Hirnstammstrukturen eine primäre Generatorfunktion für akute Migräne ohne Aura zuzuschreiben. Eine nicht genau definierte Region des rostralen Hirnstamms, die die hintere Brücke und das Mittelhirn bedeckt, insbesondere periaquäduktales Grau (PAG), dorsaler Raphe-Kern und Locus caeruleus, wird bei echtem Halbseitenkopfschmerz kontralateral zur schmerzhaften Kopfseite aktiviert [177]. Eine andere Theorie postuliert, dass diese aktivierten Zentren nicht direkt für Schmerz verantwortlich sind, sondern eine Rolle bei der Modulation von Schmerzimpulsen spielen [179]. Das PAG ist das Zentrum des stärksten antinozizeptiven neuromodulierenden endogenen Systems im Gehirn [143]. Eine aufgrund von Ionenkanal- oder anderen Erkrankungen fehlerhafte Aktivierung der PAG-Modulation trigeminovaskulärer nozizeptiver afferenter Signale ist als Grundlage für Migräne vermutet worden. Wenn die PAG-Funktion dauerhaft gestört ist und entweder unzureichend aktiviert wird oder nicht den erforderlichen Umfang erreicht, könnte dies einen auslösenden Mechanismus für Migränekopfschmerz darstellen [179].

> ▶ *Pathogenese der Migräne*
> Migräne kann als vererbliche, episodische Erkrankung der sensorischen Modulation aufgrund einer Funktionsstörung des Hirnstamms [97] oder von Zwischenhirnstrukturen angesehen werden, die normalerweise den Strom der sensorischen Information regulieren. Teil der Pathophysiologie können neural induzierte Gefäßveränderungen sein, also vom Kopfschmerztyp unabhängige, unspezifische neurovaskuläre Vorgänge [46].
> Wahrscheinlich ist Migräne eine Erkrankung des Hirnstamms, möglicherweise unter Beteiligung des aminergen Systems, das normalerweise die sensorische Information und die für die Aufmerksamkeit erforderlichen Bahnen kontrolliert, vielleicht auch eine Erkrankung infolge von Hypersynchronie. Sie wird am besten als neurologische Störung behandelt [46].

4.10.13 Kopfschmerz vom Spannungstyp

Der Begriff Kopfschmerz vom Spannungstyp („tension-type headache", TTH) hat ältere Begriffe wie „Muskelkontraktionskopfschmerz", „psychogener Kopfschmerz", „psychomyogener Kopfschmerz", „Stresskopfschmerz" und „Spannungskopfschmerz" ersetzt [63]. Die Lebenszeitprävalenz solcher Kopfschmerzen vom Spannungstyp beträgt 69% gegenüber 16% bei Migräne, was darauf hindeutet, wie verbreitet Kopfschmerzen vom Spannungstyp in der Bevölkerung sind [46, 136]. Tatsächlich ist TTH der am häufigsten auftretende Typ von Kopfschmerz (Abb. 4-12). Demgegenüber sind nur etwa 3% der Bevölkerung von chronischem TTH betroffen. An ihm scheitern jedoch die meisten Behandlungsstrategien, es treten verstärkt übermäßiger Medikamentengebrauch und höhere Verluste an Lebensqualität auf [70].

> ▶ Kopfschmerz vom Spannungstyp ist ein Problem ohne die bei Migräne auftretende sensorische Beteiligung. Vereinfacht lässt sich sagen: „Kopfschmerz mit ..." ist Migräne, ausschließlich Kopfschmerz ist vom Spannungstyp [46].

Kopfschmerz vom Spannungstyp (TTH) ist in der ICHD-II [63] durch praktische Kriterien definiert und klassifiziert. Unterschieden werden häufig auftretende von selteneren, episodischen (ETTH) und chronischen (CTTH) Formen, aber auch TTH-Typen in Verbindung mit perikranieller Druckempfindlichkeit auf manuelle Palpation und solche ohne.

Diese perikranielle Druckempfindlichkeit ist der auffälligste von der Norm abweichende Befund bei Patienten mit Kopfschmerz vom Spannungstyp [81, 84]. Der Subtyp von TTH mit weniger als einer Kopfschmerzepisode pro Monat schränkt die Lebensqualität vermutlich nur geringfügig ein. Demzufolge wird ihm von der Medizin geringere Aufmerksamkeit geschenkt als den Unterformen mit häufiger auftretenden Schmerzen (ICHD-II, S.37) [63].

Der Schmerz bei TTH wird als bandartig beschrieben. Er umgibt den Kopf wie ein Hutband und

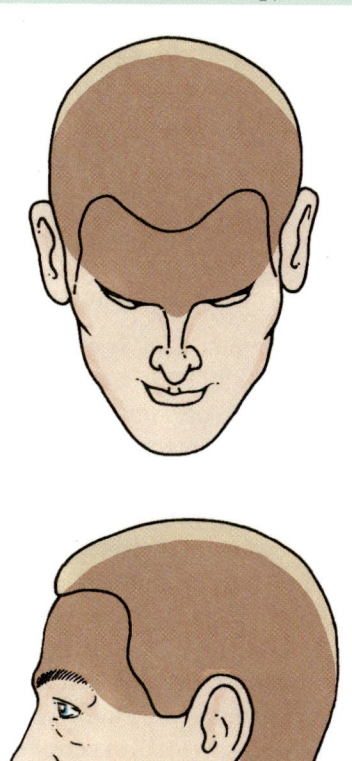

Abb. 4-12 Spannungskopfschmerz. Kopfschmerzen über Kopf und Nacken. Druck wie ein zu enges Hutband. Gelegentlich pochender Schmerz.

schließt Stirn-, Schläfen- und Hinterkopfbereiche ein (Abb. 4-12). Im folgenden Abschnitt sollen die möglichen Mechanismen erörtert werden, die bei TTH beteiligt sind. Klinische Erfahrungen und Versuchsergebnisse deuten darauf hin, dass sich ETTH zu CTTH entwickeln [119].

> Bei Migränepatienten kann TTH durch Stress, psychische Anspannung sowie durch Alkohol, überreifen Käse und Schokolade ausgelöst werden [168].

4.10.13.1 Differentialdiagnose von TTH

Die Differentialdiagnose der verschiedenen Unterformen von TTH kann auf der Grundlage der für jeden der Subtypen in der ICHD-II (2004) oder ihrer Modifikationen angegebenen Kriterien gestellt werden [144]. Die Subtypen werden dabei generell nach Häufigkeit (Zahl der Episoden in einem Monat/Jahr) und Dauer (Minuten bis Tage) der Kopfschmerzepisoden, Art, Stärke und Ort der Schmerzerfahrung sowie nach möglicherweise vorhandenen verstärkenden Faktoren (z. B. Treppensteigen) und dem Vorhandensein oder Fehlen von Symptomen wie Übelkeit oder Erbrechen, Phonophobie und Photophobie unterschieden. Die Untersuchung sollte organische Faktoren oder Allgemeinerkrankungen als mögliche Ursache für Kopfschmerz identifizieren oder ausschließen. Falls eine Erkrankung vorliegt, sollte geklärt werden, ob das erste Auftreten von TTH in einem engen zeitlichen Zusammenhang mit der Erkrankung stand. Kopfschmerzen im Zusammenhang mit Sinusitiden können einige Verwirrung bei der Unterscheidung von TTH und Migräne stiften.

4.10.13.2 Chronischer Kopfschmerz vom Spannungstyp (CTTH)

Bei chronischem Kopfschmerz vom Spannungstyp liegt als auffälligster normabweichender Befund eine verstärkte Empfindlichkeit auf Palpation der perikraniellen myofaszialen Gewebe vor. Strukturelle Anomalien sind nicht vorhanden. Im Durchschnitt treten die Kopfschmerzen an 15 Tagen pro Monat/ 180 Tagen im Jahr oder noch öfter auf. Übelkeit kann als spezifisches assoziiertes Symptom gelten; ansonsten entsprechen die Charakteristika denen bei ETTH [149].

4.10.13.3 Behandlung von TTH

Die Behandlung der Kopfschmerzen vom Spannungstyp schließt typischerweise die Anwendung einfacher Analgetika und nichtsteroidaler Antiphlogistika (NSA) ein. Sie sind die Hauptstütze für die Behandlung von ETTH.

> Werden Schmerzmittel häufiger als zweimal wöchentlich angewendet, besteht das Risiko der Progression in einen chronischen täglichen Kopfschmerz.

Die trizyklischen Antidepressiva sind weitverbreitete Mittel der ersten Wahl für die Vorbeugung von CTTH; der Wirkungsmechanismus ist noch unbekannt. Die Deutsche Gesellschaft für Migräne und Kopfschmerz hat Empfehlungen für die Behandlung dieser Kopfschmerzform herausgegeben [132].

Zu den nichtmedikamentösen Behandlungsansätzen zählen psychologische und verhaltenstherapeutische Methoden, z.B. Biofeedback, Entspannungsübungen und kognitive Therapie. Physikalische Methoden werden häufig angewendet, es gibt jedoch nur wenig Belege für ihre Wirksamkeit. Eine neuere Kontrollstudie ergab – allerdings nur für eine bestimmte Patientengruppe – gute Erfolge durch ein standardisiertes physiotherapeutisches Programm [165]. Auch eine Schienentherapie kann bei TTH hilfreich sein [34, 40, 153].

4.10.13.4 Pathophysiologische Abläufe bei Kopfschmerzen vom Spannungstyp (TTH)

Ob bei Kopfschmerzen vom Spannungstyp der Schmerz nun von myofaszialen Geweben, temporomandibulären Strukturen und der oberen Halswirbelsäule oder von zentralen Abläufen im Gehirn herrührt, ist eine Frage, die weiterer Klärung bedarf. Periphere Schmerzmechanismen spielen aller Wahrscheinlichkeit nach eine Rolle bei „seltenem episodischem TTH" und „häufigem episodischem TTH", während zentrale Mechanismen bedeutsamer für chronischen TTH sind (ICHD-II, S. 37) [63]. Die ausgeprägte Druckdolenz der perikranialen Muskeln bei TTH scheint auf der Aktivierung peripherer Nozizeptoren zu beruhen [70, 81]. Allerdings deutet die Charakteristik des Schmerzes darauf hin, dass sowohl periphere als auch zentrale Vorgänge beteiligt sind [70].

Obwohl ein Großteil der Duraauskleidung des Schädeldachs von der A. meningea media als Ast der A. maxillaris versorgt wird, kann ein Teil der Gefäßversorgung auch von transossären Ästen zweier Kopfschwartenarterien gestellt werden: A. occipitalis und A. auricularis posterior [154]. Ob diesen arteriellen Versorgungen der Dura Reaktionen des trigeminovaskulären Systems bei TTH zuzuordnen sind, bleibt noch zu klären. Gemäß einem Erklärungsmodell für CTTH handelt es sich um ein Problem durch zentrale Sensibilisierung, also eine erhöhte Erregbarkeit von Neuronen des Zentralnervensystems, die durch prolongierte nozizeptive Reizzuflüsse aus den perikranialen myofaszialen Geweben auf der Ebene des Rückenmarkshinterhorns/Trigeminuskerns ausgelöst wird [12]. Sie spielt eine wichtige Rolle innerhalb der Pathophysiologie des chronischen Schmerzes und des Kopfschmerzes vom Spannungstyp [185]. So hat CTTH eine im Wesentlichen physiologische Grundlage und wird – als Ergebnis zentraler Sensibilisierung – durch qualitative Veränderungen in der zentralen Verarbeitung sensorischer Informationen mit verursacht [70].

Wenngleich häufig psychologische Störungen als Kausalfaktoren für chronische Schmerzerkrankungen angeschuldigt werden, könnte es sich dabei – eher als um einen direkten – auch um einen indirekten Zusammenhang handeln. Angststörungen und Depression können als Komorbiditäten von CTTH auftreten. Als auslösende Reize können allerdings psychische Belastung, unphysiologische Bewegungen, eine lokale myofasziale Freisetzung von Reizstoffen oder eine Kombination dieser Faktoren auftreten [70]. Infolge der peripheren Reizung kann das supraspinale Schmerzwahrnehmungssystem aktiviert werden, und aufgrund zentraler Modulation eingehender Reizinformationen wird sich bei den meisten Individuen ein selbstbegrenzender Prozess ausbilden [70]. Ein chronischer Kopfschmerz vom Spannungstyp entwickelt sich in der Regel aus der episodischen Form.

4.10.13.5 Neurotransmitter und Neuromodulatoren

Stickstoffmonoxid (NO), „calcitonin-gene-related peptide" (CGRP), Substanz P (SP), Neuropeptid Y (NPY) und das vasoaktive intestinale Polypeptid (VIP) sind an der Schmerzverarbeitung beteiligt. Durch Untersuchungen der NO-Prozesse wird deren pathophysiologische Rolle bei CTTH bestätigt [9].

4.10.14 Clusterkopfschmerz

Clusterkopfschmerz (Abb. 4-13) ist eine Form des primären neurovaskulären Kopfschmerzes, eine trigeminale vegetative Zephalalgie mit folgenden Kennzeichen: starker, streng einseitiger, meist retroorbitaler Schmerz, verbunden mit Unruhe und Agitiertheit und kranialen (parasympathischen) vegetativen Symptomen. Clusterkopfschmerzanfälle dauern typischerweise weniger als drei Stunden an und treten in mehrmonatigen Perioden auf, mit ein bis zwei Anfällen pro Tag [49]. Die Anfälle können 15–180 Minuten dauern und ein bis acht Mal täglich auftreten. Diese Kopfschmerzen sind mit einem oder mehreren der folgenden Symptome verbunden: vermehrte Gefäßzeichnung der Bindehaut, Tränenfluss, verstopfte Nase, Nasensekretion, Schwitzen auf Stirn und Gesicht, Miosis, Ptosis und Lidödem. Die Anfälle können in wochen- oder monatelangen Serien auftreten; diese Clusterperioden sind durch meist monate- oder jahrelang anhaltende symptomfreie Phasen voneinander getrennt. Etwa jeder zehnte Patient leidet an chronischen Symptomen.

4 Orofazialer Schmerz und Kopfschmerzen

> Wie für Migräne besteht sehr wahrscheinlich auch für Clusterkopfschmerz eine erblich bedingte Prädisposition [47, 139].

Ältere Termini für Clusterkopfschmerz sind z.B. Sluder-Neuralgie, (Bing-)Horton-Syndrom, Vidianus-Neuralgie, Nasoziliarisneuralgie, Histaminkopfschmerz, migränöse Neuralgie.

4.10.14.1 Diagnose des Clusterkopfschmerzes

Die Diagnose des Clusterkopfschmerzes („cluster headache", CH) kann mit Hilfe der oben in Abschnitt 4.10.14 genannten Kriterien gestellt werden. Obwohl viele Patienten zunächst einen Zahnarzt (34%) oder einen HNO-Facharzt (33%) konsultieren, wird die Erkrankung oft erst nach Jahren erkannt und behandelt, wenn die Diagnose schließlich gestellt ist. Das Auftreten von Lichtscheu, Lärmscheu und Übelkeit – in der Regel Elemente der Symptomatik von Migräne mit Aura – ist teilweise verantwortlich für solche Verzögerungen und sollte als Teil des klinischen Erscheinungsspektrums von CH Berücksichtigung finden [5]. In die Differentialdiagnose sollten Trigeminusneuralgie und Migräne einbezogen werden.

4.10.14.2 Pathophysiologie des Clusterkopfschmerzes

Clusterkopfschmerz hat drei Hauptmerkmale: trigeminale Verteilung des Schmerzes, gleichseitige vegetative Symptome und die Tendenz der Anfälle, in einem erstaunlich konstanten Tages- und Jahresrhythmus aufzutreten [30, 49].

Die vaskuläre Veränderung im kranialen Blutkreislauf, die bei Clusterkopfschmerz (und in geringerem Ausmaß auch bei Migräne) auftritt, wird durch den trigeminoautonomen Reflexbogen unter Beteiligung von Ästen aus N. trigeminus und N. facialis bewirkt. Sie gilt als Anzeichen der Aktivierung des Gehirns, nicht als Antrieb des Syndroms [49]. Das trigeminoautonome System wurde in einem vorangegangenen Abschnitt bereits kurz besprochen, soll hier jedoch im Zusammenhang mit Clusterkopfschmerz näher erörtert werden.

4.10.14.3 Trigeminoautonomer Reflex

Der afferente Schenkel des trigeminoautonomen Reflexbogens ist der N. trigeminus und wurde im Rahmen des Abschnitts über das trigeminovaskuläre System beschrieben (s. Abb. 4-11). Der efferente (dilatatorische) Schenkel der Bahn ist die kraniale parasympathische Innervation der intrakranialen Gefäße. Sie stammt aus Neuronen erster Ordnung im Nucleus salivatorius superior in der Brücke. Die Aktivierung kann mittels Reizung durch einen trigeminovaskulären nozizeptiven Input erfolgen, z.B. aus dem Sinus sagittalis superior. Die efferenten Fasern des parasympathischen Systems verlassen den Hirnstamm mit dem siebten Hirnnerv [158], kreuzen dann das Ggl. geniculi und bilden synaptische Verbindungen im Ggl. oticum, Ggl. pterygopalatinum und Plexus caroticus internus [161]. Die parasympathischen vasomotorischen Efferen-

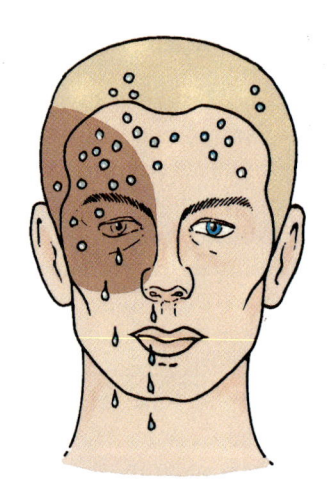

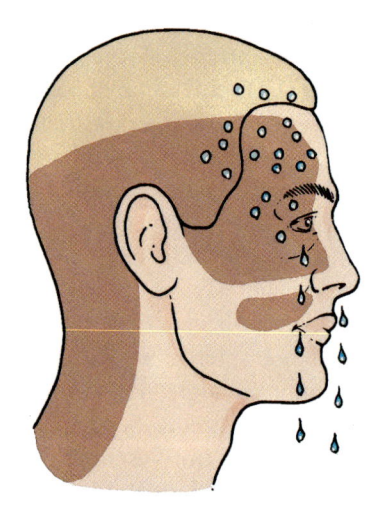

Abb. 4-13 Clusterkopfschmerzen. Einseitig, selten mit Seitenwechsel. Begleiterscheinungen sind Tränenfluss auf derselben Seite, Schweißausbruch auf einer oder beiden Seiten, Rhinorrhö, Erblassen, partielles Horner-Syndrom. Keine Druckpunkte.

zen laufen im N. ethmoidalis zur Innervation der Hirnblutgefäße. Sekretomotorische Efferenzen innervieren sowohl die Tränendrüse als auch die Schleimdrüsen der Nase. Sie bilden die anatomische Grundlage für vegetative kraniale Symptome, z.B. Tränenfluss, verstopfte Nase, Nasensekretion, die im Zusammenhang mit Clusterkopfschmerz und anderen trigeminoautonomen Zephalalgien auftreten können. So sprechen die gleichseitigen vegetativen Symptome bei Clusterkopfschmerz für eine Aktivierung des kranialen parasympathischen Systems, ebenso die Funktionsstörung der gleichseitigen sympathischen Nerven (Ptosis und Miosis) [30].

4.10.14.4 Chronobiologische Funktionen

Periodizität gilt als charakteristisches Kennzeichen des Clusterkopfschmerzes. Diese an eine Uhr erinnernde Rhythmik erscheint eher durch einen zentralen Ursprung erklärlich als anhand hämodynamischer Vorgänge. Die verfügbaren Belege deuten auf Abläufe im Zentralnervensystem hin, auf eine zirkadiane und jährlich wiederkehrende Periodizität unter Beteiligung einer biologischen Uhr oder eines Schrittmachers. Dieser Taktgeber ist beim Menschen das Hypothalamus-Grau (Nucleus suprachiasmaticus) [102]. Insofern kann Clusterkopfschmerz als Erkrankung der Pars grisea hypothalami angesehen werden [49].

Auch durch neuroendokrine Veränderungen ist der Hypothalamus am Clusterkopfschmerz beteiligt. Die Regulation des endokrinen Systems durch den Hypothalamus beinhaltet rhythmische und phasische Modulation von Hypophysenhormonen und Melanin, um das Gleichgewicht zu erhalten. Bei Clusterkopfschmerz ist der Testosteronspiegel im Blutplasma erniedrigt; es treten auch Veränderungen innerhalb der zirkadianen Rhythmen der Ausschüttung von luteinisierendem Hormon (LH), Kortisol und Prolaktin sowie veränderte Reaktionen bei der Produktion von Kortisol, LH, follikelstimulierendem Hormon (FSH), Wachstumshormon (GH) und thyreoidstimulierendem Hormon (TSH) auf [30].

4.10.14.5 Pathophysiologische Abläufe bei CH – Zusammenfassung

Ein akuter Anfall von Clusterkopfschmerz lässt sich als Aktivierung des trigeminovaskulären Systems auffassen, im Einklang mit der Verteilung des Schmerzes entsprechend dem Verlaufsmuster des ersten Astes des N. trigeminus und mit Veränderungen in der kranialen Konzentration von Neuropeptiden, die von den betroffenen Nerven ausgeschüttet werden. So kann der Schmerz als Folge des trigeminoautonomen Reflexes angesehen werden.

> Zieht man die zunehmenden Belege für die chronobiologischen und endokrinen Funktionen, die auf eine Beteiligung des Hypothalamus bei Clusterkopfschmerz hinweisen, sowie die Verbindungen zwischen Hypothalamuskernen und dem Trigeminuskern [90], in Betracht, erscheint der Hypothalamus am ehesten als die Problemzone bei Clusterkopfschmerz und damit als Angelpunkt für die Therapie [49].

4.10.14.6 Behandlung des Clusterkopfschmerzes

Offenbar besteht keine allgemeine Einigkeit über eine Standardbehandlung zur Vorbeugung von Clusterkopfschmerz; Verapamil, Methysergid und Ergotamintartrat sind allerdings zu diesem Zweck eingesetzt worden [149].

Die Akuttherapie zur Linderung einer einzelnen Schmerzattacke besteht in der Inhalation von reinem Sauerstoff für 7–10 Minuten. Der Linderungseffekt tritt innerhalb von 10–15 Minuten ein. Eine effektive und effiziente Therapie für Clusterkopfschmerz ist die subkutane Injektion von Sumatriptan [149].

Für verzweifelte Patienten kann eine Dissektion des N. trigeminus das letzte Mittel darstellen [68].

Zusammenfassung

Das vielfältige Spektrum der Schmerzstörungen im Orofazialbereich weist eine Vielzahl peripherer und zentraler pathophysiologischer Mechanismen auf. Hierzu gehören auch pharmakologische und biopsychosoziale Dimension, die bei der Diagnostik und Therapie von Patienten mit Schmerzen, insbesondere chronischen Schmerzen, berücksichtigt werden müssen. Dieses Spektrum von Schmerzerkrankungen, das von akuten bis hin zu dauerhaften Schmerzen im Zusammenhang mit Zähnen,

Knochen, Gelenken, Zahnfleisch, Muskeln, Gesicht, Nacken und Kopf reicht, macht 25% aller Schmerzbeschwerden des gesamten Körpers aus.

Um den Schmerz beherrschen zu können, muss der Arzt Kenntnisse über die Pathophysiologie von orofazialen Schmerzen und Kopfschmerzen, medikamentengestützte Behandlungsstrategien und biopsychosoziales Verhalten haben. Dieses Verständnis ist grundsätzlich erforderlich, ob es sich nun um akuten, episodischen, persistierenden oder chronischen Schmerz handelt, ob er mit lokalen oder systemischen Faktoren ursächlich verknüpft werden kann, ob ein Zahnarzt, Allgemeinarzt oder Facharzt den Patienten bereits behandelt hat oder nicht und ob schon ein vorläufige oder eine evidenzbasierte Diagnose gestellt worden ist oder nicht.

Die meisten TMD-Patienten leiden nicht an chronischem Schmerz oder einem bedeutsamen psychosozialen Problem. Die Diagnosestellung und Behandlung sind bei diesen Patienten im Allgemeinen geradlinig und unkompliziert. Wenn jedoch der Patient eines „Managements" bedarf, müssen Probleme chronischer, persistierender oder nicht zu lindernder Schmerzen als komplexeres Problem betrachtet werden. Manchmal sind hier biopsychosoziale Komponenten erforderlich, die sich mit Lernstrategien befassen, mit schwierig zu diagnostizierenden und zu behandelnden Formen von Schmerz und Kopfschmerz „zurechtzukommen".

Neuropathischer Schmerz mit Reizung peripherer sensorischer Nerven wird meist als brennend oder stechend in Verbindung mit einem ungewöhnlichen Prickeln oder Kribbeln wahrgenommen. Neuropathischer Schmerz bei Verletzung des peripheren oder zentralen Nervensystems weist zwei sensorische Auffälligkeiten auf: Allodynie (Überempfindlichkeit gegenüber leichten mechanischen Reizen) und Summation (zunehmende Verstärkung des Schmerzes durch wiederholte geringfügige Schmerzreize.) Prolongierte und wiederholte Aktivierung nozizeptiver C-Fasern führt zu zentraler Sensibilisierung. Daraus resultieren Hyperalgesie (nozizeptive Reize verursachen stärkere Schmerzen) und Allodynie (harmlose Reize verursachen Schmerz). Die Verletzung peripherer Nerven kann mit zunehmendem Schmerz parallel zu sensorischen Ausfällen einhergehen. Dies ist die Grundlage für die Gate-Control-Theorie und eine plausible Erklärung für die Schmerzlinderung durch die Stimulation primärer Afferenzen großen Durchmessers mit TENS bei manchen Patienten. Mit Ausnahme der Trigeminusneuralgie, die auf Antikonvulsiva anspricht, beruht die Behandlung von neuropathischen Schmerzen meist auf individuellen Erfahrungswerten. Trizyklische Antidepressiva führen jedoch zu durchweg guten Ergebnissen.

Chronischer Schmerz kann zu lang anhaltenden Veränderungen im Zentralnervensystem führen, die den Schmerz und das Leiden der Patienten aufrechterhalten. Die persönlichen und sozialen Auswirkungen chronischer orofazialer Schmerzen zeigen sich bei manchen Patienten in Form von Depression, Angst, vielfältigen körperlichen Symptomen, übermäßiger Inanspruchnahme des Gesundheitssystems, zu starkem Vertrauen in Medikamentenwirkstoffe und der Vermeidung persönlicher, sozialer und beruflicher Verantwortlichkeiten. Die komplexe Natur des Schmerzes gibt Anlass für diagnostische Ungewissheit und das unglückliche Dilemma zwischen Untertherapie, Übertherapie oder Verzicht auf Therapie. Deshalb setzt der Ansatz zur Behandlung von TMD-Patienten eine Diagnose voraus, die – sofern indiziert – eine geeignete reversible Behandlung ermöglicht. Zur Diagnose und Behandlung von Kopfschmerz und chronischem Schmerz, die sich nicht einer odontogenen oder temporomandibulären Erkrankung zuordnen lassen, kann die Überweisung an einen Neurologen erforderlich sein. Da bei TMD häufig Kopfschmerzen auftreten, sind Kenntnisse über die häufigeren Kopfschmerzformen und die üblichen medikamentösen Ansätze zu deren Behandlung erforderlich. Patienten mit TMD leiden nicht selten an mehreren Kopfschmerzformen.

5 Psychische und neurologische Erkrankungen, Psychopharmaka und chronischer Schmerz

Inhalt

5.1	Prävalenz psychischer Erkrankungen		99
5.2	Medikation – Überblick		99
5.3	Auswirkungen im zahnärztlichen Bereich – Überblick		99
5.4	Ursachen für psychische Erkrankungen		99
5.5	Zuordnung und Abgrenzung		100
	5.5.1	Der Patient im Mittelpunkt	100
	5.5.2	Wechselwirkungen von Medikamenten	100
	5.5.3	Terminologie	100
5.6	Psychopharmaka		101
5.7	Angststörungen		101
	5.7.1	Panikstörung	104
	5.7.2	Zwangsstörungen	105
	5.7.3	Soziale Angststörung	106
	5.7.4	Posttraumatische Belastungsstörung (PTBS)	107
	5.7.5	Spezifische Phobien	108
	5.7.6	Generalisierte Angststörung (GAD)	108
5.8	Behandlung von Angststörungen		109
	5.8.1	Psychotherapie	109
	5.8.2	Medikamenteneinsatz bei Angststörungen	109
5.9	Somatisierung		110
	5.9.1	Bedeutung für die Zahnmedizin	110
	5.9.2	Hypochondrie	111
	5.9.3	„Phantom-Biss"	111
	5.9.4	Schmerzstörung	111

5.10	**Affektive Psychosen**	112
	5.10.1 Depression	112
	5.10.2 Major-Depression	113
	5.10.3 Dysthymie	114
	5.10.4 Winterdepression	114
	5.10.5 Prämenstruelle Dysphorie (PMD)	114
	5.10.6 Wochenbettdepression	114
	5.10.7 Bipolare affektive Störung (manisch-depressive Erkrankung)	115
5.11	**Wirkmechanismen von Antidepressiva**	116
5.12	**Unerwünschte Nebenwirkungen von Psychopharmaka im Mundbereich**	116
5.13	**Antipsychotika**	116
5.14	**Neurobiologie depressiver Störungen**	119
5.15	**Chronischer Schmerz und Depression**	121
	5.15.1 Myofasziale TMD und Depression	121
	5.15.2 Komorbidität von Schmerz und Depression: Behandlung	122
5.16	**Schizophrenie**	122
	5.16.1 Biologische Grundlagen der Schizophrenie	123
	5.16.2 Behandlung der Schizophrenie	123
5.17	**Borderline-Persönlichkeitsstörung (Borderline-Syndrom)**	123
	5.17.1 Entstehung	124
	5.17.2 Behandlung	124
5.18	**Parkinson-Erkrankung**	124
	5.18.1 Behandlung der Parkinson-Krankheit	124
5.19	**Migräne**	124

Psychische Störungen oder Erkrankungen wie Angststörungen, psychosomatische Erkrankungen, Depression und Schizophrenie liegen außerhalb des Tätigkeitsbereichs einer allgemeinzahnärztlichen Praxis. Dennoch kann das Vorliegen dieser Erkrankungen, selbst im Grenzstadium, die Chancen einer erfolgreichen zahnärztlichen Behandlung vermindern.

Es ist nicht ungewöhnlich, dass Patienten beim Zahnarzt ängstlich sind, psychische Störungen können den Behandlungserfolg jedoch infrage stellen, wie z. B. eine depressive Symptomatik bei einem TMD-Patienten [38].

Die psychischen Erkrankungen von Patienten stellen zusätzliche Schwierigkeiten für eine erfolgreiche Schienentherapie, aber auch für andere zahnärztliche Therapien dar. Deshalb sollte der Zahnarzt in Bezug auf Verhaltensauffälligkeiten kompetent sein [37]. Als Teil der Untersuchung sollte bei allen Patienten mit chronischem Gesichtsschmerz ein Screening auf Depressionssymptome erfolgen, auch dann, wenn Funktionsstörungen von Kiefergelenk und Kaumuskulatur (TMD) bereits eindeutig diagnostiziert werden konnten [78, 151].

5.1 Prävalenz psychischer Erkrankungen

Im Patientengut einer Zahnarztpraxis kann die Prävalenz von signifikanten depressiven Symptomen bei fast 22 % liegen [9]. Von den Patienten einer Universitätszahnklinik gaben nahezu 27 % mindestens eine psychische Störung an, z. B. Depression, Substanzmissbrauch, Ängste, Anorexie, Bulimie, bipolare affektive Störungen und PTBS (posttraumatische Belastungsstörung) [163]. Das Erkennen von Patienten mit psychischen Störungen in einer allgemeinzahnärztlichen Praxis kann sich – insbesondere bei grenzwertiger depressiver Symptomatik – schwieriger gestalten als in der ärztlichen Versorgung. Auch dort können sie jedoch übersehen werden [161].

5.2 Medikation – Überblick

An dieser Stelle sollen nur diejenigen Medikamente kurz erörtert werden, die zur Behandlung von psychischen Erkrankungen, Parkinsonismus, Alkoholismus, Substanzmissbrauch, Nikotinabhängigkeit, Alzheimer-Erkrankung und Migräne eingesetzt werden. Die Bedeutung dieser Medikamente für die zahnärztliche Praxis wird im Zusammenhang mit den jeweiligen Erkrankungen dargestellt. Sie werden hier im Hinblick auf mögliche unerwünschte Nebenwirkungen aufgeführt, nicht zu Verschreibungszwecken. In der Literatur wird ihre Anwendung bei der Behandlung der verschiedenen im Text erfassten Erkrankungen erwähnt.

5.3 Auswirkungen im zahnärztlichen Bereich – Überblick

Bei Patienten mit einer Depression umfassen die Auswirkungen im zahnärztlichen Bereich ein erhöhtes Risiko für Karies [9], Parodontalerkrankungen sowie eine erosive Form des oralen Lichen planus [56]. Außerdem ist die Mitarbeit bei Schienentherapie deutlich verschlechtert und das Interesse an Zahnerhaltung im Allgemeinen stark abgeschwächt [8]. Eine Reihe von Medikamenten zur Behandlung von Depressionen hat sich bei Angststörungen als wirkungsvoll erwiesen. Als Nebenwirkungen mancher Wirkstoffe können jedoch Bruxismus, Xerostomie (Mundtrockenheit) [7] und Dysgeusien (Geschmacksmissempfindungen) [24] auftreten. Die Bedeutung psychischer Erkrankungen für den zahnmedizinischen Bereich ist im Kontext möglicher Zusammenhänge oder möglicher Folgen der Erkrankung oder der zu ihrer Behandlung eingesetzten Medikamente zu sehen. Bei einem einzelnen Patienten werden in der Regel weder alle möglichen Auswirkungen einer psychischen Erkrankung noch sämtliche denkbaren Nebenwirkungen der entsprechenden Medikation auftreten. Dennoch sollte der behandelnde Zahnarzt in der Lage sein, diese möglichen Hindernisse für eine erfolgreiche Erhaltung der Mundgesundheit bei psychisch erkrankten Patienten zu erkennen. Der Erfolg von Einschleifen und Schienentherapie kann sonst hinter den Erwartungen zurückbleiben [40, 41, 49].

5.4 Ursachen für psychische Erkrankungen

Für die meisten psychischen Erkrankungen sind die genauen Ursachen nicht bekannt. Grundsätzliche Einflüsse, die sie formen, sind jedoch bekannt: Sie sind das Produkt des Zusammenspiels von biologischen, psychologischen und sozialen/kulturellen Faktoren. Die komplexe Architektur und neuronale Verschaltung des Gehirns stellt die gemeinsame

Endstrecke im Zusammenwirken von Kultur, sozialen Faktoren und Erbanlagen dar. So sind z. B. an der Ausbildung einer Depression aminerge Bahnen des Gehirns entscheidend beteiligt, also solche Schaltkreise, an denen die Wirkung häufig verordneter Antidepressiva ansetzt [110].

5.5 Zuordnung und Abgrenzung

In Handbüchern zu Diagnostik psychischer Erkrankungen werden die Kategorien zur Einordnung psychiatrischer Krankheitsbilder laufend aktualisiert und präzisiert, um eine einheitliche Diagnose zu erleichtern und Missverständnisse zu vermeiden. Es gibt allerdings eine beträchtliche Variationsbreite im Erscheinungsbild psychisch erkrankter Patienten, so dass sich wahre Grenzen für manche Erkrankungen nur durch das Verständnis jedes Phänotyps finden lassen. Im Ergebnis lassen sich manche Grenzfälle diagnostisch nur in Form der Angabe von Wahrscheinlichkeitswerten erfassen [4].

Bestimmte Symptome können bei verschiedenen psychischen Erkrankungen auftreten, bei einem Patienten können gleichzeitig verschiedene psychische Erkrankungen vorliegen, deren Ausprägung darüber hinaus zeitlichen Schwankungen unterliegt. Eine bestimmte Medikation, die bei einem Patienten wirksam ist, versagt bei einem anderen; die Wirksamkeit eines einzelnen Medikamentes kann für verschiedene Erkrankungsformen sehr unterschiedlich sein. Daher ist es im Einzelfall kaum möglich, die Diagnose der psychischen Erkrankung eines Patienten indirekt aus den vom Hausarzt oder Psychiater verordneten Psychopharmaka abzuleiten.

5.5.1 Der Patient im Mittelpunkt

Im Vordergrund sollen an dieser Stelle die Beurteilung von Patienten im Hinblick auf ihre Krankheitsgeschichte, verordnete Arzneimittel und die möglichen Auswirkungen der psychischen Erkrankung und der Medikation in Bezug auf die zahnärztliche Behandlung stehen. Dabei sollte stets bedacht werden, dass bei einem signifikanten Anteil der Patienten unerkannte und damit unbehandelte psychische Erkrankungen vorliegen.

Es liegt nicht in unserer Absicht, den behandelnd tätigen Zahnarzt zu Diagnose oder Behandlung psychischer Erkrankungen anzuregen. Wir möchten allerdings ausreichende Informationen über das Wesen und die Behandlung dieser Krankheitsbilder bereitstellen, damit der Zahnarzt die Charakteristika dieser Erkrankungen zu erkennen und ihre möglichen Auswirkungen auf den Behandlungserfolg einzuschätzen vermag. So kann die Schienentherapie bei einem Patienten mit einer depressiven Erkrankung durch mangelnde Mitarbeit erschwert werden. Bei Patienten mit manisch-depressiven Erkrankungsformen, die auf Pharmakotherapie nicht ansprechen, kann sich bestehender Bruxismus verstärken. Wird für solche in Bezug auf Psychopharmaka therapierefraktäre Fälle eine Elektrokrampftherapie (EKT) eingesetzt, ist ein Mundschutz mit vollständiger okklusaler Abdeckung erforderlich (ein Aufbissblock ist wegen möglicher Beschädigung von Zähnen und Kiefergelenken nicht empfehlenswert). Auch bei Parkinson-Patienten kann eine Schienentherapie angezeigt sein, um Zähne und Restaurationen gegen Schäden durch Pressen und Mahlbewegungen zu schützen.

5.5.2 Wechselwirkungen von Medikamenten

Der Zahnarzt sollte über mögliche Wechselwirkungen zwischen Arzneimitteln, die für die psychische Erkrankung verordnet werden, und Medikamenten im zahnärztlichen Bereich informiert sein. So kann z. B. die gleichzeitige Einnahme von Lithium und Tetrazyklin zu einer renalen Retention von Lithium mit nephrotoxischen Wirkungen führen. Außerdem können Wechselwirkungen mit gefäßverengenden Substanzen auftreten. Bei Patienten mit psychischen Problemen können die Chancen für eine verbesserte Mundgesundheit erhöht werden, wenn der Zahnarzt seine Behandlung mit der vom Hausarzt oder Facharzt eingeleiteten Therapie der psychischen Erkrankung koordinieren kann. Besteht bisher keine anderweitige Betreuung, kann eine entsprechende Überweisung angezeigt sein.

5.5.3 Terminologie

Nachfolgend sind einige Begriffe aus dem Umfeld der psychischen Erkrankungen erläutert:
- Amine: eine Gruppe von organischen Stickstoffverbindungen. Dazu gehören auch Monoamin-Neurotransmitter (chemische Botenstoffe), z. B. Dopamin, Serotonin und Noradrenalin. Neurotransmitter übertragen in neuronalen Schaltkreisen oder Synapsen Informationen.

Beispiele:
- Dopamin: Zusammenhang mit einigen Formen von Psychosen (Schizophrenie) und Bewegungsstörungen (Parkinson-Krankheit)

- Serotonin (5-Hydroxytryptamin = 5-HT): vermutlich verantwortlich für normale Muster von Stimmung, Schlaf, Appetit und sexueller Aktivität sowie Beeinflussung der Stimmung. Veränderungen in seiner Aktivität sollen zu verschiedenen neuropsychiatrischen Erkrankungen (von Migränekopfschmerz bis Depression) beitragen.
- Noradrenalin (Norepinephrin): beteiligt an der Regulation von Aktivität, Aufmerksamkeit, Stimmung sowie normalen Reaktionen auf Angst und Stress. Möglicherweise involviert bei neuropsychiatrischen Krankheitsbildern wie Panikstörungen oder posttraumatischen Belastungsstörungen
- Anxiolytika: angstlösende Medikamente (Tranquilizer)
- Biogene Amine: insbesondere Katecholamine (Noradrenalin und Dopamin) sowie ein Indolamin (Serotonin)
- Hypothese der aminergen Entstehung von Depressionen: Eine klinisch manifeste Depression soll im Zusammenhang mit nur wenigen Monoamin-Neurotransmittern des Gehirns (vor allem Noradrenalin und Serotonin) stehen.
- Hypothese der biogenen Amine: Theorie der Beteiligung von Anomalien in Funktion und Stoffwechsel der biogenen Amine an der Entstehung und dem Verlauf einiger psychischer Erkrankungen
- Kognitive Therapie: Behandlungsform in der Psychotherapie, z.B. Gesprächstherapie zur Erkennung und Veränderung negativer Gedanken
- Monoamin(o)oxidase (MAO): mitochondriales Enzym, das biogene Amine aufspaltet und damit inaktiviert
- Monoamin(o)oxidase-Hemmer (MAOH): Antidepressiva, die das Enzym MAO inhibieren (hemmen), indirekt die Spiegel der biogenen Amine erhöhen und Depressionen lindern können
- Selektive Serotonin-Wiederaufnahme-Hemmer (SSRI): Fluoxetin (Prozac), Paroxetin (Paxil), Sertralin (Zoloft), Fluvoxamin (Luvox, Feverin, Dumirox, Floxyfral), Citalopram (Celexa, Cipramil, Serostat, Cipram). Alle diese Wirkstoffe haben eine gemeinsame Eigenschaft: selektive und wirkungsvolle Hemmung der Serotonin-Wiederaufnahme, wodurch der Serotoninspiegel im Gehirn erhöht wird.
- Verhaltenstherapie: Behandlungsform in der Psychotherapie, z.B. schrittweise Konfrontation eines Angstpatienten mit dem Auslöser der Angst.

5.6 Psychopharmaka

Die hier aufgeführten Medikamentengruppen sind in der Regel nach ihrer Anwendung benannt. So werden Anxiolytika bei der Behandlung von Angststörungen eingesetzt, Antidepressiva bei Depressionen. Allerdings können Antidepressiva auch zur Behandlung von Angststörungen angewendet und daher bei den angstlösenden Wirkstoffen aufgeführt werden. Insofern ist der Anwendungsbereich der einzelnen Substanzen durch diese Kategorien nicht eindeutig festgelegt. Antipsychotika/Neuroleptika dämpfen Psychosen, Anxiolytika nicht. Einige der gängigen Psychopharmaka sind in Tabelle 5-1 aufgeführt [100, 116, 119, 137].

5.7 Angststörungen

Im englischen Sprachgebrauch umfasst der Begriff *anxiety* auch *anguish*, schmerzvoll und qualvoll, sowie das auf S. Freud zurückgehende deutsche *Angst*.

Angst ist ursprünglich aus einer indoeuropäischen Sprachwurzel mit der Bedeutung „ersticken", „einengen" oder „erdrosseln" entstanden, um schließlich die Vorstellung zu vermitteln, von „schweren Lasten" (wie seelischen Belastungen und Kummer) niedergedrückt zu werden. Im Deutschen wird der Begriff „Angst" stets gebraucht, um subjektive Empfindungen ohne objektiven oder äußeren Anlass zu kennzeichnen. Objektive, also auf eine reale, objektivierbare Ursache zurückzuführende Gefühle (z.B. Phobien) werden als Furcht bezeichnet [66]. „Angst" hat auch in die englische Sprache Eingang gefunden, wird dort aber mit anderem Bedeutungsinhalt für Seelenqualen oder existentielle Ängste oder Unsicherheiten gebraucht, die von Natur aus dem Menschen eigen sind. Im Ergebnis spiegeln sich die körperlichen, psychologischen und emotionalen Aspekte von Ängsten alle schon in den Bedeutungsfacetten des ursprünglichen Begriffs wider, einschließlich körperlicher Symptome (Beengtheit wie bei Angina), die psychologische Bedeutung von Furcht ohne äußeren Anlass und die emotionale Bedeutung, die mit Existenzsorgen und negativen Vorstellungen über die Zukunft einhergeht [66]. Daher gibt es zwischen verschiedenen diagnostischen Kategorien eine erhebliche Überschneidung von Symptomen, insbesondere zwischen Angststörungen und depressiven Erkrankungsformen. Deshalb stellt das Auftreten von Angstsymptomen (emotional, kognitiv, somatisch und verhaltensbezogen) bei

Tab. 5-1 Psychopharmaka

Oberbegriff	Wirkstoffe	Beispiele
Anxiolytika	Benzodiazepine	Alprazolam (Xanax), Chlordiazepoxid (Librium), Diazepam (Valium), Midazolam (Versed)
	Azapirone	Buspironhydrochlorid (Bespar)
	Adrenerge Medikamente	Propranolol (Inderal), Clonidin (Catapresan)
	Antihistamine	Hydroxyzin (Atarax)
Antidepressiva	Heterozyklische (HCA)	Tetrazyklische: Amoxapin, Maprotilin
	Trizyklische (TCA)	Amitriptylin, Clomipramin, Imipramin
	SSRIs	Fluoxetin (Prozac), Paroxetin (Paxil), Sertralin (Zoloft), Fluvoxamin (Luvox), Citalopram (Celexia)
	Atypische Wirkstoffe	Bupropion (Wellbutrin), Mirtazapin (Remeron), Venlafaxin (Effexor), Nefazodon (Serzone)
	Klassische Monoaminooxidase-Hemmer (MAOH)	Phenelzin
	Rev. Inhibitoren von MAO-A (RIMAs)	Moclobemid
Neuroleptika/Antipsychotika	Klassische (typische): Dopamin-2-Antagonisten, Abmilderung positiver Symptome	Chlorpromazin (Thorazine), Haloperidol (Haldol), Pimozid (Orap), Prochlorperazin (Compazine), Thioridazin (Mellaril)
	Neuartige (atypische): Serotonin-2A–Dopamin-2-Antagonisten, geringere extrapyramidale Nebenwirkungen, Milderung negativer Symptome	Clozapin (Clozaril), Risperidon (Risperdal), Olanzapin (Zyprexia), Quetiapin (Seroquel), Ziprasidon (Geodon)
Antikonvulsiva, antimanische, stimmungsstabilisierende Wirkstoffe	Antikonvulsive/antiepileptische Wirkung	Carbamazepin (Tegretol), Divalproex (Depakote), Gabapentin (Neurotin), Lamotrigin (Lamictal), Topiramat (Topamax), Valproinsäure (Depakene)
	Stimmungsstabilisierende Wirkung	Lithiumcarbonat, Lithiumzitrat, Valproinsäure
Antiparkinsonika	Anticholinergika	Benztropinmesylat (Cogentin), Biperiden-Laktat/-Hydrochlorid (Akineton), Diphenhydraminhydrochlorid (Benadryl), Triexphenidyl-Hydrochlorid (Apo-Trihex)
	COMT-Inhibitor	Entacapon (Comtan)
	Dopaminvorstufen/-hemmer	Levo-Carbidopa (Sinemet, Sinemet CR)

Tab. 5-1 *(Fortsetzung)* Psychopharmaka

Oberbegriff	Wirkstoffe	Beispiele
Hypnotika (Sedativa, bzw. Narkotika)	Dopaminergika	Amantadin-HCL (Symmetrel), Bromcriptinmesylat (Parlodel); Dopaminvorstufe: Levodopa (Dopar, Larodopa)
	Dopamin-Rezeptor-Agonisten	Pramipexol-Dihydrochlorid (Mirapex), Ropinol-Hydrochlorid (Requip)
	Selektive Hemmer für MAO-B	Selegilin-HCL/Deprenyl (Atapryl)
	Benzodiazepine	Estazolam, Flurazepam, Quazepam, Triazolam
	Barbiturate	Amobarbital, Pentobarbital, Secobarbital
	Barbituratähnliche Hypnotika	Chloralhydrat
	Selektive Benzodiazepin-1-Agonisten	Imidazopyridin (Zolpidem)
Mittel zur Behandlung von Alkoholismus (Entzug) und Substanzmissbrauch	Antipsychotische Wirkstoffe (Neuroleptika)	Mesoridazin
	Anxiolytika	Chlordiazepoxid, Clorazepat-Dikaliumsalz, Diazepam, Oxazepam
	Alkoholentzugsmittel	Disulfiram, Naltrexon
	Nikotinfreies Mittel zur Nikotinentwöhnung	Bupropionhydrochlorid (Zyban)
	Nikotin-Substitutionstherapie	Nikotin-Polacrilex (Nicorette); transdermale Systeme: Habitol, NicoDerm CQ, Nicotrol, Prostep; Nasenspray: Nicotrol NS; Inhalator: Nicotrol-Inhalator
	Erhaltungstherapie bei Opiatabhängigkeit	Methadon; Levo-α-Acetyl-Methadol (LAAM); ärztlich überwachter Entzug: Buprenorphin (Subutex) und Kombination Buprenorphin/Naloxon (Suboxone) [147]
Medikamente zur Behandlung von Alzheimer'scher Erkrankung und Migräne	Alzheimer'sche Erkrankung: z.B. Acetylcholinesterasehemmer (Acetylcholinomimetika)	Donepezilhydrochlorid (Aricept)
	Migränemittel: Attackenbehandlung	Naratriptanhydrochlorid (Amerge), Rizatriptanbenzoat (Maxalt, Maxalt-MLT), Sumatriptansuccinat (Imitrex), Zolmitriptan (Zomig)
	Migränemittel: Vorbeugung	Propranololhydrochloride (Inderal, Intensol)
	Vasokonstriktoren	Ergotamintartrate (Cafergot), Methylsergidmaleat (Sansert)

[147]

schweren Verlaufsformen der Depression eher die Regel als die Ausnahme dar [112]. Obwohl Angststörungen häufig von Depressionen begleitet werden [122], können die Angststörungen und ihre Begleiterkrankungen mit ausreichender Verlässlichkeit anhand der von der APA (American Psychiatric Association) vorgegebenen diagnostischen Kriterien identifiziert werden [4]. Praktisch alle neu entwickelten Medikamente zur Therapie von Angststörungen sind gleichzeitig auch Antidepressiva [137].

Jede der im Folgenden aufgeführten Angststörungen hat spezifische Merkmale. Allen gemeinsam ist jedoch als ein wesentliches Element die körperliche Symptomatik. Körperliche Angst ist verknüpft mit vegetativen Symptomen einschließlich Würgereiz, Herzklopfen, Schwitzen, Frösteln, Übelkeit, Hautrötungen, Schwindel/Benommenheit etc. Angststörungen sind die häufigsten psychischen Erkrankungen [137].

Folgende Angststörungen sollen betrachtet werden:
- Panikstörung/-attacken (PD = panic disorder)
- Zwangsstörung (OCD = obsessive-compulsive disorder)
- Soziale Angststörung/ Sozialphobie (SAD = social anxiety disorder)
- Posttraumatische Belastungsstörung (PTBS)
- Spezifische Phobien (z. B. Zahnarztphobie)
- Generalisierte Angststörung (GAD = generalized anxiety disorder)

Die Erkrankungen innerhalb dieser Gruppe weisen einige gemeinsame Symptome auf, darunter vorwiegend solche, die die sympathischen und parasympathischen Anteile des vegetativen Nervensystems betreffen. Alle Angststörungen können kombiniert mit anderen auftreten. Viele werden mit den gleichen Wirkstoffen behandelt, im Wesentlichen mit selektiven Serotonin-Wiederaufnahme-Hemmern (SSRI) [20]. Die häufigsten Begleiterkrankungen bei Patienten mit Angststörungen sind affektive Störungen (Depression, Manie) und Substanzmissbrauch. Die Panikstörung, generalisierte Angstsyndrome, Phobien und Zwangsstörungen weisen jeweils signifikante familiäre Häufungen auf. Wahrscheinlich beruhen auch die Sozialphobien im Wesentlichen auf genetischer Grundlage, die Rolle der familiären Umgebung bei der generalisierten Angststörung ist jedoch unklar [64]. Angststörungen sind ernstzunehmende Erkrankungen, die manchmal keine Linderung durch eine angemessene Diagnostik und Therapie erfahren. Es wird angenommen, dass verschiedene Bereiche des Gehirns Schlüsselrollen im Gesamtprozess spielen, der Furcht und Angst auslöst. Dazu gehören die Amygdala, der Hippocampus und die Basalganglien. Untersuchungen der bei der Entwicklung von Ängsten und Befürchtungen beteiligten neuronalen Schaltkreise sind hilfreich für die Entwicklung neuer Methoden und Wirkstoffe zur gezielten Behandlung von Angststörungen.

5.7.1 Panikstörung

Kennzeichen der Panikstörung sind wiederkehrende, völlig unerwartete Panikattacken ohne jegliche äußere Gefahr. Ihnen folgt eine Periode von mindestens einem Monat mit beständiger Angst vor einer neuen Attacke oder deren Folgen (Angsterwartung = Phobophobie) oder mit deutlichen Verhaltensänderungen im Zusammenhang mit den Attacken [137]. Panikattacken sind kurze, abgegrenzte Episoden mit intensiven Angstgefühlen, begleitet von vielfältigen körperlichen Symptomen (neurologischen, gastrointestinalen, pulmonalen oder kardialen).

Während einer Panikattacke treten einige oder alle der folgenden Symptome auf [108]:
- Panik. Das Gefühl, dass etwas Schreckliches und Unvermeidbares geschehen wird
- Rasendes oder hämmerndes Herzklopfen
- Brustschmerz
- Benommenheit, Schwindel, Übelkeit
- Atembeschwerden
- Kribbeln oder Taubheit in den Händen
- Hitzewallungen oder Kälteschauer
- Gefühl der Unwirklichkeit
- Angst, die Kontrolle zu verlieren, verrückt zu werden
- Todesangst

Nicht jeder, der Panikattacken erlebt, entwickelt eine Panikstörung. Viele Menschen haben nur einmal im Leben eine einzige Attacke. Hyperventilation und die Atmung von Luft mit einem gegenüber der Norm erhöhten Kohlenmonoxidgehalt können Panikattacken auslösen. Die Panikstörung kann mit oder ohne Agoraphobie auftreten. Dabei handelt es sich um ein Vermeidungsverhalten, also eine irrationale Furcht vor Situationen und Aufenthaltsorten, wo im Fall einer Panikattacke kein Ausweg oder keine Hilfe erreichbar ist. Menschen mit Agoraphobie fürchten sich vor dem Aufenthalt in Menschenmengen, Warteschlangen oder Verkehrsmitteln. Die Panikstörung tritt häufig in Begleitung von Depression, Substanzmissbrauch oder Alkoholismus auf. Sie weist bei Erwachsenen eine Prävalenz von 1%

(innerhalb eines Zeitraums von 6–12 Monaten) bzw. 2–3% (über die gesamte Lebenszeit) auf [127]. Etwa 2% der Bevölkerung sind betroffen, aber weniger als ein Drittel wird entsprechend behandelt [138]. Nach der Definition der 10. Auflage der „International Classification of Diseases" (ICD-10) ist das Hauptmerkmal der Panikstörung die episodische lähmende Angst, die in beliebigen Situationen auftreten kann [10].

Panikattacken, die jederzeit, sogar während des Schlafs, auftreten können, erreichen meist innerhalb von zehn Minuten ihren Höhepunkt. Einige Symptome können allerdings wesentlich länger fortbestehen. Notwendiges diagnostisches Kriterium für die Identifizierung von Panikattacken ist die begleitende Angst, dass sich weitere Anfälle ereignen werden.

Es scheint eine genetische Prädisposition für ein pleiophänes Syndrom (ein Gen beeinflusst die Ausprägung verschiedener Merkmale) zu bestehen, das neben der Panikstörung auch Blasenprobleme, starke Kopfschmerzen, einen Mitralklappenprolaps und Schilddrüsenveränderungen umfasst [62]. Das Auftreten einer Panikattacke ist nicht gleichbedeutend mit der Entwicklung einer Panikstörung. Die Erkrankung beginnt oft beim jungen Erwachsenen und ist bei Frauen doppelt so häufig wie bei Männern [126]. Patienten mit Panikstörung weisen eine hohe Prävalenz von Gelenkinstabilität/-hypermobilität auf [98].

5.7.1.1 Behandlung der Panikstörung

Die Panikstörung, mit oder ohne Agoraphobie, ist eine der am besten therapierbaren Angststörungen, allerdings sind 20–40% der Patienten Nonresponder, das heißt, bei ihnen spricht die Erkrankung nicht auf Medikamente an [133]. Die ursprünglich zur Behandlung von Depression entwickelten selektiven Serotonin-Wiederaufnahme-Hemmer (SSRI) sind wegen ihrer verhältnismäßig guten Wirksamkeit und Sicherheit inzwischen das Mittel der ersten Wahl für die Panikstörung. Viele Patienten sind gleichzeitig auch an einer Depression erkrankt; mit SSRIs können beide Erkrankungen parallel behandelt werden. Bei der Panikstörung werden, ebenso wie bei OCD, PTBS und Sozialphobie, in der Regel die SSRIs Fluvoxamin, Paroxetin, Citalopram, Sertralin und Fluoxetin verordnet [108]. Neuere Antidepressiva wie Nefazodon, Venlafaxin XR, Mirtazapin und Reboxetin scheinen ebenfalls vielversprechende Wirkstoffe zur Therapie der Panikstörung zu sein [137]. Kognitive und verhaltenstherapeutische Ansätze können bei der Panikstörung kombiniert Anwendung finden. Diese Kombination, ebenso wie der kombinierte Einsatz von Medikamenten (meist ein SSRI und ein Benzodiazepin), wird vom behandelnden Arzt in Abhängigkeit vom Ansprechen der Krankheit auf die Behandlung bestimmt. Benzodiazepine bieten den Vorteil einer schnellen Linderung von Angst und Panikattacken; nachteilig zu bewerten sind die sedierende Wirkung, Bewusstseinstrübungen, Wechselwirkungen mit Alkohol, die Entwicklung körperlicher Abhängigkeit und die Möglichkeit eines Entzugssyndroms [137].

Die biologische Grundlage der Panikstörung ist unklar. Die Neurotransmitter-Dysregulationshypothese postuliert die Entstehung der Panikstörung aufgrund eines initialen Noradrenalinüberschusses. Bei empfänglichen Personen kann Koffein (4–6 Tassen mit 40–60 mg pro Tasse) Panikattacken auslösen [137, 119]. Koffein ist ein Adenosinantagonist und kann synergistisch mit Noradrenalin wirken. Eine andere Hypothese macht eine Anomalie der körpereigenen Benzodiazepinrezeptoren verantwortlich.

Es gibt widersprüchliche Aussagen über den Zusammenhang zwischen Panikstörung und Mitralklappenprolaps einerseits [72] sowie zwischen Mitralklappenprolaps und Funktionsstörungen des Kiefergelenks andererseits [154].

5.7.2 Zwangsstörungen

Die Zwangsstörung ist als übersteigerte Aufmerksamkeit für nebensächliche Details beschrieben worden [129]. Sie ist gekennzeichnet durch die Verbindung von wiederkehrenden Zwangsvorstellungen (Gedanken, hartnäckige Bilder) und unkontrollierten zwanghaften Handlungen (wiederholte Verhaltensweisen oder Gedankengänge), die das normale soziale oder berufliche Handeln stören [20]. Sie treten länger als eine Stunde täglich auf oder bewirken erhebliche Behinderung oder starke Belastung [4]. Störende Gedanken oder Vorstellungen, die wieder und wieder auftreten, werden als Obsessionen bezeichnet; die Rituale, die ausgeführt werden, um sie loszuwerden, nennt man kompulsive Handlungen. Obsessionen und Zwangshandlungen dauern zusammen genommen mindestens eine Stunde täglich. Die Ausführung von Zwangshandlungen, ob als Reaktion auf Obsessionen oder starren Vorschriften folgend, die Leiden oder den Eintritt eines gefürchteten Ereignisses verhindern sollen, ist dabei in der Realität nicht möglich. Einige häufige Zwangsvorstellungen und -handlungen finden sich in Tabelle 5-2.

Diese Störungen können in der Kindheit, der Jugend oder im frühen Erwachsenenalter einsetzen. Die Symptome können kommen und gehen oder sich zunehmend verstärken. OCD treten bei einem von 50 Erwachsenen auf [137]; Männer und Frauen sind gleich häufig betroffen. Depression und andere Angststörungen können begleitend auftreten [122]. Mit einem Tourette-Syndrom verbunden können Angst, Depression, OCD, Migräne und Bruxismus auftreten [60]. Menschen mit OCD zeigen oft bizarre Verhaltensmuster, die zu oralen Erkrankungen beitragen können. Die Medikamente, die zur Behandlung der Erkrankung eingesetzt werden, können eine ausgeprägte Xerostomie hervorrufen [51].

5.7.2.1 Behandlung der Zwangsstörung

Die Erkrankung spricht im Allgemeinen auf medikamentöse oder sorgfältig ausgerichtete Psychotherapie an. Allerdings reagieren viele Fälle refraktär auf die medikamentöse Standardtherapie (SSRIs), so dass ergänzend Serotonin und Lithium eingesetzt werden [137]. Auch Benzodiazepine (insbesondere Clonazepam) werden zusätzlich angewendet. Bei der Panikstörung werden, ebenso wie bei Zwangsstörungen und Sozialphobie, in der Regel die SSRIs Fluvoxamin, Paroxetin, Citalopram, Sertralin und Fluoxetin verordnet [108]. Die biologische Grundlage für Zwangsstörungen ist bisher noch unbekannt [137]. Eine Reihe von verwandten Erkrankungen, wie Kleptomanie, Spielsucht, Essstörungen und Störungen der Wahrnehmung des eigenen Körpers, steht möglicherweise mit ihnen in Zusammenhang.

5.7.3 Soziale Angststörung

Unter Sozialphobie oder sozialer Angststörung (social anxiety disorder, SAD) versteht man extreme und überwältigende Angst und Befangenheit in der Öffentlichkeit. Sie äußert sich in einer Neigung einiger Menschen, den „prüfenden Blick" anderer Menschen zu fürchten und zu vermeiden, oft so gravierend, dass in einem weiten Spektrum von sozialen Situationen Störungen auftreten. In diesen Fällen spricht man von einer „generalisierten Sozialangst".

Sozialangst setzt bereits in der Kindheit oder Jugend ein, Gleichzeitig bestehen oft Substanzmissbrauchserkrankungen wie z. B. Alkoholismus [139]. Die Störung stellt einen Risikofaktor für eine frühzeitig beginnende („early-onset") Depression dar [138], hat eine Lebenszeitprävalenz von ca. 2–3 % [125] und gilt als häufigste Angststörung bei depressiven Patienten [117]. Die Ätiologie der Störung ist noch ungeklärt; es werden jedoch eine familiäre Disposition und eine Beteiligung des dopaminergen Systems im Gehirn diskutiert [136]. Es scheint bei SAD keinen von der Norm abweichenden Einfluss des zentralen Zeitgebers auf psychologische oder physiologische Parameter zu geben [77].

Tab. 5-2 Symptome obsessiv-kompulsiver Störungen

Obsessionen (Zwangsvorstellungen)	
Kontamination	Wiederholte Vorstellungen der Verschmutzung oder Unsauberkeit, z. B. Kontamination durch Händeschütteln
Zweifel	Wiederkehrende Zweifel über die Durchführung von Handlungen, z. B. Sorge, die Tür nicht verriegelt, das Licht nicht ausgeschaltet zu haben
Genauigkeit oder Symmetrie	Stetige Gedanken über erforderliche Ordnung, z. B. starke Beunruhigung, wenn Dinge unordentlich sind oder ein Bild an der Wand nicht perfekt ausgerichtet ist
Aggression	Impulse, etwas Erschreckendes oder Peinliches zu sagen oder zu tun, z. B. eine Obszönität bei einer Beerdigung, in der Kirche, in der Schulklasse zu rufen
Kompulsionen (zwanghafte Handlungen)	
Kontrollieren	Wiederholte Handlungen oder Gedanken, um Angst oder Beunruhigung zu vermindern, z. B. immer wieder Kontrolle des eingeschalteten Lichtes in Abständen von wenigen Minuten
Reinigen und Waschen	Verminderung von mentalem Stress, der durch imaginäre Kontamination ausgelöst ist, z. B. durch stetig wiederholtes Waschen der Hände
Zählen	Erleichterung von zwanghaften Gedanken durch häufig wiederholtes Aufwärtszählen bis zu einer Zahl und anschließendes Abwärtszählen
Ordnen/ Anordnen	Erleichterung von innerer Beunruhigung wird durch endloses Umordnen von Gegenständen mit dem Ziel der „richtigen" Anordnung zueinander (z. B. in einer Reihe) gesucht

5.7.3.1 Behandlung der sozialen Angststörung

Die Sozialphobie oder soziale Angststörung kann in der Regel mit Medikamenten oder sorgfältig abgestimmter Psychotherapie erfolgreich behandelt werden. Paroxetin ist zurzeit zur Behandlung von SAD und GAD zugelassen. Damit ist es gegenwärtig das einzige SSRI mit einer Indikation für alle fünf Angststörungen [153]. Es gilt als Goldstandard für SAD. Untersuchungen mit den SSRIs deuten jedoch darauf hin, dass alle fünf SSRIs (Paroxetin, Fluvoxamin, Fluoxetin, Sertralin und Citalopram) bei SAD wirksam sind [137]. Sie gelten derzeit als erstrangige Therapie für SAD. Einige der neueren Antidepressiva scheinen ebenfalls wirksam zu sein, z.B. Nefazodon und Venlafaxin. Zurzeit werden MAOH eher als Mittel 2. oder 3. Wahl bei SAD eingesetzt, die auf SSRIs und neuere Antidepressiva nicht ansprechen [137]. Die Wirksamkeit hochpotenter Benzodiazepine, wie z.B. Clonazepam, wurde beschrieben [27]; hier sollte jedoch das Missbrauchspotential berücksichtigt werden.

5.7.4 Posttraumatische Belastungsstörung (PTBS)

Die Merkmale einer PTBS stehen hauptsächlich im Zusammenhang mit einer Reihe von belastenden Symptomen, nachdem der Patient, eine enge Bezugsperson oder ein Familienmitglied in irgendeiner Form einem traumatischen, lebensbedrohlichen oder mit der Gefahr einer schweren Verletzung verbundenen Ereignis ausgesetzt war, sei es durch eigene Erfahrung, eigene Beteiligung, direkte Konfrontation oder Miterleben als Zeuge. Gemeinsame Symptome bei einer Anzahl von posttraumatischen Syndromen (z.B. Granatenschock, Kriegsneurose, Trauma nach Vergewaltigung und Konzentrationslager-Syndrom) werden nun in der Kategorie PTBS zusammengefasst. Im Gegensatz zu anderen psychiatrischen Erkrankungen ist hier die Ätiologie bekannt, zumindest ein lebensbedrohliches oder mit der Gefahr einer schweren Körperverletzung verbundenes Ereignis einschließlich Vergewaltigung, Misshandlung, schwerer Unfälle sowie Natur- oder technischer Katastrophen. Es gibt vier Kategorien von Symptomen, die bei PTBS eine Rolle spielen (siehe Tab. 5-3) [76]:

Tab. 5-3 Kriterien für posttraumatische Belastungsstörung (PTBS)

- Erneutes Durchleben von Symptomen, des Ereignisses, Aufleben des Ereignisses in Träumen und Gedanken, Halluzinationen, Rückblenden mit Konversionsstörung („dissociative flashbacks")
- Vermeiden von Situationen, die die betroffene Person an das Ereignis erinnern, kann zu funktionellen Behinderungen im Alltag führen. Gedächtnislücken in Bezug auf zentrale Elemente des Ereignisses werden auch als Form des Vermeidungsverhaltens angesehen
- Emotionale Verarmung, die betroffene Person empfindet sich als verändert oder beschädigt bis zur Unfähigkeit, Gefühle der Zuneigung zu empfinden; soziale und familiäre Beziehungen sind gestört
- Störungen des Schlaf-Wach-Rhythmus, am gravierendsten und belastendsten als Schlaflosigkeit, erschwert durch Albträume

PTBS ist die vierthäufigste psychiatrische Störung [74]. Die Häufigkeit in der Allgemeinbevölkerung wird auf 5% bei Männern und 10% bei Frauen geschätzt. Für traumatisierte Frauen liegt die Lebenszeitprävalenz von PTBS bei 20%, im Vergleich zu 8% bei den Männern. Eine manifeste PTBS äußert sich klinisch in wiederholtem schmerzlichem Erinnern und Nacherleben des traumatischen Ereignisses sowie Albträumen, Rückblenden, hartnäckigen unerwünschten Vorstellungen/Bildern und Vermeidungsreaktionen. Personen, die selbst oder indirekt über nahe Bezugspersonen einem traumatischen Ereignis (Unfall, Angriff, Katastrophe, erschreckende medizinische/zahnmedizinische Vorgänge) [101, 102] ausgesetzt waren, sind gefährdet, PTBS zu entwickeln. Dieses Risiko besteht auch für Substanzmissbrauch, andere Angststörungen [122], schwere Depression und die Panikstörung [167]. Die Patienten können auch körperliche Symptome und Erkrankungen aufweisen, insbesondere Bluthochdruck, Asthma und chronische Schmerzsyndrome [6, 17, 18, 199]. Bei einer akuten PTBS dauern die Symptome weniger als 3 Monate an; bei chronischer PTBS sind es 3 Monate oder länger. Bei einer verzögerten PTBS beginnen die Symptome erst frühestens 6 Monate nach dem auslösenden Trauma [167].

5.7.4.1 Behandlung der PTBS

Die Behandlung umfasst Beratung und Medikation. Mittel der ersten Wahl sind SSRIs. Sertralin und später auch Paroxetin wurden von der FDA (USA) dafür zugelassen. Sertralin verursacht eine stärkere Mundtrockenheit als andere SSRIs [100]. Geringe Mitarbeit bei der zahnärztlichen Behandlung wird als Manifestation von Vermeidungsverhalten gewertet. Wie bei anderen Angststörungen scheinen die SSRIs das Mittel der Wahl für PTBS darzustellen [20, 137].

5.7.5 Spezifische Phobien

Spezifische Phobien bezeichnen starke und unbegründete Ängste vor etwas, das nur geringe oder keine tatsächliche Gefahr bedeutet, wie geschlossene Räume, Höhen oder das Fliegen. Die Konfrontation mit oder das Nachdenken über erschreckende Objekte oder Situationen können Panikattacken oder starke Ängste auslösen, einschließlich Angst vor zahnärztlicher Behandlung. Spezifische Phobien treten meist erstmals im Kindes- oder Jugendalter auf und setzen sich im Erwachsenalter fort [21]. Frauen sind doppelt so häufig betroffen wie Männer [19].

5.7.5.1 Zahnarztphobie

Die Zahnarztphobie wird von der APA (American Psychiatric Association) als spezifische Phobie angesehen [4]. Zahnarztangst ist in der Allgemeinbevölkerung weit verbreitet [135]. Ein Viertel der Betroffenen vermeidet zahnärztliche Behandlung mit Ausnahme von Notfällen, 5% der Patienten mit Zahnarztangst haben eine so ausgeprägte irrationale Angst vor der zahnärztlichen Behandlung, dass sie solche Situationen gänzlich meiden [73].

Der primäre Unterschied zwischen Zahnarztphobie und starker Zahnarztangst liegt im Ausmaß der Beeinträchtigung der normalen Lebensweise. Als Phobie werden solche Ängste dann bezeichnet, wenn das Vermeidungsverhalten, die Befürchtungen oder die Belastung in angstauslösenden Situationen signifikante Auswirkungen auf die Lebensführung, die Berufstätigkeit oder die gesellschaftlichen Aktivitäten der Patienten entfalten. Wenn eine angstauslösende Situation vermieden werden kann, z.B. durch das Versäumen von Zahnarztterminen, kann der orale Gesundheitszustand der Patienten beeinträchtigt werden. Andere Angststörungen können ebenfalls vorliegen; ihre Auswirkung auf das Behandlungsergebnis ist jedoch weniger klar als die von Substanzmissbrauch und affektiven Störungen [43]. Spezifische Phobien lassen sich sehr erfolgreich mit sorgfältig abgestimmter Psychotherapie behandeln. Auf der Grundlage neuerer Studien [86] wurde empfohlen, dass Zahnärzte, die ängstliche und phobische Patienten zahnärztlich betreuen sollen, ein systematisches Training verhaltenstherapeutischer Fähigkeiten erhalten sollten.

5.7.6 Generalisierte Angststörung (GAD)

Bei dieser Angststörung ist der Alltag des Patienten mit dauerhafter Angst, übertriebener Beunruhigung oder Anspannung erfüllt, auch wenn kein oder kaum ein Auslöser vorhanden ist. Ständig wird über eine nahende Katastrophe nachgedacht. Die innere Unruhe wird meist von körperlichen Symptomen wie Kopfschmerz, Müdigkeit, Muskelschmerzen, Schluckbeschwerden, Schwitzen, Zittern und Reizbarkeit begleitet. Es können Einschlafschwierigkeiten auftreten. Die Einschränkungen können geringfügig oder schwerwiegend sein, bis hin zu einem Ausmaß, bei dem sogar einfache Aktivitäten kaum zu bewältigen sind. GAD setzt allmählich ein; das Erkrankungsrisiko ist in den Lebensjahren zwischen Kindheit und mittleren Lebensjahren am höchsten [125]. GAD hat eine Prävalenz von 2–3% in der Gesamtbevölkerung bzw. 5% (auf die Lebensspanne bezogen) [161].

Bei länger als 6 Monate anhaltender, exzessiver Beunruhigung über eine Reihe von Alltagsproblemen wird die Diagnose GAD gestellt. GAD tritt in der Regel gemeinsam mit anderen Angststörungen, Depression oder Substanzmissbrauch auf [113]; die Therapie muss deshalb GAD ebenso begegnen wie den anderen Problemen. Generalisierte Angst kann einen Zustand der unvollständigen Erholung von einer depressiven Störung oder anderen Angststörungen und affektiven Störungen darstellen.

5.7.6.1 Behandlung der GAD

Neu entwickelte Pharmaka zur Behandlung von Depressionen werden zunehmend auch zur Therapie von GAD eingesetzt. So werden z.B. das Antidepressivum Venlafaxin XR und andere als Mittel der ersten Wahl für GAD ebenso wie für Depression eingesetzt [137]. In der kürzlich erfolgten Zulassung von Venlafaxin XR zur Behandlung sowohl von Depressionen als auch von Ängsten bei GAD spiegelt sich die zunehmende Aufhebung der Unterscheidung zwischen Antidepressiva und Anxiolytika im Allgemeinen wider [137]. Die Behandlung der GAD schließt neben den Psychopharmaka auch die nichtmedikamentöse Therapie ein, z.B. die kognitive Verhaltenstherapie.

5.8 Behandlung von Angststörungen

Die Behandlung kann gezielte Psychotherapie oder den Einsatz von Psychopharmaka beinhalten. Die Medikation für diese Erkrankungen wird von Psychiatern oder Hausärzten verordnet. Zahnärzte sollten jedoch mit den entsprechenden Medikamenten ihrer Patienten vertraut sein, da einige von ihnen Auswirkungen auf das Ergebnis zahnärztlicher Behandlung haben können und möglicherweise mit zahnärztlich verordneten Medikamenten interagieren.

5.8.1 Psychotherapie

Die kognitive Verhaltenstherapie („cognitive behavioral therapy", CBT) wird bei verschiedenen Angststörungen, z. B. bei Panikstörung und Sozialphobie, angewendet. Der kognitive Ansatz dieser Therapie richtet sich auf die Veränderung von Gedankenmustern, die Menschen an der Überwindung ihrer Ängste hindern. Die verhaltenstherapeutische Komponente hat die Veränderung der Reaktion auf angsterzeugende Situationen zum Ziel. In manchen Fällen wird die medikamentöse Therapie mit Psychotherapie kombiniert.

5.8.2 Medikamenteneinsatz bei Angststörungen

Antidepressiva stellen eine Klasse von Medikamenten dar, die von Hausärzten oder Psychiatern bei einigen Angststörungen angewendet werden. Trizyklische Antidepressiva (TCA) sind ältere Wirkstoffe, die häufig bei Angststörungen verordnet werden. Clomipramin wurde für OCD verordnet, Imipramin für Panikstörung und GAD. SSRIs könnten gegenüber dem ebenfalls gut wirksamen Clomipramin deutliche Vorteile aufweisen, da sie nicht dessen anticholinerge Nebenwirkungen aufweisen [148].

Für kurze Zeiträume können auch Benzodiazepine verordnet werden. Bei längerer Gabe können Unverträglichkeitsreaktionen auftreten oder sich physische oder psychische Abhängigkeiten ausbilden [100]. Personen mit einer anamnestischen Drogen- oder Alkoholabhängigkeit kommen für eine Therapie mit Benzodiazepinen deshalb nicht in Frage. Zu den Benzodiazepinen gehören Clonazepam, das für SAD und GAD eingesetzt wurde; Alprazolam und Lorazepam sind hilfreich bei Panikstörung und GAD. Buspiron ruft keine Abhängigkeit hervor; dementsprechend gilt es als sicherer für die längerfristige Behandlung der Langzeiterkrankung GAD als die Benzodiazepine [100]. Andere Wirkstoffe, wie z. B. der Betablocker Propranolol, haben sich bei Bedarf als nützliche Ergänzung für die Behandlung von Angststörungen bewährt, insbesondere bei Sozialphobie, können jedoch bei GAD unwirksam sein [91].

SSRIs verursachen eine Blockade der Serotonin-Wiederaufnahme. Sie werden regelmäßig bei Panikstörung, OCD, PTBS und SAD verordnet. Venlafaxin, ein mit den SSRIs eng verwandter Wirkstoff, blockiert die Wiederaufnahme von Serotonin und Noradrenalin.

Bei verschiedenen Studien zum Vergleich der Wirksamkeit von TCAs und SSRIs ergaben sich keine signifikanten Unterschiede [5, 134]. Auf der Grundlage einer neueren Metaanalyse [59] wurde geschlossen, dass die klinische Wirksamkeit von SSRIs und TCAs sehr ähnlich ist. Die professionelle Entscheidung für das Mittel der Wahl sollte dementsprechend in Abhängigkeit von Kostengesichtspunkten sowie Verträglichkeit und Akzeptanz beim Patienten getroffen werden.

In der klinischen Anwendung sind Wechselwirkungen zwischen den SSRIs Fluvoxamin, Nefazodon und Fluoxetin einerseits und Ibuprofen, Anxiolytika, Kalziumantagonisten, oralen Kontrazeptiva und Antiepileptika andererseits zu erwarten [99].

MAOH sind potente Antidepressiva, aber auch therapeutische Wirkstoffe für Angststörungen wie Panikstörung und Sozialphobie. Die herkömmlichen Inhibitoren des Enzyms Monoaminooxidase (MAO-A und MAO-B) binden an MAO und zerstören ihre Funktion. Infolgedessen können, wenn bei der Ernährung nicht sehr sorgfältig auf die Vermeidung von Tyramin-Quellen in Speisen (z. B. Käse) und Getränken (z. B. Rotwein) geachtet wird, plötzlich dramatische Bluthochdruckkrisen bis hin zur Auslösung von intrazerebralen Blutungen auftreten. Reversible Inhibitoren von MAO-A (RIMAs) können die Anwendung von MAOHs bei Depression sicherer gestalten und dienen auch als Reservetherapeutikum bei Angststörungen (z. B. Panikstörung und Sozialphobie) [137].

5.8.2.1 Nebenwirkungen von SSRIs

Die für den zahnärztlichen Bereich relevanten unerwünschten Arzneimittelwirkungen der SSRIs sind Mundtrockenheit, Bruxismus und Geschmacksstörungen. Der wesentliche Vorteil der Medikamente liegt darin, dass schwerwiegende Nebenwirkungen kaum und Todesfälle durch Überdosierung nicht auftreten [148]. Mögliche Nebeneffekte sind z. B. Übelkeit, Gewichtsverlust bis hin zur Magersucht,

Kopfschmerz, Nervosität, Störungen der Sexualfunktion, Bewegungsstörungen (z. B. Bruxismus, Dyskinesie, tardive Dyskinesie, Parkinsonismus, Akathisie und Dystonie sowie das Serotonin-Syndrom = SS). Letzteres ist durch Veränderungen des Geisteszustandes, Rastlosigkeit, Hyperreflexie, Myoklonie und vegetative Instabilität gekennzeichnet. Es tritt typischerweise bei kombinierter Gabe verschiedener SSRIs auf.

5.8.2.2 Wechselwirkungen von TCAs und SSRIs

Antidepressiva wie die SSRIs (Fluoxetin, Paroxetin), Bupropion (Wellbutrin, Zyban) und Nefadozon (Serzon) blockieren den Abbau von Benzodiazepinen und Opioid-Analgetika durch mikrosomale Enzyme der Leber (P-450-2D6-System) [118]. Werden sie gleichzeitig mit Codein verabreicht, ist dessen Wirksamkeit vermindert, weil die Bildung des aktiven Metaboliten (Morphium) gehemmt wird [53].

TCAs blockieren die Wiederaufnahme von adrenergen Vasokonstriktoren. Bei gleichzeitiger Verabreichung können Bluthochdruck und Arrhythmien resultieren [53].

Werden MAOHs gleichzeitig mit dem Opioid-Analgetikum Meperidin aufgenommen, kann eine hypertensive Reaktion ausgelöst werden [54]. Durch nichtsteroidale entzündungshemmende Substanzen (NSA, NSAR, NSAID) wie z. B. Ibuprofen und durch COX-2-Inhibitoren (z. B. Rofecoxib) können aufgrund verminderter Exkretion von Lithiumkarbonat in der Niere toxische Lithiumwirkungen verursacht werden [94, 120].

5.8.2.3 Auswirkungen im zahnärztlichen Bereich

Obwohl neuere Antidepressiva geringere Nebenwirkungen als die TCAs und die MAOHs aufweisen, können die SSRIs Auswirkungen haben, die von besonderem Interesse für den Zahnarzt sind: Mundtrockenheit, Agitiertheit, Kopfschmerz, Schläfrigkeit und Müdigkeit [33]. Diese Nebenwirkungen können die Diagnose, Behandlungsergebnisse und die Möglichkeiten zur zahnärztlichen Verordnung von Medikamenten beeinflussen. Kopfschmerz ist ein häufiges Symptom, sowohl im Zusammenhang mit TMD wie auch als Nebenwirkung einiger Pharmaka, die zur Behandlung von Depressionen und Angststörungen eingesetzt werden. Die Mundtrockenheit kann so ausgeprägt sein, dass eine Schiene als Träger für künstlichen Speichel angezeigt ist. Lokalanästhetika mit Adrenalinzusatz sollten wohlüberlegt eingesetzt werden. Nehmen Patienten Lithium ein, kann die Gabe von Metronidazol oder Tetrazyklin die Retention von Lithium und toxische Effekte hervorrufen [100]. Diese und andere für die zahnärztliche Praxis relevante Nebenwirkungen sind in Tabelle 5.5 aufgeführt

5.9 Somatisierung

Der Begriff Somatisierung kann in unterschiedlicher Weise definiert werden. Ein Element ist jedoch allen Definitionen gemeinsam, nämlich das Vorhandensein klinisch signifikanter körperlicher Symptome, die sich nicht durch organische Befunde erklären lassen [29]. Zwei der am meisten verwendeten Diagnosen, die Somatisierungsstörung (SS) und eine weniger schwere Form mit reduziertem „somatischem Symptom-Index" („abridged somatization disorder", ASD) beziehen sich auf lebenslang auftretende unerklärliche Symptome [31]. Eine neuere Diagnose, die multisomatoforme Störung, wird aufgrund gegenwärtiger unerklärter Symptome gestellt [83]. Die voll ausgeprägte Somatisierungsstörung (SD), durch präzise Kriterien definiert [4, 27], tritt relativ selten auf; weniger als 1% der Gesamtbevölkerung ist betroffen [65]. ASD tritt demgegenüber in Kliniken der Erstversorgung durchaus in Erscheinung [45]. Somatisierung ist eine Neigung, psychologische Belastungen eher auf somatische als auf emotionale Weise auszudrücken [93]. Dagegen haben psychosomatische Erkrankungen, nicht aber die Somatisierungsstörung eine hohe Prävalenz in der Allgemeinbevölkerung [84].

5.9.1 Bedeutung für die Zahnmedizin

Somatisierende Patienten sind intensive Konsumenten von Gesundheitsdienstleistungen. Dies hat erhebliche ökonomische Auswirkungen auf die Kosten im Gesundheitswesen. Kurze kognitiv-verhaltenstherapeutisch orientierte Behandlungen für Patienten mit Somatisierungsstörungen in der ambulanten Versorgung können im Hinblick auf die Erkrankung, die Beschäftigung mit den körperlichen Symptomen und den Einsatz von Medikamente hilfreich sein [90]. Bei Patienten mit depressiven Neigungen und wiederkehrenden Behandlungen der gleichen körperlichen Symptome sollte der Zahnarzt Vorsicht in Bezug auf umfangreiche zahnärztliche Maßnahmen walten lassen [30].

Bei Patienten mit myofaszialem Schmerzsyndrom oder anderen TMD wurden signifikant häufiger Depressionen und Somatisierungen diagnostiziert als bei Patienten mit reiner Diskusverlagerung [166].

5.9.2 Hypochondrie

Hypochondrie ist eine quälende oder behindernde Erkrankung. Sie ist gekennzeichnet durch den Glauben, schwer krank zu sein, ohne dass dafür ein fassbarer körperlicher Beleg besteht. Nach unterschiedlichen Auffassungen soll es sich bei der Hypochondrie um eine Störung der Empfindungsfähigkeit, eine kognitive oder eine zwischenmenschliche Störung handeln [13]. Bei der Betrachtungsweise der Erkrankung als zwischenmenschliche Problematik wird die Hypochondrie als Manifestation fortgesetzter Versuche angesehen, Zuwendung von Familie und Ärzten zu erhalten. Patienten mit Hypochondrie stellen eine Untergruppe der somatisierenden Patienten dar [12]. Die Erkrankung ist mit konventionellen medizinischen Maßnahmen nicht therapierbar und kann zu Komplikationen, Nebenwirkungen und neuen Symptomen führen [82]. Der Einsatz von Fluvoxamin bei Hypochondrie wurde im Rahmen einer offenen klinischen Studie untersucht; es ergaben sich Hinweise auf einen therapeutischen Nutzen [46].

5.9.3 „Phantom-Biss"

Eine monosymptomatische hypochondrische Psychose ist ein somatischer Typ einer Selbsttäuschung, gekennzeichnet durch den Irrglauben an eine einzelne, systemisch abgegrenzte körperliche Erkrankung. Der „Phantom-Biss" kann als monosymptomatische Hypochondrie eingruppiert werden [97]. Diese Störung zeichnet sich vor allem durch den unerschütterlichen Glauben daran aus, dass irgendein Aspekt der Okklusion oder des „Bisses" sich nicht richtig anfühlt, selbst wenn den Betroffenen versichert wird, dass es keine Hinweise auf eine Normabweichung gibt. Der Patient leidet ständig unter einer entsprechenden Missempfindung, mit der er sich fortwährend gedanklich beschäftigt. Solche Patienten weisen eine lange und widersprüchliche Krankengeschichte mit wiederholten fehlgeschlagenen Versuchen von Zahnärzten auf, den „Biss" zu korrigieren. In vielen Fällen können die Patienten ihre Sorgen mit Hilfe von Begriffen artikulieren, die auf umfangreiche Beschäftigung mit Literatur über Okklusion und Prothesen schließen lassen. Liegen eine deutlich übertriebene Beunruhigung über einen imaginären Defekt in der körperlichen Erscheinung oder eines Körperteiles (z.B. Okklusion, Zähne, Kiefer) sowie die von der APA (2000) aufgestellten Kriterien vor, kann die Diagnose einer Körperwahrnehmungsstörung, Dysmorphiesyndrom [4], gestellt werden. Die Differentialdiagnose kann das funktionelle somatische Syndrom einschließen, das mehr durch Symptome, Leiden und Einschränkung gekennzeichnet ist als durch krankheitsspezifische, nachweisbare Störungen in Struktur oder Funktion [11]. Häufig sind diese Patienten schon zu einer Diagnose für ihre Erkrankung gelangt und wehren Informationen ab, die den Merkmalen, die sie der Krankheit zuschreiben, widersprechen.

Die Reaktion der Patienten auf den Vorschlag einer Überweisung zur psychologischen Untersuchung hängt vom Zeitpunkt des Vorschlags ab: Vor der Behandlung durch einen neuen Zahnarzt ist die Haltung meist defensiv, fast immer ablehnend und unverbindlich. Nach gescheiterter Behandlung durch den x-ten Zahnarzt resultiert meist eine ärgerliche Reaktion mit der Forderung nach weiteren Korrekturmaßnahmen. Ärztliche Patienten mit stark ausgeprägter hypochondrischer Erkrankungsangst und Somatisierung weisen eine signifikant überdurchschnittlich hohe Beanspruchung der Ressourcen des Gesundheitswesens auf. Ob dies auch für zahnärztliche Patienten mit monosymptomatischer hypochondrischer Psychose oder Dysmorphiestörung zutrifft, wurde bisher nicht festgestellt [14]. Gleichzeitig können andere psychische Erkrankungen bestehen. Für die Wirksamkeit verschiedener spezifischer kognitiver, medikamentöser und anderer medizinischer Behandlungsansätze für die Hypochondrie liegt bisher keine hinreichende empirische Evidenz vor [12]. Die Behandlung mit Olanzapin soll erfolgreich sein [155].

5.9.4 Schmerzstörung

Bei dieser Erkrankung liegt der Fokus auf klinisch signifikantem Schmerz in einer oder mehreren Körperregionen. Das Vorhandensein bestimmter psychologischer Faktoren soll Einfluss auf Beginn, Ausmaß der Ausprägung und Verlauf haben. Die Differentialdiagnose des orofazialen oder dentogenen Schmerzes ohne erkennbare Ursache ist schwierig und hat in manchen Fällen schon zur Extraktion von Zähnen auf Verlangen des Patienten geführt. Die Abgrenzung der Schmerzursache gegen okklusales Trauma, Infraktur, Deafferenzierung oder Trigeminusneuralgie stellt oft eine diagnostische Herausforderung dar.

5.10 Affektive Psychosen

Jeder Mensch erlebt ein Spektrum von Gefühlen. Manche extrem ausgeprägte Stimmungen beeinträchtigen die Betroffenen jedoch so stark, dass sie als psychische Erkrankungen angesehen werden [28]. Ein Mensch kann sich während einer depressiven Phase so wertlos, schuldig und einsam fühlen, dass die Selbsttötung als der einzige Ausweg erscheint. Möglicherweise ist Hoffnungslosigkeit der beste psychologische Einzelindikator zur Abschätzung des Risikos suizidaler Gedanken sowie versuchter oder vollendeter Ausführung [1].

Die Manie stellt das andere Extrem dar. In einer entsprechenden Phase ist ein Betroffener in einer Hochstimmung mit übertriebenem Selbstvertrauen oder Reizbarkeit, die in einer deutlich ausgeprägten Störung des Soziallebens resultiert. Treten sowohl Depression als auch Manie, die als getrennte „Pole" aufgefasst werden, phasenweise bei einem Patienten auf, wird die Erkrankung als bipolare affektive Störung bezeichnet. Tatsächlich können beide auch gleichzeitig oder in schnellem Wechsel auftreten. Ist nur der depressive Pol ausgeprägt, spricht man auch von einer unipolaren Depression. Die affektiven Psychosen wurden früher auch als Gemütskrankheiten oder Seelenkrankheiten bezeichnet. Bei Menschen mit einer Prädisposition zu impulsiven Aggressionen ist möglicherweise die Regulation der neuronalen Schaltkreise gestört, die die Emotionen abstimmen. Als wichtiger Bestandteil dieses Systems reguliert der Nucleus amygdalae (Mandelkern) negative Emotionen. Wird aus anderen Hirnregionen die Wahrnehmung einer Bedrohung übertragen, arrangiert der Mandelkern Angst und Erregung. Es wird angenommen, dass Bezirke der präfrontalen Großhirnrinde die Aktivität dieses Funktionskreises dämpfen, um negative Emotionen zu unterdrücken [28].

Folgende affektive Störungen sollen nachfolgend kurz erörtert werden:
- Schwere Depression (major depressive disorder, MDD)
- Dysthymie
- Winterdepression
- Prämenstruelle Dysphorie
- Wochenbettdepression
- Bipolare affektive Störung

5.10.1 Depression

Der Begriff „Depression" hat eine Reihe von Bedeutungen, von normalem Unglücklichsein bis hin zur psychischen Erkrankung [61]. Affektive Störungen beschreiben medizinisch Veränderungen des emotionalen (affektiven) Erlebens. Die meisten Depressionen, insbesondere die erste Episode, werden durch ein einschneidendes Ereignis im eigenen Leben ausgelöst. Zunächst weisen viele Patienten körperliche Symptome auf (Somatisierung); einige zeigen vielfältige Symptome der Depression. Die Stimmung erscheint dabei normal, die Depression ist „maskiert" [61]. Ein signifikanter Prozentsatz der Patienten berichtet ausschließlich über körperliche Symptome [132]. Die Prävalenz der reinen Depression in der Gesamtbevölkerung beträgt 2%; weitere 8% leiden jedoch an einer Kombination aus Angst und Depression [61]. Es ist deshalb durchaus wahrscheinlich, dass der Zahnarzt diese Patienten zu Gesicht bekommt, bevor eine entsprechende Diagnose durch einen Hausarzt oder psychologisch kundigen Facharzt gestellt worden ist [161, 162]. Eine vorläufige Diagnose und die Überweisung zur Beurteilung und Behandlung sollten die Ergebnisse von Maßnahmen gegen Karies, Parodontalerkrankungen und TMD verbessern. Es besteht inzwischen allgemeiner Konsens über die enge Verknüpfung und häufige Komorbidität von Angst und Depression [89].

Das Diagnostische und Statistische Handbuch (DSM-IV-TR, 2000) der APA (American Psychiatric Association) bietet eine kategoriale Klassifikation der psychischen Erkrankungen. Die Zuordnung in verschiedene Gruppen erfolgt entsprechend festgelegten Kriterien mit definierten Eigenschaften [4]. Unter Angst und Depression ist dort eine Reihe von Symptomfeldern aufgeführt. Bestimmte Symptome werden anderweitig selektiv als Syndrome bezeichnet [61, 112]. Demnach kann die Depression als Syndrom aufgefasst werden, das jeweils Symptome aus den Bereichen vegetatives Nervensystem, Kognition, Antriebssteuerung, Verhalten und Soma (Körper) aufweist [137]. Ein somatisches Syndrom liegt vor, wenn mehr als 4 der folgenden Symptome auftreten: Freudlosigkeit, Verlangsamung der Reaktion, vorzeitiges Erwachen (> 2 Stunden früher als gewöhnlich), psychomotorische Dämpfung oder Unruhe, ausgeprägter Appetitverlust, Gewichtsverlust von mehr als 5% des Körpergewichtes in einem Monat, Libidoverlust [61].

5.10 Affektive Psychosen

5.10.1.1 Allgemeine orale Symptome bei Depression

Im Allgemeinen stehen orale Symptome der Depression in Zusammenhang mit einem verminderten Speichelfluss, dem Gefühl eines trockenen Mundes und einem verminderten pH-Wert des Speichels [7]. All dies sind Risikofaktoren für die Vermehrung von Laktobazillen und damit verbundener Beeinträchtigung des Immunsystems [130]. Sie bedeuten ein erhöhtes Risiko für Karies und Parodontalerkrankungen [149]. Depressionen üben einen ungünstigen Einfluss auf die Ergebnisse von Parodontalbehandlungen aus [42, 140]. Zahnlose Frauen mit Depression leiden stärker unter den subjektiven Symptomen von TMD als TMD-Patienten ohne Depression [151]. Psychische Belastungen und oraler Lichen planus treten häufig gemeinsam auf [23], ebenso Depression und Angst [58]. Stressfaktoren werden als mögliche Wegbereiter für die erosive Form des oralen Lichen planus in Betracht gezogen. Essstörungen wie Anorexia nervosa und Bulimie treten häufig zusammen mit Depression auf. Häufiges oder selbst ausgelöstes Erbrechen ist ein Merkmal der „abführenden" Unterform der Bulimie. Wiederholtes Erbrechen führt zu erosiven Schmelzschäden [128, 145].

5.10.2 Major-Depression

Zu den affektiven Störungen gehören depressive Störungen (unipolare Depression), Dysthymie, bipolare affektive Störungen und Störungen aufgrund medizinischer Probleme und Substanzmissbrauch. Eine Major-Depression ist durch eine Gruppe von Symptomen gekennzeichnet. Aktuelle diagnostische Kriterien für affektive Psychosen sind für die USA im DSM-IV-TR [4], für andere Länder in der Internationalen Klassifikation der Krankheiten (International Classification of Diseases, 10. Auflage = ICD-10) definiert. Für Details der zurzeit gültigen diagnostischen Kriterien sei auf diese Quellen verwiesen.

Aus dem Blickwinkel der Psychiatrie kann die gesicherte Diagnose einer schweren oder Major-Depression (major depressive disorder = MDD) von Angehörigen psychologisch entsprechend kompetenter Fachberufe auf der Grundlage der strukturierten klinischen Befragung gestellt werden (s. oben genannte Kriterien) [4]. Eine Major-Depression zeichnet sich durch das Auftreten einer oder mehrerer depressiver Episoden über mindestens 2 Wochen aus. Dabei kann eine Reihe verschiedener Symptome auftreten; für die Diagnose einer depressiven Major-Episode ist das Vorhandensein eines der zwei Hauptsymptome (allgemeine niedergeschlagene Verstimmung, Freudlosigkeit oder Interesselosigkeit) sowie von mindestens vier weiteren Symptomen erforderlich. Eine verkürzte Liste der Symptome der Depression ist in Tabelle 5.4 wiedergegeben [109].

Die Symptome der Episode sind den größten Teil des Tages, fast jeden Tag, mindestens zwei Wochen lang vorhanden. Daraus resultiert eine signifikante Belastung oder Störung sozialer, beruflicher oder anderer wichtiger Lebensbereiche. Die Depression unterscheidet sich qualitativ deutlich von der durch Verlusterlebnisse (Sterbefälle) ausgelösten Traurigkeit.

In einigen Aufstellungen depressiver Symptome werden auch chronische Schmerzzustände aufgeführt, die sich nicht auf körperliche Erkrankungen oder Verletzungen zurückführen lassen [68].

Eine depressive Major-Episode kann ein einmaliges Ereignis sein; in der Regel treten jedoch mehrere Episoden im Laufe des Lebens auf. Frauen sind doppelt so häufig von Depressionen betroffen, wie Männer [156]. Die Inzidenz der Depression in der Gesamtbevölkerung der Vereinigten Staaten beträgt 5%, diejenige der bipolaren Störung etwa 1% [137]. Mit einer Depression gegebenenfalls verbundene „körperliche" Symptome wie chronischer Schmerz, Kopfschmerz und Verdauungsstörungen können durch vom Zahnarzt verordnete Medikamente verstärkt werden.

5.10.2.1 Pharmakotherapie der Depression

Alle verfügbaren Antidepressiva sind im Allgemeinen bei leichten bis mäßigen Depressionen wirksam. Bei schweren Depressionen kann allerdings die zusätzliche Gabe eines Antidepressivums mit dualem Wirkungsmechanismus (noradrenerg und serotonerg) angezeigt sein [75]. Venlafaxin XR ist der erste Wirkstoff, der als Therapeutikum sowohl zur Stim-

Tab. 5-4 Symptome der Depression

- Anhaltende Traurigkeit oder Gefühl der inneren Leere
- Hoffnungslosigkeit
- Schuldgefühle
- Schlafstörungen
- Verlust von Interesse oder Vergnügen an üblichen Aktivitäten
- Erschöpfung oder Energiemangel
- Schwierigkeiten bei Konzentration, Erinnerung, Entscheidung

mungsaufhellung bei Depression als auch gegen die Angstgefühle bei GAD zugelassen ist. Damit wird die Kluft zwischen Angststörungen und Depression überbrückt [137]. Eine Reihe von Medikamenten, die bei Depression eingesetzt werden, wurde in Tabelle 5.1, Abschnitt 5.6, aufgeführt. Nähere Einzelheiten über Psychopharmaka finden sich an anderen Stellen [100, 119].

5.10.3 Dysthymie

Diese Spielart der Depression ist eine Form der chronischen Depression mit erheblicher psychosozialer Beeinträchtigung [36]. Meist treten immer wieder Symptome der Depression auf, abwechselnd mit normaler Stimmung. Dabei überwiegt in einem Zeitraum von mindestens 2 Jahren der Anteil der Tage mit depressiver Stimmung denjenigen der „normalen" Tage [3]. Phasen mit normaler Stimmung („Euthymie") können im Verlauf der Dysthymie auftreten und bis zu 60 Tage andauern [34]. Die meisten Patienten durchleben schließlich eine oder mehrere depressive Major-Episoden [35]. Patienten mit Dysthymie weisen nicht unbedingt die vegetativen Symptome der Major-Depression (Schlafstörungen, Appetit- oder Gewichtsveränderungen) auf. Die Lebenszeitprävalenz dieser Störung wird anhand repräsentativer Stichproben mit 1,3–2,4% bei Männern und 2,3–4,8% bei Frauen angegeben [156]. Die Behandlung ist kompliziert; wie bei anderen Formen der chronischen Depression sind für längere Zeiträume Antidepressiva in hoher Dosierung erforderlich [158].

5.10.4 Winterdepression

Die „seasonal affective disorder" SAD ist durch eine regelmäßig im Winter auftretende Depression mit Remission im Sommer gekennzeichnet [77]. Die Patienten neigen während des Winters zu vermehrtem Appetit und verlängerter Schlafdauer. SAD kann mit Hilfe von Lichttherapie behandelt werden. Sie kann z.B. in Form einer täglichen „Lichtdusche" im Winter durchgeführt werden. Der Patient sitzt dabei 30–120 Minuten vor einem Lichtschirm mit 2000–10000 Lux [96]. Auch andere Formen der Lichttherapie und der pharmakologischen Therapie sind verfügbar.

5.10.5 Prämenstruelle Dysphorie (PMD)

Die prämenstruelle Dysphorie wird als schwerere Verlaufsform des prämenstruellen Syndroms (PMS) aufgefasst; etwa 5% der Frauen im gebärfähigen Alter sind betroffen. Die Diagnose der PMD ist gebunden an das regelmäßige Auftreten der Symptome nach der Ovulation oder innerhalb von 2 Wochen vor der Menstruation und ihr Verschwinden kurz nach Einsetzen der Monatsblutung [44]. Der Begriff „prämenstruelle Dysphorie" (PMD) impliziert, dass Symptome der Gestimmtheit, wie Reizbarkeit, deprimierte Stimmung und Stimmungslabilität, schwerwiegend genug sind, um die berufliche Tätigkeit, soziale Aktivitäten oder zwischenmenschliche Beziehungen erheblich zu beeinträchtigen [87]. Der Begriff „prämenstruelle dysphorische Störung" (PMDD) ist äquivalent zu PMD. Er wird gebraucht, wenn die Diagnose anhand der Kriterien der APA (2000) [4] gestellt wird. Dabei sind deprimierte Stimmung oder Angstgefühle die Hauptmerkmale. Als Therapie der Wahl gelten ebenso wie bei Depression und Angststörungen die selektiven Serotonin-Wiederaufnahme-Hemmer (SSRI) [87].

5.10.6 Wochenbettdepression

Die Wochenbettdepression beginnt innerhalb von 4 Wochen nach der Entbindung. Die Major-Depression ist bereits im Abschnitt 5.10.2 dargestellt worden. Bei einer von acht jungen Müttern in einer hausärztlichen Praxis ist mit einer Wochenbettdepression zu rechnen. Diese ist zu unterscheiden vom so genannten Baby-Blues-Syndrom: Weinen, Traurigkeit, Angst, Reizbarkeit und Verwirrtheit mit einem Höhepunkt am vierten Tag nach der Entbindung und Abklingen um den zehnten Tag. Als Therapeutikum der ersten Wahl (beginnend mit der halben empfohlenen Tagesdosis) gelten selektive Serotonin-Wiederaufnahme-Hemmer (SSRIs). Sie weisen nur ein geringes Risikopotential bei Überdosierung auf, sind leicht zu verabreichen, und ihre Anwendung bei stillenden Müttern erscheint unbedenklich [159]. Bei Frauen mit Wochenbettdepression kann sich auch Gesprächspsychotherapie hilfreich auswirken. Die Wochenbettpsychose – im Allgemeinen eine Manifestation der bipolaren Störung – ist ein psychiatrischer Notfall; es besteht die Gefahr von Kinds- und Selbsttötung. Die Psychose setzt meist innerhalb der ersten zwei Wochen nach der Entbindung ein. Sie äußert sich durch extreme geistige Verwirrung, bizarres Verhalten, Halluzinationen und Wahnvorstellungen. Alle diese Symptome deuten auf eine organische Ursache hin [160]. Zahnmedizinischer Bezug ergibt sich im Zusammenhang mit Karies und Parodontalerkrankungen und soll weiter unten erörtert werden. Menschen mit Depression haben im Allgemeinen kaum Interesse an der Erhaltung ihrer Zähne [8]; Patientinnen mit Wochenbettdepressionen sind hier keine Ausnahme.

5.10.7 Bipolare affektive Störung (manisch-depressive Erkrankung)

Die bipolare affektive Störung ist eine psychiatrische Störung mit einem charakteristischen Wechsel zwischen Depression und Manie. Dazwischen liegen jeweils Phasen normaler Stimmungslage. Definitionsgemäß ausschlaggebend ist das Vorhandensein der Manie; typisch sind manische und depressive Phasen, einschließlich gemischter Zustände beider affektiver Extreme. Das klinische Erscheinungsbild während einer manisch-depressiven Episode kann ununterscheidbar von einer wiederkehrenden Major-Depression sein. Die Prävalenz des bipolaren Krankheitsspektrums in der Bevölkerung beträgt etwa 6 % [71]. Frühere Erhebungen gaben eine Lebenszeitprävalenz der bipolaren Störung von 1,6 % an; allerdings treten in mehr als 50 % der Fälle wiederholt Episoden auf [54]. Die bipolare affektive Störung scheint durch das Zusammenspiel verschiedener Faktoren ausgelöst zu werden. Familien-, Zwillings- und Adoptionsstudien lassen auf einen zugrunde liegenden genetischen Faktor schließen. Umgebungseinflüsse und zwischenmenschliche Beziehungen tragen darüber hinaus zur Ausbildung psychischer Verwundbarkeit und entsprechend prädisponierender Verhaltensformen bei.

5.10.7.1 Manische Episode

Eine manische Episode ist eine deutlich abgegrenzte Periode von mindestens einer Woche, während der die Betroffenen euphorisch, ungewöhnlich vergnügt, übertrieben selbstbewusst oder großspurig erscheinen. Daraus resultiert die unkritische Aufnahme vielfältiger sexueller, beruflicher, politischer oder religiöser Aktivitäten ohne Zielbewusstsein oder Überzeugung und unter Missachtung entsprechender Risiken [4].

Im Verlauf einer manischen Episode können bei Patienten mit einer bipolaren Störung psychotische Symptome auftreten, z.B. akustische Halluzinationen, Wahnvorstellungen und gestörte Denkprozesse. Euphorische Stimmungen können schnell in das depressive Stadium „umkippen". Die Patienten fühlen sich dann hilflos, sind ängstlich, traurig und pessimistisch. Häufig treten Suizidgedanken auf.

5.10.7.2 Behandlung der bipolaren Störung

In der langfristigen Behandlungsstrategie werden Medikamente und psychosoziale Behandlung kombiniert. Zur Medikation kommen auch stimmungsstabilisierende Wirkstoffe zum Einsatz, (z.B. Lithium, allein oder in Kombination mit Antidepressiva), da Patienten mit einer bipolaren affektiven Störung während einer antidepressiven Behandlung stets gefährdet sind, eine (leichtere) Hypomanie oder (ausgeprägte) Manie zu entwickeln oder schnelle Wechsel zwischen Depression und Manie zu durchlaufen [141]. Aus klinischen Studien haben sich Belege für die Wirksamkeit antipsychotischer Substanzen der zweiten Generation (Risperidon, Olanzapin, Quetiapin, Ziprasidon, Aripiprazol) bei akuter Manie ergeben. Antikonvulsiva, insbesondere Carbamazepin, Valproinsäure und Lithium, können gegen Aggressionen und Gewalttätigkeit im Rahmen der bipolaren Störung eingesetzt werden [100]. Bei bipolaren Patienten überwiegt in der Regel die Dauer der depressiven Episoden die der hypomanischen oder manischen Phasen. Deshalb sollte ein zur Kontrolle der Erkrankung angewendeter Wirkstoff im Idealfall auch gegen akute Depression bei bipolaren Patienten wirksam sein. Aus Studien mit Olanzapin ergeben sich Hinweise für einen Einsatz sowohl zur Rezidivprophylaxe affektiver Episoden als auch bei akuter bipolarer Depression. Als unerwünschte Nebenwirkung tritt jedoch bei einigen Patienten eine deutliche Gewichtszunahme im Zusammenhang mit Stoffwechsel- und Herz-Kreislauf-Erkrankungen auf, und eine Langzeittherapie ist in diesen Fällen problematisch [107].

5.10.7.3 Bipolare affektive Störung II

Die bipolare affektive Störung II ist durch eine oder mehrere depressive Major-Episoden gekennzeichnet, begleitet von mindestens einer hypomanischen Episode. Eine hypomanische Episode ist eine abgegrenzte Zeitspanne von mindestens 4 Tagen mit einer dauerhaft unnatürlich gehobenen, überschwänglichen oder reizbaren Stimmung. Sie wird von zusätzlichen Symptomen (mindestens 3 bei Überschwänglichkeit; mindestens 4 bei Reizbarkeit) aus einer Liste von Kriterien begleitet, die der Definition einer manischen Episode entsprechen [4]. Die Betroffenen entwickeln niemals schwere Manien; stattdessen wechseln die leichteren hypomanischen Episoden mit depressiven Phasen ab. Schnell wechselnde bipolare affektive Störungen zeichnen sich durch mindestens 4 Episoden im Verlauf eines Jahres aus. Einige Menschen erleben mehrere Episoden im Verlauf einer Woche oder sogar eines Tages.

Die Lebenszeitprävalenz der bipolaren Störungen führt zu beträchtlichen direkten und indirekten Kosten [164]. Bei 25–50% der bipolaren Patienten treten Selbstmordversuche auf. Sie sind für 15–20% der Todesfälle bei bipolaren Patienten verantwortlich [69].

5.10.7.4 Bedeutung für die Zahnmedizin

Während depressiver Phasen der bipolaren Störung sind die Patienten häufig unkooperativ. Viele erhalten die zur Vermeidung von Gingivitis, Parodontitis und Karies erforderliche Mundhygiene nicht aufrecht. Dementsprechend kann nicht immer der gesamte Behandlungsbedarf abgedeckt werden [24]. In manischen Phasen können verstärkte Abrasionen, gelegentlich auch Schleimhaut- oder Zahnfleischverletzungen durch aggressive Anwendung falscher Pflegetechniken mit Zahnseide und Zahnbürste auftreten [50]. Der Zahnarzt sollte die mimischen Ausdrucksformen von Schmerz und Emotion bei Patienten mit chronischen TMD beachten [88]. Die neuronale Grundlage für den mimischen Ausdruck von Emotionen wurde intensiv untersucht [1].

5.11 Wirkmechanismen von Antidepressiva

Aufgrund unterschiedlicher pharmakologischer Wirkungsweise lassen sich sieben Klassen von Antidepressiva unterscheiden. Daraus ergeben sich auch Erklärungsmodelle für die therapeutischen Wirkungen und auftretenden Nebenwirkungen gegenwärtig verfügbarer Antidepressiva [136]. Zu den klassischen Wirkstoffen zählen die trizyklischen Antidepressiva (TCAs) und die Monoaminooxidase-Hemmer (MAOHs). Selektive Serotonin-Wiederaufnahme-Hemmer (SSRIs) verstärken die serotonerge neuronale Übertragung ebenso wie drei andere Klassen von Antidepressiva. Diese weisen zusätzlich einen dualen Wirkungsmechanismus auf: Hemmung der Wiederaufnahme von Serotonin und Noradrenalin (Venlafaxin); Serotonin-2-Antagonismus/-Wiederaufnahme-Hemmung (Nefazodon); Alpha-2-Antagonismus und Serotonin-2- und -3-Antagonismus (Mirtazapin). Eine neue Klasse von Antidepressiva ohne direkten Einfluss auf das Serotonin-System vertritt das Bupropion als selektiver Noradrenalin- und Dopamin-Wiederaufnahme-Hemmer [136]. Antidepressiva sind auch zur Therapie neuropathischen Schmerzes eingesetzt worden [104].

5.12 Unerwünschte Nebenwirkungen von Psychopharmaka im Mundbereich

Die Gesamtheit der Psychopharmaka kann in verschiedene Kategorien aufgeteilt werden: Anxiolytika, Antidepressiva, Antipsychotika/Neuroleptika, antimanische Wirkstoffe, stimmungsstabilisierende Substanzen, Antiparkinsonika, Mittel zur Behandlung von Alkoholismus und Substanzmissbrauch, Substanzen zum Einsatz gegen Alzheimer'sche Krankheit und Migräne (Tab. 5.5). Arzneimittelnebenwirkungen, die gegebenenfalls im Zusammenhang mit Psychopharmaka auftreten können, aber nicht unbedingt müssen, sind in einer Reihe von Publikationen zu finden [52, 54, 100, 103, 116, 119].

Nebenwirkungen werden auch in den Packungsbeilagen der Hersteller aufgeführt. In Tabelle 5-5 sind ausschließlich diejenigen aufgeführt, die den orofazialen Bereich betreffen. Der Leser sollte jedoch Veröffentlichungen zur Verfügung haben, die die vielen Nebenwirkungen erörtern, die das Wohlergehen der Patienten ebenso wie indirekt den Erfolg der zahnärztlichen Behandlung beeinflussen.

5.13 Antipsychotika

Bei den ursprünglichen antipsychotisch wirksamen Substanzen wie z.B. Chlorpromazin traten Nebenwirkungen auf: psychomotorische Verlangsamung, emotionale Dämpfung und affektive Gleichgültigkeit. Neuroleptika sind antipsychotisch wirksame Medikamente, die neurologische Nebenwirkungen verursachen können. Zu den atypischen Antipsychotika gehören Risperidon, Clozapin, Olanzapin, Ziprasidon und Quetiapin. Atypische antipsychotische Substanzen sind bei den positiven Symptomen ebenso wirksam wie die typischen Neuroleptika, bei den negativen und kognitiven Symptomen sogar stärker, weisen aber weniger neurologische Nebenwirkungen wie z.B. extrapyramidale Symptome (EPS) auf. Deshalb werden sie im Allgemeinen bevorzugt eingesetzt [100]. Risperidon, Olanzapin, Ziprasidon und Quetiapin sind Mittel der ersten

Tab. 5-5   Mögliche orale Nebenwirkungen von Psychopharmaka

Wirkstoffgruppe/ Untergruppe	Wirkstoff	Mögliche Nebenwirkungen
1. Anxiolytika (Tranquilizer)	Lorazepam	Sialorrhö (vermehrter Speichelfluss)
	Clonazepam	Mundtrockenheit, Geschmacksstörung, Hypersalivation, Gingivitis, „belegte" Zunge, „dicke" Zunge, periorbitales Ödem, Zahnschmerz, Kieferschmerz
2. Antidepressiva	Alle nachfolgend genannten	Xerostomie, Dysgeusie, Stomatitis, Glossitis
	Bupropion	Bruxismus, Gingivitis, Zahnschmerz, Oralödem, Dysphagie
	Citalopram	Bruxismus, Gingivitis
	Fluoxetin	Bruxismus, Gingivitis, Zungenverfärbung, Kieferschmerz, bukkoglossales Syndrom
	Fluvoxamin	Gingivitis, Zahnschmerz
	Paroxetin	Sialadenitis, Gingivitis, Zungenödem, Karies, Zungenverfärbung, Dysphagie, Bruxismus
	Sertralin	Dysphagie, Zungenödem, Gingivahyperplasie, Bruxismus
3. Antipsychotika/ Neuroleptika	Alle nachfolgend genannten	Xerostomie, Sialorrhö, Dysphagie, Gingivitis, Zungenödem, Stomatitis
	Risperidon	Dysgeusie, Zahnschmerz, Zungenverfärbung, Zungenlähmung
	Olanzapin	Glossitis, Parodontalabszesse, Candidiasis, Gesichtsödem, Nackensteifigkeit
	Quetiapin	Bruxismus, Dysgeusie, Glossitis, Karies, orale Ulzera, bukkoglossales Syndrom, Blutungen
4. Antikonvulsiva, antimanische, stimmungsstabilisierende Substanzen	Alle nachfolgend genannten	Xerostomie, Heißhunger auf Kohlenhydrate
	Lithium	Sialadenitis, Dysgeusie, Stomatitis
	Valproinsäure (Natriumvalproat)	Dysgeusie, Glossitis, Parodontalabszesse, Sinusitis, Nackenschmerzen
	Carbamazepin	Stomatitis, Glossitis, Erythema multiforme
5. Anti-Parkinsonika	Alle nachfolgend genannten	Mundtrockenheit
• Anticholinerg	Benzatropin-Mesylat	
	Biperidenhydrochlorid	
	Biperidenlaktat	
• Dopaminerg	Amantadinhydrochlorid	
	Pergolid-Mesylat	
	Levodopa	Geschmacksstörung, Bittergeschmack

Tab. 5-5 *(Fortsetzung)* Mögliche orale Nebenwirkungen von Psychopharmaka

Wirkstoffgruppe/ Untergruppe	Wirkstoff	Mögliche Nebenwirkungen
	(Levodopa-)Carbidopa	Geschmacksstörung, Bittergeschmack
	Entacapon	Geschmacksstörung, Bittergeschmack
	Selegilinhydrochlorid (MAO-Hemmer)	Dysphagie
6. Mittel zur Behandlung von Alkoholismus, Substanzmissbrauch und Nikotinabhängigkeit		
• Anxiolytika und Antipsychotika (s.o.)		
• Alkohol-Entzugsmittel	Disulfiram	Metall- oder Knoblauch-Nachgeschmack, Kopfschmerz, Polyneuritis
• Betäubungsmittel-Antagonisten	Naloxon	Anfälle, Tremor
	Naltrexon-HCl	Kopfschmerz, Durst
• Therapie der Opiatabhängigkeit	Buprenorphin (partieller Agonist)	Muskelschmerzen, Krämpfe, Erbrechen, Gähnen, Schlaflosigkeit, Reizbarkeit, Dysphorie
• Heroinsubstition	Methadon-HCl	Kopfschmerz, Schlaflosigkeit, Mundtrockenheit
• Nikotinfreie Mittel zur Raucherentwöhnung	Bupropion-HCl	Myalgie, Nackenschmerz, Arthralgie, Mundtrockenheit, Geschmacksstörungen
• Nikotin-Agonisten	Nikotin	Kopfschmerz, Schlaflosigkeit, Mundtrockenheit, Myalgie
	Nikotin-Polacrilex	Kopfschmerz, Schlaflosigkeit, Angina/Mundschleimhautentzündung, Hypersalivation, durch Kauen induzierter Muskelschmerz
7. Medikamente zur Behandlung von Alzheimer'scher Erkrankung und Migräne		
• Alzheimer		
Acetylcholinomimetika	Donepezil-HCl	Kopfschmerz, Arthritis, Muskelkrämpfe, Zahnschmerz, Schmerz

Tab. 5-5 *(Fortsetzung)* Mögliche orale Nebenwirkungen von Psychopharmaka

Wirkstoffgruppe/ Untergruppe	Wirkstoff	Mögliche Nebenwirkungen
• Migräne	Ergotamintartrat	Übelkeit, Erbrechen
	Methysergidmaleat	Schlaflosigkeit, Myalgie, Arthralgie
	Naratriptan-HCl	Hyposalivation, Erbrechen
Betablocker	Propranolol-HCl	Schlaflosigkeit, Übelkeit, Erbrechen, Fieber
5-HT-Rezeptor-Antagonisten	Rizatriptan-Benzoat	Tremor, Kopf-, Nacken-, Hals-, Kieferschmerz, Schmerzen des Bewegungsapparates
	Sumatriptan-Sukzinat	Kopfschmerz, Myalgie, Beschwerden in Hals, Nase, Mund, Kiefer oder Zunge

Wahl bei Psychosen, Clozapin und klassische Antipsychotika Mittel der zweiten Wahl [137].

Antipsychotika rufen Nebenwirkungen wie Agranulozytose, anticholinerge Effekte und extrapyramidale Symptome (EPS) hervor. Diese Wirkungen sind die Grundlage für die klinischen Symptome: „wunde" Mundschleimhäute, trockener Mund und tardive Dyskinesie [119].

Antipsychotika wirken gegen Psychosen einerseits als sedierende Dopaminantagonisten, können aber auch Neuroleptika darstellen, da sie neurologische Nebenwirkungen verursachen, z.B. EPS wie Dystonie, Parkinsonismus, Akathisie, Dyskinesia tarda, symptomatische Dystonie, malignes neuroleptisches Syndrom, „Rabbit-Syndrom" (schnelle kauende Lippen- und Wangenbewegungen wie bei einem Kaninchen).

Antipsychotische Wirkstoffe blockieren postsynaptische Rezeptoren in dopaminabhängigen Leitungsbahnen vom Mittelhirn zum limbischen System und zu den temporalen und frontalen Lappen der Großhirnrinde. Sie wirken auch durch Blockade der Dopaminrezeptoren in der Substantia nigra, dem Mittelhirn, dem Nucleus caudatus und den Basalganglien [119].

Der Zahnarzt sollte die medizinischen Nebenwirkungen der wesentlichen Gruppen von Psychopharmaka kennen, die zur Behandlung psychischer Krankheiten eingesetzt werden. So reagiert z.B. Ampicillin mit Lithium und führt zu einer Verstärkung der Wirkung und Toxizität sowie deren Folgewirkungen auf Laborparameter, wie z.B. Veränderungen der Blutserumwerte [100]. Alle antipsychotischen Wirkstoffe sind zur Behandlung psychiatrischer Erkrankungen jeglicher Ursache eingesetzt worden.

Die für die Zahnmedizin relevanten Nebenwirkungen antipsychotischer Wirkstoffe sind in Abschnitt 5.12 dargestellt.

5.14 Neurobiologie depressiver Störungen

Die Übertragung von Informationen (Emotionen, Gedanken, Wahrnehmungen) durch elektrische und chemische Prozesse zwischen den vielen verschiedenen Arten von Neuronen (spezialisierte Nervenzellen), die im Gehirn miteinander kommunizieren, geschieht meist mit Hilfe winziger Spalten, die als Synapsen bezeichnet werden. Die einfachste synaptische Konstellation beinhaltet einen elektrischen Impuls in einem (präsynaptischen) Neuron, das die Freisetzung eines chemischen Botenstoffes (Neurotransmitter) auslöst. Diese Substanz diffundiert durch den synaptischen Spalt, bindet an einen spezifischen Rezeptor auf einem benachbarten Neuron (postsynaptisches Neuron) und führt zur Freisetzung eines Neurotransmitters und weiterer interneuronaler Kommunikation. Die Informationsübertragung zwischen verschiedenen Neuronen erfolgt also chemisch, nicht elektrisch. Die Neuronen innerhalb bestimmter Bahnen, ob in Form lokaler Netzwerke oder von Fernverbindungen, bündeln die Information, die bestimmten Funktionen zugeordnet ist, und übermitteln sie an die entsprechenden Anteile des Zentralnervensystems. Auch durch lokale Diffusion werden Informationen übertragen. Es gibt eine Reihe verschiedener Neurotransmitter, die Aminosäuretransmitter, z.B. Glutamat (der wesentliche exzitatorische Neurotransmitter im ZNS), γ-Amino-n-Buttersäure (GABA, der wichtigste inhibitorische Neurotransmitter) sowie biogene Amine wie Dopamin und Norepinephrin. Im Gehirn sind die Katecholamine Noradrenalin (Norepinephrin, NE) und Dopamin (DA) sowie das Indolamin Serotonin (5-HT) die primären Neurotransmitter. Die katecholaminergen Neurotransmitter Dopamin, Noradrenalin und Adrenalin werden zusammen mit Serotonin und Histamin als Monoamin-Neurotransmitter bezeichnet, da sie alle eine einzelne Amin-Gruppe im Molekül enthalten. Manchmal bezeichnet man sie auch als neuromodulatorische Substanzen, da sie die meisten neuronalen Schaltkreise im Gehirn durch Regulation ihrer Plastizität und die Erleichterung oder Dämpfung der Informationsübertragung zwischen den Neuronen beeinflussen.

Das noradrenerge System besteht aus noradrenergen Neuronen, die NE als Neurotransmitter nutzen. Norepinephrin wird in Kernen des Hirnstammes synthetisiert, vor allem im Locus caeruleus (LC). Sie haben weit verzweigte Axonverbindungen, die zu den meisten Bereichen des Gehirns und des Rückenmarks ausstrahlen. Die Funktion des LC ist die Festlegung der Ausrichtung der Aufmerksamkeit auf die Umwelt oder das Innere des Körpers. Norepinephrin und LC können auch Input für die Kontrollfunktion des ZNS über Stimmung, Gefühle, Bewegungen und Blutdruck liefern [137]. Sie tragen zu normaler Angst und Stressreaktionen bei, spielen aber auch eine Rolle bei mit Angst und Stress zusammenhängenden neuropsychiatrischen Erkrankungen, z.B. Panikstörung und posttraumatischer Belastungsstörung [111].

Serotonerge Neuronen, die Serotonin (5-HT) synthetisieren und freisetzen, finden sich fast ausschließlich in den Raphe-Kernen des Hirnstammes. Die Projektionen dieser Kerne sind diffus und erreichen viele Bereiche des Gehirns einschließlich der limbischen Strukturen und aller Bereiche der Hirnrinde. Die Projektionen zum frontalen Kortex könnten wichtig für die Stimmungskontrolle sein, und Projektionen zu den Basalganglien sind möglicherweise an der Kontrolle von Bewegungen, Zwangsvorstellungen (Obsessionen) und zwanghaften Handlungen (Kompulsionen) beteiligt. Projektionen zum limbischen System könnten bei Angst und Panik eine Rolle spielen, Projektionen zum Hypothalamus sind wahrscheinlich an der Regulation von Appetit und Essverhalten beteiligt. Die hypothetische Zusammenfassung all dieser Bahnen könnte das organische Substrat für Depression, Panik, Angst, Phobien, Obsessionen/Kompulsionen und Verlangen nach Nahrungsmitteln darstellen [137]. Unter physiologischen Bedingungen ist Serotonin an vielen Prozessen von der Stimmung bis hin zum Schlaf beteiligt. Änderungen seiner Aktivität sollen zu einer Reihe von neuropsychiatrischen Erkrankungen beitragen, von Migränekopfschmerz bis hin zur Depression [111].

Es gibt drei dopaminerge Systeme im Gehirn: das nigrostriatale DA-System, das mesiolimbokortikale DA-System und das tuberoinfundibuläre DA-System. DA-Freisetzung im nigrostriatalen System stellt einen zentralen Anteil im komplexen Funktionsnetz der Basalganglien und ist erforderlich für die Ausführung willkürlicher Bewegungen.

Die Monoamin-Hypothese unterstellt, dass die biologische Ätiologie der Depression auf einem Mangel an Monoamin-Transmittern beruht, insbesondere von Norepinephrin und Serotonin [137]. Diese neuronalen Schaltkreise wurden einbezogen, weil sich zeigte, dass die primären biochemischen Wirkungen von Antidepressiva auf ihrer Fähigkeit zur Regulation der intrasynaptischen Konzentration von Serotonin, Norepinephrin und Dopamin beruhen und durch blutdrucksenkende Medikamente, die die Konzentration dieser Botenstoffe vermindern, Major-Depression-Episoden heraufbeschworen wurden [137].

Nach der Katecholamin-Hypothese der Entstehung affektiver Störungen könnte Depression mit einem Mangel an Katecholaminen (meist Norepinephrin) an funktionell wichtigen zentralen adrenergen Rezeptoren zusammenhängen. Manien wären demgegenüber durch eine Katecholaminüberschuss verursacht [25]. Die gegenwärtig angenommenen neurobiologischen Zusammenhänge sind zu einfach, um die Komplexität von Erscheinungen zu erklären, die „Abwärts"-Effekte anderer, ursprünglicherer Normabweichungen darstellen könnten [137]. So könnten Veränderungen infolge von Monoamin-Modulationen den wesentlichen Schlüssel zum Verständnis der Depression darstellen [123]. Die begrenzte Aussagekraft der Monoamin-Hypothese sollte jedoch nicht zu einer Unterschätzung der Bedeutung monoaminerger Modulatoren für die Behandlung der Depression führen und auch die Monoamine in der Ätiologie dieser Erkrankung nicht ausschließen [123].

Aus einer weiteren Perspektive lassen sich drei getrennte, jedoch zeitlich verknüpfte Geschehnisse in unbestimmter Reihenfolge erkennen: Verminderung des Neurotransmitterspiegels (Serotonin), Erhöhung des Stresshormonspiegels (Kortisol) und Depression. Bei Stress wird CRH („corticotropin-releasing hormone", regelt die Freisetzung von ACTH) ausgeschüttet, wodurch der Kortisolspiegel steigt. Die Depression eines Menschen verursacht eine Senkung des Serotoninspiegels. Diese Zusammenhänge sind die Grundlage für die Behandlung der Depression durch die Erhöhung des funktionellen Serotoninspiegels im Gehirn. Durch Antidepressiva wird die Zahl der Glukokortikoidrezeptoren im Gehirn erhöht. Da Kortisol an diesen Rezeptoren gebunden wird, kann ein Kortisolüberschuss im Gehirn durch die erhöhte Zahl der Rezeptoren aufgefangen werden.

5.15 Chronischer Schmerz und Depression

Depressive Patienten suchen ihren Arzt oft mit gleichzeitig bestehenden Schmerzsymptomen auf, einschließlich orofazialer und myofaszialer Schmerzen. Fast 70% der Patienten mit Major-Depression berichten allein über körperliche Symptome als Grund für die Konsultation des Hausarztes [132]. Bei chronischen Schmerzpatienten liegt häufig auch eine Depression vor, und es bestehen Zusammenhänge zwischen TMD und mit Stress verbundenen Syndromen [81]. So besteht eine häufige Komorbidität von orofazialem Schmerz und Depression [78, 80]. Orofazialer Schmerz, Schmerzen durch TMD, Infrakturen und andere Zahn- und Kieferschmerzen können sich resistent gegen gegenwärtig verfügbare Formen der Behandlung oder Medikation zeigen. So entwickelt sich ein chronischer, kaum zu beeinflussender Schmerzzustand, verknüpft mit unvermeidbarem Stress. Eine normale Funktion ist damit unmöglich. Einige der betroffenen Patienten zeigen klare Symptome einer Depression. Patienten mit chronischem oder dauerhaftem Schmerz haben ein erhöhtes Risiko der Entwicklung einer Depression oder einer Angststörung [32]; Schmerz ist ebenso stark mit Angst wie mit depressiven Störungen verknüpft [152]. Die Frage, ob chronischer Schmerz Depressionen hervorruft oder Depressionen chronische Schmerzen verursachen, lässt sich nicht eindeutig beantworten. Für beide Richtungen der Kausalbeziehung liegen Hinweise vor [85, 95].

Zusätzlich zu den aminergen Bahnen des Gehirns, die bei einer klinischen Depression im Zusammenhang mit unzureichenden Konzentrationen von Gehirn-Neurotransmittern einschließlich Serotonin, Norepinephrin und Dopamin [110] betroffen sind, scheinen Veränderungen bei diesen Transmittern einer proximalen Dysregulation auf der Achse Hypothalamus-Hypophyse-Nebennierenrinde (HPA, „hypothalamic pituitary adrenal") zu entsprechen [124]. Theoretisch ist es möglich, chronischen Schmerz und Depression über eine chronische stressinduzierte HPA-Achse als gemeinsamem Bestandteil der jeweiligen Ätiologie miteinander zu verknüpfen [15].

Die neurochemischen Verbindungen zwischen Schmerz und Depression betreffen Neurotransmitter und andere Moleküle, die bei den meisten neuropsychiatrischen und neurologischen Erkrankungen – inklusive Depression – sowohl in zentralen als auch in peripheren Schmerzleitungsbahnen beteiligt sind. Die Transmitter Serotonin (5-HT) und Norepinephrin sind fast überall im Körper vorhanden, und ihre Bahnen sind in Hirnarealen angesiedelt, die bei affektiven Störungen einschließlich Depression beteiligt sind, z. B. in präfrontalem Kortex und limbischem System (Abb. 5-1). Eine gängige psychopharmakologische Hypothese zur Verknüpfung von Schmerz und Depression legt die Entwicklung von Verbindungen nahe, die die Wiederaufnahme sowohl von Serotonin als auch von Norepinephrin hemmen [222]. Dementsprechend wurden Serotonin-Noradrenalin-Wiederaufnahme-Hemmer (SNRIs) oder dual wirksame Serotonin-Norepinephrin-Wiederaufnahme-Hemmer wie z. B. Venlafaxin und Duloxetin entwickelt [67]. Schläfrigkeit, Benommenheit und Mundtrockenheit durch Venlafaxin können bei manchen Patienten zu Problemen führen.

5.15.1 Myofasziale TMD und Depression

Der Begriff TMD steht für eine Ansammlung verschiedener Funktionsstörungen, die die Kiefergelenke und Kaumuskeln betreffen. Der Ausdruck „myofasziale TMD" (M/TMD) bezeichnet einen myogenen oder myofaszialen Subtyp der TMD. Er ist durch Schmerz in der Kaumuskulatur mit lokalisierten druckempfindlichen Bereichen gekennzeichnet [39, 105]. Die Diagnose der M/TMD wird in Kapitel 7 besprochen und in Tabelle 7-2 aufgeführt. Eine familiäre Häufung der M/TMD konnte bisher nicht nachgewiesen werden [121].

Die Häufigkeit von Depressionen ist bei Patienten mit chronischen nichtmalignen Schmerzleiden („chronic, non-malignant pain disorder", CNPD) deutlich erhöht. Chronischer myofaszialer Gesichtsschmerz wird als Beispiel für ein CNPD unbekannter Ätiologie sowie als komorbid mit der Major-Depression angesehen. Das Leben mit chronischem myo-

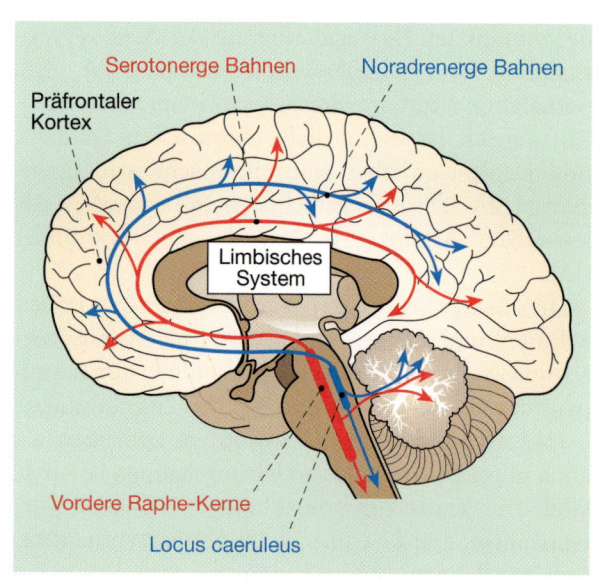

Abb. 5-1 Angenommene Beziehung Schmerz-Depression unter Beteiligung serotonerger und noradrenerger Pfade zu nervösen Zentren für Schmerz und Depression. Serotonin und Norepinephrin haben sich als Neurotransmitter erwiesen, die anscheinend sowohl an Schmerz als auch an Depression beteiligt sind. Zusätzlich zur Innervation von präfrontalen und limbischen Regionen des Gehirns sind noradrenerge und serotonerge Neuronen an einem schmerzmodulierenden System beteiligt, zu dem die Mandelkerne, zentrales Höhlengrau, Tegmentum pontis und rostroventrale Medulla gehören.

faszialem Gesichtsschmerz trägt zu vermehrtem Auftreten von Depressionen bei [32]. Ein für Patienten mit chronischen Schmerzen typischer Gesichtsausdruck existiert nicht; allerdings gibt es vielleicht gemeinsame neurokognitive Substrate von Emotion und Schmerz [16].

5.15.2 Komorbidität von Schmerz und Depression: Behandlung

Bei einer Reihe von Erkrankungen sorgen Antidepressiva, z. B. TCAs, SSRIs oder Substanzen, die sowohl über noradrenerge als auch über serotonerge Rezeptoren wirken, für eine erhebliche Linderung von Schmerzen [114]. Verschiedene Klassen von Antidepressiva scheinen bei einer Reihe von Störungen wie Kopfschmerz, Fibromyalgie, Tinnitus und idiopathischem Schmerz hilfreich zu sein [115]. Die Behandlung bei Komorbidität von Schmerz und Depression kann sich schwieriger gestalten als bei der alleinigen Behandlung einer Depression. Ein interdisziplinärer Ansatz unter Einbeziehung ärztlicher, zahnärztlicher, physikalischer und verhaltenstherapeutischer Therapiekomponenten ist erforderlich [55, 113]. Im Hinblick auf die strukturellen Veränderungen im ZNS, die aufgrund von unbehandeltem chronischem Schmerz auftreten, sollten Patienten mit Komorbidität von Schmerz und Depression zur Untersuchung und Behandlung an einen entsprechend qualifizierten Psychologen oder Facharzt überwiesen werden [57], bevor psychosoziale Folgen wie Substanzmissbrauch, Arbeitsplatzverlust oder Selbsttötung auftreten [48]. Wenn bei chronischem Schmerz im Zusammenhang mit M/TMD gleichzeitig auch eine Depression vorliegt, ist die Behandlung beider Erkrankungen erforderlich. Angezeigt ist dabei ein konservatives zahnärztliches Vorgehen, einschließlich Schienentherapie [6, 26].

5.16 Schizophrenie

Etwa 1% der Weltbevölkerung leidet unter Schizophrenie. Der Begriff „Schizophrenie" kann auf verschiedene klinische Erscheinungsformen angewendet werden; allen sind jedoch Störungen der Wahrnehmung und bei der Integration der Wirklichkeit gemeinsam [111]. Die wesentlichen Merkmale einer Schizophrenie beinhalten eine Kombination aus negativen und positiven Symptomen und Anzeichen, die seit mindestens 6 Monaten bestehen. Dazu gehört mindestens ein Monat mit Wahnvorstellungen, Halluzinationen, verworrener Sprache, sehr chaotischem oder katatonem Verhalten oder negativen Symptomen. Die Erkrankung wird meist bereits bei sehr jungen Erwachsenen erkennbar, insbesondere bei Konfrontation mit schwerwiegenden, belastenden Ereignissen [25]. Sie tritt bei Männern im Durchschnitt früher im Leben erstmalig auf (16–26 Jahre) als bei Frauen (20–35 Jahre). Das plötzliche Auftreten schwerer psychotischer Symptome wird als akute Phase der Schizophrenie bezeichnet. Der Begriff Psychose bezeichnet einen Zustand geistiger Beeinträchtigung in Form von Halluzinationen (Störungen der Sinneswahrnehmung) oder der Unfähigkeit zur Unterscheidung zwischen wirklichem und unwirklichem Erleben, die zu Wahnvorstellungen im Sinne falscher, jedoch tief verwurzelter persönlicher Überzeugungen führt.

Schizophrenie ist die häufigste psychotische Erkrankung, jedoch nicht gleichbedeutend mit Psychose. Sie ist allerdings eine der vielen möglichen Ursachen einer Psychose. Bei der Schizophrenie lassen sich fünf Gruppen von Symptomen unterscheiden: positive, negative, kognitive Symptome, Symptome der Aggressivität und Feindseligkeit, Symptome der Angst und Depression [137]. Positive Symptome sind Ausdruck eines Überschusses oder einer Verzerrung normaler Funktionen, negative Symptome die Folge der Verminderung oder des Verlustes normaler Funktionen [4].

- Zu den positiven Symptomen gehören Wahnvorstellungen, Halluzinationen, katatones Verhalten, verzerrte oder übertriebene Sprache, ungeordnetes Verhalten, Agitiertheit.
- Negative Symptome sind „abgestumpfte" oder „flache" Gefühle, Schwierigkeiten im abstrakten Denken, alogisches Denken, Antriebslosigkeit/Apathie, Freudlosigkeit, Aufmerksamkeitsdefizit, sozialer Rückzug, verarmte Beziehungen [137].
- Kognitive Symptome: stockende Redeweise, Probleme mit seriellem Lernen, der Aufrechterhaltung und Ausrichtung von Aufmerksamkeit, Konzentration und dem Setzen von Prioritäten
- Symptome der Aggression und Feindseligkeit: offene Feindseligkeit, verbale und körperliche Angriffe, selbstverletzendes Verhalten, sogar Brandstiftung und Selbsttötungsversuche
- Symptome der Angst und Depression entsprechen den wesentlichen Merkmalen bei Major-Depression und anderen psychotischen Störungen.

Gelegentlich kann die Unterscheidung der verschiedenen psychischen Störungen schwierig sein. Manche Menschen mit Symptomen der Schizophrenie können lange Phasen mit extrem gehobener oder gedrückter Stimmung aufweisen, so dass festgestellt werden sollte, ob der Patient an Schizophrenie, einer bipolaren affektiven Störung oder einer Major-Depression leidet. In Fällen, bei denen die Symptome keine klare Zuordnung zu einer bestimmten Kategorie ermöglichen, ist die Diagnose einer „schizoaffektiven Störung" gestellt worden.

5.16.1 Biologische Grundlagen der Schizophrenie

Der biologische Hintergrund der Schizophrenie ist unbekannt. Es scheinen aber eine genetische Prädisposition beteiligt zu sein und eine Abhängigkeit von einem vielschichtigen System von Umweltbedingungen zu bestehen [111]. Wahrscheinlich besteht auch ein Zusammenhang zwischen Schizophrenie und Veränderungen in Bezug auf den Monoamin-Neurotransmitter Dopamin. Wirkstoffe, die den Dopaminspiegel erhöhen, können positive psychotische Symptome auslösen. Es ist allgemeine Auffassung, dass Schizophrenien familiär gehäuft auftreten. Ein Kind mit einem schizophreniekranken Elternteil hat ein Risiko von 10%, selbst daran zu erkranken.

5.16.2 Behandlung der Schizophrenie

Die verfügbaren Therapieformen können viele Symptome abschwächen, die meisten Betroffenen haben jedoch einige Symptome lebenslang. Allerdings werden 20% aller Erkrankten vollständig gesund. Die neuen antipsychotischen Wirkstoffe, z. B. die so genannten atypischen Antipsychotika, sind in Tabellen 5-1 und 5-5 aufgeführt. Die Antipsychotika sind oft wirksam bei der Behandlung bestimmter Symptome, insbesondere Halluzinationen und Wahnvorstellungen, jedoch weniger hilfreich bei anderen Symptomen, z. B. der verminderten Motivation oder des emotionalen Ausdrucks. Die Nebenwirkungen der Medikamente sollten berücksichtigt werden. So kann z. B. Clozapin zu Agranulozytose mit daraus resultierenden Wundstellen im Mund führen. Das Ziel der antipsychotischen Medikation ist ein stärker von Rationalität geprägter Umgang des einzelnen Patienten mit seiner Lebenswelt.

5.17 Borderline-Persönlichkeitsstörung (Borderline-Syndrom)

Die APA [4] führt eine Reihe von Persönlichkeitsstörungen auf; hier soll jedoch nur die Borderline-Persönlichkeitsstörung (Borderline Personality Disorder, BPD) erörtert werden. Allgemein entspricht eine Persönlichkeitsstörung einem beherrschenden und starren Schema der inneren Erfahrung und des Verhaltens von Individuen, mit erheblichen Abweichungen von den Erwartungen des jeweiligen Kulturkreises. Die BPD ist vor allem durch eine instabile Stimmungslage und ausgesprochene Impulsivität gekennzeichnet. BPD ist weniger bekannt als Schizophrenie oder bipolare affektive Störung, tritt jedoch häufiger auf. Betroffen sind ca. 2% der Erwachsenen, meist Frauen. Im Gegensatz zu Depression oder einer bipolaren affektiven Störung, bei denen jemand wochenlang einer Stimmung ausgesetzt ist, kann ein Patient mit BPD starke Ausbrüche von Wut, Depression und Angst durchleben, die nur ein paar Stunden oder höchstens einen Tag andauern [168]. Menschen mit BPD zeigen impulsives Verhalten, auch in Form von Aggression, Selbstverletzung und Drogen- oder Alkoholmissbrauch. Sie haben oft instabile gesellschaftliche und persönliche Beziehungen, nehmen an exzessiven Ess- und Trinkgelagen teil und üben riskante Sexualpraktiken aus.

5.17.1 Entstehung

Die Ursachen für BPD sind unbekannt, allerdings geben 40–70% der Betroffenen eine Missbrauchserfahrung an, meist durch eine nahe stehende Person [168]. Selbstverstümmelungen kommen bei 70–80% der Patienten vor, die die Kriterien der APA [4] DSM-IV-TR für BPD erfüllen. Sie weisen eine erhöhte Schmerzschwelle auf, die bei Belastung weiter angehoben wird [17].

5.17.2 Behandlung

Nach den Praxisleitlinien der APA [3] ist bei BPD zunächst Psychotherapie das Mittel der Wahl, erforderlichenfalls ergänzt durch symptombezogene medikamentöse Therapie. Zwei psychotherapeutische Ansätze haben sich als wirksam erwiesen: psychoanalytische/psychodynamische Therapie und dialektische Verhaltenstherapie [150].

5.18 Parkinson-Erkrankung

Der Parkinsonismus resultiert aus der Degeneration der pigmentierten Zellen der Substantia nigra und einer fortschreitenden Verminderung der Zahl der melaninhaltigen Zellen und des Dopamins (DA). Die Axone der Zellkörper aus der Substantia nigra aszendieren als nigrostriatale Bahn und enden in den Basalganglien oder dem Neostriatum (Nucleus caudatus und Putamen). Hirnzellen in der Substantia nigra kommunizieren mit dem Corpus striatum mit Hilfe des Neurotransmitters Dopamin. Diese Bahn ist Teil des extrapyramidalen Systems, das die Willkürmotorik kontrolliert. Fortgesetzter Abbau der Zellen in der Substantia nigra führt zu einem Mangel an Dopamin im nigrostriatalen System, bis die Symptome des Parkinson-Syndroms auftreten, typischerweise beginnend mit Akinesie (Bewegungsarmut). Weitere Symptome sind Tremor [144], Starre und Bradykinesie (verlangsamte Bewegung) sowie Haltungs- und Ganganomalien. Neben idiopathischen Formen ungeklärter Genese können Kopfverletzungen oder zerebrovaskuläre Erkrankungen ursächlich beteiligt sein.

5.18.1 Behandlung der Parkinson-Krankheit

Die Behandlung ist vor allem auf den Ausgleich des Dopaminmangels mit Hilfe von Dopaminagonisten und Levodopa-Therapie ausgerichtet. Eine Heilung ist bisher weder für die Erkrankung selbst noch für den essentiellen Tremor möglich. In Fällen, bei denen essentieller Tremor die Bewältigung des Alltags erschwert, stehen als Optionen Betablocker, Antikonvulsiva, Benzodiazepine und Carboanhydrasehemmer zur Verfügung, ebenso andere Substanzen, die als Monotherapie oder in Kombination mit Levodopa eingesetzt werden können: klassische und neuere Dopaminagonisten, Amantadin, Anticholinergika, Selegilin und als neue Substanzklasse die COMT-Hemmstoffe [143]. Mit fortschreitender Erkrankung und langfristiger Anwendung von Medikamenten spricht die Erkrankung schwächer auf die Behandlung an. Es entwickeln sich unvorhersehbare Fluktuationen zwischen relativ guter motorischer Funktion und einem überwiegend akinetischen Starrezustand. Ein Fortschreiten der Erkrankung kann ebenso auftreten wie medikamenteninduzierte unwillkürliche Bewegungen, Sprachschwierigkeiten, kognitive Störungen, Depression, Schlafstörungen, Dysphagie, Sialorrhö und Sensibilitätsstörungen. Knirschen und Pressen können eine Schienentherapie zum Schutz von Zähnen und Restaurationen erforderlich machen. Eine weitere Therapieoption bei Parkinson'scher Erkrankung stellt die chirurgische Intervention zur Unterbrechung der pathologischen Abläufe dar [63].

5.19 Migräne

Symptomatik und Pathogenese der Migräne wurden in Kapitel 4 erörtert. Die Prävalenz der Migräne in den Vereinigten Staaten beträgt 18% für erwachsene Frauen und 6% bei erwachsenen Männern [92]. Die diagnostischen Kriterien für Migräne mit und ohne Aura wurden von der APA [4] aufgeführt. Kurz zusammengefasst lässt sich sagen: Migräne beginnt meist mit visuellen Störungen, Kribbelgefühlen und neurologischen Symptomen (s. Kap. 4). Für leichte bis mittlere Migräneanfalle werden zunächst nichtsteroidale entzündungshemmende Wirkstoffe eingesetzt (NSAIDs). Triptane sind demgegenüber die Mittel der Wahl zur Behandlung mittlerer bis schwerer Migräne [131]. Gegenwärtig sind in den Vereinigten Staaten sechs Triptane zugelassen: Aimotriptan, Frovatriptan, Naratriptan, Rizatriptan, Sumatriptan und Zolmitriptan. Ein siebtes Präparat,

Eletriptan, befindet sich noch in der der Zulassung vorgeschalteten Beobachtungsphase [119, 131]. Einige der Nebenwirkungen dieser Wirkstoffe sind in Tabelle 5-5 angegeben. Der Erfolg jeglicher Medikation ist abhängig von der Mitarbeit des Patienten und in Relation zu Nebenwirkungen zu setzen [56].

Zusammenfassung

Es ist davon auszugehen, dass in einer zahnärztlichen Praxis an jedem Behandlungstag mindestens ein Patient mit der einen oder anderen psychischen Erkrankung erscheint. Sie kann bereits diagnostiziert worden sein oder auch nicht. Einige Patienten erfahren möglicherweise keine Betreuung durch einen Hausarzt, Psychologen oder Psychiater. Das Erkennen solcher Patienten aufgrund von Symptomen oder aus einer Krankengeschichte und der angegebenen gegenwärtigen Medikation gibt die Richtung für Fragen an die Patienten bezüglich ihrer Symptome und ihrer psychischen Gesundheit vor. Der Erfolg einer Schienentherapie kann von der psychischen Gesundheit der Patienten, dem Befolgen ärztlicher Anordnungen und dem Gebrauch oder Missbrauch von Psychopharmaka abhängig sein. Bruxismus und Pressen, insbesondere bei Verstärkung durch Psychopharmaka, sollten sowohl im Rahmen der restaurativen und erhaltenden Therapie als auch bei der Behandlung von TMD berücksichtigt werden.

6 Klassifikation, Epidemiologie, Ätiologie, Symptome, Diagnose und Pathophysiologie von TMD und CMD

Inhalt

6.1	**Klassifikation von TMD**	128
6.2	**Epidemiologie**	130
6.3	**Symptomatologie**	131
	6.3.1 Akuter, chronischer und persistierender Schmerz	132
	6.3.2 Krankheitsverhalten	132
	6.3.3 Muskelschmerz und -funktionsstörungen	133
	6.3.4 Muskelschmerzsyndrome	133
	6.3.5 Interne Störung	134
	6.3.6 ROM/Palpation/klinisch-orthopädische Untersuchung	135
6.4	**Ätiologie der TMD**	136
	6.4.1 Okklusion	137
	6.4.2 Trauma	139
	6.4.3 Malokklusion/Kieferorthopädie	140
	6.4.4 Verlust der vertikalen Dimension	141
	6.4.5 Seelisch-körperliche Faktoren	142
	6.4.6 Andere systemische Faktoren	143
6.5	**Funktionelle diagnostische Kriterien**	144
	6.5.1 Diagnostische Unsicherheit	144
	6.5.2 Diagnostische Kriterien	144
	6.5.3 Mehrfachdiagnose	145

Funktionsstörungen von Kiefergelenk und Kaumuskulatur sowie temporomandibuläre oder kraniomandibuläre Dysfunktionen (TMD und CMD) sind Begriffe, die eine Gruppe von mandibulären muskuloskelettalen Erkrankungen zusammenfassen. Sie können auch als Bestandteil größerer Systemzusammenhänge und Verhaltenskomplexe auftreten. So kann z. B. eine TMD nur einer der betroffenen Bereiche bei einer generalisierten Fibromyalgie oder Arthritis sein [1, 37, 38, 61] oder als deren Begleiterkrankung auftreten [57, 79]. Ebenso kann das Verhalten eines Patienten mit chronischem Schmerz bei TMD Ausdruck einer generalisierten Angststörung oder einer psychosozialen Überlagerung sein [30, 33, 63].

Das Ziel, TMD durch einen bestimmten Begriff zu beschreiben, der auf sicheren funktionellen Kriterien basiert, war schwer zu erreichen. Die vielen Beiträge zur Ursachenforschung, unter Einbeziehung von Störungen des sensorischen, motorischen und autonomen Systems, die sich oft überlappenden Zeichen und Symptome von Muskelfunktionsstörungen machen es schwierig, ausreichend genaue und zuverlässige diagnostische Kriterien zu erarbeiten. Dies schließt eine absolute diagnostische Sicherheit für die verschiedenen Funktionsstörungen, ungeachtet der verschiedenen vorgeschlagenen Klassifizierungssysteme, aus. Dennoch ist es möglich, die in verschiedenen anderen Kapiteln beschriebenen Formen der konservativen Therapie auf vorläufige Diagnosen zu stützen, die durch Kriterien festgelegt werden, die Bestandteil etlicher hier zitierter Klassifizierungen von TMD sind.

6.1 Klassifikation von TMD

Es wurden zahlreiche verschiedene Klassifikationen entwickelt, darunter die der AAOP (American Academy of Orofacial Pain [4] und der IHS (International Headache Society [36], ebenso diagnostische Indizes, die zur Klassifikation von TMD angewendet werden können [27, 39, 50, 70, 71]. Mit Hilfe der Analyse von Clustern und Fallkontrollstudien konnten Untergruppen von TMD-Patienten identifiziert werden, meist im Hinblick auf psychologische und psychosoziale Faktoren [73].

Ein System zur Klassifizierung kann auf die Erhebung von Daten in der klinischen Forschung ausgerichtet sein. Auf einer Achse zur körperlichen Diagnostik wird der TMD-Typ bewertet, auf einer zweiten Achse der Status des Patienten in Bezug auf Verhalten und chronische Schmerzstörung [21]. Eine andere Klassifikation betont den Zusammenhang von degenerativer Arthritis und TMD [70]. Das folgende vereinfachte Klassifikationsschema bezieht jeweils einige Elemente aus den Klassifikationen von IHS und AAOP ein [50]:

1. Erkrankungen der Kaumuskulatur, z. B. myofaszialer Schmerz, Myositis.
2. Funktionsstörungen bei Strukturveränderungen, z. B. Diskusverlagerung.
3. Entzündliche Erkrankungen, z. B. Synovitis, Kapsulitis.
4. Arthrose.

Diese Einteilungen können die zwischen den einzelnen Patienten innerhalb einer Untergruppe existierende Variabilität bei der Schmerzwahrnehmung und den krankheitsbedingten Einschränkungen nicht erfassen. Aus diesem Grund wurde mit den RDC (Research Diagnostic Criteria) ein zusätzliches Klassifikationsinstrument geschaffen [21]. Dabei soll die Einordnung der TMD-Erkrankungen auf einer Achse entsprechend ihren klinischen Variablen erfolgen, auf der anderen Achse im Hinblick auf Variable des psychologischen Zustands und die schmerzabhängige Funktionseinschränkung. Auf dieser zweiten Achse werden Schmerzintensität, Behinderung durch den Schmerz, Depression und Einschränkung der Kieferbeweglichkeit einbezogen. Im Rahmen dieser Klassifikation können Probleme im Zusammenhang mit einigen TMD-Untergruppen, bei Diskusverlagerung und -reposition sowie in Bezug auf die Erfassung psychologischer Dimensionen auftreten [55, 56, 60]. Eine finnische Studie kam unter Anwendung von Achse-1-Kriterien zu dem Ergebnis, dass das RDC-TMD-Schema die Diagnose von TMD in einer Population von Nichtpatienten unterstützen kann [59].

Im Gegensatz zu anderen kann die in Tabelle 6-1 dargestellte Klassifikation obligatorische und optionale Kriterien vorgeben, die ein gewisses Maß an Quantifizierung und Standardisierung ermöglichen [71]. Diese diagnostische Klassifikation bietet annehmbare Zuverlässigkeit und Validität ohne die Notwendigkeit zur bildgebenden Diagnostik (Röntgen oder Magnetresonanztomographie). Die Schwierigkeiten der Differentialdiagnose von TMD weisen auf die Problematik bei der Erstellung einer allgemein anwendbaren Klassifikation von TMD hin [45].

In der weit überwiegenden Mehrzahl der Fälle kann die korrekte Klassifikation (s. Tab. 6-1) durch kombinierte Information aus der Patientenanamnese

Tab. 6-1 Klinische diagnostische Kriterien für TMD (nach [71])

Diagnose	Funktionelle Kriterien	Zusätzliche Kriterien
Myalgie Typ I (milde Kaumuskulatursymptome)	• Orofazialer Schmerz • Palpationsschmerz in zwei oder mehr Muskelpunkten mit dem Schweregrad von 2 oder mehr (auf der Skala von 0–3) in höchstens einem Muskelpunkt	• Dumpfer Schmerz in Gesichtsmuskeln • Spannungsgefühl in Gesichtsmuskeln • Schmerz und Ermüdung bei Funktion • Ohrsymptome: Tinnitus, Ohrendruck etc. • Dieselben wie Myalgie Typ I
Myalgie Typ II (mäßige bis schwere Kaumuskelsymptome)	• Orofazialer Schmerz • Palpationsschmerz in zwei oder mehr Muskelpunkten mit dem Schweregrad von 2 oder mehr auf der Skala von 0–3	Dieselben wie Myalgie Typ I
Myofaszialer Schmerz mit Unterkieferfehlfunktion	• Dieselben wie Myalgie Typ I oder II und • Aktive Mundöffnung < 40 mm • Passive Öffnung 4 mm mehr als aktive Mundöffnung	• Dieselben wie Myalgie Typ I und • Wechselnde Bisslagen • Abweichung zur betroffenen Seite bei Mundöffnung • Wechselndes Schmerzmuster vormittags und nachmittags
Internal derangement Typ I, Diskusverlagerung mit Reposition	• Kiefergelenkgeräusch/Bewegungsumfang • Kiefergelenkknacken bei Lateral- oder Protrusionsbewegungen • Normaler Kieferschluss mit oder ohne Knacken	• Unterkieferabweichung während der Öffnung mit Korrektur nach dem Knacken • Gelegentlich leichter Kiefergelenkschmerz, eingeschränkter Bewegungsumfang • Reziprokes Knacken bei vollem Bewegungsumfang
Internal derangement Typ II, Diskusverlagerung mit Reposition und episodischem Herausspringen	Wie bei interner Störung Typ I; kurze Phasen mit Herausspringen während der Öffnung	• Wie bei interner Störung Typ I • Abweichung bei Öffnung mit Herausspringen, Öffnung ≤ 35 mm während des Herausspringens und vor dem Knacken
Internal derangement Typ III, Diskusverlagerung ohne Reposition; akut	• Aktive Öffnung < 35 mm • Passive Öffnung bis zu 3 mm mehr als aktive Öffnung • Entstehung durch plötzliche Reposition in der Öffnungsphase • Zusammentreffen mit dem Verschwinden von Knacken	• Nicht korrigierte Abweichung bei vollem Bewegungsumfang • Kiefergelenkschmerz bei vollem Bewegungsumfang oder bei passiver Öffnung • Schmerzpalpation im Kiefergelenk • Ruheschmerz im Kiefergelenk • Leichte Krepitation im Kiefergelenk auf der betroffenen Seite
Internal derangement Typ III, Diskusverlagerung ohne Reposition; chronisch	Keine spezifischen Kriterien, darstellende Verfahren erforderlich	Wie bei interner Störung Typ III akut
Kapsulitis/Synovitis	• Schmerz im Kiefergelenk bei Palpation • Ruheschmerz im Gelenk • Schmerz im Gelenk bei Funktion • Schmerz im Gelenk bei passiver Öffnung	• Ruheschmerz im Gelenk • Gelenkschwellung • Otalgie

Tab. 6-1 *(Fortsetzung)* Klinische diagnostische Kriterien für TMD (nach [71])

Diagnose	Funktionelle Kriterien	Zusätzliche Kriterien
Stauchung und Dehnung durch Trauma	• Wie bei Kapsulitis und • Entstehung durch kürzlich stattgefundenes schmerzhaftes Trauma • Schmerz bei Lateral-, Protrusions- oder Retrusionsbewegungen	• Wie bei Kapsulitis und • Gelenkschwellung • Abweichung des Unterkiefers bei Öffnung • Eingeschränkter Bewegungsumfang durch Schmerz
Perforation des posterioren Ligaments/Diskus	Keine besonderen klinischen Kriterien	• Öffnungsknacken, dabei Schmerzen, leichte Krepitation; Schmerz im Kiefergelenk bei Funktion • Herausspringen des Gelenks beim Öffnen oder Schließen
Degenerative Gelenkerkrankungen: Arthrose mit Arthralgie	• Wie bei Kapsulitis + Fehlen von positiven Laborbefunden für kollagene Gefäßerkrankungen • Unangenehme Krepitation ist für die klinische Diagnose einer degenerativen Gelenkerkrankung erforderlich	Abweichung während des Bewegungsumfangs; Schmerz im Gelenk ohne Funktion; offener Biss anterior oder auf der nicht betroffenen Seite; eingeschränkter Bewegungsumfang; röntgenologische Veränderungen; leichte Krepitation
Degenerative Gelenkerkrankungen: Arthrose ohne Arthralgie; altersbedingt, traumatisch, idiopathisch	Wie bei degenerativen Gelenkerkrankungen mit Arthralgie, aber ohne Gelenkschmerz bei Palpation, Funktion oder Exkursionsbewegungen	S.o., aber kein Schmerz ohne Funktion
Kollagene Gefäßerkrankungen	Wie bei Kapsulitis und positive Laborbefunde bei Erkrankungen des Immunsystems oder Vorliegen von klinischen Kriterien bei der Diagnose einer kollagenen Erkrankung	Frontal offener Biss; Gelenkschwellung; röntgenologische Veränderungen; eingeschränkter Bewegungsumfang; Krepitation und unangenehme Geräusche während des Bewegungsablaufs; systemische und periphere Anzeichen einer kollagenen Gefäßerkrankung
Systemische Erkrankungen mit lokalen Anzeichen und Symptomen		

und der klinischen Untersuchung erreicht werden. Die Kriterien sind für den Allgemeinzahnarzt gut geeignet und führen nicht zu einer Überdiagnostik, die einen häufigen Grund für Übertherapie darstellt. Die Kriterien zur Klassifikation scheinen inhärente, selbstlimitierende Kontrollmechanismen zur Vermeidung einer übermäßigen Vermehrung der als erkrankt zu diagnostizierenden Fälle zu aufzuweisen. Wie bereits erwähnt, setzt eine irreversible Therapie der inneren Gelenkstörung genauere diagnostische Informationen voraus. Dieser Aspekt soll in Kapitel 16 erörtert werden.

6.2 Epidemiologie

Epidemiologische Studien untersuchen die Prävalenz oder Inzidenz von Erkrankungen, um Informationen über Ätiologie und Prävention und die sozialen und ökonomischen Folgen – hier von TMD – zu gewinnen. Es ergeben sich statistisch signifikante Zusammenhänge zwischen verschiedenen Arten von Erkrankungen und Verhaltensweisen, im Fall von TMD z. B. mit Bruxismus [52, 53], Nackenbeschwerden [13], Kopfschmerzen [12] oder Sporttauchen [3]. Solche epidemiologisch gefundenen Zusammenhänge ermöglichen jedoch keine direkten Rückschlüsse auf Kausalzusammenhänge.

Populationsstudien von TMD-Erkrankungen weisen im Ergebnis ähnliche Prävalenzwerte auf, wenn dieselbe Variable gemessen wird (z. B. gleiche Untergruppe und gleiche diagnostische Kriterien), Risikofaktoren berücksichtigt werden und eine geeignete statistische Methode Anwendung findet. Aus der dritten bundesdeutschen Mundgesundheitsstudie (1999) ergab sich die Prävalenz chronischer TMD mit ca. 5 % [72]. Dies entspricht den Ergebnissen anderer Populationsstudien [18, 46].

In einer Untersuchung über die Anzeichen und Symptome von TMD bei Stadt- und Landbevölkerung in Deutschland [32] wies die Hälfte aller Personen (49,9 %) ein oder mehrere klinische Symptome von TMD auf, aber nur 2,7 % gaben Kiefergelenkschmerzen an. Bei Frauen traten sämtliche Anzeichen und Symptome von TMD häufiger als bei Männern auf; die Unterschiede waren jedoch nicht für alle Symptome und alle Altersgruppen signifikant. Die Prävalenz der einzelnen Variablen, die in der deutschen Studie (DS) gefunden wurde, war mit den in anderen Studien (AS) gefundenen Werten vergleichbar:

- Druckschmerzhaftigkeit des Kiefergelenks: DS 5 %, AS 2–6 %
- Druckempfindlichkeit von Kaumuskeln: DS 15 %, AS 19–21 %
- Gelenkgeräusche: DS 25 %, AS 15–25 %
- Eingeschränkte maximale Mundöffnung (< 40 mm): DS 9 %, AS 5–8 %
- Schmerz bei Kieferbewegungen: DS 1 %, AS 1–3 %
- Abweichende Kieferbewegungen (Deviation, Deflexion): DS, AS jeweils 28 %
- Subjektive Gelenkgeräusche: DS 9 %, AS 11–13 %
- Kiefergelenkschmerz: DS 3 %, AS 4–7 %

Es zeigt sich also bei einem Vergleich der resultierenden TMD-Prävalenz von randomisierten Studien mit ähnlichen Einschlusskriterien (Alter ≥ 20 Jahre, Altersbereich ≥ 40 Jahre; Stichprobengröße ≥ 500 Personen; gleich häufige Erfassung männlicher und weiblicher Personen) bei vergleichbarem Untersuchungsgegenstand und ähnlichem Studiendesign eine ziemlich hohe Übereinstimmung [32].

Obwohl viele Individuen aus einer Nicht-TMD-Population eine Diskusverlagerung oder Subluxation aufweisen, begeben sie sich deshalb nur selten in Behandlung. Nur 3–7 % der Allgemeinbevölkerung suchen bei nicht schmerzhaften TMD-Formen Rat oder Hilfe. Solange kein Schmerz vorhanden ist, wollen die Patienten im Allgemeinen keine Behandlung für Zustände, die ihnen entweder nicht bewusst sind oder die sie nicht als wichtig erachten. In der Vergangenheit wurden einige Patienten aufgrund von Vermutungen über den klinischen Verlauf von TMD sogar noch gewarnt, dass, wenn Symptome wie gelegentliches schmerzloses Knacken unbehandelt blieben, sich eventuell schwerwiegende destruktive Formen von TMD entwickeln könnten.

> Obwohl es bei TMD im Lauf der Zeit zu erheblichen Veränderungen von Symptomen kommen kann, war bei einer epidemiologischen Stichprobe (im Alter von 15–35 Jahren) über einem Zeitraum von 20 Jahren nur extrem selten eine Progression mit der Entwicklung starker Schmerzen oder Funktionsstörungen zu beobachten [51].

Die Prävalenz von Diskusverlagerungen ist bei asymptomatischen Freiwilligen recht hoch (Kernspintomographie), bei Patienten mit TMD signifikant erhöht (86 %) [62]. In einer anderen Studie wurden unter Anwendung der RDC-TMD-Richtlinien Diskusverlagerungen in 25 und 32 % der Fälle (rechtes und linkes Kiefergelenk) gefunden [47].

6.3 Symptomatologie

Angewandte Symptomatologie bezieht sich auf eine „deskriptive" Kenntnis der subjektiven und objektiven Symptome, die für die Diagnostik von TMD erforderlich sind. Subjektive Symptome werden durch die Empfindungen des Patienten beschrieben und sind der wahrscheinlichste Anlass für den Zahnarztbesuch. In einigen Fällen liefern diese Symptome die Basis für die Diagnose und die Therapie, insbesondere wenn als Hauptbeschwerde Schmerz angegeben wird. Objektive Symptome sind Anzeichen einer Erkrankung, die durch den Kliniker und in einigen Fällen auch durch den Patienten selbst beobachtet werden können. Diese Befunde werden im Allgemeinen vom Zahnarzt durch Inspektion, Palpation und Auskultation erhoben und in Kapitel 7 beschrieben. Die häufigsten mit TMD in Zusammenhang stehenden Beschwerden sind Schmerzen bei Mundöffnung oder beim Kauen, Schmerz im präaurikulären Bereich, im Schläfenbereich, in den Kiefer- und Gesichtsmuskeln, eingeschränkte oder schmerzhafte Kieferöffnung, laute Kiefergelenkgeräusche oder Geräusche beim Schließen. Zu den sekundären Beschwerden gehören Kopf-, Ohren- und Nackenschmerzen.

6.3.1 Akuter, chronischer und persistierender Schmerz

Die Pathophysiologie des akuten und chronischen Schmerzes wurde in Kapitel 4 erörtert. Akuter Schmerz in Verbindung mit Gewebeverletzung oder Infektion, z. B. bei Pulpitis, wird in der Regel durch endodontische Therapie oder Extraktion des Zahnes beseitigt. Obwohl Angst und Stress vorübergehend auftreten können, verschwinden diese Aspekte des Schmerzes üblicherweise mit seiner Linderung. Dementsprechend sind bei akuten Schmerzen die Beschwerden zumindest zu Beginn eng mit der körperlichen Schädigung verbunden. Wenn endodontische Therapie oder Extraktion des vermuteten ursächlichen Zahnes mit Pulpitis den Schmerz nicht lindert, war die Diagnose fehlerhaft. Wie in Kapitel 4 erwähnt, ist es notwendig, die korrekte Diagnose bereits im Vorfeld zu stellen. Anderenfalls werden mehr und mehr ungeeignete Behandlungsmaßnahmen durchgeführt. Mit dem klagenden „Bitte tun Sie doch irgendetwas, Frau oder Herr Doktor" können Patienten mit dauerhaften, starken Schmerzen, die Zahnschmerzen imitieren, den Zahnarzt zu weiteren unangemessenen Behandlungsmaßnahmen drängen.

Die Unterscheidung zwischen akutem und chronischem Schmerz wurde früher lediglich aufgrund der zeitlichen Dauer getroffen; ein länger als 6 Monate anhaltender Schmerz wurde als chronisch bezeichnet. Gegenwärtig spricht man von chronischem Schmerz, wenn Schmerzen über die normale Ausheilungsdauer einer akuten Verletzung hinaus bestehen, ohne dass die kausalen Faktoren wieder auftreten. In der Statistik des US-amerikanischen Nationalen Gesundheitszentrums (U.S. National Center for Health) ist chronischen Schmerzzuständen eine Dauer von mindestens 3 Monaten zugeordnet. Solche chronischen Schmerzen können Teil des Lebens des Patienten werden und mit Depressionen und Krankheitsverhalten einhergehen. Noch verwirrender ist der Fall, wenn Schmerz sowohl ein Symptom als auch eine Erkrankung ist. Chronischer, gleichförmiger Schmerz ist eine eigenständige Krankheit, die einer eigenen Behandlung zugeführt werden sollte.

> Der Unterschied zwischen akutem und chronischem Schmerz ist nicht immer ganz eindeutig. Dennoch ist es wichtig, zwischen diesen beiden Formen zu unterscheiden. Die Gefahr der Entwicklung von Depression und Verhaltensänderung hängt eher hiervon ab als von der individuellen Schmerzempfindung des Patienten.

Der Begriff persistierender Schmerz wird gelegentlich als Synonym für chronischen Schmerz verwendet. Er sollte jedoch nur zur Beschreibung periodisch, z. B. täglich wiederkehrender Zustände Verwendung finden. Dies trifft auch auf den in der ICHD-II [36] neu erfassten neuen, persistierenden, täglichen Kopfschmerz zu, der in Kapitel 4 beschrieben wurde. Der Begriff bezeichnet nach der überarbeiteten vierten Ausgabe des Diagnostic and Statistical Manual of Mental Disorders (DSM-IV-R) folgende Schmerzzustände:
- Schmerzen mit einem offensichtlichen nozizeptiven Substrat (z. B. muskuloskelettale Erkrankungen)
- Schmerzen ohne ein offensichtliches nozizeptives Substrat (z. B. Deafferenzierung, somatoformer, hartnäckiger Schmerz)

Die Betrachtung der Kiefergelenkerkrankungen konzentriert sich sowohl auf den chronischen Schmerz und auf die Einschätzung psychischer Faktoren als auch auf die mögliche Bedeutung dieser Faktoren in der Behandlung von orofazialem Schmerz. Allerdings betrachtet der Allgemeinzahnarzt bisher die Beurteilung psychologischer Aspekte nicht als Teil der Standardversorgung von Patienten mit chronischen orofazialen Schmerzen. Aus der Forschung auf diesem Gebiet hat sich allerdings bis heute noch kein Hinweis auf den Nutzen einer routinemäßigen Betreuung von Patienten mit chronischem orofazialem Schmerz ergeben. Dennoch sollte man aufgrund der möglichen Auswirkungen auf den Patienten wissen, ob chronischer Schmerz vorliegt. Um den Schmerzpatienten angemessen behandeln zu können, müssen die Symptome bekannt sein, die chronischer Schmerz auslösen kann.

6.3.2 Krankheitsverhalten

In einigen Fällen von chronischem Schmerz kann es zu Veränderungen in Psyche und Verhalten des Patienten kommen. Es bildet sich dann ein typisches Krankheitsverhalten aus. Psychische Störungen und psychosoziale Problematik können sich in Depressionen, Angstneurosen, verschiedenen körperlichen Symptomen, übermäßiger Inanspruchnahme der Dienstleistungen des Gesundheitswesens, Abhängigkeit von Medikamenten und Vermeidung der Übernahme von angemessener beruflicher, persönlicher und sozialer Verantwortung manifestieren [22].

Einige Patienten können ein relativ normales Leben führen, während andere nicht fähig sind, gleichzeitig mit dem chronischem Schmerz und den Anforderungen des Alltags zurechtzukommen. Daraus wurde gefolgert, dass sich anhand einer Bewertung ihres Verhaltensprofils solche Patienten bestimmen lassen, die ein erhöhtes Risiko aufweisen, aufgrund ihres chronischen Schmerzes ernsthafte Probleme zu entwickeln. Daten aus einer Achse-2-Beurteilung des psychologischen Status zeigten, dass 18% der Patienten mit TMD hohe Werte auf der Depressionsskala erreichten. Psychosoziale Störungen wurden bei 13% der Patienten auf der Basis von abgestuften Skalen für chronischen Schmerz festgestellt [47].

Außerdem kann unbehandelter chronischer Schmerz lang anhaltende Veränderungen im Nervensystem verursachen, die die Widerstandsfähigkeit gegenüber Erkrankungen vermindern (s. Kap. 4). Deshalb sollten Patienten nicht zu lange durch offenbar ineffektive Therapieversuche belastet werden.

6.3.3 Muskelschmerz und -funktionsstörungen

Myalgie bezieht sich auf den Schmerz in einem Muskel, wobei sie in einer Klassifizierung von Kiefergelenkerkrankungen auch schon als Diagnose angegeben wurde (s. Tab. 6-1). In Abhängigkeit von der Anzahl der Schmerzpalpationspunkte in ausgewählten Muskeln und dem Schweregrad kann eine Myalgie auf einer Skala von 0 bis 3 als leicht bis mäßig oder stark bewertet werden.

Druckschmerzhaftigkeit und Bewegungsschmerz sind deutliche Symptome im Zusammenhang mit persistierendem Kaumuskelschmerz [49]. Muskeldruckschmerzhaftigkeit bezieht sich auf die unangenehme Empfindung bei normalem Druck oder Schmerz, wenn ein harmloser Druckreiz ausgeübt wird. Sie kann als Folge einer ungewohnten Tätigkeit (Laufen, Gewichtheben, Kauen von harten Speisen, Zähneknirschen und -pressen) oder aber als Folge eines mechanischen Schadens auftreten. Die Ursache der Empfindlichkeit ist nicht vollkommen klar; es wurden jedoch Mikrotraumen im Muskel mit Freisetzung von endogenen Mediatoren bei der entzündungsbedingten Reizantwort als ein ätiologischer Faktor diskutiert. So wurde der Schmerz, der durch dynamische Muskelaktivitäten ausgelöst wird, direkten Läsionen in kontraktilen und nichtkontraktilen Anteilen von Muskelgeweben zugeschrieben. Die Sensibilisierung der muskulären Nozizeptoren (Schmerzrezeptoren) gilt als periphere Grundlage für das subjektive Empfinden von Druckschmerzhaftigkeit und Bewegungsschmerz im geschädigten Muskel [34]. Wie in Kapitel 4 erwähnt, sind die Druckpunkte (Maximalpunkte) bei manueller Palpation [9] der perikranialen Muskulatur bei Spannungskopfschmerz nicht durch Entzündung verursacht [7].

Im Zusammenhang mit dem Einsatz von Stabilisierungsschienen mit Eckzahnführung tritt – möglicherweise aufgrund der vergrößerten Vertikaldimension – eine Reduktion der kontraktilen Aktivität des M. masseter und des anterioren Teils des M. temporalis auf [67].

Eine Myogelose (Muskelverhärtung) tritt als Schutzreflex auf, um die Bewegung eines schmerzhaften Gelenks einzuschränken, z.B. im Fall eines akuten Schubs einer degenerativen Arthrose.

Als Muskelkontraktur bezeichnet man eine schmerzhafte Kontraktion wie bei einem Muskelkrampf.

Muskelermüdung kann zu Schmerzen führen, wenn die Muskelkontraktion zu lang dauert, wie etwa beim Kauen eines zähen Steaks. Schmerzen können auch auftreten, wenn eine zu starke Kontraktion des Muskels Mikrotraumen bewirkt. Diese Art von Muskelschmerzen wird auch als Muskelkater nach körperlicher Betätigung [8] oder verzögert einsetzender Muskelkater [11, 40] bezeichnet.

6.3.4 Muskelschmerzsyndrome

Verschiedene chronische Muskelschmerzsyndrome sind als eigenständige klinische Formen angenommen worden, so z.B. Fibrositis, myofasziales Schmerzsyndrom, Fibromyalgie, Polymyalgia rheumatica und die muskuläre Komponente von TMD. Das Fehlen definierter diagnostischer Kriterien lässt eine Differentialdiagnose jedoch etwas willkürlich erscheinen.

Früher wurde angenommen, die Ätiologie chronischer Muskelschmerzsyndrome einschließlich Fibromyalgie, myofaszialen Schmerzes und Spannungskopfschmerz, sei ein Teufelskreis aus Stress, der zu einer Muskelhyperaktivität führt, die wiederum Schmerzen (Kopfschmerz) auslöst und so weiter. Es gibt jedoch keine ausreichenden Belege für eine elektromyographische Muskelhyperaktivität bei diesen Erkrankungen [49].

Die Komorbidität (gemeinsames Auftreten) einer oder mehrerer mit Stress assoziierter Erkrankungen mit TMD wurde beschrieben [44], so. z. B. auch Fibromyalgie (als Systemerkrankung) in Verbindung mit myofaszialer TMD (lokalisierte Erkrankung) [57].

Schmerz beeinflusst die Kaumuskulatur ebenso wie die mimische Muskulatur, wie in Kapitel 2 bereits erläutert. Beim myofaszialen Schmerzdysfunktionssyndrom (MPD-Syndrom = „myofascial pain dysfunction") konnte eine leichte Erhöhung der Aktivität des antagonistischen Muskels nachgewiesen werden [49]. Die Mundschließermuskeln sind Agonisten bei Schließbewegungen und Antagonisten bei Mundöffnungsbewegungen. Schmerz bewirkt eine Verminderung der Geschwindigkeit und der Amplitude der Kieferbewegungen; die Kontraktion der Agonisten wird vermindert, die der Antagonisten erhöht. Diese schmerzbedingte Limitation der Kieferbewegung fördert die Heilung.

Das myofasziale Schmerzdysfunktionssyndrom (MPD) ist eine umstrittene Diagnose, weil sie Muskelspasmen als Antwort auf psychischen Stress beschreibt, obwohl echte muskuläre Spasmen nicht beobachtet wurden. Mit der Zeit wurde dieser Begriff lediglich zur Beschreibung einer Muskelfehlfunktion bei TMD ohne das Vorliegen einer Kiefergelenkerkrankung verwendet. Eine Verwechslung mit dem Begriff „myofaszialer Schmerz" sollte vermieden werden.

Myofasziale Schmerzsyndrome („myofascial pain syndrome", MPS) sind Muskelerkrankungen mit lokalen und ausstrahlenden Schmerzen. Sie sind durch eine motorische Anomalie (straffes oder hartes Band innerhalb des Muskels) und eine sensorische Anomalie (Druckschmerzhaftigkeit und ausstrahlender Schmerz) gekennzeichnet [31]. Sie werden als muskuloskelettale Erkrankungen betrachtet, die in akuter oder chronischer, lokalisierter oder generalisierter Form auftreten können. Myofaszialer Schmerz ist dadurch gekennzeichnet, dass er in einem oder mehreren Arealen eines Muskels lokalisiert ist und bei der Palpation als Triggerpunkt für den Schmerz fungiert (s. Kap. 4). Diese myofaszialen Schmerztriggerpunkte können auch bei anderen chronischen Muskelschmerzsyndromen vorhanden sein (beispielsweise Fibromyalgie) und aktiv oder passiv sein. Während die Druckschmerzhaftigkeit der Muskulatur bei muskulären TMD einen diagnostisch wertvollen klinischen Befund darstellt, eignen sich die Triggerpunkte wegen ihrer eingeschränkten Zugänglichkeit (für den M. pterygoideus lateralis besteht z. B. keine praktikable Methode zur Palpation) und Fluktuation [68] nur bedingt. Dies gilt insbesondere, wenn eine feste, den Muskel bei der Palpation unterstützende Struktur fehlt. Die Vorgehensweise zur Palpation der Triggerpunkte wird in Kapitel 7 erörtert.

Da labortechnische, elektrophysiologische und eindeutige histologische Belege bisher fehlen, wird die Existenz von Triggerpunkten angezweifelt [58].

Myofaszialer Kaumuskelschmerz („masticatory muscle myofascial pain", MMP) ist eine lokalisierte Form von MPS mit ebenfalls ungeklärter Ätiologie. Es ist allerdings die Hypothese aufgestellt worden [28], dass lokale Überlastung biochemisch zur Auslösung von MMP führt, während zentrale Mechanismen in Verbindung mit psychosozialen Faktoren zur Chronifizierung von MMP beitragen sollen. Klinisch ist der Bewegungsraum des Unterkiefers bei MMP etwas eingeschränkt.

In der Kopf-Hals-Region tritt vor allem ausstrahlender kraniofazialer Schmerz auf [4]. Allerdings sollte – insbesondere wenn das erwartete Ergebnis einer TMD-Therapie nicht eintritt – auch die Möglichkeit der Übertragung von Schmerz aus anderen Bereichen in Betracht gezogen werden [78]. Schmerz aus dem Bereich der zervikalen Protuberanz des M. trapezius kann in die Stirn ausstrahlen, Schmerz vom M. splenius capitis auf Stirn und Ohr [29, 78]. In der Literatur finden sich Verteilungskarten möglicher Quellen projizierten Schmerzes Rat oder Hilfe [29, 78]. Die Theorie der konvergenten Projektion zur Erklärung des übertragenen Schmerzes ist in Kapitel 4 erörtert worden.

6.3.5 Interne Störung

Eine Kiefergelenkstörung ist eine biomechanische Interferenz der weichen Gleitbewegungen des Kiefergelenks, verbunden mit Störungen des Diskus, der Gelenkkapsel, der gelenkbildenden Oberflächen der Kondylen oder des Tuberculum articulare [20]. Sie kann auch begleitet werden von Dehnungen, Rissen, Adhäsionen, Synovialitis, Gelenkergüssen, Reibegeräuschen und Gelenkknacken. Verlagerungen des Diskus können in acht Lagevarianten auftreten. Eine Klassifikation und Angaben zur statistischen Verteilung finden sich in Kapitel 16 (s. Abb. 16-1). Eine anteriore Diskusverlagerung ist in Kapitel 3 (Abb. 3-12), eine mediale Diskusverlagerung in Abbildung 3-13b zu sehen. Die Diskusverlagerung mit Reposition, möglicherweise der Haupttyp von Verlagerung, und die Behandlung mit Okklusionsschienen zur anterioren Repositionierung werden in Kapitel 16 besprochen. Die Bedeutung von Diskusverlagerungen wurde einer Neubewertung unterzogen. Im Hinblick auf einen Behandlungsbedarf wird die Verlagerung selbst zurzeit nicht als Indikation zur Repositionierung des Kondylus in eine zentrische Fossa-Position oder des Diskus in 12-Uhr-Position (Abb. 6-1a) angesehen, nur um als „normal" zu gelten [19]. Andere Aspekte müssen berücksichtigt werden; sie finden sich in Kapitel 16. Ein gewisses Ausmaß an Diskusverlagerung kann vorkommen (Abb. 6-1b) [74] und – in Abwesenheit nennenswerter Symptome – noch als Normvariante angesehen werden, berücksichtigt man die Zuverlässigkeit klinischer Negativbefunde [75].

Interne Störungen können durch eine Diskusverlagerung mit Reposition charakterisiert sein, des Weiteren durch eine Diskusverlagerung mit Reposition und wiederholtem Herausspringen oder durch eine Diskusverlagerung ohne Reposition. Die funktionellen Kriterien und Zusatzkriterien sind in Tabelle 6-1 dargestellt.

> Die sichere diagnostische Feststellung des genauen Typs und der Ausprägung einer Diskusverlagerung (s. Abb. 16-1) ist klinisch nicht möglich. Allerdings hat sich gezeigt, dass die klinischen Kriterien zur Beschreibung einer Diskusverlagerung ohne Reposition eine verlässliche Methode darstellen, ähnliche MRT-Befunde vorherzusagen. Die klinische Diagnose „keine TMD" ist in vielen Fällen mit MRT-Befunden von Diskusverlagerungen verbunden [23].

Das Vorhandensein oder Fehlen von Gelenkgeräuschen stellt keinen Hinweis auf Vorliegen oder Ausschluss einer Kiefergelenkerkrankung dar. Krepitus ist ein unangenehmes Geräusch und wird oft erst in Spätstadien einer degenerativen Arthrose festgestellt [69, 76]. Die Ursache von Knackgeräuschen ist in vieler Hinsicht ein Rätsel, und die Charakteristik von Gelenkgeräuschen wird noch erforscht [77].

Reziprokes Gelenkknacken tritt während Öffnungs- und Schließbewegungen auf. Man nimmt an, dass das Klicken bei der Öffnungsbewegung im Moment der Reposition stattfindet (Wiedereinfangen oder Aufspringen des anterior liegenden Diskus). Bei der Schließbewegung soll das Knacken durch die erneute Diskusverlagerung (Abspringen) verursacht sein. Bei einer Diskusverlagerung ohne Reposition ist die Mundöffnung eingeschränkt, und das Knacken verschwindet. Reziprokes Knacken kann jedoch auch ohne Diskusverlagerung auftreten [74]. Abbildung 6-2 zeigt den mit reziprokem Knacken verbundenen Ablauf.

6.3.6 ROM/Palpation/klinisch-orthopädische Untersuchung

Untersuchungen der aktiven Beweglichkeit zur Bestimmung des Bewegungsraums des Unterkiefers („range of movements" = ROM) sind aussagekräftige Tests zur Unterscheidung von Untergruppen von TMD-Patienten. Die Durchführung entsprechender Messungen zur Unterkieferbeweglichkeit ist in Kapitel 7 dargestellt. Solche Messungen sind eine zusätzliche Richtschnur bei der Beurteilung eingeschränkter Funktion; wiederholte Messungen können zur Einschätzung des Behandlungsfortschritts dienen. Die resultierenden Werte können

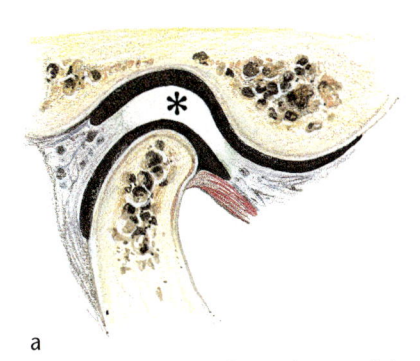

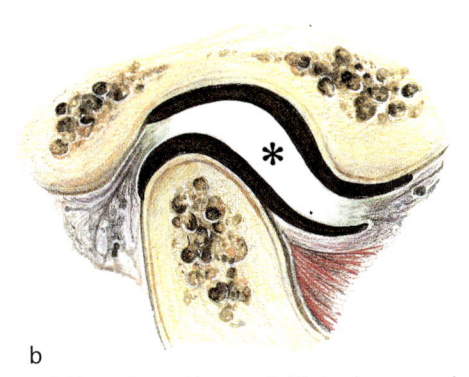

Abb. 6-1 Schematische Darstellung der Kondylus-Diskus-Beziehung. a) Posteriores Ligament (*) in der normalen 12-Uhr-Position. b) Anfangsstadium einer internen Störung mit anteriorer Lage des posterioren Ligaments (*) des Diskus (nach [20]).

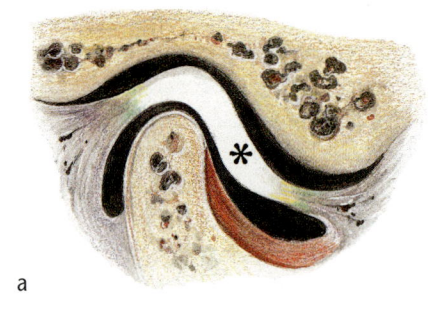

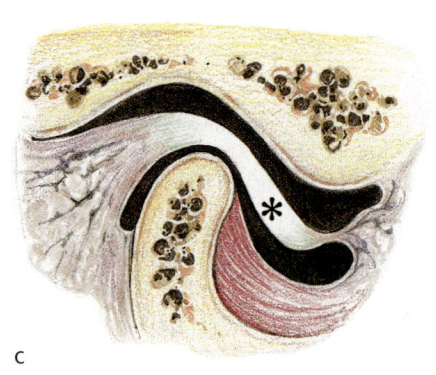

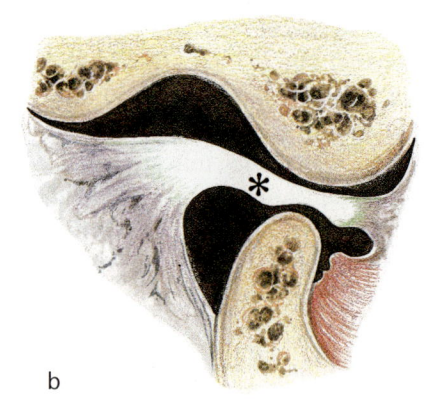

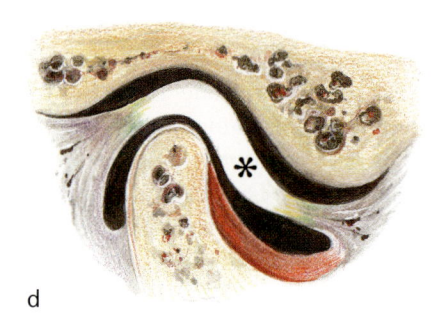

Abb. 6-2 Diskusverlagerung mit Reposition (reziprokes Knacken).
a) Anteriore Lage des posterioren Ligaments (*) in Beziehung zum Kondylus bei geschlossenem Mund.
b) Bei der Unterkieferöffnung bewegt sich der Kondylus vorwärts entgegen dem posterioren Ligament und schiebt den Diskus vorwärts, während dieser gleichzeitig eine mechanische Obstruktion darstellt.
c) Wenn die Obstruktion durch eine kräftige Vorwärtsbewegung des Kondylus überwunden wird, entsteht ein Öffnungsgeräusch, und der Diskus verlagert sich in die normale Position.
d) Beim Unterkieferschluss verlagert sich der Diskus mit einem erneuten Knacken.

sich stark von den Durchschnittswerten unterscheiden, das heißt, sie grenzen eine Gruppe von TMD-Patienten von einer Gruppe asymptomatischer Patienten ab [10]. Wichtiger jedoch als z.B. die Feststellung einer Schneidekantendistanz von 32 mm bei maximaler aktiver Mundöffnung ist der Zusammenhang eines solchen Wertes mit einer Bewegungseinschränkung aufgrund von Schmerz (myogen oder arthrogen) und entsprechenden Funktionseinschränkungen, z.B. beim Abbeißen eines Apfels oder Sandwichs.

Um die diagnostischen Untergruppen der TMD besser differenzieren zu können, sind zur Anwendung neben den Untersuchungen der aktiven Beweglichkeit und der Palpation klinisch-orthopädische Tests entwickelt worden. Dazu gehören passive Mundöffnung, Untersuchung des Gelenkspiels, statischer Kompressions- oder Belastungsschmerztest und andere, z.B. Distraktion. Ergänzend zu den aktiven Bewegungen liefern die Palpation und die passive Öffnungsbewegung wertvolle diagnostische Informationen [48]. In speziellen Fällen können auch die anderen orthopädischen Untersuchungen von Wert sein. Sie werden in Kapitel 7 besprochen.

6.4 Ätiologie der TMD

Der Begriff TMD beschreibt eine Gruppe verwandter Erkrankungen, die durch Schmerz und Symptome der Funktionsstörung gekennzeichnet sind [17], jedoch keine einzelne oder gemeinsame Ursache haben. Durch ihre Einordnung als Untergruppe der muskuloskelettalen Erkrankungen (eine Kategorie, die ebenfalls in vielerlei Hinsicht umstritten ist) ergibt sich keine Hilfestellung für die Klärung der Ätiologie von TMD. Sie wird kontrovers diskutiert, letztlich mit der Schlussfolgerung, dass die Ätiologie von TMD bisher ungeklärt ist. Versuche, eine brauchbare Erklärung für die Entstehung einzelner Erkrankungsformen zu finden, waren nicht erfolgreich. Meinungsverschiedenheiten zwischen Experten über die Bedeutung von Einflussfaktoren wie Okklusion und psychologischen Aspekten bleiben

ungeklärt. Es gibt allerdings gegenwärtig Konzepte, die die möglichen ätiologischen Faktoren in drei Kategorien einteilen [17]:
1. Prädisponierende Faktoren, die für ein erhöhtes TMD-Risiko verantwortlich sein sollen, z. B. Verhalten, Hypermobilität des Kiefergelenks, strukturelle Eigenschaften.
2. Auslösende Faktoren, die die Erkrankung direkt verursachen oder manifestieren, z. B. Traumata, Knirschen, Pressen, Überbelastung des Kiefergelenks.
3. Erhaltungsfaktoren, die für das Fortbestehen der Erkrankung sorgen, z. B. emotionale, Verhaltens- und Stoffwechselstörungen.

6.4.1 Okklusion

Die am häufigsten zitierten Kontroversen betreffen okklusale Interferenzen. Es herrscht dabei bereits Uneinigkeit darüber, worin eine okklusale Interferenz besteht [2, 5, 6, 14, 35]. Allerdings neigen die meisten Übersichtsarbeiten zu diesem Thema, selbst die systematischen, dazu, die Möglichkeit eines Zusammenhangs zwischen Okklusion und TMD nicht gänzlich auszuschließen. Eine Vergleichsstudie [41] wegen angeblich fehlender valider Evidenz für den Wert okklusaler Korrekturmaßnahmen in bestimmten Fällen routinemäßig auszuschließen deutet auf eine gewisse Verzerrung der statistischen Auswertung hin [2]. In Anlehnung an eine neuere Übersicht ergeben sich folgende Schlussfolgerungen [17]:
1. Die Okklusion ist kein wesentlicher ätiologischer Faktor für TMD, aber ihre Auswirkungen sind nicht gleich null und sollten in jedem Einzelfall bestimmt werden.
2. Die Streitfrage ist noch nicht entschieden. Die meisten der so genannten TMD-Experten bagatellisieren die Bedeutung der Okklusion als ätiologischen Faktor, aber die Mehrheit der Zahnärzte konzentriert sich noch auf okklusale Faktoren.
3. Okklusale Therapie und okklusale Korrekturen als einzige Behandlungsmodalität sind kaum jemals zu rechtfertigen; als Teil einer kombinierten Therapie (Beratung, Schiene, Physiotherapie) kann das Einschleifen in ausgewählten Fällen zum Behandlungserfolg beitragen.
4. Okklusale Korrekturen sollten nur in begrenztem Umfang Anwendung finden.
5. Es gibt einen kontinuierlichen Forschungsbedarf unter Anwendung evidenzbasierter Methoden.

Eines der Probleme, die im Zusammenhang mit Studien zur Klärung der Rolle von okklusalen Interferenzen als ätiologischer Faktor einer TMD auftreten, ist deren Definition. Um eine Kontaktbeziehung als okklusale Interferenz bezeichnen zu können, sollte eine Interferenz mit einer Parafunktion (Abb. 6-3 a) oder Funktion (Abb. 6-3 b) vorliegen. Um diese Störung mit TMD-artigen Symptomen verknüpfen zu können, muss ein enger zeitlicher Zusammenhang zwischen dem Auftreten von Symptomen und dem Auftreten der funktionellen oder parafunktionellen Interferenz bestehen. Wenn Symptome erstmalig in angemessenem zeitlichem Zusammenhang nach Einsetzen einer Restauration auftreten und mit Entfernung der Interferenz verschwinden, dann ist dies ein hinreichender Beweis

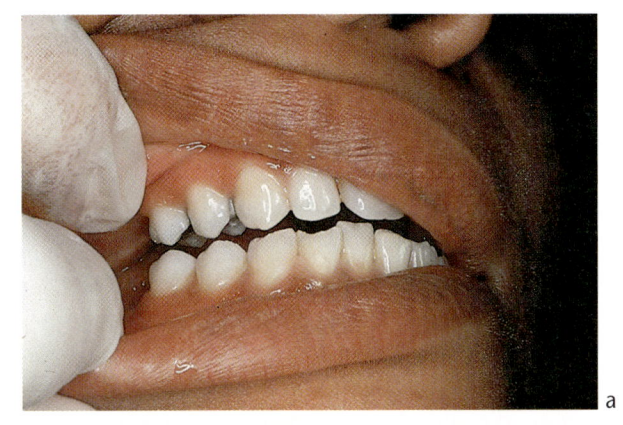

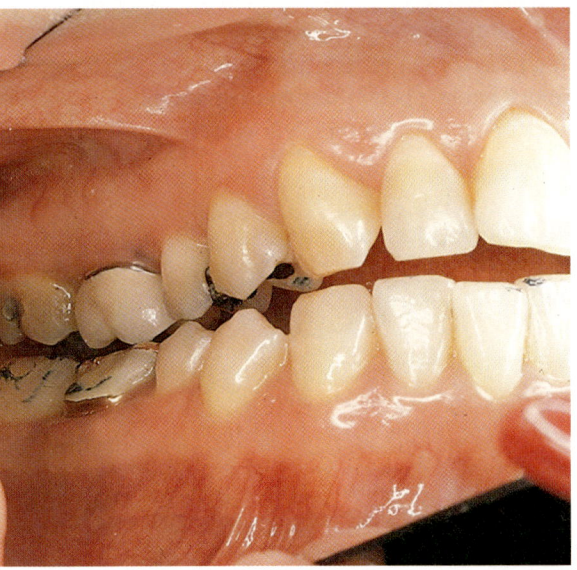

Abb. 6-3 a) Neu eingesetzte Restauration auf der Balanceseite mit Interferenzen auf der rechten Arbeitsseite (Funktion) und Bruxismus in diesem Gebiet (Parafunktion). Die TMD-ähnlichen Muskelsymptome sind mit der Entfernung der Interferenzen abgeklungen.
b) Okklusale Kontakte auf der Arbeitsseite (Unter- und Oberkiefermolaren) interferieren mit der Funktion auf der Arbeitsseite und Bruxismus am rechten Eckzahn.

für einen Zusammenhang zwischen den TMD-artigen Symptomen und der okklusalen Interferenz. Es ist nicht erforderlich, die okklusale Interferenz erneut einzusetzen, um die Gültigkeit der Reizantwort zu überprüfen.

Die Linderung von Unbehagen oder Schmerz kann unmittelbar oder nach einigen Tagen eintreten. So kann also von einer vorläufigen kausalen Beziehung zwischen einer neuen Restauration und einer Funktion bzw. Parafunktion und TMD-artigen Symptomen ausgegangen werden, wenn sie kurze Zeit nach dem Einsetzen der Restauration auftreten und mit der Anpassung oder Entfernung der Restauration abklingen (Abb. 6-4). Es ist wahr, dass eine zahnärztliche Behandlung TMD verursachen kann, doch die Symptome verschwinden nicht einfach nach Beseitigung der okklusalen Interferenz.

▶ Eine iatrogene okklusale Interferenz sollte immer entfernt werden, wenn sie zu einer funktionellen Störung führt [5].

Nicht alle Restaurationen, die mit der Funktion oder Parafunktion interferieren, haben eine kausale Beziehung zu den Symptomen oder der Funktionsstörung. Eine natürlicherweise vorkommende Interferenz, die über Jahre vorhanden sein kann, ohne Probleme zu bereiten (Abb. 6-5), sollte als ein wichtiger Faktor bei einem mangelnden Ansprechen auf eine Therapie betrachtet werden, unabhängig davon, welche Art der Therapie verwendet wurde.

Die Beseitigung größerer Interferenzen, die die Funktion stören, zur Sicherung der Funktion des Unterkiefers in bestimmten Positionen kann die Kondylen, die Disken und Muskeln davor schützen, sich an eine andere funktionelle Position zu adaptieren. Darüber hinaus ist es nicht möglich, bei ausgedehnten Protrusionsstörungen eine korrekte okklusale Aufbissschiene zu modellieren. Es stellt sich die Frage: „Welche Rolle spielen die weniger offensichtlichen Interferenzen beim Ansprechen auf die Therapie, bei der eine okklusale Aufbissschiene verwendet wird?" Normalerweise keine, wenn die Schiene 24 Stunden täglich getragen wird. Wenn jedoch der Patient die Schiene nur in der Nacht trägt und die okklusalen Interferenzen tagsüber für die adaptive Positionsänderung des Unterkiefers hin zu einer bevorzugteren Position von Bedeutung sind, dann können diese okklusalen Interferenzen einen ungünstigen Einfluss auf das Abklingen der Symptome haben. In einigen Fällen können die Symptome so lange persistieren, bis sie palliativ mit einer Aufbissschiene, die okklusal in zentrischer Relation adjustiert wird, behandelt werden.

▶ Im Allgemeinen sind routinemäßige oder „präventive" okklusale Korrekturen von okklusalen Interferenzen ohne funktionelle oder parafunktionelle Störung nicht indiziert [6].

Abb. 6-4 Posteriore Vorkontakte unter Einbeziehung acht neuer Kronen mit der Folge eines seitlich offenen Bisses mit Interferenzen bei Funktion und Parafunktionen (Bruxismus).

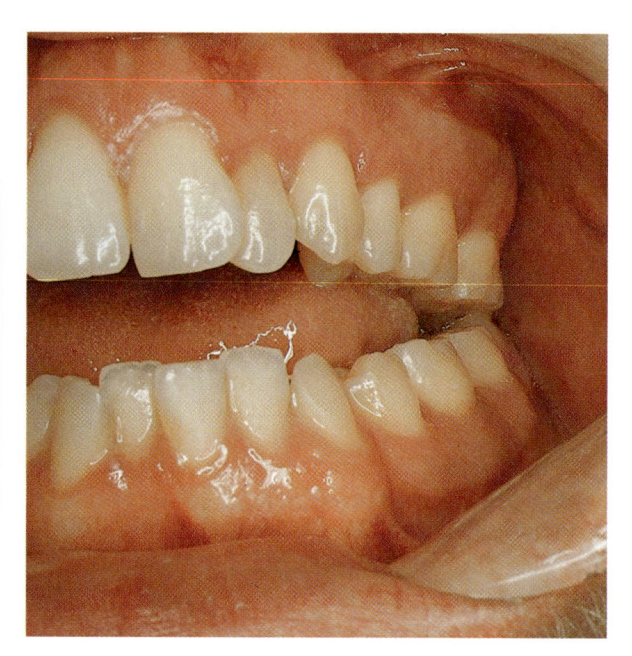

Abb. 6-5 Natürlich vorkommende posteriore okklusale Interferenz.

6.4 Ätiologie der TMD

Eines der okklusalen Probleme, die aus anterioren Restaurationen resultieren, besteht in der Entwicklung von TMD aufgrund von Vorkontakten in zentrischer Okklusion (Abb. 6-6). In diesen Fällen können die betroffenen Zähne empfindlich werden, nach labial kippen oder sich aufgrund des Verharrens in dieser Position TMD-artige Symptome entwickeln (Abb. 6-7).

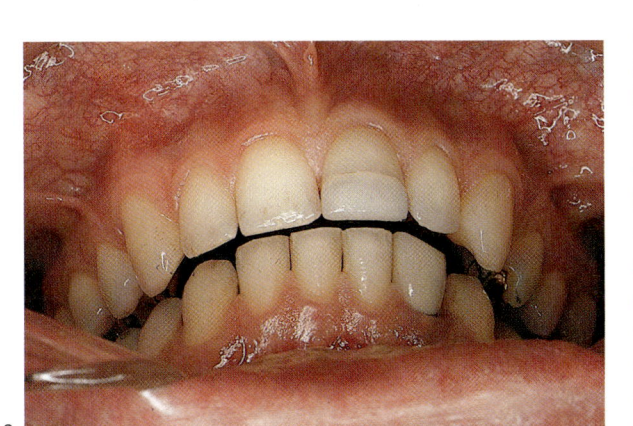

6.4.2 Trauma

Anders als bei akutem Trauma des Kiefergelenks (z.B. Autounfälle, Kontaktsportarten) wurde die Rolle anderer möglicher Traumaformen noch nicht geklärt, darunter auch Schleudertrauma, lang andauerndes Mundöffnen während zahnärztlicher Behandlungen, Intubationsnarkose und schmerzhaftes versehentliches Beißen auf harte Gegenstände. Solche Ereignisse kommen recht häufig vor und tragen möglicherweise zu einem gewissen Grad zur Prävalenz von TMD bei. Chronisches Mikrotrauma, verursacht durch Zähneknirschen und Bruxismus, wurde als ätiologischer Faktor für TMD betrachtet. Es ist nicht ungewöhnlich, dass die Patienten über Gelenkbeschwerden oder Muskelschmerzen auf der gegenüberliegenden Seite des Zähneknirschens klagen (Abb. 6-8).

Bruxismus verursacht selten Beschwerden an einem spezifischen Zahn, es sei denn, dieser ist frakturiert oder beweglich. Parafunktionelle Aktivitäten wie Bruxismus können durch Stress und Nervosität verschlimmert werden. Eine Beziehung zwischen Muskelermüdung, Schmerz und Parafunktion (wie das Zähneknirschen) wird zwar im Allgemeinen akzeptiert, aber die mögliche Rolle spezifischer psy-

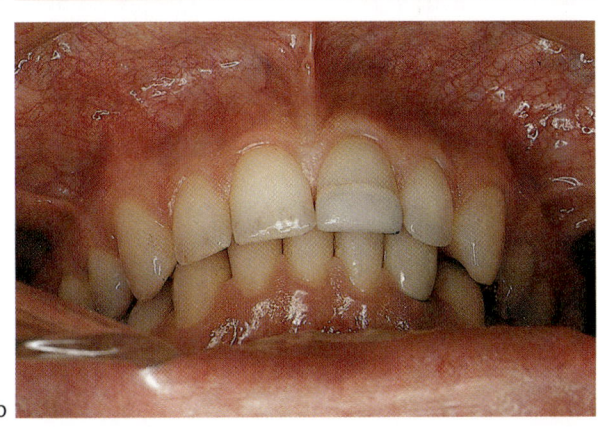

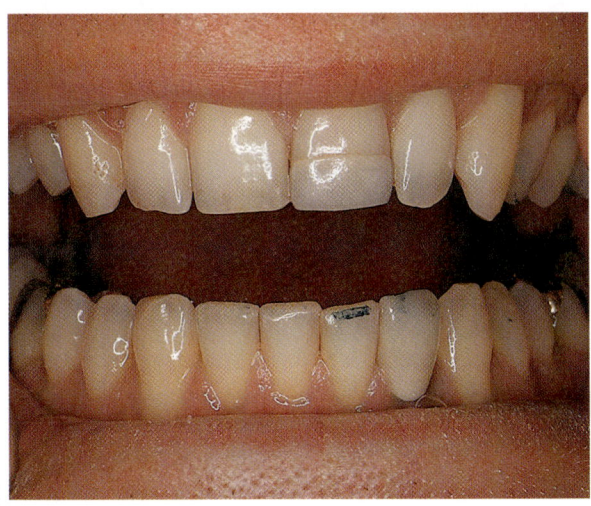

Abb. 6-6 Zentrische okklusale Interferenz mit Entwicklung von TMD-Symptomen.
a) Unterkiefer in zentrischer Relation.
b) Zentrische Kontaktposition.
c) Blaue Okklusionsfolie, die Vorkontakte in zentrischer Okklusion anzeigt.

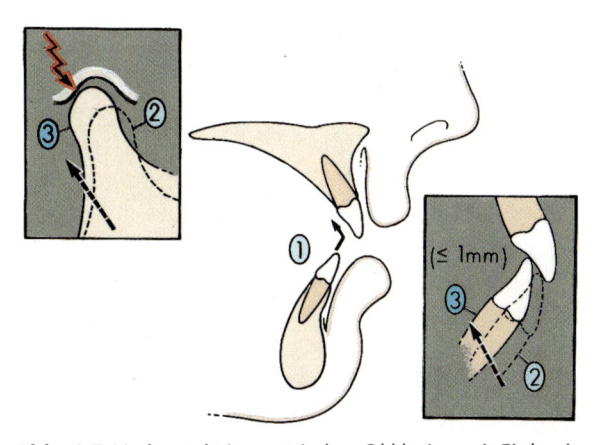

Abb. 6-7 Vorkontakt in zentrischer Okklusion mit Einbeziehung der mittleren Schneidezähne und Distalverlagerung des Unterkiefers mit der Folge einer Blockierung zwischen den Schneidezähnen und einer maximal distalen Position der Kondylus-Diskus-Beziehung. Beim Schließen des Unterkiefers (1) in zentrischer Okklusion ist die Position des mittleren Schneidezahns und des Kondylus (2) instabil und verlagert sich nach distal (3), so dass eine Blockierung auftritt und der Schmerz entsteht.

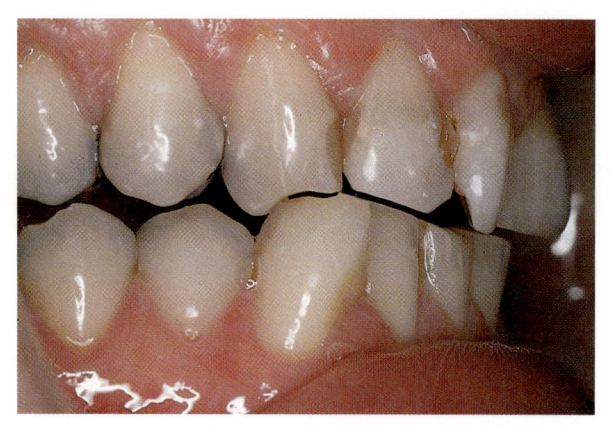

Abb. 6-8 Auswirkungen von Bruxismus, insbesondere am rechten Eckzahn und an den Schneidezähnen.

chischer Faktoren als eine Ursache von Bruxismus und TMD wurde bis jetzt noch nicht diskutiert. Der Einsatz von Lithium bei der Behandlung von einigen Gemütserkrankungen führt zu sehr aggressiven Bruxismusformen.

6.4.3 Malokklusion/Kieferorthopädie

Malokklusion und kieferorthopädische Behandlung wurden beide als ätiologische Faktoren bei TMD diskutiert. Es gibt jedoch bis jetzt keinen annehmbaren Beweis, dass die Malokklusion nach der Klassifikation von Angle eine Ursache kraniomandibulärer Erkrankungen darstellt. Die Vorstellung, dass die routinemäßige Prämolarenextraktion aus kieferorthopädischen Gründen ein kausaler Faktor für die Entstehung der TMD sei, wurde heftig kritisiert und von den meisten Autoren abgelehnt. Die Ergebnisse vergleichender longitudinaler Studien unterstützen die Theorie, dass TMD nicht aufgrund oder als direkte Konsequenz des Verfahrens (Extraktion der Prämolaren) auftreten. Diese Studien beweisen allerdings weder das Auftreten von TMD in Verbindung mit kieferorthopädischer Behandlung noch einen unbedingten kausalen Zusammenhang.

Kieferorthopädisch-kieferchirurgische Maßnahmen zur anterioren Verlagerung des Unterkiefers betreffen mehrere Regionen potentieller Störungen. Aus der chirurgischen Vorgehensweise bei Angle-Klasse-II-Malokklusion (Abb. 6-9a bis d) können sich etliche Probleme entwickeln, einschließlich der kondylären Position in Verbindung mit der sagittalen Spaltung und Fixierung der Segmente sowie einer Zwangsbisslage durch Frühkontakte, das heißt, anteriore und distale Verlagerung der Segmente, so dass aufgrund des Platzmangels keine zentrische

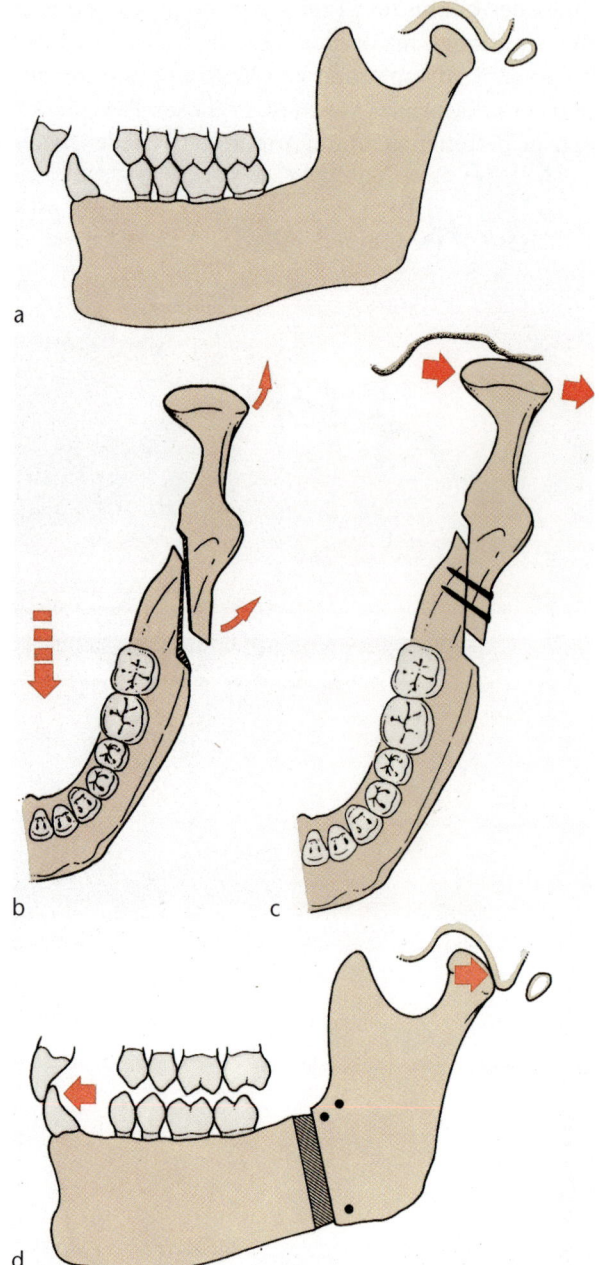

Abb. 6-9 Chirurgische Maßnahmen (sagittale Spaltung) zur Vorverlagerung des Unterkiefers.
a) Zentrische Okklusionsposition.
b) Wirksame Muskel- und Gewebekräfte an den Schnittenden des Unterkiefers [71].
c) Durch die Vorverlagerung und Fixierung des Unterkiefers entsteht eine leichte Lateralverlagerung der Kondylen.
d) Exzessive anteriore Repositionierung mit Blockierung des Unterkieferschlusses.

6.4 Ätiologie der TMD

Okklusion möglich ist. Durch eine solche Zwangsbisslage kann ein Kippen der Oberkieferschneidezähne nach labial resultieren. Die Reizantwort des Kiefergelenks kann in Schmerz und Funktionsstörung bestehen. In den meisten Fällen jedoch wird ein gewisser Grad an Rückverlagerung beobachtet, was als eine Form der Adaptation betrachtet wird.

> Die Vorstellung, dass die kieferorthopädische Korrektur von Bissanomalien eine wesentliche Rolle bei der Behandlung oder Prävention einiger TMD-Formen spielt, konnte bisher nicht bestätigt werden, bleibt jedoch weiterhin in der Diskussion.

6.4.4 Verlust der vertikalen Dimension

Es besteht große Unsicherheit bei der Diagnose „Verlust der Vertikaldimension", da es an einer objektiven Bewertungsmöglichkeit der vertikalen Kontaktdimension mangelt. Relative Messungen der Kontaktvertikalen beziehen sich auf folgende Faktoren:

- Zahnstellung (Abb. 6-10)
- Verlust von Zähnen (Abb. 6-11)
- Interdentalraum

Eine direkte Beurteilungsmöglichkeit mit einer gewissen Signifikanz für Funktion oder Dysfunktion ergibt sich daraus nicht.

Obwohl ein Verlust der vertikalen Dimension nach klinischer Beurteilung und eine temporäre Zunahme in der Vertikalen in einigen Fällen zu einem Abklingen der TMD-Symptome führen können, wäre es nicht korrekt, daraus eine beweiskräftige kausale Beziehung zur Symptomlinderung bei TMD abzuleiten. Es ist nicht korrekt, eine instabile Bisshebungsvorrichtung vor dem definitiven Abklingen der Symptome zu verwenden, weil die Gefahr besteht, eine Intrusion der Zähne und einen seitlich offenen Biss zu verursachen. Es ist jedoch angebracht, eine Stabilisierungsschiene (s. Kap. 14) zu verwenden, um die Vertikaldimension zu vergrößern und den Effekt einer solchen Maßnahme auf die TMD zu bestimmen. Das Abklingen der Symptome bei Anwendung dieser Vorrichtung deutet aber nicht notwendigerweise auf eine kausale Beziehung zwischen der Vertikaldimension und den Symptomen von TMD hin. Ebenso sollte aufgrund dieser Wirkung auf die Symptomlinderung eine Schiene nicht als alleinige rekonstruktive Maßnahme zur Vergrößerung der Vertikaldimension eingesetzt werden. Nachdem die Symptome abgeklungen sind, wird nicht selten beobachtet, dass der

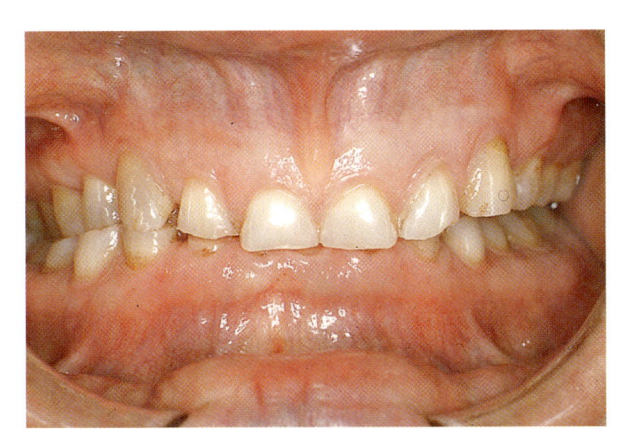

Abb. 6-10 Ausgeprägter Bruxismus und sichtbarer Verlust der Vertikaldimension. Das Hauptsymptom des Patienten war ein Kiefergelenk- und Muskelschmerz, der mit einer okklusalen Aufbissschiene und Restauration – nach Linderung der Symptome – erfolgreich behandelt wurde.

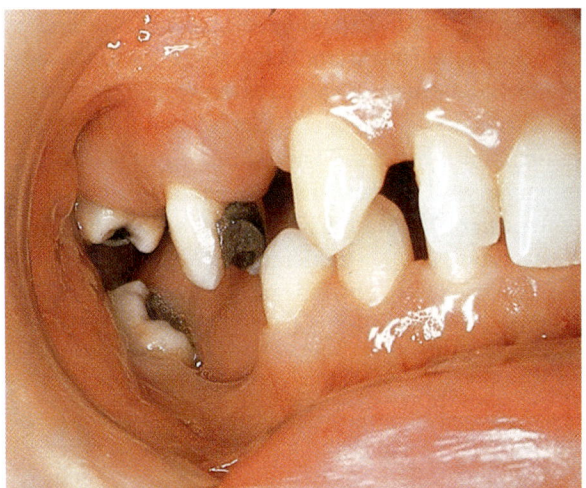

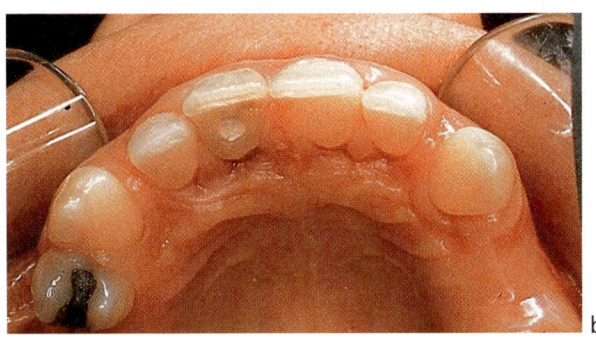

Abb. 6-11 Vertikaldimension.
a) Verlust der Seitenzähne.
b) Einbiss der Frontzähne in die palatinalen Gewebe.

Patient ganz auf das Tragen der Schiene verzichten kann. Somit müssen also andere Faktoren in Betracht gezogen werden. In dem in Abbildung 6-11 dargestellten Fall ist zweifellos eine restaurative Therapie indiziert. Bei der Frage nach dem Zeitpunkt lautet die Antwort: „Wenn die TMD-Symptome für eine gewisse Zeit verschwunden sind." Im Allgemeinen liefert der Verlauf früherer Remissionen auch Hinweise auf den besten Zeitpunkt; wenn nicht, wird oft ein Zeitraum von sechs Monaten vorgeschlagen.

Die Annahme, dass eine mandibuläre Distalverlagerung (Costen-Syndrom) die Ursache von TMD ist, wurde noch nicht bewiesen. Das bedeutet jedoch nicht, dass es keine Beziehung zwischen subjektiven Ohrsymptomen und TMD gibt (s. Kap. 1 und 3).

Der Gebrauch von Bisshebungsvorrichtungen bei der Behandlung des Costen-Syndroms und anderer Kiefergelenkerkrankungen zielte bis in die 80er Jahre nicht auf die mandibuläre Vorverlagerung ab, sondern lediglich auf die Bisshebung. Die Effekte dieser Vorgehensweise bestanden in einer Zahnintrusion und einem seitlich offenen Biss. Dies wurde frühzeitig erkannt, aber die Idee, TMD mit Bisshebung und Vorverlagerung des Unterkiefers zu behandeln, fand weite Verbreitung. Zunächst waren diese anterioren Repositionierungsgeräte (s. Abb. 6-12) nur wenig mehr als Geräte zur Bisshebung, ohne Schutz gegen die Entstehung eines seitlich offenen Bisses. Die später entwickelten Vorrichtungen waren stabiler (Abb. 6-13) und dienten primär der Verlagerung des Unterkiefers nach vorn, statt nur den Biss zu heben, obwohl ein gewisser Grad an Bisshebung unvermeidlich ist und sich ein seitlich offener Biss aufgrund der Unterkiefervorverlagerung entwickelt. Geräte zur Behandlung von TMD werden in den Kapiteln 12, 14 und 15 beschrieben. Anteriore Repositionierungsgeräte werden im Allgemeinen als nichtreversible Therapieformen betrachtet und sind bezüglich ihrer Effektivität und Nebenwirkungen nicht vorhersagbar.

6.4.5 Seelisch-körperliche Faktoren

Epidemiologische Querschnittsstudien haben ergeben, dass ca. 75% spezifischer Populationen unter mindestens einem Anzeichen von TMD (Kiefergelenkgeräusch, Empfindlichkeit) leiden und ca. 33% mindestens ein Symptom (Gesichts- oder Gelenkschmerz) aufweisen [65]. Einer anderen Studie zufolge litten 27% der Patienten mit TMD unter mäßigen, 11% unter schweren Depressionen [80]. Ein umfassendes psychologisches TMD-Profil konnte nicht identifiziert werden, aber über leichtere Anstiege in Bezug auf Ängste, Depressionen, Somatisierung und Stress wird häufig berichtet [16].

Zusätzlich zu den somatischen Faktoren, anhand derer TMD-Patienten differenziert werden können, wurde angenommen, dass Patienten sich auch in Bezug auf wichtige psychologische Charakteristika (z. B. verhaltenspsychologische Aspekte) unterscheiden und demzufolge als Basis für eine Behandlung zunächst eine Klassifikation mittels spezifischer Attribute solcher Patientenuntergruppen erfolgen sollte [64].

Basierend auf zahlreichen Studien kann chronischer orofazialer Schmerz in Verbindung mit TMD sowohl auf eine physiologische Störung als auch auf

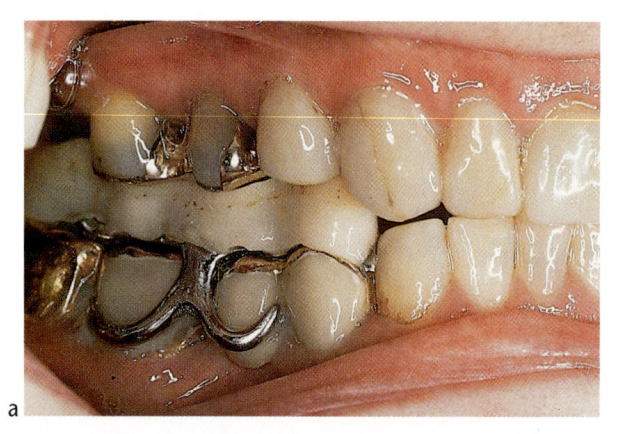

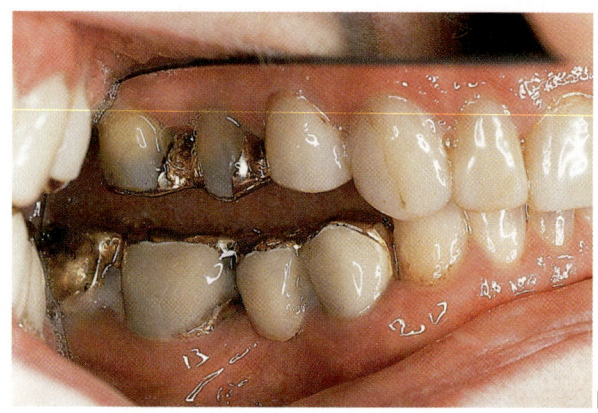

Abb. 6-12 Gerät zur Bisshebung, wobei ein regelmäßiger Auftrag von Kunststoff durch den Zahnarzt erforderlich ist, um dem Patienten das Tragen angenehm zu gestalten.
a) Gerät in situ mit Umfassung nur der Seitenzähne.
b) Gerät entfernt, sichtbarer seitlich offener Biss. Die Intrusion erforderte eine umfassende orthodontische Korrektur.

6.4 Ätiologie der TMD

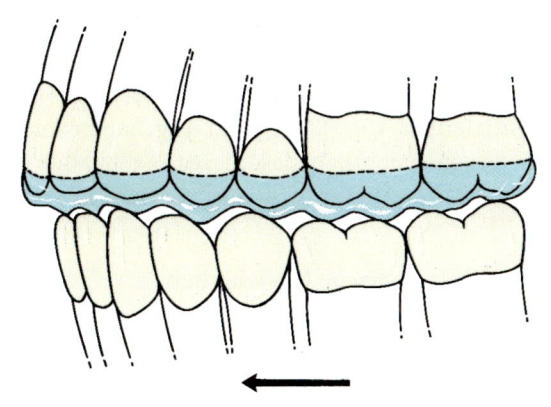

Abb. 6-13 Stabilisierungstyp einer anterioren Repositionierungsschiene. Ihre Anwendung kann zu einem seitlich offenen Biss führen.

eine psychosoziale Funktionsstörung hinweisen. Diese äußern sich durch:
- Depression
- Nervosität
- Multiple körperliche Symptome
- Exzessive Inanspruchnahme medizinischer Einrichtungen
- Übermäßigen Medikamentengebrauch
- Vernachlässigung von persönlicher, sozialer und beruflicher Verantwortung

Es wird angenommen, dass bei chronischen Schmerzerkrankungen eher der Schmerz zu psychischen Symptomen führt als umgekehrt. Zurzeit wird chronischer TMD-Schmerz ebenso wie andere muskuloskelettale Erkrankungen, z.B. Rückenschmerzen im Bereich der Lendenwirbelsäule, nach den persönlichen und gesellschaftlichen Auswirkungen klassifiziert. Psychische Faktoren sind insofern eine Komponente bei Kiefergelenkerkrankungen, als chronischer Schmerz Auswirkungen auf das Leben des Patienten und vielleicht auch auf die Entwicklung des Krankheitsverhaltens hat. Obwohl schon oft der Versuch unternommen wurde, TMD-Symptome allein von Stress abzuleiten, ist es wahrscheinlicher, dass die Beziehung viel komplexer ist und dass Verhaltensfaktoren einschließlich Krankheitserleben und Somatisierungstendenz mit einbezogen werden müssen.

> Für die geringe Zahl von Patienten mit chronischen Schmerzen, mit neurosensorischen Beschwerden oder solche, deren Symptome auf psychologischen Distress hinweisen (z.B. Schlafstörungen, Essstörungen), sowie Patienten mit anderen Belastungsfaktoren können psychosoziale Bewertung und psychiatrische Beurteilung angezeigt sein. Bei der Mehrheit der Patienten mit TMD bestehen jedoch keine Anhaltspunkte für eine nennenswerte psychologische Störung. Dementsprechend ist der Einsatz psychometrischer Test zur orientierenden Untersuchung aller TMD-Patienten unwirtschaftlich, wenn man den geringen Gewinn zusätzlicher behandlungsrelevanter Informationen bedenkt [54].

Für den Zahnarzt, der an der Behandlung von Patienten mit chronischem Schmerz und Hinweisen auf Angstzustände, Stress und Depression beteiligt ist, ist es sinnvoll, sich mit psychologischen Diagnosen vertraut zu machen, insbesondere mit Diagnosen bezüglich Gemütserkrankungen, Angstzuständen und Somatisierung, wie sie nach DSM-IV-R kodiert und in Kapitel 5 beschrieben wurden. Die Überweisung zum Psychologen oder Facharzt ist in diesen Fällen sinnvoll.

6.4.6 Andere systemische Faktoren

Einige systemische Faktoren, die orofaziale Schmerzen auslösen können, haben eine signifikante Bedeutung in der Ätiologie von TMD-Symptomen. Die verschiedenen Formen von Arthritis werden in Kapitel 12 abgehandelt. Aus Platzgründen ist es nicht möglich, eine detaillierte Auflistung aller Erkrankungen anzugeben, die orofaziale Schmerzen verursachen können. Doch sollte erkannt werden, dass die Erkrankungen, die in Tabelle 6-2 aufgeführt sind, in erster Linie Bedeutung bei der Differentialdiagnose von TMD und den damit verbundenen Symptomen, einschließlich des orofazialen Schmerzes, haben.

Tab. 6-2 Einige systemische Erkrankungen, die mit orofazialem Schmerz einhergehen können

- Allergien
- Amyotrophe Lateralsklerose
- Kardiale Erkrankungen
- Kollagene Gefäßerkrankungen
- Hals-, Nasen-, Ohrenerkrankungen
- Arzneimittelnebenwirkungen
- Endokrine Erkrankungen
- HIV-bezogene Neuropathie
- Multiple Sklerose
- Neoplasien
- Polyarthritiden
- Systemischer Lupus erythematodes

Im Allgemeinen leiden Patienten mit chronischen TMD-Schmerzen häufig auch an anderen physischen und psychischen Erkrankungen. Es ist wichtig, dass die Möglichkeit einer systemischen Erkrankung als Ursache für den chronischen Schmerz in Betracht gezogen wird. Bei einigen Patienten mit chronischem orofazialem Schmerz wird fälschlicherweise angenommen, dass eine therapierefraktäre Kiefergelenkerkrankung vorliegt, obwohl in Wirklichkeit eine systemische Erkrankung dahintersteckt. In diesen Fällen führt die weitere Behandlung von TMD zu einer Verzögerung der eigentlich angemessenen Therapie.

6.5 Funktionelle diagnostische Kriterien

Die Diagnose einer bestimmten TMD basiert nicht einfach auf einer Einteilung nach klassischen Symptomen (z. B. Schmerz oder Überempfindlichkeit von Kiefergelenk und Muskeln, Gelenkgeräusche, Limitation der Unterkieferbewegung). Was die Signifikanz betrifft, müssen einige diagnostische Kriterien hinzugefügt oder weggelassen werden, um bestimmte TMD-Formen sinnvoll zu beurteilen. So wird z. B. schmerzlosem Knacken nicht mehr so große Bedeutung für den natürlichen Verlauf von TMD beigemessen wie früher, und dementsprechend erachtet man die von manchen Zahnärzten für notwendig befundene präventive Behandlung heute als Übertherapie.

Trotz des Fortschritts bezüglich der diagnostischen Sicherheit bleibt die Tatsache bestehen, dass der Behandler oftmals vorläufige Diagnosen stellen muss. Diese basieren auf dem am häufigsten berichteten Symptom (Schmerz) und dem am häufigsten klinisch erkennbaren Befund (Muskeldruckschmerzhaftigkeit). Trotz der Reversibilität einer Behandlung muss der Zahnarzt in der Lage sein, den Behandlungsansatz zu rechtfertigen. Dies kann nur mit zuverlässigen funktionellen Diagnosekriterien, die auf Patientenanamnese und klinischer Untersuchung basieren, erreicht werden.

Eine Ursachen-Wirkungs-Beziehung zwischen den vielen klinischen oder röntgenologischen Befunden und Symptomen bleibt noch herauszufinden. Somit werden in erster Linie die Symptome behandelt und nicht die Ursachen. Die Notwendigkeit einer nur auf einer provisorischen Diagnose beruhenden konservativen Therapie steht den anerkannten Prinzipien der Zahnmedizin entgegen. Obwohl die Diagnosesicherung auf Basis einer Ursachen-Wirkungs-Beziehung ein gemeinsames Ziel der Fachgebiete Epidemiologie, Ätiologie, Nosologie (z. B. Klassifizierung von TMD) und Psychophysiologie ist, ist es offensichtlich, dass dieses Ziel in allen diesen Disziplinen bisher nicht erreicht wurde.

6.5.1 Diagnostische Unsicherheit

Viele der Probleme, Prävalenz und ursächliche Faktoren von TMD entsprechend einzuschätzen, liegen im Fehlen spezifischer diagnostischer Kriterien, die mehr Sicherheit bieten könnten. Diese Unsicherheit unterstützt das konservative Therapiekonzept bei TMD, was den Gebrauch von okklusalen Aufbissschienen, nichtsteroidalen entzündungshemmenden Substanzen (NSAID), Verhaltenstherapien und, falls nötig, auch Antidepressiva beinhaltet.

Konservative oder reversible Behandlungsformen reduzieren die diagnostische Unsicherheit und das Risiko der Überbehandlung sowie deren ungünstige Auswirkungen entscheidend; jedoch wird dadurch die Schwierigkeit, Epidemiologie und Ätiologie von TMD ohne korrekte diagnostische Kriterien zu erforschen, nicht geringer. Die meisten diagnostischen Parameter bleiben in Bezug auf Spezifität, Zuverlässigkeit und Sensitivität unzureichend. In dieser Hinsicht ist vermutlich die Verwendung spezieller funktioneller Diagnosekriterien als akzeptables Klassifikationssystem die zurzeit sinnvollste Alternative.

6.5.2 Diagnostische Kriterien

Mit der Zunahme der Zahl und der Komplexität der mit TMD verbundenen Symptome haben auch die Versuche, die Erkrankungen zu kategorisieren, zu zahlreichen Klassifikationssystemen geführt. Keines ist jedoch für all diejenigen, die sich für eine diagnosebezogene, sinnvolle Behandlung und letztlich für die Ursachen-Wirkungs-Beziehung interessieren, befriedigend.

Offensichtlich muss die Beurteilung akzeptierter Anzeichen und Symptome von TMD valide, empfindlich und spezifisch sein, wenn eine diagnostische Gewissheit erreicht und als Grundlage für eine möglichst spezifische Therapie verwendet werden kann. Ein solcher Grad an diagnostischer Sicherheit wird jedoch normalerweise nicht erreicht. Dies muss bei der Entscheidung für irreversible Therapieformen beachtet werden.

Normalerweise verlässt sich der Zahnarzt auf Informationen, die er aus der Patientenanamnese und Befunden aus gängigen klinischen Untersuchungen erhält, die zwar für reversible Therapieformen annehmbar sind, aber die Anforderungen für Forschungszwecke nicht erfüllen. Zusätzliche Informationen können durch Untersuchungen bei Spezialisten und ergänzende Tests – einschließlich (wenn indiziert) der Röntgendarstellung der Kiefergelenke – gewonnen werden. Jedoch muss die Anwendung diagnostischer Kriterien bei verschiedenen Patienten und beim einzelnen Patienten zur Feststellung von Therapiefortschritten wiederholbar sein. Die Diagnose muss dabei mit den funktionellen Kriterien und den diagnostischen Zusatzkriterien in Beziehung stehen. Beispielsweise muss eine Myalgie durch eine spezifische Lokalisation der Muskeldruckschmerzhaftigkeit gekennzeichnet sein, damit diese Diagnose gestellt und durch den Behandler wiederholt und zuverlässig überprüft werden kann.

6.5.3 Mehrfachdiagnose

Die Situation, mehr als eine Diagnose stellen zu müssen, ist bei TMD im Allgemeinen häufig gegeben. Das Vorliegen sich überlappender Anzeichen und Symptomen kann die Sicherheit einiger Diagnosen erschweren, dennoch sind multiple Diagnosen auf Basis der Tabelle 6-1 möglich. Obwohl Patienten mit einem einzigen auf TMD bezogenen Hauptanliegen zum Zahnarzt kommen können, haben sie häufig andere kiefergelenkassoziierte Beschwerden, beispielsweise Muskelfehlfunktion wie Empfindlichkeit, Schmerz, Geräusche im Gelenk oder Spannungskopfschmerzen. Somit können bei diesen Patienten mehrere Diagnosen gleichzeitig zutreffen. Die Therapie ist üblicherweise auf die Erkrankung ausgerichtet, die den Schmerz verursacht – beispielsweise wird eher die Myalgie als das schmerzlose Knacken im Kiefergelenk behandelt.

Zusammenfassung

Obwohl die Anzeichen und Symptome von TMD in allen untersuchten Bevölkerungsgruppen häufig vorkommen, ist die Anzahl der Patienten, die eine Behandlung benötigen und suchen, relativ gering. Diese Schlussfolgerung unterscheidet sich von dem, was vor einigen Jahren der Trend zu sein schien, als man eine „präventive" Therapie befürwortete, bei der selbst für schmerzloses Knacken irreversible Behandlungsformen als Standard angesehen wurden.

Diagnostische Kriterien, die eine potentielle Validität, Zuverlässigkeit und Spezifität aufweisen sowie als funktionelle Kriterien fungieren sollen, zeigen die Notwendigkeit, Symptome zu definieren, die primär in Beziehung zum Schmerz oder zu messbaren Funktionsstörungen stehen. Durch Messungen (die durch den Untersucher zuverlässig wiederholbar sein müssen) definierte Kriterien haben sich als brauchbar für die Einschätzung von TMD und die Untersuchung des Therapiefortschritts erwiesen.

Zur Bestimmung des chronischen Schmerzes wurden sowohl eine psychologische als auch eine physische Untersuchung vorgeschlagen. Eine psychologische Begutachtung von Patienten mit chronischem orofazialem Schmerz ist angemessen. Zahnärzten, die Patienten mit chronischem orofazialem Schmerz behandeln, wird empfohlen, sich mit psychologischen Diagnosen vertraut zu machen, die Gemütserkrankungen (affektive Störungen), Angstzustände und somatisierte Erkrankungen beinhalten, um mit klinischen Psychologen und Psychiatern zusammenarbeiten zu können. Obwohl Angstzustände, Stress und Depressionen im Vergleich zu Kontrollgruppen verstärkt bei TMD-Patienten beobachtet werden können, besteht nur bei einem kleinen Prozentsatz dieser Patienten ein signifikanter Zusammenhang zwischen TMD und einer psychischen Erkrankung, die eine weitere Evaluierung und Überweisung zu einem Spezialisten erfordert.

7 Befundaufnahme und Diagnostik

Inhalt

7.1	Funktionsstörung – diagnostisches Vorgehen		149
	7.1.1	Fragebogen	150
7.2	Krankengeschichte		152
	7.2.1	Hauptanliegen	153
	7.2.2	Gegenwärtige Erkrankung	153
	7.2.3	Bisherige Krankengeschichte	153
	7.2.4	Familiengeschichte	153
	7.2.5	Persönliche und soziale Anamnese	153
	7.2.6	Allgemeinmedizinische Anamnese	153
7.3	Systeme zur TMD-Diagnostik		154
	7.3.1	Psychologische Faktoren	154
	7.3.2	Zweiachsiges TMD-Diagnostiksystem	155
	7.3.3	Zahnärztliche Befundaufnahme	155
	7.3.4	Zahnstatus und Okklusion	156
	7.3.5	Okklusale Interferenzen	157
7.4	Klinische Untersuchung bei TMD		159
	7.4.1	Faziale Analyse	159
	7.4.2	Druckempfindlichkeit von Kaumuskeln und Kiefergelenken	159
	7.4.3	Palpationstechniken	160
	7.4.4	Einzelne Muskeln	161
	7.4.5	Palpation der Halsmuskulatur	163
	7.4.6	Druckempfindlichkeit bei Palpation der Kiefergelenke	164
7.5	Vertikale Unterkieferbewegungen		165
	7.5.1	Öffnungsmuster	165
	7.5.2	Aktive/passive Öffnung	165
	7.5.3	Lateraler Bewegungsspielraum des Unterkiefers	166
	7.5.4	Protrusionsbewegungen	167
	7.5.5	Gezieltes Belasten von Gelenken und Muskeln	167
	7.5.6	Pressen	168
	7.5.7	Widerstandstest	169
	7.5.8	Nutzen von Messungen der Unterkieferbewegung	171
	7.5.9	Vergrößerung der maximalen Mundöffnung	171
	7.5.10	Kauvermögen und Kauleistung	171
	7.5.11	Nutzen und Grenzen von Daten zur Unterkieferbewegung	172

7.6	Myofaszialer Schmerz	172
	7.6.1 Gelenkgeräusche	172
	7.6.2 Diagnose von Diskusverlagerungen	173
	7.6.3 Diagnose von Arthralgie, Arthritis, Arthrose	174
7.7	Ergebnisse der klinischen Untersuchung	175
7.8	Beurteilung von Schmerz und Psyche	175
	7.8.1 Psychologische Aspekte	179
	7.8.2 Methoden zur Achse-II-Beurteilung	179
	7.8.3 Schweregrad des chronischen Schmerzes	179
	7.8.4 Bewertung der Behinderung	179
	7.8.5 Behinderungspunkte	179
	7.8.6 Einteilung von Schmerzintensität und Einschränkung der Lebensführung (GCPS)	181
	7.8.7 Überarbeitete Symptom-Checkliste-90	181
	7.8.8 Checkliste Kieferprobleme	182
	7.8.9 Behandlungsansatz	182
7.9	Akute und chronische TMD	183
7.10	Zusammenfassung der klinischen Beurteilung	184
7.11	Einsatz bildgebender Verfahren am Kiefergelenk	185
	7.11.1 Grundlagen für den Einsatz bildgebender Verfahren	185
	7.11.2 Falsche Annahmen über den Einsatz bildgebender Verfahren am Kiefergelenk	185
	7.11.3 Aufnahmen mit transkranialer Projektion	186
	7.11.4 Panoramaaufnahmen	186
	7.11.5 Computertomographie	186
	7.11.6 Arthrographie	186
	7.11.7 Magnetresonanztomographie	187
	7.11.8 Arthroskopie	191
	7.11.9 Aufzeichnung der Kiefergelenkbahnen	192
	7.11.10 Indikationen für den Einsatz bildgebender Verfahren	197

In diesem Kapitel findet sich eine Reihe von Optionen für Zahnärzte, die unterschiedliches Interesse an der Diagnostik von TMD haben. Dies erstreckt sich vom einfachen Screening-Ansatz bis hin zu tiefer gehendem Verständnis, entsprechend der zunehmenden Bedeutung der wissenschaftlichen Forschung für die zahnärztliche Praxis [48]. So will sich der Zahnarzt möglicherweise vorwiegend auf Prüfungen der aktiven Beweglichkeit verlassen, die am aussagekräftigsten zur Differenzierung von TMD-Unterformen sind, z. B. myogene, arthrogene und kombinierte Erkrankungen [67]. Letztlich ist es dem Zahnarzt möglich, TMD-Untergruppen (z. B. myofaszialen Schmerz, Diskusverlagerung mit und ohne Reposition oder Arthritis/Arthrose) durch eine Kombination von aktiven Unterkieferbewegungen, passiver Öffnung und Palpation zu identifizieren.

Auf der Grundlage einer vorläufigen Diagnose und der Ergebnisse initialer reversibler und palliativer Therapiemaßnahmen kann sich der Bedarf für bildgebende diagnostische Verfahren ergeben.

Für den mehr forschungsorientierten Kliniker sind evidenzbasierte Ansätze zur Diagnostik und Behandlung von TMD wünschenswert. Allerdings ist die entsprechende Literatur zur Erfüllung des Paradigmas der Evidenzbasierung in vielen Fällen bisher nicht verfügbar. Die Anwendung der Ergebnisse von Studien und systematischen Übersichtsarbeiten auf individuelle Patienten gestaltet sich schwieriger als bisher angenommen [28, 29, 31, 61].

Es ist unwahrscheinlich, dass eine nennenswerte Anzahl von Zahnärzten nicht mit dem Konzept einer evidenzbasierten Tätigkeit übereinstimmt [63]. Die Suche nach der „besten Evidenz" in Bezug auf die Vorgehensweisen bei Untersuchung und Diagnostik von muskuloskelettalen Erkrankungen (TMD) hat sich auf Fragebogen und verschiedene klinische Tests konzentriert, die bei den häufigsten muskel- und gelenkabhängigen TMD-Formen Standardisierung und Wiederholbarkeit der Ergebnisse ermöglichen. Die Beurteilung eines Patienten mit TMD beruht auf der zu einem gegebenen Zeitpunkt vorhandenen Evidenz. Es wurde bereits darauf hingewiesen [2], dass diese Evidenz nicht immer auf randomisierten, kontrollierten klinischen Studien beruht; eine Hierarchie anderer Ebenen zeitabhängig akzeptabler Evidenz [33] ist in Betracht zu ziehen. Die klinische Erfahrung des Zahnarztes muss außerdem zur Versorgung des einzelnen Patienten [29, 61] und unter dem Aspekt der Zufriedenstellung des Patienten [49] einbezogen werden.

> Die Anwendung eines primär für die Diagnostik vorgesehenen Instruments hat in der klinischen Praxis ihre Grenzen; der Zahnarzt kann entscheiden, welche Elemente der verfügbaren diagnostischen Systeme in Verbindung mit seiner eigenen klinischen Erfahrung Anwendung finden sollen.

7.1 Funktionsstörung – diagnostisches Vorgehen

Die Diagnostik beruht auf den Erkenntnissen aus Krankengeschichte und körperlicher Untersuchung. Beim ängstlichen Patienten mit akutem oder chronischem Schmerz helfen kurze Screening-Fragebogen dabei, die Beschwerden des Patienten einzugrenzen. Sie geben dem Zahnarzt einen schnellen Überblick über die zugrunde liegende Problematik und dienen als Orientierung für die weitere Ausrichtung von Anamnese und Untersuchung.

Die körperliche Untersuchung wird typischerweise durch Palpation zur Feststellung von Druckdolenzen von Muskeln und Gelenken und mit einem Lineal mit Millimeterskala zur Messung von Mundöffnung und Lateralbewegung durchgeführt. Einige Zahnärzte verwenden ein Stethoskop zum Abhören von Gelenkgeräuschen, algometrische Vorrichtungen zur Standardisierung des Palpationsdrucks sowie Apparaturen zur Aufzeichnung von Bewegungsspuren des Unterkiefers, um den Diagnoseprozess zu unterstützen. Das Kosten-Nutzen-Verhältnis des zusätzlichen Einsatzes dieser „Hilfsmittel" im Vergleich mit Millimeterskala und manueller Palpation wird jedoch kontrovers diskutiert [5, 74].

Eine kleine Anzahl vom Patienten mit chronischen TMD-Beschwerden reagiert auch auf eine lege artis durchgeführte Behandlung nicht. Zwischen den physischen und psychischen Aspekten von chronischem Schmerz gibt es eine komplexe Interaktion, die auf die Notwendigkeit eines dualistischen diagnostischen Ansatzes hinweist. Dabei werden sowohl körperliche Befunde als auch der psychosoziale Status beurteilt. Ziel ist ein Profil des Patienten, das eine mögliche chronische Schmerzstörung, Depression, Angststörungen oder eine Vorbehandlung in Zusammenhang mit chronischem Schmerz erfasst. Von besonderem Interesse ist die Möglichkeit der praktischen Anwendung einiger RDC-TMD-Kriterien (Research Diagnostic Criteria) zur Vorhersage chronischer TMD bei Patienten mit akuten Beschwerden [22, 27, 80].

7.1.1 Fragebogen

Ein kurzer Anamnesebogen hilft dem Behandler auch bei augenscheinlich Gesunden oder bei Notfallpatienten, die Notwendigkeit einer späteren genaueren Untersuchung zu erkennen. Diese Screening-Untersuchung kann aus einem Screening-Fragebogen (Tab. 7-1) und einer Untersuchung bestehen (Tab. 7-2). Die Anzahl der Fragen auf einem Fragebogen kann je nach Umfang der vom Behandler gewünschten Information unterschiedlich sein. Eine Screening-Untersuchung kann Teil jeder zahnärztlichen Untersuchung sein. Sie muss jedoch als ein Kompromiss zwischen einer vollständigen und einer kürzeren Untersuchung betrachtet werden, wobei das Ausmaß des Kompromisses durch die Bedürfnisse von Patient und Zahnarzt bestimmt wird.

Die Fragen zur Eigenanamnese in Tabelle 7-1 werden gestellt, um dem Behandler eine Informationsgrundlage zu liefern, mit der der Patient zum Zeitpunkt der Untersuchung eingeschätzt werden kann. Bejahende Antworten in Bezug auf Muskel- und Kiefergelenkschmerz oder Gelenkgeräusche sollten im Zusammenhang mit der klinischen Screening-Untersuchung (Tab. 7-2) gesehen werden. Wenn der Patient über Schmerzen an einer bestimmten Stelle klagt, ist dies der geeignete Moment, um mit Hilfe einer visuellen Analogskala (VAS) die Schmerzintensität einem eindimensionalen Messwert zuzuordnen. Die Skala ist 10 cm lang. Das eine Ende ist mit „kein Schmerz", das andere Ende mit „unerträglicher Schmerz" beschriftet (Abb. 7-1). Der Patient wird aufgefordert, sein momentanes Schmerzniveau („jetzt") auf der Skala abzuschätzen.

Der Fragebogen kann den Patienten helfen, das Hauptanliegen zu formulieren. Die Antworten können auf Aspekte hinweisen, auf die sich der Zahnarzt möglicherweise konzentrieren möchte.

> Verneinende Antworten auf die Fragen 19 und 20 in Tabelle 7-1 schließen das Vorliegen einer Depression mit hoher Wahrscheinlichkeit aus [78].

Stärker differenzierte diagnostische Kriterien zur Einschätzung von Depression, chronischer Schmerzstörung, unspezifischer körperlicher Symptome und orofazialer Funktionseinschränkung werden später im Rahmen des zweiachsigen Diagnosesystems erörtert. Der Behandler sollte allerdings die folgenden Indikationen für eine weitergehende Beurteilung bereits früh in der Erstuntersuchung erkennen:

- Hinweise auf erhebliche Schmerzen, länger als 6 Monate andauernd
- Misserfolg vieler sinnvoller Behandlungsansätze
- Uneinheitliche Berichte über wichtige Lebensereignisse
- Übermäßige Dramatisierung von Symptomen und Vorbehandlung
- Verlangen nach bestimmter Medikation bei unbestimmtem Schmerz
- Uneinheitliche Hauptbeschwerde, abhängig von Lebensereignissen
- Klinische Symptome von Angst oder Depression
- Fixierung auf eine Diagnose, unabhängig von den Symptomen
- Stressbedingte Erkrankungen in der Anamnese
- Verwicklung in Rechtsstreit über frühere Therapie
- Einschneidende Lebensereignisse wie Todesfall, Scheidung, Arbeitsplatzverlust
- Extreme Abhängigkeit vom Behandler oder von erwarteter Behandlung.

Diese psychologischen und verhaltensbezogenen Merkmale können einzeln oder in Kombination ein Hinweis auf die Notwendigkeit einer Überweisung zu einer kompetenten psychologischen Beurteilung sein. Je notwendiger eine Überweisung zu einem Spezialisten erscheint, umso mehr Widerstand leistet allerdings oft der Patient.

Die Fragen in Tabelle 7-2 umreißen ein Minimum an Informationen (zusätzlich zur Anamnese), die der Zahnarzt aus der klinischen Screening-Untersuchung gewinnen muss, um eine vorläufige Diagnose zu stellen oder eine schnell notwendige oder vorläufige Therapie einzuleiten. Positive Antworten auf die Fragen dieser beiden Screening-Fragebogen (Tab. 7-1 und 7-2) deuten ebenfalls darauf hin, dass anschließend eine umfassendere Untersuchung erforderlich ist.

Diese Art der kurzen Problemevaluierung (Tab. 7-1 und 7-2) sollte nicht als definitiv aussagekräftig bezüglich der Verlässlichkeit und der Spezifität sowie Sensitivität betrachtet werden. Ihr Einsatz

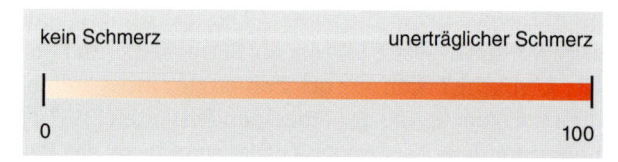

Abb. 7-1 Die visuelle Analogskala für die eindimensionale Evaluierung des Schmerzes, z. B. seiner Intensität.

7.1 Funktionsstörung – diagnostisches Vorgehen

Tab. 7-1 Screening-Fragebogen zur Eigenanamnese

1.	Haben oder hatten Sie im letzten Monat Schmerzen im Gesicht, am Kiefer, an den Schläfen, im oder vor dem Ohr?	Ja	Nein
2.	Hat der Schmerz die letzten drei Monate angedauert?	Ja	Nein
3.	Haben oder hatten Sie jemals geschwollene, druckempfindliche, schmerzhafte Gelenke (Kiefergelenke oder anderswo)?	Ja	Nein
4.	Haben oder hatten Sie jemals Schwierigkeiten, den Mund weit genug zu öffnen, um einen Apfel zu essen, zu gähnen, zu singen oder harte Nahrungsmittel zu kauen?	Ja	Nein
5.	Hatten Sie jemals einen Sport-, Fahrrad-, Auto- oder anderen Unfall, der Ihnen Schmerzen oder Beschwerden bereitet oder bereitet hat?	Ja	Nein
6.	Haben oder hatten Sie jemals ein Knacken, Springen, Knirschen in einem oder beiden Kiefergelenken oder Verstopfungsgefühl oder Geräusche im Ohr?	Ja	Nein
7.	War Ihr Unterkiefer jemals in geschlossener oder fast geschlossener Stellung blockiert und so das Essen behindert?	Ja	Nein
8.	Haben Sie häufig, nahezu täglich Kopf- oder Nackenschmerzen?	Ja	Nein
9.	Müssen oder mussten Sie jemals Ihren Unterkiefer beim weiten Öffnen oder vollständigen Schließen seitwärts bewegen oder ihn mit der Hand führen, um ein „Hängenbleiben" im Kiefergelenk zu vermeiden?	Ja	Nein
10.	Schmerzen Ihre Kiefer(-muskeln), sind sie druckschmerzhaft, angespannt, steif, insbesondere am Morgen nach dem Aufwachen?	Ja	Nein
11.	Wenn Sie Schmerzen im Gesicht oder in den Kiefergelenken haben – dauern sie schon länger als drei Monate an?	Ja	Nein
12.	Sind Sie jemals behandelt worden wegen	Ja	Nein
	• Kiefergelenkproblemen?	Ja	Nein
	• abgebrochenen Zähnen?	Ja	Nein
	• Phantomzahnschmerz?	Ja	Nein
	• Migräne?	Ja	Nein
	• Schmerzen in Hals- oder Lendenwirbelsäule?	Ja	Nein
	• Arthritis?	Ja	Nein
13.	Werden Sie derzeit ärztlich behandelt, und nehmen Sie Medikamente ein?	Ja	Nein
14.	Haben Sie Probleme mit Ihrem „Biss"?	Ja	Nein
15.	Ist bei Ihnen oder einem Familienangehörigen eine rheumatoide Arthritis, ein Lupus oder eine andere örtliche oder allgemeine Arthritis festgestellt worden?	Ja	Nein
16.	Haben Ihr Lebenspartner oder andere Personen Ihnen mitgeteilt, dass Sie nachts oder tagsüber mit Ihren Zähnen knirschen?	Ja	Nein
17.	Pressen Sie Ihre Zähne aufeinander, unter Stress, während der Arbeit, beim Sport, am Steuer?	Ja	Nein
18.	Haben Sie finanzielle, rechtliche oder persönliche Probleme, die Ihre Lebensqualität beeinflussen könnten?	Ja	Nein
19.	Litten Sie im letzten Monat häufig unter Niedergeschlagenheit, Bedrücktheit oder Hoffnungslosigkeit?	Ja	Nein
20.	Litten Sie im letzten Monat häufig an fehlendem Interesse oder Vergnügen an Aktivitäten?	Ja	Nein

Tab. 7-2 Klinische Screening-Untersuchung.
Zu 2.: Repräsentative Muskeln sind: M. masseter, Mm. pterygoidei, M. temporalis, M. sternocleidomastoideus
Zu 8.: Repräsentative Zähne sind: Erste Molaren und Prämolaren, mittlere Schneidezähne

1.	Ist das Ausmaß der Unterkieferbewegungen normal?	Ja	Nein
2.	Sind über dem Kiefergelenk befindliche Strukturen oder bestimmte Muskeln an Kopf und Hals druckschmerzhaft?	Ja	Nein
3.	Beim Prüfen der Okklusion mit Shimstockfolie: Hat der Patient einen		
	• anterior offenen Biss?	Ja	Nein
	• posterior offenen Biss?	Ja	Nein
4.	Übermittelt der Patient bestimmte nonverbale Signale von Schmerzempfindung?	Ja	Nein
5.	Weisen die Zähne untypischen Abrieb auf (Bruxismus)?	Ja	Nein
6.	Gibt es perkussionsempfindliche Zähne?	Ja	Nein
7.	Gibt es Zähne mit erhöhter Beweglichkeit?	Ja	Nein
8.	Beim Überprüfen der Taschentiefe mit einer Parodontalsonde: Ist ein Attachmentverlust messbar?	Ja	Nein
9.	Beim Schließen der Zähne in zentrischer Okklusion: Ist der Fremitus mancher Zähne deutlicher spürbar als der der anderen?	Ja	Nein
10.	Bei der Inspektion der Weichgewebe: Sind diese trocken? Sind irgendwelche Verletzungen erkennbar?	Ja	Nein
11.	Kann der Patient bei Protrusions- und Lateralbewegungen Frontzahn- und Eckzahnkontakt herstellen?	Ja	Nein
12.	Ist das Hauptanliegen des Patienten laut Antworten auf Fragen in Tabelle 7-1 mit einer bestimmten schmerzhaften Stelle oder einer Funktionsstörung in Verbindung zu bringen?	Ja	Nein
13.	Ist es möglich, eine vorläufige Diagnose zu stellen?	Ja	Nein

bietet jedoch einige Maßnahmen für eine standardisierte Annäherung zur Evaluierung der Patienten mit Kiefergelenkstörungen, bei denen eine vorläufige Therapie eingeleitet werden soll. Diese Fragestellungen können auch als Richtlinien für den Einsatz umfassenderer Untersuchungsmethoden genutzt werden.

7.2 Krankengeschichte

Die Krankengeschichte ist eine gemeinsame Anamnese von Zahnarzt und Patient auf der Basis einer persönlichen Befragung. Sie enthält die wesentliche Beschwerdeproblematik des Patienten, gegenwärtige und frühere Erkrankungen und Beschwerden sowie einen Überblick über den Zustand der Organsysteme. Ergebnis des Gesprächs ist ein schriftlicher Bericht, sei es in Form eines Gesprächsprotokolls oder der späteren Niederschrift einer mit Einwilligung des Patienten angefertigten Tonaufzeichnung. Die Linderung von Schmerzen besitzt hohe Priorität; die Behandlung sollte allerdings erst eingeleitet werden, wenn ausreichende Informationen für eine vorläufige Diagnose vorliegen. So können, je nach Indikation, umgehend symptomatische, palliative, konservative oder reversible Behandlungsmaßnahmen ergriffen werden. Die Krankengeschichte muss nicht erschöpfend sein; eine ausreichende Erfassung der medizinischen und zahnmedizinischen Anamnese ist jedoch erforderlich, um sicherzustellen, dass kein wichtiger Gesichtspunkt übersehen wird. Vom Patienten selbst ausgefüllte Fragebogen können brauchbare Informationen liefern.

Die Ziele der Krankengeschichte sind: Stellung einer Diagnose, Ermittlung aller allgemeinen Faktoren, die die Diagnose und den Behandlungsplan beeinflussen können sowie Feststellung aller allgemeinen Erkrankungen, die besondere Berücksichtigung vor oder während der Therapie erfordern. Ein weiteres wichtiges Ziel ist die Ausbildung einer Vertrauensbasis zwischen Zahnarzt und Patient.

7.2.1 Hauptanliegen

Das Hauptanliegen ist das Symptom, das für den Patienten am wichtigsten ist. Hier schildert der Patient mit seinen eigenen Worten das für ihn wichtigste Symptom einer Störung. Dabei kann die Schilderung dieses Anliegens durch Schmerzen und die eigenen bisher gemachten Erfahrungen sowie durch die Erfahrungen von Verwandten und Freunden beeinflusst werden. Die subjektive Natur des Schmerzes macht es dem Patienten oft schwer, sein Hauptanliegen auf objektive Weise zu schildern. Der Behandler sollte daher besonders darauf achten, dass er den Patienten nicht zu Aussagen verleitet, die eher seinen eigenen Vorstellungen entsprechen als dem, was der Patient für sein Anliegen hält.

7.2.2 Gegenwärtige Erkrankung

Die gegenwärtige Erkrankung beinhaltet das Hauptanliegen und die damit einhergehenden Symptome vom Zeitpunkt des ersten Auftretens bis zum Zeitpunkt der Aufnahme der Anamnese. Es ist anzustreben, eine allgemeine Vorstellung vom Hauptanliegen bezüglich des Zeitpunkts des ersten Auftretens, seiner Häufigkeit, seiner Dauer und Beziehung zur Funktion, über modifizierende Einflüsse, den Einfluss auf die täglichen Aktivitäten, Rezidive und die Wirkung früherer Medikationen und Therapien zu gewinnen, falls Therapien stattgefunden haben. Wichtig sind auch mit TMD auftretende physische Störungen und Symptome, die offensichtlich mit ihr in einem Zusammenhang stehen.

7.2.3 Bisherige Krankengeschichte

Die bisherige Krankengeschichte ist eine Darstellung der bisherigen medizinischen und zahnmedizinischen Erkrankungen und deren Behandlung. Dazu gehören Störungen, die nicht die gegenwärtige Erkrankung betreffen, genauso wie die bisherigen Erfahrungen des Patienten mit Anästhetika, Antibiotika und Probleme, die während bisheriger zahnmedizinischer Behandlungen aufgetreten sind. Es ist wichtig, früher gestellte Diagnosen und Behandlungen zu eruieren, einschließlich der Namen der behandelnden Ärzte und Zahnärzte.

7.2.4 Familiengeschichte

Verschiedene Aspekte der Familienanamnese können Aufschluss geben über die gegenwärtige Erkrankung des Patienten, wie Erbkrankheiten (z. B. rheumatoide Arthritis, hämorrhagische Diathese des Kiefergelenks). Die Behandlung eines anderen Familienmitglieds mit TMD kann einen bedeutenden Einfluss auf die Erwartungen des Patienten und die Therapie haben.

7.2.5 Persönliche und soziale Anamnese

Eines der Probleme, die mit dem Auftreten chronischer Schmerzen vergesellschaftet sind, sind Störungen im psychosozialen Bereich. Dies findet seinen Ausdruck in einer Vermeidungshaltung des Patienten, wenn es um die Übernahme persönlicher, sozialer oder arbeitsspezifischer Verantwortung geht. Hier müssen beim Gespräch mit dem Patienten, der unter chronischen Schmerzen leidet, auch soziale und familiäre Erwartungshaltungen, aufgetretene Verhaltensänderungen, Schlafstörungen, Essstörungen und eine gewisse Interesselosigkeit hinsichtlich seiner eigenen Lebensqualität in Betracht gezogen werden.

7.2.6 Allgemeinmedizinische Anamnese

Eine genaue allgemeinmedizinische Anamnese verringert die Gefahr, wichtige systemische Faktoren, die zu diesem spezifischen Problem beigetragen haben, bei Diagnosestellung und Einleitung der Therapie zu übersehen. Dazu gehören der kardiovaskuläre Bereich (z. B. ein schmerzhafter Mitralklappenprolaps, der Schmerzen einer TMD vortäuscht), der neuromuskuläre Bereich (z. B. Arthralgien, Myalgien), das Immunsystem (HIV-Infektion), gastrointestinale Probleme (z. B. Anorexie) und das Urogenitalsystem (z. B. Dysurie).

Störungen außerhalb des Kopf- und Halsbereichs können in direkter oder indirekter Beziehung zu TMD und zum Erfolg der Behandlung stehen. Einige der systemischen Krankheiten mit orofazialen Schmerzen wurden in den Kapiteln 3, 4 und 5 angeführt.

7.3 Systeme zur TMD-Diagnostik

Die klinische Untersuchung gilt als anerkannter Goldstandard zur Diagnose von TMD [47], allerdings gibt es weder zu Forschungszwecken noch zum allgemeinen Gebrauch in der klinischen Praxis ein allgemein akzeptiertes System zur TMD-Diagnostik [62]. Obwohl eine Reihe diagnostischer Ansätze für TMD mit offensichtlichem Erfolg eingesetzt wird, sind Nutzwert, Zuverlässigkeit und Validität bis zu einem gewissen Grad in Frage gestellt worden [79]. Einige der verfügbaren Studien bezüglich Nutzwert [36], Zuverlässigkeit [15, 54, 60, 79] und Validität [9, 20, 42, 84] werden zusätzlich zu den zitierten einbezogen.

> Bei der einfachsten Form der klinischen Untersuchung ist eine deutlich eingeschränkte Bewegungsmöglichkeit des Unterkiefers als starker Hinweis auf eine gravierende TMD zu werten. Allerdings muss die Ursache der Einschränkung den funktionell beteiligten Muskeln oder Gelenken zugeordnet werden. Bei einer akuten Diskusverlagerung ohne Reposition kann z.B. ein bildgebendes Verfahren erforderlich sein, um die ursächlich verantwortliche anatomischen Struktur zu bestimmen [19].

Tab. 7-3 Einteilung der diagnostischen Gruppen [18]

I. Muskuläre Erkrankungen	
a)	Myofaszialer Schmerz
b)	Myofaszialer Schmerz mit eingeschränkter Mundöffnung
II. Diskusverlagerung	
a)	Diskusverlagerung mit Reposition
b)	Diskusverlagerung ohne Reposition, mit eingeschränkter Mundöffnung
c)	Diskusverlagerung ohne Reposition, ohne eingeschränkte Mundöffnung
III. Arthralgie, Arthritis, Arthrose	
a)	Arthralgie
b)	Arthritis (Kiefergelenk)
c)	Arthrose (Kiefergelenk)

Aus den Gruppen I, II und III ist pro Kiefergelenk jeweils nur eine Diagnose zulässig (Tab. 7-3). Insgesamt kann sich so jedoch eine Anzahl von 0 bis 5 Diagnosen ergeben, z.B. eine Muskeldiagnose aus Gruppe I sowie eine Diagnose je Kiefergelenk aus den Gruppen II und III [18], ein sehr seltener Befund.

7.3.1 Psychologische Faktoren

Es gibt umfangreiche Belege für eine deutliche Verschlechterung der Behandlungsergebnisse chronisch schmerzhafter TMD im Zusammenhang mit dem Vorliegen psychischer oder psychosozialer Erkrankungen. Dazu beitragen können Prozesse der Krankheitsexpression, -adaptation und Bewältigungsstrategien, einschließlich spezifischer Auswirkungen auf den emotionalen Status und Verhaltensfunktionen [18, 25, 76]. Dementsprechend werden – unabhängig von den klinischen Symptomen – einige Patienten psychisch leiden, während andere ohne weiteres Anpassungs- oder Bewältigungsstrategien für Schmerz und TMD entwickeln. Bisher konnte kein einzelner Parameter identifiziert werden, der eine Voraussage von Mitarbeit oder Ergebnis ermöglicht [13], aber auch kein typisches psychologisches Profil von TMD-Patienten [4]. Wenn psychosoziale Faktoren wie Stress, Angst, Depression und Somatisierung vorzuliegen scheinen und sich möglicherweise ungünstig auf Symptome und Behandlungserfolg bei TMD auswirken, ist zumindest eine minimale psychometrische Beurteilung erforderlich. Es gibt keine ernstzunehmenden Hinweise auf psychologische Faktoren als primäre ätiologische Faktoren für TMD.

> Bei chronischen Schmerzzuständen wie TMD kann zwischen dem Schweregrad der chronischen Schmerzstörung sowie Art und Umfang der durch klinische Diagnostiksysteme beschriebenen pathophysiologischen Veränderungen eine erhebliche Diskrepanz bestehen [70–72].

Obwohl bei vielen Patienten mit akuter TMD ohne Behandlung oder infolge geeigneter Therapiemaßnahmen Besserung eintritt, gibt es einige Fälle von akuten TMD, die anhalten, wiederkehren oder chronisch werden. Es scheint dabei möglich, dass psychologische Erkrankungen als prädisponierende, auslösende oder aggravierende Faktoren wirken und so zur starken Einschränkung des Behandlungserfolges führen [16, 17, 44, 71]. Daraus lässt sich die

Notwendigkeit zur Entwicklung eines dualistischen diagnostischen Systems ableiten, das sowohl die körperlichen klinischen Aspekte als auch den psychischen Zustand und die schmerzabhängige Behinderung bei TMD-Patienten einbezieht.

7.3.2 Zweiachsiges TMD-Diagnostiksystem

Ein zweiachsiges wissenschaftliches diagnostisches System wurde entwickelt, um sowohl somatische als auch psychologische Faktoren zu erfassen (Research Diagnostic Criteria, RDC/TMD) [18]; einige, allerdings nicht alle diagnostischen Probleme bei TMD sind gelöst worden [43, 52, 59], einschließlich des Nutzwertes für die klinische Anwendung [27]. In ähnlicher Weise kann der Achse-II-Abschnitt des DSM-IV-TR [1] bei den meisten Patienten, die wegen Persönlichkeitsstörungen behandelt werden, nicht zur Diagnose eingesetzt werden. Der gegenwärtige Ansatz geht dahin, Teile des Systems zu verwenden, soweit sie für den Allgemeinzahnarzt praktikabel sind.

▶ Im RDC/TMD-Diagnostiksystem wird der körperliche Befund eines Patienten als Achse I bezeichnet, während die Achse II die schmerzabhängige Behinderung und den psychologischen Zustand erfasst. Sie ist so gestaltet ist, dass sie verschiedenartige psychosoziale Charakteristika beschreibt, die sich häufig bei Schmerzerkrankungen finden, also Beeinträchtigung, Behinderung und Schmerzintensität [18].

Nicht alle zweiachsigen diagnostischen Systeme haben die gleiche Struktur wie das RDC/TMD-System, folgen jedoch demselben allgemeinen Grundprinzip.

Die diagnostischen und funktionellen somatischen TMD-Kriterien [69] in Tabelle 6-1 (Kap. 6) stellen ein praktikables Alternativschema zur Abdeckung der physischen Aspekte dar, die mit der RDC/TMD-Achse I erfasst werden.

Die diagnostischen Gruppen in Tabelle 6-1 umfassen:
1. Muskelerkrankungen,
2. Diskusverlagerung, Kapsulitis/Synovialitis, Stauchung/Zerrung und
3. andere Gelenkerkrankungen einschließlich degenerativer Gelenkerkrankungen, Kollagengefäßerkrankungen und lokale Manifestationen systemischer Erkrankungen.

Die Gruppierung im RDC/TMD-Achse-I-System lautet:
1. Muskuläre Erkrankungen (myofaszialer Schmerz mit/ohne eingeschränkte Mundöffnung),
2. Diskusverlagerung (mit Reposition, ohne Reposition mit eingeschränkter Mundöffnung sowie ohne Reposition ohne Mundöffnungseinschränkung) und
3. Arthralgie, Arthritis und Arthrose des Kiefergelenks.

Die diagnostischen und funktionellen Kriterien aus Tabelle 6-1 (Kap. 6) können auch zur Achse-I-Befundung eingesetzt werden. Es ist jedoch zu beachten, dass das RDC/TMD-Achse-I-System eine Beteiligung des Kiefergelenks bei allgemeinen Erkrankungen nicht grundsätzlich als „TMD" klassifiziert. Das System aus Tabelle 6-1 bietet hierzu die Möglichkeit [18, 69].

RDC/TMD bezieht die Okklusion nicht in das duale diagnostische System ein. Dennoch soll sie hier als zusätzlicher somatischer Aspekt des zweiachsigen Diagnostiksystems betrachtet werden.

▶ Die wissenschaftliche zahnmedizinische Forschung ist nicht auf akademische Zentren beschränkt; auch Spezialisten aus der Gesundheitsversorgung wie z. B. niedergelassene Zahnärzte werden an Untersuchungen beteiligt, die in Praxisumgebungen ablaufen [48]. Deshalb sollten alle Zahnärzte mit Aspekten der Diagnostiksysteme vertraut sein, die sich in der freien Praxis anwenden lassen.

7.3.3 Zahnärztliche Befundaufnahme

Die zahnärztliche Evaluierung des Patienten sollte die folgenden Komponenten beinhalten:
- Status der Zähne und Attachment
- Zentrische Stopps
- Suche nach einem Trauma durch die Okklusion
- Knirschen und Pressen
- Unterschiede in verschiedenen Positionen der Okklusion
- Okklusale Interferenzen

Dieser Teil der Untersuchung wird durchgeführt aufgrund möglicher Zusammenhänge zwischen Okklusion und TMD, der möglichen Übertragung des Schmerzes von den Zähnen auf die Gelenke und aufgrund der Relevanz, die okklusale Faktoren für die Gestaltung der Aufbissschiene haben (s. a. Kap. 14, 15, 16).

7.3.4 Zahnstatus und Okklusion

Die Untersuchung sollte mit dem Zählen der Zähne beginnen. Fehlende Prämolaren lassen kieferorthopädische Extraktion vermuten, was für die Vervollständigung der Anamnese bezüglich der TMD (s. a. Kap. 6) wichtig sein kann. Fehlende Zähne können auch im Zusammenhang mit früheren Unfällen und chirurgischen Eingriffen stehen; beides kann eine Auswirkung auf die TMD haben.

Das Fehlen zentrischer Stopps wird am besten mit einer Shimstockfolie überprüft (Abb. 7-2). Das Fehlen zentrischer Kontakte in einem oder mehreren Quadranten des Zahnbogens kann auf einen kleinen anterioren oder posterioren, einseitigen oder beidseitigen offenen Biss hindeuten. Ein offener Biss von 1 oder 2 mm kann auf eine frühere Behandlung mit einer anterioren Repositionierungsvorrichtung oder auf eine Diskusverlagerung zurückzuführen sein, oder er ist einfach eine natürliche Erscheinung. Diese Art des offenen Bisses wird üblicherweise vom Patienten nicht wahrgenommen und kann auch vom Zahnarzt übersehen werden, wenn er keine Shimstockfolie benutzt. Dieser offene Biss ist für die Ätiologie von Kiefergelenkstörungen und für die Behandlung mit einer Aufbissschiene von Bedeutung, ebenso für jede andere Art von Behandlung, da eine Behandlung der TMD so lange erfolglos bleibt, bis der offene Biss erfolgreich behandelt worden ist. In einigen Fällen erscheinen und verschwinden diese offenen Bisse völlig unvorhersehbar. Aus diesem Grund ist eine umfassende Restaurierung nicht angezeigt. Manchmal stammt der offene Biss von einer früheren kieferorthopädischen Behandlung und kann mit einer weiteren kieferorthopädischen Behandlung nicht beseitigt werden. Die Aufbissschiene als diagnostisches Hilfsmittel ermöglicht bei einer Kiefergelenkstörung mit einem offenen Biss dieses Ausmaßes eine effektive Behandlung und die Beobachtung von Änderungen hinsichtlich dieses Bisses. Eine plötzliche Exazerbation der Symptome der Kiefergelenkstörung weist üblicherweise auf eine Veränderung des offenen Bisses und darauf hin, dass die Schiene der Situation stark angepasst werden muss.

Die Zähne sollten auf ihre Beweglichkeit (Abb. 7-3) und auf Fremitus untersucht werden, wobei die Fingerspitze zum Teil auf die Gingiva und zum Teil auf den Zahn gelegt wird (Abb. 7-4), während der Patient die Zähne langsam zusammenbringt. Erhöhte Beweglichkeit und erhöhter spürbarer Fremitus können auf ein okklusales Trauma hindeuten und zu TMD sowie atypischen Zahnschmerzen oder Phantomzahnschmerzen beitragen.

Restaurationen sollten auf atypische Schlifffacetten hin untersucht werden, die ihrerseits auf habituelles Knirschen und Pressen hindeuten. Frakturen von Keramikrestaurationen (Abb. 7-5) können auf Interferenzen durch Bruxismus hindeuten, aber auch auf eine traumatische Ursache der Kiefergelenkstörung. Zahnfrakturen können mit Knirschen und Pressen in Zusammenhang stehen oder von einer früheren endodontischen Behandlung herrühren. Solche Frakturen und der damit verbundene Schmerz können die Ursache für Phantomzahnschmerzen

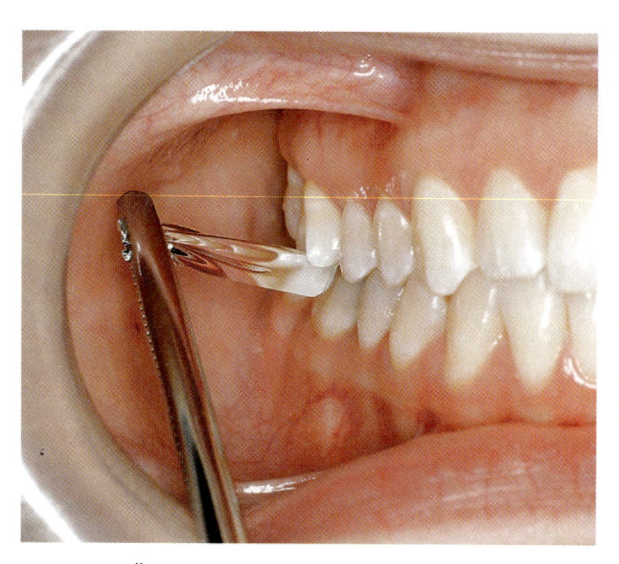

Abb. 7-2 Überprüfung der Kontakte in zentrischer Okklusion mit einer 8 μm dicken Shimstockfolie.

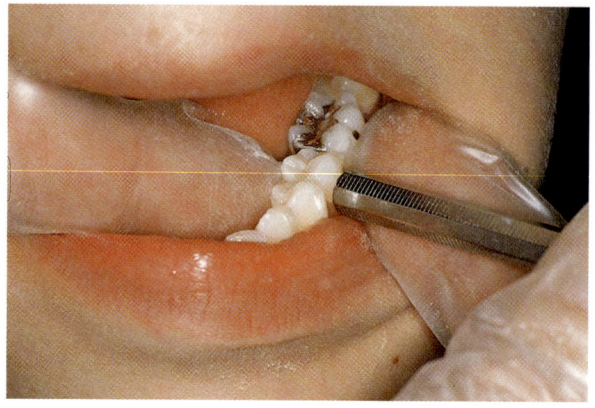

Abb. 7-3 Erhöhte Zahnbeweglichkeit kann überprüft werden, indem man einen Finger hinter den Zahn platziert und mit dem Griff eines Instruments, z. B. eines Mundspiegels, auf den Zahn drückt. Die Beweglichkeit wird auf einer Skala von 0 bis 3 bewertet.

sein, was bei einigen Formen von TMD u. U. ein differentialdiagnostisches Problem darstellt.

Hin und wieder kann auch ein parodontales Problem (z. B. ein Abszess, ein Trauma durch Okklusion) differentialdiagnostische Schwierigkeiten aufgrund der Lokalisation der Läsion und der schmerzhaften Symptome bereiten, insbesondere in der Molarenregion (Abb. 7-6). Dieses Problem taucht dann mit größerer Wahrscheinlichkeit auf, wenn eine parodontal-endodontische Läsion auf derselben Seite wie der durch die Kiefergelenkstörung verursachte Schmerz auftritt. Die Untersuchung mit der Parodontalsonde, eine Röntgenaufnahme und die Untersuchung der Vitalität der Pulpa können sich hier als notwendig erweisen.

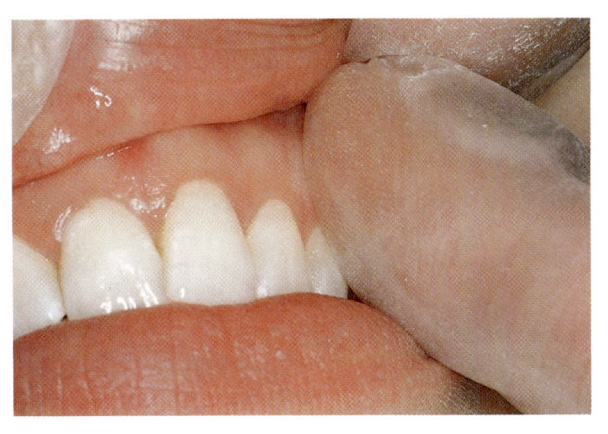

Abb. 7-4 Überprüfen des spürbaren Fremitus. Der Finger wird leicht an Zahn und Gingivarand angelegt, wobei der Patient in zentrischer Okklusion schließt.

7.3.5 Okklusale Interferenzen

> Okklusale Interferenzen sind definitionsgemäß okklusale Kontakte, welche die Funktion oder Parafunktion stören [3].

Es kann jedoch unmöglich sein, festzustellen, dass eine Adaptation stattgefunden hat und eine aktive Störung der Funktion nicht mehr besteht. Führt aber eine kürzlich eingegliederte Restauration zu einer signifikanten Interferenz von Eckzahnkontakten der Laterotrusionsseite (Abb. 7-7), die funktionell und für das Knirschen oder Pressen von Bedeutung ist, kann man die okklusalen Interferenzen ohne weiteres mit einem fast gleichzeitigen Auftreten von TMD- und muskulären Symptomen in Beziehung setzen. Das Eingliedern einer Restauration auf der Mediotrusionsseite, die für Parafunktionen der Laterotrusionsseite Interferenzen bildet (Abb. 7-8), kann ebenso mit dem fast gleichzeitigen Auftreten von TMD-typischen Symptomen zusammenhängen. Protrusive Interferenzen können so groß sein, dass Kontakte der Schneidezähne (Abb. 7-9) oder der Eckzähne (Abb. 7-10) nicht mehr möglich sind. Sehr kleine protrusive Interferenzen, die die zweiten Molaren betreffen (bei Fehlen der dritten Molaren), können zu einer Distalwanderung des Antagonisten im Unterkiefer führen, so dass dort die Approximalräume zwischen erstem und zweitem Molaren offen sind und eine Nische für Speisereste entsteht. Protrusive Kontakte können symptomlos bleiben; falls jedoch eine Kiefergelenkstörung und muskuläre Symptome nach der Eingliederung einer Restauration auftreten, die eine protrusive Interferenz dar-

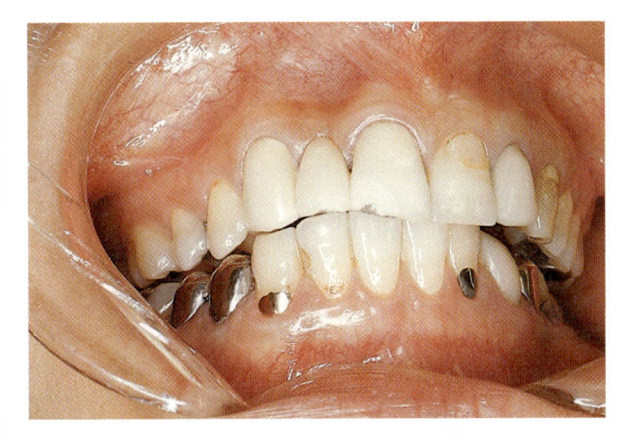

Abb. 7-5 Fraktur einer Keramikbrücke aufgrund von Knirschen und Pressen. Man beachte, dass Kontakte zwischen den Eckzähnen nicht möglich sind. Das Ausmaß des Abriebs an den Eckzähnen weist darauf hin, dass funktioneller Abrieb oder Abrieb durch Knirschen vor Eingliederung der Brücke vorhanden war. Die Brücke war deshalb ein Hindernis für die Funktion oder Parafunktion und führte zur Symptomatik einer Kiefergelenkstörung, die mit Beseitigung der Interferenz aufgehoben werden konnte (Entfernung der Brücke).

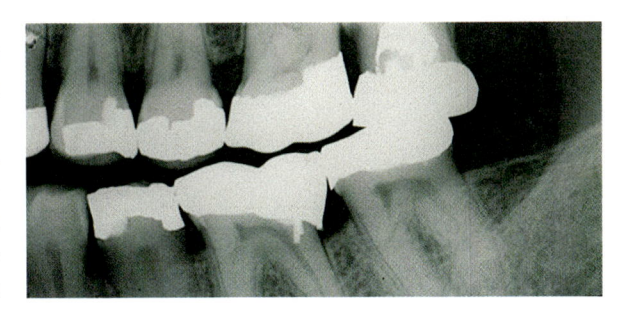

Abb. 7-6 Okklusionstrauma mit Beteiligung der Molaren führt zu Schmerzen oder Beschwerden, die das Beschwerdebild von TMD imitieren.

7 Befundaufnahme und Diagnostik

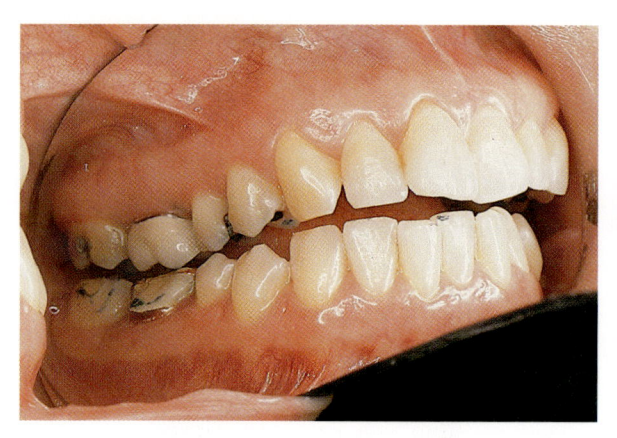

Abb. 7-7 Interferenzen für Funktion oder Parafunktion auf der Arbeitsseite. Eckzahnkontakt ist aufgrund der Restaurationen im Molarenbereich nicht möglich.

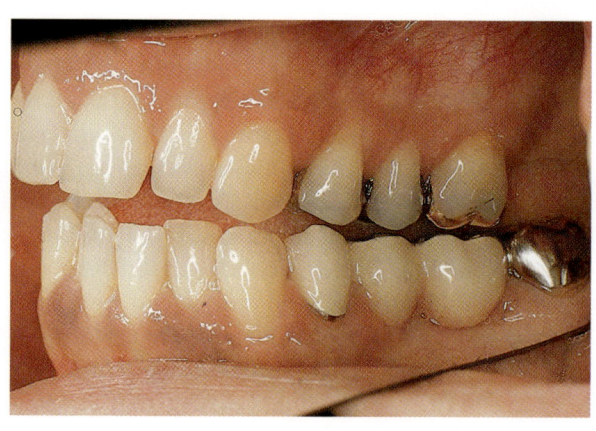

Abb. 7-8 Interferenz auf der Balanceseite aufgrund einer neuen Restauration, die zur Dislokation auf der Arbeitsseite und zur Interferenz mit der Funktion geführt hat. Die Kiefergelenksymptomatik verschwand mit Beseitigung der Interferenz auf der Balanceseite.

stellt, sollte der aufmerksame Zahnarzt die Wahrscheinlichkeit einer kausalen Beziehung nicht verkennen und die okklusale Interferenz beheben.

Frühkontakte in zentrischer Okklusion (sogar sehr geringe) können die Ursache für Phantomzahnschmerz sein (atypische Zahnschmerzen) und den Zahnarzt vor ein diagnostisches Problem stellen, wenn dieser während der Untersuchung nur das Kiefergelenk betrachtet. Besteht ein Frühkontakt in zentrischer Okklusion, kann eine funktionelle Adaptation in Form einer Vermeidungsbewegung oder Vermeidungshaltung des Unterkiefers auftreten, um den betreffenden Zahn nicht zu belasten. In solchen Fällen kann der betreffende Zahn möglicherweise berührungs- oder perkussionsempfindlich

sein. Wenn ein Gelenk keine offensichtlichen Symptome aufweist, aber bereits von TMD betroffen war, kann seine Beweglichkeit mechanisch beeinträchtigt sein. Die Beeinträchtigung kann jedoch auch funktioneller Art sein, um das Gelenk zu schützen. Versuche, die okklusale Interferenz zu umgehen (funktionelle Adaptation), können zu einer Exazerbation der TMD führen. Die Adaptation kann durch eine erhöhte Beweglichkeit des betreffenden Zahns erfolgen, so dass alle dentalen Symptome innerhalb weniger Tage nachlassen und nur noch die Erkrankung des Gelenks besteht, welches, wie jedes erkrankte Gelenk, mehr Zeit zur Ausheilung benötigt. Damit kommt es erst später zum Nachlassen der Symptomatik. Eine strukturelle Adaptation (s.

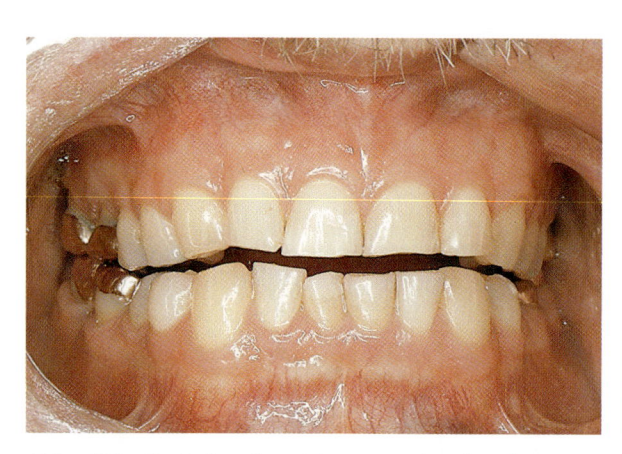

Abb. 7-9 Posterior liegende protrusive Interferenzen, die einen Schneidekantenkontakt verhindern, wobei die Schneidezähne starke Schlifffacetten aufgrund von Funktion oder Parafunktion zeigen. Die TMD-Symptome, die mit der Eingliederung der Restaurationen aufgetreten waren, verschwanden mit deren Entfernung.

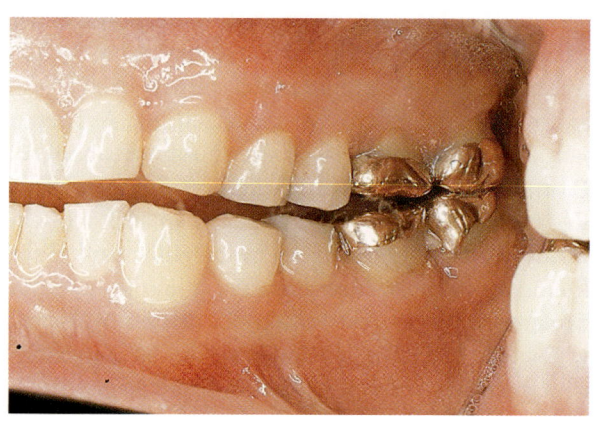

Abb. 7-10 Neu eingesetzte posteriore Restaurationen, die mit der Eckzahnführung interferieren. Das Entfernen der Restaurationen beseitigte die Symptome, die mit der Eingliederung begonnen hatten.

Abb. 6-6, Kap. 6) wie die Labialbewegung eines oberen Schneidezahnes bei okklusalem Trauma kann Stunden bis Tage benötigen; im Unterkiefer scheint sie sofort einzusetzen. Vorübergehende oder verlängerte TMD-ähnliche Symptome treten auf, denn die Adaptation nicht sofort erfolgreich ist.

7.4 Klinische Untersuchung bei TMD

Das RDC/TMD-Achse-I-System beurteilt die Kaumuskulatur und die Gelenke, jedoch nicht die mimische Muskulatur, obwohl sich Schmerz bei TMD darin ausprägen kann (s. Kap. 2).

Der Achse-I-Ansatz für die Diagnostik von TMD, der mit funktionalisierten Kriterien arbeitet, gibt dem Zahnarzt einen Satz von Regeln an die Hand, um physische und psychische Faktoren zu verknüpfen, die für eine erfolgreiche TMD-Behandlung relevant sind. Im Zusammenhang mit dem Vorschlag der praktischen Anwendung eines solchen Forschungsinstruments in der zahnärztlichen Praxis sollen diese Grundprinzipien erörtert werden.

7.4.1 Faziale Analyse

Bis zu einem bestimmten Ausmaß können Asymmetrien im Gesichtsbereich naturgegeben sein; solche leichten oder stärkeren Asymmetrien können jedoch auch Folge einer früheren Verletzung, einer okklusalen oder skelettalen Störung, einer Muskelhypertrophie aufgrund von Knirschen oder Pressen oder einer Schwellung aufgrund einer Entzündung der Kiefergelenke und der Muskeln sein. Dementsprechend sollten der Gesichtsausdruck und die Asymmetrie oder Symmetrie des Gesichts beurteilt werden (Abb. 7-11). Eine Asymmetrie im Gesichtsbereich kann zu jeder der oben genannten Ursachen in Beziehung stehen oder in manchen Fällen zu einer psychosomatischen Störung führen, wobei der Patient über kleinere oder auch nur eingebildete Asymmetrien im Gesichtsbereich klagt. Die vom Patienten angegebenen kleineren oder eingebildeten Störungen der okklusalen Symmetrie werden auch als monosymptomatische Hypochondriasis bezeichnet (Phantom-Biss). Bei Patienten mit dieser Problematik ist eine physikalische Therapie selten wirksam, weil kein signifikantes organisches Problem vorliegt. Eine Überweisung zur psychologischen Begutachtung wird jedoch oft abgelehnt. Fotografien des Gesichts sollten in die Patientenakte mit aufgenommen werden, wenn der Patient ein außergewöhnliches Interesse an Asymmetrien erkennen lässt, auch wenn das Hauptanliegen das von TMD zu sein scheint.

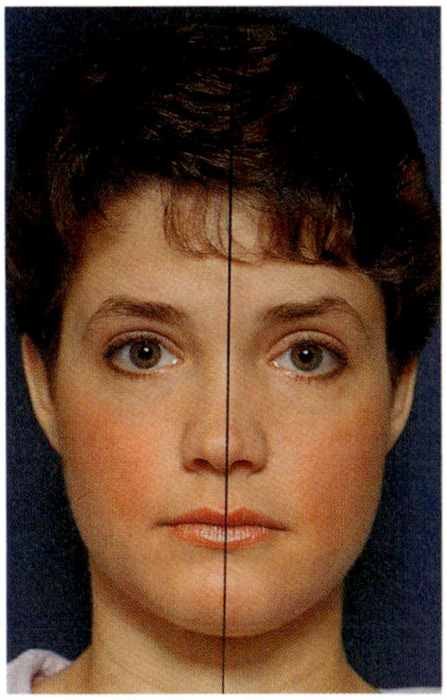

Abb. 7-11 Beurteilung des Gesichts auf faziale Asymmetrien. Die Anfertigung einer Fotografie kann bei manchen psychischen Störungen angezeigt sein.

7.4.2 Druckempfindlichkeit von Kaumuskeln und Kiefergelenken

Die klinische Untersuchung der Muskeln und Gelenke ist in Tabelle 7-4 umrissen; die einzelnen Maßnahmen werden in der dort dargestellten Reihenfolge erörtert.

> Als erstes Zeichen der TMD-Symptomentrias gelten die vom Patienten angegebene Muskel- oder Gelenkschmerzen.

Muskelempfindlichkeit oder -schmerz bei Palpation ist ein häufiges Symptom bei TMD. Die in diesem Zusammenhang häufig zitierten „Triggerpunkte" scheinen von zweifelhaftem Wert zu sein, da sie nicht immer aktiv sind und nicht alle Muskeln oder alle Teile eines Muskels palpiert werden können. Dennoch ist Druckempfindlichkeit ein wegweisender Befund bei TMD. Es besteht ein signifikanter Zusammenhang mit Pressen bei TMD-Patienten. Es ist stets daran zu denken, dass die umschriebene Myalgie bei TMD auch ein Symptom anderer Erkrankungen mit Muskelempfindlichkeit sein kann, z. B. Fibromyalgie [32]. Ausgedehnte schmerzhafte Bereiche sind ein Risikofaktor für TMD-Schmerz [34].

7.4.3 Palpationstechniken

Mit den Fingerspitzen von Zeige- und Mittelfinger wird ein Palpationsdruck [45, 54, 55, 56] von etwa 0,9 kg/cm² für äußere Muskeln und ca. 0,45 kg/cm² für intraorale Muskeln und Gelenke [18] aufgebracht. Steht ein Algometer zur Verfügung, sind für Muskeln 1,8 kg/cm² einzusetzen, für die Gelenke 0,8 kg/cm² [30]. Zur Standardisierung des Palpationsdrucks wurden PPT-(Druck-Schmerzschwellen-)Algometer entwickelt [42, 60]. Allerdings sollten Algometer so konstruiert sein, dass sie die Häufigkeit der Druckanwendung aufzeichnen, da die Druckschmerzschwelle sich in Abhängigkeit von der Frequenz der Kraftanwendung verändert [5]. Übermäßiger manueller Druck ist zu vermeiden.

Die Zähne haben bei der Muskelpalpation keinen Kontakt; der Kopf wird abgestützt, und die Muskeln sind in einem passiven Zustand, also nach Pressen entspannt, und die Zähne außer Kontakt. Der Patient wird aufgefordert, anzugeben, ob Schmerz ausgelöst wird, und zu beschreiben, ob der Schmerz leicht, mäßig oder stark ist. Die Palpation von Muskeln gelingt am besten gegen eine unterstützende Unterlage. Dies ist bei manchen Muskeln unmöglich, z.B. beim M. pterygoideus lateralis. Zwei bis drei Standardbereiche sowie ein oder zwei Kontrollbereiche sollten erfasst werden (Abb. 7-12). Es hat sich gezeigt, dass die Erwartungshaltung des Untersuchenden in Bezug auf die Bestimmung der Druckschmerzschwelle die sich ergebenden Werte beeinflussen kann [53].

Die Ergebnisse der Untersuchung auf Palpationsempfindlichkeit oder -schmerz können in ein Befundblatt eingetragen werden (Tab. 7-4). Für jeden Muskelabschnitt wird entsprechend der vom Patienten angegebenen Schmerzintensität ein Zahlenwert eingetragen:

0 = kein Schmerz,
1 = leichter Schmerz,
2 = mäßiger Schmerz,
3 = starker Schmerz.

Wenn der Zahnarzt sich zur Anwendung der diagnostischen und funktionalen Kriterien aus Tabelle

Tab. 7-4 Achse-I-Beurteilung von Muskeln und Gelenken – Überblick

I.	**Druckempfindlichkeit (Muskeln und Gelenke)**
	• M. temporalis: anterior, Mitte, posterior • Sehne und Ansatz des M. temporalis • M. masseter: oberflächlicher und tiefer Anteil • M. digastricus, Venter posterior • M. sternocleidomastoideus • Posteriore Nackenmuskeln: Mm. splenius capitis, semispinalis capitis, trapezius • Kiefergelenke: lateral, posterior
II.	**Unterkieferbewegungen (gemessen in mm)**
	• Bewegungsablauf • Maximale schmerzlose aktive Mundöffnung (ungeführt) • Maximale, ggf. schmerzhafte aktive Mundöffnung, Laterotrusion rechts/links, Protrusion (jeweils ohne Führung) • Maximale passive (geführte) Mundöffnung (ohne nennenswerten Schmerz auszulösen), bis Widerstand spürbar ist. Ebenso auch maximale Seitwärtsbewegung nach rechts und links sowie Protrusionsbewegung • Sowohl geringer als auch maximaler Gegendruck werden als Widerstand gegen Öffnung, Schließen, Lateralbewegung rechts und links sowie gegen die Retrusion aus der Protrusion ausgeübt
III.	**Gelenkgeräusche (manuell, Stethoskop oder elektronisch)**
	• Knacken oder Reiben bei Öffnen oder Schließen • kontralaterale und ipsilaterale Gelenkgeräusche bei Laterotrusion nach rechts und links • Gelenkgeräusche bei Protrusion und Retrusion
IV.	**Diskusverlagerung**

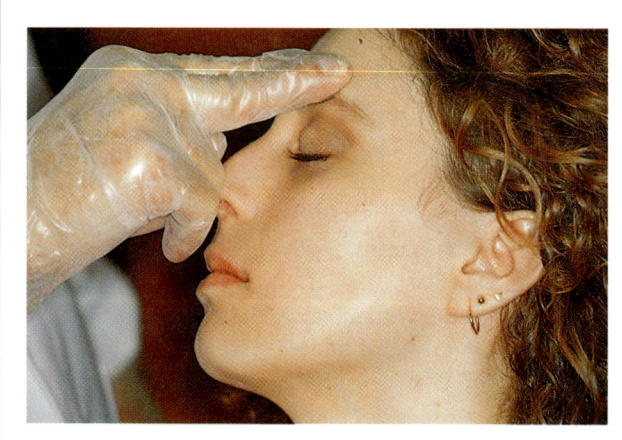

Abb. 7-12 Palpation eines Kontrollpunktes vor und während der Palpation von Muskeln und Gelenken.

6-1 (Kap. 6) entscheidet, werden bei dem Symptom Myalgie (Muskelempfindlichkeit/Palpationsschmerz) zwei Stufen (Typ I und Typ II), nach der Schmerzintensität und der Anzahl der überempfindlichen Bereiche, sowie eine weitere Form des myofaszialen Schmerzes mit Kieferfunktionsstörung unterschieden, wie in Tabelle 6-1 (Kap. 6) dargestellt. In den RDC/TMD-Diagnostikkriterien ist diese Differenzierung eingeschränkt auf myofaszialer Schmerz und myofaszialer Schmerz mit Mundöffnungsbehinderung (s. Kap. 7.5.5).

7.4.4 Einzelne Muskeln

M. temporalis: Die Mm. temporales rechts und links, einschließlich der hinteren, mittleren und vorderen Anteile, sollten von extraoral palpiert werden (sowohl in der Ruhe- als auch in der Kontraktionsphase), vom posterioren Anteil zum anterioren Anteil (Abb. 7-13), also anterior bis zur Fossa infratemporalis, genau über dem Processus zygomaticus (s. Abb. 2-2 und 2-4). Die Temporalisfasern setzen am Processus coronoideus an, die Fasern der Sehne am Vorderrand des Ramus mandibularis (Abb. 7-14). Es ist bei TMD nicht ungewöhnlich, dass der am Ramus mandibularis ansetzende Teil druckempfindlich ist. Die Sehnenansätze der Mm. temporales werden intraoral palpiert. Eine Verwechslung mit dem M. pterygoideus lateralis sollte vermieden werden.

M. masseter: Die tiefen (Abb. 7-15 und 7-16) und oberflächlichen Anteile des M. masseter sollten an ihrem Ursprung und Ansatz während des Pressens und in der Ruhephase palpiert werden (Abb. 7-17). Palpationsempfindliche Punkte können für Projektionsschmerz verantwortlich sein. Ein Nachlassen oder ein Verschwinden des Schmerzes durch den Gebrauch eines Kühlsprays und die Dehnung des M. masseter lässt myofaszialen Schmerz vermuten.

M. pterygoideus medialis: Er wird von intraoral an seinem Ansatz am medialen Teil des Kieferwinkels palpiert (Abb. 7-18; s.a. Abb. 2-2 und 2-3). Der extraorale Palpationsfinger dient der Orientierung des intraoralen Fingers.

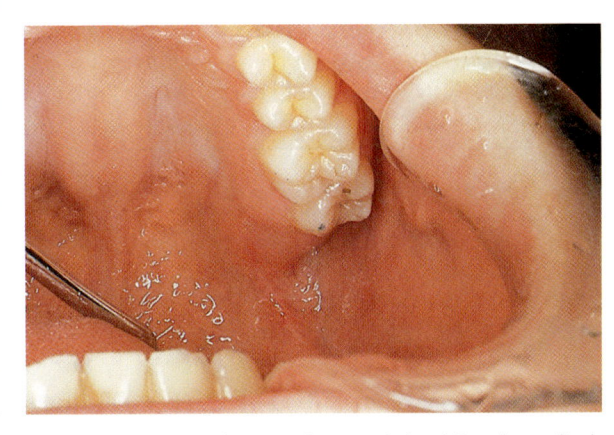

Abb. 7-14 Der aufsteigende Ast wird auf Druckempfindlichkeit der ansetzenden Sehne des M. temporalis palpiert. Distal und etwas oberhalb des Tuber maxillae und der Molaren und medial des aufsteigenden Astes (wobei die Mandibula nach links geschwenkt ist) befindet sich das laterale „Pterygoideus-Fenster".

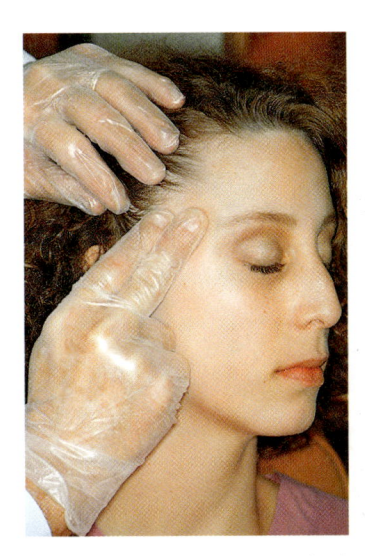

Abb. 7-13 Palpation des vorderen Anteils des M. temporalis. Verifizierung der Position in Relation zum Arcus zygomaticus, indem der Patient die Zähne zusammenbringt.

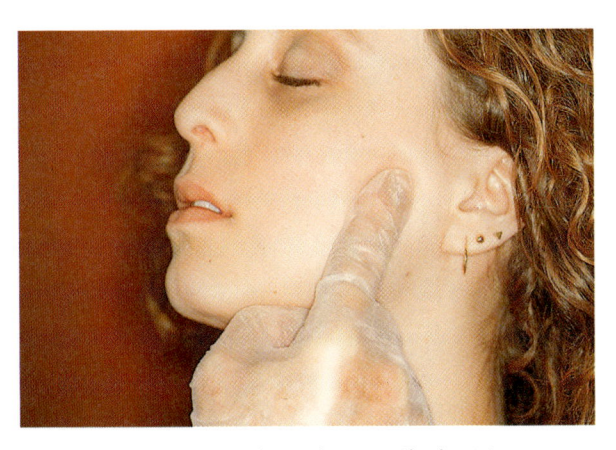

Abb. 7-15 Palpation des tiefen Anteils des M. masseter knapp unterhalb des Arcus zygomaticus und anterior des Kiefergelenks. Das Gebiet ist klein und die Palpation möglicherweise nicht effektiv.

7 Befundaufnahme und Diagnostik

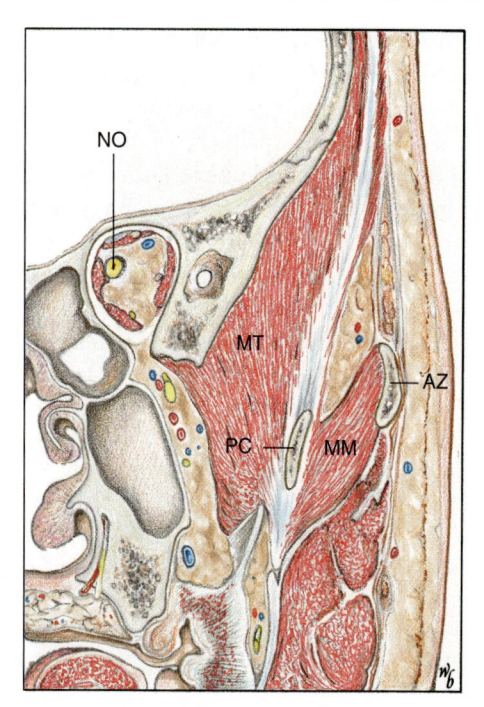

Abb. 7-16 Frontalschnitt durch die oberflächliche und tiefe Gesichtsregion (halbseitig): M. temporalis (MT); Arcus zygomaticus (AZ); M. masseter, Pars profunda (MM); Processus coronoideus (PC) und N. opticus (NO) (nach [41]).

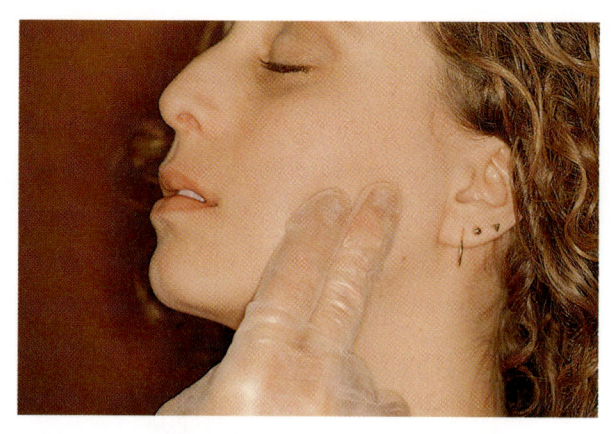

Abb. 7-17 Palpation des Bauchs des M. masseter während der Ruhephase und des Zusammenbeißens.

M. pterygoideus lateralis: Die direkte Palpation gilt als unmöglich (Abb. 7-19); manche Zahnärzte sind jedoch der Meinung, dass das Vorhandensein von Druckempfindlichkeit eines „Weichgewebefensters" im distalen Anteil des bukkalen Oberkiefervestibulums hinter dem dritten Molaren und dem Alveolarkamm ein Zeichen für die Druckempfindlichkeit des M. pterygoideus lateralis sei. Druckempfindlichkeit im „Pterygoideus-Fenster" (s. Abb. 7-14) durch sanftes digitales Palpieren kann ohne weitere Hinweise auf TMD auftreten. Dieses Fenster wird von einigen Behandlern zu einer Infiltrationsanästhesie in die Region genau vor dem Muskel benutzt, um akuten Schmerz im Kiefergelenk und im M. pterygoideus lateralis zu lindern, wenn eine Vorverlagerung des Diskus oder eine Subluxation besteht; diese Maßnahme wird jedoch nicht routinemäßig durchgeführt und beinhaltet einige Risiken.

M. digastricus: Der vordere Bauch (s. Abb. 2-4) ist bimanuell nicht schwer zu palpieren (intra- und extraoral); allerdings liegt der Palpationspunkt des posterioren Anteils des Muskels näher beim Ohr als allgemein angenommen wird (Abb. 7-20 und „P" in

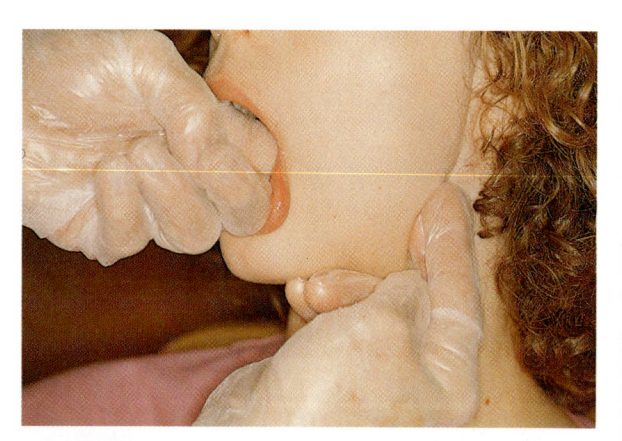

Abb. 7-18 Intraorale Palpation des M. pterygoideus medialis, wobei der extraorale Finger als Führung genutzt wird.

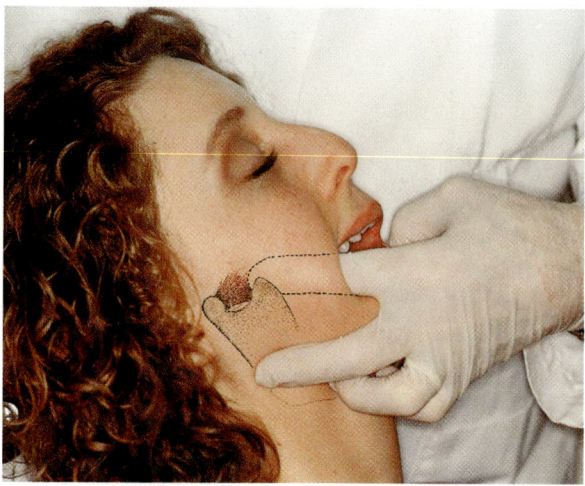

Abb. 7-19 Palpation des „Fensters" des M. pterygoideus lateralis. Direkte Palpation des Muskels ist nicht möglich (s. Text).

7.4 Klinische Untersuchung bei TMD

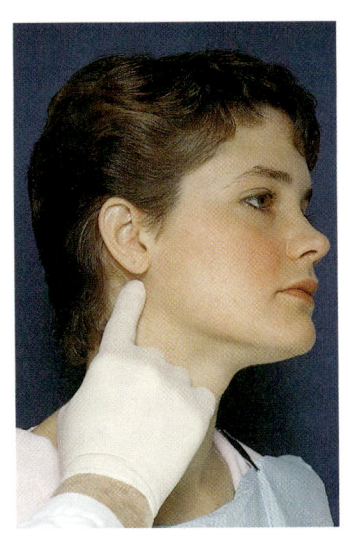

Abb. 7-20 Palpation des posterioren Anteils des M. digastricus. Die Palpation ist aufgrund der Position des M. sternocleidomastoideus nicht immer effektiv (s. Text).

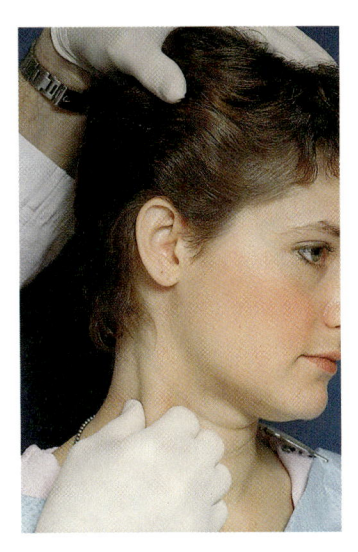

Abb. 7-21 Palpation des M. sternocleidomastoideus.

Abb. 7-22). Außerdem kann der Ansatz des M. sternocleidomastoideus ein effektives Palpieren des posterioren Anteils des M. digastricus unmöglich machen. Während der Palpation des anterioren Anteils des M. digastricus tastet man sinnvollerweise auch die Mm. mylohyoidei ab, obwohl diese Muskeln nicht grundsätzlich an TMD beteiligt sind.

7.4.5 Palpation der Halsmuskulatur

Die Palpation der Halsmuskulatur beginnt mit dem M. sternocleidomastoideus. Um den Muskel zu palpieren, wird der Kopf des Patienten abgewandt, leicht geneigt und stabilisiert (Abb. 7-21), wobei man sich vergegenwärtigt, dass dieser Muskel sowohl am Sternum als auch an der Klavikula ansetzt (Abb. 7-22 und 7-23; s.a. Abb. 2-4). Der Randbereich des M. trapezius, der sich über den unteren Bauch des M. omohyoideus erstreckt, ist in Abbildung 7-22 dargestellt.

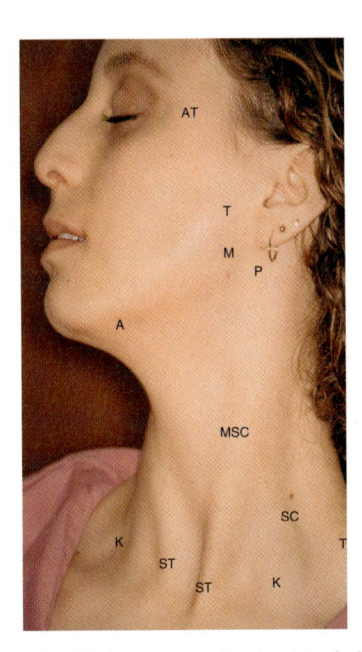

Abb. 7-22 Oberflächenanatomie der Muskeln: M. sternocleidomastoideus (MSC), klavikulärer Ansatz (K), sternaler Ansatz (ST); Mm. scaleni (SC); M. trapezius (TR); M. digastricus, anteriorer Anteil (A), posteriorer Anteil (P); M. masseter (M), tief gelegener Anteil (T); M. temporalis, anteriorer Anteil (AT).

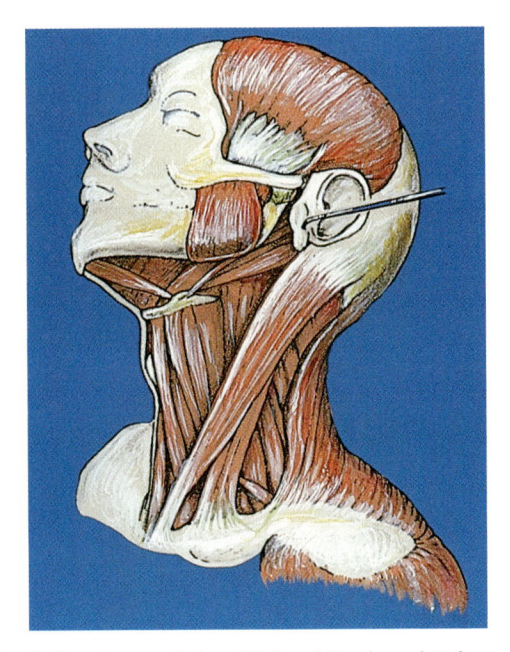

Abb. 7-23 Anatomischer Blick auf Kopf- und Halsmuskulatur.

7 Befundaufnahme und Diagnostik

Zwischen der posterioren Begrenzung des klavikulären Ansatzes des M. sternocleidomastoideus und dem Randbereich des M. trapezius kann man, aufwärts palpierend, die Mm. scaleni erreichen (Abb. 7-24). Auf die anatomischen Eigenschaften der posterioren Halsmuskulatur wurde in Kapitel 2 (s. Abb. 2-9) eingegangen. Die posteriore Halsmuskulatur einschließlich des M. trapezius und die Subokzipitalmuskulatur sollten auf Druckempfindlichkeit und Schmerz palpiert werden (Abb. 7-25 und 7-26). Die Palpation der Nackenmuskulatur ist nicht Teil des RDC/TMD-Schemas. Diese Muskeln (M. sternocleidomastoideus) können jedoch im Zusammenhang mit ausstrahlenden Schmerzen betroffen sein (s. Kap. 4).

7.4.6 Druckempfindlichkeit bei Palpation der Kiefergelenke

Der laterale Pol und die posterioren Ansätze der Kiefergelenke werden auf Schmerz, Druckempfindlichkeit, Schwellungen, Knacken und auf kondyläre Translation palpiert. Soweit möglich, werden die Kiefergelenke mit mäßigem Druck während verschiedener Unterkieferbewegungen, einschließlich der Protrusion, palpiert (Abb. 7-27). Die Gelenke

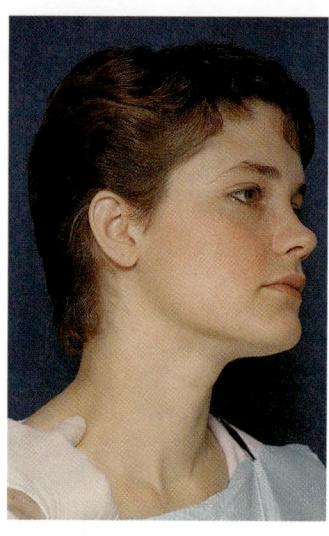

Abb. 7-24 Palpation der Muskeln des posterioren Dreiecks des Halses, begrenzt vom M. trapezius, M. sternocleidomastoideus und von der Klavikula (s. Text).

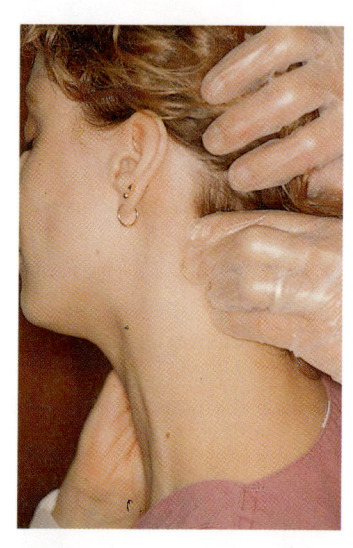

Abb. 7-25 Palpation der posterioren Halsmuskeln (anatomische Strukturen s. Kap. 3).

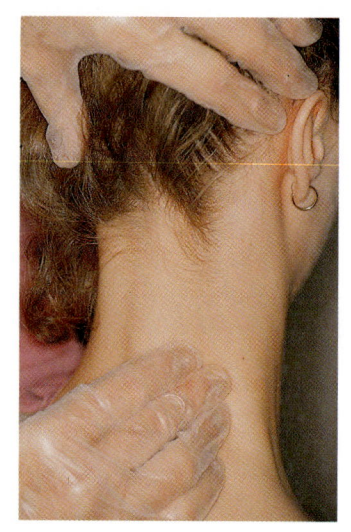

Abb. 7-26 Palpation der Hals-/Schultermuskulatur: M. trapezius.

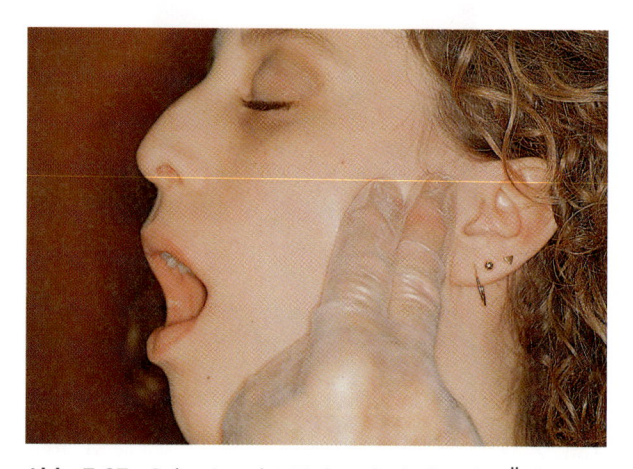

Abb. 7-27 Palpation des Kiefergelenks bei der Öffnungs- und Schließbewegung und während der lateralen Bewegungen. Das Kiefergelenk wird während der Grenzbewegungen palpiert: anterior, posterior, superior und inferior während des Zusammenbeißens.

sollten während des Zusammenbeißens und leichter Mundöffnung auch durch den äußeren Gehörgang palpiert werden (Abb. 7-28; s. a. Abb. 3-3). Schmerzen und Schwellungen eines Gelenks oder beider Gelenke sind eine der Indikationen für den Einsatz bildgebender Verfahren (Röntgenaufnahmen). Die Festigkeit der Gewebe in den Gelenken kann ebenfalls untersucht werden, obwohl bei Vorhandensein von Druckempfindlichkeit oder Schmerz in den Kiefergelenken eine Manipulation der Gelenke unmöglich sein kann. Man glaubt, dass eine generell fehlende Festigkeit der Gewebe in den Kiefergelenken die Prognose einer TMD-Behandlung verschlechtert.

7.5 Vertikale Unterkieferbewegungen

Die Überprüfung der Unterkieferbewegungen ist für eine Beurteilung des Ausmaßes der mandibulären Funktionsstörung und als Orientierung über den Behandlungsfortschritt nützlich. Abweichungen vom normalen Öffnungsmuster geben Hinweise auf Lokalisation und Ausmaß von TMD sowie die anzustrebenden Behandlungsziele. Wiederholte Messungen der maximalen Mundöffnung, Protrusions- und Laterotrusionsbewegungen können als Indikatoren für den Behandlungsfortschritt dienen. Eine Veränderung von 35 auf 40 mm sollte jedoch nicht allein deswegen als Erfolg gewertet werden, weil willkürlich ein Normwert von 40 mm gesetzt wurde. Der maximale Bewegungsraum ist als Kriterium zur Unterscheidung von Störungen mit und ohne Kapsulitis herangezogen worden. Neuere Erkenntnisse deuten jedoch darauf hin, dass die maximale Mundöffnung nicht für eine solche eindeutige Zuordnung geeignet ist. Die Befunde sollten, wie in Tabelle 7-5, einzeln aufgeführt werden.

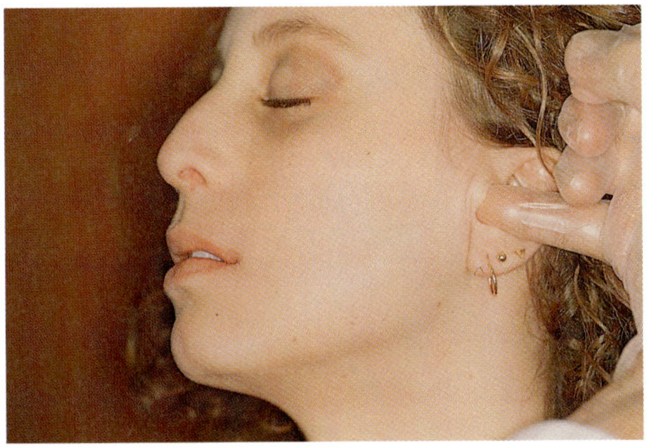

7.5.1 Öffnungsmuster

Der Patient wird dazu aufgefordert, die „hinteren" Zähne leicht in Kontakt zu halten und dann so weit wie möglich zu öffnen, auch unter Schmerz. Durch zwei- bis dreimalige Wiederholung wird sichergestellt, dass es sich um ein konstantes Bewegungsmuster handelt. Die Abweichungen von einer geradlinigen Öffnungsbewegung werden aufgezeichnet und wie folgt unterschieden:
- Geradlinige Öffnung
- Seitliche Abweichung nach rechts ohne Rückkehr zur Mittellinie
- „S"-Abweichung nach rechts (mit Rückkehr)
- Seitliche Abweichung nach links ohne Rückkehr zur Mittellinie
- „S"-Abweichung nach links (mit Rückkehr)
- Andere Abweichungen (einschließlich ruckartiger oder unregelmäßiger Öffnung)

Siehe auch Tabelle 7-5, Zusammenfassung der Untersuchungsbefunde.

7.5.2 Aktive/passive Öffnung

Aktive (selbständige, nicht geführte oder unterstützte) schmerzlose Öffnungsbewegung des Unterkiefers: Der Patient wird aufgefordert, den Mund so weit wie möglich zu öffnen, ohne dabei Schmerz zu verspüren. Wenn die maximale aktive Öffnungsweite erreicht ist, wird der Interinzisalabstand gemessen (SKD = Schneidekantendistanz, Abb. 7-29a), und unter 5a in Tabelle 7-5 notiert. Der vertikale Überbiss („overbite") wird ebenfalls gemessen und unter Punkt 5d eingetragen.

Maximale nicht geführte Mundöffnung: Zur Messung der maximalen aktiven Mundöffnung wird der Patient aufgefordert, den Mund so weit wie möglich zu öffnen, auch wenn dies schmerzhaft ist. Die SKD wird gemessen und unter 5b eingetragen. Zwei Einträge, 5b und 5c, sind erforderlich, um den Schmerz zu beurteilen. Der Patient soll angeben, ob und auf welcher Seite Schmerz auftritt. Bei den Kiefergelenken wird in Tabelle 7-5 unter Punkt 5 angegeben: kein Schmerz, rechts oder links oder beidseitig.

Maximale geführte Mundöffnung: Zunächst wird der Patient aufgefordert, den Mund aktiv so weit wie möglich zu öffnen, auch wenn dies schmerzhaft ist.

Abb. 7-28 Palpation des Kiefergelenks im äußeren Gehörgang, während der Öffnungsbewegung, der Schließbewegung und beim Zusammenbeißen.

7 Befundaufnahme und Diagnostik

Die maximale passive Öffnung wird erreicht, wenn der Zahnarzt den Interinzisalabstand erhöht, indem mit Fingern und Daumen (Abb. 7-29b) nachdrücklich (bei höchstens mäßigem Schmerz) der Unterkiefer vom Oberkiefer entfernt wird. Die resultierende Schneidekantendistanz wird anschließend gemessen (Abb. 7-29c) und als maximale geführte Öffnung im zusammengefassten Befund (Tab. 7-5) eingetragen. Die zusätzliche Öffnungsstrecke (Differenz zwischen den Messwerten aus Abb. 7-29a und c) ist als passiver Bewegungsspielraum des Unterkiefers bezeichnet worden. Diese Abweichung (passive Dehnung) bei der Öffnung wird bei den diagnostischen RDC-Achse-I-Kriterien eingesetzt, also bei myofaszialem Schmerz mit eingeschränkter Mundöffnung, Diskusverlagerung ohne Reposition mit eingeschränkter Mundöffnung und Diskusverlagerung ohne Reposition, ohne Öffnungsbehinderung. Sie wird auch für die funktionellen Kriterien für TMD verwendet, wie sie in Tabelle 6-1, Kapitel 6, angegeben sind, z. B. bei Typ-III-Diskusverlagerung ohne Reposition: aktive Öffnung < 35 mm und geführte Öffnung um bis zu 3 mm größer als die ungeführte Öffnung.

7.5.3 Lateraler Bewegungsspielraum des Unterkiefers

Die maximale Lateralbewegung wird gemessen und dokumentiert (Abb. 7-30), ebenso Hinweise auf Schmerzhaftigkeit oder Schmerzlosigkeit in beiden Gelenken. Der Mittelwert für maximale Lateralbewegungen liegt bei 10 mm. Es wurde angenommen, dass bei einer maximalen Lateralbewegung von we-

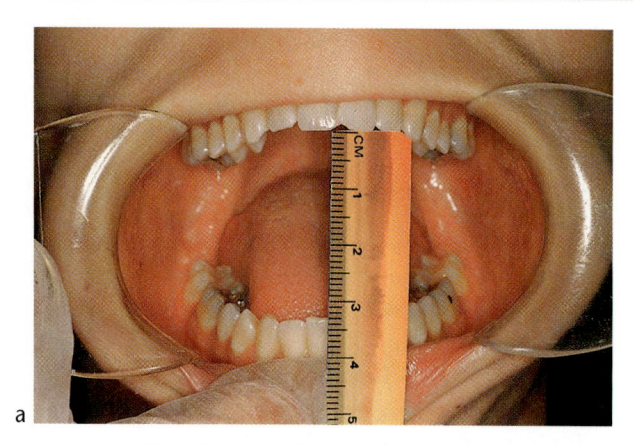

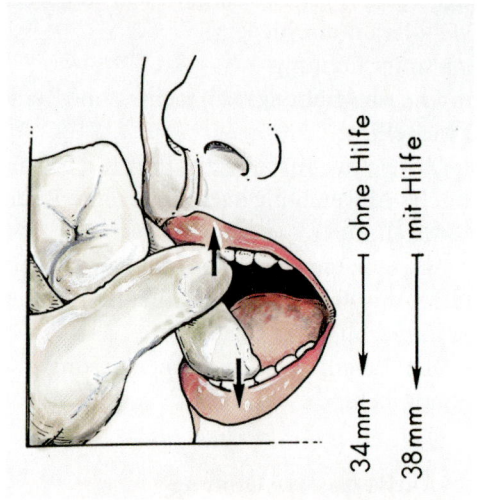

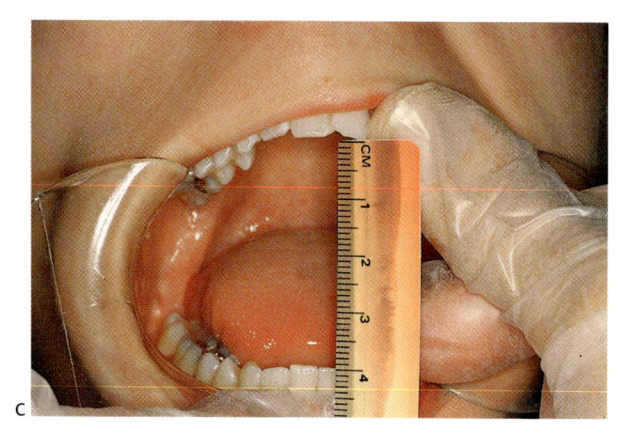

Abb. 7-29 Schematische Darstellung der unterstützten oder passiven Mundöffnung mit Daumen und Finger. Beispielfall:
a) 34 mm aktive (ungeführte) Mundöffnung ohne Schmerz.
b) Unterstützung/Führung der Mundöffnung.
c) Messung der maximalen geführten Mundöffnung: 38 mm.

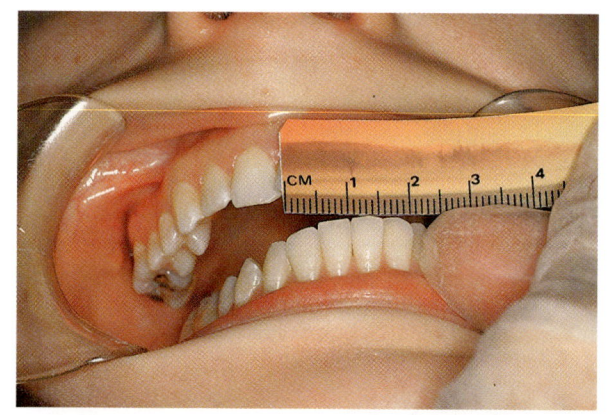

Abb. 7-30 Messung der maximalen lateralen Bewegung, ausgehend von der Mittellinie der Schneidezähne. Messung, um die Mittellinienabweichung in Interkuspidationsposition korrigieren.

niger als 5 mm eine interkapsuläre Restriktion vorliegt (z. B. ein ohne Reposition nach anterior verlagerter Diskus), und zwar in dem Kiefergelenk, das der Seite, auf der die Lateralbewegung ausgeführt wurde, gegenüberliegt. Die Möglichkeit einer extrakapsulären Ursache für eine Bewegungseinschränkung muss aber ebenfalls bedacht werden. Diese Messungen haben keinen Zusammenhang mit einsatzfähigen diagnostischen Kriterien, jedoch einen Bezug zur Gestaltung der Schiene; nach Möglichkeit, sollte die Eckzahnerhöhung so gestaltet werden, dass kein Knacken und keine Schmerzen auftreten. Laterale Widerstandstests, die später besprochen werden, können ein Knacken hervorrufen, das bei unbelasteten Bewegungen nicht auftritt.

7.5.4 Protrusionsbewegungen

Das Ausmaß der maximalen Protrusionsbewegung wird an den Schneidezähnen unter Berücksichtigung der sagittalen Stufe (Overjet) gemessen (Abb. 7-31a, b). Die Lokalisation von Schmerz und Gelenkknacken sollte bestimmt werden. Diese Information hat Einfluss auf die Gestaltung der Aufbissschiene. Nach Möglichkeit, wird die Vertikaldimension der Schiene entsprechend vergrößert oder die Position der Eckzahnführung verlagert, um schmerzhaftes Gelenkknacken oder Blockierung der Mundöffnung zu vermeiden.

Die Seitenabweichungen von der Mittellinie bei Öffnungs- und Protrusionsbewegung werden gemessen. Diese Messungen können als ergänzende diagnostische Kriterien betrachtet werden; sie werden aber vor allem für die Konstruktion der Schiene verwendet. So sollte die Eckzahnführung nicht mit parafunktionellen Schließbewegungen interferieren, z. B. beim Gähnen.

7.5.5 Gezieltes Belasten von Gelenken und Muskeln

Diese Tests eignen sich zur Schmerzprovokation, wenn alle bisher dargestellten Tests erfolglos waren. Gezieltes Be- und Entlasten von Kiefergelenken und Muskeln können auf verschiedene Art und Weise durchgeführt werden. Eine Methode (als Distraktion oder Kompression bezeichnet) besteht darin, den Patienten auf den Griff einer Zahnbürste, ein Hölzchen oder Ähnliches, das auf der Seite des schmerzenden Kiefergelenks zwischen die Molaren platziert wurde, beißen zu lassen, um Schmerz hervorzurufen (der Patient soll dabei nicht allzu fest zubeißen, um eine Fraktur eines Zahns oder einer Restauration zu vermeiden). Wird der Schmerz durch Weichgewebe verursacht, wird er beim Beißen auf der betroffenen Seite geringer und beim Beißen auf der kontralateralen Seite verstärkt. Die Validität des Tests für diesen Zweck konnte noch nicht nachgewiesen werden, wenngleich er hilfreich sein kann, wenn sich der Schmerz nicht durch andere Verfahren provozieren lässt.

Ein anderer Provokationstest besteht darin, den Patienten auf der rechten Seite auf eine Watterolle beißen zu lassen, während man das Kiefergelenk auf der linken Seite palpiert. Es wurde berichtet, dass

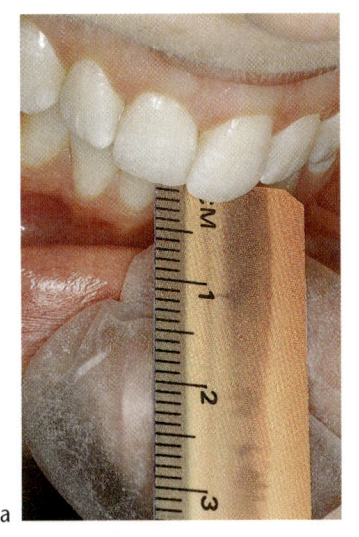

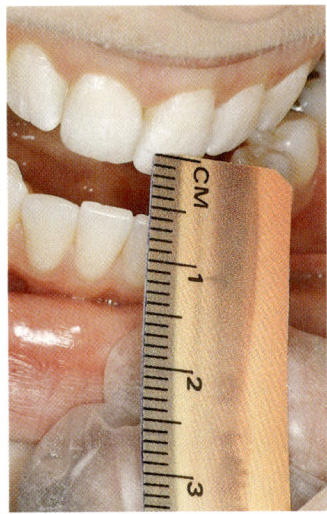

Abb. 7-31 Messung der maximalen Protrusion, a) ausgehend von der Fazialfläche der Schneidezähne in zentrischer Okklusion; b) durchgeführt gegen den protrudierten Unterkiefer. Die Summe dieser beiden Werte wird als maximale Protrusion betrachtet.

ein Belasten des kontralateralen Kiefergelenks Schmerz im anderen Gelenk provozieren kann, wenn der Kondylus auf die retral des Diskus gelegenen Gewebe einwirkt, weil der Diskus nach anterior verlagert ist. Die Validität des Tests konnte noch nicht nachgewiesen werden.

Ein häufig angewandter Test zur posterioren Belastung des Unterkiefers ist der Folgende: Die Mandibula (Kondylus) wird nach posterior gedrückt und somit der Unterkiefer in die Scharnierachsenposition gebracht (Abb. 7-32a). Dadurch können Schmerzprobleme in Verbindung mit interokklusaler Aufzeichnung der zentrischen Relation ausgeschlossen werden. Bei der superioren Belastung wird die Mandibula posterior unterstützt, und Unterkieferrand und Kieferwinkel (Kondylen) werden nach oben gedrückt (Abb. 7-32b). Es gibt Berichte, nach denen posteriores und superiores Belasten dann zu Schmerzen führt, wenn eine Retrodiszitis besteht. Obwohl diese Tests unter klinischen Gesichtspunkten nützlich erscheinen, ist ihre Validität nicht ausreichend gesichert.

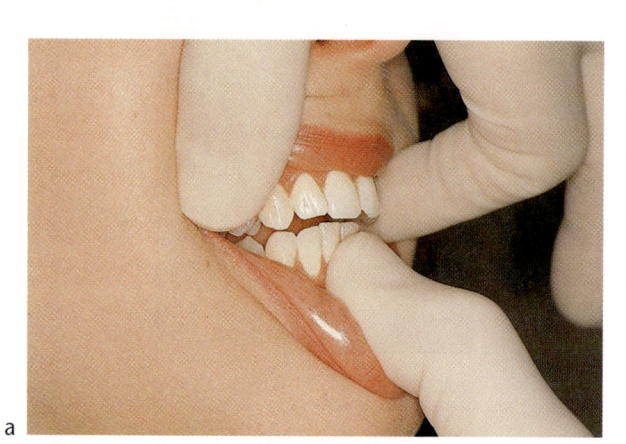

7.5.6 Pressen

Manche Patienten pressen und knirschen bevorzugt in einer bestimmten Position, wobei sie in andere, weniger beliebte Positionen überwechseln, wenn die „Lieblingsposition" zu Beschwerden führt. Die bevorzugte Seite weist ein abriebbedingtes „Schlüssel-Schloss"-Aussehen auf (Abb. 7-33), das umso deutlicher ist, je mehr Zähne in Kontakt gebracht werden. Viele Patienten sind sich dessen nicht bewusst, und der Zahnarzt muss die Zähne deshalb in diese „Schlüssel-Schloss"-Position führen (Abb. 7-34). Stehen die Zähne in dieser Position, sollte der Patient die Zähne zusammenpressen und, unter Beibehaltung des verstärkten Zahnkontakts, kleine Positionswechsel auf den Schlifffacetten vornehmen. Der Druck sollte etwa 15 Sekunden beibehalten werden, um abzuklären, ob Schmerzen oder Beschwerden entsprechend dem Hauptanliegen des Patienten provoziert werden können. Ein mäßiges und ausdauerndes Pressen eignet sich dafür am besten; exzessives Pressen, also maximales Zusammenbeißen, sollte vermieden werden. Während der Ausübung der okklusalen Kraft werden verschiedene Muskeln in Funktion treten.

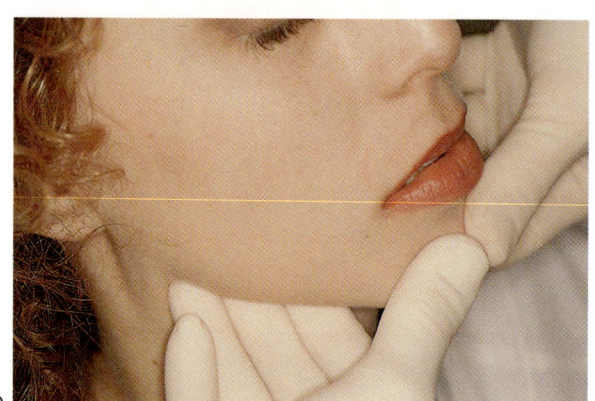

Abb. 7-32 Belastungsprüfungen.
a) Posteriores Belasten mit einer vom Daumen ausgeübten nach distal gerichteten Kraft während der Positionierung des Unterkiefers in die Scharnierachsenposition.
b) Superiores Belasten mit einer entlang von Unterkieferbasis und Kieferwinkel nach superior gerichteten Kraft in der Scharnierachsenposition.

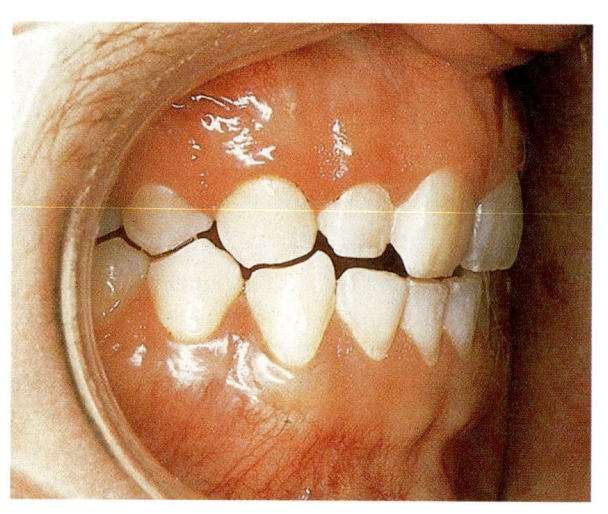

Abb. 7-33 Schlüssel-Schloss-Beziehung der Eckzähne durch Knirschen und Pressen. Der Patient wird in diese Position geführt, um deren Auswirkungen auf Gelenke und Muskeln zu überprüfen.

7.5 Vertikale Unterkieferbewegungen

die Schneidezähne des Unterkiefers (Abb. 7-35a). Der Patient wird gebeten, eine Öffnungsbewegung langsam gegen den Widerstand der Finger unter dem Kinn auszuführen. Beim Protrusionstest wird Widerstand mit dem Daumen ausgeübt (Abb. 7-35b), wobei der Patient aufgefordert wird, den Unterkiefer langsam nach vorn zu schieben. Beim Schließ-Widerstandstest werden die Finger zwischen die Schneidezähne gelegt, um Widerstand gegen die Schließbewegung auszuüben (Abb. 7-36). Kann der Patient den Unterkiefer nicht weit genug öffnen, legt man die Hand auf das Kinn des Patienten, um der Schließbewegung entgegenzuwirken. Für den Widerstandstest bei der Retrusionsbewegung wird der Patient gebeten, den Unterkiefer nach vorn zu schieben, und nachdem der Zahnarzt seinen Zeigefinger hinter die Unterkieferschneidezähne und den Daumen gegen

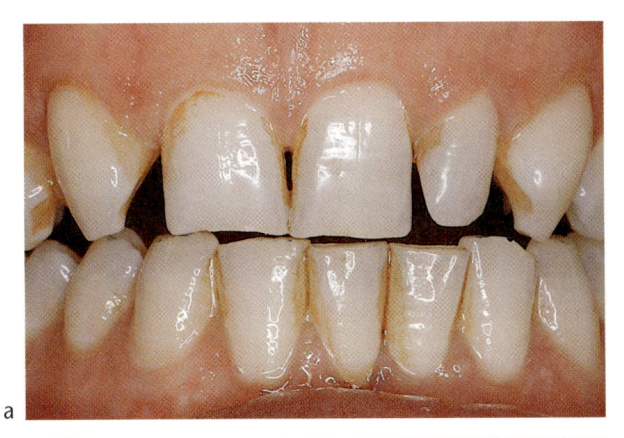

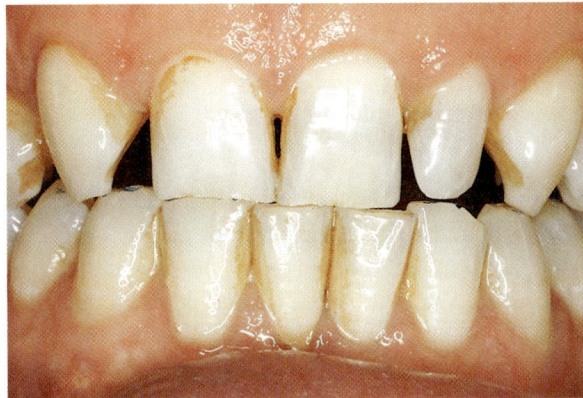

Abb. 7-34 Schlüssel-Schloss-Beziehung (Schlifffacetten) durch Knirschen und Pressen.
a) Zähne außerhalb der Schlüssel-Schloss-Position.
b) Zähne in Schlüssel-Schloss-Position. Die Prüfung auf Schmerz oder Beschwerden in Gelenken, Muskeln und Zähnen wird in diesen zwei Positionen durchgeführt.

7.5.7 Widerstandstest

Bei diesem Test wird versucht, Schmerzen oder Beschwerden in den Muskeln oder Gelenken bei einer Mundöffnung von weniger als 25 mm und vor dem Beginn der kondylären Translationsbewegung auszulösen. Diese Tests (insbesondere der Retrusionstest) sind ebenso nützlich zur Überprüfung von subjektiven Hörstörungen wie etwa „Rauschen" und dumpfes Hörempfinden. Der Patient wird angewiesen, die verschiedenen Bewegungen des Unterkiefers langsam auszuführen, wobei der Zahnarzt mittels einer angemessenen Kraftaufwendung versucht, den Unterkiefer an Öffnungs-, Schließ-, Protrusions-, Retrusions- und Lateralbewegungen zu hindern. Gegenwart oder Abwesenheit von Schmerz wird aufgezeichnet.

Beim Widerstandstest von Öffnungs- und Protrusionsbewegungen legt der Zahnarzt seine Finger unter das Kinn des Patienten und den Daumen auf

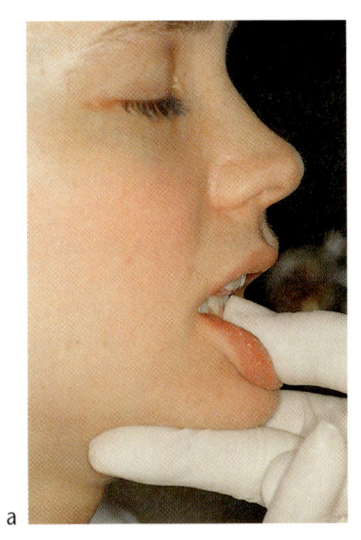

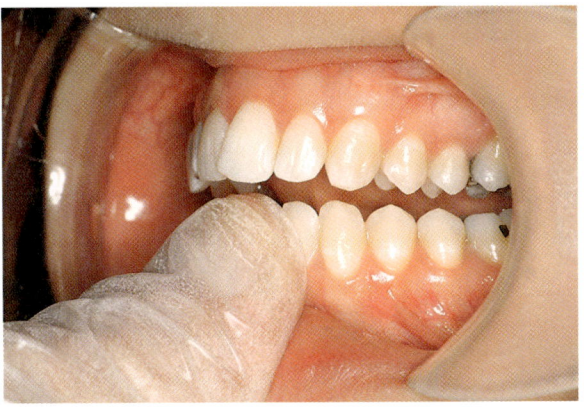

Abb. 7-35 Widerstandstests bei Öffnungs- und Protrusionsbewegung.
a) Position der Finger unterhalb des Mandibularandes, um der Öffnungsbewegung entgegenzuwirken.
b) Position des Daumens, um der Protrusionsbewegung entgegenzuwirken.

169

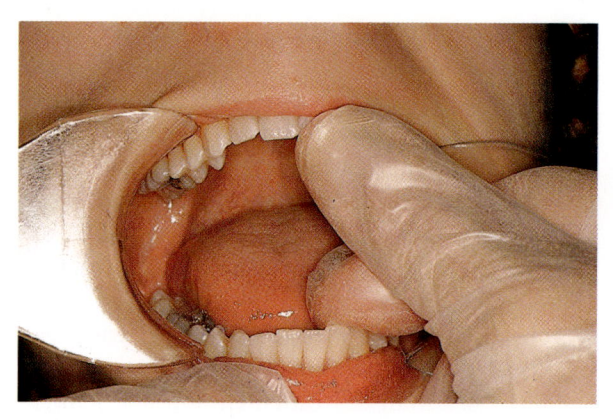

Abb. 7-36 Widerstandstest bei der Schließbewegung: Position des Daumens auf den Inzisalkanten der Oberkieferschneidezähne und Position des Zeigefingers auf den Inzisalkanten der Unterkieferschneidezähne.

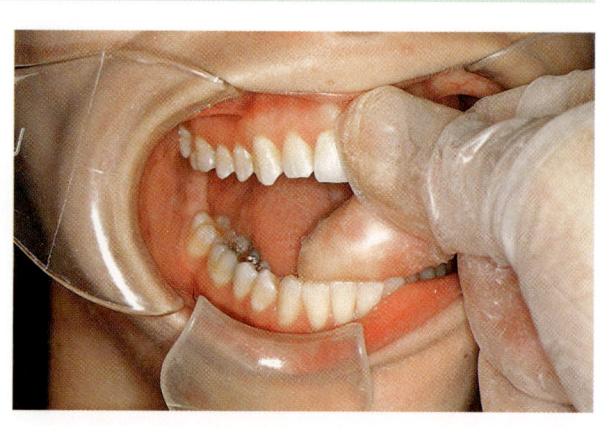

Abb. 7-37 Widerstandstest bei der Retrusionsbewegung: Der Daumen wird auf die Fazialflächen der Oberkieferschneidezähne und der andere Finger auf die Lingualflächen der Unterkieferschneidezähne gelegt, um der Retrusionsbewegung entgegenzuwirken.

die Labialflächen der Oberkieferschneidezähne platziert hat (Abb. 7-37), wird der Patient gebeten, den Unterkiefer langsam nach hinten zu schieben. Für die auszuführende Retrusion wird der Patient gebeten, den Unterkiefer etwa 3–4 mm nach vorn zu schieben (oder gerade eben über die Position, in der ein Knacken auftritt, hinaus). Auftretende Schmerzen oder Beschwerden werden für die jeweilige Bewegung aufgezeichnet.

Der Widerstandstest bei Lateralbewegungen wird bei ausreichend weit geöffnetem Mund durchgeführt, um die Finger einsetzen zu können (Abb. 7-38a, b). Der Test sollte bei verschiedenen vertikalen Dimensionen, nahe am und weit entfernt vom Eckzahnkontakt, ausgeführt werden. Wenn wegen Schmerz, Beschwerden oder Funktionsstörung die Mundöffnung nicht ausreicht, können die Widerstandstests auch ausgeführt werden, indem eine Hand seitlich auf den Unterkiefer gelegt wird. Das Ausmaß von Schmerzen oder Beschwerden wird bestimmt. Während dieser Tests können Gelenkknacken, Herausspringen oder kurze Blockierung des Diskus auftreten, vor allem bei Laterotrusion und Retrusion.

Obwohl man glaubt, dass Widerstandstests Muskelsehnenstörungen erkennen lassen, ist es nicht möglich, Muskel- oder Gelenkschmerzen mit tiefer liegenden Muskeln wie dem M. pterygoideus lateralis in Verbindung zu bringen, es sei denn, man kann Kiefergelenkprobleme ausschließen. Da tiefer liegende Muskeln nicht palpiert werden können, können Widerstandstests Informationen über deren Zustand liefern, der sich anders nicht abklären lässt.

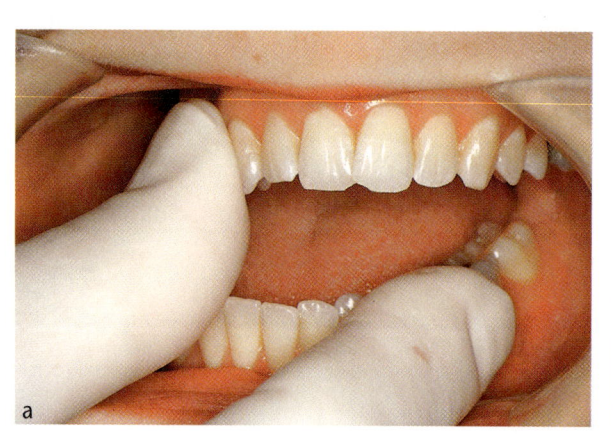

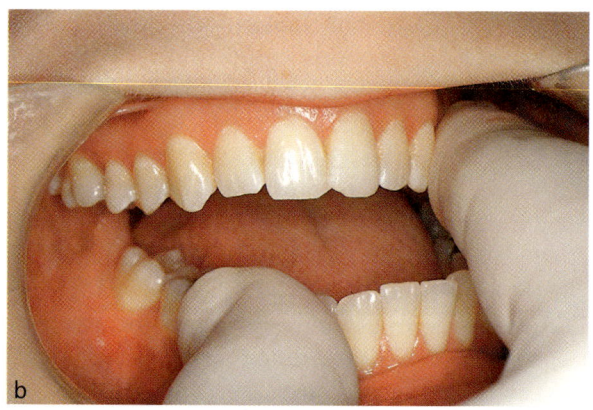

Abb. 7-38 Widerstandstest bei den Lateralbewegungen: die Positionen des Daumens und der anderen Finger, um der Einnahme der ursprünglichen Position nach einer Lateralbewegung nach rechts (a) und um einer Lateralbewegung nach links (b) entgegenzuwirken.

7.5.8 Nutzen von Messungen der Unterkieferbewegung

Eine erheblich eingeschränkte Beweglichkeit des Unterkiefers ist ein starker Hinweis auf das Vorliegen einer schwerwiegenden TMD und hilft bei der Unterscheidung von Patienten mit und ohne TMD [47]. Es besteht weitgehende Übereinstimmung darüber, dass Messungen der Unterkieferbewegungen die Einschätzung des Schweregrades von TMD ermöglichen. Das Ausmaß der darüber hinaus gewonnenen qualifizierten Informationen zur Differentialdiagnose der gängigen TMD-Unterformen ist jedoch fraglich [47]. Eine eingeschränkte Mundöffnung ist ein anerkanntes Merkmal verschiedener selten auftretender TMD, wie chronische Muskelkontraktur, Ankylose, akute Diskusverlagerung ohne Reposition und schwerer Trismus der Kiefermuskeln. Diese Erkrankungen werden vor Anwendung der RDC-Kriterien ausgeschlossen [18]. Einige Aspekte der Messungen der Unterkieferbewegung sind jedoch in Frage gestellt worden [10, 47].

Es gibt häufige Unterformen von TMD, bei denen ein kürzlich entstandener Beweglichkeitsverlust des Unterkiefers nicht das wesentliche Kennzeichen darstellt:
1. Patienten mit Gelenkgeräuschen durch fehlende Koordination von Diskus und Kondylus und möglicher Diskusverlagerung mit Reposition.
2. Patienten mit chronischer Arthralgie und Myalgie.
3. Patienten mit Arthrose des Kiefergelenks [47].

> Eine anteriore Diskusverlagerung mit Reposition kann mit bemerkenswerter Genauigkeit allein durch die klinische Untersuchung diagnostiziert werden; für die Diagnose einer Diskusverlagerung ohne Reposition erfordert die anatomische Grundlage der Erkrankung eine Magnetresonanztomographie oder ein anderes bildgebendes Verfahren zur Darstellung des Diskus [69, 84].

7.5.9 Vergrößerung der maximalen Mundöffnung

Veränderungen der maximalen Mundöffnungsweite können als Folge von TMD oder als Auswirkung therapeutischer Maßnahmen auftreten. Die Messungen sollten von einem Zahnarzt durchgeführt werden, der bei Wiederholungsmessungen zu vergleichbaren Messwerten kommt. Die kleinste nachweisbare Veränderung der maximalen Mundöffnung (SDMO, „smallest detectable difference of maximal mouth opening") beträgt bei Gesunden 5 mm [38, 39]. Die Kenntnis der SDMO für den einzelnen Patienten sollte es dem Behandler ermöglichen, das Ausmaß der Verbesserung vorherzubestimmen, das notwendig ist, um die Behandlung als erfolgreich zu bewerten [38].

> Als Mindestanforderung an eine als erfolgreich zu bezeichnende Therapie bei schmerzhaft eingeschränkter Kiefergelenkbeweglichkeit ist eine Erhöhung der Mundöffnung um 9 mm gefordert worden [38].

7.5.10 Kauvermögen und Kauleistung

Auf der Grundlage der Angaben auf einem Fragebogen über das Kauen von 19 Arten von Nahrungsmitteln zeigte sich ein vermindertes Kauvermögen im Alter über 50 Jahren; Alter und Geschlecht sind allerdings keine signifikanten Faktoren für ein vermindertes Kauvermögen im Zusammenhang mit TMD bei Patienten im Alter zwischen 10 und 50 Jahren. Man kann mit Recht behaupten [57], dass Verminderungen des Kauvermögens mit dem Vorliegen von Kiefergelenkschmerz und Einschränkungen der aktiven Mundöffnung korrelieren [40]. Es wurde vorgeschlagen, eine Beurteilung des Kauvermögens in die Routineuntersuchung von TMD-Patienten zu integrieren [40].

> Die drei häufigsten Funktionseinschränkungen in Bezug auf die Kiefer sind: Essen harter Nahrung (77,6%), Gähnen (75,7%) und Kauen (64,5%) [81].

Die Kauleistung als Parameter zur Beurteilung der Kaufunktion ist anhand der Partikelgröße und Verteilung der Nahrung nach einer definierten Anzahl von Kauzyklen definiert worden. Bei Patienten mit Vorverlagerung des Diskus ohne Reposition zeigten Messungen eine deutlich verminderte Kauleistung [57]. Eine Überprüfung der Kauleistung kann in der zahnärztlichen Praxis [51] zur Zufriedenstellung der Patienten [49] durchgeführt werden. Patienten mit Vorverlagerung des Diskus ohne Reposition müssen wissen, dass sich der Zahnarzt der Möglichkeit einer eingeschränkten Kaufähigkeit bewusst ist und wie sie sich im Verlauf der Behandlung verbessern kann.

7.5.11 Nutzen und Grenzen von Daten zur Unterkieferbewegung

Klinische Messungen der Mundöffnung und der Seitwärts- und Protrusionsbewegungen lassen keine verlässliche Unterscheidung von Patienten mit Arthritis, Arthromyalgie allein, Arthromyalgie mit Diskus-Kondylus-Koordinationsstörung und Diskus-Kondylus-Koordinationsstörung („disk condyle incoordination") allein zu [6], aber die Messungen bringen den Zahnarzt dazu, diese Erkrankungen in Betracht zu ziehen, und ermöglichen die Feststellung von Veränderungen im Behandlungsverlauf, das heißt, des Erfolges einer Behandlungsmaßnahme. Die meisten im Verlauf aktiver Unterkieferbewegungen bestimmten Variablen lassen sich mit zufriedenstellender Zuverlässigkeit messen [15].

Gelenkknacken gilt als verlässliches Zeichen eines reponierenden Diskus, und eine Vorverlagerung des Diskus mit Reposition ist recht genau allein aufgrund der klinischen Untersuchung zu diagnostizieren [84]. Der diagnostische Wert computergestützter Achsiographie wird durch den signifikanten Einfluss von Knacken oder eingeschränkter Beweglichkeit im kontralateralen Kiefergelenk limitiert. Es gibt eine 90%ige Übereinstimmung zwischen Achsiographie und klinischer Untersuchung bei der Beurteilung von Fällen mit Gelenkknacken; die klinische Untersuchung weist im Vergleich eine etwas höhere Sensitivität als die Achsiographie auf [8].

7.6 Myofaszialer Schmerz

Definitionsgemäß handelt es sich bei myofaszialem Schmerz um einen Zustand, bei dem der Patient an Schmerzen mit Ursprung in der Muskulatur sowie einzelnen druckempfindlichen Muskelpartien leidet [18].

Die Diagnose myofaszialer Schmerz beruht auf
1. bejahender Antwort eines Patienten auf die Frage 1 nach Schmerz in Tabelle 7-1 sowie
2. Druckdolenz bei Palpation von 3 oder mehr der 10 Paare (rechts/links) von Muskelpartien, die in den vorangegangenen Abschnitten aufgezählt und in der zusammengefassten Untersuchung in Tabelle 7-5 genannt wurden [1, 2].

Zur Erfüllung der Diagnosekriterien muss mindestens eine druckdolente Muskelpartie auf der schmerzhaften Seite liegen.

Die Diagnose myofaszialer Schmerz mit Öffnungseinschränkung wird gestellt aufgrund von
1. myofaszialem Schmerz, wie oben definiert,
2. maximaler aktiver Mundöffnung von weniger als 40 mm (5a) und
3. maximaler passiver (geführter) Öffnung um 5 mm oder mehr als die schmerzfreie aktive Öffnung (5a, 5c, 5d).

7.6.1 Gelenkgeräusche

Kiefergelenkgeräusche werden durch Palpation mit dem Zeigefinger, mit dem Stethoskop oder elektronisch untersucht. Der Patient wird aufgefordert, den Mund langsam zu öffnen und zu schließen sowie langsame Seitwärtsbewegungen mit und ohne Zahnkontakt und Protrusions- und Retrusionsbewegungen auszuführen. Während dieser Bewegungen werden Abwesenheit, Auftreten und Qualität der Gelenkgeräusche beurteilt und dokumentiert:
0 = keine Gelenkgeräusche,
1 = Gelenkknacken,
2 = grobes Knirschen (wie Knochen gegen Knochen),
3 = feines Reiben.
Der Zusammenhang dieser verschiedenen Geräusche mit einzelnen TMD-Formen ist bisher unklar; es ist also keine direkte Zuordnung von Geräuschen und Gelenkhistopathologie möglich. Dennoch kann aus dem Vorliegen von Geräuschen auf einen gewissen Grad von Erkrankung geschlossen werden.

Die Lokalisation von Knacken (schmerzhaft oder schmerzlos) wird anfangs vom Patienten bestimmt. Kiefergelenkgeräusche stehen in Zusammenhang mit Öffnungs-, Schließ-, Protrusions- und Lateralbewegungen. Man sollte seine Aufmerksamkeit auch auf die Veränderung von Geräuschen richten und darauf, ob das Knacken mit dem Einsetzen von Schmerzen und einer eingeschränkten Unterkieferöffnung verschwunden ist und wann – in Beziehung zu einer Änderung des Schmerzes und der Öffnungsbewegung – Krepitus eingesetzt hat.

Kiefergelenkgeräusche können mit Hilfe eines Stethoskops und anhand der Palpation während verschiedener Unterkieferbewegungen abgeklärt werden. Beim Kauen von Hartwurst oder Hartwachs können Geräusche auftreten, die während Leerbewegungen nicht auftreten. Bei bilateralem Kauen tritt das Knacken möglicherweise nur in der Crossover-Phase auf. Schmerzloses Knacken ist anders zu bewerten als schmerzhaftes Knacken, und grundsätzlich ist es so, dass schmerzhaftes Knacken mit einer höheren Wahrscheinlichkeit auftritt, wenn das Gelenk be- oder entlastet wird. Knacken bei Lateralbewegungen kann in einer vertikalen Dimension vorkommen, aber nicht in anderen Dimensionen.

> Bei der Therapie mit einer Aufbissschiene, die in späteren Kapiteln erörtert wird, kann die Gestaltung der Eckzahnerhöhung von der vertikalen Dimension abhängen, bei der das Knacken während Lateralbewegungen auftritt. Das heißt, das Knacken kann schon bei einer sehr geringen Eckzahnerhöhung auftreten, nicht aber bei einer stärkeren Eckzahnerhöhung oder umgekehrt. Deshalb sollte die Eckzahnerhöhung der Schiene so gestaltet sein, dass das Knacken vermieden und nicht verstärkt wird; das gilt besonders für schmerzhaftes Knacken. Die Dicke der Schiene sollte ein schmerzhaftes Knacken bei der Schließbewegung verhindern, falls die vertikale Dimension dies zulässt.

7.6.2 Diagnose von Diskusverlagerungen

Als Diskusverlagerung wird eine Verlagerung des Diskus zwischen Kondylus und Eminentia articularis in eine anteriore, mediale oder laterale Position bezeichnet. Bei vollständiger Öffnung springt der Diskus wieder zurück (Reposition); dabei wird häufig ein Gelenkgeräusch verursacht. Liegt Schmerzhaftigkeit vor, ist zusätzlich die Diagnose einer Arthralgie oder auch einer Arthritis zu stellen (s. Tab. 7-1 und 7-2, Ziffern zur Eigenanamnese = HQ – History Questionnaire und Tab. 7-5, Zusammenfassung der Untersuchung = ES – Examination Summary).

Die Diagnose einer Diskusverlagerung mit Reposition beruht entweder auf [18]
1. in zwei bis drei aufeinander folgenden Abläufen reproduzierbarem Kiefergelenkknacken bei Öffnen und Schließen mit einem Öffnungsknacken an einem Punkt, der mindestens 5 mm weiter liegt als bei der Schließbewegung. Das Knacken wird durch Öffnung in Protrusion eliminiert. Reproduzierbar in 2–3 Versuchen (ES 8b) oder
2. in zwei bis drei aufeinander folgenden Abläufen reproduzierbarem Kiefergelenkknacken bei Öffnen oder Schließen und bei Laterotrusion oder Protrusion (ES 6a, 6b, 7).

Die Diagnose Diskusverlagerung ohne Reposition mit Mundöffnungseinschränkung wird gestellt bei

1. anamnestisch erheblich eingeschränkter Mundöffnung (HQ 7, 9, s. Tab. 7-1) und
2. maximaler aktiver Mundöffnung ≤ 35 mm (ES 5b, 5d) und
3. passiver Dehnung, die die Mundöffnung um 4 mm oder weniger gegenüber der aktiven Öffnung vergrößert (ES 5b, 5c, 5d), und
4. kontralaterale Bewegung < 7 mm (ES 4, 7b rechts oder links, 8c) und
5. Abwesenheit oder Anwesenheit von Gelenkgeräuschen, die nicht die Kriterien für eine Diskusverlagerung mit Reposition erfüllen (s.o. A; ES 6, 7).

Die Diagnose Diskusverlagerung ohne Reposition, ohne Öffnungsbehinderung beinhaltet eine anteriore und mediale oder laterale Verlagerung des Diskus aus seiner normalen Position. Sie kann aufgrund der folgenden klinischen Befunde gestellt werden (ohne bildgebende Verfahren kann dies jedoch schwierig oder unmöglich sein):
1. anamnestisch erheblich eingeschränkte Mundöffnung (HQ 4, 7, s. Tab. 7-1) und
2. maximale aktive Mundöffnung > 35 mm (ES 5b, 5d) und
3. passive Dehnung, die die Mundöffnung um 5 mm oder mehr gegenüber der aktiven Öffnung vergrößert (ES 5b, 5c, 5d), und
4. kontralaterale Bewegung ≥ 7 mm (ES 7b rechts oder links, 8c) und
5. Anwesenheit von Gelenkgeräuschen, die nicht die Kriterien für eine Diskusverlagerung mit Reposition erfüllen (s.o. A; ES 6, 7).
6. Meist sind MRT oder Arthrographie für die Diagnose erforderlich.

7.6.2.1 Diskusverlagerung

Von den in der Literatur beschriebenen Formen der Diskusverlagerung ist die reduzierende anteriore Verlagerung die häufigste. Varianten mit lateraler oder medialer Verlagerung treten jedoch ebenfalls auf.

Obwohl aus den klinischen Befunden geschlossen werden kann, dass eine Form von Diskusverlagerung vorliegt (s.a. Tab. 6-1) [68, 84], und dass im Allgemeinen das Ausmaß der klinischen Symptomatik proportional zum Schweregrad der pathologischen Veränderung des Kiefergelenks steht [68], sind die Indikationen für den Einsatz bildgebender Verfahren nicht so genau, wie es für eine realistische Kosten-Nutzen-Abschätzung [68] durch den niedergelassenen Zahnarzt erforderlich wäre.

> Zu den Kennzeichen einer dauerhaften Diskusverlagerung ohne Reposition gehört eine frühere Episode vorübergehender Blockierung mit plötzlicher Einschränkung der Mundöffnung. Für die Behandlungsplanung ist die Kenntnis der Richtung der Diskusverlagerung wichtig; sie kann klinisch nicht sicher bestimmt werden [19].

Die RDC/TMD-Unterformen der inneren Gelenkstörung Typ I und III (s. Tab. 6-1, Kap. 6) lassen keine verlässlichen Schlüsse auf MRT-abhängige Diagnosen von innerer Kiefergelenkstörung und Arthrose zu. Daran sind das Fehlen „biologischer Goldstandards" und der Bedarf an klareren Indikationen zum Einsatz bildgebender Verfahren erkennbar [19].

Bei initialen, palliativen reversiblen Therapieformen muss dies keine größere Bedeutung haben. Werden aber irreversible Therapieformen, z.B. die mandibuläre Repositionierung, in Erwägung gezogen, können einzelne Formen der Verlagerung eine Kontraindikation bedeuten. Gewinnt der tatsächlich vorliegende Typ der Diskusverlagerung an Bedeutung, so ist z.B. die anteriore Repositionierung bei transversaler Diskusverlagerung nicht sehr wirkungsvoll (s. Abb. 16-1, Kap. 16). Geräte zur anterioren Repositionierung werden im Allgemeinen als irreversible Therapieformen betrachtet, da die okklusalen Veränderungen, die sie bewirken, eine ausgedehnte okklusale oder kieferorthopädische Therapie erfordern (Abb. 7-39). Vorrichtungen zur anterioren Repositionierung werden in Kapitel 16 besprochen. Bis zu einem Drittel der Patienten, die sich mit Knacken, Blockierung, Öffnungsbehinderung und Schmerz vorstellen, weist mediale und laterale Diskusverlagerungen auf. Deshalb ist es wichtig, im Rahmen der TMD-Diagnostik die Indikation zur bildgebenden Diagnostik in Betracht zu ziehen.

Ein Diskus kann – sogar sehr stark – verlagert sein und asymptomatisch bleiben. Bezüglich der Funktion ist bei etwa 10% der Bevölkerung eine deutliche Diskusverlagerung vorhanden, ohne dass die Funktion dadurch beeinträchtigt ist.

Obwohl ein Diskus verlagert erscheinen kann (sogar nach dem Hinzuziehen von magnetresonanztomographischen Aufnahmen), kann sich die „Verlagerung" als physiologische Variation der Diskusposition herausstellen.

Der Entstehungsablauf von Diskusverlagerungen mit Reposition weist darauf hin, dass reziprokes Knacken in der Regel nicht zu Blockierungen führt. Ohne Behandlung bleiben Kiefergelenkschmerz und Bewegungsspielraum des Unterkiefers jedoch über längere Zeit unverändert [64]. Knacken ist nicht unbedingt ein Zeichen für eine Diskusreposition [68].

7.6.3 Diagnose von Arthralgie, Arthritis, Arthrose

Die diagnostischen Kriterien für Polyarthritiden (z.B. rheumatoide Arthritis, Lyme-Krankheit), akute traumatische Schädigung und Infektion des Gelenks sind für RDC hier nicht angegeben, jedoch in Tabelle 6-1 (s. Kap. 6). In einigen Fällen kann eine degenerative Arthrose, vorliegen. Im Frühstadium können eingeschränkte Beweglichkeit sowie Schmerz und Druckdolenz der Muskulatur vorliegen, bei fortschreitender Erkrankung können horizontale Bewegungen unter Dehnung der Diskusansätze nahezu normal erscheinen. Zu den verbleibenden Symptomen gehören Krepitus (Gelenkreiben/-knirschen) und Phasen mit leichtem Schmerz. Manchmal treten Adhäsionen (Verklebungen) auf, die die Bewegungen einschränken.

In Tabelle 7-1 ist eine Screening-Frage (Nr. 15) für Polyarthritiden enthalten. Eine bestätigende Antwort legt eine Überweisung in eine rheumatologische Facharztpraxis nahe, falls der Patient noch nicht entsprechend betreut wird. Klinisch manifester Schmerz ist weder für eine innere Gelenkstörung noch für Arthritis beweisend [7]. Eine traumatische Schädigung wird mit Screening-Frage 5 aus Tabelle 7-1 erfasst.

A) Arthralgie bezeichnet Schmerz und Empfindlichkeit in der Gelenkkapsel und/oder der Syn-

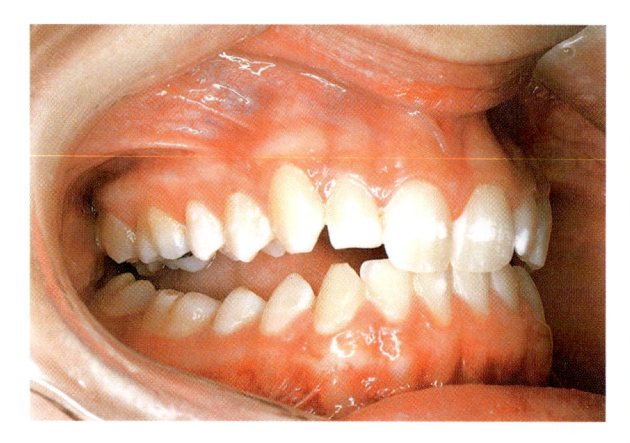

Abb. 7-39 Ein posterior offener Biss nach einer anterioren Repositionierungstherapie zur Verhinderung schmerzlosen Knackens. Umfassende kieferorthopädische Maßnahmen waren zur Wiederherstellung einer korrekten Okklusion notwendig.

ovialmembran. Die Diagnose der Arthralgie setzt voraus:
1. Druckdolenz bei Palpation eines oder beider lateraler Kondylenpole (ES 9) und
2. Schmerz im Verlauf der maximalen aktiven Öffnung, während der passiven Öffnung, bei Seitwärtsbewegungen (ES 2, 5b, 5c, 5d, 7b).
3. Grobes Knirschen ist vor der Diagnose einer einfachen Arthralgie auszuschließen.

B) Arthritis des Kiefergelenks ist eine entzündliche Gelenkerkrankung. Die Diagnose stützt sich auf:
1. Arthralgie (s. o. A) und
2. a oder b:
   a) raues, grobes Reibegeräusch/Knirschen (ES 6, 7),
   b) bildgebende Verfahren: Zu den anerkannten radiologischen Zeichen arthritischer Veränderungen der Kiefergelenke gehören Formabweichungen, unregelmäßige Oberfläche, Abflachung, Sklerose und Ausbildung von Exophyten [8].

C) Die Arthrose des Kiefergelenks ist eine degenerative Gelenkerkrankung. Sie führt zu einer von der Norm abweichenden Gelenkform und -struktur. Die Diagnose basiert auf:
1. Abwesenheit aller Zeichen von Arthralgie, einschließlich Palpationsschmerz des Gelenks bei maximaler aktiver Mundöffnung und bei Seitwärtsbewegungen (s. o. A) und
2. a oder b:
   a) raue, grobe Reibegeräusche/Knirschen (ES 6, 7),
   b) bildgebende Verfahren: Die Arthrose ist durch drei Erscheinungsbilder gekennzeichnet: Zerstörung der Gelenkoberfläche, Knochenumbau mit Neubildungen (Osteophyten), Knochenschwund (Ausbildung subchondraler Zysten) mit sekundärer Synovitis [46].

7.7 Ergebnisse der klinischen Untersuchung

Die bei der klinischen Untersuchung erhobenen Befunde werden auf einem Formblatt zusammengefasst, um die Ergebnisse leicht auswerten zu können. Das Formblatt kann die in Tabelle 7-5 vorgestellte Form haben.

7.8 Beurteilung von Schmerz und Psyche

Depression und Angststörungen sind mit beträchtlicher Behinderung der Lebensführung, erhöhter Inanspruchnahme der Einrichtungen des Gesundheitswesens und schwierigen Arzt-Patient-Beziehungen verbunden. Der Screening-Prozess auf der Grundlage der Eindrücke des Zahnarztes aus einer Eingangsuntersuchung kann psychologische Probleme bei TMD-Patienten jedoch nicht ausreichend erfassen [50]. Die Prävalenz der Major-Depression beträgt 5–9% der erwachsenen Patienten in den ärztlichen Praxen, die den Hauptteil dieser Patienten versorgen; allerdings bleiben 35–50% der Fälle unerkannt [78]. So kann der Zahnarzt eine erhebliche Zahl von Patienten mit einer bisher nicht diagnostizierten Major-Depression in seiner Praxis antreffen und sollte deshalb wissen, wie eine solche Erkrankung die Behandlung von chronischem TMD-Schmerz beeinflussen kann.

> Patienten mit psychologischen und psychosozialen Störungen sprechen auf im Allgemeinen wirksame Standardbehandlungen eher weniger gut an. Deshalb sollte der Behandlungsansatz nach Möglichkeit ebenso spezifisch auf diese Erkrankungen ausgerichtet sein wie auf die physischen Aspekte der TMD [62]. Allerdings gibt es für den viel beschäftigten Zahnarzt bestimmte Hindernisse bei der Erkennung von Depression und Angststörungen: Zeitmangel, Stigmatisierung und Somatisierung [37].

Unter Berücksichtigung des Zeitfaktors muss ein Screening auf Depression und Angststörungen effizient, schnell und auf Patienten ausgerichtet sein, die sowohl ein hohes Risiko für Depression und Angst als auch für TMD haben. Obwohl einige Instrumente zur Identifikation von Depressionen existieren, gibt es bisher keine Belege dafür, dass ein Screening aller Patienten machbar und kosteneffektiv wäre [37].

Zahnärzte sind sich der Stigmata psychischer Erkrankungen und der Schwierigkeit bewusst, mit dem Patienten ein Gespräch über emotional besetzte Inhalte zu führen. Ein Zahnarzt kann Patienten mit einer Major-Depression, die schon so lange nicht erkannt worden ist, also praktisch nur identifizieren, wenn ein Screening-Fragebogen als weniger persönliche Form der Befragung verwendet wird. Im Fall der Depression ist ein Ansatz in der Zahnarztpraxis die Verwendung eines einfachen Instruments zur Krankheitsfeststellung [78], das aus zwei Fragen besteht, die in einen Fragebogen zur Allgemeinanamnese eingebettet sind (s. Fragen 19 und 20, Tab.

Tab. 7-5 Zusammenfassung der klinischen Untersuchungsbefunde [18]

1. Patient klagt über Gesichtsschmerz (eine Antwort markieren)								
Rechts			Links		Beide Seiten			

2. Patient zeigt die schmerzende Stelle (Markieren)								
Rechts:	Nein		Kiefergelenk		Muskeln		Beides	
Links:	Nein		Kiefergelenk		Muskeln		Beides	

3. Muskelpalpation

Schmerzintensität

			Rechts				Links			
			Sehr stark	Mittel-stark	Leicht	Ohne	Ohne	Leicht	Mittel-stark	Sehr stark
			3	2	1	0	0	1	2	3
a)	M. temporalis	Posterior								
		Mitte								
		Anterior								
b)	M. masseter	Ursprung								
		Körper								
		Ansatz								
c)	M. digastricus	Posterior								
d)		Anterior								
e)	M. pterygoideus lateralis									
f)	Temporalissehne									
g)	M. pterygoideus medialis									
h)	Nackenmuskulatur: M. sternocleidomastoideus									
	Trapeziusschmerz									

Ausstrahlender Schmerz	Rechts		Links	
	Ja	Nein	Ja	Nein

4. Öffnungsmuster (1 x markieren)

Geradlinig		
Deflexion (ohne Rückkehr in die Medianebene)	❏ Nach rechts	❏ Nach links
Deviation (mit Rückkehr in die Medianebene, „S-förmig")	❏ Nach rechts	❏ Nach links
Andere		

Tab. 7-5 (Fortsetzung) Zusammenfassung der klinischen Untersuchungsbefunde [18]

5. Vertikale Beweglichkeit					
a) Schmerzfreie aktive Mundöffnung	____ mm (normal ≥ 40 mm)				
b) Maximale aktive Mundöffnung	____ mm				
c) Maximale passive Mundöffnung	____ mm				
Schmerz (1 x markieren)	❏ Kein ❏ Rechts ❏ Links ❏ Beidseitig				
Gelenkschmerz	❏ Kein ❏ Rechts ❏ Links ❏ Beidseitig				
d) Vertikale Stufe („overbite"):	____mm				
e) Maximale Mundöffnung:	____mm (normal 5 mm)				

6. Gelenkgeräusche (Palpation) (1 x markieren)					
Geräusche bei __mm SKD		Kein Geräusch	Knacken	Grober Krepitus (Knirschen)	Feiner Krepitus (Reiben)
Rechts	Öffnung				
	Schließen				
Links	Öffnung				
	Schließen				

7. Exkursionsbewegungen (Zutreffendes markieren)						
a) Ruheschmerz	❏ Ja ❏ Nein					
b) Maximale Seitwärtsbewegung	Rechts ___mm Links ___mm					
Schmerz bei Seitwärtsbewegung nach	Rechts: ❏ Kein ❏ Rechts ❏ Links ❏ Beidseitig					
	Links: ❏ Kein ❏ Rechts ❏ Links ❏ Beidseitig					
Gelenkschmerz: ❏ Rechts: ❏ Ja ❏ Nein ❏ Links: ❏ Ja ❏ Nein						
c) Gelenkgeräusche						
	Lokalisation	Kein Geräusch	Knacken	Grober Krepitus (Knirschen)	Feiner Krepitus (Reiben)	
Laterotrusion rechts	Rechts					
Mediotrusion rechts	Rechts					
Mediotrusion links	Links					
Laterotrusion links	Links					
Protrusion	Rechts					
Protrusion	Links					

8. Protrusionsbewegung	
a) Maximale Protrusion ____mm	
b) Reziprokes Knacken verschwindet bei Öffnung in Protrusion	Rechts: ❏ Ja ❏ Nein Links: ❏ Ja ❏ Nein
c) Mittellinienabweichung ____mm	

Tab. 7-5 *(Fortsetzung)* Zusammenfassung der klinischen Untersuchungsbefunde [18]

9. Gelenkschmerz

		Schmerzintensität							
		Rechts				Links			
		Sehr stark	Mittel-stark	Leicht	Ohne	Ohne	Leicht	Mittel-stark	Sehr stark
		3	2	1	0	0	1	2	3
a)	Seitlicher Kondylenpol (Palpation vor dem Ohr)								
b)	Hinteres Ligament (Palpation im Ohr)								

10. Provokationstests

	Schmerzempfindung			
	Keine	Rechts	Links	Beidseitig
Gezielte Belastung				
Belastung posterior				
Widerstand gegen Öffnung				
Widerstand gegen Protrusion				
Widerstand gegen Retrusion				

Subjektive Ohrsymptome: Verstopfungsgefühl, Rauschen, Tinnitus ❑ Ja ❑ Nein

11. Pressen/Knirschen

Allgemeine Abrasionsfacetten durch Knirschen		❑ Ja	❑ Nein
Schlüssel-zu-Schloss-Okklusion		❑ Ja	❑ Nein
❑ Eckzähne ❑ Schneidezähne ❑ Eck- und Schneidezähne			
Mehrere solcher Muster		❑ Ja	❑ Nein
Schmerz bei Pressen im primären Muster		❑ Ja	❑ Nein
	Rechts:	❑ Ja	❑ Nein
	Links:	❑ Ja	❑ Nein
Schmerz ohne Pressen	Rechts:	❑ Ja	❑ Nein
	Links:	❑ Ja	❑ Nein

7-1). Für zustimmende Antworten auf diese zwei Fragen des Instruments wurden eine Sensitivität von 96 % und eine Spezifität von 57 % ermittelt. Bei geringerem Zeitaufwand ergeben sich somit ähnliche Testqualitäten wie bei anderen Instrumenten zur Feststellung einer Depression [78]. Weiter unten soll ein umfangreicherer Fragebogen erörtert werden, der das dritte Hindernis berücksichtigt, die Somatisierung. In dieser Befragung wird sie durch Fragen nach unspezifischen körperlichen Symptomen oder nach unerklärlichen oder körperlichen Beschwerden erfasst, die die Wahrscheinlichkeit einer Depression erhöhen und die Wahrscheinlichkeit einer wirksamen TMD-Behandlung verringern. Dieser Ansatz zur Erfassung der Somatisierung soll es ermöglichen, festzustellen, wie sich Patienten mit und ohne diffuse körperliche Symptome in Bezug auf physischen TMD-Status, psychologischen Status und Lebenseinschränkung unterscheiden.

7.8.1 Psychologische Aspekte

Manchmal ist es hilfreich, in die psychosoziale Beurteilung die Möglichkeit einzuarbeiten, in der Akutphase von TMD diejenigen Patienten herausfinden zu können, bei denen das Risiko der Entwicklung einer Chronifizierung besteht [17, 22, 27, 80] oder die bereits eine chronische TMD entwickelt haben [58, 70, 73]. Es wurde vorgeschlagen, die psychologischen Variablen, die sich in dem „zweiachsigen" Ansatz zur Patientenbeurteilung finden, so z. B. die Auswirkungen von Trauma und psychologischer Störung bei TMD, hätten womöglich keinen Einfluss auf das Behandlungsergebnis [66]. Allerdings gibt es einen allgemeinen Konsens, dass neben der Möglichkeit eines Traumas ein Zusammenhang zwischen TMD und Angst, Depression und Stress besteht [18, 37, 81]. Diese Verknüpfung belegt jedoch noch keine Kausalbeziehung. Unabhängig von der Kausalität im Zusammenhang von TMD und psychischen Störungen ist es sinnvoll, psychologische und psychosoziale Belange in Bezug auf ihre Auswirkungen auf die TMD-Behandlung bei chronischem Schmerz zu berücksichtigen [44].

Um nutzbringend zu sein, sollte eine Klassifikation von Patienten auf der Basis psychosozialer und verhaltensbezogener Faktoren zu einem besseren Ansprechen der Erkrankung nicht nur auf eine einzelne Standardtherapie, sondern auf die vielschichtige Behandlung führen, die so zugeschnitten ist, dass sie den Bedürfnissen der Patienten mit diesen Faktoren entspricht. Dazu gehören die Anwendung von Schienen, Biofeedback, Stressbewältigung und kognitive Verhaltenstherapie, um Schmerzen, Fehlanpassungen in Form oraler Parafunktionen und Einschränkungen im Zusammenhang mit TMD zu vermindern.

> Ungeachtet gemeinsamer körperlicher Symptome lassen sich auch aufgrund von psychosozialen und verhaltensbezogenen Aspekten Untergruppen von TMD-Patienten voneinander abgrenzen. Die Unterscheidung kann für den Einsatz und die Evaluierung von TMD-Therapien wichtig sein [16, 17, 62, 75].

7.8.2 Methoden zur Achse-II-Beurteilung

Die RDC-Achse II erfasst schmerzabhängige Einschränkungen und psychologischen Status. Im Einzelnen gemessen werden typische Schmerzintensität, Einschränkungen der Lebensführung durch Schmerz, Depression, unspezifische körperliche Symptome, das heißt, Somatisierungsneigung, und Grenzen der funktionellen Unterkieferbewegung. Die Befundungsmethoden beinhalten die Sammlung von Informationen über:

- Den Schweregrad chronischen Schmerzes mit Hilfe einer abgestuften Skala (Graded Chronic Pain Scale, GCPS). Dabei handelt es sich um einen aus sieben Fragen bestehenden Fragenkomplex, der die schmerzabhängige Behinderung in Abhängigkeit von der Intensität des chronischen Schmerzes misst [77]
- Den psychopathologischen Status mit Hilfe von Fragen aus der Symptom-Checkliste-90-R Depression, vegetativen und Somatisierungsskalen [14, 26]
- Die Unterkieferfunktion mit Hilfe einer Checkliste zur Erfassung der Einschränkungen alltäglicher Lebensfunktionen, die mit Hilfe der Kiefer ausgeführt werden [18]

7.8.3 Schweregrad des chronischen Schmerzes

Die typische Schmerzintensität (Characteristic Pain Intensity, CPI) ergibt sich als mit 10 multiplizierter Mittelwert der Ergebnisse aus den Fragen 1 bis 3 in Tabelle 7-6. Beispiel: Frage 1 = 6; Frage 2 = 7; Frage 3 = 5 – CPI = 60 (18 : 3 = 6 × 10).

7.8.4 Bewertung der Behinderung

Der Mittelwert aus den Antworten zu den Fragen 4 bis 6 (Tab. 7-6) multipliziert mit 10 ergibt die Maßzahl für die Behinderung der Lebensführung. Beispiel: Frage 4 = 5; Frage 5 = 6; Frage 6 = 8, resultierender Wert 63 (19 : 3 = 6,3 × 10).

7.8.5 Behinderungspunkte

Die Gesamtzahl der „Lebenseinschränkungspunkte" ergibt sich durch Addition der angegebenen Punktzahlen für die Zahl der Tage mit eingeschränkter Lebensführung (Frage 7) und des Wertes für die Lebenseinschränkung (aus Abschnitt 7.8.4) [18]. Die Punktezahlen für die Einschränkung der Lebensführung sind wie folgt zugeordnet:

7 Befundaufnahme und Diagnostik

Tab. 7-6 Fragebogen zur anamnestischen Selbsteinschätzung [18]

1. Wie bewerten Sie ihren Gesichtsschmerz jetzt (in diesem Moment) auf folgender Skala: (kein Schmerz) 0 1 2 3 4 5 6 7 8 9 10 (schlimmstmöglicher Schmerz)
2. Wie stark waren Ihre schlimmste Schmerzen in den letzten drei Monaten?   (kein Schmerz) 0 1 2 3 4 5 6 7 8 9 10 (schlimmstmöglicher Schmerz)
3. Wie stark waren Ihre Schmerzen durchschnittlich in den letzten drei Monaten?   (kein Schmerz) 0 1 2 3 4 5 6 7 8 9 10 (schlimmstmöglicher Schmerz)
4. Wie sehr hat Sie Ihr Gesichtsschmerz in den letzten drei Monaten bei alltäglichen Tätigkeiten gestört?   (keine Störung) 0 1 2 3 4 5 6 7 8 9 10 (unfähig zu irgendeiner Aktivität)
5. Wie sehr hat Ihr Gesichtsschmerz in den letzten drei Monaten Ihre Fähigkeit zur Ausübung von Freizeit-, sozialen, kirchlichen und familiären Aktivitäten beeinträchtigt?   (keine Änderung) 0 1 2 3 4 5 6 7 8 9 10 (extreme Veränderung)
6. Wie sehr hat Ihr Gesichtsschmerz in den letzten drei Monaten Ihre Arbeitsfähigkeit (einschließlich Hausarbeit) vermindert?   (keine Einschränkung) 0 1 2 3 4 5 6 7 8 9 10 (extreme Einschränkung)
7. Wie viele Tage in den letzten drei Monaten wurden Sie durch Gesichtsschmerz von üblichen Aktivitäten (Arbeit, Schule, Kirchgang, Hausarbeit) abgehalten? _____ Tage
8. Wie stark haben Sie gelitten unter:

		Überhaupt nicht 0	Kaum 1	Mäßig 2	Stark 3	Extrem stark 4
A	Kopfschmerz	0	1	2	3	4
B	Verlust von sexuellem Verlangen oder Vergnügen	0	1	2	3	4
C	Mattigkeit, Schläfrigkeit	0	1	2	3	4
D	Schmerz in Brust oder Herz	0	1	2	3	4
E	Kraftlosigkeit oder Verlangsamung	0	1	2	3	4
F	Gedanken an Tod oder Sterben	0	1	2	3	4
G	Appetitmangel	0	1	2	3	4
H	Neigung zu Weinen	0	1	2	3	4
I	Selbstvorwürfe	0	1	2	3	4
J	Schmerzen in der Lendenwirbelsäule	0	1	2	3	4
K	Einsamkeit	0	1	2	3	4
L	Traurigkeit	0	1	2	3	4
M	Sich zu viele Sorgen machen	0	1	2	3	4
N	Interesselosigkeit	0	1	2	3	4
O	Übelkeit oder Magenverstimmung	0	1	2	3	4
P	Muskelkater	0	1	2	3	4
Q	Einschlafschwierigkeiten	0	1	2	3	4
R	Atemprobleme	0	1	2	3	4

Tab. 7-6 *(Fortsetzung)* Fragebogen zur anamnestischen Selbsteinschätzung [18]

S	Hitze- oder Kälteempfindungen	0	1	2	3	4
T	Taubheit oder Kribbeln von Körperteilen	0	1	2	3	4
U	Kloß im Hals	0	1	2	3	4
W	Hoffnungslosigkeit	0	1	2	3	4
X	Schwere Arme und Beine	0	1	2	3	4
Y	Gedanken, dem eigenen Leben ein Ende zu setzen	0	1	2	3	4
Z	Essgier	0	1	2	3	4
aa	Früherwachen	0	1	2	3	4
bb	Unruhiger oder gestörter Schlaf	0	1	2	3	4
cc	Alles wird als Anstrengung empfunden	0	1	2	3	4
dd	Gefühl der Wertlosigkeit	0	1	2	3	4
ee	Gefühl des Gefangen- oder Eingesperrtseins	0	1	2	3	4
ff	Schuldgefühl	0	1	2	3	4

Skala für die Einschränkung der Lebensqualität			
Tage mit eingeschränkter Lebensführung (0–180)	Punkte	Bewertung der Behinderung	Punkte
0–6	0	0–29	0
7–14	1	30–49	1
15–30	2	50–69	2
≥ 31	3	≥ 70	3

7.8.6 Einteilung von Schmerzintensität und Einschränkung der Lebensführung (GCPS)

Grad 0: Kein TMD-Schmerz in den letzen drei Monaten.
Grad I: geringe Behinderung/geringe Schmerzintensität:
 CPI < 50; < 3 „Lebenseinschränkungspunkte".
Grad II: geringe Behinderung/geringe Schmerzintensität:
 CPI ≥ 50; < 3 „Lebenseinschränkungspunkte".
Grad III: starke Behinderung/mäßige Einschränkung:
 3–4 „Lebenseinschränkungspunkte", CPI unerheblich.
Grad IV: starke Behinderung/starke Einschränkung:
 5–6 „Lebenseinschränkungspunkte", CPI unerheblich.

Die typische Schmerzintensität und die Messungen der Einschränkungen der Lebensführung können kombiniert werden, um die GCPS von TMD-Patienten als funktional (GCPS I und II) oder dysfunktional (GCPS III und IV) zu klassifizieren [18, 27]. Funktionale TMD sind mit geringer Einschränkung der Lebensführung und entweder geringer oder hoher Schmerzintensität verbunden, dysfunktionale TMD mit starker Einschränkung der Lebensführung und hoher Schmerzintensität.

7.8.7 Überarbeitete Symptom-Checkliste-90

Die „Symptom Checklist-90" (SCL-90) ist eine weit verbreitete klinische Beurteilungsskala zur Messung der momentanen Psychopathologie [14]. Das Instrument führt zu einem Punktwert für die allgemeine Psychopathologie; es lassen sich jedoch auch Werte für neun verschiedene Teilskalen erheben: Somatisierung, Zwanghaftigkeit, Einfühlungsvermögen, Depression, Angst, Ärger/Feindseligkeit, Phobie, Wahnvorstellungen und Psychoseneigung. Die Zuverlässigkeit und Validität der deutschen Fassung [26] entsprechen etwa denen der Originalversion [14].

Die SCL-90-Skala zur Somatisierung erscheint in Frage 8 (Tab. 7-6) [18]: Skala für Depression und vegetative Symptome (B, E, H, I, K, L, M, N, W, Y, cc, dd, ee). Zusätzliche, der Depressionsskala hinzugefügte Fragen sind F, G, Z, aa, ff. Die Depressionsskala umfasst also 13 Fragen aus der Depressionsskala und sieben zusätzliche. Somatisierungsskala (unspezifische oder allgemeine körperliche Symptome): A*, C, D*, J*, O*. P*, F, A, W, X. Die mit einem Stern gekennzeichneten Fragen werden im Rahmen der Skala für die unspezifischen „Nicht-Schmerz-Symptome" außer Betracht gelassen [18]. Diese Fragen sollen mit Depression und vegetativen Symptomen zusammenhängen; allerdings kann nicht unbedingt davon ausgegangen werden, dass ein Hausarzt oder ein klinischer Psychologe aufgrund eines strukturierten Interviews mit dem Patienten zu genau dem gleichen Ergebnis gelangt.

Der mittlere Roh-Skalenwert für die SCL-90-R wird errechnet, indem man alle Einzelpunktwerte der beantworteten Fragen addiert und das Ergebnis durch die Anzahl der beantworteten Fragen teilt. Wenn weniger als zwei Drittel der Fragen beantwortet wurden, wird der Skalenwert als fehlend vermerkt. Auf der Grundlage eines Bevölkerungsdurchschnitts werden die sich aus der SCL-90-R ergebenden Werte folgendermaßen bewertet [18]:

Teilskala	Bewertung		
	Normal < 70. Perzentile	Mäßig ≥ 70. Perzentile ≤ 90. Perzentile	Stark > 90. Perzentile
Depression/vegetative Symptome	0 bis 0,534	0,535 bis 1,105	> 1,105
Unspezifisch-allgemeine körperliche Symptome (mit Schmerz-Fragen)	0 bis 0,499	0,500 bis 1,000	> 1,000
Unspezifisch-allgemeine körperliche Symptome (ohne Schmerz-Fragen)	0 bis 0,427	0,428 bis 0,857	> 0,857

Die 70. und 90. Perzentile der einzelnen Klassifikationen entsprechen für jede beantwortete Frage jeweils einer bestimmten Anzahl von Nullwerten. Über ein computergestütztes Diagnosesystem auf der Basis der RDC/TMD-Kriterien ist berichtet worden [83].

7.8.8 Checkliste Kieferprobleme

Die Checkliste Kieferprobleme beruht auf „Ja"- oder „Nein"-Antworten.

Welche Aktivitäten werden durch Ihr Kieferproblem behindert oder unmöglich?		
Aktivität	Einschränkung	
	Ja	Nein
Essen harter Nahrungsmittel	1	0
Gähnen	1	0
Kauen	1	0
Lächeln, Lachen	1	0
Zahn- oder Gesichtspflege	1	0
Spielen eines Blasinstrumentes oder der Geige	1	0
Singen, Sprechen	1	0
Schlucken	1	0
Aufeinanderpressen der Zähne	1	0

7.8.9 Behandlungsansatz

Ein „Nein" als Antwort auf die beiden Fragen des Screening-Instruments zur Krankheitsfindung (19 und 20, Tabelle 7-1) ermöglicht dem Zahnarzt, eine Major-Depression mit hoher Wahrscheinlichkeit auszuschließen [78]. Die Möglichkeit des Auftretens falsch positiver Ergebnisse sollte stets berücksichtigt werden; deshalb können positive Ergebnisse aus diesen Fragen und den RDC eine Überweisung zum Hausarzt des Patienten nahe legen, der den Patienten beurteilt oder seinerseits an einen Facharzt überweist. Dieser kann sich für die Durchführung einer stark strukturierten Befragung des Patienten entscheiden. Der Zusammenhang zwischen Schmerz und Depression wurde in Kapitel 5 erörtert. Die Überlegungen zum Behandlungsansatz werden in Kapitel 8 weitergeführt. Die Anzahl der unspezifischen Schmerzzustände kann möglicherweise als Faktor zur Vorhersage von psychosozialer Verhaltensstörung, Depression und Somatisierung dienen.

Tab. 7-7 Zusammenfassung der Befunde

1. Ergebnis des Patienten-Eigenanamnese-Fragebogens (Zutreffendes markieren)
Probleme mit ❑ Weiter Mundöffnung ❑ Pressen/Knirschen ❑ Verstopfungsgefühl des Ohres ❑ Ohrgeräusche ❑ „Biss" ❑ Zahnschmerz

2. Achse-I-Diagnose		
Gruppe I. Muskelerkrankungen (eine Antwort auswählen) ❑ a) Myofaszialer Schmerz ❑ b) Myofaszialer Schmerz mit eingeschränkter Mundöffnung ❑ c) Keine Diagnose		
Gruppe II. Diskusverlagerung (nur eine Antwort je Gelenk auswählen)	Rechts	Links
a) Diskusverlagerung mit Reposition	❑	❑
b) Diskusverlagerung ohne Reposition, Mundöffnung eingeschränkt	❑	❑
c) Diskusverlagerung ohne Reposition, ohne Mundöffnungsbehinderung	❑	❑
d) Keine Diagnose in Gruppe II	❑	❑
Gruppe III. Andere Gelenkerkrankungen (nur eine Antwort je Gelenk auswählen)	Rechts	Links
a) Arthralgie	❑	❑
b) Arthritis (Kiefergelenk)	❑	❑
c) Arthrose	❑	❑
d) Keine Gruppe-III-Diagnose	❑	❑

3. Achse-II-Profil (Tabellen oben)			
a) Schweregrad des chronischen Schmerzes (0–4)	____		
b) Depressionswert	❑ Normal	❑ Mäßig	❑ Schwer
c) Unspezifische/allgemeine körperliche Symptome	❑ Normal	❑ Mäßig	❑ Stark
d) Einschränkungen: Unterkieferfunktion	____ Zahl der positiven Antworten ____ Zahl der Antworten		

▶ Es ist zu beachten, dass die vorläufige Diagnose einer psychischen Erkrankung und die Behandlungsnotwendigkeit nicht unbedingt gleichzusetzen sind [65]. Ein Bewusstsein für das Vorhandensein einer möglichen psychischen Erkrankung sollte jedoch zu einer Überprüfung des individuellen zahnärztlichen Behandlungsansatzes für akute TMD führen, insbesondere, wenn Patienten auf die Behandlung nicht ansprechen.

7.9 Akute und chronische TMD

Von besonderer Bedeutung für die Behandlung ist die Möglichkeit, dass aus einem Patienten mit akuter TMD ein chronischer TMD-Patient wird. Verschiedene Untersuchungen haben ergeben, dass es möglich ist, die Entwicklung von chronischem Schmerz bei Patienten mit Hilfe verschiedener Kriterien vorherzusagen. In einer Studie konnten 77 % der teilnehmenden Patienten mit Hilfe von RDC zur Beurteilung von Achse I (Gruppe-I-Erkrankungen), Achse-II-Einstufung des chronischen Schmerzes (unspezifische körperliche Symptome), CPI und des weiblichen Status korrekt klassifiziert werden [27].

In einer anderen Studie ermöglichten CPI und An- oder Abwesenheit von myofaszialem Schmerz eine korrekte Zuordnung von 91% der Studienteilnehmer [21]. In einer dritten Studie [80] wurden verschiedene Fragebögen verwendet, so der Beck-Fragebogen zur Depression (Beck Depression Inventory-II, BDI-II) [6], der mehrdimensionale West-Haven-Yale-Schmerzfragebogen (Multidimensional Pain Inventory, MPI) [35], ein Maßstab für die Schmerzintensität, der CPI [77] zur Einschätzung des Schmerzes, das Formular für nonadaptive und adaptive Persönlichkeit (Schedule for Nonadaptive and Adaptive Personality, SNAP) [11] zur Beurteilung verschiedener Persönlichkeitsdimensionen, der WOC-R-Fragebogen (Ways of Coping-Revised) [25] zur Einschätzung von Bewältigungsstrategien sowie eine strukturierte klinische Befragung (Structured Clinical Interview, SCID I und SCID II) [23, 24], die auf DSM-IV beruht, um klinische DSM-IV-R-Achse-I-Erkrankungen (z. B. affektive Störungen, Angststörungen, somatoforme Störungen) und DSM-IV-R-Achse-I-Persönlichkeitsstörungen (z. B. Borderline-Persönlichkeitsstörung, Zwangsneurose) zu erfassen. Letzterer Studie [80] war zu entnehmen, dass Patienten, die über erheblichen oder extrem starken Schmerz berichten sowie Ängste und ein steifes Auftreten zeigen, ein hohes Risiko der Entwicklung chronischen Schmerzes aufweisen. Die Identifikation von Faktoren, die den Prozess der Chronifizierung beeinflussen können, wäre von Interesse [47].

Die Anwendung von Achse-I- und Achse-II-Beurteilungen zur Voraussage einer Chronifizierung bei akuten TMD zeigt die Bedeutung der physisch-psychosozialen Schnittstelle, die die Entwicklung chronischer TMD beeinflusst. Es gibt die Überzeugung, schon ein hoher CPI-Wert allein könne die Patienten mit persistierendem Schmerz kennzeichnen [27]. Für die Plausibilität dieses simpel erscheinenden Zusammenhangs zwischen stärkerem akutem Schmerz und einer größeren Wahrscheinlichkeit chronischen Schmerzes gibt es weitere Hinweise [17].

> Patienten mit akutem Schmerz, insbesondere jene mit heftigem myofaszialem Schmerz und erhöhten Werten bei psychosozialen Variablen, scheinen anfällig für die Entwicklung von chronischem Schmerz. Das Ansprechen auf die Behandlung sollte sorgfältig beobachtet werden, um sicherzustellen, dass eine positive, fortschreitende Entwicklung innerhalb weniger Wochen eintritt. Auch wenn eine RDC-Beurteilung die Voraussage einer Chronifizierung mit einer Wahrscheinlichkeit von 91% ermöglicht [21], stellt sich durch initiale und fortgesetzte Anzeichen des Behandlungserfolgs die klinische Realität der Anwendung geeigneter Ansätze zur physischen, verhaltensbezogenen und psychologischen Therapie dar. Dementsprechend kann eine rechtzeitige Überweisung z.B. zur ergänzenden kognitiven Verhaltenstherapie durchaus die Entwicklung des akuten Schmerzes zum chronischen Schmerz verhindern.

7.10 Zusammenfassung der klinischen Beurteilung

Diagnose und Behandlung von TMD stehen mit einer Reihe von zahnmedizinischen, medizinischen und psychosozialen Faktoren in Zusammenhang. Bis zu 15% der Bevölkerung leiden unter chronischem Schmerz [12]; die Ursachen für den erheblichen Unterschied zwischen Männern und Frauen in der Prävalenz von Kiefer- oder Gesichtsschmerz sind bisher nicht geklärt. Auch die Merkmale zur Identifikation von akuten TMD-Patienten, die eine chronische TMD entwickeln, werden gegenwärtig erörtert. Ein einfacher klinischer Test, um diese Patienten von anderen zu unterscheiden, ist jedoch noch nicht etabliert. Diese diagnostischen Schwierigkeiten, zusammen mit denen der Beurteilung von TMD im Allgemeinen, haben zu einer ganzen Reihe von Ansätzen geführt, präzisere Leitlinien zur Diagnose von TMD-Unterformen bereitzustellen, darunter den in Tabelle 6-1 (Kap. 6) dargestellten sowie den im vorliegenden Kapitel erörterten tiefer gehenden RDC-Ansatz, der aus zwei Achsen besteht: Achse I für die Beurteilung körperlicher Symptome und Achse II für eine Einschätzung psychologischer und psychosozialer Faktoren, die dazu beitragen können, dass bei einem Patienten mit herkömmlichen Ansätzen zur TMD-Behandlung kein Behandlungserfolg erzielt werden kann und sich die Notwendigkeit zur Überweisung für ergänzende Maßnahmen, z.B. einer kognitiven Verhaltenstherapie, ergibt.

In den meisten Fällen wird der viel beschäftigte Zahnarzt mit Hilfe der Selbsteinschätzung des Patienten (Tab. 7-1) und des zahnbezogenen Fragebogens (Tab. 7-2) in der Lage sein, eine vorläufige TMD-Diagnose zu stellen, die ausreicht, um einerseits eine palliative Therapie einzuleiten und andererseits die Notwendigkeit weiterer Tests abzuschätzen.

Wenn akuter TMD-Schmerz mit einem hohen CPI-Wert einhergeht, kann eine eingehendere Analyse erforderlich sein, um den Bedarf an zusätzlichen Maßnahmen festzustellen, die das Risiko eines Fortschreitens zu chronischen Schmerzen vermindern. Die palliative Behandlung akuten TMD-Schmerzes sollte nicht länger als einige Wochen dauern. Dann sollten auch anfänglicher und weiterer Behandlungsverlauf als Indikatoren für die Notwendigkeit einer weitergehenden Beurteilung und/oder Überweisung dienen. Die Indikationen zur Anwendung bildgebender Verfahren werden in den folgenden Abschnitten besprochen.

7.11 Einsatz bildgebender Verfahren am Kiefergelenk

Die Indikation für den Einsatz bildgebender Verfahren ergibt sich aus klinischen Symptomen, welche erwarten lassen, dass sich durch die verbesserte Diagnostik auch die Versorgung des Patienten verbessert.

So weist die vorläufige Diagnose einer degenerativen Arthrose auf die Notwendigkeit einer röntgenologischen Beurteilung hin. In einigen Gegenden der USA werden Röntgenaufnahmen auch nur aus forensischen Gründen zur Absicherung in einem eventuellen Rechtsstreit angefertigt. Patienten mit implantierten Polytetrafluorethylen- oder Silikonmembranen sollten solange auf eine mögliche knöcherne Zerstörung des Daches der Fossa glenoidalis überwacht werden, bis sich die reaktive Antwort auf das alloplastische Material stabilisiert hat. Röntgenaufnahmen, zu denen auch die Computertomographie (CT) und die Magnetresonanztomographie (MRT) gehören können, werden für Patienten empfohlen, bei denen das Implantat noch korrekt liegt. Bevor eine irreversible Therapie, beispielsweise mandibuläre Repositionierung oder Chirurgie bei Diskusverlagerung, eingesetzt wird, ist eine Aufnahme zur Zustandsbestimmung des Diskus erforderlich.

7.11.1 Grundlagen für den Einsatz bildgebender Verfahren

Damit der Einsatz eines bildgebenden Verfahrens sinnvoll erscheint, müssen ein hohes Maß an diagnostischer Sensitivität, an diagnostischer Spezifität, einen positiven und einen negativen Vorhersagewert (die Wahrscheinlichkeit, dass die Störung nicht vorhanden ist, wenn aus der Aufnahme ein negativer Befund abgeleitet werden kann) vorliegen.

Die meisten bildgebenden Verfahren können diese Ansprüche nicht erfüllen, obwohl die Meinung vertreten wurde, dass die Kiefergelenkarthrographie sowohl Sensitivität als auch Spezifität besitze. Die Verfahren, die einen hohen Grad an Sensitivität, Spezifität und Genauigkeit bei der Krankheitserkennung aufweisen, für das Stellen einer Diagnose aber nicht nötig sind, stehen in einem ungünstigen Kosten-Nutzen-Verhältnis.

7.11.2 Falsche Annahmen über den Einsatz bildgebender Verfahren am Kiefergelenk

Es gibt einige falsche Annahmen über den Wert bildgebender Verfahren für die Diagnose von Kiefergelenkstörungen. Auch über den Wert anderer Tests für die Diagnose bestimmter Störungen gibt es irrige Annahmen. Einige beziehen sich auf den Wert der Informationen, die man der Röntgenaufnahme entnimmt. So gibt es die Annahme, dass man die Position des Diskus mit einer Röntgenaufnahme bestimmen könne, die nur eine einzige Ebene abbildet, oder dass die Kenntnis dieser Position in der Mehrzahl der Fälle einen Einfluss auf den Erfolg der Behandlung habe.

Außerdem wird manchmal angenommen, dass man mit dieser Art von Aufnahme die Position der Kondylen bestimmen könne und dass die Stellung des Kondylus in der Fossa im Vergleich zu einer konzentrischen Stellung für die Diagnose einer Kiefergelenkstörung von spezifischer Bedeutung sei.

Eine andere Annahme, die in der Vergangenheit vertreten und erst vor kurzem angegriffen wurde: Es sei in allen Fällen notwendig, die Position des Diskus zu kennen, um eine Diagnose der Diskusverlagerung stellen zu können und eine geeignete reversible Behandlung zu ermöglichen. Wenn mit der reversiblen Behandlung begonnen werden soll, kann eine vorläufige Diagnose einer anterioren Diskusverlagerung in den meisten Fällen mit Hilfe von diagnostischen Kriterien (s. Tab. 6-1) ohne den Einsatz bildgebender Verfahren bestätigt werden.

Die Auffassung, alle Formen von TMD seien unausweichlich progredient und z.B. durch anteriore Repositionierung vermeidbar, führte zu der Forderung nach genauerer Identifikation der Lokalisation des Diskus in Bezug auf den Kondylus und das Tuberculum articulare, unabhängig vom Vorhandensein oder Fehlen von Schmerzen oder einer Planung zur chirurgischen Intervention. Trotz Betonung der Bedeutung bildgebender Verfahren gibt es deutliche Anhaltspunkte dafür, dass die meisten Funktionsstörungen konservativ behandelt werden können, ohne Ätiologie und Schweregrad präzise zu kennen. So sind spezielle bildgebende Techniken für das Kiefergelenk gegenwärtig nur von sehr eingeschränktem prognostischem Wert in der Allgemeinpraxis. Bei der Klassifikation von TMD und anzuwendenden diagnostischen Kriterien (s. Tab. 6-1) wird angegeben, dass bei der inneren Gelenkstörung Typ III B (chronisch) Aufnahmen erforderlich sind. Diese Aussage ist jedoch nicht für alle Fälle von Kieferklemme gültig, die z. T. manuell und mit physikalischer Therapie reduziert werden, wenn kein Schmerz vorliegt.

Vor irreversibler Therapie sind Aufnahmen obligatorisch.

7.11.3 Aufnahmen mit transkranialer Projektion

Die schräg-laterale transkraniale Projektion der Kiefergelenke wurde häufig eingesetzt, obwohl sich andere Strukturen überlagern und die medialen und zentralen Strukturen des Kondylus nicht genau abgebildet werden. Obwohl die Aufnahmen die frühesten arthritischen Veränderungen, die meist an der artikulären Protuberanz erscheinen, nur ungenügend zeigen, isoliert diese Projektion den lateralen Anteil des Kondylus deutlich, wo ungefähr 50% der knöchernen Veränderungen im Gelenk auftreten. Außerdem können diese Röntgenaufnahmen in nur einer Ebene („plane film radiographs") wegen der simplen Technik mit den üblicherweise in der zahnärztlichen Praxis vorhandenen Röntgenvorrichtungen gemacht werden.

Röntgenaufnahmen in nur einer Ebene können knöcherne Veränderungen in den Gelenken zeigen, vorausgesetzt, die Störung ist nicht in einer initialen Phase. Die Differentialdiagnose zwischen „degenerativer Arthrose" und „rheumatoider Arthritis" ist bei Röntgenaufnahmen in nur einer Ebene schwer zu stellen; die Diagnose „rheumatoide Arthritis" erfordert üblicherweise die Erfüllung einer Reihe anderer Kriterien, wie z. B. einen positiven Laborbefund bezüglich des Rheumafaktors. Der Rheumafaktor ist jedoch nicht spezifisch für rheumatoide Arthritis; man findet ihn auch bei anderen Bindegewebskrankheiten einschließlich Sjögren-Syndrom, Sklerodermitis und systemischen Lupus erythematodes (SLE).

7.11.4 Panoramaaufnahmen

Es gibt Empfehlungen für die Herstellung von Panoramaaufnahmen bei der Diagnostik von Mittelgesichtsschmerz. Die Verschiedenartigkeit der Strukturen, die bei der Entstehung von Schmerzen der Gesichtsmitte beteiligt sein können, lässt es sinnvoll erscheinen, eine Panoramaaufnahme anzufertigen, die den Patienten nur einer geringen ionisierenden Strahlung aussetzt.

Außerdem gibt es bei dem, was von den Kiefergelenken gesehen werden kann, sogar dann Einschränkungen, wenn die Projektionsparameter für die Aufnahmen der Gelenke optimiert worden sind. Die Panoramaprojektion lässt die bestehenden Störungen des Processus styloideus (Styloideus- oder Eagle-Syndrom) gut erkennen. Für Panoramaaufnahmen haben sich verschiedene Autoren eingesetzt, da sie Informationen über die Zähne und andere Kieferabschnitte im Rahmen der Beurteilung des Kiefergelenks liefern. Sollen lediglich deutliche knöcherne Veränderungen dargestellt werden, sind bei vielen Patienten neben Panoramaaufnahmen keine weiteren Aufnahmen der Kiefergelenke erforderlich.

Die Beschränkungen für den Einsatz von Panoramaaufnahmen und Aufnahmen mit transkranialer Projektion für die röntgenologische Abklärung von Kiefergelenkstörungen müssen bei der Kosten-Nutzen-Rechnung berücksichtigt werden. Der Einsatz von Panoramaaufnahmen für die Suche nach knöchernen Störungen im Mittelgesichtsbereich hat seine Vorzüge, wenn ihn die Anamnese und die Untersuchung nahe legen. Der routinemäßige Einsatz bei Kiefergelenkstörungen scheint jedoch in einem ungünstigen Kosten-Nutzen-Verhältnis zu stehen.

7.11.5 Computertomographie

Die Computertomographie wird hauptsächlich dazu benutzt, knöcherne Abnormitäten der Kiefergelenke zu evaluieren, da die Identifizierung des Diskus einige technische Schwierigkeiten bereitet. Sie ist deshalb für die routinemäßige Untersuchung der Kiefergelenke **nicht** angezeigt.

7.11.6 Arthrographie

Die Position des Diskus im Kiefergelenk kann mit der Arthrographie bestimmt werden; diese Methode ist jedoch aus technischer Sicht empfindlich, und der Patient wird einer beträchtlichen Strahlenbelastung ausgesetzt. Mit diesem Verfahren ist es möglich, die dynamischen Aspekte der Kiefergelenkfunktion zu bestimmen und intrakapsuläre Adhäsionen und Diskusperforationen darzustellen. Arthrographie und Arthrotomographie, kontrastverstärkte einfache oder tomographische Röntgenaufnahmen, waren lange die bildgebenden Verfahren der Wahl zur Diagnostik einer inneren Störung des Kiefergelenks. Durch die moderne Magnetresonanztomographie kann heute eine verbesserte Darstellung des Diskus erreicht werden. Seitliche und rotatorische Diskusverlagerungen können durch Arthrotomographie nicht verlässlich diagnostiziert werden.

7.11.7 Magnetresonanztomographie

Mit der Evaluierung der Magnetresonanztomographie für die Diagnostik funktioneller Kiefergelenkerkrankungen hat sich diese Methode sehr schnell zum Standardverfahren im Bereich bildgebender Verfahren zur Diagnostik kraniomandibulärer Dysfunktionen entwickelt.

Umfangreiche Untersuchungen bescheinigen der Magnetresonanztomographie eine hohe Validität bei der Beurteilung morphologischer Verhältnisse im Kiefergelenk [7, 9]. Heute wird bei vergleichenden Untersuchungen zur Kiefergelenkdiagnostik die Magnetresonanztomographie als Goldstandard herangezogen.

7.11.7.1 Funktionsprinzip

Im Magnetresonanztomographen werden die Wasserstoffprotonen im menschlichen Körper durch ein starkes stationäres Magnetfeld entlang von Feldlinien mit ihren Drehachsen ausgerichtet. Durch eine einsetzende hochfrequente elektromagnetische Strahlung werden die Protonen dann aus ihrer linearen Ausrichtung ausgelenkt. Je länger das Signal auf die Protonen einwirkt, desto stärker ist die Auslenkung ihrer Rotationsachsen. Dabei geben die Protonen ein Echosignal ab, welches über einen Empfänger aufgenommen wird. Nach Erlöschen der elektromagnetischen Strahlung richten sich die Protonen innerhalb bestimmter Zeitkonstanten wieder entsprechend den Feldlinien aus, das heißt, die Magnetisierung der Protonen nimmt ab, und das empfangene Signal wird schwächer. Die Rückstellzeiten der Protonen sind gewebespezifisch. Sie bilden die Grundlage für eine Bildkontrastgebung.

Das vom Körper zurückgesendete gewebespezifische Echo wird computergestützt in Grauwerte eines digitalen Bildes umgewandelt. Zwei Relaxationszeiten sind für die bildliche Darstellung maßgeblich, die Spingitter-Relaxationszeit (T1) und die Spin-Spin-Relaxationszeit (T2). Bei der T1-gewichteten Darstellung (kurze Repetitions- und Echozeit) werden Flüssigkeiten (hohe Protonendichte) grau und die Kortikalis bzw. Lufteinschlüsse mit einer relativ geringen Protonendichte dunkel dargestellt. In T2-gewichteten Aufnahmen werden Flüssigkeiten hell sowie die Kortikalis und lufthaltige Strukturen dunkel abgebildet. Der Diskus wird im Magnetresonanztomogramm (MRT) grau dargestellt. Gezielte Protonenanregungen durch Magnetfeldveränderungen ermöglichen die schichtweise Auswertung von Körperstrukturen.

Im MRT lassen sich Fehlfunktionen des Kiefergelenkes (Diskus- und Kondylusverlagerungen), Umbauvorgänge, Entzündungen, aber auch Tumoren ermitteln. Geräteanforderungen bestehen in einem Hochfeld-Magnetresonanzsystem ab 1 Tesla Feldstärke sowie in der Verwendung spezieller Kiefergelenk-Oberflächenspulen.

7.11.7.2 Darstellung der Kiefergelenke

Zuerst wird in einer T1-gewichteten axialen Schichtung ein Übersichtsbild (Scout-Bild) erstellt, auf dem beide Kiefergelenke abgebildet sind (Abb. 7-40). Dieses dient mittels Bestimmung der Kondylenachsen zur Festlegung der parasagittalen und koronaren Schichtung der Aufnahmen. Die parasagittale Schichtführung erfolgt senkrecht zur Kondylenachse und soll eine bessere Differenzierung von Gewebestrukturen gestatten. Die Schichtdicke sollte 2–3 mm nicht übersteigen.

Die Untersuchung erfolgt zuerst in maximaler Interkuspidation und anschließend in maximaler Mundöffnung, wobei in letzterer Position ein Biss-

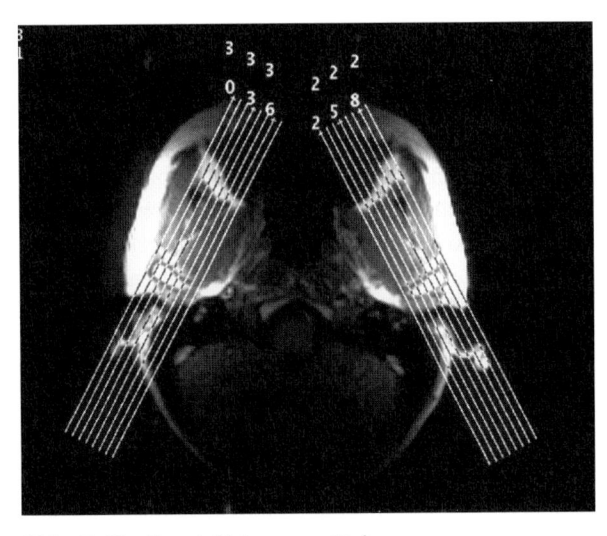

Abb. 7-40 Scout-Bild parasagittal.

keil verwendet werden sollte. In T1-Gewichtung kann mit diesen Bildsequenzen die Gelenkmorphologie ausgewertet werden. Drei Schichten, eine laterale, eine zentrale und eine mediale, sollten ausgewählt werden, um Kondylus- und Diskusverlagerungen zu beurteilen. In dieser Ebene wird auch die Morphologie der Gelenkstrukturen (Umbauvorgänge und Abnutzung der artikulierenden Elemente) betrachtet. Bildsequenzen in koronarer Schichtung dienen der Beurteilung medialer oder lateraler Diskusverlagerungen [5].

T2-gewichtete Aufnahmen in parasagittaler Schichtung ermöglichen die Darstellung von entzündlichen Veränderungen, z.B. Ödemen, die hauptsächlich im retrokondylären Raum auftreten. Bei Verdachtsdiagnose auf Gelenkerguss (dorsale Druckdolenz, Gelenkschmerzen bei maximaler Interkuspidation, Bewegungseinschränkungen des Unterkiefers) dient diese Aufnahmetechnik zur Bestätigung und sollte in maximaler Mundöffnung durchgeführt werden [10].

Der überragende Vorteil der Magnetresonanztomographie gegenüber herkömmlichen bildgebenden Verfahren besteht in dem Fehlen ionisierender Strahlung. Des Weiteren wird im MRT eine gute Darstellung weichgeweblicher Gewebestrukturen erreicht. Trotzdem gibt es eine Reihe von absoluten und relativen Kontraindikationen.

Bei Patienten mit Schrittmachern, intrakraniellen vaskulären Clips oder Metallpartikeln im Auge oder in anderen wichtigen Strukturen ist die Magnetresonanztomographie absolut kontraindiziert. Adipositas und Klaustrophobie stellen relative Kontraindikationen dar.

7.11.7.3 Zusätzliche Aufnahmetechniken

Eine Möglichkeit zur Bewegungsdarstellung der Kiefergelenkköpfchen ist der so genannte CINE-Modus. Hier werden unter Verwendung eines hydraulischen Kieferöffners mehrere Aufnahmen mittels schneller Gradientenechosequenzen gemacht, die aneinander gereiht einen Bewegungsablauf im Kiefergelenk vermitteln [2]. Diskus und Kondylus sind in dieser Darstellungsform gut abgrenzbar. Diese Technik erlaubt vor allem eine Visualisierung von Bewegungsstörungen z.B. bei Kiefergelenkfrakturen und Diskusadhäsionen [1].

Gegenüber dieser pseudodynamischen Bewegungsdarstellung ist auch ein Real-Time-Modus unter Verwendung von Turbospinechosequenzen entwickelt worden, der eine direkte Darstellung von Bewegungsabläufen im Kiefergelenk erlaubt [6].

7.11.7.4 Auswertungsmethode

Folgende Diagnosen oder morphologische Veränderungen lassen sich im MRT verifizieren:
- Diskusverlagerungen und -adhäsionen
- Kondylusverlagerungen
- Umbauvorgänge
- Gelenkerguss
- Tumoren
- Frakturen

Zur visuellen Bewertung der Diskus-Kondylus-Relation können das Uhrmodell sowie die Lagebeurteilung der Pars intermedia des Discus articularis zum Kondylus herangezogen werden. Metrische Vermessungen der MRT-Aufnahmen sollten wissenschaftlichen Fragestellungen vorbehalten bleiben. Im Uhrmodell wird, ausgehend von einer physiologischen Kondylusform und -position, der superiore Kondyluspol mit einer 12-Uhr-Position gleichgesetzt, während der anteriore Kondyluspol die 9-Uhr-Position repräsentiert.

Folgende Charakteristika entsprechen bei Auswertung der parasagittalen Schicht den angegebenen Diagnosen:

Physiologische Kiefergelenkstruktur: Der Kondylus steht im Zenit der Fossa articularis, der Discus articularis hat eine bikonkave Form und steht mit seinem distalen Pol in 12-Uhr-Position.

Variationen der physiologischen Diskuslage werden in der Literatur unterschiedlich angegeben. So wird eine Diskuslage von 1 bis 11 Uhr als noch physiologisch bezeichnet [8]. Eine weitere Möglichkeit zur Lagebeurteilung des Diskus stellt seine Pars intermedia dar. Sie sollte im Bereich der kürzesten Distanz zwischen ventrokranialer Kondylusstruktur und Protuberantia articularis stehen. Am Kondylus oder an der Fossa sollten keinerlei Umbauvorgänge erkennbar sein. Die Diskus-Kondylus-Relation bleibt bei maximaler Mundöffnung erhalten, der Kondylus steht in dieser Position unterhalb des Tuberculum articulare (Abb. 7-41a, b).

Habituelle Luxation: Der Diskus und der Kondylus haben in maximaler Interkuspidation eine physiologische Position. Die Diskus-Kondylus-Relation bleibt bei maximaler Mundöffnung erhalten, beide treten aber deutlich vor die Eminentia articularis (Abb. 7-42).

Anteriore Diskusdislokation mit Reposition: Der distale Pol des Diskus steht bei maximaler Interkuspidation unterhalb der 11-Uhr-Position, oder mit anderen Worten, die Pars intermedia des Diskus liegt vor der kürzesten Distanz zwischen ventrokranialer Kondylusstruktur und Protuberantia articularis. Der

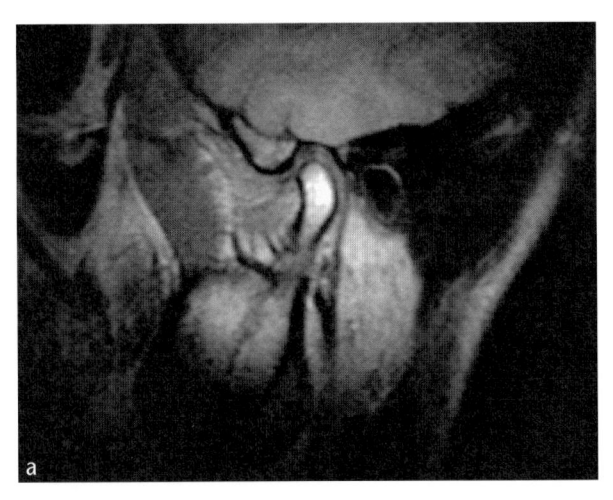

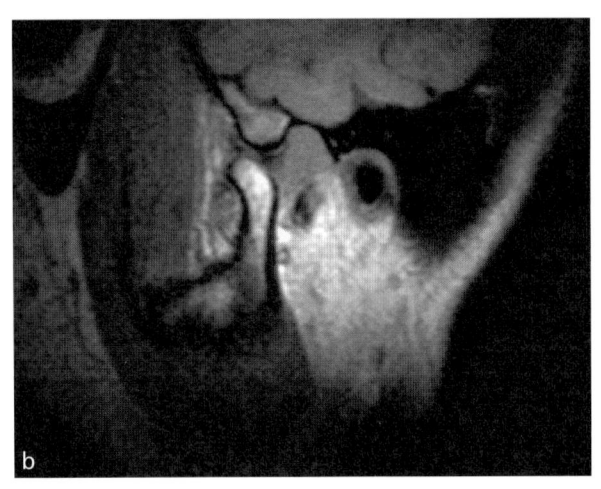

Abb. 7-41 a) Physiologische Kiefergelenkstruktur von lateral bei Mundschluss.
b) Physiologische Kiefergelenkstruktur von lateral bei Mundöffnung.

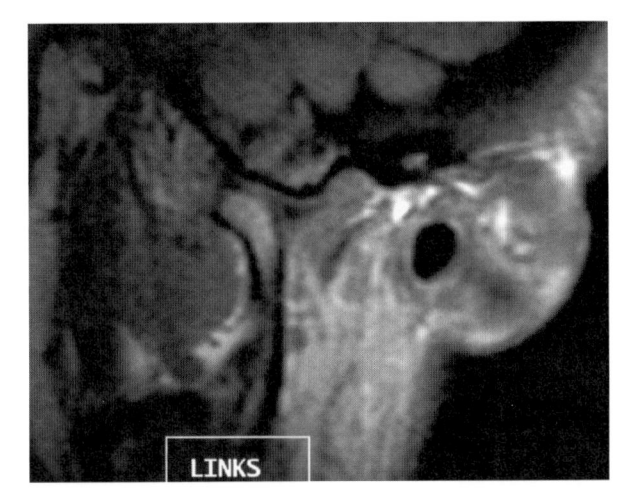

Abb. 7-42 Habituelle Luxation bei Mundöffnung.

Gelenkspalt kann eingeengt sein. Die Diskus-Kondylus-Relation ist bei maximaler Mundöffnung wiederhergestellt, das heißt, der Diskus ist auf dem Kondylus reponiert.

Im Fall der Diskusverlagerungen lassen sich verschiedene Graduierungen vornehmen. So ist der Diskus bei 11- bis 10-Uhr-Position seiner Pars posterior nur partiell verlagert, während man ab 9-Uhr-Position der Pars posterior von einer totalen Diskusverlagerung ausgeht. Die Bestätigung einer partiellen oder totalen Diskusverlagerung ist verlässlich nur durch Begutachtung der drei zu untersuchenden Schichten des Kiefergelenkes möglich. So können Diskusverlagerungen auch nur in einer oder zwei Schichten darstellbar sein, während die übrigen Schichten eine normale Diskus-Kondylus-Relation zeigen. Auch die Reposition kann in verschiedenen Graden von teilweise bis vollständig erfolgen (Abb. 7-43 a, b).

Anteriore Diskusdislokation ohne Reposition: Bei dieser Funktionsstörung gibt es die gleichen Verlagerungsmöglichkeiten des Diskus bei maximaler Interkuspidation wie bei der Diskusverlagerung mit Reposition.

Bei maximaler Mundöffnung bleibt die Diskus-Kondylus-Relation allerdings in einer pathologischen Position, das heißt, es kommt zu keiner Reposition des Diskus auf dem Kondylus. Der Diskus wird nach anterior verschoben (Abb. 7-44 a, b).

Diskusadhäsion: Hier verändert der Diskus seine Position gegenüber der Fossa articularis nicht. Der Kondylus gleitet bei maximaler Mundöffnung über ihn hinweg. Eine Kombination mit Verlagerungsformen des Diskus ist möglich (Abb. 7-45 a, b).

Posteriore Diskusdislokation: Der Kondylus steht im Schlussbiss auf der Pars anterior des Diskus oder davor (Abb. 7-46).

Kondyläre Fehlstellungen: Auch der Kondylus kann in Bezug zur Fossa articularis verlagert sein. Hier werden superiore, posteriore, inferiore Fehlstellungen und deren mögliche Kombinationen unterschieden.

Umbauvorgänge artikulierender Flächen: Umbauvorgänge können allein oder in Kombination mit den oben beschriebenen Phänomenen auftreten. Typisch sind Entrundung des konvexen Gelenkkopfes (anteriore, kraniale, distale Entrundung) bzw. totale Abflachung des Gelenkkopfes sowie Neubildungen knöcherner Strukturen. Diszi können ihre bikonkave Struktur verlieren, also im Bereich des anterioren oder distalen Pols ausgedünnt oder abgeflacht sein.

7 Befundaufnahme und Diagnostik

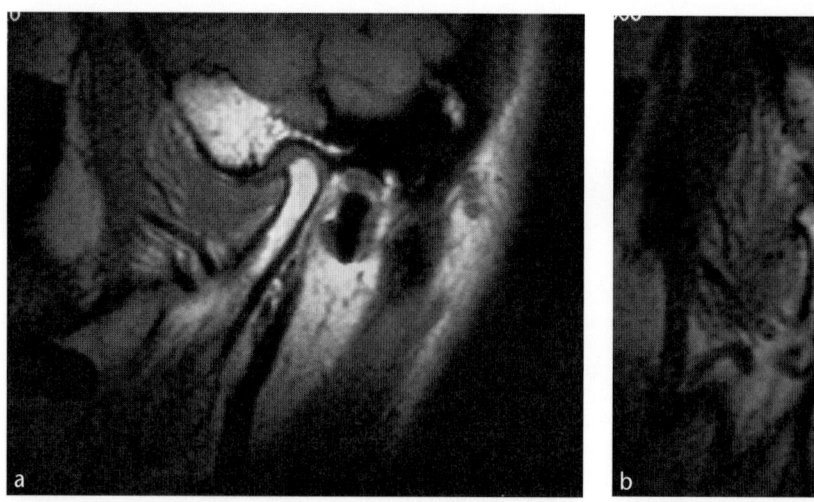

Abb. 7-43 a) Anteriore Diskusdislokation mit Reposition, Mundschluss.
b) Anteriore Diskusdislokation mit Reposition, Mundöffnung.

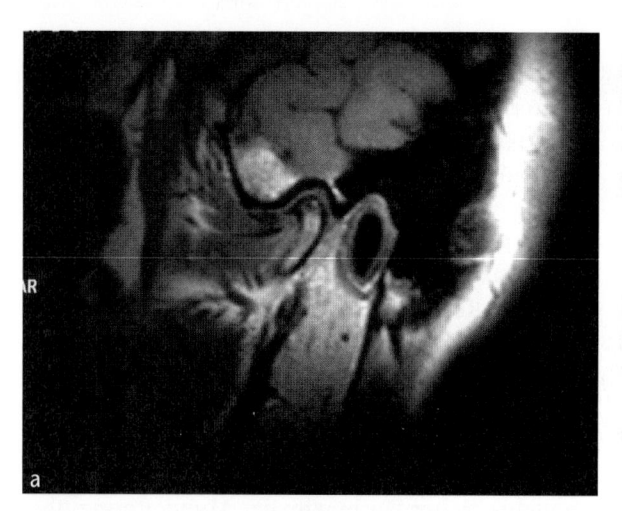

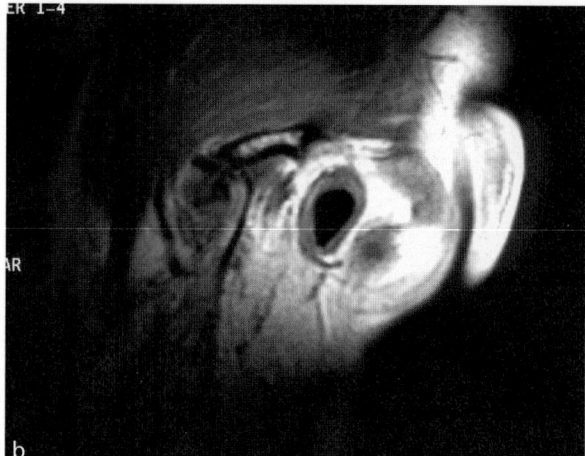

Abb. 7-44 a) Anteriore Diskusdislokation ohne Reposition, Mundschluss.
b) Anteriore Diskusdislokation ohne Reposition, Mundöffnung.

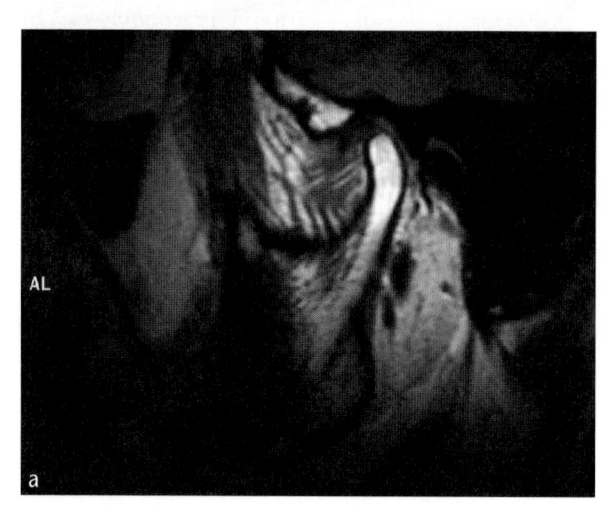

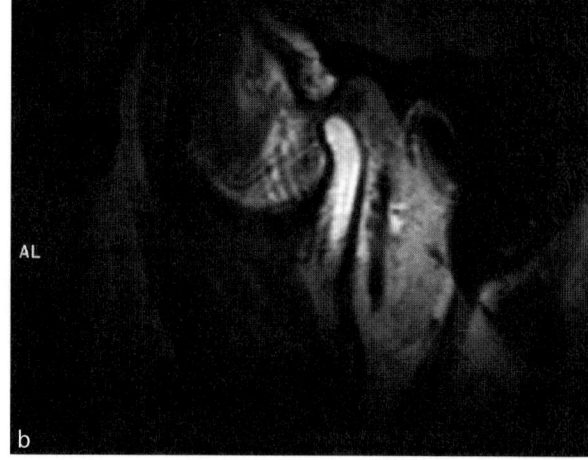

Abb. 7-45 a) Diskusadhäsion, Mundschluss.
b) Diskusadhäsion, Mundöffnung.

7.11 Einsatz bildgebender Verfahren am Kiefergelenk

Zusammen mit asymptomatischen Diskusverlagerungen sind oft Fibrosierungen der bilaminären Zone im Sinne einer progressiven Adaptation feststellbar. Es kommt zur Ausbildung einer Art „Pseudodiskus" (Abb. 7-47a, b).

Arthropathia deformans: Von diesem Erkrankungsstadium spricht man bei progredienten ossären Umbauvorgängen der artikulierenden Flächen. Der Diskus ist in diesem Stadium meist vollständig aufgerieben oder perforiert. Der Kondylus ist deutlich abgeflacht; am vorderen Anteil können sich knöcherne Strukturen neu bilden. Fossa und Protuberantia articularis haben ihre konvexe Struktur verloren und können sogar konkav erscheinen.

Transversale Diskusdislokation: Diese Diagnose lässt sich nur bei Auswertung der koronaren Schicht stellen.

Der Diskus ist in der Transversalebene nach medial oder lateral verlagert. Beurteilt werden sollte eine Schicht der Pars posterior des Diskus. Wenn Kombinationen von anteriorer und transversaler Verlagerung auftreten, ist der Diskus nicht vollständig in einer Schicht darstellbar.

7.11.8 Arthroskopie

Die Arthroskopie kann bei Arthrose, Arthritis oder Autoimmunarthritiden wie rheumatoider Arthritis, psoriatischer Arthritis und systemischem Lupus erythematodes von diagnostischem Wert sein. Sie wird angewandt, um das Vorhandensein von Adhäsionen festzustellen und um verschiedene Formen arthroskopischer Chirurgie auszuführen, z. B. einfache Arthrozentese, Spülung und Arthroplastik.

Folgende Indikationen werden für die Anwendung der Arthroskopie vorgeschlagen: starke Schmerzen (nicht chronisch) in Verbindung mit einer verifizierten Diskusstörung und mechanischer Dysfunktion. In manchen Fällen ist es eine attraktive Alternative zur offenen Kiefergelenkchirurgie. Die Notwendigkeit diagnostischer Arthroskopie und arthroskopischer Chirurgie wird grundsätzlich anhand der Anamnese, der klinischen Befunde und der Ergebnisse konservativer Behandlung entschieden.

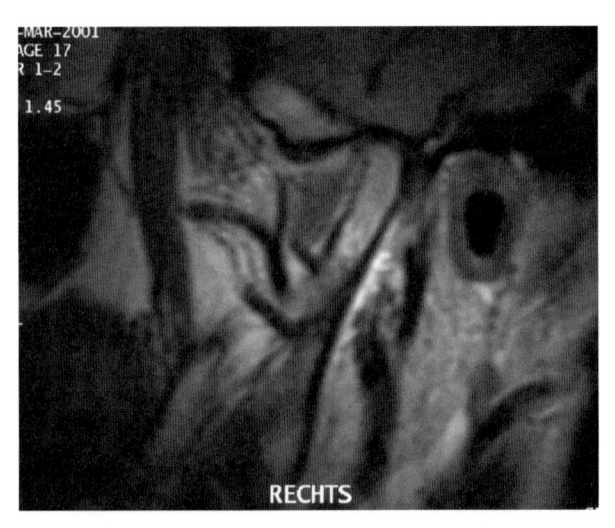

Abb. 7-46 Posteriore Diskusdislokation, Mundschluss.

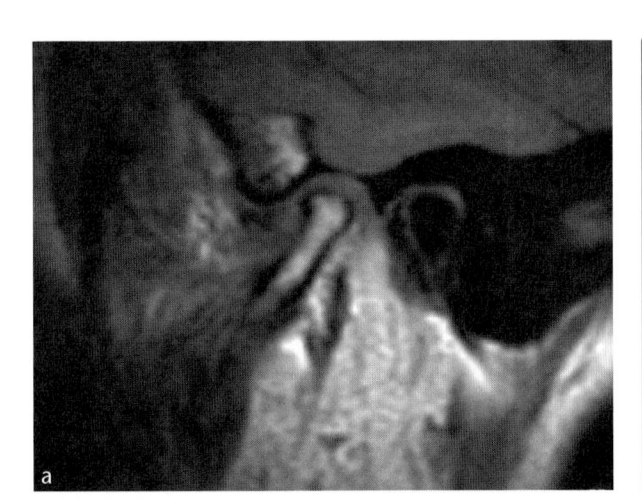

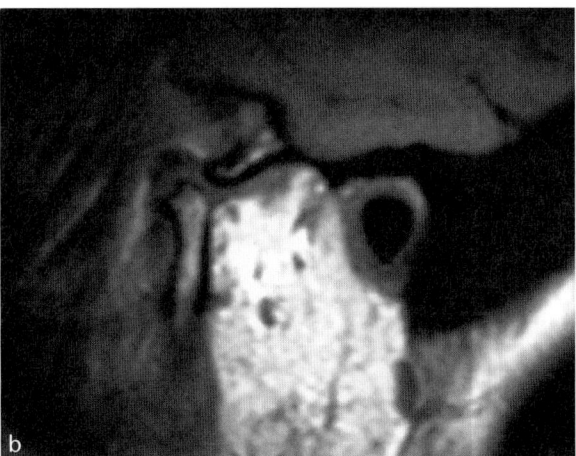

Abb. 7-47 a) Abflachung und hakenförmige Umbildung des Gelenkkopfes in Kombination mit einer Diskusdislokation ohne Reposition, Mundschluss.
b) Abflachung und hakenförmige Umbildung des Gelenkkopfes in Kombination mit einer Diskusdislokation ohne Reposition, Mundöffnung.

7.11.9 Aufzeichnung der Kiefergelenkbahnen

7.11.9.1 Einführung

Die Erfassung von Unterkieferbewegungen beinhaltet die Darstellung der Kondylusbewegungen im Kiefergelenk wie auch die Aufzeichnung von Grenzbewegungen des Unterkiefers. Unterschiedliche Termini wurden für diese Aufzeichnungen verwendet. Gegenwärtig haben sich im deutschsprachigen Raum die Begriffe Axiographie bzw. Kondylographie etabliert.

Im ausgehenden 19. Jahrhundert wurde mit der Entwicklung von Methoden zur Darstellung von Unterkieferbewegungen begonnen. Ziel der anfänglichen Untersuchungen war es, genaue Erkenntnisse über den anatomisch-funktionellen Bewegungsablauf im Kiefergelenk zu erlangen. Schon sehr bald wurde auch versucht, aufgezeichnete Gelenkbahnen zur Programmierung von Artikulatoren zu nutzen. Die ersten Gelenkbahnaufzeichnungen wurden von Ulrich und Walker (1896) sowie von Campion (1905) mittels Ober- und Unterkiefergesichtsbogen durchgeführt. Campion konnte eine initiale Rotationsbewegung der Kondylen und bei weiterer Mundöffnung deren Translationsbewegung beobachten. Gysi führte 1910 die gelenknahe scharnierachsenbezogene Aufzeichnungstechnik ein und brachte die Öffnungswinkel seines Artikulators mit den ermittelten Scharnierachsen im Kiefergelenk in Übereinstimmung [14]. In den 30er Jahren des vergangenen Jahrhunderts wurde das Prinzip der dreidimensionalen mechanischen gelenknahen Registrierung perfektioniert [20].

Die Zahl der Methoden und Geräteentwicklungen zur Darstellung von Unterkieferbewegungen ist seit den Anfängen der Axiographie enorm gestiegen und kaum überschaubar. Als Ergebnis dieser Untersuchungen wurden insbesondere die Gelenkboxen von Artikulatoren den physiologischen Bewegungsabläufen im Kiefergelenk angepasst. So entwickelte Lee (1969) auf Grundlage der Pantographie den Panadent-Artikulator mit anterior konkav gekrümmten Gelenkbahnen und setzte damit einen Standard für alle modernen Artikulatoren [18].

Mit der Einführung elektronischer Verfahren zur Gelenkbahnaufzeichnung sollten insbesondere dreidimensionale und höhere Auflösungen der Bahnen erreicht und Verzerrungen der Bewegungsabläufe eliminiert werden. Es wurden gelenkfern und gelenknah aufzeichnende Geräte entwickelt. Von den gelenkfernaufzeichnenden Geräteentwicklungen haben vor allem der Jaw Motion Analyzer (JMA, Fa. Zebris) und die vereinfachte anwenderfreundliche Variante, das ARCUS digma (Fa. KaVo), Marktreife erlangt. Das Messsystem beruht auf 3 Ultraschallsendern und 3 Ultraschallempfängern, die Bewegungen des Unterkiefers erfassen (Abb. 7-48). Die Bestimmung der kinematischen Scharnierachse soll die aufgezeichneten Gelenkbahnen für die Diagnostik funktioneller Störungen des Kiefergelenkes nutzbar machen. Mit Hilfe der Sensortechnik wird auch die Lage des Oberkiefers für 2 mögliche Einstellpunkte im Artikulator (Protar, Fa. KaVo) am Patienten erfasst und mittels einer Bissgabel in den Artikulator übertragen (Abb. 7-49). Das ARCUS digma berechnet alle Artikulator-Einstellwerte auf die vorgegebene Oberkiefermodellposition. Das macht allerdings die Übertragung der ermittelten Werte (Gelenkbahnneigung und Bennett-Winkel) auf andere Artikulatortypen als den Protar-Artikulator unmöglich. Ein Vorteil dieses Systems ist sein geringes Gewicht: Das Equipment am Unterkiefer wiegt nur 22 g.

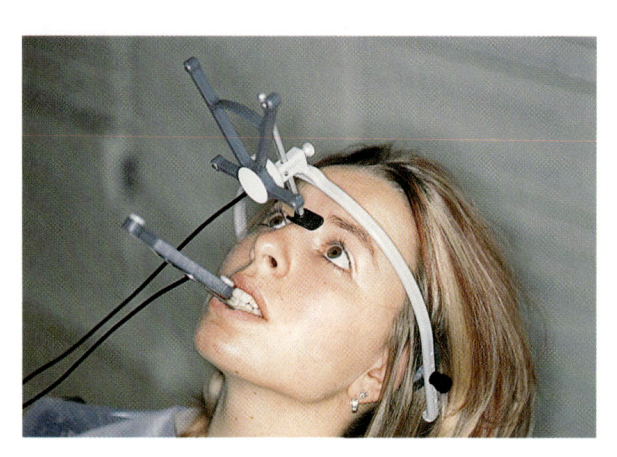

Abb. 7-48 ARCUS digma angelegt am Patienten.

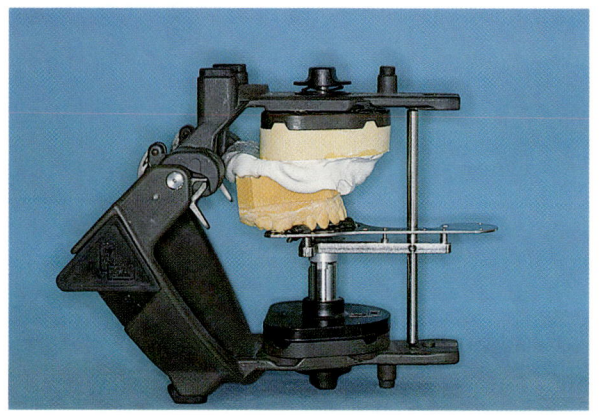

Abb. 7-49 Montage des Oberkiefermodells im Protar-Artikulator.

Gelenknah aufzeichnende Geräte wurden in den 80er Jahren von Klett (1982) sowie Meyer und dal Ri (1982, 1986) entwickelt [15, 21, 22]. Das Registriersystem von Klett (Condylocomp LR3) ist ein präzise berührungslos aufzeichnendes optoelektronisches Gerät.

Das Scharnierachs-Schreibsystem von Meyer und dal Ri basiert auf dem Prinzip einer elektronischen Widerstandsfolie und eines induktiven Messtasters und kann die Bewegungen der Scharnierachse des Unterkiefers dreidimensional erfassen. Aufbauend auf diesem System wurde von Slavicek (1988) das CADIAX-System (Fa. Gamma) entwickelt [26], das auch heute noch auf dem Markt ist.

Obwohl zur Programmierung von Artikulatoren sehr gut geeignet, fanden elektronische Axiographen aufgrund des hohen finanziellen und gerätetechnischen Aufwands unter Praktikern nur geringe Verbreitung, weswegen auch mechanische Geräte weiterentwickelt wurden und im Handel erhältlich blieben wie z.B. der Reference Condylograph (Fa. Girrbach) oder das Axiograph-System (Fa. SAM).

Der Forderung nach einer einfachen Handhabung eines Axiographen und schnellen Instrumentation wurde mit der Einführung arbiträr aufzeichnender Geräte nachgekommen. Bei diesen Verfahren wird die Scharnierachse mittels eines anatomischen Schnellübertragungsbogens bestimmt. Der Unterkieferbogen kann mit einem okklusalen oder paraokklusalen Löffel am Unterkiefer des Patienten befestigt werden und wird auf eine arbiträr (mittelwertig) bestimmte Scharnierachse ausgerichtet.

Gelenknah registrierende axiographische Verfahren verwenden zur Gelenkbahnaufzeichnung normalerweise die terminale Scharnierachsenposition der Kiefergelenkköpfchen. Nicht exakt lokalisierte Scharnierachsen können zu Verzeichnungen der Axiogramme führen. Die Protrusionsspuren sind dann zwar verschoben, aber in Länge, Neigung und Krümmung mit der über die wahre Achse registrierten Bahn identisch [19].

Das mechanische Reference Schnellanalyse-System und das elektronische CADIAX Compact arbeiten nach diesem arbiträren Prinzip (Abb. 7-50, 7-51, 7-52 und 7-53).

Das CADIAX Compact ermöglicht eine computergestützte Aufzeichnung der Öffnungs-, Protrusions- und Mediotrusionsbahnen und errechnet die horizontale Kondylenbahnneigung (HKN) und den Bennett-Winkel (BW) für die Justierung folgender Artikulatoren: Artex, Denar, Hanau, Ivoclar Stratos, KaVo, Panadent, Reference, SAM, WhipMix.

In bisherigen Untersuchungen konnte ein hoher Grad an Übereinstimmung zwischen den arbiträr mittels CADIAX Compact aufgezeichneten Werten und auf exakter Scharnierachsenbestimmung beruhenden Bahnverläufen nachgewiesen werden [12].

7.11.9.2 Diagnosemöglichkeiten

Es wurden bisher vielseitige Versuche unternommen, axiographische Aufzeichnungen zur Abgrenzung gesunder Kiefergelenke von gestörten Gelenkfunktionen heranzuziehen. Völlig unzureichend hierfür waren Interpretationen zu gelenkfernen Bewegungspunkten (z.B. Pfeilwinkel). Auch die Bildung spezieller Indizes wie z.B. des Pantographic Reproducibility Index, der die Summe von veränderten Bewegungsmustern mit dem Grad funktioneller Störungen korrelierte, lieferte nur eine ungenügende Sensitivität oder Spezifität [17]. So bleiben zur Funktionsdiagnostik nur die direkte Beschrei-

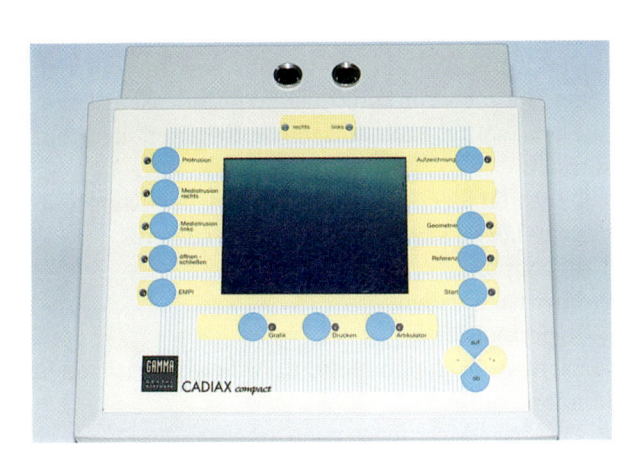

Abb. 7-50 CADIAX Compact.

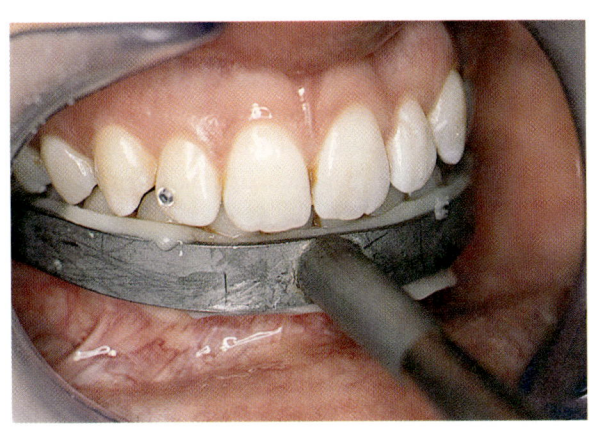

Abb. 7-51 Paraokklusaler Löffel, temporär am Unterkiefer der Patientin befestigt.

7 Befundaufnahme und Diagnostik

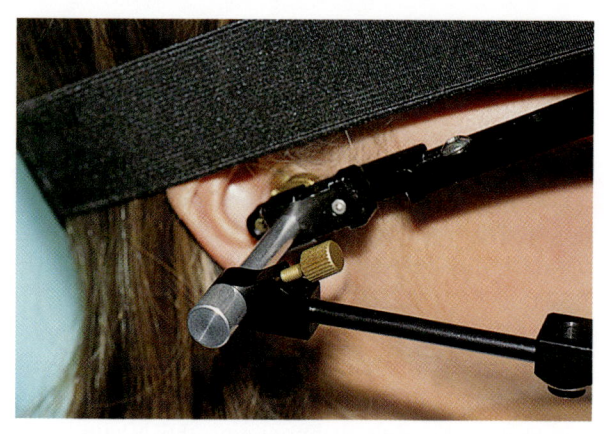

Abb. 7-52 CADIAX Compact, arbiträre Ausrichtung des Unterkiefer-Schreibbogens am Patienten.

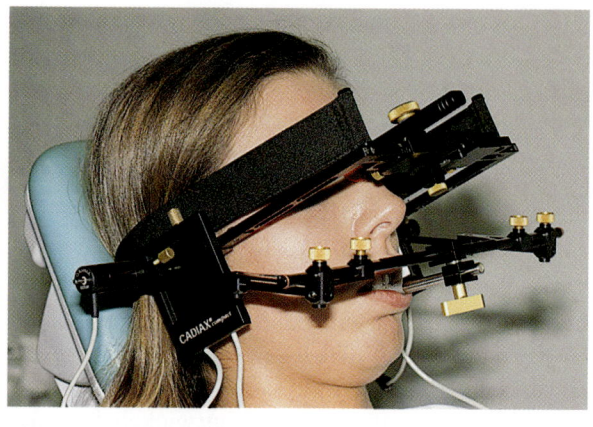

Abb. 7-53 CADIAX Compact, Schreibflaggen und Messtaster angelegt am Patienten.

bung des Bahnverlaufs und dessen Zuordnung zu bestimmten Diagnosen.

In Untersuchungen zur Validität dieses Vorgehens im Vergleich zur Magnetresonanztomographie und zur klinischen Funktionsanalyse hat sich auch herausgestellt, dass die klinische Symptomatik nicht immer mit den im MRT festgestellten morphologischen Veränderungen im Gelenk übereinstimmt. Eine Kombination der Axiograpie mit ausführlicher klinisch-manueller Diagnostik und gegebenenfalls magnetresonanztomographischer Darstellung der Gelenksituation wird somit empfohlen. Bestimmte Gelenkerkrankungen, wie Diskusdislokationen ohne Reposition und exzentrische Diskusluxationen, sind durch alleinige axiographische Interpretation nur schwer zu beurteilen [23–25].

Da aber die Axiographie eine valide Methode zur Bestimmung von Gelenkparametern (Gelenkbahnneigung, Bennett-Winkel) ist, empfiehlt es sich nach der Aufzeichnung der Bahnen, diese auf den Funktionszustand der Kiefergelenke hin zu interpretieren. In neuen Untersuchungen an 307 Probanden wurden mit den hier vorgestellten Auswertungskriterien eine Sensitivität der Axiographie von 75 % und eine Spezifität von 85 % gegenüber der Magnetresonanztomographie als Goldstandard erreicht, ohne dass klinische Parameter berücksichtigt wurden [16].

7.11.9.3 Axiographische Auswertung und Interpretation des Bahnverlaufs

Folgende Richtlinien zur Interpretation axiographischer Aufzeichnungen beziehen sich ausschließlich auf gelenknah aufzeichnende Geräte, die den direkten Verlauf der Scharnierachsenbewegung wiedergeben, oder auf Aufzeichnungsverfahren, die aufgrund der Messwerte den Verlauf der Scharnierachsenbewegung exakt berechnen können. Sie sind an das Auswertungsverfahren von Slavicek [27] angelehnt.

Bei exakter Bestimmung der Scharnierachse sollten zur Beurteilung der Gelenkfunktion sämtliche aufgezeichneten Scharnierachsenbewegungen herangezogen werden. Dies sind in der Regel:
- Protrusionsbewegung
- Mediotrusionsbewegung nach rechts und links
- Öffnungsbewegung

Wurden Gelenkbahnaufzeichnungen mit einer arbiträr bestimmten Scharnierachse durchgeführt, wird eine Interpretation der Öffnungsbewegung mit zunehmender Abweichung des angenommenen Scharnierachsenpunktes von der exakten Achse immer schwieriger, da Rotationsbewegungen im Gelenk als Translationsbahn in der Darstellung fehlinterpretiert werden können.

Für eine aussagekräftige Einschätzung der Gelenkfunktion muss der Patient maximale Unterkieferbewegungen durchführen. Der Behandler kann hierbei die Unterkieferbewegung führen oder den Patienten ungeführte Bewegungen durchführen lassen.

Der Kurvenverlauf ist sowohl von morphologischen als auch von funktionellen Einflüssen abhängig und sollte nach folgenden Kriterien beurteilt werden:

Quantität der Bahn: Die Längen der Kondylenbahnen lassen sich wie folgt quantifizieren:
1. hypomobil,
2. durchschnittlich,
3. hypermobil.

Ursachen für Hypomobilität der Bewegungsbahnen können sein:
- Diskusverlagerungen nach anterior
- Degenerative Gelenkerkrankungen (Arthrose)
- Adhäsionen im Bereich der Gelenkflächen

7.11 Einsatz bildgebender Verfahren am Kiefergelenk

- Arthritis des Kiefergelenkes
- Traumata
- Limitationen durch die Gelenkkapsel oder den Bandapparat
- Myopathien (muskuläre Hemmung durch muskuläre Verspannungen oder myofasziale Schmerzen)

Ursachen von Hypermobilitäten sind ein primär schlafferer Bindegewebsapparat oder eine sekundäre Lockerung des Bandapparates. Auch Umbauvorgänge am Processus condylaris können zu einer Veränderung der knöchernen Auflage und damit zur Erschlaffung des Kapsel- und Bandapparates führen. Primäre Hypermobilitäten sind als physiologisch einzustufen.

Qualität der Bahn: Die Beurteilung der Bahnqualität erfolgt in drei Kategorien:
1. exzellent,
2. durchschnittlich,
3. schlecht.

Im ungestörten stomatognathen System sind die Aufzeichnungen der Kondylenbahnen reproduzierbar, glatt und unverzittert. Die sagittalen Exkursivbahnen liegen kranialer als inkursive Bahnen. Beurteilt werden sollten auch die transversalen Bahnverläufe. Protrusions- und Öffnungsbahnen liegen auf der Transversalen (keine Seitabweichungen). Die Mediotrusionsbahnen zeigen positive Bennett-Bewegungen in der Transversalebene.

Abweichungen vom homogenen Bahnverlauf können durch morphologische und funktionelle Gelenkprobleme (z. B. Diskusverlagerungen) verursacht werden. Auch muskuläre Inkoordination und lockere Ligamentstrukturen verschlechtern die Bahnqualität.

Charakteristik des Bahnverlaufes: Hier werden die Art und Form des Bahnverlaufes in der sagittalen Ebene eingeschätzt.

Folgende Unterscheidungen sind möglich:
- Konkav (nach anterior)
- Gerade (linear)
- Konvex (nach anterior)
- Wechselnd (Kombination aus drei Erstgenannten)
- Irreguläre Bahnen

Gesunde Kiefergelenke zeigen einen nach anterior gekrümmten Bahnverlauf. Ursachen für gerade und meist auch verkürzte Bahnen können knöcherne Formveränderungen der artikulierenden Gelenkflächen, Diskusverlagerungen und muskuläre Limitationen sein. Konvexe Bahnverläufe treten bei degenerativen Gelenkveränderungen und Zustand nach Collumfrakturen auf. Wechselnde Bahnverläufe (Schleifenbildung) sind typisch für Diskusverlagerungen mit Reposition.

Bei irregulären Bahnen steht der Verlust der Translationsbewegung im Vordergrund. Diese meist einseitige Erscheinung tritt insbesondere nach Frakturen im Collumbereich auf [1].

Charakteristika der Bahnverläufe werden besonders deutlich, wenn mehrere Aufzeichnungen überlagert werden. Das setzt allerdings die Möglichkeit einer mehrmaligen Aufzeichnung voraus und ist an entsprechende Software gebunden. Somit ist dieses Kriterium ein Grund, warum mechanische Gelenkbahnaufzeichnungen nicht so gut für Gelenkdiagnostik geeignet sind.

Symmetrie der Schreibung: Der Vergleich beider Gelenkschreibungen ermöglicht das Erkennen morphologischer und funktioneller Asymmetrien. Ungestörte Kauorgane zeigen eine annähernd symmetrische Gelenkbahn der rechten und linken Seite. Einseitige Pathologien (insbesondere Limitationen) führen häufig zu einer kompensatorischen Hypermobilität des primär nicht betroffenen Gelenkes.

Zeitabläufe der Schreibungen: Verschiedene Anbieter von Auswertungssoftware ermöglichen in ihren Programmen auch die Darstellung von Weg-Zeit-Abläufen. Abrupte Geschwindigkeitsänderungen innerhalb einer Bewegung oder unterschiedliche Bewegungsgeschwindigkeiten im Rechts-links-Vergleich können Ausdruck muskulärer Inkoordinationen oder narbiger Veränderungen in bestimmten Gelenkabschnitten sein.

Die anhand der axiographischen Bahnen erhobenen Befunde sowie die klinischen Symptome lassen sich in einer Auswertungstabelle zusammenfassen und erleichtern die Diagnosestellung (Tab. 7-8).

Folgende Diagnosen über den Zustand der Kiefergelenke lassen sich mittels der Gelenkbahnaufzeichnung stellen:
1. Gesundes Gelenk:
- Bahnquantität:
  - Protrusion: 8–10 mm,
  - Öffnung 10–12 mm,
  - Mediotrusion: 12–14 mm.
- Bahnqualität:
  - harmonische, reproduzierbare Bahnen;
  - Die Bahn bei Mundschluss (Inkusivbahn) liegt nicht mehr als 3 mm kaudal der Bahn der Mundöffnung (Exkusivbahn);
  - Mediotrusionsbahn ist länger als die Protrusivbahn;
  - Bennett-Bewegungen sind positiv und kontinuierlich;

195

7 Befundaufnahme und Diagnostik

Tab. 7-8 Auswertung der elektronischen Gelenkbahnaufzeichnung

| Patient: .... | Geb.: .... | Untersucht am: .... |
| Untersucher: .... | Ausgewertet von: .... | Ausgewertet am: .... |

	Rechtes Kiefergelenk			Linkes Kiefergelenk		
Axiographie	Protrusion	Öffnung	Mediotrusion	Protrusion	Öffnung	Mediotrusion
HKN (5 mm)						
TKN (3 mm)						
Quantität (mm)						
Qualität						
Charakteristik						
Symmetrie						
Klinik						
Druckdolenz Muskulatur						
Druckdolenz Gelenk						
Knacken						
Reiben						
Diagnose						

Qualität: 1 – exzellent, 2 – durchschnittlich, 3 – schlecht
Charakteristik: 1 – konkav, 2 – gerade, 3 – konvex, 4 – wechselnd, 5 – völlig irregulär
Symmetrie: ja/nein
Klinische Symptome: ja/nein
Diagnosen:
1. Ungestörte Bewegungsbahn (gesundes Gelenk)
2. Hypermobilität
3. Myopathie
4. Anteriore Diskusdislokation mit Reposition
5. Anteriore Diskusdislokation ohne Reposition
6. Arthopathia deformans
7. Nicht einzuordnende pathologische Veränderung

- Protrusions-, Öffnungs- und Mediotrusionsbahn sind auf den ersten 8 mm koinzident.
- Bahncharakteristik: anteriore Konkavität aller Bahnen

Die Patienten sind beschwerdefrei und symptomlos (Abb. 7-54).

2. Luxation:
- Bahnquantität: Öffnung deutlich verlängert
- Bahncharakteristik: Überrotation der Öffnungsbewegung

Gelenkgeräusche können bei maximaler Mundöffnung auftreten (Abb. 7-55).

3. Myopathie:
- Bahnquantität: verkürzt
- Bahnqualität:
  - zittrige Bahnen,
  - Abweichungen in der transversalen Aufzeichnung.

Schmerzen und Verspannungen der Kaumuskulatur sowie Einschränkungen der Mundöffnung treten auf (Abb. 7-56).

4. Anteriore Diskusdislokation mit Reposition:
- Bahnqualität:
  - schlecht,

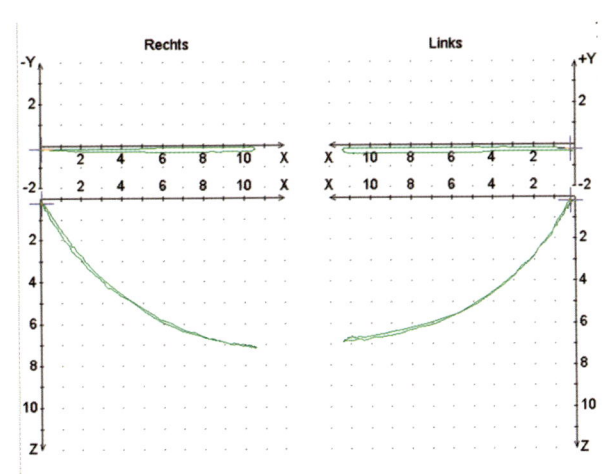

Abb. 7-54 Physiologische sagittale und horizontale Gelenkbahn bei Protrusion (rechts und links).

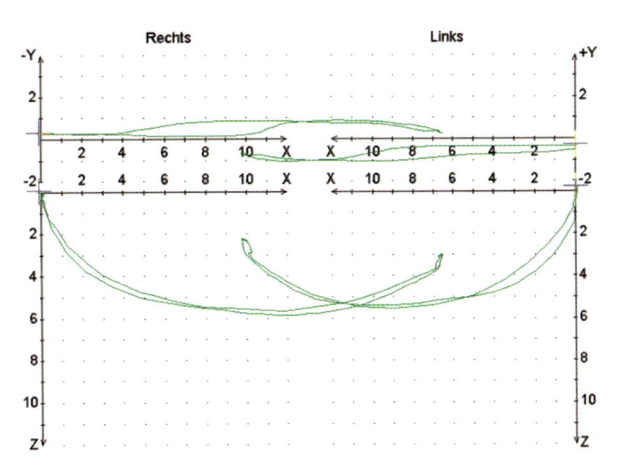

Abb. 7-55 Habituelle Luxation beider Gelenke bei Mundöffnung.

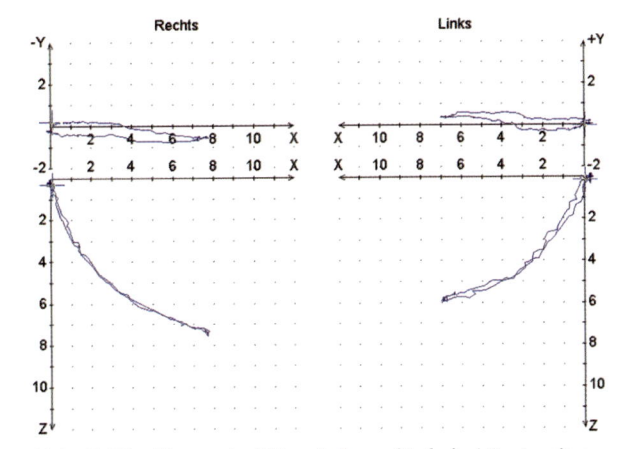

Abb. 7-56 Unregelmäßige Bahnverläufe bei Protrusion.

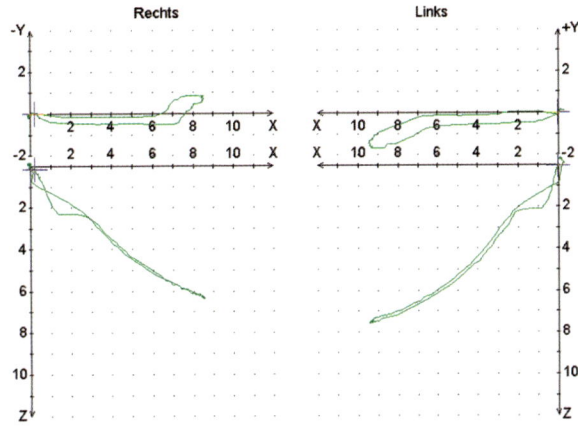

Abb. 7-57 Anteriore Diskusdislokation mit Reposition bei Protrusion (rechts und links).

- Abweichungen in der transversalen Aufzeichnung.
- Bahncharakteristik:
  - wechselnd,
  - typische Schleifenbildung, kongruent mit reziprokem Knackphänomen.

Öffnungs- und Schließknacken treten auf (Abb. 7-57).

5. Anteriore Diskusdislokation ohne Reposition:
- Bahnquantität: verkürzt
- Bahnqualität:
  - schlecht,
  - Abweichungen in der transversalen Aufzeichnung.
- Bahncharakteristik: geradlinig

Ein Gelenkknacken tritt nicht auf, Schmerzen im Gelenkbereich sind möglich (Abb. 7-58).

6. Arthropathia deformans:
- Bahnquantität: verkürzt
- Bahnqualität: Abweichungen in der transversalen Aufzeichnung
- Bahncharakteristik: geradlinig bis anterior konvex

Reibegeräusche und Schmerzen im Gelenkbereich sind möglich (Abb. 7-59).

7.11.10 Indikationen für den Einsatz bildgebender Verfahren

Obwohl es keine allgemein anerkannten Richtlinien für den Einsatz bildgebender Verfahren bei Kiefergelenkstörungen gibt, kann folgendes Grundprinzip formuliert werden:

Bildgebende Verfahren sollten nur dann eingesetzt werden, wenn eine Wahrscheinlichkeit besteht, dass die Befunde die Diagnose, die Prognose oder die empfohlene Therapie verändern.

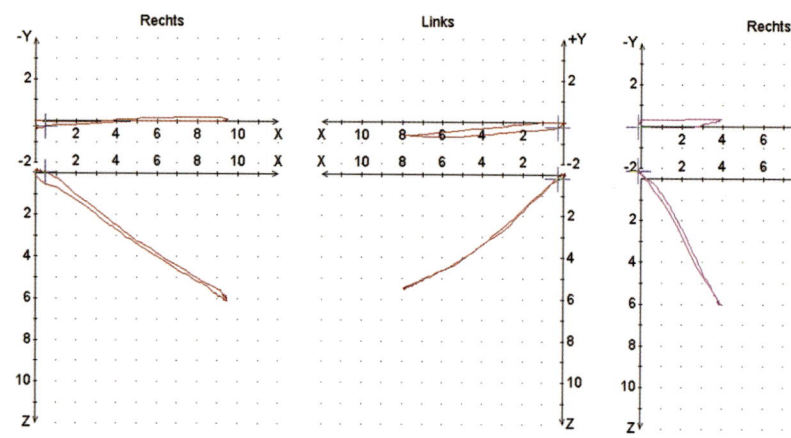

Abb. 7-58 Anteriore Diskusdislokation ohne Reposition bei Mundöffnung (rechts und links).

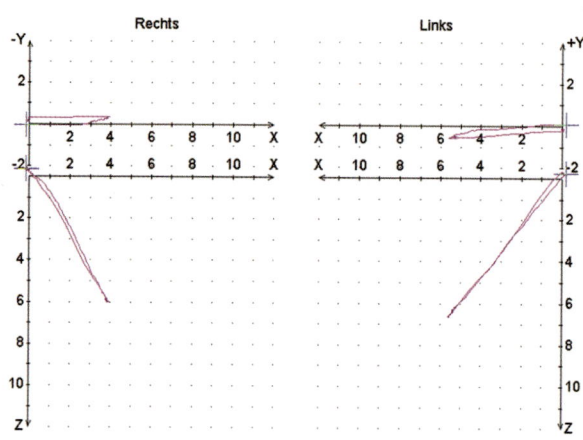

Abb. 7-59 Degenerative Gelenkerkrankung rechts, Diskusdislokation ohne Reposition links bei Mundöffnung.

Die diagnostische Bedeutung bildgebender Verfahren hängt zu einem großen Teil von der Anamnese und den Befunden der klinischen Untersuchung ab. Bildgebende Verfahren (Röntgenaufnahmen in nur einer Ebene, Arthrographie, Computertomographie, Magnetresonanztomographie oder Arthroskopie) sind nützlich bei unterschiedlichen Störungen, in unterschiedlichen Stadien der Krankheit und für unterschiedliche Gewebe. Ohne entsprechende Anamnese und Untersuchung sind die Indikationen für ein bestimmtes Verfahren und der diagnostische Nutzen dieser Untersuchung fragwürdig. Axiographische Gelenkbahnaufzeichnungen ermöglichen zum einen eine genaue Programmierung von Artikulatoren zur weiteren Diagnostik und Therapie. Aus den aufgezeichneten Spuren können allerdings auch Rückschlüsse auf den Funktionszustand der Kiefergelenke gezogen werden.

Grundsätzlich wird sich der Kliniker bei diagnostischer Unsicherheit verpflichtet fühlen, bildgebende Verfahren zu benutzen. Wenn das diagnostische Problem jedoch eine Kiefergelenkstörung beinhaltet (besonders eine anteriore Diskusverlagerung), reichen die Ergebnisse der Anamnese, der klinischen Untersuchung und gegebenenfalls einer Gelenkbahnaufzeichnung üblicherweise aus, um eine vorläufige Diagnose zu stellen und eine konservative (reversible) Therapie einzuleiten.

Zusammenfassung

In den letzten Jahren hat sich die Magnetresonanztomographie als Standardverfahren im Bereich bildgebender Verfahren zur Diagnostik funktioneller Erkrankungen der Kiefergelenke etabliert. Überragende Vorteile der MRT gegenüber der herkömmlichen röntgenologischen Bildgebung sind das Fehlen ionisierender Strahlung, die gute Darstellung weichgeweblicher Strukturen sowie die schichtweise Darstellung der zu untersuchenden Gelenkstrukturen. Trotzdem sollte die Magnetresonanztomographie nicht unkritisch eingesetzt werden. Eine MRT-Aufnahme empfiehlt sich bei unklarer Diagnose, therapieresistenten Beschwerden unklarer Genese und zur Bestimmung der Diskusposition, wenn eine Reposition des Kondylus auf dem Diskus erfolgen soll. Der Einsatz schräg transkranialer Projektionen und Panoramaaufnahmen zur Evaluierung knöcherner Veränderungen in den Kiefergelenken sollte auf den Ergebnissen der Anamnese und der klinischen Untersuchung basieren, welche die Indikation begründen, z. B. bei rheumatoider Arthritis. Die Grenzen dieser Verfahren bezüglich dessen, was sie zeigen können, und ihre Sensitivität bei knöcherner Veränderungen sollten bekannt sein.

Die Computertomographie eignet sich gut für die Evaluierung knöcherner Veränderungen, aber die dazu erforderliche Ausrüstung ist üblicherweise nur in speziellen Einrichtungen vorhanden. Dieses bildgebende Verfahren wird benötigt, wenn die Anamnese und die klinische Untersuchung es notwendig erscheinen lassen, zwischen degenerativer Arthrose und rheumatoider Arthritis zu unterscheiden und das Ausmaß der Gelenkschädigung zu erkennen. Am häufigsten kommt es jedoch bei Notfällen mit Verletzungen der knöchernen Strukturen zum Einsatz.

Der diagnostische Wert der Arthrographie hängt davon ab, welche Informationen benötigt werden. Im Allgemeinen können die meisten Fragestellungen (insbesondere bei Problemen im Zusammenhang mit Diskusverlagerungen) durch die Erstellung eines MRT beantwortet werden. Neue Techniken zur Gelenkbahnaufzeichnung erlauben eine exakte und schnelle Programmierung von Artikulatoren. Darüber hinaus ermöglichen scharnierachsennahe Gelenkbahnen recht zuverlässige Aussagen über den Funktionszustand der Kiefergelenke.

Für eine reversible Behandlung reicht in der Regel eine Diagnose aufgrund von Anamnese, klinischer Untersuchung und gegebenenfalls einer Gelenkbahnaufzeichnung aus.

Liegen weder Schmerz noch eine nennenswerte Funktionseinschränkung vor, ist die Notwendigkeit für aggressivere Therapieformen und damit auch für den Einsatz bildgebender Techniken in Frage gestellt.

Oft wird die Kosten-Nutzen-Rechnung für Diagnose und Therapie durch die vorherrschenden Richtlinien der Versicherungsträger bestimmt. Diese Richtlinien beeinflussen den Einsatz von verschiedenen diagnostischen und therapeutischen Maßnahmen mehr als die Wünsche des Zahnarztes. Darüber hinaus scheint die gegenwärtige Forschung darauf ausgerichtet zu sein, feste Richtlinien für die Identifizierung von Patienten zu etablieren, die aufgrund ihrer Kiefergelenkschmerzen mit Krankheitssymptomen reagieren und das öffentliche Gesundheitswesen übermäßig in Anspruch nehmen. Deshalb kann man erwarten, dass die therapeutischen Richtlinien vor allem auf die konservative Behandlung abzielen und weniger Gewicht auf ausgeklügelte diagnostische Tests zur Feststellung verschiedener Stufen einer mechanischen Dysfunktion des Diskus legen, aber mehr Gewicht auf die Identifikation von Patienten mit chronischen Schmerzen, für die eine frühe, eventuell psychische Therapie das Ausmaß des Krankheitsverhaltens vermindern oder verhindern kann.

8 Indikationen zur Schmerzbehandlung und zur muskuloskelettalen Therapie

Inhalt

8.1	Diagnostische Grundlagen	202
8.2	Indikation für unterschiedliche Behandlungsformen	203
8.3	Grundsätze der TMD-Behandlung	203
8.4	Vorhersage der chronischen TMD	205
8.5	Schmerzabhängige Funktionseinschränkung und seelischer Zustand	205
8.6	Biopsychosoziale Sichtweise	205
8.7	Diagnostische Strategie bei schmerzhafter TMD	206
8.8	Behandlungsansatz	206
8.9	Behandlungsmöglichkeiten	206
8.10	Bedingungen, die für eine okklusale Therapie sprechen	207
8.11	Präventive okklusale Therapie	208
8.12	Indikationen für die okklusale Therapie	208

Die Indikationen für die Behandlung von TMD sind abhängig von einer möglichst präzise gestellten Diagnose [16]. Wie in Kapitel 7 dargestellt wurde, ist diese Vorgabe aufgrund der Begrenzungen von Validität, Spezifität, Nutzwert und Zuverlässigkeit der zur Verfügung stehenden diagnostischen Methoden nicht einfach zu erreichen. Da es in der wissenschaftlichen Literatur an überzeugenden Nachweisen aus systematischen Übersichtsarbeiten mangelt, gibt es nur wenige Behandlungsformen, die ein Evidenzniveau [28] erreichen, das ausreicht, um sie als vollständig evidenzbasiert zu bezeichnen [44]. Allerdings kann die Effektivität der Behandlung eines bestimmten Patienten stärker vom fachlichen Können des Zahnarztes abhängen als von einer hierarchisch gegliederten, evidenzbasierten Klassifikation [4]. Zudem werden die Ätiologie von TMD entweder als multifaktoriell oder als unbekannt angesehen und die Relevanz verschiedener ätiologischer Faktoren kontrovers diskutiert [43]. Deshalb erscheint auch das Ideal einer kausalen Behandlung der Erkrankungen problematisch. Im Hinblick auf die Unsicherheit einer Diagnose, die sich nicht auf eine bekannte Ursache gründet, werden als Initialbehandlung für TMD grundsätzlich reversible Therapieformen empfohlen [3]. Dabei handelt es sich oft um empirisch gefundene Formen der physikalischen Therapie, einschließlich Schienentherapie.

Es gibt Überlegungen, dass zusätzlich zu der multifaktoriellen Kombination körperlicher ursächlicher Faktoren auch psychosoziale Faktoren wirksam sein können; einige von ihnen sind jedoch bisher noch kaum ergründet oder schwierig zu beurteilen [24]. Allerdings konnte bis jetzt kein TMD-spezifisches psychologisches Profil bestimmt werden. Über geringfügige Zunahmen bei Angst, Depression, Somatisierung und Stress wird jedoch häufig berichtet [9]. So sind auch Faktoren wie Stress, Ängste, Depression und typische Verhaltensmuster bei chronischem Schmerz verstärkt in spezifischen Untergruppen von TMD-Patienten gefunden worden [48].

Ein in Kapitel 7 vorgestelltes zweiachsiges Diagnostiksystem stellt konzeptionell, jedoch mit gewissen Vorbehalten [52] eine Grundlage zur Modifikation der Behandlung aufgrund psychologischer und psychosozialer Aspekte der chronischen Schmerzproblematik bei TMD-Patienten dar. Wenn ein Achse-II-Problem vorliegt, kann der Zahnarzt entscheiden, selbst zu behandeln oder zur weiteren Beurteilung und Behandlung an einen Spezialisten zu überweisen. Dabei ist klar, dass formalisierte psychologische Tests zeitaufwändig und kostspielig sind. Auch reicht die Einschätzung des psychologischen Status des TMD-Patienten mit chronischem Schmerz aufgrund einer Eingangsuntersuchung durch den Zahnarzt nicht aus, um die psychologischen Probleme dieser Patienten angemessen zu bestimmen [42].

> Psychosoziale Faktoren können bei TMD-Patienten eine Rolle bei der Anpassung an Schmerzen und bei der Gesundung spielen. Deshalb können zur Verminderung von Beschwerden und von Spannungen neben der Schienentherapie ergänzend auch psychologische Interventionen wie Stressbewältigungstraining, Biofeedback und die Therapie von Habits indiziert sein [5, 7, 8, 22, 23, 54, 55, 56].

8.1 Diagnostische Grundlagen

Bei den Patienten mit TMD lassen sich verschiedene Untergruppen abgrenzen:
- Vorwiegend myogene Komponenten
- Diskusverlagerung mit Reposition
- Diskusverlagerung ohne Reposition
- Arthritis, Arthrose, Arthralgie

Solche Patiententeilpopulationen sind allerdings nicht vollständig homogen; die individuellen Symptomprofile unterscheiden sich erheblich voneinander [32]. Die Behandlung von TMD bezieht sich im Allgemeinen auf diese diagnostischen Untergruppen und unterschiedlichen Symptomprofile, aber auch auf die durch den Schmerz verursachten Funktionseinschränkungen und den psychologischen Status. Es gibt nicht für jede Patientenuntergruppe eine eigene Standardbehandlung. Eine Reihe von Behandlungsansätzen für TMD kann einzeln oder in Kombination verwendet werden. Dazu gehören Stabilisierungsschienen, Clonazepam, Diazepam, Meprobamat, Elektromyogramm-Feedback sowie somatische und psychologische Schmerzkontrolle [46, 56].

Die RDC/TMD-Achse-II-Bewertungen von Depression, Somatisierung und abgestuftem chronischem Schmerz sind nützlich, um Kliniker auf die teilweise erhebliche depressive Symptomatik bei TMD-Patienten aufmerksam zu machen.

> Eine verstärkte Somatisierung, die Neigung, unspezifische körperliche Symptome als schmerz-

haft oder unangenehm zu beschreiben, ist ein prognostisch ungünstiger Faktor für den Erfolg einer TMD-Behandlung. Starke Somatisierung kann die Interpretation der klinischen Achse-I-Untersuchungsergebnisse verfälschen [13].

8.2 Indikation für unterschiedliche Behandlungsformen

Die Behandlungsstrategie für verschiedene TMD beruht zunächst auf einer vorläufigen Diagnose, die aus validen und zuverlässigen Messungen des funktionellen Zustands des Kausystems abgeleitet wird [47], anschließend auf der Verminderung des Schmerzes.

> Die konservative Behandlung ist am effektivsten und kann über 80% der Patienten helfen [12]. Dennoch sind chirurgische Eingriffe bei strikter Indikationsstellung manchmal die einzige Behandlungsmöglichkeit, betreffen aber nur bis zu 1% der Patienten [61].

8.3 Grundsätze der TMD-Behandlung

A) Erkrankungen der Kaumuskeln: myofaszialer Schmerz (lokale Tendomyopathie) mit und ohne Mundöffnungseinschränkung (s. Kap. 7 zu Anmnese und Untersuchungsschema sowie Tab. 6-1 für alternative klinische Diagnosekriterien für TMD):

- Myofaszialer Schmerz („myofascial pain", MP) [14]: Zur Schmerzbeseitigung werden konservative Behandlungsformen eingesetzt, einschließlich der Behandlung mit Pharmaka (Analgetika, Muskelrelaxanzien, falls indiziert, auch Anxiolytika) sowie Physiotherapie, z.B. feuchtwarme Packungen. Im Zusammenhang mit einem assoziierten Kopfschmerz vom Spannungstyp (s. Kap. 4) und subjektiven Ohrsymptomen ist auf perikraniale Druckdolenzen zu achten. Bei Anzeichen für Bruxismus und Pressen kann dauerhafter myofaszialer Schmerz wiederkehren, eine Behandlung mit Stabilisierungsschienen angezeigt sein. Von einer langfristigen Anwendung von Medikamenten ist abzuraten.
- Myofaszialer Schmerz mit eingeschränkter Mundöffnung: Behandlung wie bei myofaszialem Schmerz. Eine dauerhaft eingeschränkte Mundöffnung kann eine spezifisch auf assistierte Mundöffnungsübungen ausgerichtete Physiotherapie erfordern [38]; bei Knirschen oder Pressen sollte eine Stabilisierungsschiene eingesetzt werden [35].
- Eine generalisierte Tendomyopathie (Fibromyalgie) sollte ausgeschlossen werden [36, 50].
- Ebenso ausgeschlossen werden sollten Muskelspasmen (anhaltende Muskelkontraktionen), Myositis (im Zusammenhang mit der Angabe eines Traumas) und Kontraktur (eingeschränkter Bewegungsraum und unnachgiebige Steifigkeit gegenüber passiver Streckung) [14].

B) Diskuserkrankungen:

Anteriore Diskusverlagerung mit Reposition und anteriore Diskusverlagerung ohne Reposition mit eingeschränkter Mundöffnung; Diskusverlagerung ohne Reposition ohne Mundöffnungseinschränkung.

Die Aussagekraft anamnestischer oder klinischer Befunde zur Abgrenzung der anterioren Diskusverlagerung ohne Reposition von anderen Diagnosen ist eher gering [66]. Eine anteriore Diskusverlagerung mit Reposition lässt sich demgegenüber mit einiger Zuverlässigkeit allein aufgrund der klinischen Untersuchung diagnostizieren [65]. Der tatsächliche Zustand des Diskus ist wichtig für die Wahl der geeigneten Behandlung.

- Diskusverlagerung mit Reposition (s.a. Typ I, Tab. 6-1): Bei Schmerzhaftigkeit richtet sich die Therapie auf die Beseitigung der Arthralgie oder die Behandlung der Arthrose. Es konnte gezeigt werden, dass bei Patienten mit Bruxismus in Gelenken mit Reposition häufiger knöcherne Veränderungen des Kondylus auftreten [25]; demnach ist die Anwendung von Stabilisierungsschienen indiziert. Mit einer reversiblen, konservativen Therapie ist ein reziprokes Knacken oder ein einfaches Öffnungs- oder Schließungsknacken nicht immer erfolgreich zu behandeln; sie ist jedoch angemessen zur Beseitigung schmerzhaften Knackens. Einige Zahnärzte vertreten die Auffassung, dass eine erfolglose konservative Behandlung in Fällen mit anteriorer Diskusverlagerung mit und ohne Reposition nicht länger als 3–6 Monate fortgeführt werden sollte [61]; allerdings können bei Dauerschmerzen schon 3 Monate unrealistisch sein, insbesondere bei Patienten ohne Reposition und mit psychosozialen Problemen. In solchen Fällen kann eine Arthrozentese angezeigt sein.
- Diskusverlagerung ohne Reposition mit eingeschränkter Mundöffnung: Die Initialbehandlung richtet sich auf die Beseitigung vorhandenen

Schmerzes, die weitere Behandlung auf die Vergrößerung der eingeschränkten Mundöffnung durch physikalische Therapie und Übungen. Die Initialtherapie variiert in Abhängigkeit von den Ergebnissen der konservativen Therapie und dem Ausmaß der Diskusstörung. Die Behandlung kann nichtchirurgische Therapie [13, 29, 34], Medikation [34], physikalische Therapie, Übungstherapie [38], Diskus-Repositionierungsschienen [15, 53] und Chirurgie [61] einschließlich Arthrozentese und Lavage [11, 17, 41] sowie Arthroskopie [10] beinhalten. Bei anhaltenden Schmerzen und eingeschränkter Mundöffnung können Arthrozentese und Lavage indiziert sein. Pressen oder Knirschen kann eine ergänzende Schienentherapie erfordern. Nach einer Therapie zur anterioren Repositionierung ist eine Schienentherapie zur Erhaltung notwendig [53].

- Diskusverlagerung ohne Reposition ohne eingeschränkte Mundöffnung (s. „Innere Gelenkstörung Typ III", Tab. 6-1): Eine akute, stark behindernde Schmerzform im Zusammenhang mit einer Diskusverlagerung ohne Reposition und ohne eingeschränkte Mundöffnung wie z.B. Kieferklemme erfordert oft eine sofortige Therapie von Schmerz und Funktionsbehinderung. Initialbehandlung: pharmakologisch: Analgetika, nichtsteroidale Antiphlogistika (NSAR), Anxiolytika (z.B. Clonazepam, Diazepam, Meprobamat) oder andere Wirkstoffe unter Beachtung von allgemeinem Gesundheitszustand, Kontraindikationen, Nebenwirkungen und Beschreibung der Anwendung in geeigneten Veröffentlichungen. Die intraorale Injektion von Lokalanästhetika in die Region des M. pterygoideus lateralis kann für sofortige, jedoch vorübergehende Schmerzlinderung sorgen. Eine sorgfältige Aspirationstechnik ist obligatorisch; Erreichen der korrekten anatomischen Stelle und Eindringtiefe sind techniksensitiv. Kann keine Schmerzlinderung erzielt werden, werden Arthrozentese und Lavage als Alternative zu invasiveren Kiefergelenkeingriffen empfohlen [11, 41]. Der Schmerz kann im Zusammenhang mit Synovitis, Arthritis oder Arthrose stehen [27].
- Eine akute, traumatische Arthropathie sollte in Betracht gezogen werden. Screening-Fragebogen: Frage nach unmittelbar vorausgegangener traumatischer Einwirkung auf Gesicht oder Kiefer. Druckdolenz und Schmerzhaftigkeit des Gelenks. Fehlen oder Reduzierung von okklusalen Kontakten auf der betroffenen Seite
- Ausschluss von Polyarthritiden
- Bildgebende Verfahren zum Ausschluss einer Kieferfraktur. MRT zur Bestimmung der Position des Diskus ohne Reposition
- Es ist zu beachten, dass in Gelenken ohne Reposition oder in späteren Stadien der Gelenkerkrankung die normale räumliche Diskus-Kondylus-Anordnung mit Hilfe von Schienen zur anterioren Repositionierung oft nicht hergestellt werden kann [15].
- Wenn innerhalb eines angemessenen Zeitraums (4–6 Wochen) durch die nichtchirurgische Therapie keine Behandlungsfortschritte erkennbar sind, sollten Arthrozentese und Lavage oder Arthroskopie [31] erwogen werden. Dies sind im Vergleich zur offenen Arthrotomie minimalinvasive Verfahren [6].

C) Degenerative Gelenkerkrankungen: Arthritis und Arthrose

- Arthritis oder Arthrose mit Arthralgie: Eine aktive Arthritis wird zunächst mit Schmerzmitteln und entzündungshemmenden Medikamenten zur Schmerzbekämpfung behandelt. Wird außerdem eine Diskusverlagerung ohne Reduktion diagnostiziert und kann mittels konservativer Therapie keine Verbesserung der Mundöffnung erreicht werden, sollte eine Therapie durchgeführt werden, wie sie oben für eine Diskusverlagerung ohne Reduktion angegeben ist. Ergeben sich anamnestisch Hinweise auf Chronifizierung, Pressen oder Knirschen [25, 33] und zeigt sich ein schlechtes Ansprechen auf entzündungshemmende Medikamente, können Arthrozentese und Behandlung mit einer Stabilisierungsschiene erforderlich werden. Bei Patienten mit erfolgreicher Behandlung einer Diskusverlagerung ohne Reduktion ist im MRT häufiger eine Arthrose nachweisbar [17].
- Arthritis und Arthrose ohne Arthralgie: Es gilt das gleiche Behandlungsschema wie für Arthritis oder Arthrose mit Arthralgie (s.o.), wobei der Schwerpunkt anfänglich auf der Wiederherstellung der Funktion im möglichen oder erforderlichen Umfang liegt. Schlechtes Ansprechen auf konservative Therapie und das Ausmaß der Gelenkveränderungen (z.B. fibröse Verwachsungen oder Knochensporne) können Hinweise darauf geben, welche anderen chirurgischen Maßnahmen möglicherweise erforderlich sind, um eine ausreichende Funktionsfähigkeit zu erzielen [26, 40].

D) Kiefersperre/habituelle Luxation: Bei der Kiefersperre befindet sich der Kondylus in einer Zwangsposition, gefangen vor dem dahinter liegenden Diskus. Er kann nicht zurück unter die Fossa gleiten und der Mund deshalb nicht mehr geschlossen werden. Eine sofortige manuelle Reposition ist angezeigt; für den Fall eines Scheiterns konservativer Mittel zur Beseitigung der Symptome einer Kieferklemme ist die Arthrozentese empfohlen worden [39]. Zur Behandlung der rezidivierenden Luxation wurden verschiedene chirurgische Vorgehensweisen angegeben [58].

E) Synovitis oder Kapsulitis als Einzeldiagnose [49] (s. Tab. 6-1):

Ohne zusätzliche Diagnose einer Arthrose oder Diskusverlagerung ohne Reposition richtet sich die Therapie auf die Linderung und Ausschaltung des Schmerzes mit Medikamenten und Physiotherapie einschließlich Schienentherapie. Falls eine innere Gelenkstörung vom Typ III vorliegt und die einleitende konservative Therapie erfolglos bleibt, kommen Arthrozentese, Lavage [2] oder Arthroskopie in Betracht. Die arthroskopische Diagnose der Synovitis stützt sich auf die Feststellung kapillärer Hyperämie und hyperplastischer Synovia [26]. Die klinischen Merkmale finden sich in Tabelle 6-1, Kapitel 6. Synovitis ist ein Grund für Kiefergelenkschmerz bei Patienten mit Kieferklemme [37].

8.4 Vorhersage der chronischen TMD

Bereits während der akuten Phase von TMD scheint es möglich zu sein, mit einer Trefferquote von ca. 91 % vorherzusagen, bei welchen Patienten sich eine chronische TMD entwickeln wird [18, 19]. Grundlage dafür sind die Punktwerte auf der CPI-Skala (Characteristic Pain Intensity) laut Antworten des Patienten auf die Fragen 1, 2 und 3 in Tabelle 7-6 und einer Beurteilung des myofaszialen Schmerzes durch die in Kapitel 7 beschriebene Palpation der extraoralen und intraoralen Muskulatur. Im Ergebnis ist es möglich, mit einem „hohen Grad an Genauigkeit" die Patienten zu identifizieren, bei denen sich wahrscheinlich chronische TMD entwickeln werden [19]. Patienten mit myofaszialem Schmerz bei Palpation und hohem CPI-Wert (Mittelwert aus gegenwärtigem Schmerz, maximalem Schmerz in den vergangenen drei Monaten und durchschnittlichem Schmerzniveau in den letzten drei Monaten) werden sehr wahrscheinlich chronische TMD entwickeln. Eine solche Bewertung kann auch ein stark mit Arbeit belasteter Zahnarzt durchführen [19]. Die Identifizierung von Patienten mit hohem Risiko für chronische TMD bildet die Grundlage für eine frühzeitige und ergänzende oder alternative Behandlung und die Möglichkeit einer Verminderung der Anzahl von Fällen mit chronischen TMD.

8.5 Schmerzabhängige Funktionseinschränkung und seelischer Zustand

Die Behandlung von TMD ist multidisziplinär und kann die Berücksichtigung psychosozialer Einflüsse erfordern [45]. Die Anwendung des aus zwei Fragen im Screening-Fragebogen zur Eigenanamnese (Tab. 7-1, Kap. 7) bestehenden Instruments zur Feststellung einer Depression [60] bildet die Grundlage für eine anschließende klinische Befragung zur klinischen Bestätigung einer Depression [59]. Dabei muss die Tatsache berücksichtigt werden, dass viele validierte Screening-Instrumente für Depression einen geringen positiven Vorhersagewert besitzen. Der Einsatz der beiden Screening-Fragen kann die in Kapitel 7 erörterte Achse-II-Bewertung zur Einschätzung von Schmerzintensität, schmerzabhängiger Funktionseinschränkung, Depression und unspezifischen körperlichen Symptomen nicht ersetzen.

Für die Initialbehandlung ist die Kenntnis des psychischen und psychosozialen Zustands des Patienten wichtig [62, 63], insbesondere dann, wenn dysfunktioneller Schmerz der Grade III oder IV auf der GCPS-Skala (starke Funktionseinschränkung – mäßig oder stark behindernd) entsprechend den Fragen in Tabelle 7-2 vorliegt.

8.6 Biopsychosoziale Sichtweise

Psychologische und verhaltensbezogene Merkmale können wichtig für Diagnose und Behandlung von orofazialem Schmerz einschließlich TMD sein. In Kapitel 4 wurde darauf hingewiesen, dass psychologische Faktoren bei der Schmerzwahrnehmung beteiligt sein können. In einigen Untersuchungen wiesen etwa 40 % der Patienten mit TMD eine Depression auf, 55 % mäßige bis hohe Somatisierung [1]. Beide Parameter werden mit den Untertests der SCL-90-R bestimmt, wie in Kapitel 7 angegeben. Für einige Patienten mit TMD haben sich psychotherapeutische Verfahren als vorteilhaft erwiesen [7, 22, 23, 54].

Psychologisch orientierte Behandlungsstrategien sind nicht immer auf die individuellen Bedürfnisse von TMD-Patienten zugeschnitten worden [64]. Dazu gehören Lebensberatung, Entspannungstechniken, kognitive Verhaltenstherapie, Hypnose und Biofeedback. Dem viel beschäftigten Allgemeinzahnarzt sind für den Aufwand zur Bestimmung der bestmöglichen Therapie für einen bestimmten Patienten sicherlich Grenzen gesetzt. Dies gilt z.B. für den Einsatz der RDC/TMD-Kriterien zur Bestimmung des Achse-II-Status von TMD-Patienten (wie in Kap. 7 ausgeführt) [14]. Allerdings wurde eine computerisierte Methode zur Onlinediagnose schmerzabhängiger Behinderung und des psychologischen Status auf der Basis der Achse-II-RDC/TMD-Kriterien entwickelt [64].

Die Wirksamkeit verhaltensmedizinischer Behandlungsmethoden bei TMD belegt den heuristischen Wert der Einbeziehung einer biopsychosozialen Sichtweise zur Beurteilung und Behandlung chronischer TMD. Für den ausgelasteten Zahnarzt ist eine solche Perspektive auch für die Überweisung von Patienten wichtig. Die psychologische Betreuung sollte parallel zur zahnärztlichen Versorgung erfolgen [51].

8.7 Diagnostische Strategie bei schmerzhafter TMD

Die diagnostische Vorgehensweise bei Patienten mit schmerzhafter TMD ist in Abbildung 8-3 dargestellt. In Kapitel 7 wurde darauf hingewiesen, dass ein Patient bereits zu Beginn der Therapie daraufhin hätte beurteilt werden sollen, ob die Entwicklung einer chronischen TMD zu erwarten ist. Wenn psychologische und psychosoziale Faktoren vorliegen und Schmerzen nach 3–6 Monaten erfolgloser Vorbehandlung noch anhalten, kann dies als Hinweis für eine Chronifizierung gesehen werden.

Ist ein solcher Ansatz anfänglich jedoch nicht verfolgt worden, sollte der Patient (wie in Kap. 7 dargestellt) auf Vorliegen und Ausmaß von Depression und allgemeinen körperlichen Symptomen untersucht werden. Darüber hinaus sollten zusätzliche diagnostische Untersuchungen zur Klärung spezifischer klinischer Fragestellungen in Betracht gezogen werden (Abb. 8-3). Dies ist der Schlüssel für verwertbare diagnostische Hinweise, die als Grundlage für neue Behandlungsansätze dienen können. Dazu gehört die Therapie körperlicher Beschwerden ebenso wie die Bahandlung psychischer und psychosozialer Probleme. In wenigen Fällen ist eine Überweisung zur ergänzenden Verhaltenstherapie oder für andere, auf die individuelle Problematik ausgerichtete Behandlungsformen erforderlich.

8.8 Behandlungsansatz

In den letzten Jahren sind die Vorstellungen über TMD sehr viel komplexer und die Therapiealternativen vielfältiger geworden. Dabei ist die geeignete Therapie zunehmend Gegenstand von Kontroversen. Im Idealfall sollte eine Therapie die Ursache einer Erkrankung beseitigen und für eine Rückkehr zu normaler Gesundheit und Funktion sorgen. Die Ätiologie von TMD ist jedoch multifaktoriell, die Ursache manchmal unklar. Dementsprechend ist die Behandlung oft empirisch und reversibel. Sie konzentriert sich auf Maßnahmen, welche die Symptome beseitigen oder auf ein erträgliches Maß reduzieren, ohne den Heilungsprozess zu beeinträchtigen. Die Heilung eines Gelenks ist oft langwierig.

8.9 Behandlungsmöglichkeiten

Die Auswahl der Therapie wird oft auf der Grundlage von Erfahrung und Überzeugung getroffen. Sie beruht zum Großteil auf der klinischen Erfahrung bei der Behandlung von Patienten mit der Vielzahl von Symptomen, wie sie bei TMD auftreten können. Das weithin akzeptierte konservative Modell zur reversiblen Behandlung fast aller TMD-Patienten beinhaltet die Anwendung orthopädischer Geräte (stabilisierende Aufbissschienen), Patientenberatung, Medikation und physikalische Therapie. Der Wert okklusaler Korrekturen ist laut einer prospektiven Langzeitstudie sehr begrenzt [30], und systematische Übersichtsarbeiten zu okklusalen Korrekturen [20] leiden unter Schwierigkeiten bei der Interpretation der Validität bestimmter Studienprotokolle [4].

Die Behandlung der kleinen, aber bedeutsamen Minderheit von Patienten, die nicht auf reversible Therapie ansprechen, konzentriert sich auf Geräte zur anterioren Repositionierung, Chirurgie (offen oder arthroskopisch) oder multimodale Behandlungen wie kognitive Restrukturierung, Affektregulation, Stressmanagement, Entspannung und Biofeedback. Solche kognitiv-verhaltenstherapeutischen Maßnahmen sind einigermaßen effektiv und weltweit verfügbar.

In mehreren Studien [20] konnte gezeigt werden, dass die Therapie mit korrekt gestalteten Aufbissschienen zu einer signifikanten Linderung von

Schmerzen und Beschwerden bei bestimmten Patientengruppen führt, die pressen oder knirschen, unter Kopfschmerz vom Spannungstyp leiden und neben dem Kaumuskelschmerz keine weiteren schmerzhaften Regionen aufweisen.

Es ist jedoch der verwirrende Umstand zu berücksichtigen, dass eine beachtliche Zahl von Patienten im Laufe der Zeit Schmerzerleichterung durch nichtokklusale Therapie, Plazebowirkungen oder ganz ohne Therapie erfährt. Offensichtlich gibt es nicht nur einen einzelnen ätiologischen Faktor, der in allen Fällen ausgeschaltet werden muss. Der Zahnarzt muss sich zu Beginn für eine reversible Form der Behandlung entscheiden. Anschließend kann sich eine Notwendigkeit zur Auswahl einer irreversiblen Therapieform ergeben. Die Auswahl der Behandlungsmodalitäten sollte sich auf eine sorgfältige Beurteilung der Anzeichen und Symptome, der Anamnese, vorangegangener Behandlungsversuche und der Diagnose stützen. Insbesondere in Fällen mit chronischem Schmerz und erfolgloser Vorbehandlung muss jedoch die Notwendigkeit zur Beurteilung der psychologischen und psychosozialen Ebene geprüft werden. In Kapitel 7 wurde darauf hingewiesen, dass bei einem Patienten mit akutem Schmerz die Möglichkeit der Entwicklung eines chronischen Schmerzes bedacht werden sollte. Falls indiziert, müssen zusätzliche Maßnahmen zur physischen und psychologischen Schmerzbekämpfung ergriffen werden.

> Erstes Ziel bei der Initialbehandlung ist, Schmerz und Unbehagen auf einfache Weise zu beseitigen, ohne nachfolgende Komplikationen oder Einschränkungen zu verursachen.

Hier werden in erster Linie Indikationen für Einschleifmaßnahmen diskutiert, mit Schwerpunkt auf Situationen, bei denen sie gegenüber anderen Therapieformen Vorteile bringt.

8.10 Bedingungen, die für eine okklusale Therapie sprechen

- Die nichtokklusale Therapie sollte zuerst versucht werden.
- Beginnt die TMD mit der Eingliederung von zahnärztlichen Restaurationen oder mit externem Trauma: Diese Restauration sollte selbstverständlich so schnell wie möglich korrigiert werden. Es können durchaus zusätzlich eine Aufbissschiene und umfangreiche okklusale Korrekturen erforderlich sein, um die Symptome zu lindern. Daneben können auch andere Formen der Initialtherapie wie nichtsteroidale Antiphlogistika (NSAR), weiche Kost und feuchtwarme Umschläge eingesetzt werden.
- Bei Patienten mit erst kürzlich aufgetretenen Schmerzen sollte zunächst mit nichtokklusaler Therapie begonnen werden. Wenn sich durch die Anwendung dieser Behandlungsform die Erkrankung innerhalb von einer bis höchstens drei Wochen nicht nennenswert bessert, sollte eine Aufbissschiene angewendet werden. Die Michigan-Stabilisierungsschiene mit Eckzahnführung (Abb. 8-1) hat sich als sehr wirksam erwiesen. Erhebliche okklusale Interferenzen können den Rückgang von Symptomen verzögern. In diesem Fall kann eine okklusale Korrektur erforderlich sein.
- Bei Patienten mit lange bestehenden Symptomen, z. B. Schmerzen und Diskusverlagerung mit Reposition, kann die Behandlung mit einer stabilisierenden Aufbissschiene, Beratung, Beschränkung auf weiche Kost sowie regelmäßiger Kontrolle und Korrektur der Schiene begonnen werden. Okklusale Korrekturen können bei solchen okklusalen Interferenzen angezeigt sein, die sich als Hindernisse für zentrische Okklusionskonzepte darstellen.
- Bei Patienten mit einer Arthrose oder rheumatoider Arthritis der Kiefergelenke lindert häufig ein NSAR-Medikament (z. B. Naprosin) den Schmerz. Bei wiederkehrenden Entzündungsphasen, insbesondere bei Bruxismus, profitiert der Patient von

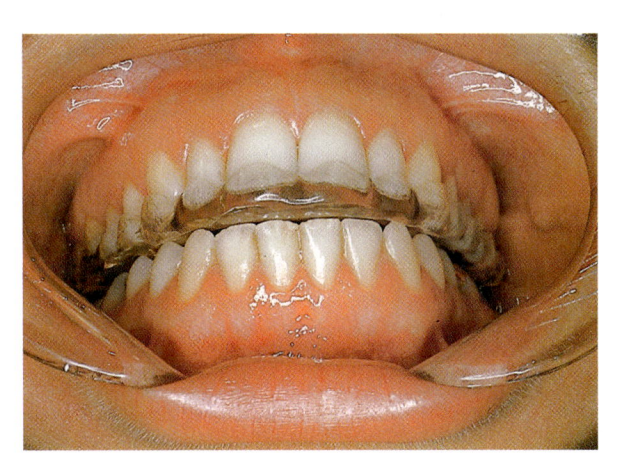

Abb. 8-1 Michigan-Schiene mit Eckzahnführung statt Frontzahnführung und Freedom-in-centric.

der langfristigen Anwendung einer gut angepassten Stabilisierungsschiene.
- Patienten mit Spannungskopfschmerz sowie einige Migränepatienten empfinden Erleichterung durch die Anwendung einer Stabilisierungsschiene. Am meisten profitieren Patienten, die neben Spannungskopfschmerz auch Anzeichen und Symptome von TMD sowie Bruxismus aufweisen.

8.11 Präventive okklusale Therapie

Es liegt kein Nachweis vor, dass die kieferorthopädische Therapie einer Malokklusion die Entwicklung von TMD entscheidend verhindern oder verursachen kann. Obwohl es neuere Beweise gibt, dass eine okklusale Anpassung das Auftreten von späteren Dysfunktionen reduzieren kann [30], sind der Nutzen und die Folgekosten einer solchen Behandlung noch nicht eindeutig geklärt.

8.12 Indikationen für die okklusale Therapie

Eine Aufbissschienentherapie ist bei myogenen und arthrogenen Erkrankungen indiziert [20], wenn eine irreversible Therapieform nicht in Frage kommt und mit anderen physiotherapeutischen Behandlungsformen die Beschwerden des Patienten nicht vermindert oder beseitigt werden konnten. Beim Vorhandensein von Schmerz kann nicht über die Notwendigkeit okklusaler Korrekturen entschieden werden. Offensichtliche kürzlich entstandene, iatrogene, okklusale Interferenzen (Abb. 8-2) sollten allerdings durch Korrektur oder Entfernung der Restauration beseitigt werden, insbesondere dann, wenn TMD-artige Symptome nach der Eingliederung der Restauration auftreten.

Grundsätzlich sind für die Initialbehandlung nichtinvasive Verfahren zu empfehlen. Besteht allerdings eine Notwendigkeit zur Stabilisierung der Okklusion nach Linderung der Beschwerden, können okklusale Korrekturen und restaurative Maßnahmen einschließlich der Schienung gelockerter Zähne angezeigt sein.

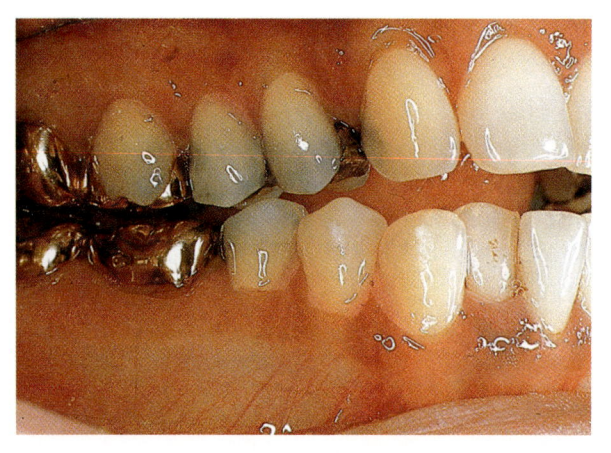

Abb. 8-2 Neu eingesetzte Seitenzahnkronen, die den Verlust aller Kontakte (zentrische Okklusion und Artikulation) mesial der Kronen zur Folge haben.

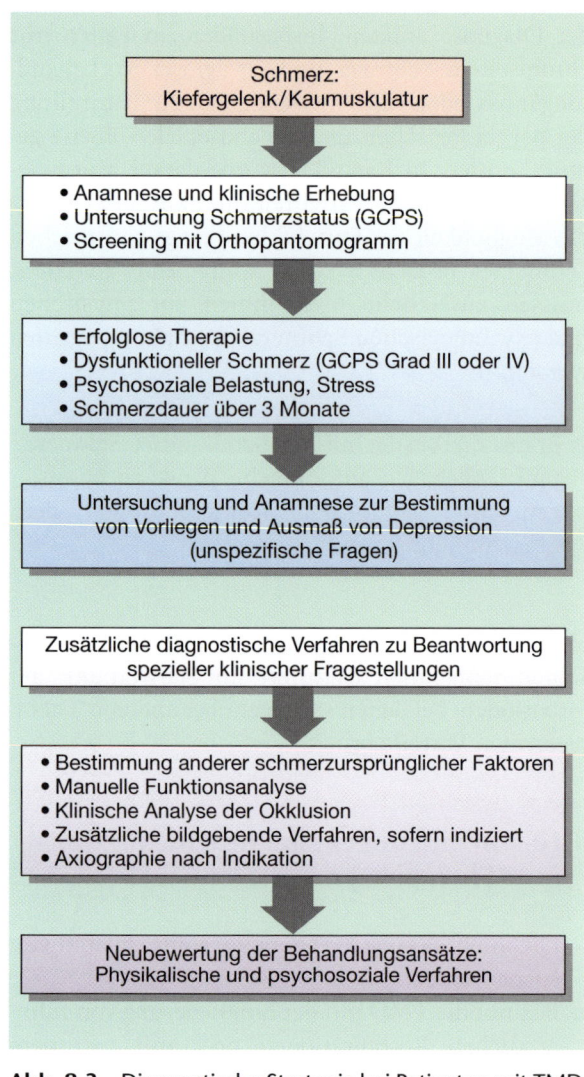

Abb. 8-3 Diagnostische Strategie bei Patienten mit TMD-Schmerz (modifiziert nach [57]).

Zusammenfassung

Indikationen zur Behandlung von Schmerz und myogenen sowie arthrogenen Störungen basieren auf somatischen sowie biopsychosozialen diagnostischen Kriterien. Sie helfen Schritt für Schritt, die angemessene Therapieform für die jeweilige klinische Ausprägung von TMD zu finden. Nach Möglichkeit sollte die Initialbehandlung schmerzhafter myogener TMD eine reversible Therapieform sein.

Patienten mit Diskusverlagerung, die auf eine konservative Therapie nicht ansprechen, können von einer Arthrozentese und Lavage profitieren. Jene Minderheit der Patienten, die unter chronischem Schmerz leiden, Therapieversager sind und Anzeichen von Depressionen und psychosozialem Stress (s. Screening-Fragebogen zur Eigenanamnese, Tab. 7-1, oder Fragebogen zur anamnestischen Selbsteinschätzung, Tab. 7-6) aufweisen, sollte einer Psychotherapie zugeführt werden.

9 Strategie der Behandlung von TMD

Inhalt

9.1	Forschung und klinische Realität	212
9.2	Terminologie	212
9.3	Symptomatische Behandlung	212
9.4	Reversible Initialbehandlung	213
	9.4.1 Beratung und Aufklärung	214
	9.4.2 Medikation	214
	9.4.3 Einschränkung der Kieferbeweglichkeit	214
	9.4.4 Physikalische Medizin	215
	9.4.5 Therapie mit Stabilisierungsschienen	216
9.5	Irreversible Behandlungsformen	218
	9.5.1 Überprüfung der Anfangsdiagnose	218
	9.5.2 Korrektur der Okklusion	219
	9.5.3 Nichtstabilisierende Schienen	219
	9.5.4 Kieferorthopädie	220
	9.5.5 Chirurgische Therapie	220
	9.5.6 Manuelle Therapie bei Kieferklemme	220
9.6	Verhaltens- und aufklärungsbezogene Therapieformen	221
	9.6.1 Biofeedback	221
	9.6.2 Kognitive Verhaltenstherapie	221
	9.6.3 Abstellen von Habits	221
	9.6.4 Medizinische Hypnose	221
9.7	Komplementäre und integrative Zahnmedizin oder Medizin	221
	9.7.1 Akupunktur	222
	9.7.2 Transkutane elektrische Nervenstimulation (TENS)	222
	9.7.3 Medikamentöse Wirkstoffe (nicht verschreibungspflichtig)	222

Die Behandlungsstrategie für TMD ist abhängig von Diagnose, Vorhandensein von Schmerz, Grad der funktionellen Störung, Eignung der Behandlungsformen, Mitarbeit des Patienten und Fähigkeit des Zahnarztes, die Behandlung ordnungsgemäß durchzuführen. Eine vernünftige Therapie sollte stets versuchen, die kausalen Faktoren zu beseitigen und schnellstmöglich den Normalzustand wiederherzustellen. Dieses Ziel ist bei der Behandlung von TMD jedoch nicht immer erreichbar.

9.1 Forschung und klinische Realität

Wenn ein Zahnarzt versucht, seine Therapiewahl für eine bestimmten Patienten mit Hilfe systematischer wissenschaftlicher Übersichtsarbeiten [1, 17] zu treffen, ist dies aus Gründen, die in vorhergehenden Kapiteln bereits erläutert wurden, nicht immer möglich. Ein Behandler, der beabsichtigt, aus einer solchen Arbeit praktische Hinweise für die Anwendung im Einzelfall abzuleiten, sollte die früheren Publikationen des Autors auf diesem Gebiet kritisch prüfen und nach Belegen für die zur Beurteilung der Fachliteratur erforderlichen klinisch-praktischen Fähigkeiten suchen.

Bei systematischen Übersichtsarbeiten besteht eine Tendenz zur Vernachlässigung der Vielzahl möglicher verzerrender Variablen, die die Allgemeingültigkeit breit angelegter randomisierter Studien gefährden können. Die Metaanalyse mehrerer randomisierter, kontrollierter Studien kann das Evidenzniveau erhöhen, es gibt jedoch nur wenige Auswertungen. Übersichtsarbeiten wie die der Cochrane Collaboration können nützliche Informationen liefern; allerdings ist die genaue Prüfung vorher veröffentlichter Studien nicht frei von Werturteilen [45]. Das entscheidende Merkmal der evidenzbasierten Zahnmedizin ist die behutsame, kompetente, systematische Verschmelzung von „Evidenz" aus einer Vielzahl glaubwürdiger Quellen (klinische Studien, passende In-vitro-Untersuchungen und individuelle Ergebnisse aus der klinischen Praxis), wobei die einzelnen Elemente sowohl logisch plausibel als auch synergistisch sein sollten [14].

Nachdem der grundsätzliche Nutzen evidenzbasierter Zahnmedizin festgestellt und auf zugegebene Schwierigkeiten des Konzepts hingewiesen wurde, muss der Zahnarzt nun die verfügbare externe Evidenz interpretieren (die in der Praxis oft nicht überzeugend wirkt) und in Bezug zu seiner eigenen erfolgreichen TMD-Behandlung setzen. Die Frage, warum eine im Allgemeinen erfolgreiche Therapie bei einem bestimmten Patienten keinen Erfolg hat, lässt sich durch systematische Übersichtsarbeiten in der Regel nicht beantworten. Ebenso wenig hilfreich ist dabei die wachsende Anzahl von Übersichtsarbeiten, die zu dem Schluss kommen, dass die meisten zahnärztlichen Ansätze zur Behandlung von TMD zumindest statistisch gesehen nicht sehr wirksam sind. In mancher Hinsicht ist die Einführung randomisierter, kontrollierter klinischer Studien mehr als überfällig, die eher die Effektivität, also die Wirksamkeit unter Alltagsbedingungen, als die Effizienz untersuchen. Entsprechend sollten die im Folgenden geschilderten Behandlungsansätze unter dem Blickwinkel der eigenen Vorgehensweise, Erfahrung und Plausibilität geprüft werden.

In Tabelle 9-1 sind die einzelnen Behandlungsformen für temporomandibuläre Muskel- und Gelenkerkrankungen in vier Kategorien geordnet dargestellt.

9.2 Terminologie

Der Begriff „reversibel" bezeichnet Therapieformen, die die Strukturen des Kausystems nicht verändern. Der Ausdruck „irreversibel" wird im Allgemeinen verwendet, wenn aufgrund der Behandlung kleinere oder größere strukturelle Veränderungen eintreten. Chirurgische Verfahren wie die offene Gelenkoperation gelten als invasiv und irreversibel, und obwohl die Lavage (Gelenkspülung) als minimalinvasiv gilt, handelt es sich dabei um eine irreversible Vorgehensweise. Dementsprechend lassen sich die chirurgischen Behandlungsformen entweder in die Kategorie „irreversibel" oder in eine eigene Kategorie einordnen, je nachdem, wie diese Begriffe definiert werden. Eine chirurgische Behandlung wird erst angeraten, wenn nichtchirurgische Behandlungsansätze keinen Erfolg zeigen.

9.3 Symptomatische Behandlung

Manchmal treten Symptome nur vorübergehend auf und verschwinden ohne Therapie, insbesondere in solchen Fällen, in denen ein oder mehrere Muskeln den Schmerz verursachen. Aus der Tatsache vorübergehender Symptomatik und unklarer Ätiologie folgt offensichtlich, dass der Patient zunächst äußerst konservativ behandelt und dauerhaft verändernde Eingriffe in das Kausystem vermieden werden soll-

Tab. 9-1 Formen der TMD-Behandlung

I. Nichtchirurgische Therapieformen

1. Reversible zahnärztliche Behandlung:
   - Pharmakologisch
     a) Analgetika, z. B. ASS (Acetylsalicylsäure)
     b) Entzündungshemmende Wirkstoffe, z. B. NSAR (nichtsteroidale Antirheumatika/Antiphlogistika)
     c) Anxiolytika, z. B. Benzodiazepine [32]
     d) Muskelrelaxanzien, z. B. Orphenadrinzitrat [32]
   - Physikalische Medizin, z. B. feuchte Wärme, Übungen, Entspannung [24, 26, 43]
   - Geräte zur interokklusalen Stabilisierung [22, 32, 44]

2. Irreversible Behandlungsformen:
   - Korrektur des Okklusalreliefs (bei natürlichen Zähnen, nicht bei Restaurationen)
   - Nichtstabilisierende Geräte
     a) Interokklusale Geräte zur Repositionierung [20, 39]
     b) Hawley-Geräte, Mundschutz
   - Kieferorthopädie

II. Chirurgische Behandlung [4, 9, 15, 19, 47]

- Arthrozentese (Gelenkinzision oder -punktion) [11, 12]
- Arthroskopische Lösung (Lyse) und Spülung (Lavage) [15]
- Operative Arthroskopie (Diskuskompression, Synovitis, Adhäsionen, Arthritis)
- Offene Gelenkoperationen bei fortgeschrittener intrakapsulärer Erkrankung (Diskektomie [15], Kondylotomie (modifiziert) [23, 46]

III. Beeinflussung des Verhaltens zur Schmerzbewältigung

Verhaltensmedizinische Therapien [10]
- Biofeedback [7]
- Kognitive Therapie [13, 28]
- Veränderung von Gewohnheiten [33]
- Medizinische Hypnose [38]
- Entspannungsübungen [21, 43]
- Stressbewältigung [10]

IV. Komplementäre/alternative Medizin [30]

- „Manuelle" Verfahren, z. B. Massage, Akupunktur [34, 35], Chiropraxis [8]
- Transkutane elektrische Nervenstimulation (TENS) [18]
- Verabreichung ergänzender (nicht rezeptpflichtiger) Substanzen, z. B. Glukosamin und Chrondoitinsulfat [37]

---

ten. Eine symptomatische Behandlung sollte keine „Schrotschuss-Therapie" sein, die sich verschiedenster Ansatzformen bedient, sondern auf einer schrittweise Annäherung unter Einbeziehung der durch die Anamnese und klinische Untersuchung gewonnenen diagnostischen Hinweise beruhen.

9.4 Reversible Initialbehandlung

Bei ungesicherter Ätiologie und Vorliegen mehrerer Diagnosen muss die Initialbehandlung konservativ, reversibel und auf das Hauptanliegen des Patienten ausgerichtet sein. Daraus ergibt sich die Bedeutung einer hierarchisch gegliederten Anordnung unterschiedlicher Beschwerden und der Bestimmung eines Hauptanliegens. Häufig reicht eine nur auf dieses wesentliche Symptom und nicht auf die geringfügigeren Beschwerden gerichtete Therapie aus. Tatsächlich erholt sich der Patient in einigen Fällen ganz ohne Therapie der anderen Beschwerden.

Das zyklische Verhalten vieler TMD kann sowohl irrationale als auch rationale Behauptungen über Behandlungserfolge nach einer weiten Bandbreite von therapeutischen Maßnahmen erklären.

> Das allgemeine Prinzip für die Behandlung von TMD sollte eine konservative Initialbehandlung des Hauptanliegens sein.
> Dies gilt in Fällen ohne offensichtliche ätiologische Faktoren, bei einem gewissen Grad von diagnostischer Unsicherheit oder wenn der Behandlungserfolg nicht ausreichend gesichert ist.

Dieser Grundsatz ist umso mehr zu betonen, wenn kein Schmerz vorliegt. Bei fehlendem Schmerz ist das Ausmaß der Funktionsstörung das Kriterium für das Behandlungsziel. Bei einer geringfügigen Gelenkfunktionsstörung ist möglicherweise keine Behandlung indiziert, aber eine Beratung sollte dem Patienten das Verständnis für die Problematik ermöglichen. Im Fall einer akut schmerzhaften Exazerbation kann der Einsatz antiphlogistischer Medikamente bei TMD-Patienten indiziert sein. Wenn der Patient knirscht und presst, kommt eine Stabilisierungsschiene in Betracht.

▶ Die initiale TMD-Behandlung beginnt mit vergleichsweise einfachen Maßnahmen wie Patientenberatung, weicher Kost, Reduzierung oraler Habits, vom Patienten durchgeführter häuslicher physikalischer Therapie, Muskelentspannung, geeigneter Medikation und korrektem Einsatz von Stabilisierungsschienen [40].

Es kann nicht vorausgesetzt werden, dass alle Patienten gleichermaßen und im gleichen Zeitrahmen reagieren. Variablen sind Schmerzintensität und -dauer, die Quelle des Schmerzes (myogen, arthrogen oder eine Kombination) sowie die Überzeugungen und Bewältigungsstrategien des Patienten [42].

9.4.1 Beratung und Aufklärung

Beratung ist eine aktive Therapie – nicht nur ein Plazebo. Der Muskeltonus kann vom Patienten vermindert werden, wenn er über die Bedeutung der Muskelanspannung für seine Symptomatik informiert wird. Die Beratung als ausschließliche Behandlung reicht nicht unbedingt aus, fördert jedoch das gute Verhältnis zwischen Patient und Zahnarzt – eine Grundvoraussetzung für den Erfolg jeder Therapie. Versuche, die Therapie von TMD auf ausschließliche Beratung zu reduzieren, hatten im Vergleich mit verschiedenen anderen Therapieansätzen nur eingeschränkten Erfolg.

Die natürlichen Fluktuationen der TMD-Symptomatik machen es schwierig, das genaue Ausmaß der Auswirkungen von symptomatischen Plazebotherapien zu bestimmen.

9.4.2 Medikation

Die am häufigsten empfohlenen schmerzlindernden und entzündungshemmenden Pharmaka sind die NSAR (nichtsteroidale Antirheumatika), z.B. Ibuprofen. Sie sollten jedoch nur in Übereinstimmung mit der Anamnese des Patienten und nicht über einen längeren Zeitraum ohne Kontrolle von Magenreaktionen und Blutbild verordnet werden. Acetylsalicylsäure ist für mäßige Schmerzen ebenfalls geeignet.

Hinsichtlich der Schmerzlinderung scheint kein Unterschied zwischen den therapeutischen Konzepten der Behandlung mit Schienen, NSAR, dem Muskelrelaxans Orphenadrinzitrat und einem Anxiolytikum (Benzodiazepin) zu bestehen [32].

Die Behandlung von Patienten mit depressiver Erkrankung und TMD zeigte eine deutlichere Besserung, wenn Antidepressiva in Kombination mit Schienen verwendet wurden, als bei separater Anwendung dieser beiden Ansätze.

Tranquilizer sind bei Schmerzerkrankungen nicht besonders wirksam. Antidepressiva wie Prozac sind nach einigen Berichten hilfreich bei chronischen Fällen von TMD.

Lokalanästhetika, die in schmerzhafte Bereiche oder palpierbare Triggerpunkte injiziert werden, können kurzzeitige Schmerzlinderung verschaffen und außerdem eine wertvolle diagnostische Hilfe darstellen. Eine palliative Blockade mit Anästhetika kann in Abständen von zwei bis vier Tagen wiederholt werden. Die zusätzliche Injektion von Kortikosteroiden ist von zweifelhaftem zusätzlichem Nutzen.

9.4.3 Einschränkung der Kieferbeweglichkeit

Die Checkliste zur Funktionseinschränkung (s. Kap. 7) führt eine Reihe von Fragen auf. Die Antworten sollten im Hinblick auf bestätigte Aktivitäten bewertet werden. Der Patient sollte eine Ernährungsberatung mit schriftlichen Instruktionen in Bezug auf harte und schwierig zu kauende Nahrung erhalten. Falls sich die Funktionseinschränkung auf einen Großteil der Nahrungsmittel bezieht, können Nahrungsergänzungsmittel erforderlich sein.

Für Musiker können entsprechende Hinweise angebracht sein, insbesondere bei Blasinstrumenten und Geige; hier kann die Kieferstellung ein Problem darstellen. Sänger, insbesondere Opernsänger mit plötzlich einsetzender TMD, benötigen gegebenenfalls besondere Hinweise, ihre Mundöffnung bei der Interpretation bestimmter Musikstücke zu begrenzen.

Sportler, die während der Ausübung von Nicht-Kontaktsportarten pressen, sollten keinen Silikon-Mundschutz, sondern eine Stabilisierungsschiene aus hart polymerisiertem Acrylat tragen. Kontaktsportler, insbesondere Boxer, sollten einen Mundschutz mit vollständiger und spannungsfreier Unterstützung tragen, wie in Kapitel 12 dargestellt.

Alle Aktivitäten, die die Erkrankung verstärken, müssen eingeschränkt oder unterbrochen werden, bis der Schmerz ursächlich vermindert oder eliminiert ist. Der Einsatz von Medikamenten zur „Abdeckung" von Aktivitäten, die aufgrund ihrer traumatisierenden Auswirkungen nicht ausgeübt werden sollten, ist abzulehnen.

9.4.4 Physikalische Medizin

Viele physikalische Methoden können TMD günstig beeinflussen [4, 5]. Für Patienten mit Schmerzen im Zusammenhang mit TMD steht eine Reihe von Ansätzen zur Verfügung, so z. B. thermische Beeinflussung (Wärme oder Kälte), Bewegungsübungen, Entspannungsübungen.

9.4.4.1 Thermotherapie

Bei akuten Verletzungen des Kiefers werden Kältepackungen zur Reduzierung von Schmerzen und Schwellungen sowie Röntgenbilder (Panoramaaufnahmen) verwendet, um mögliche Frakturen beider Alveolarfortsätze sowie Ramus, Kondylen und Körper des Unterkiefers beurteilen zu können.

Wärme ist ein altbekanntes Mittel zur Schmerzlinderung. Die Anwendung von Wärme, Diathermie oder Ultraschall, zwei- bis dreimal täglich für 10–15 Minuten, wird empfohlen. Feuchte Wärme scheint zu einer besseren Penetration in tiefere Schichten zu führen als trockene Wärme [26]. Obwohl durch Wärme eine sofortige Besserung bei starken Schmerzen erreicht werden kann, hält die Wirkung meist nur relativ kurz an. Deshalb sollte die Wärmeanwendung durch andere Behandlungsformen ergänzt werden.

Kryotherapie mittels Eisbeuteln soll einen ähnlichen Effekt wie Wärme mit Ultraschall erzielen. Dabei wird eine Anwendung viermal täglich, aber nicht häufiger als achtmal täglich empfohlen. Kältespray (z. B. Fluorimethan) kann nicht zur häuslichen Anwendung empfohlen werden, auch wenn es exzellent bei myofazialen und getriggerten Schmerzen bei Muskelstreckung wirkt.

9.4.4.2 Muskuläre Physiotherapie

Zur Muskelphysiotherapie gehören Massage, Übungen und Entspannung von Muskeln [24, 43], aber auch andere alternative Therapieformen unter Einsatz von Hypnose, Biofeedback, geführten Vorstellungen und Aufklärung. Diese Verfahren werden auch unter der Bezeichnung Verhaltensmedizin zusammengefasst. Sie werden manchmal als Alternativen zu eher klassisch orientierten Ansätzen wie Aufbissschienen, physikalischer Therapie und entzündungshemmenden Medikamente angesehen. Allerdings besteht in der modernen komplementären oder alternativen Medizin der Trend, Massage, Akupunktur, Chiropraxis und medikamentöse Ergänzungen als alternative Behandlungen anzusehen. Einige komplementäre oder alternative Behandlungsformen sind in der Vergangenheit von der Schulmedizin nicht anerkannt worden. Eine Reihe von Zahnärzten akzeptiert sie jedoch mittlerweile, da der entsprechende Wunsch von Patientenseite aus besteht und bei schätzungsweise 23 % der Patienten durch klassische Behandlungsansätze keinerlei Besserung zu erreichen ist [5, 6].

Häufig werden Patienten mit TMD Übungen verschrieben (Abb. 9-1 bis 9-4). Der Zweck von Übungen ist es, wieder eine koordinierte Muskelfunktion zu erreichen oder durch isometrische Übungen die Muskelkraft zu erhöhen. Bei Erkrankungen im Bereich der Kiefergelenke, z. B. Arthritis, kann die Ausführbarkeit von Muskelübungen eingeschränkt sein. Die üblicherweise eingesetzten Übungen sind leicht zu erlernen; die verlässliche Mitarbeit des Patienten zu sichern gestaltet sich jedoch oft problematisch.

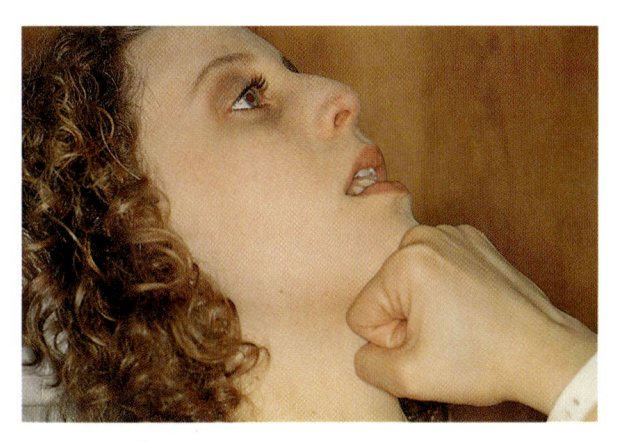

Abb. 9-1 Übung, bei der die Patientin den Mund gegen den Druck der Faust öffnet.

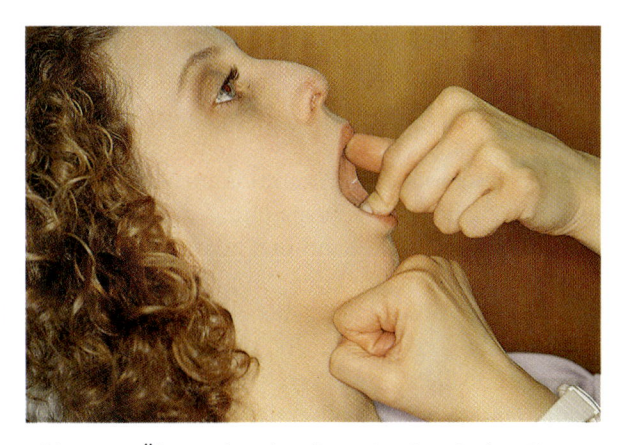

Abb. 9-2 Übung, bei der die Patientin mit den Fingern den Mund öffnet und die Faust sich der Öffnung widersetzt.

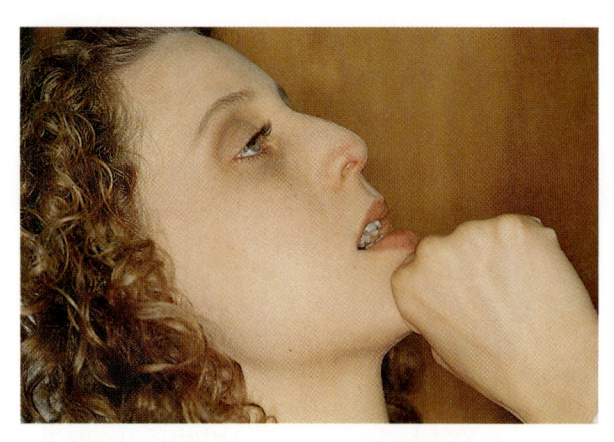

Abb. 9-3 Übung, bei der sich die geschlossene Faust der Patientin der Protrusionsbewegung des Unterkiefers widersetzt.

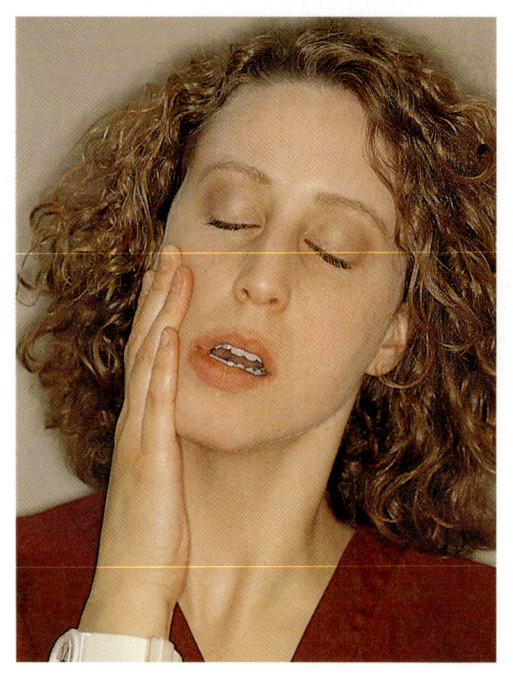

Abb. 9-4 Übung, bei der sich die Patientin mit ihrer Hand einer Lateralbewegung des Unterkiefers widersetzt.

Entspannungsübungen funktionieren meist nach dem Prinzip der Reflexentspannung, das auf reziproker Innervation und Hemmung beruht. Der Patient sollte dabei versuchen, den Mund kraftvoll gegen den Druck zu öffnen, den seine eigene Hand auf das Kinn ausübt (Abb. 9-1). Eine Kontraktion der Mundöffnungsmuskeln induziert eine Hemmung der Spannung in den Mundschließermuskeln. Solche Übungen können mit aktiver oder geführter Dehnung bis zur maximalen Mundöffnung kombiniert werden. Um eine Seitenabweichung zu vermeiden, sollte der Patient die Übung im Spiegel kontrollieren. Die Übung sollte zweimal täglich je 25-mal durchgeführt werden.

Muskelphysiotherapie kann die Initialbehandlung von vorwiegend muskulär bedingten TMD-Formen darstellen. Mit einem enthusiastischen Trainer können diese Therapieformen bei Patienten ohne chronischen Schmerz erfolgreich sein. Bei einigen Patienten mit Bruxismus, der nicht auf die Technik zur Abgewöhnung von Habits anspricht, kann eine Stabilisierungsschiene erforderlich sein [33]. Der Plazeboeffekt von Übungen ist nicht gemessen worden, ist aber wahrscheinlich hoch. Im Hinblick auf die Mitarbeit der Patienten ist eine Übungstherapie unter Anleitung eines fachkundigen Physiotherapeuten am wirkungsvollsten.

Die Muskelphysiotherapie scheint etwas wirkungsvoller zu sein als reine Aufklärung oder Beratung [24]. Insgesamt deuten die vorliegenden Forschungsarbeiten darauf hin, dass Entspannungstechniken, Übungen und Biofeedback bei der Schmerzlinderung wirksam sind. Bevor nicht weitere Ergebnisse vorliegen, kann nicht gefolgert werden, dass diese Techniken nicht wirksam zur Reduzierung von chronischen Schmerzen beitragen [21].

9.4.5 Therapie mit Stabilisierungsschienen

Verschiedene Schienen werden zur Behandlung von TMD eingesetzt. Einige Schienen wirken stabilisierend und sind nichtinvasiv, sie ändern die Lage des Unterkiefers oder des Diskus nicht.

Andere Formen bezwecken eine Repositionierung des Unterkiefers und können dauerhafte Auswirkungen auf das Kiefergelenk, die Lage des Unterkiefers und die Okklusion ausüben (Abb. 9-5). Einige Schienen sind einfach herzustellen, andere erfordern höheren zeitlichen Einsatz und mehr Geschicklichkeit. Ein wichtiger Gesichtspunkt für die erste Behandlung ist die Reversibilität, verbunden mit Schmerzlinderung. Eine sonst später zwingend erforderliche, umfangreiche zahnärztliche Restauration sollte nach Möglichkeit vermieden werden.

> Wenn Symptome mit Physiotherapie oder medikamentöser Therapie gelindert werden können, gibt es keinen Grund, schon zu Beginn der Therapie eine Schiene einzugliedern. Folgt man dem konservativen Behandlungsschema, sollte zunächst die einfachste Behandlungsform eingesetzt werden. Zusätzliche Schritte werden in

9.4 Reversible Initialbehandlung

Abhängigkeit von den Bedürfnissen des Patienten unternommen.

Wenn die Symptome plötzlich und heftig einsetzen, sollte die Schmerzbekämpfung oberste Priorität genießen, zusammen mit der Beseitigung ursächlicher oder erschwerender Faktoren. Eine plötzlich auftretende TMD klingt oft durch Medikation, Wärme und Einschränkung der Kauaktivität ab. Eine akute Exazerbation einer geringgradigen, lang dauernden TMD wird initial auf gleiche Weise behandelt. Um einen Rückfall zu vermeiden, wird aber auch dann eine Michigan-Schiene eingesetzt, wenn die schwerwiegenden Symptome vermindert sind oder beseitigt scheinen. Alle traumatischen Faktoren wie zähe Nahrungsmittel, Bruxismus, Heben schwerer Lasten oder Ähnliches sollten ebenfalls vermieden werden. Wenn eine erste Attacke einer akuten Funktionsstörung nicht innerhalb der ersten Tage auf eine medikamentöse und physikalische Therapie anspricht, sollten diese Patienten ebenfalls eine Schiene vom Michigan-Typ bekommen. Die Gestaltung dieser Schiene wird in Kapitel 14 beschrieben.

Aufbissschienen vom Sved-Typ können ebenfalls eine Linderung von Symptomen bewirken, sollten wegen möglicher Zahnstellungsänderungen aber lediglich für zwei bis drei Wochen angewendet werden. Dasselbe gilt für jedes Gerät, das nicht alle antagonistischen Zähne okklusal erfasst.

Schienen zur Repositionierung können zwar auch eine sofortige Schmerzlinderung bewirken, doch die Gefahr von Veränderungen der okklusalen Beziehungen nach Gebrauch solcher Geräte macht sie selbst für einen kurzfristigen Einsatz in der Initialbehandlung inakzeptabel.

Die kombinierte Anwendung von Schienen und anderen Behandlungsformen, wie Medikamente, Beratung, Übungen und okklusale Adjustierung, sowie Plazeboeffekte machen es schwierig, wenn nicht unmöglich, die Wirksamkeit verschiedener Formen von okklusalen Therapien zu bestimmen. Darüber hinaus kann ein Teil der einem beliebigen Gerät zugeschriebenen Wirkung auch eher auf die abgelenkte Aufmerksamkeit des Patienten zurückzuführen sein als auf die okklusalen Auswirkungen.

Durch eine initiale Therapie mit einer Aufbissschiene wird der Schmerz normalerweise in fünf bis sieben Tagen beseitigt oder stark reduziert, kann aber auch erst im Verlauf mehrerer Wochen abklingen. In einem relativ kleinen Teil der Fälle (10–15 %)

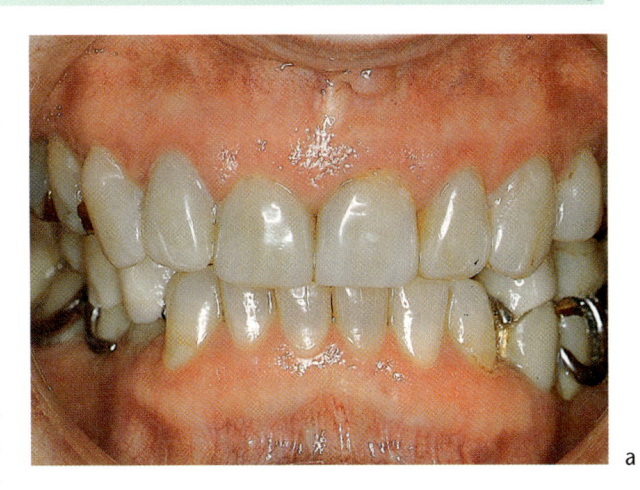

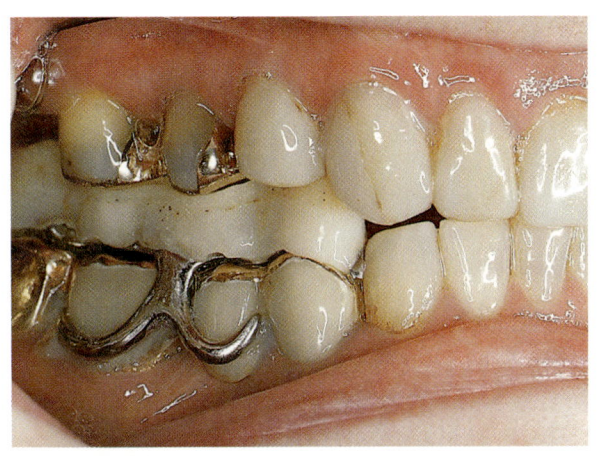

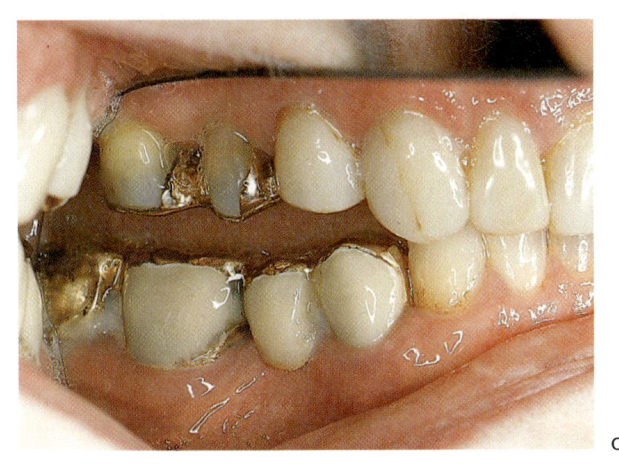

Abb. 9-5 Anteriore Repositionierungsschiene.
a) Ansicht von anterior mit der eingesetzten interokklusalen Vorrichtung.
b) Ansicht von lateral mit Sicht auf den wiederholt aufgebrachten Kunststoff, bedingt durch die Intrusion der Zähne.
c) Seitlich offener Biss, bedingt durch die Schiene, teils durch Intrusion der Seitenzähne, Extrusion der Frontzähne und anteriore Verlagerung des Unterkiefers. Der Unterkiefer konnte nicht zurückbewegt werden, und es war eine umfassende kieferorthopädische Behandlung notwendig, um die Okklusion einzustellen.

bleibt Schmerz über längere Zeit bestehen. Dann sollten über einen Zeitraum von 6–12 Monaten oder länger regelmäßige Kontrolltermine mit Adjustierung der Schiene und Beseitigung grober okklusaler Störungen stattfinden. Die Beseitigung eines schmerzlosen Gelenkknackens ist nicht Ziel der Behandlung; es ist eines der am schwierigsten zu beherrschenden Symptome. Wenn nach ein bis zwei Wochen initialer okklusaler Therapie keine deutliche Reduzierung der Schmerzintensität und der Bewegungseinschränkung erzielt worden ist, sollte der Patient reevaluiert werden.

Sofern indiziert, führt die Behandlung mit einer Stabilisierungsschiene zu einer wirksamen Schmerzminderung, vorausgesetzt die Schiene wird regelmäßig überprüft und entsprechend den Änderungen der okklusalen Kontakte angepasst, die wiederum mit Veränderungen in Muskeln und Gelenken assoziiert sind.

> Die Notwendigkeit des Einsatzes einer Stabilisierungsschiene ist bei jedem Patienten individuell zu bestimmen. Dementsprechend können Studien, die diesen Aspekt vernachlässigen, auch dann nicht als akzeptabel angesehen werden, wenn es sich um randomisierte, kontrollierte klinische Studien handelt.

Gelenkgeräusche sind nur selten vollständig zu beseitigen, unabhängig vom eingesetzten Gerät.

Nach einer Schienentherapie müssen okklusale Korrekturen, Restaurationen oder kieferorthopädische Maßnahmen folgen, um eine stabile Okklusion zu erhalten. Die okklusale Instabilität sollte allerdings keine Folge der Behandlung mit einer Stabilisierungsschiene sein, sondern bereits vor der Schienentherapie bestanden haben.

Die klinische Erfahrung zeigt, dass ein häufiger Grund für langsame Fortschritte bei der Therapie die unzureichende Adjustierung der Aufbissschienen ist. Die Diskrepanz zwischen zentrischer Relation und zentrischer Okklusion muss eliminiert werden. Im Verlauf der Anwendung der Schiene kann der Unterkiefer weiter in Richtung zentrische Relation geführt werden. In dem gleichen Maße, in dem die Symptome nachlassen und der Unterkiefer wieder seine zentrische Relation erreicht, muss die Schiene adjustiert werden.

9.5 Irreversible Behandlungsformen

Es besteht die Empfehlung [2], im Rahmen der initialen Therapie lediglich reversible Behandlungsformen anzuwenden. Einer gängigen Auffassung zufolge kann zur erfolgreichen Behandlung von TMD-Fällen häufig auf irreversible Maßnahmen verzichtet werden. Maßnahmen zur dauerhaften Veränderung des Okklusalreliefs natürlicher Zähne sind als irreversibel einzuordnen; dies gilt jedoch nicht für zahnärztliche Restaurationen. Einige Aufbissbehelfe können selbst zu okklusaler Instabilität führen, insbesondere Sved- und Hawley-Geräte, aber auch Mundschützer.

9.5.1 Überprüfung der Anfangsdiagnose

Irreversible oder bedingt reversible Behandlungsmaßnahmen sollten nur durchgeführt werden, wenn eine intrakapsuläre Schmerzursache vorliegt und wenn zuvor eine angemessene initiale Therapie erfolgt ist.

Bleibt eine somatische, anästhetische Nervenblockade des N. auriculotemporalis ohne Erfolg, sollte dies den Behandler dazu veranlassen, alle möglichen Ursachen für Schmerzen in der orofazialen Region einzubeziehen (s. Kap. 4) und zu berücksichtigen, dass chronischer Schmerz ebenso zentralen wie peripheren Ursprungs sein kann. Ist eine Diskusverlagerung die Folge einer Arthritis des Kiefergelenks (eine aktive Erkrankung ist röntgenologisch erkennbar), sollte sich die Schmerzbehandlung unter Einsatz von entzündungshemmenden Medikamenten auf die Ursache der Schmerzsymptomatik richten.

Viele Patienten mit TMD haben Gelenkgeräusche unterschiedlichen Ausmaßes, schmerzlose sporadische Blockierungen, Ziehen und Steifigkeit in den Gelenken, aber keine manifesten Schmerzen. Von diesen Patienten begibt sich lediglich ein kleiner Teil (etwa 15%) in Behandlung. Obwohl viele, vielleicht die meisten Patienten mit Diskusverlagerung keine Schmerzen haben, leiden wiederum einige unter starken Schmerzen. Diese Gruppe von Patienten stellt die größte Herausforderung für die Therapie von TMD dar. Wenn diese Patienten nicht auf angemessene initiale Therapie ansprechen, müssen andere Therapieformen als Phase II der TMD-Therapie erwogen werden. Dies ist in einem kleinen Prozentsatz der Fälle erforderlich. Die Verhaltensweisen der meisten Patienten können im Verhältnis zur Schmerzintensität als normal beurteilt werden; in einigen anderen Fällen sind Begriffe wie „Krankheitsverhalten" und „chronischer Schmerzpatient" anzuwenden (s. Kap. 4)

9.5.2 Korrektur der Okklusion

Nach initialer TMD-Therapie ist eine Korrektur der Okklusalverhältnisse nur dann indiziert, wenn die Beschwerden durch fehlerhafte Restaurationen hervorgerufen wurden. Nur diese Restaurationen bedürfen einer Korrektur.

Bei bestehenden Schmerzen kann die physiologische Kieferrelation nicht genau bestimmt werden, so dass sich die initiale Therapie mit Schienen und anderen Methoden auf die Schmerzlinderung konzentrieren sollte. Starke Abweichungen von der normalen Zahnstellung können ein Einschleifen von störenden, elongierten Zähnen vor der Anfertigung einer Schiene erfordern. Elongierte Oberkiefermolaren (nicht Unterkiefermolaren) müssen möglicherweise extrahiert werden, wenn der Mund ausreichend weit geöffnet werden kann. Letzteres kann tatsächlich ein limitierender Faktor für die Beseitigung auch gravierender okklusaler Interferenzen im Zusammenhang mit distalen Molaren sein (s. Abb. 14-9). In den wenigen Fällen, in denen okklusale Interferenzen der Molaren und eine eingeschränkte Mundöffnung vorliegen, kann eine initiale Schienentherapie mit einer Sved-Apparatur – jedoch nicht länger als 1–2 Wochen – durchgeführt werden (s. Abb. 9-5).

9.5.3 Nichtstabilisierende Schienen

Nichtstabilisierende Schienen verändern die Position und Lage des Unterkiefers oder des Diskus oder die Okklusion und Bisslage. Dies kann bei bestimmten Erkrankungen erwünscht sein.

Für anteriore Diskusverlagerungen mit Reposition werden irreversible Ansätze wie z.B. Schienen zur Repositionierung des Unterkiefers empfohlen [20, 39]. Bei medialer oder lateraler Diskusverlagerung ohne Reposition kann eine solche Therapie nicht allgemein empfohlen werden [39]. Hier kommen Arthrozentese, Arthroskopie oder andere Formen chirurgischer Intervention in Frage.

9.5.3.1 Position des Diskus

Die normale Position des Diskus ist in Abbildung 3-8 dargestellt. Obwohl Symptome von TMD auch bei Personen mit einem normal angeordneten Diskus-Kondylus-Komplex auftreten können, hat sich die Aufmerksamkeit der Zahnärzte auf von der Norm abweichende Positionen des Diskus und die innere Gelenkstörung konzentriert.

Bis vor kurzem wurde die Diskusverlagerung als Hauptursache von Schmerzen und Funktionsstörungen (eingeschränkte Mundöffnung, Kieferklemme) angesehen. Deshalb schien ein Therapieerfolg ohne Repositionierung des Diskus unrealistisch und wurde als Hauptgrund für das Fehlschlagen einer konservativen Behandlung betrachtet. Das Konzept, das die Diskusverlagerung als zentralen pathologischen Faktor bei der inneren Gelenkstörung ansieht, ist jedoch aus folgenden Gründen in Frage gestellt worden:

- Diskusverlagerung ist nicht immer mit Schmerz verbunden.
- Diskusverlagerung ist nicht immer mit Gelenkknacken verbunden.
- Kieferklemme wird nicht immer durch Diskusverlagerung ausgelöst; fibröse Verwachsungen sind ebenfalls Ursache eingeschränkter Öffnung.
- Arthrose/Arthritis können einer Diskusverlagerung vorausgehen, ihr folgen oder sie begleiten.
- Schmerz kann durch Maßnahmen gelindert werden, die den Diskus nicht repositionieren.

Dessen ungeachtet können Techniken zur Repositionierung des Diskus weiterhin mit gutem Erfolg angewendet werden, wenn die anteriore Repositionierung sich auf bestimmte Formen der Verlagerung beschränkt und das Verhältnis von Kosten, Risiken und Nutzen vom Patienten akzeptiert wird [39].

> Jegliche Behandlung von TMD sollte ebenso auf schnelle Schmerzlinderung gerichtet sein wie auf Verminderung von schädlichen Gelenkbelastungen und Entzündung. Mit den Verfahren, die den größten Erfolg versprechen, sollte die Rückkehr zur physiologischen Funktion angestrebt werden.

Wenn eine normalisierte oder therapeutische Diskusposition nicht das Behandlungsziel bei der Diskusverlagerung wäre, würden selbstverständlich sowohl weniger chirurgische als auch nichtchirurgische Verfahren (anteriore mandibuläre Repositionierung) eingesetzt. Arthroskopie oder Arthrozentese wären dann die Behandlung der Wahl bei allen schmerzhaften inneren Störungen. Dies würde jedoch eine Überstrapazierung dieser Verfahren bedeuten. Wie bei allen Behandlungsphilosophien ist die Anwendung von „neuen Erkenntnissen" oft auf Annahmen und persönliche Neigungen zur Veränderung zurückzuführen.

> Jede Behandlung von TMD ist nicht nur techniksensibel, sondern auch in hohem Maße abhängig von der Auswahl der Patienten, die am ehesten auf eine bestimmte Behandlungsform ansprechen werden. Keine Behandlung ist bei jedem Patienten gleich wirksam!

9.5.3.2 Überlegungen zur Verwendung anteriorer Repositionierungsschienen

Wenn eine mandibuläre anteriore Reposition als Behandlung einer einschränkenden anterioren Diskusverlagerung in Erwägung gezogen wird, ist die Position des Diskus wichtig.

Bei symptomatischer RDD („reducing anterior disk displacement") erfordert die Therapieplanung eine Beurteilung folgender Fragen:
- Genaue Form der Diskusverlagerung (anterior oder transversal)? [39]
- Erfordert die Diskusposition eine andere Therapieform, z.B. die modifizierte Kondylotomie zur Kontrolle degenerativer Kiefergelenkerkrankungen? [23, 46]
- Ist eine Arthroskopie mit Lyse und Lavage oder Arthrozentese besser geeignet als alle oben genannten Verfahren?
- Kosten-/Nutzen-/Risikofaktoren, Compliance, Befürchtungen, Alter des Patienten?

Vor der Durchführung irreversibler Maßnahmen sollte außerdem Folgendes sichergestellt werden:
- Eine geeignete Initialtherapie blieb erfolglos.
- Die Lebensqualität des Patienten wird durch den Schmerz beeinträchtigt.
- Eine diagnostische Neubewertung zur Bestimmung der Schmerzursache wurde unternommen.
- Der Patient ist umfassend über Krankheit und Behandlungsmaßnahmen einschließlich möglicher Risiken aufgeklärt.
- Arthroskopische Lyse und Lavage oder Arthrozentese oder eine modifizierte Kondylotomie kommen nicht in Betracht.
- Es besteht sekundär Bedarf für Zahnersatz oder kieferorthopädische Behandlung.
- Der Patient ist tatsächlich ein chronischer Schmerzpatient.

9.5.4 Kieferorthopädie

Kieferorthopädische Maßnahmen werden gelegentlich allein oder auch zusammen mit anderen Therapiemaßnahmen, z.B. anteriorer Repositionierung, durchgeführt. In der Regel werden sie jedoch nicht als eine Therapieoption für TMD betrachtet.

9.5.5 Chirurgische Therapie

Die chirurgische Therapie ist nicht als Initialtherapie für TMD indiziert. Erst nachdem eine geeignete konservative und reversible Behandlung bei der Beseitigung von Schmerz und Beschwerden nicht erfolgreich war, sollte die chirurgische Therapie in Betracht gezogen werden. Eine sorgfältige Neubeurteilung der Schmerzursache und pathologischer Veränderungen ist vor dem Beginn chirurgischer Maßnahmen durchzuführen.

Die Antwort auf die Frage, welche Therapieformen nach einer erfolglosen Initialtherapie angebracht sind, ergibt sich oft aus dem Spezialgebiet des Behandlers (z.B. Kieferorthopädie, Arthroskopie). Erfolgt die Auswahl der Patienten entsprechend dem Spezialgebiet, verbessert dies die Rate der Behandlungserfolge beträchtlich. Wichtig ist jedoch, dass der Behandler – unter angemessener Berücksichtigung möglicher Risiken – eine Therapieform auswählt, die das Problem des Patienten am wahrscheinlichsten löst oder ihm zumindest Linderung verschafft.

9.5.6 Manuelle Therapie bei Kieferklemme

Je weniger Zeit nach dem Auftreten der Kieferklemme verstrichen ist, desto höher ist die Chance, sie durch eine manuelle Technik erfolgreich zu vermindern und die Funktion dauerhaft zu verbessern.

Dies gilt nicht für Fälle, die neben der Diskusverlagerung auch arthrotische Veränderungen aufweisen. Die Kiefersperre wurde kurz in Kapitel 8 erörtert.

Obwohl bei einer Kieferklemme das Vorliegen einer anterioren Diskusverlagerung aufgrund von klinischen Befunden festgestellt werden kann, erfordert die genaue Differenzierung des Typs (transversal, medial, lateral) eine koronale Magnetresonanztomographie. Auch der verwirrende Aspekt von Verwachsungen und arthrotischer Degeneration begrenzt die Sicherheit einer lediglich auf der Basis einer klinischen Untersuchung erhobenen Diagnose. Führt eine Einrenkung mit oder ohne Anästhesie nicht zum Erfolg, können Arthroskopie und Arthrozentese der oberen Gelenkabteilung den Schmerz bei Kieferklemme oft reduzieren oder beseitigen. Jedenfalls ist konservative Therapie mit Physiotherapie, Muskelübungen oder Einsatz einer Stabilisierungsschiene zur Verminderung der Kiefergelenkbelastung, besonders bei Bruxismus, immer notwendig, um die Häufigkeit wiederholter Blockierungen zu reduzieren.

Die mandibuläre Repositionierung zur Behandlung einer anterioren Diskusverlagerung [39] wird in Kapitel 17 erläutert. Aufgrund der Erfolgsraten bei verschiedenen Formen innerer Gelenkstörungen inklusive Kieferklemme wurden statt einer Therapie mit Repositionierungsgeräten die Arthrozentese, Arthroskopie oder die arthroskopische Lyse mit Lavage empfohlen, vorausgesetzt, diese chirurgischen Verfahren werden vom Patienten akzeptiert und sind nicht kontraindiziert [4, 11, 12, 19, 27, 47]. Offene chirurgische Verfahren wie z. B. die Dissektomie [15] oder die modifizierte Kondylotomie [23, 46] sind im Allgemeinen fortgeschrittenen intrakapsulären Erkrankungen vorbehalten.

9.6 Verhaltens- und aufklärungsbezogene Therapieformen

Der hier verwendete Begriff „verhaltensbezogen" umfasst Verfahren, die die Selbstbehandlung und die Erlangung von Selbstkontrolle über Schmerzsymptome betonen, ebenso die Fähigkeit, ein bestimmtes Niveau psychosozialer Funktionen aufrechtzuerhalten, auch wenn der Patient nicht völlig schmerzfrei ist [10] Eine Reihe von Behandlungsformen wird unter dem Überbegriff Bioverhaltenstherapien zusammengefasst. Hierzu gehören Biofeedback, Stressbewältigung, Hypnose und Aufklärung.

9.6.1 Biofeedback

Mit Biofeedback soll die Kontrolle über Muskelaktivität erlernt werden [7]. Das Lernen wird durch Elektromyographie unterstützt, um die Muskelaktivität darzustellen und zu überwachen. Für den häuslichen Gebrauch sind auch tragbare Biofeedback-Geräte erhältlich; mit ihrer Hilfe kann nächtliches Knirschen behandelt werden. Allerdings neigen Bruxismus und Schmerzen dazu, bei Beendigung der Gerätetherapie erneut aufzutreten. Ein anderer Ansatz ist das Training von Muskelentspannung für Phasen von 20 bis 30 Minuten unter Verwendung eines empfindlicheren EMG-Geräts.

9.6.2 Kognitive Verhaltenstherapie

Zu einer strukturierten kognitiven Verhaltenstherapie können Entspannungsübungen, Selbstbeobachtung von Stressfaktoren sowie das Erlernen von Verarbeitungsstrategien gehören. Sie führt zu Verbesserung der Stimmungslage, insbesondere in Bezug auf Angstgefühle, und hat bis zu einem gewissen Grad auch positive Auswirkungen auf die Schmerzerfahrung des Patienten [28]. Patienten mit muskuloskelettalem Schmerz und nur geringer körperlicher Behinderung können mehr von einer kurzzeitigen Behandlung mit EMG-Biofeedback profitieren als von kognitiver Verhaltenstherapie [13].

9.6.3 Abstellen von Habits

Therapieansätze zum Abstellen von so genannten Habits, also schädlichen Angewohnheiten wie Nägelkauen und Bruxismus [33], können von Nutzen sein; dazu gehören jedoch umfassende Überwachung in der Praxis, Betreuung und Übungen [38], Nägelbeißen, Bruxismus, Wangen- und Lippenbeißen sowie andere Habits sind offenbar Risikofaktoren für TMD.

9.6.4 Medizinische Hypnose

Die Literatur über Hypnose enthält eine Reihe von eher „anekdotenhaften" Arbeiten mit Bezug zu TMD und nur wenige relativ gut aufgebaute Artikel. Die gezogenen Schlussfolgerungen sind vorsichtig formuliert, deuten aber an, dass die medizinische Hypnose eine wirkungsvolle Behandlungsform für TMD zu sein scheint [38].

9.7 Komplementäre und integrative Zahnmedizin oder Medizin

Etwa 22 % der TMD-Patienten nutzen komplementäre und alternative Heilverfahren, bevor eine Schienentherapie durchgeführt wird [30]. Das Aufsuchen zahnärztlicher Behandlung lässt den Schluss zu, dass diese Eigenbehandlungsansätze nicht ausreichend erfolgreich waren. In einer Untersuchung gaben 60 % der Befragten an, ergänzende (komplementäre) oder alternative medizinische Methoden zur Therapie von TMD einzusetzen [8]. Insgesamt empfanden sie manuelle Verfahren (Massage, Akupunktur, Chiropraxis) als besonders zufriedenstellend. Dabei wurde die Massage am häufigsten eingesetzt und als eine der hilfreichsten Methoden angesehen. Von mehr als 95% der Befragten wurde der gleichzeitige Einsatz alternativer und konventioneller Verfahren angegeben [8]. Fragen im Zusammenhang mit der verbreiteten Anwendung alternativer oder komplementärer Methoden und ihrer Wirksamkeit bedürfen noch der Klärung. Möglicherweise würden sie seltener eingesetzt, wenn konventionelle TMD-Therapien wirksamer und weniger kostspielig wären.

9.7.1 Akupunktur

Es gibt mehr als 70 Veröffentlichungen über den Einsatz von Akupunktur in der Zahnmedizin. Davon beschäftigen sich 14 mit TMD. Unter der Voraussetzung, dass es sich um randomisierte, kontrollierte klinische Studien handelte, konnte diese Zahl auf weniger als sechs reduziert werden, wenn Arbeiten zur jeweils gleichen Studie berücksichtigt wurden [34]. In drei von drei randomisierten, kontrollierten Studien erschien die Akupunktur als wirksam für die Behandlung von TMD; in einem früheren Artikel wurde der Wert der Akupunktur zur Schmerzlinderung jedoch in Frage gestellt [35]. Zur Beurteilung der Effektivität von Akupunktur im Vergleich mit anderen Behandlungsmethoden sind weitere derartige Studien erforderlich.

9.7.2 Transkutane elektrische Nervenstimulation (TENS)

TENS ist als lokale schmerzlindernde Maßnahme bei chronischen Schmerzen empfohlen worden. Schlüssige Wirksamkeitsnachweise liegen bisher nicht vor [18]. TENS hat eine relativ kurzfristige Wirkung; zur kontinuierlichen Anwendung sind deshalb mobile Geräte entwickelt worden. Der Einsatz von TENS in der Zahnmedizin hat die Erwartungen bisher nicht erfüllt.

9.7.3 Medikamentöse Wirkstoffe (nicht verschreibungspflichtig)

Viele Wirkstoffe sind in abgestimmter Dosierung frei verkäuflich. Patienten setzen in der Behandlung von Arthritis bei TMD unterstützende Medikamente wie z.B. Glukosamin und Chondroitinsulfat ein. Bisher gibt es keine ausreichenden Belege aus kontrollierten Forschungsarbeiten für die behauptete Wirksamkeit der Einnahme solcher Wirkstoffe.

Zusammenfassung

Man ist sich darin einig, nahezu alle Fälle von TMD zunächst konservativ und reversibel zu behandeln (Initialphase; Phase I). Dieser Ansatz hat eine hohe Erfolgsrate und vermeidet eine ungünstige Kosten-Nutzen-Relation, die mit irreversiblen Therapieformen verbunden ist.
Die Initialtherapie hat folgende Ziele:
- Schnelle Linderung von Schmerzen und Beschwerden
- Minimales Risiko von Schädigung und iatrogenen Problemen
- Minimale Beeinträchtigung der Lebensführung des Patienten
- Einfachheit und Wirtschaftlichkeit
- Identifizierung von Patienten mit nicht zahnmedizinischen Beschwerden

Die folgenden Behandlungsmodalitäten werden empfohlen:
- Medikation (z.B. NSAR),
- Einschränkung zäher, kauintensiver Nahrungsmittel
- Physiotherapie, z.B. Kälte oder Wärme, Übungen, Biofeedback
- Verhaltensänderungen, z.B. psychologische Beratung
- Therapie mit geeigneten Geräten, z.B. MI-Schiene
- Korrektur grober okklusaler Störungen

In Phase I der TMD-Therapie sollte der Schwerpunkt auf einer Kombination von Beratung, physikalischen Methoden und adäquater Schienentherapie liegen.

Wenn eine angemessene, üblicherweise erfolgreiche Initialtherapie unwirksam bleibt, können möglicherweise aggressivere, auch irreversible Therapieformen notwendig werden.

Die Phase-II-Therapie hat folgende zusätzliche Ziele:
- Bestimmung der Gründe für das Scheitern der Initialtherapie, z. B. fehlerhafte Diagnose, schlechte Mitarbeit des Patienten, ungeeignete physikalische Therapie, unangemessene Gerätetherapie
- Bestimmung, welche objektiven Veränderungen der Symptome während der Initialbehandlung aufgetreten sind, z. B. hinsichtlich der Schmerzintensität (VAS) oder der Bewegungsmöglichkeiten des Unterkiefers
- Diagnostische Neubewertung, insbesondere bezüglich des Schmerzcharakters
- Bestimmung des Zusammenhangs zwischen Symptomen und Veränderungen in Funktion und Morphologie
- Bewertung der Aussichten einer Verminderung der Kiefergelenkbelastung mittels kieferorthopädischer Behandlung von Bisslageanomalien (einschließlich Angle-Klasse II) oder restaurativer Korrektur okklusaler Diskrepanzen
- Entscheidung über die für den Patienten geeignete Therapie unter Berücksichtigung der Erfolgswahrscheinlichkeit verschiedener chirurgischer und nichtchirurgischer Verfahren

Die Phase II der TMD-Therapie richtet sich vor allem auf die Linderung chronischer Schmerzen und die Verarbeitung psychischer und psychosozialer Probleme.

10 Einschleifen der Okklusion

Inhalt

10.1	**Indikationen**	226
	10.1.1 Einschleifen und TMD	226
	10.1.2 Das Einschleifen: ein irreversibler Prozess?	227
	10.1.3 Okklusale Ursachen und TMD	227
	10.1.4 Experimentelle Studien zu okklusalen Interferenzen	227
10.2	**Evidenzbasierte Therapie**	228
	10.2.1 Randomisierte, kontrollierte klinische Studien	228
10.3	**Systematische Übersichtsarbeiten**	229
	10.3.1 Cochrane-Übersichtsarbeiten	230
	10.3.2 Systematische Übersichtsarbeiten: Qualität von Diagnosetests für TMD	230
	10.3.3 Systematische Übersichtsarbeiten: Qualität von Fachpublikationen	230
	10.3.4 Systematische Übersichtsarbeiten: unklare Schlussfolgerungen	230
10.4	**Das Einschleifen bei Schienentherapie**	230
10.5	**Das Einschleifen, Bruxismus und Stabilisierungsschienen**	231
10.6	**Das Einschleifen bei Implantaten und Bruxismus**	231
10.7	**Prinzipien der okklusalen Anpassung als Zusatzmaßnahme bei der Schienentherapie**	231

Die aus dem Englischen stammenden Begriffe „occlusal adjustment" für okklusale Anpassung oder „selective occlusal adjustment" werden hier oft ganz allgemein als Einschleifen bezeichnet.

Dieses Kapitel befasst sich mit dem Einschleifen als Zusatzmaßnahme zur Schienentherapie bei Bruxismus, in Zusammenhang mit zahnärztlichen Implantaten und den gängigen Konzepten von TMD. Der diagnostische Ansatz dazu wurde bereits in den Kapiteln 6 und 7 dargelegt. Randomisierte, kontrollierte klinische Studien und systematische Übersichtsarbeiten im Zusammenhang mit dem Einschleifen werden kurz besprochen.

Das Einschleifen ist ein in beinahe allen Disziplinen der Zahnmedizin angewandtes Verfahren. Seine Rolle bei der Behandlung von TMD ist nicht genau geklärt; dies führte zum Teil zu einer Vernachlässigung während der zahnmedizinischen Ausbildung. Die Bedeutung für andere Teilbereiche der zahnmedizinischen Therapie wurde zum Teil als Folge einer „negativen Assoziation" zurückgestuft [6, 7].

10.1 Indikationen

Der Begriff „Ausgleich" weist auf den Versuch der Herstellung einer ausgeglichenen Okklusion des natürlichen Gebisses hin. Hier steht die okklusale Anpassung im Zusammenhang mit [8]:
- Funktionshemmenden okklusalen Kontakten
- Zahnärztlichen Restaurationen, die ein Knirschen oder Pressen verschlimmern
- Okklusalen Kontakten, die die korrekte Gestaltung von Schienen behindern
- Okklusalen Kontakten, die zu einer übermäßigen Belastung von Implantaten führen
- Iatrogenen Kontaktverhältnissen, die TMD-ähnlichen Symptomen unmittelbar vorausgehen
- Okklusalen Kontakten, die zu parodontalem Trauma führen
- Okklusalen Kontakten, die Infraktionen von Zähnen verursachen
- Okklusalen Kontaktverhältnissen, die eine korrekte restaurative Behandlung behindern

Außer beim Zusammenhang von okklusalen Interferenzen und TMD ist keiner der oben genannten Gründe für ein Einschleifen umstritten. Eine iatrogene okklusale Interferenz muss nicht erst als Ursache für TMD angesehen werden, um die Entfernung zu rechtfertigen. Es ist also nicht nötig, zu warten, bis irgendeine mögliche funktionelle oder strukturelle Anpassung an die iatrogene Interferenz stattfindet, bevor ein selektives Einschleifen erfolgt.

10.1.1 Einschleifen und TMD

Es sei daran erinnert, dass die Mehrzahl der Zahnärzte das Einschleifen für eines der möglichen Behandlungsverfahren bei einigen Formen von TMD gehalten hat [15]. Diese Sichtweise beruht vermutlich auf folgenden Gründen:
- Die verfügbaren wissenschaftlichen Beweise sind nicht überzeugend genug.
- Die Ätiologie der meisten als TMD klassifizierten Funktionsstörungen bleibt umstritten, wenn sie nicht sogar unbekannt oder multifaktoriell bedingt ist.
- Das Einschleifen ist keine Primärtherapie, kann aber in hartnäckigen Fällen von TMD unterstützend wirken.
- Es kann in einigen Fällen als Hilfsmittel in der Schienentherapie angewendet werden.
- Das Einschleifen wird außer in der Behandlung hartnäckiger Fälle von TMD auch aus mehreren anderen Gründen eingesetzt.
- Das Einschleifen ist bei einer Interferenz von mediotrusiven und laterotrusiven okklusalen Kontakten indiziert.
- In Abwesenheit aktiver TMD kann eine umfassende okklusale Anpassung vor und nach einer vollständigen oralen Rehabilitation sowie nach einer Implantatrestauration vorgenommen werden. Allerdings sollte man bedenken, dass diese Maßnahme gelegentlich zu einer Exazerbation „schlummernder" TMD führen kann [8].

> Die beste verfügbare Evidenz kann zwar informieren, aber niemals die persönliche klinische Erfahrung ersetzen. Allein sie entscheidet, ob die vorhandene Information auch auf den einzelnen Patienten zutrifft und wie sie in den klinischen Entscheidungsprozess integriert werden kann [17].

In den USA gibt es drei in englischer Sprache veröffentlichte Lehrbücher, in denen Verfahren der okklusalen Anpassung beschrieben werden [8, 30, 36]; eines davon ist in mehreren Sprachen erschienen, darunter auch in Deutsch. Nur ein Buch hebt die biomechanischen Aspekte der Freedom-in-centric hervor [8].

10.1.2 Das Einschleifen: ein irreversibler Prozess?

Es ist unverkennbar, dass Einschleifen als eine irreversible Maßnahme bezeichnet werden muss [5]. Sie sollte jedoch nicht allein aufgrund dieser Einstufung kontraindiziert sein – viele lohnende Verfahren in der Medizin und Zahnmedizin sind irreversibel. Nur irreversible Verfahren, die keine positive Wirkung haben, sind kontraindiziert.

Das Einschleifen eines natürlichen Zahnes sollte nicht erfolgen, um das Beschleifen einer gegenüberliegenden, neu eingesetzten Restauration wie Gold- oder Keramikkronen zu vermeiden. Wenn okklusale Korrekturen erforderlich sind, weil eine Restauration nicht anatomisch korrekt gestaltet ist oder nicht richtig „sitzt", sollte die Anpassung keinesfalls an den gegenüberliegenden, natürlichen Zähnen vorgenommen werden.

Das routinemäßige Einschleifen ist kontraindiziert; Indikationen liegen normalerweise erst nach anderen, bereits durchgeführten konservativen Maßnahmen vor.

Für einen möglichen Einsatz des Einschleifens zur Anpassung und Prävention von TMD gibt es Nachweise [24, 25]; der allgemeine Anspruch als präventive Therapie wird sich jedoch ungeachtet ihres Nutzens nicht durchsetzen [13].

10.1.3 Okklusale Ursachen und TMD

Diskussionen darüber, ob okklusale Interferenzen eine ausreichende oder kausale Ursache von TMD sind, wurden mehr als ein halbes Jahrhundert lang geführt und blieben bisher ungelöst [1].

Veröffentlichte Untersuchungen [12, 14] kommen zu dem Schluss, dass die Mehrheit der Daten keinen kausalen Zusammenhang zwischen okklusalen Interferenzen und TMD nachweist. Es wurde jedoch angedeutet [1, 3], dass in den Studien zur Ätiologie der TMD einige methodische Fehler übersehen wurden:

1. Die Daten sind für eine Verallgemeinerung in Bezug auf Ätiologie nicht geeignet.
2. Es besteht Unklarheit zwischen den Konzepten „ausreichender Grund" und „kausaler Faktor".
3. In Studien über künstlich erzeugte Interferenzen liegen Verwechslungen vor [1].

Es gibt zwei Arten epidemiologischer Verallgemeinerungen: Die eine ist auf eine Zielpopulation gerichtet und erfordert repräsentative Stichproben; die andere hängt mit aussagekräftigen Untersuchungen konkurrierender Hypothesen zusammen, die nach ausgewählten Probanden oder Proben verlangen [39]. Die Probanden der meisten epidemiologischen Studien, die einen fehlenden Zusammenhang zwischen okklusalen Faktoren und TMD nachweisen möchten, repräsentieren eine nichtspezifische Patientenpopulation. Ein kritisches Studiendesign aber erfordert den Vergleich zwischen Probanden mit vollkommen unbeeinträchtigter Okklusion und Patienten mit Interferenzen. Sollte dies nicht durchführbar sein, kann die erforderliche Variante durch okklusale Anpassung geschaffen werden [24].

Obwohl es für die okklusale Hypothese weitaus schwieriger war, sich in wichtigen vergleichenden klinischen Studien durchzusetzen [24, 26], gelang es diesen Studien nicht, einen Nachweis gegen sie zu erbringen [1].

> Die okklusale Theorie formuliert die Existenz von Verknüpfungen zwischen okklusalen Faktoren und TMD. Für ihre Widerlegung gibt es nur unzureichende Nachweise [1–3, 24].

10.1.4 Experimentelle Studien zu okklusalen Interferenzen

Es besteht die Ansicht, dass das überzeugendste experimentelle Studiendesign zur Bestimmung okklusaler Interferenzen als Ursache von TMD die experimentell induzierte okklusale Interferenz selbst ist [44]. Studien haben gezeigt, dass diese experimentell erzeugten Interferenzen einige flüchtige Anzeichen und Symptome von TMD, Ermüdung und Schmerzen der Kaumuskeln, Kopfschmerzen sowie Schmerzen und Knacken in den Kiefergelenken auslösen [11]. Diese kurz anhaltenden, TMD-ähnlichen Symptome sind aufgrund einer Adaptation vorübergehend. In der klinischen Praxis aber, wo die funktionelle Adaptation durch Vermeidung und die Zahnbewegung nicht schnell verlaufen oder nicht möglich sind, können sich die Symptome möglicherweise nicht sofort zurückbilden, ohne dass die Interferenz oder „zu hohe" Restauration angepasst wird (s. Abb. 6-6). Bei Patienten mit anamnestischer TMD bilden sich derartige iatrogene TMD-ähnliche Symptome nicht sofort zurück, selbst wenn die okklusalen Interferenzen beseitigt wurden. Die meisten Zahnärzte haben irgendwann ihre Erfahrungen mit dieser Situation gemacht, wenn eine neue Restauration nicht vollständig eingesetzt worden war. Trotzdem kommt es vor, dass einige Patienten kaum oder gar nicht empfindlich auf eine zu hohe Restauration reagieren. Die Lokalisation des Schmerzes im Zusammenhang mit einer zu hohen Restauration kann sich auch auf die beteiligten Zähne, Muskeln oder Gelenke erstrecken.

Es ist nicht ungewöhnlich, dass iatrogene TMD-ähnliche Symptome in Verbindung mit Restaurationen auftreten. Um jedoch die Hypothese einer Beziehung zwischen okklusalen Interferenzen und TMD-Symptomen in einer Studie zu prüfen, müssen Irrtümer dahingehend vermieden werden, dass nicht nur „gesunde" Probanden ohne TMD-Vorgeschichte aufgenommen werden. Mit anderen Worten, durch die Aufnahme von Patienten mit einer anamnestischen TMD in eine solche Studie können falsche Schlussfolgerungen vermieden werden [27]. Wie die Ergebnisse einer dementsprechenden Studie zeigen [27], passten sich Patienten mit TMD-Vorgeschichte nicht so gut an künstlich erzeugte Interferenzen an wie die gesunden Kontrollen. Demnach haben Studien ohne Ergebnisse über einen Zusammenhang zwischen Okklusion und TMD fundierte methodische Kriterien nicht erfüllt [1].

10.2 Evidenzbasierte Therapie

Die evidenzbasierte Medizin wurde erstmals definiert als eine „Haltung ‚aufgeklärter Skepsis' gegenüber der Anwendung diagnostischer, therapeutischer und prognostischer Technologien" [16]. In der Tat stützt sich das Paradigma der Evidenzbasierung auf die systematische Ermittlung, Prüfung und Anwendung zeitgemäßer Forschungsergebnisse als Grundlage für die klinische Praxis.

Die drei wesentlichen Leitsätze der evidenzbasierten Medizin sind [18, 42, 45]:
- Verfügbarkeit wissenschaftlicher Beweise, um spezifische Fragen zur Behandlung zu beantworten
- Sachkenntnis des behandelnden Arztes
- Erwartungen, Bedürfnisse und soziale Wertvorstellungen des Patienten

Nur sehr wenige Veröffentlichungen diskutieren den zweiten und dritten Leitsatz.

▶ Die evidenzbasierte Medizin stellt eine ausgewogene Kombination aus den besten verfügbaren Beweisen aus der Forschung, der Sachkenntnis und dem Urteilsvermögen des Behandlers sowie den Bedürfnissen, Erwartungen und sozialen Wertvorstellungen des Patienten dar.

Für die Ärzte, die unabhängig von Schlussfolgerungen systematischer Übersichtsarbeiten ihre Tätigkeit trotzdem erfolgreich ausführen, ist es in der klinischen Praxis nicht einfach, die drei Leitsätze in einem Gleichgewicht zu halten. Zu oft kommt es zu einer negativen Beurteilung der ärztlichen Tätigkeit, ohne jedoch effektivere Behandlungsformen vorzuschlagen. Der Arzt handelt nach bestem Können und Wissen und verzichtet auf Behandlungen ohne bessere wissenschaftliche Nachweise.

▶ Obwohl allgemein Einigkeit darüber besteht, dass die evidenzbasierte Therapie theoretisch sinnvoll ist, fordern einige Kritiker entsprechende Beweise für eine Verbesserung der Behandlungsergebnisse für den Patienten [43]. Derartige Beweise aus randomisierten, kontrollierten klinischen Studien liegen, zumindest für die Medizin, aber noch nicht vor, denn bisher gelang es keinem Forschungsteam, die Probleme der Populationsgröße, der Beeinflussung und Verblindung, die eine solche Studie aufwirft, zu bewältigen [32].

Die Anwendung der Prinzipien der evidenzbasierten Medizin bei der okklusalen Behandlung [Schienen und okklusale Anpassung] von TMD wäre sicher nützlich, wenn die verschiedenen methodischen Probleme effektiv angegangen werden könnten, z.B. die Bestimmung der Studienpopulation, Randomisierungsfehler und Verblindung, Probleme bei der Compliance der Patienten, Definition der speziellen angewandten Behandlung, unzureichende oder unangemessene Kontrollen, die Qualität diagnostischer Verfahren und andere Probleme. Im Allgemeinen war die Qualität klinischer Studien bisher ziemlich gering. Trotzdem wurden Verallgemeinerungen über die Wirksamkeit der okklusalen Anpassung und von Stabilisierungsschienen gemacht, die aber möglicherweise, wie bereits angedeutet, nicht gelten. Wenn auch einige Studien die Wirksamkeit von Schienen und okklusaler Anpassung als Behandlungsmöglichkeiten positiv vergleichen [46], wurden methodische Fehler zitiert [45].

10.2.1 Randomisierte, kontrollierte klinische Studien

In einer randomisierten, kontrollierten klinischen Studie werden Patienten in einem Zufallsverfahren einer experimentellen Gruppe und einer Kontroll-

gruppe zugeordnet. Beide Gruppen werden verglichen, um zu prüfen, ob eine Therapie (Medikament, Schiene, Verfahren) wirksam ist. Die Randomisierung oder zufällige Zuteilung der Patienten zu einer Gruppe (Intervention, Kontrolle) muss unvorhersagbar geplant sein. Die unvoreingenommene Validität der Studie hängt von folgenden Faktoren ab:
- Methodischen Fragen im Zusammenhang mit korrekter Randomisierung
- Erfahrung des Arztes
- Verblindung der zugeteilten Behandlung
- Patientencompliance
- Unerwünschten Nebenwirkungen
- Objektiven Ergebniskriterien
- Angemessenen prognostischen Gruppenähnlichkeiten etc.

Der Arzt sollte mit diesen Fragestellungen vertraut sein. Randomisierte, kontrollierte klinische Studien gelten gewöhnlich als „Goldstandard" für den Wirkungsnachweis einer Intervention. Sie sind jedoch nicht die beste Quelle für die Beantwortung von Fragen zu Diagnose, Prognose oder möglichen Schäden. Wie schon in einem früheren Kapitel beschrieben, reicht die Hierarchie der Evidenz von Expertenmeinungen und Berichten von Fachausschüssen bis hin zu randomisierten, kontrollierten klinischen Studien, wobei Letztere die vorurteilsfreie Einschätzung der Wirksamkeit einer bestimmten Intervention liefern. Es ist jedoch falsch, davon auszugehen, dass ein Nachweis nur auf den Ergebnissen randomisierter Studien gründen kann oder dass statistische Signifikanz automatisch auch klinische Relevanz bedeutet.

> Behandlungsmethoden mit mangelnder Compliance und Verlusten bei Nachkontrollen sind häufige Protokollverletzungen in randomisierten, kontrollierten klinischen Studien, die letztlich die Genauigkeit der Studie beeinträchtigen [48]. Die Bewertung mangelnder Compliance und die Lösung dieses Problems sollten deshalb in jeder klinischen Studie berücksichtigt werden.

10.3 Systematische Übersichtsarbeiten

Eine systematische Übersichtsarbeit ist eine Zusammenfassung relevanter Literatur zu bestimmten medizinischen Fragestellungen. Sie bedient sich dabei spezieller Methoden für eine systematische Recherche, einer kritischen Beurteilung und Zusammenstellung der gefundenen Literatur. Das Ziel ist
1. die Minimierung der Voreingenommenheit, in der Regel (jedoch nicht in allen Fällen) durch die ausschließliche Berücksichtigung randomisierter, kontrollierter klinischer Studien und die Analyse veröffentlichter und unveröffentlichter Artikel in allen Sprachen;
2. die Minimierung des Zufallsfehlers durch das Zusammentragen einer großen Zahl von Arbeiten [41].

Systematische Übersichtsarbeiten erfordern eine umfassende Literaturrecherche, die Anwendung expliziter Auswahlkriterien zur Identifizierung geeigneter Studien, eine Beurteilung der methodischen Qualität der einbezogenen Studien und der Unterschiede zwischen den oder innerhalb der Studiengruppen sowie eine qualitative und quantitative (z. B. Metaanalysen) Zusammenfassung der Ergebnisse der klinischen Forschung [35].

Für die Evaluierung systematischer Übersichtsarbeiten werden folgende Vorschläge gemacht:
- Bestimmung, ob die Autoren einer Prüfung in zurückliegenden Veröffentlichungen eine bestimmte Position bei der Beurteilung einer Intervention oder konkurrierender Interventionen eingenommen haben. Beantwortung der Frage, ob die Autoren voreingenommen sein könnten oder nicht.
- Bestimmung der Kenntnisse und Erfahrung, die die Autoren bezüglich der Intervention besitzen. Beantwortung der Frage, ob Autoren ohne Erfahrung methodische Fehler im Zusammenhang mit den klinischen Anforderungen der Intervention angemessen beurteilen können oder nicht
- Bestimmung, ob die Autoren der Prüfung eine ausreichende Kenntnis darüber besitzen, was ein echtes Plazebo darstellt, und ob sie das, was als okklusale Scheinanpassung durchgeht, für korrekt halten. Haben die Autoren Beweise, dass das Plazebo ein echtes Plazebo ist?
- Bestimmung, ob sich die Autoren mit den verschiedenen Forschungsmethoden befasst und dabei erkannt haben, dass die Definitionen für okklusale Anpassung differieren und im Ergebnis nicht übereinstimmen.
- Bestimmung, ob sich die Autoren bemüht haben, zu erkennen, dass nicht alle okklusalen Anpassungen oder Stabilisierungsschienen gleich sind. Die Annahme, dass der Randomisierungseffekt diese Voreingenommenheit berücksichtigt, ist nicht begründet.

10.3.1 Cochrane-Übersichtsarbeiten

Die Cochrane Collaboration ist eine internationale Organisation, die sich durch die Vorbereitung und Weiterführung systematischer Übersichtsarbeiten das Ziel setzt, Ärzten, Forschern und Patienten dabei zu helfen, gut informierte Entscheidungen zu treffen. Einige Zitate hierzu: „Cochrane-Übersichtsarbeiten sind im Durchschnitt systematischer und weniger voreingenommen als die in Fachzeitschriften veröffentlichen Übersichtsarbeiten"; aber: „Fehler und Vorurteile kommen auch in Cochrane-Übersichtsarbeiten vor." „Leser von Cochrane-Übersichtsarbeiten sollten vorsichtig bleiben, besonders wenn es um die Schlussfolgerungen geht, die neue Interventionen favorisieren" [37]. Der Leser sollte die Methoden und Schlussfolgerungen über die Schienentherapie in einer Cochrane Übersichtsarbeit [4] mit den entsprechenden Angaben einer in einer Zeitschrift veröffentlichten systematischen Übersichtsarbeit vergleichen [14].

10.3.2 Systematische Übersichtsarbeiten: Qualität von Diagnosetests für TMD

Wie in anderen Bereichen der Gesundheitswissenschaften [47] besteht auch hier Bedarf an einer Qualitätsbeurteilung der in den Übersichtsarbeiten angewandten Methoden, die sich auf Diagnostiktests von TMD beziehen. An die Stelle von Vermutungen über die Validität von Diagnosetests sollte ein systematisches Übersichtsverfahren treten.

10.3.3 Systematische Übersichtsarbeiten: Qualität von Fachpublikationen

Es sind verschiedene Methoden vorgeschlagen worden, Qualitätsbewertungen in systematische Übersichtsarbeiten einzubeziehen, doch gibt es nur wenige empirische Beweise, irgendeine besondere Methode zu unterstützen [34]. Aber: „Systematische Übersichtsarbeiten können nur so überzeugend sein, wie es die Qualität kontrollierter Studien zulässt" [21]. Demnach sollten Artikel, die durch eine qualitative systematische Übersichtsarbeit bewertet wurden, anhand einer als hoch beurteilten Qualität und Validität, die z. B. mit 3–5 Jadad-Punkten eingestuft wird, gewichtet werden [20]. Voraussetzung ist, dass eine solche Skala [10] und die Anwendung einer Methode, die sich mit der Zuverlässigkeit der unterschiedlichen Auswerter befasst, validiert wurden [45]. Die reine Aufzählung von Artikeln, die zeigen, ob eine Intervention wirksam oder unwirksam ist, reicht nicht aus [21].

10.3.4 Systematische Übersichtsarbeiten: unklare Schlussfolgerungen

Kritische Übersichtsarbeiten zur okklusalen Anpassung führen nicht selten zu dem Ergebnis, dass die Beweise für oder gegen eine besondere Intervention bei TMD unzureichend sind oder dass Bedarf an weiterer und besserer klinischer Forschung besteht [4, 11, 26].

Fundierte systematische Übersichtsarbeiten können für die Praxis nicht wegweisend sein; sie können sich um die besten Nachweise bemühen, jedoch letztlich feststellen, dass ausreichende und stichhaltige Beweise zum Ausschluss von Unsicherheiten bei einer bestimmten Intervention zurzeit noch fehlen.

> Die eiserne Regel der Evaluierung lautet: Je besser die Evaluierung des Ergebnisses aufgebaut ist, desto weniger wirksam scheint die Intervention zu sein. Dieses Gesetz scheint für einige systematische Übersichtsarbeiten zu gelten [38].

10.4 Das Einschleifen bei Schienentherapie

Es gibt Fälle, bei denen die Wirksamkeit der Schienentherapie bei korrekter Indikation anfangs schnell ein Plateau erreicht und keine weitere Besserung der Symptome stattfindet. Diese Refraktärperiode bedeutet keinen Rückschritt zu einem Durchschnittswert; eine solche Situation kann eintreten, wenn die Schiene nicht länger nach Vorschrift getragen wird oder deutliche Interferenzen mit Funktion oder Bruxismus bestehen/vorliegen. In diesen Fällen ist ein erneutes Einschleifen dieser speziellen okklusalen Kontakte, häufig auch eine neue Schiene indiziert.

Wenn okklusale Kontaktbeziehungen die korrekte Gestaltung der Schiene beeinträchtigen, dann ist ein selektives Einschleifen indiziert, bevor Abdrücke für eine Stabilisierungsschiene gemacht werden.

10.5 Das Einschleifen, Bruxismus und Stabilisierungsschienen

Das Einschleifen wird nicht als Therapie für Bruxismus empfohlen; es ist jedoch in selektiver Form indiziert, wenn iatrogene okklusale Interferenzen offensichtlich den Bruxismus verschlimmern (s. Abb. 7-5). Scharfe Zahnkanten, die tiefe Rillen in der Stabilisierungsschiene verursachen (s. Abb. 13-6), sollten angeglichen und poliert werden. Die okklusale Anpassung von Stabilisierungsschienen wird in Kapitel 15 besprochen.

10.6 Das Einschleifen bei Implantaten und Bruxismus

Aufgrund des fehlenden parodontalen Ligamentes reagieren osseointegrierte Implantate anders als natürliche Zähne. Dies betrifft vor allem die biomechanische Reaktion auf okklusale Kräfte. Daher wird angenommen, dass Zahnimplantate anfälliger gegen eine okklusale Überbelastung sind [23]. Außerdem glaubt man allgemein, dass Lokalisation und Größe der okklusalen Kräfte die Qualität und Quantität induzierter Spannungen und Belastungen auf alle Komponenten des Komplexes Knochen-Implantat-Zahnersatz beeinflussen [22]. Deshalb wurde angenommen, dass okklusale Konfiguration und Höckerneigung von implantatgestütztem Zahnersatz eine wichtige Rolle bei der Kraftübertragung und bei der Beziehung zwischen Spannung und Belastung im Knochen spielen [22]. Da der Einfluss der okklusalen Oberflächengestaltung auf den langfristigen Erfolg der Implantatbehandlung als bedeutend gilt, wird unter anderem empfohlen, die lateralen Kräfte durch eine Reduktion der Höckerneigung zu begrenzen [22]. Es wurde auch gezeigt, dass axiale Kräfte am ausgeprägtesten sind, wenn okklusale morphologische Merkmale eine große Freedom-in-centric und geringe Neigung der Höcker aufweisen [29].

Bruxismus ist ein potenzieller Risikofaktor für einen Implantatmisserfolg. Bei der Behandlungsplanung sollte Bruxismus immer berücksichtigt werden [33]. Der Einsatz einer Aufbissschiene kann indiziert sein [28]. Manchmal wird die okklusale Anpassung zur Verteilung der okklusalen Kräfte und Reduktion vorzeitiger Kontakte verwendet [9, 23]. Derzeit sind okklusale Gestaltung und morphologische Merkmale für Implantatzahnersatz im Allgemeinen empirisch, und eine evidenzbasierte Theorie für die okklusale Gestaltung wurde noch nicht aufgestellt.

10.7 Prinzipien der okklusalen Anpassung als Zusatzmaßnahme bei der Schienentherapie

Es wird allgemein empfohlen, Stabilisierungsschienen, die alle Zähne überdecken (Kap. 13–15), für den Oberkiefer anzufertigen, mit Ausnahme der Malokklusion Angle-Klasse III.

Wie in Abbildung 13-9, Kapitel 13, ersichtlich, kann der elongierte obere Molar nicht in eine korrekt gestaltete Schiene einbezogen werden; es muss entweder eine Korrektur durch Einschleifen durchgeführt oder der Zahn extrahiert werden. Wenn die Schiene unter Umgehung des Molaren konstruiert wird, wird sich dieser weiter elongieren, besonders bei längerem Tragen der Schiene.

In einigen Fällen beeinträchtigen Interferenzen auf der Nicht-Arbeitsseite (Hyperbalancen) nicht nur die korrekte Schienengestaltung (Abb. 6-2), sondern werden auch zu einem funktionellen Problem, wenn die Schiene tagsüber nicht getragen wird. Iatrogene Interferenzen können das anfängliche Problem sein (Abb. 6-3), so dass die Schienendicke im anterioren Bereich nicht minimiert werden kann. Eine minimale Dicke der Schiene im Frontzahnbereich ist wichtig für ein korrektes Sprechen. Diese Probleme können in mangelnder Compliance und scheinbarem Versagen der Schienentherapie bei TMD zum Ausdruck kommen.

Bei akuten TMD-Schmerzen kann keine okklusale Anpassung, nicht einmal selektiv, durchgeführt werden. Deshalb muss das Einschleifen zur Erleichterung der Schienenkonstruktion und der okklusalen Funktion bei Nichtgebrauch der Schiene (z. B. tagsüber) so lange aufgeschoben werden, bis eine ausreichende Mundöffnung die Anpassung und Abdrucknahme für die Herstellung der Stabilisierungsschiene erlaubt. In solchen Fällen muss die TMD-Behandlung vor der Schienentherapie mit anderen physiotherapeutischen Verfahren beginnen. Sollte sich die Schienentherapie hier als einzige oder beste Option erweisen, kann eine Sved-Schiene für einen kurzen Zeitraum von etwa zwei Wochen verwendet werden, bis eine Stabilisierungsschiene angefertigt werden kann.

Das Einschleifen ist bei der Schienentherapie als Zusatzmaßnahme indiziert, wenn okklusale Interferenzen, gewöhnlich durch neue Restaurationen, mit andauerndem Knirschen und Pressen einhergehen (s. Abb. 6-3 und 7-5).

Die selektive Glättung scharfer Zahnkanten (s. Abb. 13-5) sollte erfolgen, jedoch ohne sämtliche zentrischen Stopps zu beseitigen. Scharfe Zahnkanten führen zu tiefen Rillen (Abb. 13-6), die den Bruxismus stimulieren und die Wahrscheinlichkeit eines Bruchs der Schiene erhöhen. Die Anpassung einer Schiene wie der in Abbildung 13-6 gezeigten ist zeitaufwändig.

Die Prinzipien der Freedom-in-centric, wie sie für die okklusale Gestaltung bei der Implantattherapie [22] und für die okklusale Anpassung empfohlen werden, können an anderer Stelle nachgelesen werden [8].

Zusammenfassung

In der Hierarchie der Evidenz wird die methodisch fundierte, randomisierte, kontrollierte klinische Studie als die höchste Stufe wissenschaftlicher Nachweise akzeptiert. Quantitative systematische Übersichtsarbeiten sind als Verfahren anerkannt, Unsicherheiten durch eine Stärkung der Evidenzbasierung zu reduzieren. Die Anwendung vager Definitionen für die okklusale Anpassung als „selektive Anpassung der Zähne, so dass sich die oberen und unteren Zähne harmonisch in die Interkuspidation einfügen" (26) ist keine Grundlage für die Gewissheit, dass der Autor korrekt an die systematische Übersichtsarbeit zur Okklusion herangeht. Eine okklusale Interferenz ist eine okklusale Kontaktbeziehung, die Funktion oder Parafunktion deutlich beeinträchtigt (7). Zusammengefasst liegen keine akzeptablen Beweise vor, dass das gezielte Einschleifen, sofern der Begriff korrekt definiert ist, TMD oder TMD-ähnliche Symptome nicht beeinflusst.

Das Einschleifen und die selektive okklusale Anpassung haben verschiedene indizierte Anwendungsgebiete in der restaurativen Zahnheilkunde, Endodontie, Parodontologie und Prothetik, sind aber keine Primär- oder Routinetherapie für TMD. Das Einschleifen ist auf jeden Fall ein techniksensibles Verfahren, das Sachkenntnis und Verständnis seiner Prinzipien voraussetzt (8).

11 Arten und Einsatz von Schienen

Inhalt

11.1	Anwendung von intraoralen Geräten	235
11.2	Werkstoffe zur Herstellung von intraoralen Geräten	235
11.3	Aufbissschienen	236
	11.3.1 Funktionsweise	236
11.4	Geräte mit partieller Abdeckung der Kauflächen	237
	11.4.1 Hawley-Apparaturen	237
	11.4.2 Sved-Apparatur	237
	11.4.3 Funktionsweise	237
11.5	Schienen zur anterioren Repositionierung	238
	11.5.1 Vorschub-Repositionierungsschienen	238
	11.5.2 LARS-Apparatur	241
	11.5.3 Metallschienen zur Unterkieferrepositionierung	241
11.6	Overlay-Schiene	241
11.7	Zentrikschiene	241
11.8	Tanner-Schiene	241
11.9	Pivot-, Zweipunkt- und Dreipunktschienen	241
	11.9.1 Pivot-Schienen	241
	11.9.2 Schienen mit Zweipunktabstützung	242
	11.9.3 Schienen mit Dreipunktabstützung	242
11.10	Implantatschablonen	244
11.11	Parodontalschienen	244
	11.11.1 Linguale Schienung mit Drahtgitternetz/Komposit	244
	11.11.2 Gegossene Schienen	244
	11.11.3 Temporäre herausnehmbare Schienen	245
11.12	Mundschützer	245
	11.12.1 Weiche Schienen	245
11.13	Schiene mit Eckzahnaufbau	246
11.14	Weitere Schienen	246
11.15	Geräte zur Behandlung der obstruktiven Schlafapnoe (OSA)	246

Zwar hat die Anzahl neuer Schienen zugenommen, ihre Strukturprinzipien haben jedoch nach wie vor das gleiche Ziel (s. Kap. 1). So wurde z.B. eine der ersten Aufbissschienen 1901 zur Behandlung von Parodontitis (damals Alveolarpyorrhö) empfohlen, als die Okklusion noch als wesentlicher Faktor für die Entstehung von Parodontalerkrankungen angesehen wurde [13].

Andere Schienen, die Anfang des 20. Jahrhunderts entwickelt wurden, sollten zur Behandlung von Funktionsstörungen des Kiefergelenks und der Kaumuskulatur (TMD) dienen. Den meisten Apparaturen jener Zeit war das Ziel einer Erhöhung der vertikalen Dimension gemeinsam, um der hypothetischen Ursache von Funktionsstörungen, dem so genannten geschlossenen Biss bzw. „mandibular overclosure" entgegenzuwirken [9, 16]. Dieses Konzept führte offenbar automatisch zur Zielsetzung einer Bisshebung für Patienten mit Klasse-II-Bissanomalien, die wegen okklusaler Funktionsstörungen behandelt wurden. In den 20er und 30er Jahren wurden vor allem posteriore Schienen mit partieller Abdeckung der Zähne eingesetzt, was zu Extrusionen von Front- und Seitenzähnen führte. Obwohl es sich dabei unter Umständen um eine wirksame Behandlung der okklusalen Fehlfunktion handelte, konnten die unerwünschten Nebeneffekte (z.B. seitlich offener Biss) nicht als notwendiger Teil der Behandlung betrachtet werden.

Eine Variation des Konzeptes von der Funktionsstörung durch einen zu tiefen Biss wurde 1934 von einem Hals-Nasen-Ohren-Arzt eingeführt und anschließend als Costen-Syndrom beschrieben. Nach dieser Theorie beruhen Taubheit und andere Hörstörungen auf einer Distalverlagerung des Kondylus mit Auswirkungen auf Nerven und Gewebe innerhalb und außerhalb der distalen Wand der Fossa mandibularis (s. Abb. 3-4, 3-10, 3-11a) [3]. Als hauptsächlicher ätiologischer Faktor für Tiefbiss und Distalverlagerung des Kondylus galt der Verlust endständiger Molaren. Der vorherrschende therapeutische Ansatz war die Bisshebung durch verschiedene Arten von Onlays oder Schienen auf den Unterkieferprämolaren und -molaren. Auch dieses Konzept führte häufig zu einer Bisshebung bei Malokklusionen der Klasse II.

In den 30er und 40er Jahren wurde das Konzept der okklusalen Interferenz als ätiologischer Faktor für TMD populär. Die okklusale Therapie wurde von einer Gruppe von Zahnärzten empfohlen, um eine balancierte, vollständige Okklusion nach Art einer Totalprothese wiederherzustellen, also mit Arbeits- und Balancekontakten bei Lateralbewegungen als Teil einer vollständiger Restauration des natürlichen Gebisses [15]. In der Regel war auch eine Vergrößerung der vertikalen Dimension Teil der Behandlung.

Später, in den 50er und 60er Jahren, gewann ein neuromuskuläres Konzept zunehmend an Bedeutung. Aufbisse zur Förderung muskulärer Entspannung wurden eingeführt. Mit diesem Konzept ging ein wachsendes Interesse an der Auslösung von okklusalen Funktionsstörungen durch psychischen Stress einher, was zum Einsatz von Tranquilizern und Überweisungen zur psychologischen Beurteilung führte.

Von den späten 70er Jahren bis in die frühen 90er Jahre dominierte das Konzept der „internen Störung" (Diskus-Kondylus-Verlagerung) [4]. Man begann, einfache Geräte zur Repositionierung einzusetzen, um den Unterkiefer vorzuverlagern und den Diskus wieder „einzufangen". Die Beibehaltung der Position von Kondylus und Diskus erwies sich jedoch als problematisch,, und es wurden kieferorthopädische sowie funktionskieferorthopädische Geräte erforderlich. Dieser Aspekt der Schienentherapie wird in Kapitel 16 näher erläutert.

Funktionskieferorthopädische Geräte haben eine lange Geschichte. Sie beginnt vermutlich mit Norman Kingsley (1880) und Robin Pierre (1902) [14, 19]. Es folgten Andresen (1936) [1] und Karl Häupl (1952) [12], der die ursprüngliche Gestaltung modifizierte. Seitdem ist eine Reihe von funktionellen Geräten entwickelt worden, z.B. Bionator, Schiefe Ebene und in letzter Zeit das Twin-Block-Gerät [2]. Von den frühen 80er bis Mitte der 90er Jahre wurden diese neueren Geräte in großem Umfang häufig zur Behandlung von TMD mit Diskusverlagerung angewendet.

Allerdings ging die Anwendung von Geräten zur Repositionierung wie auch von anderen nichtstabilisierenden Schienen zurück, wegen der mangelnden Vorhersagbarkeit des Behandlungserfolgs und des gescheiterten Versuchs, den Unterkiefer zurückzusetzen. In vielen Fällen entstand daraufhin eine iatrogene Malokklusion, die umfangreiche okklusale Restaurationen oder kieferorthopädische Maßnahmen erforderte, um die Okklusion definitiv zu korrigieren [10].

Die anteriore Repositionierung wird nicht generell als Initialbehandlung empfohlen. In Gegenwart einer einschränkenden anterioren Diskusverlagerung und Malokklusion der Klasse II werden die anteriore mandibuläre Repositionierung und Zahnbogenentwicklung mit funktionskieferorthopädischen Geräten gelegentlich als kombinierte Therapie für die Malokklusion und TMD eingesetzt (s. Kap. 16). Viele anteriore Repositionierungsschienen werden auch zur Behandlung der obstruktiven Schlafapnoe angewendet (s. Abschnitt 11.15 und Kap. 16).

Fast 70% der Allgemeinzahnärzte in den USA verwenden Schienen zur Behandlung von TMD [8]. Es ist jedoch durchaus üblich, verschiedene Therapieansätze gleichzeitig oder nacheinander anzuwenden, so z. B. Muskelbewegungsübungen bei schmerzhaften Muskelfunktionsstörungen, NSAR, Muskelrelaxanzien, feuchte Wärme, Aufbissschienen oder okklusale Anpassung.

In der Literatur ist eine Vielzahl von Berichten über Erfolge und deren Begründung bei Anwendung der unterschiedlichsten Behandlungsmethoden erschienen. Alle sind aber geprägt durch das im jeweiligen Zeitraum vorherrschende Okklusionskonzept. Das gegenwärtige Interesse an evidenzbasierter Therapie hat zu systematischen Übersichtsarbeiten zu klinischen Studien auf verschiedenen Evidenzniveaus geführt (s. Kap. 1). Allerdings konnten aus den bisher veröffentlichten randomisierten, kontrollierten klinischen Studien und systematischen Übersichtsarbeiten keine klaren Aussagen dahingehend abgeleitet werden, welche Schienentherapie als evidenzbasiert zu gelten hat. Dieses Fehlen schlüssiger Informationen hat jedoch die Anwendung und den Wert sinnvoll gestalteter und angepasster Schienen nicht vermindert.

11.1 Anwendung von intraoralen Geräten

Die wesentlichen Ziele zur Anwendung von Aufbissschienen, funktionskieferorthopädischen Geräten, Mundschützern und Geräten für die obstruktive Schlafapnoe sind:
- Erhöhung der vertikalen Dimension
- Beseitigung okklusaler Interferenzen
- Entspannung von Kiefer- und Nackenmuskeln
- Stabilisierung von okklusalen und neuromuskulären Relationen
- Geringfügige Repositionierung des Kondylus-Diskus-Komplexes
- Stabilisierung der Zähne bei PAR-Therapie
- Differentialdiagnose zwischen Okklusionstrauma, Zahninfraktionen, subjektiven Hörstörungen und einigen Kopfschmerzformen
- Repositionierung des Unterkiefers vertikal und protrusiv
- Dekompression der Gelenke, Verminderung von Gelenkkräften
- Beherrschung der Auswirkungen von Bruxismus
- Deprogrammierung der Muskulatur zur Bissregistrierung in zentrischer Relation
- Schutz von Lippen und Gelenken vor Verletzungen
- Aufrechterhaltung der Durchgängigkeit der oberen Atemwege.

Obwohl die meisten Geräte hergestellt werden, um hauptsächlich eines dieser Ziele zu erreichen, können sie gleichzeitig auch einige der übrigen Anforderungen erfüllen. Eine sehr wichtige, oft übersehene Bedingung ist die okklusale Stabilität. Wird diese nicht ausreichend berücksichtigt, kann ein kurzfristiger Gewinn zu einem chronischen Problem werden. Aufbisse und Aufbissschienen sollten außerdem nicht reizend wirken, normale orale Funktionen ermöglichen und das Aussehen nicht übermäßig stören.

11.2 Werkstoffe zur Herstellung von intraoralen Geräten

Interokklusale Geräte können aus verschiedenen Werkstoffen hergestellt werden, die ihre jeweilige Funktion unterstützen:
- Acrylat, Polymethylmethacrylat: Heißpolymerisat, glasklar, hart, gute Stabilität, Bruchfestigkeit und Verwindungssteifigkeit
- Mikrogefüllte Komposite: okklusale Aufbauten, lichthärtend, transluzent oder milchig, weniger bruchfest als Acrylat
- Polyurethan: sehr gute Transparenz, verhält sich wie Gummi
- Thermoplastisches Vinyl: sehr gute Transparenz, gute Elastizität, Dehnbarkeit ist begrenzt, starrer als Polyurethan
- Formbares (thermoplastisches) Acrylat: verschiedene Härtegrade (normal, hart) mit unterschiedlicher Biegsamkeit, wird in warmem Wasser weich. Sorgt für starre Fixierung bestehender Verhältnisse und von Zähnen mit mäßiger Fehlstellung; bei Zimmertemperatur starr
- Silikonmassen: gute Biegsamkeit und Dehnbarkeit mit gutem Rückstellungsvermögen, transluzent, etwas milchig, drei Härtegrade, Biegsamkeit nimmt mit zunehmender Härte ab
- Metall: z. B. Goldlegierungen (Klasse III), Chrom-Kobalt-Legierungen

11.3 Aufbissschienen

Schienen, nachts getragene Bissschützer, Aufbissplatten oder -schienen mit unterschiedlichster Gestaltung sind lange Zeit intensiv genutzt worden.

Die Michigan-Schiene wird detailliert in den Kapiteln 13–15 beschrieben. Es handelt sich um eine harte, glasklare Schiene aus Acrylat, die alle Oberkieferzähne bedeckt. Für alle Unterkieferzähne weist sie flache okklusale zentrische Stopps auf (Abb. 11-1). Die Schiene sollte frei von okklusalen Störungen sein, besitzt eine Eckzahnführung und eine ausreichend steile Neigung, um sowohl Balancekontakte als auch eine Frontzahnführung zu verhindern. Die Modifikationen, die bei der Michigan-Schiene über die einfache, plane okklusale Aufbissschiene hinaus verwirklicht wurden, haben sie zu einem deutlich verbesserten Hilfsmittel bei der Behandlung von TMD und Bruxismus gemacht.

11.3.1 Funktionsweise

Wie bereits in Kapitel 1 angedeutet, wird durch Veränderungen der Unterkieferlage das neuromuskuläre System beeinflusst, insbesondere die Muskellänge. Es konnte ein enger Zusammenhang zwischen Kiefermuskelaktivität und Kaumuskelschmerzen nachgewiesen werden. Bei Anwendung von okklusalen Schienen werden sowohl die nächtliche als auch die Muskelaktivität am Tage signifikant reduziert. Es liegt umfangreiche Literatur über die positiven klinischen Auswirkungen von Schienen zur Linderung von Schmerzen und anderen Anzeichen und Symptomen von TMD vor. Das heißt jedoch nicht, dass der Grund für ihre Wirksamkeit bekannt ist. Möglicherweise bietet sie einen biologischen Vorteil. Die Wirkung der Schiene kann stark mit dem Gefühl des Patienten zusammenhängen, dass er behandelt wird; es liegt also zweifellos auch ein gewisser Plazeboeffekt vor.

Die Rolle einer Erhöhung der Vertikaldimension für den Nutzen einer Schienentherapie ist nur schwer einzuschätzen. Im Allgemeinen ist es nicht nötig, die vertikale Dimension interinzisal um mehr als 2–3 mm zu erhöhen. In einigen Fällen ergibt sich aber erst dann eine Linderung der TMD-Symptome, wenn durch die Schienentherapie die vertikale Dimension über den Punkt hinaus erhöht worden ist, an dem frühes Öffnungs- oder spätes Schließungsreiben, -knacken, -springen oder -blockieren auftritt. Generell sollte die Schiene möglichst dünn sein, um das Kiefergelenk nicht zu stark zu belasten.

Ein Teil des nützlichen Effekts der okklusalen Schiene beruht offenbar auf ihrer bewussten Wahrnehmung. Die Schiene ersetzt störende okklusale Interferenzen durch eine flache okklusale Ebene, die es dem Unterkiefer erlaubt, eine stabile Schlussbisslage zu erreichen, wenn eine Abstützung des Kiefers während des Kauens, des Schluckens und körperlicher Anstrengung notwendig ist. Die Schiene ermöglicht außerdem eine optimale Repositionierung des Kondylus, und sie wirkt gegen Bruxismus, Pressen und übermäßig auslenkende Kräfte, indem die habituellen, pathologischen okklusalen Relationen ausgeschaltet werden.

Die Schienentherapie kann ausreichen, um TMD zu beseitigen. Nach der Stabilisierung der Kieferrelation durch eine Schiene kann aber auch eine weiterführende okklusale Therapie notwendig werden. Bei manchen Patienten ist eine okklusale Korrektur notwendig.

Verschiedene Studien haben nachgewiesen, dass Schienentherapie bei Patienten mit TMD wesentlich wirksamer ist als Entspannungstechniken allein. Dementsprechend wird die ausschließliche Anwendung von Entspannungstechniken zur Erhaltung der Ergebnisse einer Schienentherapie nicht empfohlen.

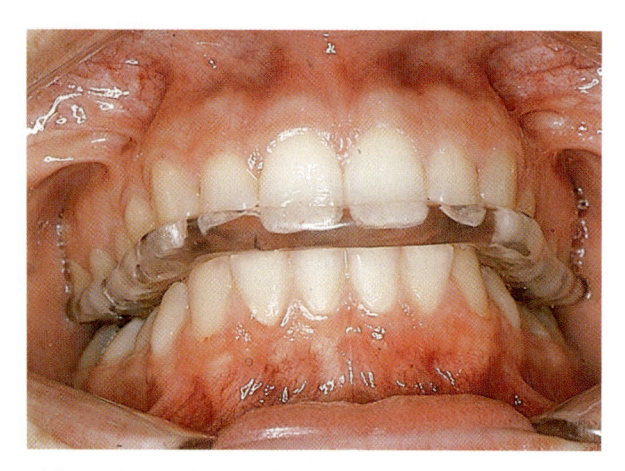

Abb. 11-1 Michigan-Schiene, bei der sich der Unterkiefer in schienenzentrischer Position befindet. Es handelt sich um eine okklusale Aufbissschiene mit planen okklusalen Flächen und einer Erhöhung in der Eckzahngegend zur Disklusion in jeder Position außerhalb der freedom-in-centric. Es gibt keine Schneidezahnführung und keine Arbeits- oder Balancekontakte außer denjenigen, die im Bereich der freedom-in-centric auf der Schiene liegen. Dieser Bereich wird bestimmt durch den Kontakt in zentrischer Relation, den Kontakt beim langsamen Schließen (schienenzentrische Okklusion), den Kontakt beim schnellen Schließen und den Kontakt beim Schlucken.

Da die Michigan-Schiene eine Stabilisierungsschiene ist, kann sie für unbegrenzte Zeit angewendet werden, wenn die okklusalen Kontaktbeziehungen regelmäßig überwacht und, falls nötig, korrigiert werden.

> Generell sind Schienen, ebenso wie andere Geräte, erfolgreicher bei der Bekämpfung von Schmerzen und Bewegungsfunktionsstörungen als bei der Beseitigung von Gelenkknacken, Gelenkreiben und Trismus.

11.4 Geräte mit partieller Abdeckung der Kauflächen

Einige Geräte decken nur die Front- oder nur die Seitenzähne des Oberkiefers ab, z.B. die Hawley- und die Sved-Apparaturen. Werden diese Geräte auch nur für einige Wochen getragen, treten Extrusionen und Verschiebungen von Zähnen auf, da nicht alle Zähne gefasst werden.

11.4.1 Hawley-Apparaturen

Eine Hawley-Apparatur [11] wird mit einem flachen palatinalen Plateau hinter den Oberkieferschneidezähnen hergestellt, um die vertikale Dimension zu erhöhen und eine Disklusion der Seitenzähne bei Kontakt der Unterkieferfrontzähne mit dem Gerät zu erreichen (Abb. 11-2 und 11-3). Ein Hawley-Gerät mit einem Labialbogen wird als Retainer verwendet und nur selten für die Behandlung von TMD eingesetzt. Die Schneidekanten oder Kauflächen der Zähne werden nicht bedeckt.

11.4.2 Sved-Apparatur

Diese Apparatur zur Behandlung von TMD, ursprünglich von Sved [24] vorgeschlagen und von Posselt [20] empfohlen, ist populär geworden, da sie wesentlich einfacher herzustellen ist als die Hawley-Apparatur und demselben Zweck dient. Sie hat keinen Labialbogen, der gebogen oder korrigiert werden müsste. Dieses Gerät bedeckt den Gaumen und wird mit Molarenklammern beidseits verankert. Auch hier befindet sich hinter den Oberkieferschneidezähnen ein Plateau zum Kontakt mit den Unterkieferfrontzähnen.

Das Gerät kann ohne Schwierigkeiten auf einem Oberkiefermodell angefertigt und im Mund adjus-

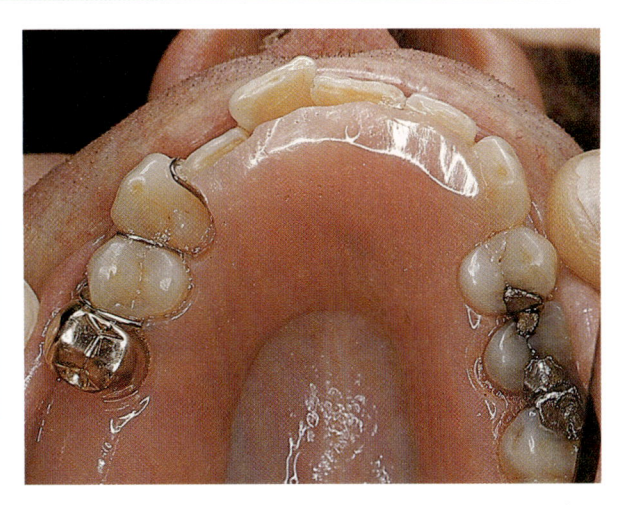

Abb. 11-2 Hawley-Apparatur. Okklusalansicht mit dem Aufbiss für die Schneidezähne.

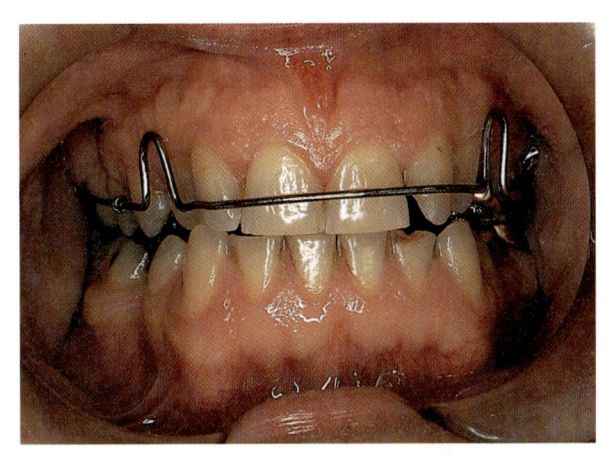

Abb. 11-3 Hawley-Apparatur. Frontalansicht mit Drahthalteelementen.

tiert werden. Dabei reicht der Kunststoff vom palatinalen Plateau 1–2 mm über die Schneidekanten der Oberkieferfrontzähne, um ein anteriores Einrasten zu ermöglichen. Sved-Aufbisse sind leicht herzustellen und offenbar sehr wirkungsvoll zur Verminderung von TMD-Schmerzen bei kurzzeitiger Anwendung (ein bis zwei Wochen).

11.4.3 Funktionsweise

Sowohl die Hawley-Apparatur als auch das Sved-Gerät bewirken eine Erhöhung der vertikalen Dimension und eine Disklusion der Seitenzähne, indem nur die Unterkieferfrontzähne auf dem flachen, palatinalen Oberkieferplateau Okklusionskontakt haben. Da im Seitenzahnbereich keine Fassung der Zähne stattfindet, können sie als kieferorthopädische Geräte wirken und zur Extrusion der Seitenzähne führen. Die Vorteile der Geräte bestehen in einer Veränderung der Muskellänge durch die erhöhe vertikale Dimension, leichter Veränderung der Kondylenposition und vorübergehender Beseitigung potentiell störender okklusaler Interferenzen. Die Entlastung des Kiefergelenks ist nicht so ausgeprägt wie bei Aufbissschienen, die alle Okklusalflächen abdecken.

11.5 Schienen zur anterioren Repositionierung

Die Behandlungsansätze früherer Jahre wie die Durchführung von Bisshebungen, die Anfertigung von Onlay-Schienen, um den Verlust der vertikalen Dimension bei Patienten mit TMD auszugleichen, wurden allgemein wegen unerwünschter kieferorthopädischer Nebenwirkungen verlassen. In den 70er Jahren wurde jedoch ein Behandlungsgerät modifiziert, um eine anteriore Repositionierung des Unterkiefers zu bewirken. Es wird als MORA („mandibular orthopedic repositioning appliance" – Anwendung zur orthopädischen Repositionierung des Unterkiefers; Abb. 11-4a, b) bezeichnet. Dieses Gerät ermöglicht ein akzeptables optisches Erscheinungsbild sowie ein annehmbares Sprechvermögen des Patienten. Oft lässt sich eine spektakuläre, schnelle Erholung von Schmerzen und anderen Symptomen der Funktionsstörung erreichen. Leider können aber auch schwere Okklusionsstörungen resultieren, wenn das Gerät mehrere Monate getragen wird, manchmal auch schon nach wenigen Wochen (Abb. 11-5a bis c). Wird es über längere Zeit kontinuierlich getragen, werden aufgrund der Entwicklung eines seitlich offenen Bisses umfangreiche kieferorthopädische oder restaurative Maßnahmen erforderlich, wenn der Unterkiefer nicht zurückgesetzt werden kann (Abb. 11-6a, b). Das Gerät ist von begrenztem Nutzen, da es den mit seiner Anwendung verbundenen Folgen nicht entgegenwirken kann. Das kontrollierte Schließen des entstehenden seitlich offenen Bisses ist damit ebenso wenig möglich wie die Beherrschung von Zahnbogendiskrepanzen.

Die Anwendung von extremer vertikaler Öffnung und anteriorer Repositionierung ist keine geeignete Therapie für die anteriore Diskusverlagerung mit Reduktion. Das kontinuierliche Auftragen von Kunststoff, um den Biss für das Wohlbefinden des Patienten zu heben (additive Methode), ist eine patientenorientierte Behandlung. Allerdings resultiert daraus eine echte Intrusion der Zähne (Abb. 11-7a, b), die vom Patienten wahrgenommen wird. So entsteht ein endloser Teufelskreis aus Intrusion und Auftragen von Kunststoff.

Wegen der Intrusion, die sich bei der Anwendung von Geräten ergibt, die nur einen Teil der Zähne abdecken, wurden Vorschubschienen mit vollständiger okklusaler Bedeckung entwickelt.

11.5.1 Vorschub-Repositionierungsschienen

Die Begriffe Repositionierungsschiene oder Vorschubschiene stehen für Schienen, die zur anterioren Repositionierung, also dauerhaften Vorverlagerung des Unterkiefers eingesetzt werden, in der Erwartung, nach anterior verlagerte Gelenkscheiben wieder „einzufangen". Sie sind aus dem gleichen Grund eingesetzt worden wie die Zentrikschienen. Die Schiene wird im Oberkiefer durch einen Flügel ge-

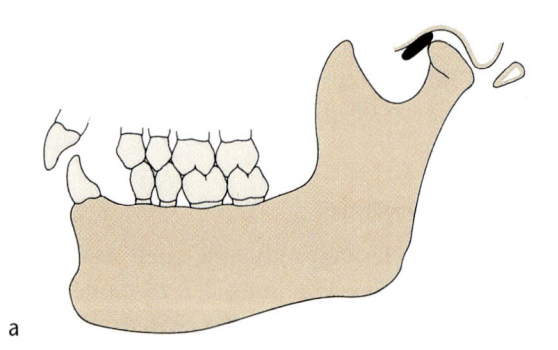

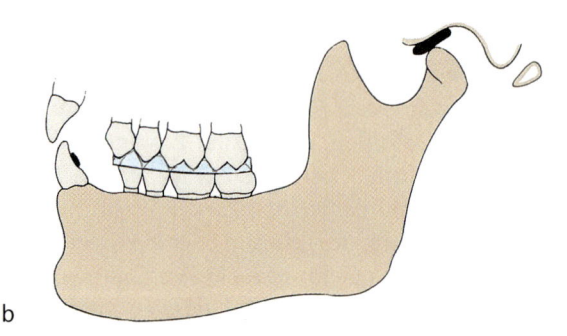

Abb. 11-4 Anteriore Repositionierungsschiene, die von den orthopädischen Unterkiefer-Repositionierungsgeräten abgeleitet wurde.
a) Zähne in zentrischer Okklusion.
b) Schiene mit einer Verbindung zwischen den beiden Seiten und Aufbissen aus Kunststoff mit Einkerbungen für die Oberkieferzähne. Unterkiefer in Vorwärtsposition. Ziel des Einsatzes: Reposition des anterior verlagerten Diskus.

11.5 Schienen zur anterioren Repositionierung

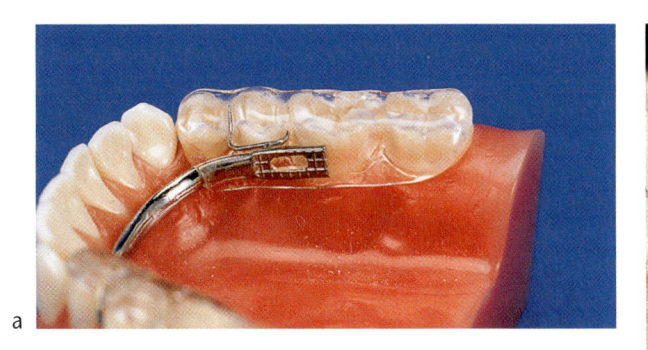

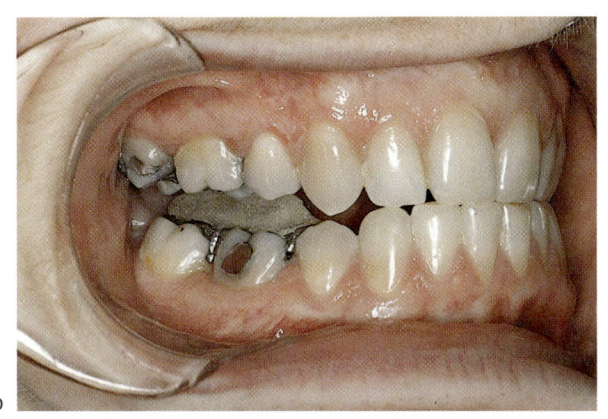

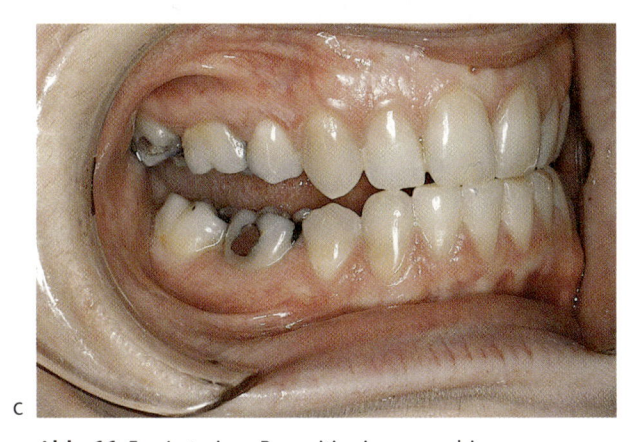

Abb. 11-5 Anteriore Repositionierungsschiene
a) Lingualansicht mit lingualem Bügel.
b) Gerät in situ mit dem Unterkiefer in einer anterioren Position und den Schneidezähnen in Kopfbissstellung.
c) Seitlich offener Biss, hervorgerufen durch das Gerät. Der Unterkiefer konnte nicht zurückverlagert werden, und es waren umfassende kieferorthopädische Maßnahmen erforderlich, um die Okklusion einzustellen.

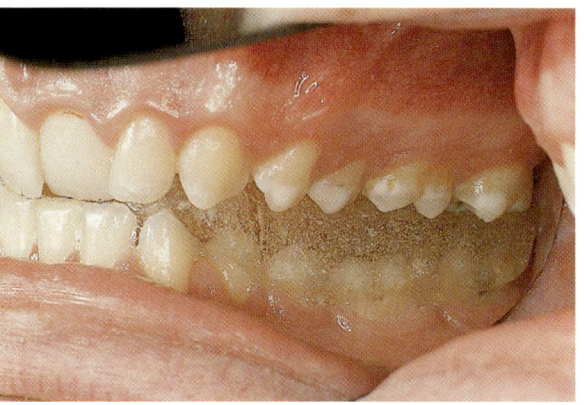

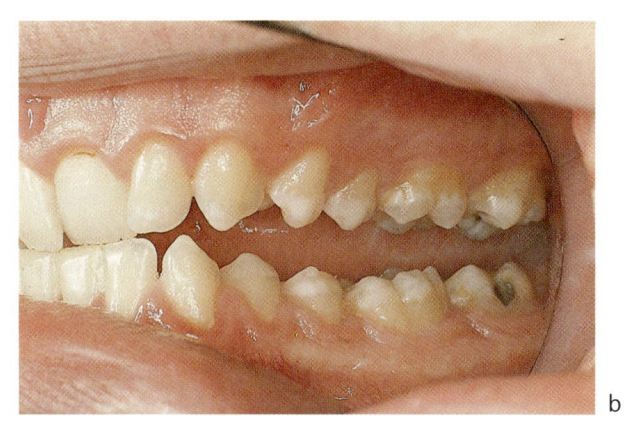

Abb. 11-6 Anteriore Repositionierungsschiene
a) Lateralansicht des Geräts aus resilientem Kunststoff. Der Unterkiefer ist in einer anterioren Position.
b) Gerät entfernt, seitlich offener Biss. Zur Korrektur waren umfassende kieferorthopädische Maßnahmen notwendig. Durch das Gerät wurde keine Linderung der Symptome erzielt.

halten, der lingual von den Unterkieferfrontzähnen angelegt wird und auf die bukkalen Höckerspitzen im Unterkiefer weist. Im Unterkiefer wird die Schiene durch tiefe Einbisse bukkaler und lingualer Höckerspitzen sowie die Inzisalkanten der Oberkieferzähne in Position gehalten. Zur schrittweisen Einstellung anteriorer und vertikaler Positionen ist das Auftragen von zusätzlichem Acrylat erforderlich (Abb. 11-8a, b).

Diese modifizierten Schienen führen kaum zu einer Intrusion (Abb. 11-9a), da sie einige Merkmale der Stabilisierungsschienen (Abb. 11-9b) übernehmen. Sie bewirken jedoch aufgrund der Vorverlagerung des Unterkiefers eine gewisse seitliche Öffnung des Bisses. Die Konstruktion bezieht die Notwendigkeit zur Zahnbogenerweiterung als Anpassung an die anteriore Verlagerung des Unterkiefers nicht mit ein. Das Gerät kann modifiziert werden, um ein „Zurücksetzen" des Unterkiefers zu versuchen. Es hat gegenüber anderen funktionsorthopädischen Geräten, wie dem Twin-Block- und dem Herbst-Gerät oder Stift-Röhrchen-Apparaturen, die in Kapitel 16 betrachtet werden sollen, keinen Vorteil.

11 Arten und Einsatz von Schienen

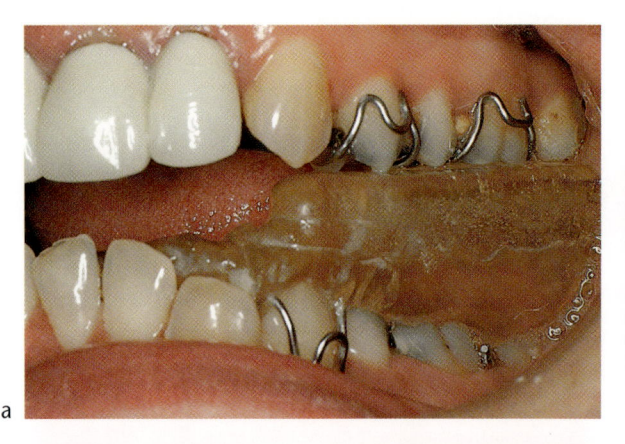

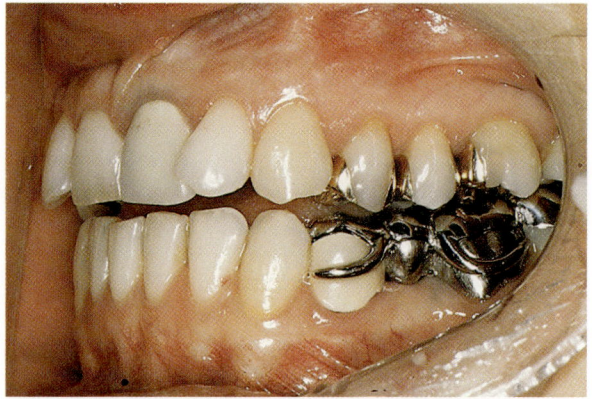

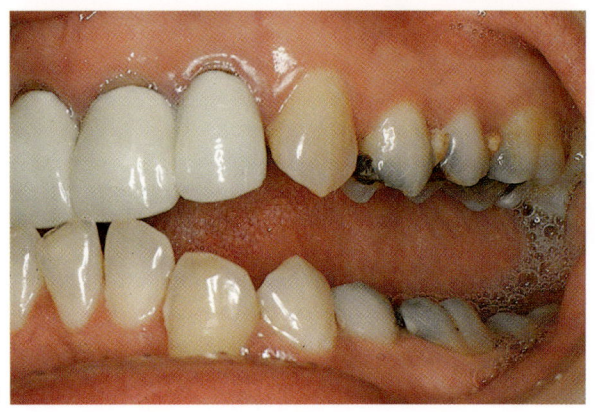

Abb. 11-7 Anteriore Repositionierungsschiene
a) Gerät in situ. Bemerkenswert ist die Schicht aus hinzugefügtem Kunststoff als Versuch, durch eine Erhöhung der Vertikaldimension die Symptome des Patienten zu lindern.
b) Seitlich offener Biss durch Einsatz des Gerätes ohne eine Linderung der Symptome. Eine Schmerzlinderung wurde durch andere Mittel als die Schiene erreicht. Umfassende kieferorthopädische Maßnahmen waren notwendig.

Abb. 11-8 Anteriores Repositionierungsgerät aus Metall.
a) Lateralansicht.
b) Okklusalansicht. Im anterioren Bereich gab es nur sehr geringe Veränderungen, während die Seitenzähne intrudierten, ohne dass es gelang, eine Linderung der Symptome zu erreichen.

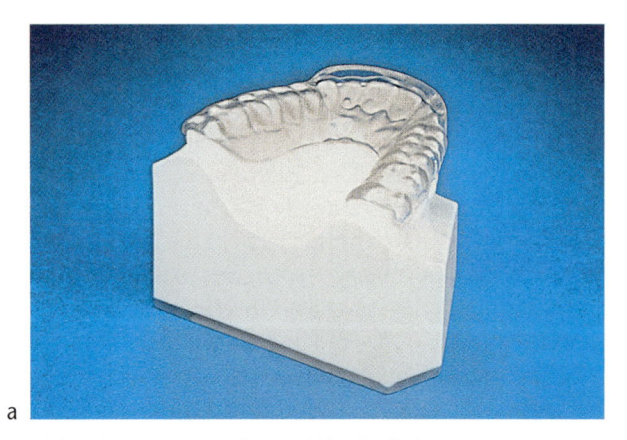

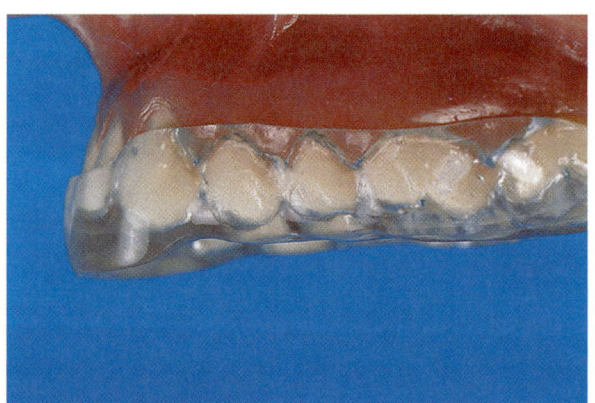

Abb. 11-9 Zentrikschiene (Oberkiefer).
a) Schiene mit vollständiger Abdeckung.
b) Anteriore Gleitbahn, um den Unterkiefer nach distal in die zentrische Relation zu lenken.

11.5.2 LARS-Apparatur

Es gibt verschiedene anteriore Repositionierungsschienen ohne weitere namentliche Spezifizierung. Einige sind jedoch näher bezeichnet, z. B. die LARS-Apparatur (Ligated Anterior Repositioning Splint). Um die anteriore Position des Unterkiefers zu ändern, wird eingeschliffen oder Kaltpolymerisat aufgetragen. Weitere Adjustierungsmöglichkeiten bestehen nicht. Mit Ausnahme der Gelb-Schiene sind die meisten Vorschubschienen Oberkiefergeräte mit vollständiger okklusaler Abdeckung und einer schiefen Ebene im vorderen Oberkiefer. So sollen der Unterkiefer in eine protrudierte Position gebracht und der Diskus reponiert werden. Auch die LARS-Apparatur ist auf diese Weise aufgebaut. Kleine Laschen in den fazialen bukkalen und Eckzahnbereichen sind vorgesehen, um kleine Löcher für Ligaturen zu bohren. Stattdessen können anfangs auch Kugelknopfanker in die Apparatur integriert werden.

11.5.3 Metallschienen zur Unterkieferrepositionierung

Schienen aus Metall (Abb. 11-10a, b) sind empfohlen worden, da sie sehr dauerhaft sind. Bestehen sie aus harten Metallen, sind sie allerdings schwer zu adjustieren. Metallgeräte mit partieller Abdeckung führen zu Zahnintrusionen, vielleicht mehr als Geräte aus Kunststoff. Geräte aus Metall sind dünn, relativ stabil und verfügen über eine lange Lebensdauer. Im Übrigen besitzen sie keine Vorteile gegenüber Geräten aus Acrylat.

11.6 Overlay-Schiene

Diese Schiene wird mit einer Biostar-Maschine aus einem sehr widerstandsfähigen Material namens Biocryl hergestellt. Sie wird als Basisplatte für die Registrierung der zentrischen Relation, für Vorschub- und Aufbissschienen oder allein als Knirscherschiene eingesetzt. Das Gerät wird im Labor mit 1, 2 oder 3 mm Dicke hergestellt.

11.7 Zentrikschiene

Die Zentrikschiene oder superiore Repositionierungsschiene wird für den Oberkiefer- (Abb. 11-11a, b) oder Unterkieferzahnbogen (Abb. 11-12a, b) hergestellt. Die Modelle werden mit Hilfe eines Gesichtsbogens und einer interokklusalen Registrierung der zentrischen Relation montiert. Für die zentrischen Stopps der Höckerspitzen wird Kaltpolymerisat aufgetragen und mit zusätzlichem Material anterior eine Gleitbahn gebildet, so dass Front- und Eckzahnführung in die zentrische Relation führen. Das Einschleifen der Gleitbahnneigung kann auf den im Artikulator montierten Gipsmodellen erfolgen. Für die Behandlung von Kiefergelenkknacken wird die Schiene nicht empfohlen. Bei schmerzhaften TMD erhält man nur schwer einen Checkbiss in zentrischer Relation. Auch die Auswirkung der Schiene auf die terminale Scharnierachsenposition ist problematisch [5, 25].

11.8 Tanner-Schiene

Die Kombinations-, Tanner- oder Bellavia-Schiene wird für die Behandlung von TMD-Symptomen einschließlich Knacken angewendet. Die Schiene wird auf dem Unterkiefermodell mit Abdeckung der Seitenzahnsegmente des Unterkieferzahnbogens hergestellt. Eine Überfassung aus Kaltpolymerisat wird auf das anteriore Segment des Zahnbogens aufgebaut und über einen Unterzungenbügel mit den posterioren Segmenten verbunden (Abb. 11-13). Die Verankerung wird durch Kugelknopfklammern gewährleistet. Front- und Eckzahnführung werden auf der frontalen Überfassung aufgebaut. Dieses Gerät ähnelt der Zentrikschiene, besitzt aber keine Führung in die zentrische Relation. Die Wirksamkeit für TMD ist nicht nachgewiesen.

11.9 Pivot-, Zweipunkt- und Dreipunktschienen

11.9.1 Pivot-Schienen

Pivots sind zapfen- oder kegelartige Aufbauten, üblicherweise aus Kunststoff. Posteriore Pivots werden beidseitig entweder über distale Molaren auf posterioren Unterkieferschienen angebracht [22] oder in neuerer Zeit auch direkt auf angeätzte erste Oberkieferprämolaren [17]. Letztere werden Prämolarenaufbauten genannt (Abb. 11-14) und eingesetzt, um die „normale vertikale Dimension wiederherzustellen". Es wird dabei angestrebt, den Zähnen eine Extrusion ohne Führung zu ermöglichen, bis sie okklusalen Kontakt erreichen. Oft werden die betroffenen Prämolaren schmerzhaft, und einige Patienten kön-

11 Arten und Einsatz von Schienen

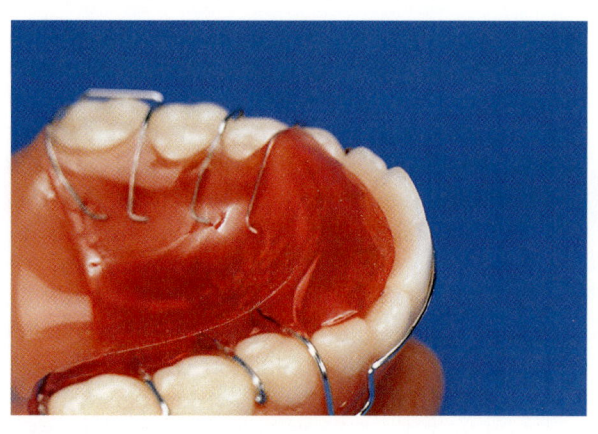

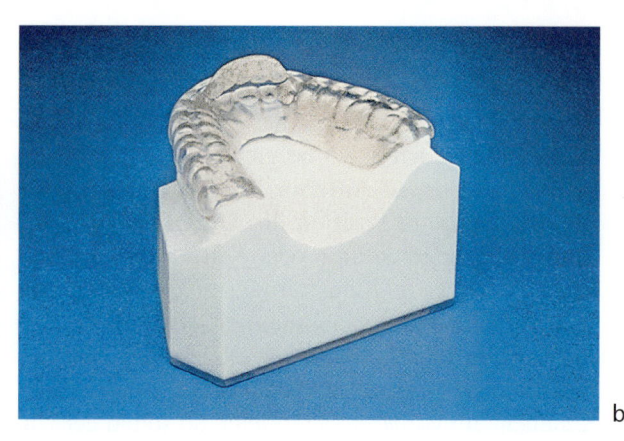

Abb. 11-10 Vorschubschienen.
a) Schiefe Ebene; die Seitenzähne werden nicht unterstützt und neigen zur Extrusion.
b) Schiefe Ebene auf Stabilisierungsschiene, um die Extrusion der Seitenzähne auszuschalten.

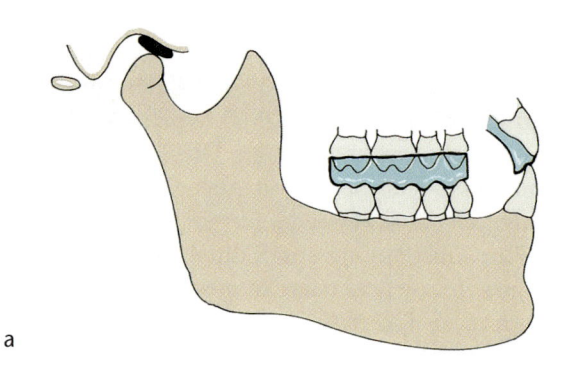

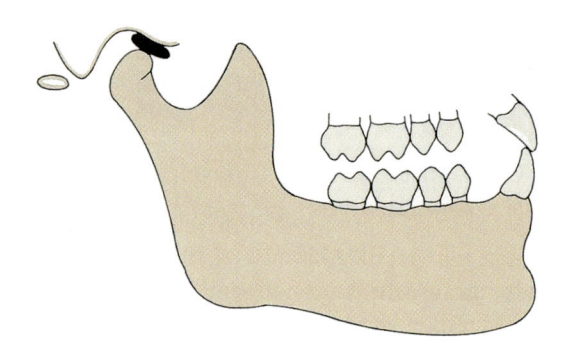

Abb. 11-11 Schiene zur anterioren Repositionierung.
a) Dieses Gerät wurde mit einer anterioren Ebene und Einkerbungen im Kunststoff in einer anterioren Position benutzt, so dass der Unterkiefer beim Schließen in eine Vorwärtsposition gebracht wurde.
b) Mit dieser Art von Gerät ergibt sich seitlich keine Extrusion, aber es resultiert ein seitlich offener Biss, weil der Unterkiefer oft nach vorn in eine Kopfbissstellung der Schneidezähne gebracht wird. Diese Geräte bedeuten eine Verbesserung gegenüber anderen ähnlichen Geräten, aber das Endresultat ist normalerweise nicht vorhersehbar, und sie sind bei konservativer Therapie nicht indiziert.

nen die Pivots nicht ertragen. Eine Linderung der Symptome kann eintreten, ist aber nicht vorhersagbar. Dessen ungeachtet wird diese einfache Methode in den USA von Allgemeinzahnärzten bei 3 % der Patienten und von Spezialisten bei 5 % der Patienten mit myofazialem Schmerzdysfunktionssyndrom angewandt [8].

11.9.2 Schienen mit Zweipunktabstützung

Diese Schienen entsprechen den Dreipunktschienen ohne den anterioren Kontakt für die Zähne [7]. Sie werden bei der Initialbehandlung als posteriores Pivot- oder Distraktionsgerät eingesetzt, um das Kiefergelenk zu entlasten. Es wird ihnen ein therapeutischer Wert für chronische Diskusprobleme zugeschrieben, aber die Wirksamkeit der Geräte für TMD im Verlauf kieferorthopädischer Behandlungen ist nicht nachgewiesen worden.

11.9.3 Schienen mit Dreipunktabstützung

Eine Dreipunktschiene, auch als eine Sved-Apparatur bezeichnet, ist in Abbildung 11-15 dargestellt. Die okklusale Oberfläche sorgt für einen Kontakt im hinteren Seitenzahnbereich (Dreipunkteffekt), um die Eruption der Prämolaren oder der ersten Molaren, falls erforderlich, zuzulassen. Wie bei der ursprünglichen Sved-Apparatur erlaubt eine flache Ebene oder Gleitbahn lediglich einen Kontakt der Unterkieferfrontzähne. Zwei Adams-Klammern und zwei Kugelknopfanker dienen der Verankerung. Das Gerät kann auf arbiträr montierten Gipsmodellen im SAM-Artikulator hergestellt werden. Es wird

11.9 Pivot-, Zweipunkt- und Dreipunktschienen

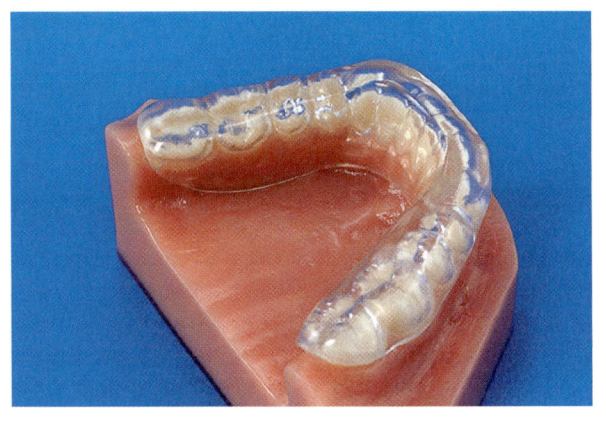

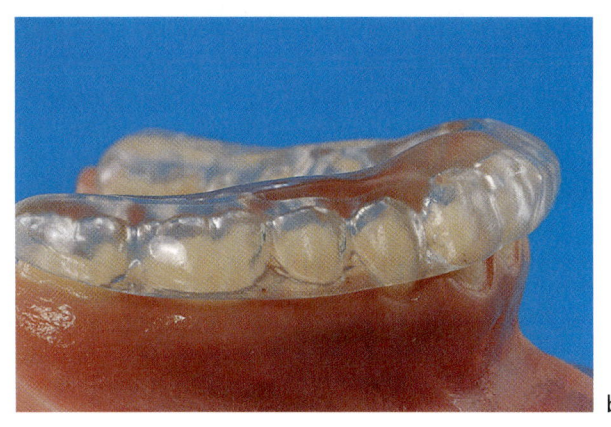

Abb. 11-12 Zentrikschiene (Unterkiefer).
a) Schiene mit vollständiger Abdeckung.
b) Anteriore Gleitbahn, um den Unterkiefer bei Schließbewegungen nach distal in die zentrische Relation zu lenken.

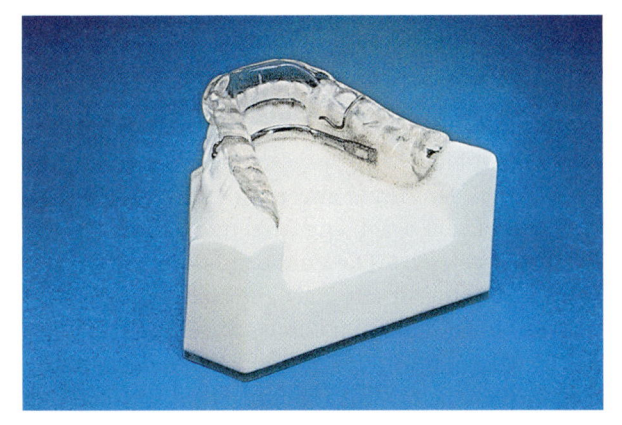

Abb. 11-13 Tanner-Schiene. Die ist eine Unterkiefer-Stabilisierungsschiene mit anteriorer Führungsgleitbahn, die den Unterkiefer nicht in zentrische Relation führen soll. Es liegen leichte Kontakte im Seitenzahnbereich vor (Great Lakes Orthodontic Laboratories).

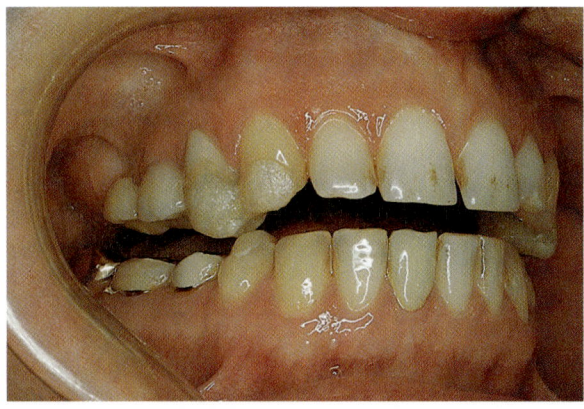

Abb. 11-14 Anteriores Pivot-Gerät. Auf die angeätzten ersten Prämolaren wurde schnell härtendes Acrylat aufgetragen („Prämolarenaufbau").

manchmal in der zweiten Phase der Unterkiefervorverlagerung verwendet.

Das Grumzat-Gerät ist ein modifiziertes Crozat-Gerät mit Stützfeldern im Molarenbereich und einer Vorschubgleitbahn aus Acrylat. So wird eine Dreipunktabstützung des Unterkiefers bewirkt. Ziel der Behandlung ist eine Dekompression des Kiefergelenks, bei der Zahnbewegungen zugelassen und möglicherweise TMD-Probleme im Verlauf kieferorthopädischer Behandlungen gelindert werden.

Eine andere Dreipunktschiene wird mit dem Ziel verwendet, eine physiologische Kondylenposition durch die Einstellung eines neuromuskulären Gleichgewichts zu erreichen. Mit der Grummons-Dreipunktschiene soll die Kieferposition stabilisiert werden, während in den ausgesparten Bereichen Maßnahmen zur kieferorthopädischen Ausrichtung

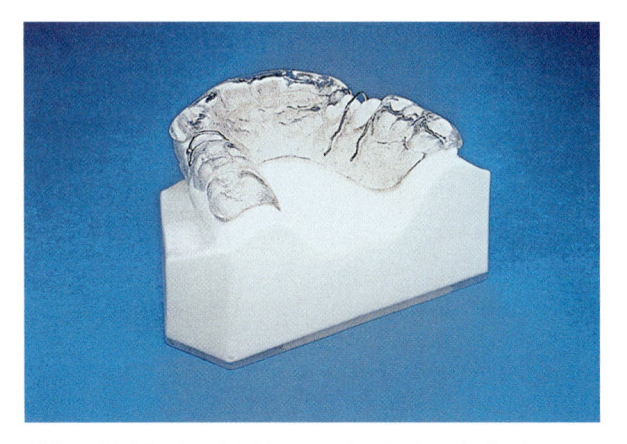

Abb. 11-15 Sved-Schiene mit Dreipunktabstützung. Dieses Gerät unterscheidet sich vom normalen Sved-Gerät durch eine gewisse posteriore Unterstützung, die jedoch eine Eruption der Prämolaren bei der mandibulären Repositionierung ermöglicht.

stattfinden können. Zu Beginn sind bei der Dreipunktschiene die Schneidezähne, Prämolaren und Molaren abgedeckt. Der Vorteil dieser Geräte gegenüber Geräten ohne Dreipunktabstützung wurde bisher nicht nachgewiesen.

11.10 Implantatschablonen

Die Insertion von Implantaten erfordert Informationen und Führung zur angestrebten Position und Achsenneigung des Implantats. Einige der Probleme im Zusammenhang mit der korrekten Insertion eines Implantats unter Einsatz von CT-Scans wurde bereits in Kapitel 1 erörtert. Die meisten implantierenden Zahnärzte setzen eine chirurgische Implantatschablone (z.B. Abb. 11-16) ein, um die Position und Achsenneigung der Implantatinsertion zu bestimmen. Die Verwendung von abgewinkelten Implantataufbauten oder nicht prothetisch versorgbaren Implantaten soll minimiert und die Belastung optimiert werden.

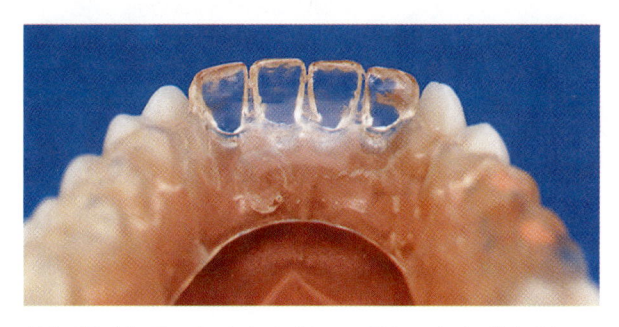

Abb. 11-16 Implantatschablone. Chirurgische Schablone für untere Schneidezähne (Space Maintainers Laboratories).

11.11 Parodontalschienen

Parodontalschienen sollen traumatische Wirkungen der Okklusion ausschalten, die funktionelle Stabilität verbessern und ein vorteilhaftes Erscheinungsbild erhalten. Temporäre Schienen dienen als unterstützende Maßnahme bei der Behandlung von fortgeschrittenen Parodontalerkrankungen zur Stabilisierung der Zähne während umfangreicher okklusaler Restaurationen. Eine provisorische Schiene wird in Grenzfällen eingesetzt, bei denen das Ergebnis einer Parodontalbehandlung zum Zeitpunkt der Planung der Initialbehandlung noch nicht vorausgesagt werden kann. Temporäre Schienen werden auch eingesetzt, um Behandlungsabläufe zu unterstützen und vorübergehend Erscheinungsbild und Funktion zu verbessern.

11.11.1 Linguale Schienung mit Drahtgitternetz/Komposit

Das Metall-Netz wird ausgeschnitten und den Lingualflächen der Zähne angepasst (Abb. 11-17a). Die Zahnoberfläche wird angeätzt und das Netz mit Komposit befestigt. Die Zähne müssen vor Applikation des Kompositmaterials gut trockengelegt werden, da Undichtigkeiten durch schlechte Adaptation Prädilektionsstellen für Sekundärkaries darstellen. Durch diese reversible Technik wird ein stabiles, dauerhaftes und ästhetisch zufriedenstellendes Ergebnis erzielt.

11.11.2 Gegossene Schienen

Diese Art von Schienen ist langlebiger als die Metallgitternetz-Kompositschienen, erfordert aber ent-

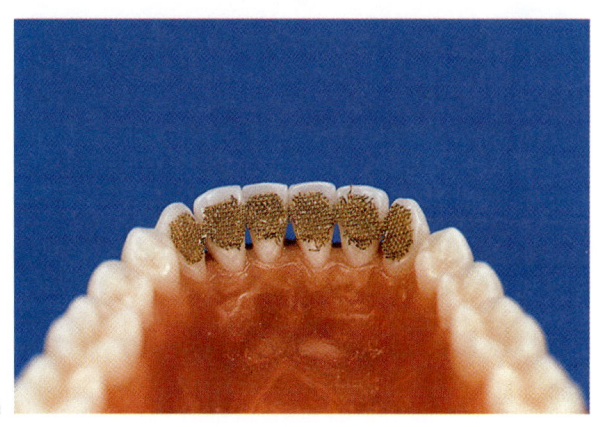

Abb. 11-17 Parodontalschienen
a) Linguale Schienung mit Metallgitternetz und Komposit.
b) Adhäsiv befestigte gegossene Schiene.

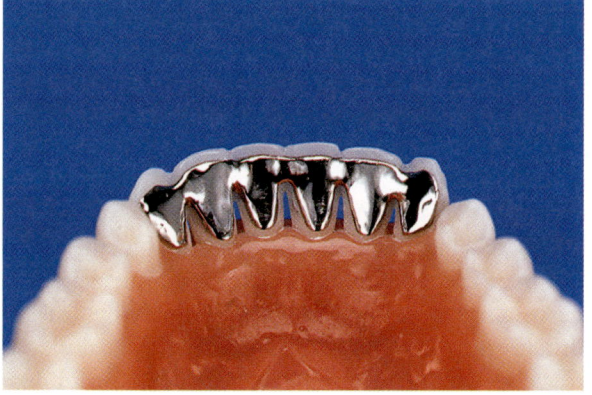

sprechende Zahnpräparationen, um die Passungen der gegossenen Schiene aufnehmen zu können (Abb. 11-17b). Auch diese Schienen werden mit Komposit adhäsiv befestigt. Eine Beweglichkeit des gesamten geschienten Zahnblocks kann auftreten, führt aber nicht zum Misserfolg, wenn die Lockerung nicht zunimmt. Insbesondere wegen der erhöhten Anforderungen an die häusliche Parodontalhygiene sind von einer solchen Schienung wohl keine langfristigen Vorteile zu erwarten.

11.11.3 Temporäre herausnehmbare Schienen

Schienen, die lediglich für die Dauer einer Parodontalbehandlung verwendet werden, müssen nicht alle Anforderungen erfüllen, die an Stabilisierungsschienen nach Abschluss der Parodontaltherapie gestellt werden. Sie können aus thermoplastischem Material angefertigt werden, um das Einsetzen und Herausnehmen zu erleichtern. Sie sind nicht für langfristige Anwendung konzipiert und sollten ersetzt werden, sobald die aktive Behandlung abgeschlossen ist.

11.12 Mundschützer

Bei korrekter Gestaltung und Anwendung können Mundschützer die Häufigkeit und die Auswirkungen von Verletzungen bei der Ausübung von Kontaktsport- und Kraftsportarten vermindern. Nicht alle Mundschützer sind auf gleiche Weise konstruiert oder gestaltet.

Ein Boxermundschutz ist als Einheit gestaltet, bei der alle Ober- und Unterkieferzähne gefasst werden. Im vorderen Teil des Geräts befinden sich drei bis vier Atemöffnungen. Bei der Konstruktionsbissnahme für die Schiene sollte die Mundöffnung ausreichen, um die Atemöffnungen unterbringen zu können. Der Unterkiefer sollte leicht vorgeschoben sein, um die Flexion des Unterkiefers zu kompensieren. Anderenfalls kann es bei dem Boxer zu einem „Glaskiefersyndrom" kommen.

Die meisten Mundschützer werden dem Oberkiefer angepasst. Je nach Sportart oder der Art des erwarteten Körperkontakts werden einige mit ein bis zwei verbundenen Schichten, andere mit einer harten Polykarbonatschicht zwischen weichen Schichten aus Ethylacetatmaterial für erhöhten Schutz bei Hochgeschwindigkeitsstößen, z.B. bei Hockey und Football, verwendet. Dreischichtige (9 mm) Mundschützer werden für die Kampfsportarten eingesetzt, ebenso Pro-Form-Mundschützer (Space Maintainers Laboratories), die aus miteinander verbundenen Schichten von im Spritzgussverfahren hergestellten, kreuzverwebten Vinylfasern bestehen. So werden eine besonders hohe Stabilität und Verwindungssteifigkeit erzielt. Zusätzlich ist eine Gaumenverstärkung aus gehärtetem Kunststoff in das Material hinter den Oberkieferzähnen eingearbeitet. Einige Mundschützer werden mit einer Schlaufe versehen, um sie an der Gesichtsschutzstange eines Footballhelms befestigen zu können. Mundschützer werden in einer Reihe von Farben (Abb. 11-18) und unter verschiedenen Bezeichnungen hergestellt. Spezielle Markenbezeichnungen dürfen nur vergeben werden, wenn die Richtlinien eingehalten werden, die von Sportverbänden erlassen wurden.

Schienen mit einer harten äußeren und einer weichen inneren Schicht sind für die Anwendung bei vorhandenen Keramik- oder Kunststoff-Veneers bestimmt.

Die posteriore MORA-Schiene aus Polyurethan wird gelegentlich bei Sportarten ohne Körperkontakt eingesetzt.

Tiefgezogene Schienen aus Acrylat oder anderen Materialien dienen manchmal als Basisplatte für die individuelle Anpassung der Schiene in der zahnärztlichen Praxis.

11.12.1 Weiche Schienen

Harte Schienen aus Acrylat werden traditionell zur Behandlung einiger Formen von TMD verwendet. Einige Studien kommen jedoch zu dem Ergebnis, dass

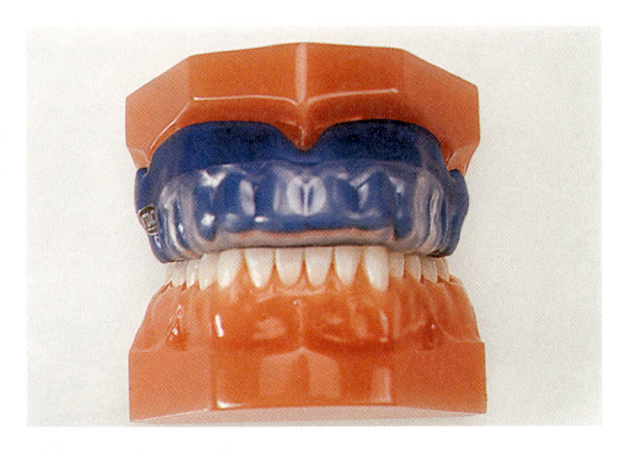

Abb. 11-18 Mundschutz.
Durch Druck und Hitze aus Laminaten geformter Mundschutz für Sportarten, bei denen mit harten Stößen oder Schlägen auf das Gesicht zu rechnen ist. Mehrschichtig, mit dünner Polykarbonateinlage an den labialen und bukkalen Zahnflächen (Space Maintainers Laboratories).

weiche, „stabilisierende" Geräte für kurze Zeiträume hilfreich sein können [18, 26]. Weiche Kunststoffüberzüge oder Schutzvorrichtungen, die bei Kontaktsportarten eingesetzt werden, werden für die Behandlung von TMD nicht empfohlen. Tatsächlich können sie sogar selbst zu TMD-Problemen führen, wenn sie nicht korrekt gestaltet werden. Ein Mundschutz, der aus einer einzigen Materiallage gleichmäßiger Schichtstärke angefertigt wird, stellt sicher, dass ein initialer Kontakt nur im distalen Molarenbereich auftritt. Um den Mund ganz zu schließen, müssen beachtliche Kräfte auf die Kiefergelenke ausgeübt werden. Abbildung 11-19a zeigt einen unsachgemäß hergestellten Mundschutz, Abbildung 11-19b einen Mundschutz mit modifizierter Freedom-in-centric. Die bukkalen Oberflächen werden gefasst, die lingualen nicht. Die Schiene wird hergestellt, indem zusätzliche Schichten Kunststoff im vorderen Teil der Schiene aufgebracht und verschmolzen werden. So können alle Zähne bei Schließbewegungen gleichmäßig okkludieren. Die Adjustierung der okklusalen Oberfläche wird mit einer Brassler-Fräse vorgenommen. Einige Mundschützer möchten diese Problematik vermeiden, indem die distalen Molaren nicht bedeckt werden; dies führt jedoch zu okklusaler Instabilität durch Elongation der Molaren (Abb. 11-20).

11.13 Schiene mit Eckzahnaufbau

Die Yin-Xinmin-Schiene (Abb. 11-21) wird mit Kontakt der Eckzähne konstruiert („okklusale Eckzahnerhöhung"), was einen therapeutischen Nutzen bei Bruxismus haben soll [27]. Bruxismus wird in Kapitel 18 besprochen.

11.14 Weitere Schienen

Wie bereits erwähnt, gibt es eine Vielzahl verschiedener Schienen (mit und ohne Namensbezeichnung).

Die plane Okklusalschiene ist eine Schiene mit vollständiger Bedeckung aller Zähne, die mit einer planen Okklusalfläche hergestellt wird. Dies ist jedoch wegen der Spee'schen Kurve und der Stellung der Frontzähne schwer zu erreichen. Die Dicke der Schiene variiert entsprechend der Abflachung der Kauebene und der Stellung von Eck- und Schneidezähnen. Sie soll bei TMD ohne Gelenkknacken wirksam sein.

Der Mini-Programmer besitzt einen planen frontalen Aufbiss, der die vertikale Dimension so weit erhöht, dass die Seitenzähne leicht außer Kontakt sind.

11.15 Geräte zur Behandlung der obstruktiven Schlafapnoe (OSA)

Eine ganze Reihe von Geräten wird zur Behandlung des Schnarchens und der obstruktiven Schlafapnoe eingesetzt. Einige ähneln miteinander verschmolzenen Oberkiefer- und Unterkieferstabilisationsschienen, z.B. das Gerät zur nächtlichen Offenhaltung der Atemwege (NAPA = Nocturnal Airway Patency Appliance; Abb. 11-22) [6]. Andere sind eher mit

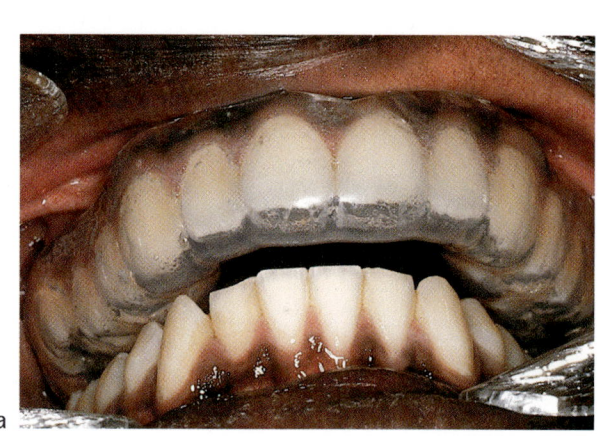

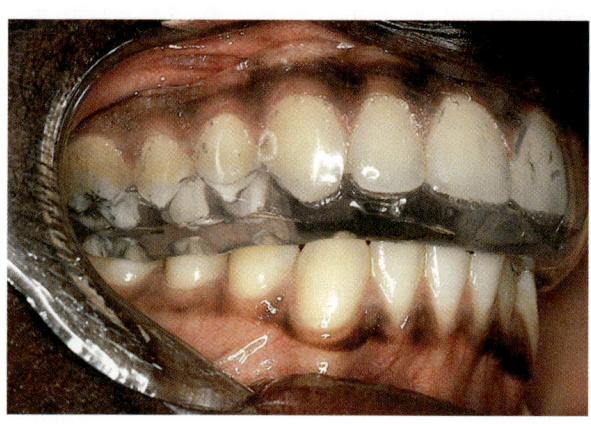

Abb. 11-19 Okklusale Kontakte auf Mundschützern. Unsachgemäß hergestellte Mundschützer, die beim Sport getragen werden, können beim Mundschluss durch Scharnierbewegungen nur um die Molaren zu TMD führen.
a) Tiefgezogener Mundschutz aus nur einer Schicht Kunststoff, bei dem vollständiger Mundschluss nur durch Ausübung sehr großer Kräfte auf die distalen Molaren möglich ist, die die Kiefergelenke sehr stark belasten.
b) Mundschutz mit gleichzeitigem Kontakt aller Zähne, auch beim Mundschluss ohne große Kräfte. Wird nicht für TMD verwendet.

11.16 Zusammenfassung

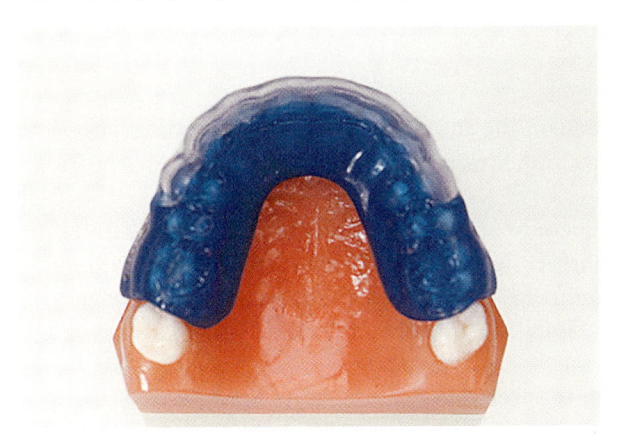

Abb. 11-20 Mundschutz mit unzureichender okklusaler Abdeckung. Nicht abgedeckte distale Molaren sind eine ungeeignete Lösung, um Kompressionskräfte auf die Kiefergelenke durch Vorkontakt auf dem distalen Abschluss des Mundschutzes zu vermeiden, der beim Mundschluss auftritt, z. B. beim Pressen.

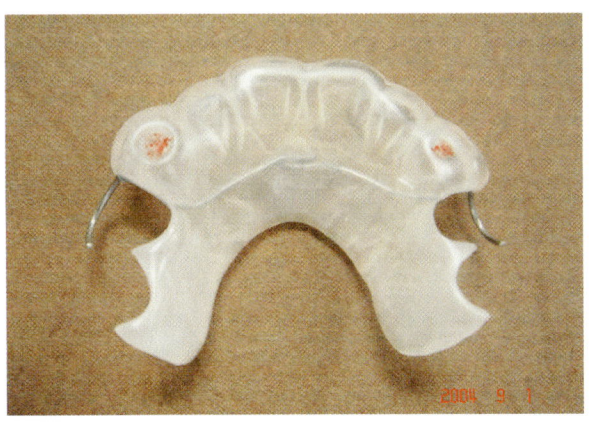

Abb. 11-21 Schiene mit Eckzahnerhöhung. Oberkieferschiene mit erhöhten Eckzahnkontakten zur Disklusion von Front- und Seitenzähnen.

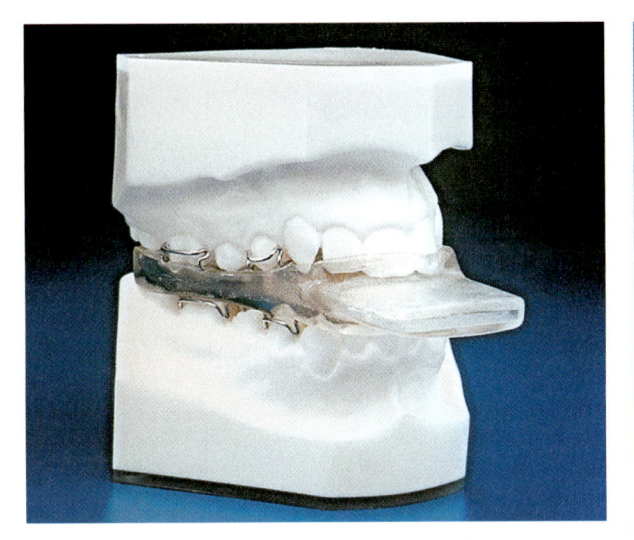

Abb. 11-22 Nocturnal Airway Patency Appliance – NAPA-Gerät. Zur Behandlung von Schnarchen und OSA (Great Lakes Orthodontics).

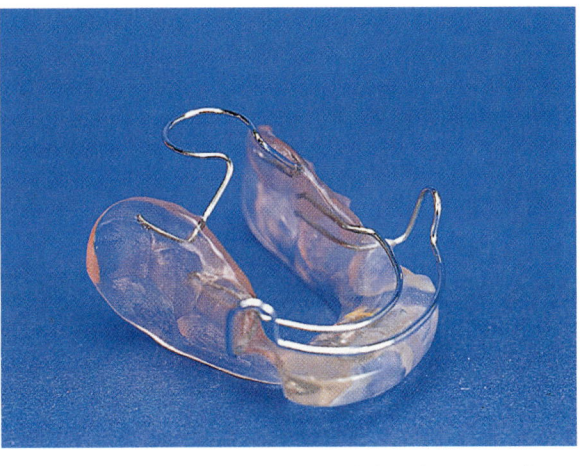

Abb. 11-23 Bionator. Gelegentlich bei der TMD-Therapie zur Vorverlagerung des Unterkiefers eingesetzt, erweitert die Zahnbogen geringfügig und erlaubt kontrollierten Durchbruch von Molaren und Prämolaren (Space Maintainers Laboratories).

funktionskieferorthopädischen Apparaturen zu vergleichen, z. B. Bionator (Abb. 11-23), orthopädischer Korrektor. Beide Geräte verlagern jedoch den Unterkiefer nach vorn und erhöhen so die vertikale Dimension. Mit OSA-Geräten wird keine Repositionierung des Kondylus-Diskus-Komplexes des Kiefergelenks angestrebt. Weitere Geräte wie z. B. SnorEx [21] werden zusammen mit anderen Geräten zur Behandlung der obstruktiven Schlafapnoe in Kapitel 17 beschrieben.

Zusammenfassung

Die Vielzahl der unterschiedlichen Arten von Schienen, die in der Zahnmedizin praktisch angewandt werden, entspricht der Vielfalt der Gründe für ihren Einsatz. Dies wurde bereits in Abschnitt 11.1 dieses Kapitels ausgeführt.

Heute stimmt man darin überein, dass die Initialbehandlung von TMD zunächst aus konservativer Therapie, also aus reversiblen Behandlungsmaßnahmen, besteht. Dazu gehören Pharmaka ohne Suchtpotential, Einschränkung zäher Speisen, Begrenzung der Gelenkbelastung, Muskelübungen und, insbesondere bei Patienten mit Parafunktionen, Stabilisierungsschienen ohne Veränderung von Okklusion oder Kieferposition.

Eine konservative Behandlung mit einer Stabilisierungsschiene hat eine hohe Erfolgsrate. Sie ist der fluktuierenden Natur von TMD mit Exazerbationen, Ruhephasen und Remissionen angemessen. Allerdings verbleiben einige wenige Patienten mit persistierenden Schmerzen, die durch konservative Behandlung nicht gelindert werden. Diese Patienten wurden mit verschiedenen Geräten zur anterioren Repositionierung des Unterkiefers sowie chirurgischen Verfahren behandelt. Diese Behandlungsmethoden waren aber nicht so erfolgreich, wie man ursprünglich gehofft hatte. Die Erfolgswahrscheinlichkeit dieser Therapie kann jedoch durch strenge Indikationsstellung verbessert werden.

12 Patientenmanagement bei Gelenk- und Muskelerkrankungen

Inhalt

12.1	**Der Patient: Interaktionen von Körper und Psyche**	250
	12.1.1 Diagnostische Unsicherheit und Patientenmanagement	250
	12.1.2 Initiale Therapie	251
12.2	**Symptom- und Patientenprofile**	251
12.3	**Therapierichtlinien**	251
	12.3.1 Diagnose und Therapie	252
	12.3.2 Remission und Linderung der Symptome	252
	12.3.3 Wiederkehrende Symptome	253
	12.3.4 Das Behandlungsergebnis beeinflussende Faktoren	253
12.4	**Muskelfunktionsstörungen: Behandlungsrichtlinien**	253
12.5	**Notfallversorgung: Behandlungsprinzipien**	255
	12.5.1 Unfallverletzungen	255
	12.5.2 Trismus	255
	12.5.3 Kiefersperre und Dislokation des Kondylus	255
	12.5.4 Akute interne Störung mit Reposition	256
	12.5.5 Akute interne Störung ohne Reposition	256
	12.5.6 Stauchung und Dehnung nach Trauma	257
	12.5.7 Adhäsionen und Perforationen von Ligament und Diskus	257
	12.5.8 Degenerative Gelenkerkrankungen	257
12.6	**Langzeittherapie: Richtlinien**	257
	12.6.1 Chronische Muskelerkrankungen	258
	12.6.2 Rheumatische Erkrankungen	258
	12.6.3 Traumatische, akute und chronische Arthritis	260
	12.6.4 Kiefergelenkstörungen	261
	12.6.5 Kopfschmerz vom Spannungstyp	261
	12.6.6 Phantom-Biss	261
	12.6.7 Hals-, Nasen-, Ohrenerkrankungen	261
	12.6.8 Patienten mit chronischen Schmerzen	262
12.7	**Trends in der Behandlung von TMD**	263

Grundlagen für einen Ansatz zur Behandlung von Patienten mit TMD sind in vorausgegangenen Kapiteln dargestellt worden, insbesondere in Kapitel 6 und 7. Dort wurden die diagnostischen Voraussetzungen für die Behandlung und Betreuung von Patienten beschrieben, einschließlich der Vorgehensweisen für somatische Achse-I- und psychologische und psychosoziale Achse-II-Beurteilungen. Ausgehend von diesen mehrachsigen Beurteilungen setzt die Patientenbehandlung mit den für die somatische Diagnose und den psychosozialen Status des Patienten geeignetsten Maßnahmen ein.

Die Feststellung des Hauptanliegens des Patienten und seines Umgangs damit ist für eine effektive Patientenführung erforderlich. Verschiedene Patienten können auf Standardmaßnahmen bei gleicher TMD-Erkrankung unterschiedlich ansprechen, oft in Abhängigkeit von ihrem psychologischen Profil [20]. Obwohl der klinische Nutzen psychologischer Klassifikationen umstritten ist [19], wird durch das in Kapitel 7 angegebene mehrachsige diagnostische System sichergestellt, dass alle für die Patientenbehandlung und die Erfolgsprognose wertvollen Informationen erfasst werden [6]. Zur erfolgreichen Behandlung von TMD-Patienten mit chronischem Schmerz sind sowohl zahnärztliche (z.B. intraorale Geräte), als auch psychologische (z.B. Training von Techniken zur Stressbewältigung) Behandlungsansätze von Bedeutung [25].

12.1 Der Patient: Interaktionen von Körper und Psyche

Für die Ätiologie von TMD wird häufig eine starke psychische Komponente angenommen, da offensichtlich psychosoziale Faktoren wie Stress, Angst und Depression eine wichtige Rolle spielen und die Ausprägung von Symptomen beeinflussen [7, 21]. Diese psychologischen Faktoren werden im Rahmen der in Kapitel 7 erörterten RDC berücksichtigt. Unabhängig von den klinischen Anzeichen kann sich ein Teil der Patienten leicht an die Schmerzen und Funktionsstörungen bei TMD anpassen, während bei anderen psychische Belastungen entstehen [3].

Differentialdiagnostisch lässt sich unterscheiden, ob TMD vorwiegend die Muskeln, die Gelenke oder beide betreffen. Eine genaue Diagnose und adäquate Patientenbehandlung werden jedoch schwierig, wenn nebeneinander sich überschneidende Symptome wie Kopfschmerz, Nackenschmerz, Allgemeinerkrankungen und affektive Störungen vorliegen, wie in Kapitel 4 und 5 dargestellt.

Dementsprechend ist der Behandlungserfolg abhängig davon, ob die Interaktion zwischen Achse-I- und Achse-II-Faktoren richtig eingeschätzt wurde. So leidet z.B. ein Patient, der die Fragen 19 und 20 im Eigenanamnese-Fragebogen (Tab. 7-1) mit „Ja" beantwortet, sehr wahrscheinlich unter einer Depression; umgekehrt deuten hier verneinende Antworten darauf hin, dass keine Depression vorliegt [26]. Der Behandler sollte nach oralen Habits, Depression, Angst, belastenden Lebensereignissen und übermäßiger Inanspruchnahme des Gesundheitswesens forschen. Eingehendere psychologische Untersuchungsinstrumentarien wie der MMPI (Minnesota Multiphasischer Persönlichkeitsfragebogen) sind für die Routine-Screening-Untersuchung nicht erforderlich [21].

Patienten mit chronischen Schmerzen zeigen eine hohe Prävalenz von gleichzeitig auftretenden psychiatrischen Erkrankungen. Im Allgemeinen sind bei davon Betroffenen Verbesserungen durch Standardbehandlungen für chronischen Schmerz weniger wahrscheinlich [27]. Mit Hilfe der RDC [6] aus Kapitel 7 lässt sich eine Chronifizierung akuter TMD voraussagen [10]. In Abhängigkeit von der physiologischen Grundlage der TMD-Erkrankung können verschiedene Faktoren relevant für die Vorhersage zusätzlichen Behandlungsbedarfs sein [8].

Die diagnostischen Achse-II-Kriterien aus Kapitel 7 können dazu dienen, die Stärke der Wechselwirkung zwischen der körperlichen Erkrankung und dem psychologischen Zustand des Patienten zu bestimmen. Alle Patienten, bei denen die in Kapitel 4 bis 7 dargestellten Kriterien für die Diagnose „chronischer Schmerz" erfüllt sind, sollten wegen der komplexen körperlichen und psychosomatischen Wirkungsbeziehungsgeflechte bei chronischem Schmerz auf biopsychosoziale Störungen hin untersucht werden. Die in Kapitel 7 erörterten wesentlichen Achse-II-Erhebungen zeigen geeignete psychometrische Eigenschaften für eine eingehende Beurteilung und Behandlung von TMD-Patienten [6].

12.1.1 Diagnostische Unsicherheit und Patientenmanagement

Die Heterogenität der Patientengruppe, das Fehlen gesicherter ätiologischer Faktoren und der Mangel an Richtlinien [4] sowie die diagnostische Unsicherheit hat für die meisten TMD-Erkrankungen zu einer

Übereinstimmung bezüglich der Notwendigkeit einer konservativen oder palliativen Therapie geführt [1]. Dennoch gibt es bei folgenden Fragen noch keine Übereinstimmung:
- Welche der konservativen Therapieformen sind tatsächlich anwendbar, effektiv und zuverlässig?
- Wann und bei welchen Formen von TMD ist eine aggressive oder irreversible Therapie berechtigt?
- Wie und von wem sollen die Patienten mit chronischem TMD-Schmerz, aber auch mit anderen Arten von chronischem orofazialem Schmerz betreut werden?

Diese kontrovers diskutierten Fragen werden hier mit Bezug zur reversiblen oder irreversiblen Therapie der TMD betrachtet.

12.1.2 Initiale Therapie

Die Indikationen für eine Initialbehandlung von TMD wurden bereits in Kapitel 7 und 8 besprochen. Wie bereits definiert, versteht man unter konservativer Therapie reversible Therapieformen. In einigen Fällen werden die Begriffe bedingt irreversibel und irreversibel zur näheren Bezeichnung der Therapieformen verwendet. Unter bedingt irreversibler Therapie versteht man die okklusale Anpassung von Restaurationen (insbesondere erst kürzlich eingegliederter Restaurationen), die okklusale Faktoren einer TMD darstellen. Die Begriffe palliativ, provisorisch und „Erste Hilfe" werden in einem nachfolgenden Kapitel besprochen.

12.2 Symptom- und Patientenprofile

Symptomprofile für Patienten mit TMD können für Forschungszwecke erstellt werden, wie dies in Tabelle 12-1 gezeigt wird. Der relative Prozentsatz der Patienten in den verschiedenen Symptomgruppen wurde folgendermaßen angegeben:
- Gruppe mit Muskelerkrankungen etwa 33 %
- Gruppe mit interner Störung mit Reposition etwa 20 %
- Gruppe mit interner Störung ohne Reposition etwa 6 %
- Gruppe mit Arthritis oder Arthrose etwa 8 %
- Gemischte Gruppe etwa 33 %

Innerhalb dieser Gruppen können nur wenige Patienten als chronische Schmerzpatienten identifiziert werden.

Tabelle 12-1 kann nicht alle möglichen Profile darstellen, hebt aber die häufigsten klinischen Erfahrungen hervor.

Tab. 12-1 Einige Symptomprofile von TMD-Patienten

Initial mäßiger bis starker Schmerz, oft nach einem geringfügigen Kau- oder Traumaereignis, lokalisiert vor oder im Kiefergelenk. Abklingen in sieben bis zehn Tagen mit oder ohne Therapie
Verhältnismäßig starker fluktuierender Schmerz, überwiegend myogenen Ursprungs, zeitweise auf Kopf- und Halsmuskeln übergreifend und mit generalisierten Muskel- und Gelenkbeschwerden kombiniert, in einigen Fällen psychosoziale Probleme
Interne Störung mit Diskusverlagerung und Einfangen: wird als eine verhältnismäßig leichte Erkrankung eingestuft
Interne Störung ohne Reposition: wird als eine verhältnismäßig schwere und schmerzhafte Erkrankung betrachtet, oft kombiniert mit Kopfschmerz
Arthritis mit einer progressiven internen Störung in der Anamnese oder primäre Arthritis ohne Blockierungsursache als Ausdruck einer generalisierten Gelenkerkrankung. Kann episodischen Charakter aufweisen oder für Monate akut schmerzhaft sein
Schmerz aufgrund einer Dysfunktion: persistierender Schmerz mit Funktionsstörung sowie psychischer und sozialer Einschränkung, was nicht unbedingt in eines der o. g. Profile passt

12.3 Therapierichtlinien

Palliative Therapie ist symptomatische Therapie, die als primäres Ziel eine schnelle Schmerzlinderung oder das Nachlassen der Fehlfunktion verfolgt, nicht die Beseitigung kausaler Faktoren, die bis jetzt nicht identifiziert wurden oder nicht identifiziert werden können.

Der Begriff provisorische Therapie bezeichnet die Therapie, die nicht nur die unmittelbare Symptomlinderung, sondern auch eine Langzeitbeherrschung von TMD beabsichtigt.

Der Begriff „Erste Hilfe" bedeutet eine palliative Therapie, bestehend aus Physiotherapie, Beratung über Muskelentspannung und Informationen über die verschriebenen Medikamente. Wie die palliative Therapie basiert auch eine provisorische Therapie auf einer vorläufigen Diagnose, also einer Diagnose, die nichts über die kausalen Faktoren aussagt, aber die Zuordnung zu einer TMD-Kategorie ermöglicht.

Eine prinzipielle Anforderung an die provisorische Therapie besteht darin, dass sie weder irreversible Veränderungen verursacht noch das Potential besitzt, solche irreversiblen Veränderungen herbeizuführen. Somit wird also eine TMD-Therapie, die keine irreversiblen Veränderungen verursacht, als konservative Therapie definiert.

Eine neue Therapie für TMD sollte nicht kritiklos übernommen werden. Unglücklicherweise wird der Erfolg oft daran gemessen, wie gut ein Patient initial auf die Anwendung einer neuen Therapieform anspricht. Jedoch hat aufgrund des zyklischen Verlaufs der TMD in den meisten Fällen jede Therapieform bei Abwesenheit von Kontrollen eine hohe anfängliche Erfolgsrate. Ein Plazeboeffekt ist bei mindestens 40% der untersuchten Fälle mit oder ohne Therapie nachweisbar. Der Zahnarzt sollte in einer Gruppe von klinischen Patienten nichts anderes erwarten. Er sollte für eine Behandlung sorgen, die sich über einen angemessen langen Zeitraum als gleichbleibend wirksam erwiesen hat.

12.3.1 Diagnose und Therapie

Die Therapie sollte auf der Grundlage einer Diagnose mit adäquater Sensitivität, Spezifität und Vorhersagbarkeit bestimmt werden. Die Diagnosekriterien für TMD basieren auf der Patientenanamnese und der klinischen Untersuchung. Obwohl die Zuverlässigkeit und die Gültigkeit dieser diagnostischen Kriterien nicht optimal sind, stehen gegenwärtig noch keine besseren zur Verfügung.

Dies bedeutet nicht, dass es keine Unsicherheiten hinsichtlich Diagnose oder Therapie gibt, sondern unterstützt das Konzept einer sowohl reversiblen als auch palliativen initialen Behandlung. Die Behandlung sollte nicht begonnen werden, ehe zumindest eine vorläufige Diagnosestellung erfolgt ist, ebenso eine Evaluierung psychologischer und verhaltensbezogener Faktoren, einschließlich anamnestischer stressbedingter Erkrankungen, von Hinweisen auf Drogenmissbrauch, ausgeprägte Ängste oder Depressionen, wiederholten Misserfolgen bei konventionellen Therapien, vagen Angaben über Schmerzen. Angststörungen, Depression und affektive Störungen wurden in Kapitel 5 besprochen. Bei der wirksamen somatischen Therapie von TMD müssen die zahnärztlichen Auswirkungen von Angststörungen mit berücksichtigt werden [14].

Die Diagnosestellung kann komplex sein. Die initiale Reaktion auf die palliative Therapie kann eine Überarbeitung der vorläufigen Diagnose erfordern, insbesondere dann, wenn der Therapieerfolg nicht den Erwartungen entspricht. Obwohl einige Patienten eine aggressivere Therapieform verlangen, wenn ihr Schmerz nicht innerhalb von ein bis zwei Tagen abgeklungen ist oder zumindest signifikant abgenommen hat, ist der Zahnarzt nicht gut beraten, wenn er Medikamente mit einem hohen Missbrauchs- oder Abhängigkeitspotential verschreibt oder irreversible Therapieformen einsetzt. Der akute Schmerz kann normalerweise mit konservativen Mitteln effektiv behandelt werden, wenn der Patient nicht ein psychisches Problem aufweist. Opiatderivate werden vorsichtig für die kurzfristige Behandlung akuter starker Schmerzzustände verwendet.

Wenn der Patient unter Schlaf- und Essstörungen, Appetitmangel oder Gewichtsverlust leidet und kein Interesse mehr an der eigenen Lebensqualität zeigt, muss geprüft werden, ob ein psychisches Leiden vorliegt. Für einen Patienten mit einer langen Schmerzanamnese kann eine psychologische Untersuchung als Bestandteil einer schrittweisen Diagnosestellung erforderlich sein.

Mangelnder Fortschritt hinsichtlich der weiteren Symptomreduktion nach anfänglichem Ansprechen auf die Therapie kann weiterführende diagnostische Tests, eine Änderung der Diagnose oder Änderung der Behandlung erfordern. Dennoch ist die diagnostische Unsicherheit an sich kein Anlass für die Durchführung einer ganzen Reihe von diagnostischen Tests mit der Hoffnung, eine versteckte Erkrankung zu erkennen. Die Entscheidung für weitere diagnostische Testverfahren sollte auf spezifische Kriterien gestützt werden, und die erwarteten Informationen (negative oder positive) sollten in Form einer Änderung der Diagnose, Prognose oder Therapie direkt anwendbar sein. Es ist unwahrscheinlich, dass kostspielige Spezialtests der Diagnose und Therapie eines Patienten mit einem gutartigen chronischen Schmerz zugute kommen. Es gibt, wenn überhaupt, wenige diagnostische Testverfahren für TMD, die die Anforderungen an Zuverlässigkeit, Sensibilität, Spezifität und Vorhersagbarkeit erfüllen.

12.3.2 Remission und Linderung der Symptome

Wenn ein Patient zum ersten Mal wegen TMD behandelt wird, kann ein überraschend großer Therapieerfolg zu der Annahme verleiten, dass eine bestimmte Therapie besonders effektiv war. Dennoch ist es möglich, dass eine Spontanremission aufgetreten oder die Schmerzlinderung im Wesentlichen durch einen Plazeboeffekt entstanden ist.

> Eine anhaltende Linderung der schmerzhaften TMD erfolgt im Allgemeinen nicht innerhalb einer kurzen Zeitspanne von Minuten oder Stunden; daher sollten die Patienten über den wahrscheinlichen Heilungsverlauf beraten werden.

Wie die meisten Gelenke und Muskeln des Körpers neigen auch die von Kopf und Nacken zu einer eher langsamen Heilung nach einer Verletzung. Darüber hinaus kann, wenn nicht alle Faktoren durch die Therapie eliminiert oder kontrolliert werden, die Reaktion auf die Therapie noch langsamer eintreten, was mehr die Selbstheilungseffekte als die Wirkung der Therapie widerspiegelt.

Da die meisten TMD einen episodischen und selbstlimitierenden Charakter aufweisen, tendiert man dazu, die Behandlung für alle Formen von TMD nur mit Medikamenten, physikalischer Therapie und Übungen zu beginnen. Dahinter steht die Vorstellung, dass jede Erkrankung ohne irgendeine Form von okklusaler Therapie effektiv behandelt werden könne. Obwohl die symptomatische Therapie und Beobachtung die adäquate Initialbehandlung für einige Erkrankungen darstellen können, hilft bei einem hohen Prozentsatz von Patienten mit schmerzhafter Muskeldysfunktion eine vernünftige okklusale Therapie, beispielsweise mit Aufbissschienen. Ebenso können viele Patienten, die an einem verbliebenen Gelenkschaden in Verbindung mit Arthritis oder Arthrose leiden, mit einer okklusalen Therapie versorgt werden, auch wenn damit die eigentliche Ursache der Erkrankung nicht „geheilt" wird.

12.3.3 Wiederkehrende Symptome

Das erneute Auftreten von TMD scheint häufiger vorzukommen, wenn die Initialtherapie nicht angemessen war und beispielsweise eine kurzfristige Therapie anstelle der benötigten Langzeitbetreuung des Patienten durchgeführt wurde. Ein einmaliges Traumaereignis mit rapidem Abklingen der Symptome kann nicht in derselben Weise betrachtet werden wie eine Anamnese, die verhältnismäßig seltene, scheinbar zusammenhanglose Episoden mit Beschwerden aufweist, wobei das initiale Trauma schon längst vergessen ist. Das diagnostische und therapeutische Interesse gilt nicht etwa einer unwahrscheinlichen Progression der Erkrankung in ein fortgeschritteneres Stadium, sondern der Erforschung von Faktoren (z. B. okklusale Interferenzen, Knirschen und Pressen, Habits, sportliche Aktivitäten, Beruf), die Ursachen wiederkehrender Episoden von Schmerz oder Funktionsstörungen darstellen können.

12.3.4 Das Behandlungsergebnis beeinflussende Faktoren

Mehrere Faktoren können das Therapieergebnis bei TMD beeinflussen. Dazu gehören:
- Parafunktionen: Bruxismus, Pressen und Knirschen
- Beißgewohnheiten: Fingernägel, Bleistift, Füller, Eis, Lippen, Wange
- Ernährung: feste Lebensmittel, die man intensiv kauen muss
- Okklusale Interferenzen
- Psychische Faktoren: Angstzustände, Depressionen
- Hobbys: Singen, Spielen von Musikinstrumenten (Blasinstrumente, Geige)
- Beruf: Arbeit an Tastaturen (Computer, Klavier), Sprechberufe, Singen, Heben schwerer Lasten, übermäßige Beanspruchung der Hals- und Schultermuskulatur
- Sport: unzulängliche Mundschützer, Gewichtheben, isometrische Übungen, Jogging

12.4 Muskelfunktionsstörungen: Behandlungsrichtlinien

Die Myalgie wird im Allgemeinen durch Muskelermüdung verursacht, eher in Verbindung mit Muskelhyperaktivität als mit Muskelspasmen (zu den diagnostischen Kriterien s. a. Tab. 6-1). Muskelhyperaktivität bezieht sich auf muskuläre Kontraktionen, die über die funktionelle Beanspruchung hinaus andauern. Die Muskelaktivität kann sowohl durch okklusale Faktoren als auch durch zentralnervöse Aktivität gesteigert werden. Umgekehrt kann sie durch okklusale Therapie und psychologisches Training (Verhaltensänderung) herabgesetzt werden.

Die Myalgie mit milden Symptomen an der Kaumuskulatur kann noch ein bis zwei Wochen nach einer physikalischen Therapie (Übungen, feuchte Wärme), Gabe von Muskelrelaxanzien und Beratung persistieren. In solchen Fällen ist die Ursache der Myalgie weiterhin vorhanden oder kann Teil einer bis jetzt übersehenen generalisierten Muskelerkrankung sein. Die Behandlung von generalisierten chronischen Myalgiesyndromen gehört nicht zu den zahnärztlichen Aufgaben, obwohl die lokalen Aspekte der Therapie doch von Bedeutung sind. Wenn die Myalgie sich auf die Kaumuskeln beschränkt und keine Triggerpunkte für den myofaszialen Schmerz vorhanden sind, bleibt die Diagnose einer einfachen Myalgie unverändert. Kausale und erschwerende Faktoren sollten überprüft werden. Wenn kein solcher Faktor festgestellt werden kann, wird die Anwendung einer okklusalen Aufbissschiene empfohlen.

> Die physikalische Therapie beinhaltet feuchtwarme Umschläge, geeignete isometrische Übungen, passive Streckung, TENS (transkutane elektrische Nervenstimulation) und Verhaltensänderung durch Biofeedback, Entspannung und kognitives Bewusstsein.

Diese Aspekte der Behandlung wurden bereits in Kapitel 8 und 9 abgehandelt. Eine Myalgie mit mäßigen bis schweren Symptomen ohne Nachweis einer Funktionsstörung des Kiefergelenks kann wie die einfache Myalgie behandelt werden. Die Symptome bestehen jedoch länger und sprechen auf die initiale Therapie oft langsamer an, insbesondere wenn kausale oder erschwerende Faktoren der Myalgie weiterhin vorhanden sind (s. Tab. 12-2). Die Möglichkeit, dass ein myofaszialer Schmerz vorliegt, sollte in Betracht gezogen werden. Wenn Triggerpunkte vorliegen, sollten kühlende Sprays und Muskeldehnung erwogen werden. Wenn die Symptome persistieren und nach etwa zwei Wochen nicht deutlich zurückgehen, wird die Verwendung einer okklusalen Aufbissschiene empfohlen. Bei Vorliegen von Parafunktionen wird die Schiene als Bestandteil der initialen Therapie vorgeschlagen.

Bei einer medikamentösen Therapie der akuten Myalgie können nichtsteroidale Antiphlogistika wirksam sein. Wenn indiziert, können auch Antidepressiva nützlich sein, wobei diese nur nach Rücksprache mit dem betreuenden Arzt des Patienten eingesetzt werden. Während der akuten Phase der Myalgie wurden Sedativa, Hypnotika und Muskelrelaxanzien wirkungsvoll eingesetzt. Es muss jedoch darauf geachtet werden, dass der Patient von diesen Medikamenten nicht abhängig wird. Nach der initialen Therapiephase sind Muskelübungen angebracht.

Myofaszialer Schmerz mit Funktionsstörung des Unterkiefers weist die gleichen Symptome auf wie andere Myalgiearten, mit zusätzlicher Einschränkung der maximalen Mundöffnung (< 40 mm), Abweichung des Unterkiefers beim Öffnen zur betroffenen Seite und variablen Bissveränderungen. Im Allgemeinen schließt die initiale Therapie ergänzend zu Beratung, physikalischer Therapie und angemessener medikamentöser Therapie (Analgetika, Muskelrelaxanzien) auch die Anwendung einer okklusalen Aufbissschiene ein. Die Entstehung von Schmerz von einem bestimmten druckschmerzhaften Punkt in einem Muskel aus wird einem myofaszialen Triggerpunkt zugeordnet. Wenn der Muskel während der Applikation eines Kältesprays auf diesen Punkt gestreckt wird, klingt der Druckschmerz ab, und die Schmerzübertragung wird beseitigt. Die Anwendung von Spray und Dehnung wurde als eine brauchbare Ergänzung zur Übungstherapie gewertet. Da Triggerpunkte oft passiv vorhanden sind, ist die Diagnose von myofaszialem Schmerz häufig nicht sehr zufriedenstellend. Die Behandlung der Triggerpunkte bringt keinen Gewinn in der Behandlung von schmerzhaften Diskus- und Gelenkerkrankungen. Triggerpunkte sind für die diagnostische Kategorie myofaszialer Schmerz mit Funktionsstörung des Unterkiefers nicht erforderlich. Wie bei Myalgien kann das Vorhandensein erschwerender Faktoren die Behandlung verlängern.

Die mit TMD verbundene Myalgie weist dieselben Symptome wie die einfache Myalgie sowie einige der Kriterien auf, die mit TMD zusammenhängen. Die muskulären Symptome können jedoch im Vordergrund stehen. Im Allgemeinen besteht die initiale Therapie bei der Myalgie mit leichten bis mittelschweren TMD aus folgenden Maßnahmen:

- Beratung
- Analgesie
- Feuchte Wärme
- Übungen
- Verhaltensänderung

Für eine Langzeitbehandlung ist es normalerweise erforderlich, eine okklusale Aufbissschiene zu verwenden.

Die Schiene wird 24 Stunden täglich getragen, bis die Symptome abgeklungen sind. Die Symptome können jedoch persistieren oder sogar exazerbieren, wenn der Patient die Schiene nur abends oder während des Schlafs trägt. Ebenso können die Symptome bestehen bleiben, wenn die Schiene nicht korrekt angepasst wurde, oder wiederkehren, wenn der Patient das Gerät nicht trägt. Die gängige Entschuldigung lautet meist: „Ich dachte, ich müsste die

Schiene nicht mehr tragen, weil meine Symptome verschwunden sind." Dabei ist zu bedenken, dass TMD-Symptome oft spontan für Tage oder Wochen verschwinden (statistisch ausgedrückt: „zum Mittelwert zurückkehren"), um anschließend erneut aufzutreten.

Eine Exazerbation der Erkrankung tritt am ehesten auf, wenn okklusale Faktoren vorhanden sind, die die Muskelaktivität beeinträchtigen. Diese Aspekte werden in Kapitel 14 und 15 besprochen. Die Anpassung der Schiene über einen Zeitraum von mehreren Monaten ist erforderlich, um möglicherweise auftretende Exazerbationen zu kontrollieren. Nicht selten stagniert der therapeutische Fortschritt bei der Linderung der Symptome auf einem bestimmten Niveau, bedingt durch okklusale, berufliche und andere (Freizeitbeschäftigung) Faktoren (s. Tab. 12-2), die die Muskeln und Gelenke tagsüber ungünstig beeinflussen, wenn die Schiene nicht getragen wird. Wenn nach etwa sechs Monaten kein erneutes Auftreten der Symptome mehr beobachtet wurde, kann der Patient damit beginnen, die Schiene nur noch bei Bedarf zu tragen. Es ist jedoch in einigen Fällen erforderlich, eine okklusale Anpassung durchzuführen, bevor der Patient ganz auf die Schiene verzichten kann. Für Bruxismus-Patienten ist die Anwendung der Schiene normalerweise für einen unbefristeten Zeitraum erforderlich.

12.5 Notfallversorgung: Behandlungsprinzipien

Patienten mit akutem oder mäßigem Schmerz in Verbindung mit Trauma, einer internen Störung (Diskusverlagerung ohne Reposition), Muskelkontraktur, Trismus oder Unterkieferluxation benötigen oft eine Notfallbehandlung.

12.5.1 Unfallverletzungen

Verletzungen bei Autounfällen und Kontaktsportarten können zu Frakturen der Gesichtsknochen einschließlich der Kondylen und der Fossae mandibulares führen. Die meisten Patienten mit schweren Kopf- und Gesichtsverletzungen werden in die Notaufnahme eines Krankenhauses gebracht. Jedoch scheint in manchen Fällen das Trauma nicht besonders schwer zu sein und wird dem natürlichen Heilungsverlauf überlassen, so dass der Patient nur aufgrund von Schmerzen im Kieferbereich und gestörter Okklusion im Bereich der hinteren Zähne den Zahnarzt konsultiert. Solche Unfälle entstehen meist bei Kontaktsportarten, und die Symptome verschlimmern sich innerhalb von ein bis zwei Tagen. Wenn der Patient kurz nach dem Ereignis den Zahnarzt aufsucht, besteht die Therapie in kalten Umschlägen und einem Analgetikum. Die Anamnese und die Untersuchung können jedoch auf das Vorhandensein einer Fraktur hinweisen, und der Patient sollte dann an einen Spezialisten überwiesen werden. Sehr schmale Frakturlinien können unbemerkt bleiben, bis der Patient auf die Therapie nicht erwartungsgemäß anspricht und eine Röntgenuntersuchung durchgeführt wird. Eine Überweisung des Patienten ist außerdem immer indiziert, wenn posttraumatische Kopfschmerzen angegeben werden.

12.5.2 Trismus

Eine schmerzhafte Einschränkung der Unterkieferöffnung (Kieferklemme oder Trismus) tritt in der Regel nach Leitungsanästhesie im Unterkiefer auf, wenn dabei der M. pterygoideus medialis verletzt wurde. Die Behandlung besteht aus warmen Kochsalzspülungen, einem geeigneten Analgetikum und Öffnungsübungen, wenn der akute Schmerz abgeklungen ist.

Eine Kieferklemme kann auch traumatisch durch eine Sportverletzung entstehen; Kälteapplikation im Verletzungsbereich ist normalerweise der erste Behandlungsschritt, wobei an die mögliche Notwendigkeit einer radiologischen Beurteilung gedacht werden sollte.

12.5.3 Kiefersperre und Dislokation des Kondylus

Bei der Kieferklemme befindet sich der Kondylus vor dem anterioren Band des Diskus, wodurch die Rückwärtsbewegung des vorverlagerten Kondylus in die Fossa mandibularis mechanisch verhindert wird [12]. Sie tritt bevorzugt bei jüngeren Patienten auf, spontan in Gelenken mit innerer Störung und bei nicht maximaler Öffnung mit Protrusion. Das Magnetresonanztomogramm zeigt den eingefangenen Kondylus vor dem isolierten Diskus. Auf Röntgenbildern und Computertomogrammen liegt der Kondylus neben und unter dem Tuberculum articulare, bei einer Kiefersperre vor und über diesem [16]. Die Rückstellung kann von selbst erfolgen oder eine Arthrozentese erfordern.

Die Kiefersperre ist definiert als nichtrepositionierende Verlagerung des Kondylus vor und über das Tuberculum articulare, wobei der Patient den Mund nicht mehr schließen kann [16]. Eine Dislokation des Kondylus tritt bei älteren Patienten häufiger auf als eine Kieferklemme, oft während maximaler Mundöffnung wie etwa beim Gähnen. Die Öffnung ist größer als die maximale Mundöffnung.

Die Luxation beider Kondylen kann sehr schmerzhaft sein, so dass einige Patienten große Angst zeigen. Vor jedem Versuch zur Reponierung des Unterkiefers sollten daher eine Beratung und Aufklärung erfolgen. Die Reponierung wird dann wie folgt durchgeführt: Der Behandler legt beide Daumen auf die Unterkiefermolaren und drückt den Unterkiefer mit leichter Rotationsbewegung nach hinten unten. In einigen Fällen kann es erforderlich sein, eine Muskelrelaxierung durch Anästhesie oder Analgesie herbeizuführen. Chronische Luxationszustände können evtl. eine chirurgische Therapie erfordern.

12.5.4 Akute interne Störung mit Reposition

Eine akute interne Störung mit Diskusverlagerung und Reposition kann auch ohne Blockierungsereignisse in der Anamnese auftreten. Ein gewisser Grad an Schmerz kann bereits vorausgegangen sein, doch der akute Schmerz tritt lediglich bei weiter Unterkieferöffnung auf, wenn die Translationsbewegung beginnt. Der Schmerz und die Funktionsstörung des Diskus betreffen in der Regel nur ein Kiefergelenk. Obwohl der Patient diese weite Unterkieferöffnung vermeidet, besteht in bestimmten Situationen automatisch die Tendenz zur weiten Öffnung, beispielsweise beim Gähnen. Die initiale Therapie erfolgt medikamentös (z. B. nichtsteroidale Antiphlogistika) und durch Bewegungseinschränkung (z. B. Vermeiden von Lebensmitteln, die man intensiv kauen muss, Beratung darüber, wie man bei limitierter Mundöffnung gähnen kann, und Anlegen einer elastischen Binde um Kopf und Unterkiefer während der Nacht). Eine okklusale Aufbissschiene ist nicht Bestandteil der initialen Therapie, aber wenn das akute Stadium abgeklungen ist, eignet sich eine solche Schiene im Allgemeinen sehr gut für eine Langzeittherapie.

12.5.5 Akute interne Störung ohne Reposition

Akuter Schmerz und limitierte Öffnung (Kieferklemme) können auch mit einer Diskusverlagerung ohne Reposition verbunden sein. Patienten mit eingeschränkter Mundöffnung und subjektivem Blockierungsgefühl im Kiefergelenk können in einigen Fällen schon erfolglos von einem anderen Zahnarzt durch Manipulation des Kiefergelenks zur Reposition des Diskus oder durch Anwendung eines anterioren Repositionierungsgeräts behandelt worden sein. Eine Manipulation des Unterkiefers zur Diskusreposition kann ohne Anästhesie oder Analgesie nicht erfolgen, und oft kann die Reponierung nicht erhalten werden.

Bei den meisten Patienten mit Diskusverlagerung sollte zuerst die manuelle Manipulation am Unterkiefer versucht werden. Die Tendenz, den Patienten sofort mit einer anterioren Repositionierungsschiene zu versorgen, um eine erneute Diskusverlagerung zu verhindern, hat deutlich abgenommen. Die Gründe dafür sind Rückfälle, die Unmöglichkeit, das Verfahren rückgängig zu machen, und die Notwendigkeit von kieferorthopädischen oder umfangreichen rekonstruktiven Maßnahmen. Die Notwendigkeit einer Diskusreposition, außer zur Herstellung einer schmerzlosen Funktion, wurde zu Recht in Frage gestellt. Eine eingeschränkte Mundöffnung ohne Schmerzen und Beschwerden kann initial für den Patienten unangenehm sein, doch häufig verschwindet dieses Problem im Laufe der Zeit. Die Patienten sollten darüber informiert werden und die Wahlmöglichkeit haben, eine reversible Therapie zu erhalten, bevor irreversible Therapieformen eingesetzt werden. Der Effekt einer konservativen Therapie auf das Kiefergelenk ist noch nicht klar. Es wurde jedoch nachgewiesen, dass sich in der bilaminären Zone Bindegewebe bildet, das die Funktion eines „Pseudodiskus" übernimmt, auch wenn das posteriore Ligament nach anterior verlagert ist.

Konservative Behandlung (z. B. Analgetika, Physiotherapie, Aufbissschienen und okklusale Anpassung) ist in der Regel bei einem ausreichenden Zeitansatz von 6 Monaten bis 2 Jahren erfolgreich. Das Ausmaß des Schmerzes und seine Auswirkungen auf die Psyche können jedoch bei einigen Patienten dazu führen, dass sie nicht einmal für kurze Zeit (Tage oder wenige Wochen) Schmerz ertragen können. Wenn der Schmerz abklingt, können Übungen zur Vergrößerung der Mundöffnung durchgeführt werden.

12.5.5.1 Plötzlich auftretende, dauerhafte, schwere Kieferklemme

Nach erfolgloser konservativer Behandlung kann die Arthrozentese der oberen Etage des Kiefergelenks indiziert sein [2, 17]. Patienten mit Kieferklemme werden häufiger einer chirurgischen Therapie (z. B. Arthrozentese) des Kiefergelenks unterzogen als anderen arthroskopischen Verfahren. Sie dient dazu, die vermeintliche Lücke zwischen erfolgloser nichtchirurgischer Therapie und offener Gelenkchirurgie zu schließen. Die Wirksamkeit anderer konservativer Therapieformen in der Langzeitbetreuung von vielen Patienten mit Schmerzen und Kieferklemme weist darauf hin, dass spezifischere Richtlinien für chirurgische Interventionen erforderlich sind. Unserer Meinung nach sollten chirurgische Maßnahmen auf Patienten beschränkt werden, die

- nicht auf konservative (reversible) Therapie angesprochen haben,
- unerträgliche Schmerzen haben,
- bestimmte, chirurgisch lösbare Probleme haben,
- Anzeichen zeigen, dass sie sich zu einem chronischen Schmerzpatienten entwickeln,
- wissen, dass chirurgische Maßnahmen auch erfolglos bleiben können.

Der Behandlungserfolg von Physio- oder physikalischer Therapie, arthroskopischer Chirurgie und Arthrozentese bei dauerhafter Diskusverlagerung ist in Bezug auf Bewegungsspielraum, maximale Mundöffnung, Schmerz oder Funktionseinschränkung vergleichend beurteilt worden [13]. Dabei wurden im Rahmen der Physiotherapie Handgriffe, Übungen, Massage, als physikalische Therapie Ultraschall, Kurzwellendiathermie und TENS, nicht jedoch die Schienentherapie erfasst. Die Bedeutung von arthroskopischer Chirurgie und Arthrozentese bei der Behandlung innerer Kiefergelenkstörungen bleibt unklar [2]. Andere Erhebungen zeigen gute Behandlungsergebnisse von Arthroskopie und Arthrozentese bei Kieferklemme [22].

Tendenziell wird geschlossen, dass TMD wie auch andere muskuloskelettale Erkrankungen [23] langfristig selbstlimitierend sind. Dies stimmt mit den Ergebnissen einer über 30 Jahre angelegten Longitudinalstudie überein, wonach langfristig gesehen die nichtchirurgische Behandlung ebenso effektiv wie die chirurgische ist [4]. Allerdings kann nicht sicher ausgeschlossen werden, dass ein bestimmter Patient nicht doch von einer minimalinvasiven chirurgischen Maßnahme wie der Arthrozentese mehr profitieren würde.

12.5.6 Stauchung und Dehnung nach Trauma

Die Kiefergelenke und Muskeln werden initial mit Physiotherapie behandelt. Wenn der Patient sich kurz nach dem traumatischen Ereignis einfindet, sind kalte Umschläge, Analgetika, Vorsicht bei der Nahrungsaufnahme und Muskelrelaxanzien indiziert. Nach etwa 24 Stunden werden feuchtwarme Umschläge verwendet. Bei der Differentialdiagnose muss auf Haarrisse und andere Anzeichen von Frakturen geachtet werden.

12.5.7 Adhäsionen und Perforationen von Ligament und Diskus

Diese Erkrankungen sollten ähnlich wie die akute Diskusverlagerung ohne Reposition gewertet werden. Wenn reversible Therapieformen nicht greifen und der Schmerz persistiert, können arthroskopisch-chirurgische Maßnahmen indiziert sein.

12.5.8 Degenerative Gelenkerkrankungen

Degenerative Gelenkerkrankungen, kollagene Gefäßerkrankungen und systemische Erkrankungen mit lokalen Anzeichen und Symptomen werden in Abschnitt 12.6 besprochen.

12.6 Langzeittherapie: Richtlinien

Die Langzeittherapie von TMD kann abhängig vom Erkrankungstyp und vom Erfolg einer lokalen oder systemischen Therapie Wochen bis Monate oder Jahre beanspruchen. Sie muss nicht notwendigerweise kontinuierlich erfolgen, sollte aber strukturiert sein, um den Patienten während akuter, rezidivierender und Phasen längerer Remission einer Erkrankung, beispielsweise einer Arthritis oder rheumatoiden Arthritis, zu unterstützen. Der Patient sollte sich darüber im Klaren sein, dass die lokale Behandlung einer Kiefergelenkmanifestation der rheumatoiden Arthritis in enger Beziehung zur systemischen Behandlung dieser Arthritis steht. Ebenso sollte er aufgeklärt werden, dass lokale Faktoren die Kiefergelenkarthritis verschlimmern können.

Die Langzeittherapie kann schrittweise von reversiblen über bedingt irreversible zu irreversiblen okklusalen oder anderen Therapieformen gesteigert werden, wenn es zur Langzeitkontrolle störender Symptome erforderlich ist. Dennoch gibt es selten eine Rechtfertigung für die Probleme einiger Patienten, die mit komplexen Formen rekonstruktiver okklusaler Therapie, kieferorthopädischen und chirurgischen Maßnahmen behandelt wurden, obwohl sie initial auf effektive Art und Weise mit reversiblen Methoden hätten behandelt werden können. Es ist nicht möglich, für den einzelnen Patienten festzustellen, was ohne diese Therapie geschehen wäre. Wenn man jedoch die entstandenen iatrogenen Störungen mit den veröffentlichten Ergebnissen einer palliativen oder vernünftigen okklusalen Therapie ähnlicher Fälle vergleicht, zeigt sich, dass eine solche Therapie als unnötig oder Überbehandlung angesehen werden kann.

Wie in Tabelle 12-2 dargestellt, sind einige TMD chronisch und systemischen Ursprungs (z.B. rheumatoide Arthritis), und es ist eine Langzeitbetreuung erforderlich. Die Erkrankungen können primär das Kiefergelenk oder primär die neuromuskulären oder vaskulären Systeme betreffen. Diese TMD sollten primär systemisch therapiert werden. Das zentrale Thema für das langfristige Management eines chronischen Schmerzpatienten sind psychosoziale Erkrankungen.

Die Erkrankungen, die die Therapie oder das Ansprechen auf die Therapie bei TMD beeinflussen können, sind in Tabelle 12-2 zusammengefasst und stellen nur eine kleine Auswahl dar. Die Erkrankungen, die in anderen Kapiteln und anderen Abschnitten dieses Kapitels besprochen werden, sind hier nicht erwähnt.

12.6.1 Chronische Muskelerkrankungen

Ursprünglich wurde die Fibromyalgie als Weichteilrheumatismus bezeichnet. Sie ist oft mit Funktionsstörungen des Unterkiefers kombiniert. Muskelschmerzen, Muskelsteifheit im Hals und im Schultergürtelbereich und Druckschmerzhaftigkeit der Kaumuskeln liegen vor. Triggerpunkte können vorhanden sein und überlappende Symptome mit der mandibulären Dysfunktion verursachen. Die primäre Erkrankung hat nichts mit der Okklusion zu tun. Die Fibromyalgie ist charakterisiert durch diffusen muskuloskelettalen Schmerz, multiple Druckschmerzpunkte, nichtregenerierenden Schlaf und chronische Müdigkeit. Eine ganze Reihe von Gründen für die Entstehung der Symptome der Fibromyalgie wurde vorgeschlagen:

- Psychischer Stress (durch psychisches Trauma)
- Primäre Schlafstörungen (obstruktive Schlafapnoe, periodische Bewegungen der Körperglieder)
- Arthritis mit Schmerz
- Aktive Phasen von rheumatoider Arthritis
- Eine Umgebung, die den Patienten an tiefem Schlaf hindert
- Eine metabolische Funktionsstörung im zentralen Nervensystem (z.B. postvirales Ermüdungssyndrom)

Die Langzeittherapie beinhaltet Fitnessprogramme (Aerobic), die kurzwellige Schlafphasen induzieren. Die Behandlung der Myalgie und des myofaszialen Schmerzsyndroms wurde bereits beschrieben. Myogene TMD werden als eine Kategorie chronischer muskuloskelettaler Erkrankungen betrachtet.

12.6.2 Rheumatische Erkrankungen

Zu den am häufigsten vorkommenden Arthritisformen, die das Kiefergelenk betreffen können, gehören Arthritis, rheumatische Arthritis, traumatische Arthritis und eine Form der internen Störung.

12.6.2.1 Arthrose und Arthritis

Die Arthrose ist eine degenerative Erkrankung, die verschiedene Gelenke des Körpers und normalerweise Menschen jenseits des 40. Lebensjahres betrifft. Mehr als 50% der Patienten im Alter von ≥ 60 Jahren sind von dieser Krankheit in unterschiedlichem Ausmaß betroffen [24]. Die Arthritis

Tab. 12-2 Langzeitbetreuung von Patienten: Erkrankungen, die in der Therapie von TMD berücksichtigt werden sollten

Chronische Muskelerkrankungen
Rheumatische Erkrankungen: a) Degenerative Gelenkerkrankungen, z.B. Arthrose b) Diffuse Bindegewebserkrankungen, z.B. rheumatoide Arthritis, systemischer Lupus erythematodes, Sjögren-Syndrom c) Arthritis in Verbindung mit Spondylitis, z.B. psoriatische Arthritis, ankylosierende Spondylitis, AIDS-assoziierte seronegative Spondyloarthropathie d) Metabolische und endokrinologische Erkrankungen mit rheumatischen Zuständen, z.B. Gicht, Ehlers-Danlos-Syndrom, Akromegalie e) Nichtartikulärer Rheumatismus, z.B. myofasziales Schmerzsyndrom, Lumbago, Bandscheibenerkrankungen, Tendinitis f) Postinfektiöse Arthritis g) Verschiedene Erkrankungen, z.B. traumatische Arthritis, Hämophilie (Hämarthralgie), interne Gelenkstörung
Innere Störung des Kiefergelenks
Kopfschmerz vom Spannungstyp
Phantom-Biss
HNO-Erkrankungen, z.B. Tinnitus (Ohrgeräusche)
Schmerzsyndrome, chronische Schmerzpatienten

kann symptomatisch oder asymptomatisch sein, und die Intensität der Symptome muss nicht in Beziehung zum Schweregrad der pathologischen Gelenkveränderungen stehen. Die Diagnose wird sowohl klinisch als auch anhand von Röntgenbefunden gestellt, sofern vorhanden (Abb. 12-1). Die Proliferation von Knochengewebe und Bildung von Osteophyten führen an den distalen interphalangealen Gelenken zur Entstehung von Heberden-Knötchen (Abb. 12-2a) oder an den proximalen interphalangealen Gelenken zur Entstehung von Bouchard-Knötchen (Abb. 12-2b). Das erstmalige Auftreten der Erkrankung kann insbesondere bei Patienten in der Altersgruppe von 30–40 Jahren schmerzhaft sein. Das akute Stadium kann 12–18 Monate dauern und dann abklingen, aber gelegentlich mit geringerer Intensität rezidivieren. Der Schmerz und das Fortschreiten der Arthritis haben eine Tendenz zur Selbstlimitierung innerhalb von drei bis fünf Jahren. Die akute Exazerbation der Erkrankung kann aus unbekannten Gründen erfolgen, wurden jedoch auch gewissen Formen von Traumen zugeschrieben. In den untersuchten Fällen scheint Krepitation der häufigste klinische Befund zu sein. Die röntgenologischen Befunde in den nachgewiesenen Fällen zeigen Knochenanbauareale im Wechsel mit Aufhellungsarealen (Abb. 12-3). Während der akuten Phase ist das Kiefergelenk druckschmerzhaft.

Die Ätiologie der Arthritis ist bisher noch nicht geklärt, obwohl Makro- oder Mikrotraumen als ätiologische Faktoren diskutiert wurden. Die Langzeitergebnisse einer konservativen Therapie sind in der Regel gut.

Die Anwendung einer Aufbissschiene führt oft zu einer eindrucksvollen Schmerzminderung. Während der initialen entzündlichen Phase oder bei Exazerbation der Erkrankung kann der Einsatz von nichtsteroidalen Antiphlogistika sehr hilfreich sein. Eine gewisse Schmerzlinderung im Initialstadium der Erkrankung kann durch Ruhe, feuchtwarme Umschläge und Vorsicht bei der Nahrungsaufnahme (Vermeiden harter Lebensmittel, die ein intensives Kauen erfordern) erreicht werden. In der Regel lassen sich durch konservative Therapieformen gute Langzeitergebnisse mit Verminderung oder Erleichterung von Schmerzen erzielen.

Die okklusale Schienentherapie kann über Monate eingesetzt werden und führt zu einem langsamen Abklingen der Schmerzen. Dennoch können Knacken und sprunghafte Bewegungen als Hinweis auf eine Gelenkfunktionsstörung persistieren. Die komplette Wiederherstellung der Gelenkfunktion ist nicht zu erwarten, eine ausreichende Beweglichkeit jedoch wahrscheinlich erreichbar.

Bei einigen wenigen Patienten kann auch bei ausreichender Compliance der starke Schmerz nach einer okklusalen Therapie und anderen nichtinvasiven Therapieformen weiterbestehen. In solchen Fällen sollte sowohl die systemische als auch die

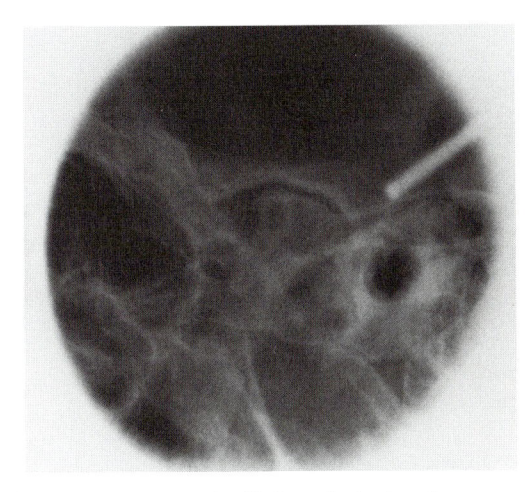

Abb. 12-1 Degenerative Kiefergelenkerkrankung: Arthritis

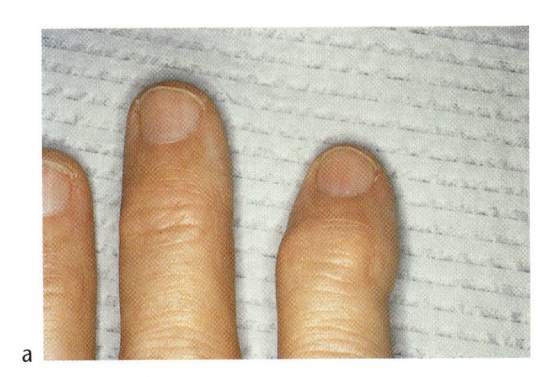

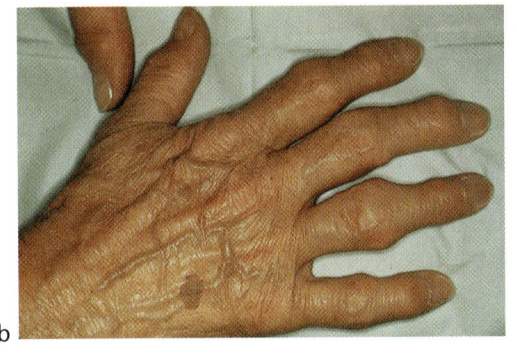

Abb. 12-2 Degenerative Gelenkerkrankung.
a) Heberden-Knoten; distales Interphalangealgelenk.
b) Bouchard-Knoten; proximales Interphalangealgelenk.

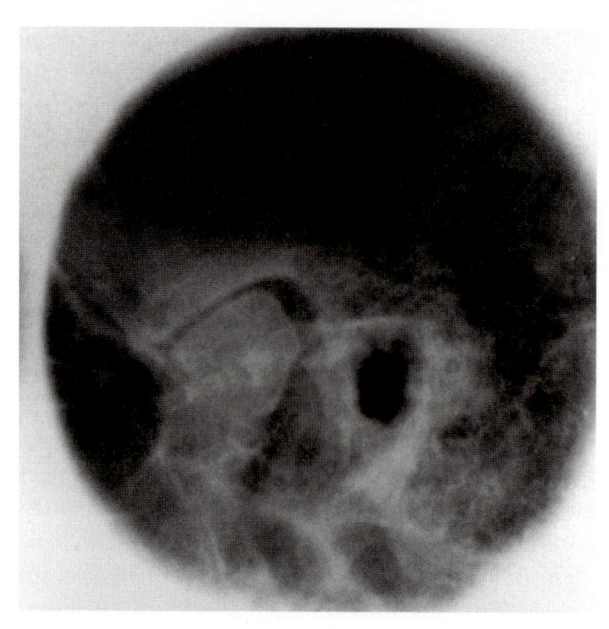

Abb. 12-3 Degenerative Gelenkerkrankung. Akuter Schmerz und Druckschmerzhaftigkeit, distale Ansicht des Gelenks.

lokale Therapie überdacht werden. Intraartikuläre Kortisoninjektionen zeigen im Allgemeinen keine befriedigende Wirkung. Nur in schweren Fällen mit sichtbarer Deformität, Einschränkung der Unterkieferbewegung und Schmerzen sollten chirurgische Maßnahmen als letzte Möglichkeit in Erwägung gezogen werden.

12.6.2.2 Rheumatoide Arthritis

Es wurde berichtet, dass 38% der Patienten mit rheumatoider Arthritis innerhalb eines Jahres nach dem Ausbruch der Erkrankung Kiefergelenksymptome entwickeln. In seltenen Fällen ist das Kiefergelenk das erste betroffene Gelenk. Eine rheumatoide Arthritis kann dann aufgrund der Familienanamnese und des Versagens der Initialtherapie vermutet werden. Die Ätiologie dieser Erkrankung ist unbekannt, und es existiert noch keine kurative Therapie.

Die Therapie der rheumatoiden Arthritis unter Beteiligung des Kiefergelenks sollte palliativ in Kooperation mit dem Rheumatologen erfolgen, der die systemische Erkrankung behandelt. Die aktive Erkrankung hat die Tendenz, innerhalb weniger Jahre „auszubrennen"; oft hinterlässt sie schwere Deformierungen (Abb. 12-4). Remissionen oder Exazerbationen treten unabhängig von der okklusalen Therapie auf. Die während der akuten Phase der Erkrankung eingesetzte palliative Therapie sollte in direkter Beziehung zu der vom Rheumatologen konzipierten Therapie stehen. Okklusale und chirurgische Maß-

nahmen zur Behandlung eines frontal offenen Bisses sollten nicht in Erwägung gezogen werden, bevor die Erkrankung sich nicht für ein bis zwei Jahre in Remission befindet. Die chirurgische Therapie kann bei asymptomatischen Patienten mit schwerer Ankylose erforderlich werden. Aufbissschienen können für einige Patienten während der aktiven Phase hilfreich sein, erfordern aber eine konstante Anpassung der Schiene.

12.6.2.3 Psoriatische Arthritis

Einige Patienten (7–10%) mit Psoriasis leiden unter Schmerz und Bewegungseinschränkungen des Unterkiefers. Die röntgenologischen Befunde ähneln denen bei rheumatoider Arthritis. Nur eine palliative Therapie und eine Therapie mit einer Aufbissschiene für die Gelenke können empfohlen werden.

12.6.2.4 Systemischer Lupus erythematodes

Das Kiefergelenk ist bei systemischem Lupus erythematodes oft klinisch betroffen, wobei Blockierung, Dislokation, Druckschmerzhaftigkeit und Schmerzen bei der Unterkieferbewegung beobachtet werden. Eine palliative Therapie und die Anwendung einer Aufbissschiene werden empfohlen.

12.6.3 Traumatische, akute und chronische Arthritis

Innere und äußere Traumen können in den Kiefergelenken entzündliche Veränderungen hervorrufen. Bei der traumatischen Arthritis entsteht der Schmerz durch die Verletzung der Gelenkstrukturen, Ligamente oder Kaumuskulatur. Mikrotraumen können durch die Hyperaktivität der Kaumuskeln als Folge von psychischem Stress, Bruxismus, Zahn-

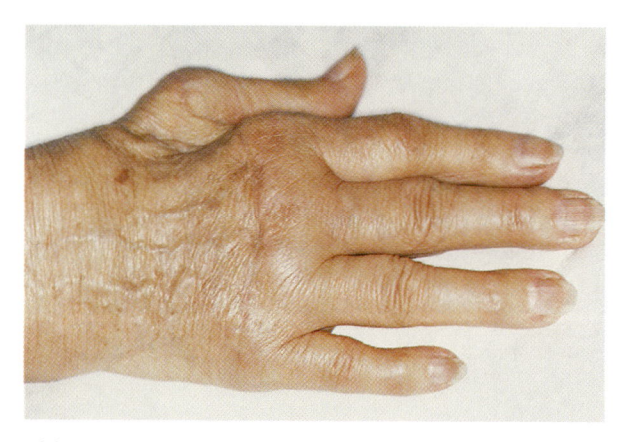

Abb. 12-4 Rheumatoide Arthritis. Schwanenhalsdeformität der Hand.

schmerzen, Neuralgien oder Schmerzen in anderen Strukturen verursacht werden. Traumen können auch selbst durch Gähnen, Abbeißen eines Apfels oder einen Kauakt verursacht werden, bei dem der Unterkiefer leicht subluxiert wird. Die Gewebeveränderungen umfassen Synovitis, Ödem und durch die Verletzung der postkondylären bilaminären Zone eine Entzündung im distalen und kapsulären Gewebe sowie eine Schwellung der interkapsulären Weichteile. Der Schmerz wird durch Angst, Aufmerksamkeit, Suggestion, Vorkonditionierung und andere kognitive Variablen beeinflusst.

Bei einem äußeren Trauma in der Anamnese kann es notwendig sein, nach Frakturen zu suchen. Die initiale Behandlung des Patienten wurde bereits in Kapitel 9 dargestellt und besteht aus einer Physiotherapie wie während der initialen Phase einer traumatischen Arthritis und der Anwendung einer Aufbissschiene wie bei der chronischen traumatischen Arthritis.

12.6.4 Kiefergelenkstörungen

Die früher favorisierte Behandlung einer Diskusverlagerung mit Hilfe von anterioren Repositionierungsgeräten und chirurgischen Maßnahmen wurde in den letzten Jahren aus einer ganzen Reihe von Gründen deutlich verändert. Die durch Repositionierungsgeräte verursachte Malokklusion und der seitlich offene Biss sowie die hohe Rezidivrate sind verantwortlich für den signifikanten Rückgang dieser Therapie. Chirurgische Maßnahmen zur Diskusreposition werden ebenfalls deutlich seltener eingesetzt, da sich inzwischen neue Konzepte der chirurgischen Therapie entwickelt haben. Die Indikationen für eine offene oder arthroskopische Chirurgie wurden neu definiert und beschränken sich allgemein auf Fälle mit persistierenden akuten Schmerzen und Versagen reversibler Therapieformen. Es wurde festgestellt, dass Patienten mit Diskusverlagerung mit der gleichen Erfolgsquote wie Patienten mit anderen Formen von TMD behandelt werden können. Langzeitstudien zeigen, dass eine funktionelle Therapie ohne irreversible Therapieformen bemerkenswert gute Ergebnisse liefert. Die Fähigkeit des Gelenks, die Funktion auch bei einer anterioren Verlagerung aufrechtzuerhalten, wurde bereits nachgewiesen.

Die Behandlung einer akuten internen Störung ohne Diskusverlagerung wurde bereits in Abschnitt 12.5 besprochen.

12.6.5 Kopfschmerz vom Spannungstyp

Patienten mit Kopfschmerzen vom Spannungstyp, Druckschmerzhaftigkeit der Kopf- und Halsmuskeln, Beschwerden mit muskulären Verspannungen und Ermüdung der Kaumuskeln sowie Symptomen einer okklusalen Funktionsstörung sollten einer okklusalen Therapie unterzogen werden. Zum gegenwärtigen Zeitpunkt kann der Kopfschmerz vom Spannungstyp als Teil einer Funktionsstörung des Kauapparates betrachtet werden. Die Initialbehandlung besteht in der Anwendung einer Aufbissschiene. Wenn die Schiene einen günstigen Effekt ausübt, kann die Behandlung mit einer okklusalen Anpassung oder anderen okklusalen Therapien fortgesetzt werden, um eine okklusale Stabilität zu erhalten. Der Kopfschmerz vom Spannungstyp ist in Kapitel 4 eingehend erörtert worden.

12.6.6 Phantom-Biss

Nur wenige Patienten klagen über eine geringgradige Gesichtsasymmetrie, und aufgrund von vorhandenen, jedoch gering ausgeprägten TMD können sie den Zahnarzt davon überzeugen, dass zur Korrektur sowohl der Asymmetrie als auch der TMD eine Behandlung der Okklusion erforderlich ist. Ein Patient, der in seiner Vorgeschichte multiple gescheiterte Therapieversuche wegen einer vermeintlichen Okklusionsstörung (und der daraus entstehenden Gesichtsasymmetrie) aufweist, ist sehr wahrscheinlich ein Patient, dessen Zustand als monosymptomatische Hypochondrie beschrieben worden ist [11, 15], also ein Patient mit einem Phantom-Biss. Dieser Patient wird durch keine Therapie zufrieden zu stellen sein. Deshalb wird die Vermeidung jeglicher irreversiblen okklusalen Therapie empfohlen. Die Behandlung der Wahl für die TMD-Symptome ist eine Therapie mit Aufbissschienen. Diese Erkrankung ist in Kapitel 4 beschrieben worden.

12.6.7 Hals-, Nasen-, Ohrenerkrankungen

Ein hoher Prozentsatz der Patienten mit TMD weist auch otologische Symptome auf. Oftmals besteht hier nur eine relative Otalgie aufgrund der engen Nachbarschaftsbeziehung zu der Schmerzquelle im Kiefergelenk und im M. pterygoideus lateralis. Dennoch ist ein Zusammenhang zwischen den subjektiven Ohrsymptomen wie Tinnitus und Ohrdruck und den TMD möglich, wenn man die Konvergenz von Neuronen aus dem Gebiet des Gelenks zu Trigeminus-Interneuronen betrachtet, die mit allen

Kaumuskeln wie auch den für die Funktion des Trommelfells und der Eustachi'schen Röhre verantwortlichen Neuronen in Verbindung stehen. Ein Zusammenhang zwischen Gähnen und subjektiven Hörstörungen erscheint aufgrund der eingeschränkten Mundöffnung bei Funktionsstörungen des Unterkiefers möglich. Der Druckausgleich über die Tuba auditiva kann durch eine eingeschränkte Mundöffnung beim Gähnen negativ beeinflusst werden. Die Patienten, die zwar TMD und subjektive Hörstörungen, jedoch normale Audiogramme aufweisen, können von einer geeigneten Aufbissschienentherapie profitieren (weitere Einzelheiten dazu s. Kap. 3 und 4).

12.6.8 Patienten mit chronischen Schmerzen

Die Unterschiede zwischen akutem und chronischem Schmerz wurden bereits in Kapitel 4, 5 und 7 diskutiert. Das Thema wird hier erneut aufgegriffen, um die Unterschiede zwischen der Behandlung von akutem Schmerz und der Behandlung von Patienten mit persistierendem Schmerz, die bereits Verhaltensänderungen im Sinne eines Krankheitsverhaltens zeigen, zu erklären. Bei chronischen Schmerzzuständen nimmt man an, dass der Schmerz zu psychischen Erkrankungen führt, nicht umgekehrt. Einige Patienten mit persistierendem Schmerz, die Veränderungen ihres psychischen Status erfahren, haben bereits vorbestehende Verhaltenscharakteristika, die ihre Entwicklung zu einem chronischen Schmerzpatienten begünstigen.

Der chronische orofaziale Schmerz in Verbindung mit TMD kann auch mit psychischen Erkrankungen und psychosozialen Problemen kombiniert sein, die sich in Depressionen, Angstzuständen, multiplen psychischen Symptomen, übermäßiger Inanspruchnahme von Gesundheitseinrichtungen, Medikamentenabusus und Ablehnung von persönlichen, sozialen und beruflichen Verpflichtungen äußern. Somit wird im Allgemeinen für einen Patienten mit einer langen Schmerzanamnese und Verhaltensstörungen eine psychologische Abklärung notwendig.

Der Zeitfaktor allein (z.B. 6 Monate) definiert nicht den chronischen Schmerzstatus eines Patienten, obwohl der Zahnarzt über die Risiken eines lange Zeit persistierenden, nicht behandelten Schmerzes Bescheid wissen sollte. Er sollte sich darüber im Klaren sein, dass persistierender Schmerz Verhaltensveränderungen bewirken kann, die sich in verschiedenen Wettbewerbsmechanismen und übersteigerten oder inadäquaten Gemütszuständen widerspiegeln. In den meisten Fällen kann der Zahnarzt die Notwendigkeit einer psychischen Evaluierung ohne Anwendung eines Schmerzfragebogens erkennen. Dennoch können verschiedene Fragebogen vom Zahnarzt verwendet werden, beispielsweise der McGill-Schmerzfragebogen oder der multidimensionale West-Haven-Yale-Schmerzfragebogen, wenn sie von einem klinischen Psychologen ausgewertet werden. Das Vorliegen von Schlaf- und Essstörungen, Appetit- oder Gewichtsveränderungen und Verlust des Interesses an der eigenen Lebensqualität zeigen die Notwendigkeit einer Untersuchung bezüglich psychischer Erkrankungen.

Ein Patient, der gerade eine Behandlung wegen TMD beginnt, aber in der Anamnese persistierenden oder wiederkehrenden Schmerz aufweist, sollte hinsichtlich der Schmerzauswirkungen auf den persönlichen und sozialen Bereich untersucht werden. Der Zahnarzt kann im Allgemeinen mit wenigen Fragen bestimmen, ob eine zusätzliche Untersuchung oder Überweisung erforderlich ist.

Patienten mit TMD oder einer anderen Form von orofazialem Schmerz, bei denen trotz mehrwöchiger Therapie keine wesentliche Rückbildung des Schmerzes erreicht werden konnte, sollten ebenfalls zur Überprüfung der Diagnose und der Behandlungsmethode sowie der Schmerzauswirkungen erneut untersucht werden. Einige Patienten können (unvorhersagbar) chronische Schmerzerkrankungen entwickeln, wenn die Behandlung nicht effektiv ist. Daher ist es für den Zahnarzt sehr wichtig, sowohl den psychosozialen Status als auch die physische Basis der Beschwerden des Patienten zu berücksichtigen.

Es stellt sich die Frage: „Wer sollte den chronischen Schmerzpatienten behandeln?" Die Antwort bleibt offensichtlich dem Behandler überlassen. Aufgrund der psychosozialen Aspekte der Patienten sollte ein Psychologe zur Patientenbehandlung hinzugezogen werden. Der Zahnarzt kann auch entscheiden, den Patienten eher in eine multidisziplinäre Schmerzklinik einzuweisen, als sich selbst mit der Betreuung dieser Art von Schmerzerkrankungen zu befassen. Für den Allgemeinzahnarzt reicht es vielleicht aus, zu erkennen, dass Schmerz und Verhaltensstörungen bei einem Patienten gleichzeitig vorliegen können und somit die Einweisung eines Patienten in eine Schmerzklinik erforderlich ist.

12.7 Trends in der Behandlung von TMD

Ein nennenswerter Trend in der Diagnostik und Behandlung von TMD besteht im Vergleich von TMD mit Schmerzen im Bereich der Lendenwirbelsäule, im Nacken- und Schultergürtelbereich sowie mit primärer Fibromyalgie. Dieser Trend scheint zumindest zu zwei Schienen des Patientenmanagements zu führen:

- Behandlung von Patienten mit akuten Kiefergelenkschmerzen durch den Zahnarzt unter Anwendung von biophysikalischer Therapie und initialer psychologischer Beratung
- Behandlung von Patienten mit chronischem TMD-Schmerz und anderen chronischen Gesichtsschmerzerkrankungen nach psychosozialen Ansätzen zum Schmerzmanagement als zentraler Komponente der Therapie, unabhängig davon, ob die Behandlung in der Zahnarztpraxis oder in einer multidisziplinären Klinik durchgeführt wird

Beim ersten Behandlungsschema ist der Zahnarzt nicht an der Beurteilung von psychosozialen oder verhaltensbezogenen Faktoren anhand von Schmerz- oder psychologischen Fragebogen beteiligt. In dieser Kategorie gehört die Mehrheit der Patienten zu denen, die auch ohne spezielle Betrachtung von psychischen Faktoren wirksam behandelt werden können. Der Zahnarzt muss jedoch erkennen, wann eine initiale Beurteilung psychologischer Faktoren erforderlich ist.

Die detaillierten Verfahren zur Beurteilung von Patienten wurden in Kapitel 6 und 7 angegeben; es wurden jedoch einige vereinfachte Fragebogen entwickelt, um den Zahnärzten das Erkennen psychischer Probleme bei Patienten mit TMD zu erleichtern [9, 18]. Wenn die Testergebnisse positiv ausfallen, sollten die Patienten einer weiteren Evaluierung durch einen Psychologen unterzogen werden. Patienten mit wiederkehrenden Schmerzepisoden sollten überwacht werden, so dass sie beim Auftreten psychosozialer Anzeichen von chronischem Schmerz an einen Psychologen oder eine Schmerzklinik zur weiteren Untersuchung überwiesen werden können. Die Mehrheit der Patienten mit TMD erholt sich, ohne dass eine Überweisung zu einem Psychologen erforderlich wird.

Beim zweiten Behandlungsschema haben die Patienten eine chronische Schmerzerkrankung, also therapieresistente (gutartige) Schmerzen. Die physischen Befunde haben wenig Bezug zu den Beschwerden, und für eine annehmbare Diagnose und Therapie des chronischen Schmerzpatienten ist ein biopsychosoziales Schmerzmodell erforderlich. Der Zahnarzt kann in die Einschätzung von verhaltensbedingten und psychosozialen Faktoren anhand von Instrumenten zur Evaluierung von schmerzbezogener Behinderung, Depression, adaptiven Wettbewerbsmechanismen, unspezifischen physischen Symptomen und Somatisierung mit einbezogen werden.

Das in Kapitel 7 aufgeführte Material bildet die Grundlage für die Beurteilung des psychosozialen Teils der Untersuchung der Patienten mit chronischem TMD-Schmerz, die sich mit dem zweiten Behandlungsschema beschäftigt.

Obwohl es wünschenswert wäre, Patienten mit chronischen Schmerzen in einer multidisziplinären Klinik von entsprechend ausgebildeten Zahnärzten, Physiotherapeuten und Psychologen untersuchen zu lassen, gibt es eine Tendenz, sich bei der Diagnose und Therapie von schmerzhaften TMD ganz auf psychologische Ansätze zu konzentrieren. In einigen Fällen werden beim Vorliegen von biophysischen ätiologischen Faktoren beschönigende oder mit anderen Worten „modische" psychosoziale Diagnosen gestellt, obwohl physische Anzeichen auf Phantomzahnschmerz, Okklusionstrauma, okklusale Interferenzen und Ähnliches hinwiesen. Die Anerkennung der Tatsache, dass körperliche Beschwerden von TMD nicht mit den physischen Befunden, sondern auch mit affektiven und emotionalen Zuständen zusammenhängen können, erfordert von jedem biopsychosozialen Schmerzmodell, dass sowohl die physischen als auch die psychischen Aspekte von TMD sorgfältig beachtet werden müssen, um den physischen (okklusalen) Faktor auszuschließen. Die Nutzen-Risiko-Kosten-Relation darf beim Stellen beschönigender Diagnosen, die durch die Fehleinschätzung der bestehenden physischen Erkrankung entstehen, nicht außer Acht gelassen werden. Zwischen der aktiven Behandlung einer Erkrankung und der Rehabilitation des Patienten nach erfolgreicher Therapie der Erkrankung besteht ein großer Unterschied. Das Vorliegen von Symptomen einer okklusalen Dysfunktion kann für die Mitarbeiter einer Schmerzklinik unverständlich sein, wenn sie keine Zahnärzte sind, die mit dem Konzept der funktionellen Okklusion vertraut sind. Aus diesem Grund muss sich der überweisende Zahnarzt vergewissern, dass die physischen Faktoren bei Kiefergelenkerkrankungen hinreichend berücksichtigt werden, bevor er eine Überweisung wegen möglicher psychosozialer Erkrankungen vornimmt.

Zusammenfassung

Das Management von TMD-Patienten basiert auf einer ausführlichen Evaluierung der Informationen aus Patientenanamnese, klinischer Untersuchung und, wenn indiziert, Anwendung geeigneter bildgebender Verfahren.

Die Bilddarstellung des Kiefergelenks zur Bestimmung der strukturellen Integrität und des Funktionszustandes ist in folgenden Situationen erforderlich:

- Wenn die Anamnese und der klinische Untersuchungsbefund zeigen, dass eine Gelenkerkrankung mit Bezug zu signifikanten okklusalen Störungen (z. B. offener Biss), sensorischen oder motorischen Störungen und signifikanten Veränderungen im Bewegungsumfang des Unterkiefers vorliegt
- Vor Beginn jeder irreversiblen Therapie

Das Hauptziel einer Therapie sollte die Schmerzbehandlung sein, ohne die strukturelle und funktionelle Integrität des Kauapparates zu verändern. Dennoch kann bei einer kleine Zahl von Patienten eine strukturelle oder funktionelle Veränderung durch eine irreversible Therapie definitiv erforderlich sein.

Die initiale Behandlung besteht für die Mehrheit der Patienten aus folgenden Maßnahmen:

- Physiotherapie, Einschränkungen bei der Nahrungsaufnahme und beruflichen Tätigkeit, bei entsprechender Indikation Analgesie und Beratung über die Natur der Erkrankung
- Aufbissschiene, wenn die vorher angeführten Methoden allein nach den ersten fünf bis sieben Tagen nicht wirksam genug sind

Es ist wichtig zu erkennen, wann eine okklusale Therapie nicht wirksam sein wird, obwohl die Symptome denen bei okklusalen Funktionsstörungen ähneln. Beispielsweise kann die Beseitigung von okklusalen Vorkontakten, die nicht mit Funktion oder Parafunktion in Verbindung stehen, TMD wahrscheinlich nicht beeinflussen. Dennoch kann von einem Einschleifen für den Patienten ein therapeutischer Nutzen erwartet werden, wenn der okklusale Kontakt mit Funktion oder Parafunktion interferiert, insbesondere bei einem zeitlichen Zusammenhang. Ein anderes Beispiel ist die Arthrose, die mit dem Verlust von Seitenzähnen zusammenhängen kann und bei der der Ersatz dieser Seitenzähne indiziert ist. Okklusale Faktoren können die Entwicklung und den Fortbestand von TMD beeinflussen. Einschleifen ist indiziert, wenn Kontaktbeziehungen vorliegen, die

- mit Funktion oder Parafunktion interferieren oder Knirschen und Bruxismus verschlimmern,
- ein Trauma durch Okklusion verursachen,
- zu einer okklusalen Instabilität beitragen.

Die konservative Therapie von TMD kann in einigen Fällen spektakuläre Ergebnisse liefern. Das Ziel der reversiblen Therapie ist eine dauerhafte Beseitigung von Schmerzen und Funktionsstörungen bei allen Patienten. Eine solche Therapie ist am erfolgreichsten, wenn der Patient über die Natur der Erkrankung und die Notwendigkeit seiner Mitarbeit beim empfohlenen Behandlungsprogramm aufgeklärt wurde.

Die Bedeutung von psychischen Faktoren bei TMD ist nicht allgemein anerkannt. Die Identifikation psychischer Probleme bei TMD-Patienten kann jedoch in einigen Fällen, insbesondere bei chronischen Schmerzzuständen, sehr hilfreich sein. Bei Patienten mit persistierendem Schmerz kann mit Hilfe eines kurzen Selbsteinschätzungstests zur Beurteilung der psychischen Faktoren die beste Lösung im Hinblick auf das Kosten-Nutzen-Risiko-Verhältnis gefunden werden, um den richtigen Zeitpunkt für die Überweisung an einen Psychologen oder eine Schmerzklinik zu bestimmen.

13 Die Michigan-Schiene

Inhalt

13.1	**Wirksamkeit von Stabilisierungsschienen**	266
13.2	**Merkmale der Michigan-Schiene**	266
13.3	**Terminologie**	267
13.4	**Grundlagen für die Anwendung**	269
	13.4.1 Okklusale Kräfte	269
	13.4.2 Bruxismus	269
	13.4.3 Kopfschmerzen, Nackenschmerzen und subjektive Veränderungen des Hörvermögens	270
	13.4.4 Eckzahnführung	270
13.5	**Indikationen**	271
13.6	**Behandlungsvorbereitung und Patientenführung**	271
13.7	**Gestaltung der Schiene**	272
	13.7.1 Physische und psychosoziale Anforderungen	272
	13.7.2 Eingliederung im Oberkiefer	272
	13.7.3 Okklusale Stabilität	273
	13.7.4 Zeitgleiche und gleichmäßige Kontakte	273
	13.7.5 Flache Gestaltung der Kauebene	273
	13.7.6 Durchmesser der Schiene	274
	13.7.7 Horizontaler Überbiss	275
	13.7.8 Freedom-in-centric	275
	13.7.9 Eckzahnführung	275
	13.7.10 Frontzahnführung	277
	13.7.11 Werkstoffe für Schienen	277
	13.7.12 Berufsbezogene und ästhetische Gesichtspunkte	277

Die Michigan-Schiene ist eine stabilisierende Aufbissschiene mit Eckzahnführung und Freedom-in-centric. Sie wurde in den frühen 50er Jahren des vorigen Jahrhunderts an der Universität von Michigan entwickelt, als Bestandteil der Behandlung von TMD und zur Kontrolle der Auswirkungen von Bruxismus [3]. Zu Beginn wurden auf experimenteller Basis mehrere ähnlich gestaltete Schienen benutzt. Die Grundprinzipien der Gestaltung und Anwendung sind jedoch seit über 40 Jahren nahezu unverändert geblieben. Wir haben in dieser Zeit viel über das Design und die Grundsätze der Anpassung und Verwendung gelernt, die spezifisch auf die jeweilige Art einer TMD abgestimmt werden müssen.

In der zahnmedizinischen Literatur ist der Einsatz der Schiene allgemein anerkannt [3, 6, 9, 10, 31]. Mehrere Faktoren sind bedeutend und entscheiden häufig über Erfolg oder Misserfolg der Schienentherapie. Diese Aspekte werden sowohl in diesem als auch im folgenden Kapitel besprochen.

Der Erfolg einer Michigan-Schiene hängt vom Erkennen folgender Faktoren ab:

- Ein Hauptaspekt der Schienentherapie ist die präzise Anpassung.
- Anwendungszeit: tagsüber und/oder nachts, während des Essens. Alle Varianten können den erfolgreichen Einsatz der Schiene bestimmen.
- Jede Michigan-Schiene muss individuell auf den Patienten abgestimmt werden.
- Die Vorbereitung des Patienten ist notwendig.
- Okklusale Faktoren können bei der Schienentherapie wesentliche Bedeutung haben.
- Die Eckzahnführung ist ein individuelles Element der Schienengestaltung: Höhe und Position müssen auf die Lokalisation von Abrasionsfacetten durch Bruxismus sowie auf Protrusions- und Balancekontakte im Seitenzahnbereich abgestimmt werden.

Die Erläuterungen in Kapitel 13 bis 15 geben dem Behandler die notwendigen Informationen, um das Gerät mit größtmöglichem Erfolg einsetzen zu können.

13.1 Wirksamkeit von Stabilisierungsschienen

Die Wirksamkeit von Stabilisierungsschienen zur Behandlung von Patienten mit TMD ist in einer systematischen Übersichtsarbeit der Cochrane-Gruppe untersucht worden [1]. Grundsätzlich tendieren Übersichtsarbeiten auch zu fragwürdigen Schlussfolgerungen. Dies liegt an der Annahme, dass eine allgemein gültige Beurteilung der Wirksamkeit aller denkbaren Stabilisierungsschienen oder einer „Durchschnittsschiene" ausschließlich durch die Berücksichtigung randomisierter Studien möglich sei. Die in Kapitel 1 dargestellte Bewertungshierarchie für unterschiedliche Ebenen der Evidenz lässt jedoch auch Ergebnisse aus nicht randomisierten Untersuchungen zu. Allerdings führt die Bewertung unterschiedlicher Evidenzebenen, entweder statistisch oder nach Auswahl durch Fachleute, zu Problemen bei der Zusammenführung der Daten für die/zur/während der Ableitung von Schlussfolgerungen. Daher muss derzeit der Praktiker die Wirksamkeit der Schienentherapie anhand seiner eigenen Behandlungserfolge beurteilen [17].

Es gibt eine entsprechende, neuere Übersichtsarbeit zur Behandlung von Patienten mit Kaumuskelschmerzen mit Schienen [31]. In dieser Arbeit wurde die Michigan-Schiene mit nichtokkludierenden palatinalen Geräten [13, 15, 25, 27], frontal okkludierenden Oberkieferschienen [28], vollständig bedeckenden, weichen Oberkiefergeräten [19, 30], dem Einschleifen [33], Physiotherapie [33], Körperakupunktur [21], keiner Behandlung [9, 21] und anderen Behandlungsformen [19, 30] verglichen. Die Einschränkungen dieser Studien wurden in der systematischen Übersichtsarbeit aufgezeigt. So sollten z. B. Schwachpunkte bei Validität und Qualität von Studien, die zu dem Schluss kommen, dass die Wirkungen einer nichtokkludierenden Plazeboschiene sich nicht von denen einer Michigan-Schiene unterscheiden, Anlass zu einer zurückhaltenden Sichtweise sein. Interessenkonflikte sind bei den meisten Untersuchungen von Geräten nicht deutlich angegeben. Es ist zu bedenken, dass die Michigan-Schiene stets im Oberkieferzahnbogen und, mit Ausnahme einer echten Klasse-III-Verzahnung, nie im Unterkiefer angewendet wird. Es besteht offensichtlich erheblicher Klärungsbedarf bezüglich der Frage, was unter einer Plazebobehandlung zu verstehen ist [2, 8, 16, 29]. Diese Information sollte dann in Studiendesign [24] und klinische Praxis [20] integriert werden. Es wird nochmals darauf hingewiesen, dass nicht jeder Patient auf jede Behandlungsform anspricht.

13.2 Merkmale der Michigan-Schiene

Die Michigan-Schiene hat einige besondere Merkmale (Abb. 13-1), die sie von anderen Stabilisierungsschienen unterscheidet. Die Hauptmerkmale sind in Tabelle 13-1 dargestellt (s. a. Tab. 1-1). Einige Charakteristika von Stabilisierungsschienen und anderen Schienentypen wurden bereits in Kapitel 11 angesprochen.

13.3 Terminologie

Der okklusale Kontakt in zentrischer Relation ist die dorsalste oder retrale Begrenzung auf der Schiene. Die zentrische Relation kann bei Vorliegen von TMD anfänglich möglicherweise nicht erreicht werden, weshalb auch die physiologische Schlussbisslage (zentrische Kontaktposition) am Anfang der Behandlung eventuell nicht möglich ist. Trotzdem ist das primäre Ziel bei der Anpassung der Michigan-Schiene, Kontakte in zentrischer Relation so herzustellen, dass sie mit einer Besserung der Symptome einhergehen. Demnach muss die Einstellung in zentrischer Kontaktposition so stattfinden, dass eine Besserung der TMD vorhergesehen und gefördert werden kann.

Der schienenzentrische okklusale Kontakt (Abb. 13-2) wird auf dieselbe Art und Weise bestimmt wie die mittlere Okklusionsposition bei natürlichen Zähnen: Der Unterkiefer wird nach einer Mundöffnung von 20–25 mm schnell geschlossen, um Kontakt mit der Schiene zu bekommen. Die Kontakte in mittlerer Okklusionsposition auf der Schiene werden mit Okklusionsfolie durch mehrmaliges Öffnen und Schließen des Unterkiefers markiert. Die Bestimmung erfolgt nicht durch Klappern der Zähne aus geringem Abstand zur Schiene. Die mittlere Okklusionsposition im natürlichen Gebiss (ohne Schiene) ist sehr ähnlich oder identisch mit der zentrischen Okklusion. Wegen der Vorprogrammierung kann die mittlere Okklusionsposition mit geringer oder ohne Rückkopplung der Führung der Zähne erreicht werden. Der schienenzentrische Kontakt markiert die anteriore Position der Freedom-in-centric.

Die Gestaltung der Kontakte entspricht der Freedom-in-centric. Dies ist ein Okklusionskonzept bei Restaurationen und bei der okklusalen Anpassung, das für die hier besprochene Schiene anwendbar ist. Einfach gesagt ermöglicht die Freedom-in-centric Kontakt der Höckerspitzen auf planen Flächen der Schiene vom schienenzentrischen bis zum Kontakt in zentrischer Relation. Da die stützenden Höcker und Schneidekanten Kontakt auf einer planen Fläche haben, ist es relativ einfach, die Schiene so zu

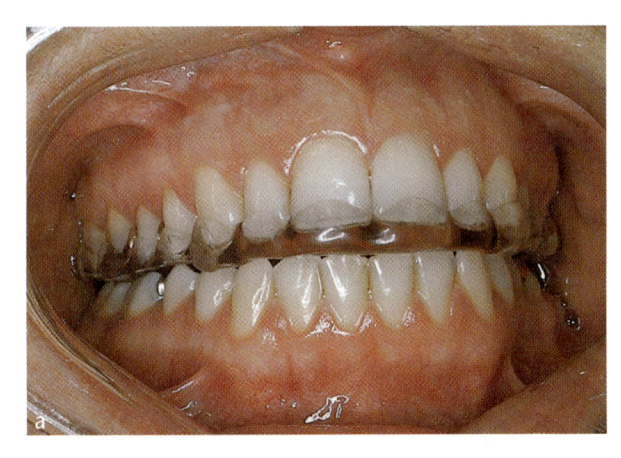

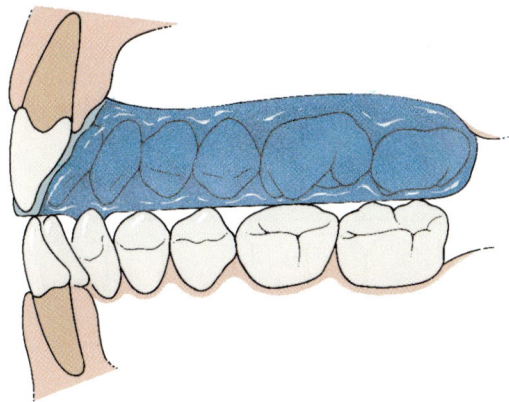

Abb. 13-1 a) Michigan-Schiene.
b) Schematische Darstellung der Michigan-Schiene. Eckzahnführung, keine Schneidezahnführung, flache okklusale Ebene und bukkale Eckzahnunterstützung.

Tab. 13-1 Merkmale der Gestaltung einer Michigan-Schiene

- Stets Freedom-in-centric
- Stets gleichmäßige Kontakte in Schlussbisslage der zentrischen (Schienen-)Relation, bei bestimmten Schluckbewegungen mit Kontakt, bei langsamem Kieferschluss und bei schnellem Schließen
- Bei allen Bewegungen zunächst 1–2 mm Freedom-in-centric, danach setzt die Eckzahnführung ein
- Keine Schneidezahnführung bei den Bewegungen
- Keine Behinderung der Kondylenposition bei Freedom-in-centric, bei der Festlegung der vertikalen Dimension und in der Schlussbisslage. Dies wird durch die Schienengestaltung und die Anpassung am Patienten erreicht
- Bei regelmäßiger Kontrolle und Anpassung gibt es keine Begrenzung der Anwendungsdauer

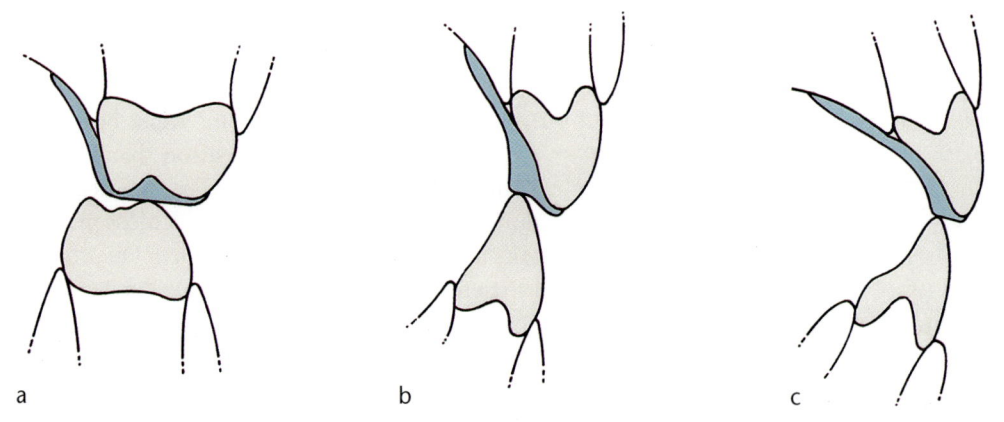

Abb. 13-2 Schienenzentrische okklusale Kontakte auf unterstützten Eckzähnen (und Schneidezahnkanten).
a) Zentrische Kontakte bei Molaren und Prämolaren nur auf den bukkalen Höckern.
b) Eckzahnführung.
c) Schneidezahnkontakt nur in zentrischer Position, sonst Disklusion durch Eckzahnführung.

gestalten, dass Interferenzen beseitigt sind und stabile Kontaktverhältnisse bestehen, wenn die Eckzahnführung korrekt positioniert und die Schiene regelmäßig angepasst werden. Die Lage der Eckzahnführung muss in Relation zur Freedom-in-centric festgelegt werden, da sie anderenfalls zu einer Abweichung des Unterkiefers führt und eine stabile Position beeinträchtigt.

Unter Schluckkontakt versteht man den Kontakt auf der Schiene beim Schluckakt. Der Schluckkontakt auf der Schiene kann den Erfolg der Schienentherapie entscheidend beeinflussen. Obwohl der Schluckakt 500- bis 600-mal am Tag stattfindet, haben die Zähne nicht jedes Mal Kontakt mit der Schiene – wie im natürlichen Gebiss, wo die Zähne beim Schlucken ebenfalls nicht immer Kontakt haben. Der Schluckkontakt kann lateral oder distal der Schienenzentrik oder weniger häufig in zentrischer Relation erfolgen, vor allem, wenn zu Beginn der Behandlung der retrudierte Bereich nur unter Schmerzen zu erreichen ist, solange die Symptome noch nicht abgeklungen sind. Somit muss der Bereich der Freedom-in-centric weit genug sein, um Schluckkontakte abzufangen. Dies wird später im noch detaillierter besprochen. Der Schluckkontakt wird mit der Schiene im Mund bestimmt.

Die langsamen Schließkontakte treten auf, wenn der Mund etwa 25 mm geöffnet und ganz langsam geschlossen wird, bis Kontakt auf der Schiene entsteht. Idealerweise sollte Kontakt in Schienenzentrik erfolgen und nicht oben auf der Eckzahnführung. Wenn eine Bewegungseinschränkung eines der Gelenke vorhanden ist, wird sich die Position des Unterkiefers bei der Öffnungsbewegung zur Seite des beeinträchtigten Gelenks verschieben. Dann wird beim langsamen Schließen ein nicht korrekter Vorkontakt auf der Eckzahnführung entstehen, wenn diese nicht richtig auf der Schiene positioniert ist (Abb. 13-3a, b). Ein langsames Schließen erfolgt bei verschiedenen Funktionen wie Gähnen, Husten und Niesen. Die Positionierung der Eckzahnführung muss bei der Gestaltung der Schiene berücksichtigt werden.

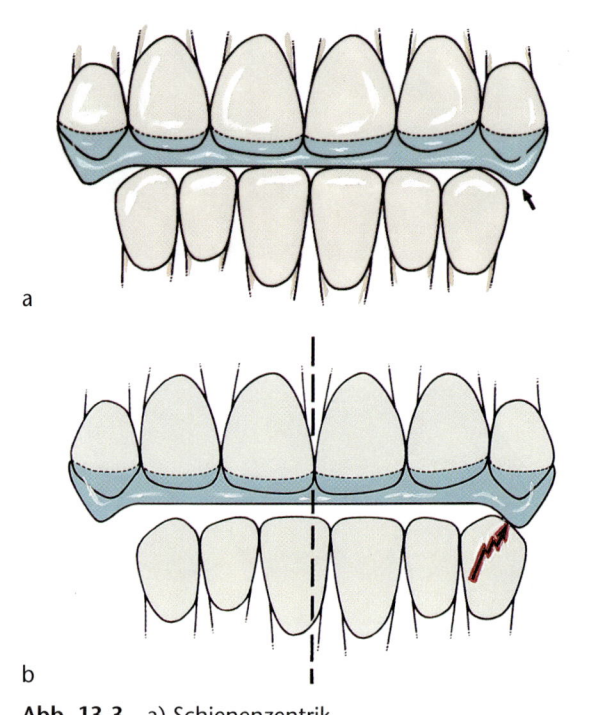

Abb. 13-3 a) Schienenzentrik.
b) Frühkontakte auf der Eckzahnführung bei langsamem Unterkieferschluss in Richtung Schienenzentrik sollten vermieden werden.

13.4 Grundlagen für die Anwendung

Indikationen für den Einsatz einer Michigan-Schiene variieren je nach Behandlungszweck. Sie wird häufig erfolgreich zur Behandlung von TMD eingesetzt, obwohl die Mechanismen, die den positiven Effekt hervorrufen, nicht klar nachgewiesen sind. Dennoch kann man mit der Schiene Faktoren beseitigen oder zeitweise reduzieren, die Störungen der Lage des Diskus-Kondylus-Komplexes in der Fossa mandibularis verursachen. Solche Faktoren können mit der Okklusion zusammenhängen, aber auch in Wechselwirkung mit Zähnen, Gelenken oder dem neuromuskulären System stehen. Es können auch okklusale Kontaktbeziehungen dazugehören, die mit Funktion oder Parafunktion (z. B. bestimmte okklusale Interferenzen), Kiefergelenkstörungen wie Diskusverlagerung oder Muskelschmerz mit Dysfunktion interferieren.

Um einen Erfolg mit der Michigan-Schiene zu erzielen, kann es erforderlich sein, sie anfangs 24 Stunden am Tag (auch beim Essen) zu tragen und immer wieder präzise anzupassen, damit die Kontakte in Freedom-in-centric gleichmäßig auf der Schiene verteilt sind. Die Gestaltung der Schiene, einschließlich Position und Neigung der Eckzahnführung, sollte auf die Kieferposition während des Schlafs abgestimmt sein. Von entscheidender Bedeutung sind die individuelle Gestaltung und Auswahl der Schiene den Patienten. Weitere Therapieformen wie Medikation oder Biofeedback können indiziert sein. Bei einigen Patienten sind zusätzlich sehr vereinzelte Einschleifmaßnahmen erforderlich.

13.4.1 Okklusale Kräfte

Für die Anwendung der Michigan-Schiene spricht ferner, dass störende Kräfte, die sich über die Gelenke und die Okklusion entwickeln, durch die Schiene anders oder günstiger verteilt werden können. Die Michigan-Schiene ist eine plane Schiene (abgesehen von der Eckzahnführung), die es erlaubt, dass sich der Unterkiefer in Anpassung an die Schiene selbst reponiert, und die die sehr wichtige Repositionierung des Kiefergelenk-Diskus-Komplexes ermöglicht, so dass die störenden Einwirkungen der Gelenke oder Muskeln verschwinden (Abb. 13-4). Eine differenzierte Anpassung der Schiene (in allen Richtungen einschließlich der Vertikaldimension) zur vorteilhaften Verteilung der Kräfte ist möglich und erlaubt dem Zahnarzt, die Schiene der erreichten Normalisierung der Gelenke oder Muskeln anzugleichen. In diesen Gesichtspunkten unterscheidet sich die Michigan-Schiene von den meisten anderen Stabilisierungsschienen, also Schienen, die das Einbeißen der Höckerspitzen in vorgegebene Vertiefungen fordern und dadurch keine oder nur wenig Gelegenheit zur biologischen Selbstanpassung des Unterkiefers in Hinblick auf das neuromuskuläre System bieten. Bei diesen letztgenannten Schienen ist aufgrund der Höckereinbisse außerdem wesentlich mehr Zeit am Behandlungsstuhl zur Anpassung der Schiene erforderlich.

13.4.2 Bruxismus

Die Anwendung einer Schiene bei Bruxismus (insbesondere bei aggressiven Formen) erfolgt mit der Absicht, Abnutzung und Frakturen an den Zähnen zu verhindern (Abb. 13-5) sowie die Frakturgefahr von ästhetischen Restaurationen und eine exzessive Abnutzung von posterioren Kompositrestaurationen zu beherrschen. Die Schiene verteilt außerdem die Belastungen, die sich beim Knirschen entwickeln, und möglicherweise auch die Größe und Richtung dieser Kräfte. Die Versuche, Bruxismus in den Griff zu bekommen, sollten auf der Identifizierung der okklusalen Faktoren basieren, die zur Entstehung und

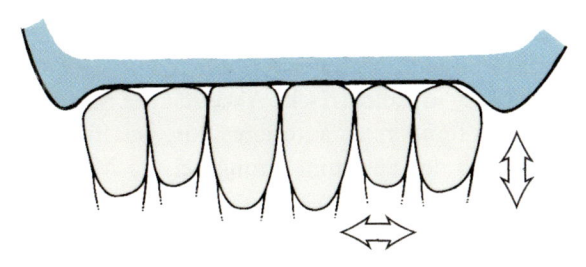

Abb. 13-4 Repositionierung des Unterkiefers während der Anpassung der Schiene und des Abklingens der Symptome. Die Veränderungen erfolgen sowohl in der lateralen als auch in der vertikalen Ebene.

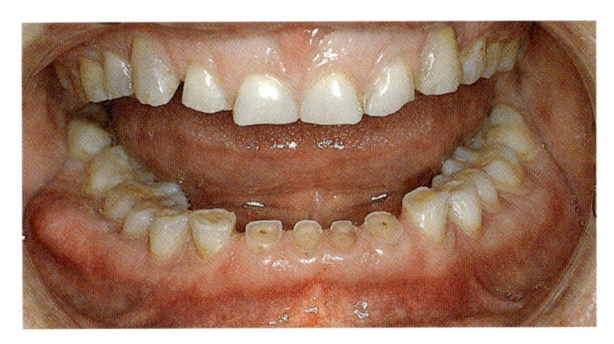

Abb. 13-5 Auswirkungen von aggressivem Bruxismus.

Progredienz des Bruxismus führen. Der Zahnarzt sollte nicht annehmen, dass keine kausalen okklusalen Faktoren vorliegen, wenn sich der Bruxismus nach einer umfassenden restaurativen Behandlung verschlimmert. Ausmaß und Schweregrad des Bruxismus können oftmals durch entsprechende Abrasionen auf der Schiene festgestellt werden (Abb. 13-6). Aggressives Knirschen erfordert eine Beurteilung des psychologischen Profils des Patienten. Einige Patienten unter medikamentöser Therapie, z.B. mit Lithium, können äußerst aggressiven Bruxismus aufweisen (s. Kap. 18).

13.4.3 Kopfschmerzen, Nackenschmerzen und subjektive Veränderungen des Hörvermögens

Zusätzlich zu den üblichen Symptomen der TMD wurden von einigen Patienten Kopfschmerzen, Nackenschmerzen, Tinnitus und Druckgefühl in den Ohren angegeben [7, 11, 12, 14, 22, 23, 32, 34]. Es scheint ein Zusammenhang zwischen Tinnitus und TMD zu bestehen, für den jedoch bislang keine Ursache festgestellt wurde [5, 26, 36]. Während der Behandlung mit der Michigan-Schiene zeigte sich, dass Patienten mit Kopfschmerzen, Nackenschmerzen und subjektiven Ohrsymptomen mit dieser Form der okklusalen Therapie geholfen werden konnte [4, 26]. Die positive Reaktion dieser Symptome auf die Anwendung einer Schiene zur Behandlung von TMD ist auf vorteilhafte Veränderungen von Muskeln und deren Funktion zurückzuführen, möglicherweise auch auf eine verminderte Belastung des Kiefergelenks.

Die Linderung von Kopfschmerzen, Nackenschmerzen und subjektiven Hörproblemen muss nicht mit dem Rückgang der konventionellen Symptome von TMD einhergehen.

Subjektive Hörprobleme, wie z.B. dumpfes Druckgefühl in den Ohren, kommen bei TMD häufig vor, insbesondere wenn der Patient wegen der eingeschränkten Mundöffnung, Schmerz in den Gelenken oder Myalgie beim Gähnen den Mund nicht weit genug öffnen kann [4]. In diesem Fall kann sich die Eustachi'sche Röhre (Tuba auditiva) gelegentlich nicht öffnen und das Hörproblem auslösen [4]. Auch kann der Patient mit der Schiene im Mund möglicherweise leichter schlucken, weil die Annäherung der Zähne sonst Schmerzen bereitet. Es wurde berichtet, dass die Schiene bei einigen Patienten einen günstigen Effekt auf die subjektiven Symptome der Hörstörungen ausübt [26]. Meist wurden Patienten mit diesen Symptomen bereits von einem Hals-Nasen-Ohren-Arzt untersucht und dabei keine organischen Ursachen für die Hörprobleme festgestellt. Somit kann die Schienentherapie bei der Behandlung von Tinnitus eine Ausschlussdiagnose ermöglichen. Obwohl die Anzahl der Patienten mit Tinnitus, denen mit einer Schienentherapie geholfen werden kann, verhältnismäßig klein ist, kann der Zahnarzt lernen, ohne größere Schwierigkeiten die Patienten zu erkennen, die von der Behandlung mit der Michigan-Schiene profitieren könnten [4].

13.4.4 Eckzahnführung

Die Eckzahnführung wird bei der Michigan-Schiene zur Vermeidung exzentrischer Kontakte eingesetzt (Abb. 13-7). Der Zweck der posterioren Disklusion besteht in der Verhinderung von Interferenzen auf der Balance- und Arbeitsseite. Die Schiene wird auch zur anterioren Disklusion verwendet (Abb. 13-8), zumindest bis zur Kopfbissstellung der Schneidezähne. Mit der Eckzahnführung ist es viel einfacher, die Schiene anzupassen und zu verhindern, dass sich Interferenzen auf der Schiene entwickeln. Die Eckzahnführung übt nachweislich einen günstigen Einfluss auf die myoelektrische Aktivität der Mm. masseter und temporales anteriores aus, was teilweise zum Erfolg der Eckzahnführung bei der Michigan-Schiene beiträgt.

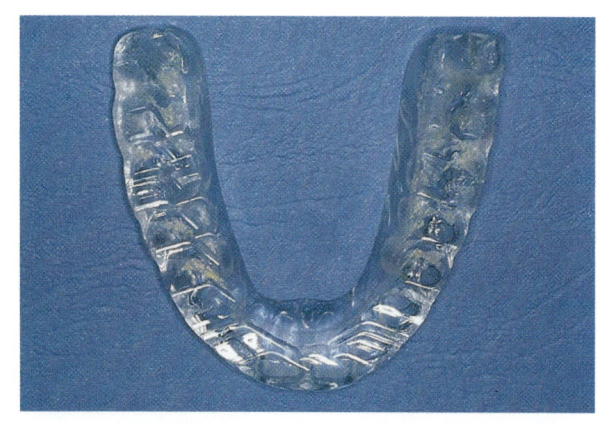

Abb. 13-6 Ausgedehnte Abnutzung bei nicht korrekt gestalteter Schiene, die von einem Patienten mit aggressivem Bruxismus getragen wurde.

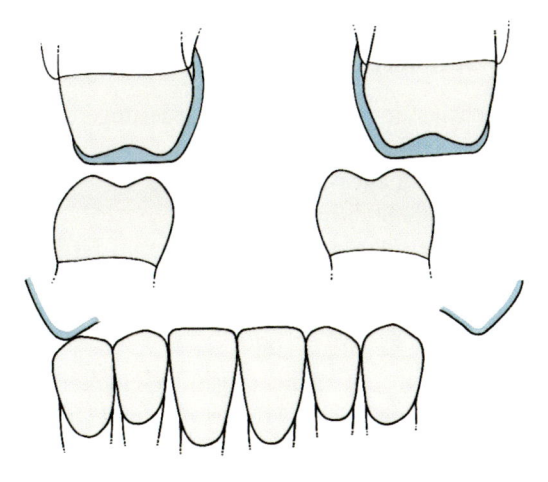

Abb. 13-7 Disklusion aller posterioren Schienenkontakte durch Eckzahnführung.

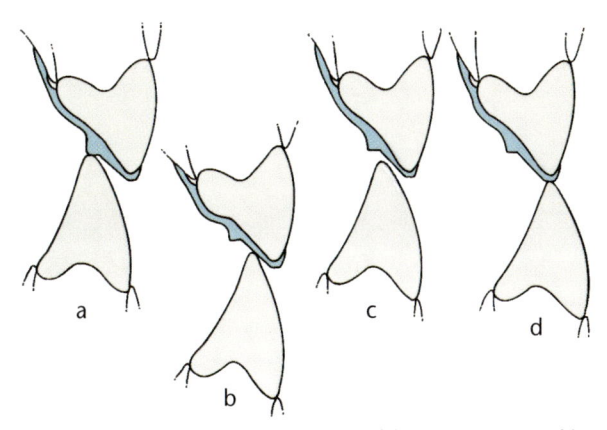

Abb. 13-8 Eckzahnführung (a und b). Anteriore Disklusion (c) durch die Eckzahnführung, bis die Unterkieferschneidezähne den anteriren Rand der Schiene erreichen (d).

13.5 Indikationen

Die Michigan-Schiene wird bei Erkrankungen des Kauapparates angewandt, die sowohl mit strukturellen als auch funktionellen Störungen zusammenhängen. Da es sich hier um eine stabilisierende Schiene handelt, wird sie auch eingesetzt, wenn es erforderlich ist, die Oberkieferzähne zur Erleichterung kieferorthopädischer Maßnahmen in ihrer Position zu fixieren und bewegliche Zähne zu stabilisieren. Sie wird auch zum einfacheren Erreichen einer zentrischen Relation bei umfassenden restaurativen Maßnahmen angewandt. Ein weiterer Anwendungsbereich besteht in der Behandlung von okklusal bedingten Traumen aller Teile des Kausystems einschließlich Zahnhalteapparat und Kiefergelenken. Sie kann in der Ausschlussdiagnostik hilfreich sein, wenn Symptome vorliegen, die denen bei TMD ähneln, ihren Ursprung jedoch nicht im Kausystem haben. Eine Zusammenstellung der Indikationen zeigt Tabelle 13-2.

13.6 Behandlungsvorbereitung und Patientenführung

Ein wichtiger Aspekt für den Erfolg einer Schiene ist die Vorbereitung des Patienten. Um den Fortschritt und den Erfolg der Behandlung zu erhalten, sind die Indikation und die entsprechenden Untersuchungsdaten zu sichern. Hat der Patient bereits andere Geräte verwendet, sollte eine sorgfältige Beratung über die Eigenschaften der neuen Schiene erfolgen. Wenn der Patient unter chronischem Schmerz leidet und ein abnormes Krankheitsverhalten aufweist, muss die Indikation für den Einsatz einer Schiene genau überprüft werden. Bei Fehlen einer erkennbaren Grundlage für den Schmerz hat die Anwendung einer Schiene diagnostischen Charakter; sie wird zum Ausschluss von TMD eingesetzt. Bei einigen Personen können grobe Interferenzen vorliegen (Abb. 13-9), die sogar die auslösende Ursache für die TMD sein und eine adäquate Gestaltung der Schienen unmöglich machen können. Um eine stabile und effektive Schiene anfertigen zu können, müssen grobe Interferenzen reduziert oder beseitigt werden.

Tab. 13-2 Indikationen für die Therapie mit Michigan-Schienen

- TMD und damit verbundene Symptome: orofazialer Schmerz, kraniozervikale Nackenschmerzen, Kopfschmerz vom Spannungstyp, subjektive Hörstörungen und Tinnitus
- Okklusionstraumen
- Schwerer oder zunehmender Bruxismus
- Stabilisierung gelockerter Zähne
- Leichteres Herausarbeiten der zentrischen Relation, vor allem bei umfassenden Restaurationen
- Differentialdiagnose: TMD gegenüber anderen Erkrankungen mit ähnlichen Symptomen

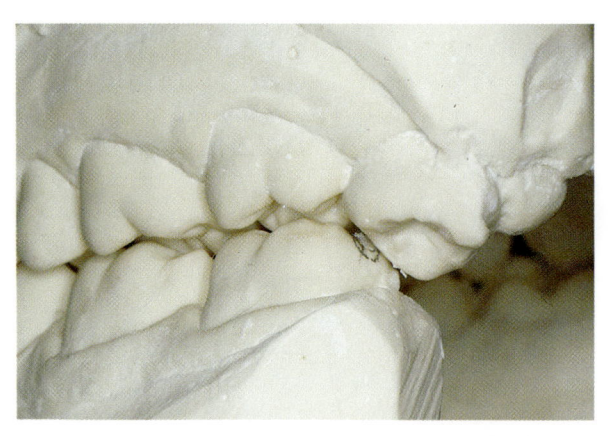

Abb. 13-9 Grobe Interferenzen, mit denen man sich vor der Herstellung der Schiene befassen muss. Der Versuch, dies allein durch die Begrenzung der Schiene kurz vor der Interferenz zu umgehen, führt zu weiteren Problemen.

13.7 Gestaltung der Schiene

Bei der Gestaltung einer Michigan-Schiene sollten folgende Faktoren berücksichtigt werden:
- Die Hauptbeschwerde des Patienten
- Befunde und Diagnose
- Beruf des Patienten
- HNO-Status
- Bisherige Behandlungsanamnese
- Psychosozialer Status
- Anordnung der Zähne: elongiert, fehlend, gekippt, Malokklusion, Stellung der Eckzähne
- Spee-Kurve
- Okklusale Beziehungen: vertikaler und horizontaler Überbiss
- Bruxismus, Abrasionsfacetten, Eckzahnführung

Die Bedeutung jedes einzelnen Faktors für eine erfolgreiche Schienentherapie sollte nicht übersehen werden. Es müssen jedoch nicht alle diese Faktoren mit der Gestaltung der Schiene zusammenhängen, sondern es können auch folgende Parameter daran beteiligt sein:
- Akzeptanz einer Schienentherapie (Compliance) durch den Patienten
- Chronische Mundatmung
- Grad der Mundöffnung
- Schluckakt
- Lippenschluss
- Prognose
- Okklusale Störungen

13.7.1 Physische und psychosoziale Anforderungen

Die wichtigsten physischen Anforderungen an eine Michigan-Schiene sind:
1. Bedeckung aller Oberkieferzähne.
2. Okklusale Stabilität.
3. Gleichzeitige okklusale Kontakte auf der Schiene bei Mundschluss.
4. Plane okklusale Ebene.
5. Minimale vertikale Höhe.
6. Freedom-in-centric bei tragenden Höckern.
7. Eckzahnführung bei Protrusions- und Laterotrusionsbewegungen.
8. Keine Schneidezahnführung.
9. Verwendung eines Materials, das einfach angepasst werden kann und eine gute Dimensionsstabilität aufweist.
10. Erfüllung beruflicher Anforderungen, z.B. Sprechen (s. Abschnitt 13.7.12).
11. Ästhetische Anforderungen.

Im Hinblick auf die Punkte 1, 2, 3, 6, 7 und 8 können keine Kompromisse eingegangen werden. Bei einzelnen Patienten können jedoch Variationen im Hinblick auf die Größe des Bereichs der Freedom-in-centric (6) sowie der Höhe und Position der Eckzahnführung (7) auftreten. Beispielsweise kann es aufgrund eines ausgeprägten vertikalen Überbisses oder einer ausgeprägten Spee-Kurve nicht möglich sein, eine Schiene mit nur minimaler Dicke zu gestalten.

13.7.2 Eingliederung im Oberkiefer

Manchmal wird die Frage gestellt: „Warum wird die Michigan-Schiene nicht im Unterkiefer eingesetzt?"

In der Entwicklungsphase der Schiene haben wir bei einigen Patienten mit der gleichen Ausführung der Schiene am Unterkieferzahnbogen experimentiert, jedoch mit Ausnahme von Angle-Klasse-III-Fällen nicht den gleichen Erfolg erreicht. Bei einer Unterkieferschiene mit Bedeckung aller Zähne besteht die Tendenz, dass die Oberkieferschneidezähne nach labial gedrückt werden, insbesondere wenn ein ausgeprägter vertikaler Überbiss vorliegt. Die Michigan-Schiene wird am oberen Zahnbogen angebracht, da dies die stabilste Position für die Schiene ist. Der Oberkiefer ist die Endposition für die Schließbewegungen des Unterkiefers, und mit einer Schiene auf dem Oberkieferzahnbogen erreichen die Unterkieferzähne beim Mundschluss eine stabile, nicht bewegliche Plattform. Die Stabilität der Schiene ist für

Patienten mit Knirschen oder Pressen aus der Zentrik heraus sehr wichtig. Es ist außerdem bei einer Oberkieferschiene viel einfacher, die Eckzahnführung und in diesem Zusammenhang den Ausschluss einer Schneidezahnführung zu kontrollieren. Das Vermeiden einer Schneidezahnführung bildet das kritische Element bei der Gestaltung und Anpassung Schiene.

> Es ist unbedingt notwendig, alle Oberkieferzähne abzudecken (s. Abb. 13-1), um Elongationen zu verhindern.

Einige Zähne stehen außer Okklusion und können nicht weiter durchbrechen, so dass sie nicht einbezogen werden müssen. Die distalen, zweiten oder dritten Molaren können nicht vollständig durchgebrochen oder distal von Schleimhaut bedeckt sein. In letzterem Fall sollte die Schiene Kontakt mit dem nicht von Gewebe überdeckten Teil des Zahnes haben. Um eine beliebig lange Tragezeit über Wochen und Monate bis hin zu mehreren Jahren zu ermöglichen, muss die Schiene in Kontakt mit allen gegenüberliegenden Zähnen stehen.

13.7.3 Okklusale Stabilität

Der Begriff okklusale Stabilität bezieht sich sowohl auf die Stabilität der Zähne als auch der Schiene. Beim Kontakt der Zähne auf der Schiene durch den Mundschluss sollte kein Abgleiten des Unterkiefers, das heißt keine Verschiebung der Zähne vom initialen Kontaktpunkt aus stattfinden, und auch die Schiene sollte sich nicht in irgendeine Richtung verschieben. Insgesamt sollten beim Mundschluss alle Zähne gleichzeitig mit der Schiene in Kontakt kommen. Bei korrekter Planung, Herstellung, Anpassung und Nachkontrolle der Schiene werden diese Anforderungen erfüllt. Es treten keine Verschiebung von Schiene oder Unterkiefer beim Mundschluss und keine Veränderung der Okklusion auf, und es kommt auch nicht zu Stellungsänderungen, Kippungen oder Extrusionen der Zähne. Mit dieser Stabilisierung der Lagebeziehung zwischen den Kiefern und der Reduktion störender Einflüsse durch die Zähne und die angepasste Schiene wird bei der Mehrzahl der Patienten eine fortschreitende optimale Einstellung der Kondylen erfolgen, mit entsprechender Symptomlinderung und Rückbildung der TMD.

13.7.4 Zeitgleiche und gleichmäßige Kontakte

Alle Unterkieferzähne sollten in Schlussbisslage mit der Oberkieferschiene in Kontakt treten. Wenn für einen einzelnen Zahn keine Gefahr einer Extrusion besteht, ist ein Kontakt mit der Schiene nicht unbedingt erforderlich. Wie bereits erwähnt, sollten beim Mundschluss alle Zähne gleichzeitig in zentrischer Position mit der Schiene in Kontakt kommen. Der Begriff „zentrisch" steht hier für alle Bereiche innerhalb der Freedom-in-centric. Die Höckerspitzen der tragenden Höcker, also die bukkalen Höcker der Molaren und Prämolaren, berühren die Schiene. Auch Eckzähne und Schneidezähne haben in Schlussbisslage Kontakt. Die lingualen Höckerspitzen berühren die Schiene nicht (Abb. 13-10).

Nicht alle bukkalen Höckerspitzen der Seitenzähne müssen mit der Schiene in Kontakt treten. Beispielsweise kann ein Molar gekippt sein, so dass eine plane okklusale Ebene nicht zu realisieren ist, wenn die Schiene so konstruiert werden würde, dass alle stützenden bukkalen Höckerspitzen sie berühren.

13.7.5 Flache Gestaltung der Kauebene

Die okklusale Ebene sollte plan sein, mit Ausnahme der Eckzahnführung. Der natürliche Verlauf der Kauebene kann jedoch Kompromisse bei der Gestaltung der Schiene erfordern, ohne deren Wirksamkeit zu beeinträchtigen. In einigen Fällen wird der Kompromiss erst ersichtlich, wenn die Schiene für ein bis zwei Wochen getragen und angepasst wurde. Einige Beispiele für das Problem, eine plane okklusale Ebene zu erhalten, zeigt Abbildung 13-11. Die verschiedenen Probleme der okklusalen Ebene, die in dieser Abbildung dargestellt sind, decken nicht alle Situationen ab, sondern dienen nur als Beispiele

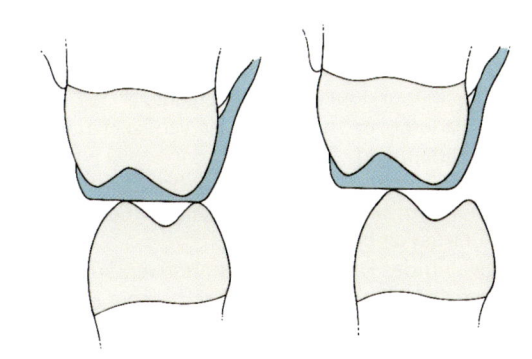

Abb. 13-10 Kontakt der Unterkiefermolaren und -prämolaren, wenn die Schiene auf die bukkalen Höcker eingeschliffen ist.

13 Die Michigan-Schiene

für die Annäherung an die optimale Gestaltung der Michigan-Schiene. Jede Art von okklusaler Ebene kann durch die Variationen einzelner Zähne kompliziert werden. Bei der individuellen Lösung des Problems müssen jedoch stets die Grundvoraussetzungen beachtet werden: schräge Eckzahnführung, keine Schneidezahnführung, plane okklusale Ebene und minimale Schienendicke.

13.7.6 Durchmesser der Schiene

Unsere klinische Erfahrung zeigt, dass die Vergrößerung der vertikalen Dimension, die die Schiene mit sich bringt, unter Berücksichtigung anderer Voraussetzungen möglichst gering gehalten werden muss. Normalerweise sollte die Schienendicke im Bereich der distalsten Molaren 1–2 mm betragen. Schienen, die zu dick sind, können sich ungünstig auf den Lippenschluss sowie Sprechen und Schlafen auswirken und eine Hypersalivation verursachen. Im Allgemeinen erfolgt bei einer angemessenen Erhöhung der Vertikaldimension durch die Schiene eine relativ schnelle Adaptation. Materialüberschuss auf der palatinalen Seite der Schiene kann das Sprechen, Schlucken und den Lippenschluss beeinträchtigen. Wenngleich eine schnelle Anpassung an eine übermäßige Erhöhung in der Vertikalen oder an einen Materialüberschuss stattfinden kann, können die Anpassungsmechanismen die Gelenke und Muskeln mit einbeziehen, so dass es nicht zum Abklingen der TMD-Symptome kommt. Folgende Faktoren können die Schienendicke beeinflussen:

- Spee-Kurve
- Zahnfehlstellungen
- Ausgeprägter vertikaler Überbiss der oberen Schneidezähne
- Frontal oder seitlich offener Biss

> Die ideale Vertikaldimension sollte während der Protrusionsbewegung zu einer Trennung der Schneidezähne von etwa 1–2 mm führen (Abb. 13-12).

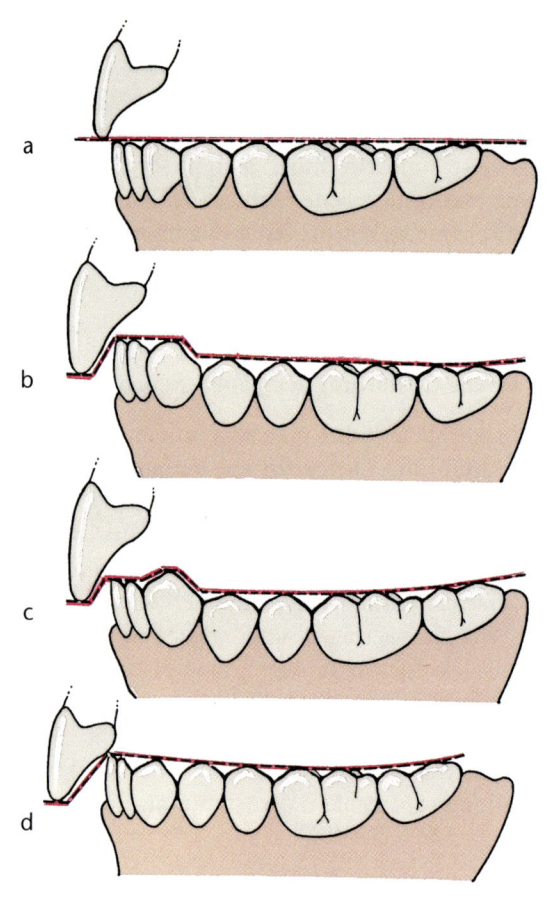

Abb. 13-11 Probleme mit der okklusalen Ebene bei der Gestaltung einer okklusalen Aufbissschiene.
a) Ideale plane Ebene mit minimaler vertikaler und horizontaler Überlappung.
b) Vertikaler Überbiss und die Position der anterioren Zähne erfordern eine höhere vertikale Dimension oder Eckzahnführung als bei (a).
c) Die Stellung des Eckzahns kann es notwendig machen, dass dessen Kontakt auf der Schiene schwächer ist – in Abhängigkeit von dem Grad der Eckzahnführung, der für die Spee-Kurve benötigt wird.
d) Ein solcher vertikaler und horizontaler Überbiss erfordert eine Erhöhung der Vertikaldimension und der Eckzahnführung, wobei beide auch limitiert sind.

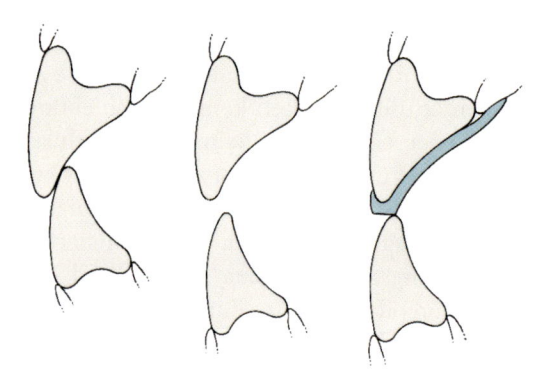

Abb. 13-12 Bei einer idealen okklusalen Beziehung für die Schiene sollte die Vertikaldimension eine Trennung von 1–2 mm zwischen Oberkiefer- und Unterkieferschneidezähnen erlauben (das heißt, die Schienendicke bei den Oberkieferschneidezähnen beträgt 1–2 mm).

13.7 Gestaltung der Schiene

Die vertikale Dimension sollte größer sein als der Punkt, bei dem ein schmerzhaftes Knacken beim Schließen oder ein „Stolpern" in einem oder beiden Gelenken auftritt. Zur Vermeidung dieser beiden Symptome wird eine angemessene, aber nicht zu starke Dicke der Schiene gewählt. Die Vertikaldimension der Schiene ist oft ein Kompromiss zwischen der Höhe der Eckzahnführung und der Notwendigkeit, seitliche Balancekontakte und Interferenzen oder eine Disklusion der posterioren Kontakte bei Protrusion zu verhindern, die durch dritte Molaren und eine übertriebene Spee-Kurve verursacht wird (s. Abb. 13-11d).

13.7.7 Horizontaler Überbiss

Wenn ein ausgeprägter horizontaler Überbiss (Overjet) der Oberkieferschneidezähne vorliegt, ist es nicht erforderlich, auf der Schiene einen Aufbiss anzubringen, um für die unteren Schneidezähne Kontakte in zentrischer Relation herzustellen, da sie bereits außer Kontakt mit den Oberkieferzähnen sind.

Wenn bereits eine Extrusion der unteren Schneidezähne besteht und an den Oberkieferzähnen keine zentrischen Stopps vorliegen (z. B. bei ausgeprägtem Labialstand der oberen Schneidezähne), muss die Schiene so gestaltet werden, dass die notwendigen schienenzentrischen Stopps entstehen. Es gibt eine Grenze für die Schienendicke zur Erhöhung der Vertikaldimension, wenn das Problem einer zu großen horizontalen Stufe gelöst werden soll (Abb. 13-13).

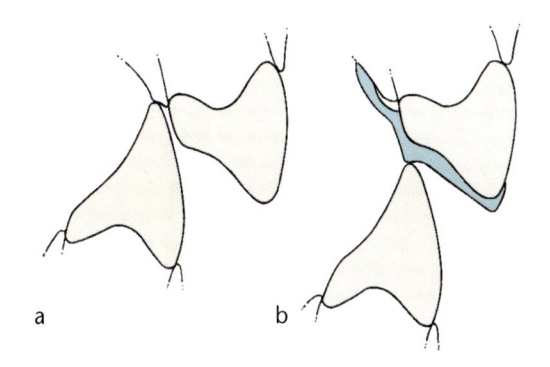

Abb. 13-13 a) Protrudierter Überbiss des Eckzahnes. b) Ausmaß der Erhöhung der vertikalen Kontaktdimension und Effekt auf die Eckzahnführung.

13.7.8 Freedom-in-centric

> Ein Hauptziel bei der Gestaltung und der Einstellung der Schiene besteht darin, dass alle Zähne gleichzeitig mit der Schiene in Kontakt treten und dass die Endposition unmittelbar, frei von störenden Interferenzen, eingenommen werden kann.

Manchmal kann der (pathologische) Zustand von Muskeln oder Gelenken bei Kieferschluss den angestrebten Kontakt auf der Schiene verhindern. Das Behandlungsziel ist hier das ungehinderte Einnehmen der zentrischen Kontaktposition nach Beseitigung der Symptome der Funktionsstörung. Während der Schienentherapie kann sich der Kontaktpunkt der Zähne beim Kieferschluss ändern, so dass das Gebiet für Freedom-in-centric auf der Schiene vergrößert wird. Eine breite Freedom-in-centric auf der Schiene bezieht den Schluckkontakt und den langsamen Schließkontakt mit ein. Freedom-in-centric auf der Schiene muss in Relation mit der ggf. anzupassenden Eckzahnführung stehen.

13.7.9 Eckzahnführung

> Laterotrusions- und Protrusionsbewegungen auf der Schiene werden durch die Unterkiefereckzähne geführt.

Die Eckzahnführung beginnt schätzungsweise 1 mm vor und lateral des zentrischen Okklusionskontakts der Schiene. Diese Ausweitung der Freedom-in-centric nach anterior erlaubt leichte Abweichungen des Unterkiefers beim Mundschluss, die besonders bei TMD vorkommen. Die Eckzahnführung sollte gerade so hoch sein, dass sie eine posteriore und anteriore Disklusion aus der Schienenzentrik heraus verursacht (s. Abb. 13-7).

Die Position der Eckzahnführung ist wichtig für den Erfolg der Schienentherapie. Die Eckzahnführung sollte so platziert werden, dass der Unterkiefer beim Schluckvorgang und beim langsamen Schließen nicht nach lateral ausweichen muss, um die Eckzahnführung zu umgehen. Es darf keine Interferenz vorliegen, die eine Bewegung des Unterkiefers in Zentrik mit minimaler kondylärer Bewegung verhindert. Man sollte daran denken, dass im natürlichen Gebiss beim Öffnen aus der Zentrik eine

13 Die Michigan-Schiene

gewisse Lateralbewegung vorkommen kann. Die Eckzahnführung sollte nicht zu Schmerzen oder Funktionsstörungen führen, sondern zu dem Punkt der minimalen Bewegung auf der schmerzhaften Seite. Es ist wichtig, dass die Eckzahnführung den Unterkiefer beim Schließen nicht nach distal oder lateral verlagert.

Liegen an den Eckzähnen lokalisierte Abrasionsfacetten durch Pressen und Knirschen vor, sollte die Eckzahnführung in einem gewissen Abstand von diesen Stellen platziert werden (s. Abb. 18-3).

Die Höhe der Eckzahnführung, und damit deren Neigung, wird zu einem gewissen Grad durch die Kauebene (Spee-Kurve), die vertikale Dimension (Schienendicke) und den vertikalen Überbiss bestimmt (Abb. 13-14). Die Höhe der Eckzahnführung soll jedoch vor allem zur Disklusion posteriorer und anteriorer Kontakte, die Vertikaldimension der Schiene dagegen zur Kontrolle von Spee-Kurve und vertikalem Überbiss verwendet werden.

Die Neigung der Eckzahnführung steht in Relation zur Höhe der Eckzahnführung. Im Allgemeinen werden 60° als obere Grenze betrachtet, obwohl es keine festen Regeln gibt, bei Bedarf auch höhere Werte anzuwenden. Bei Annäherung an 90° kann jedoch statt einer Führung eine Interferenz entstehen, die eine abrupte Richtungsänderung beim Mundschluss erfordert und die Effektivität der Schiene beeinträchtigt.

Bei der Höhe der Eckzahnführung sollten Knacken und schmerzhaftes Knacken bei Seitwärtsbewegungen berücksichtigt werden. Das Knacken kann während Seitwärtsbewegungen nur bei einer bestimmten Höhe der Eckzahnführung auftreten. Eine genaue Festlegung der Höhe kann während der klinischen Untersuchung nicht erfolgen, doch eine gewisse Schätzung ist normalerweise möglich.

In dem in Abbildung 13-11c dargestellten Fall befindet sich der Unterkiefereckzahn oberhalb der Okklusalebene. Der ausgeprägte vertikale Überbiss sowie die Spee-Kurve sind zu berücksichtigen. In diesem Fall müssen die vertikale Dimension und die Eckzahnführung erhöht werden. Bei dem in Abbildung 13-15 dargestellten Fall kann der zentrische Stopp für den Unterkiefereckzahn auf der Schiene unterhalb der Okklusionsebene liegen, um eine angemessene Schienendicke beizubehalten. Die vertikale Dimension und die Eckzahnführung sollten jedoch erhöht werden.

Die Höhe der Eckzahnführung ist auch für das Schlafen wichtig. Wenn sie bei Patienten, die überwiegend auf der Seite schlafen, zu hoch ist, tendiert der Unterkiefer zu einer leichten Öffnung und seitlichen Haltung bis zu dem Punkt, an dem der untere Eckzahn über der Eckzahnführung eingefangen wird.

Die anteriore Position der Eckzahnführung und ihre Nähe zum Vorderrand der Schiene müssen in Relation zu den Lippen betrachtet werden. Wenn die Eckzahnführung zu weit anterior platziert wird, insbesondere wenn sie relativ hoch ist, kann der Lippenschluss beeinträchtigt werden oder ein „Einfangen" der Unterlippe erfolgen.

Der vertikale Überbiss der Eckzähne kann zum Problem des „Einfangens" führen (Abb. 13-16a). Dagegen hilft ausreichender Platz für Freedom-in-centric und für die Eckzahnführung. Eine Erhöhung der Vertikaldimension ist normalerweise die beste Lösung.

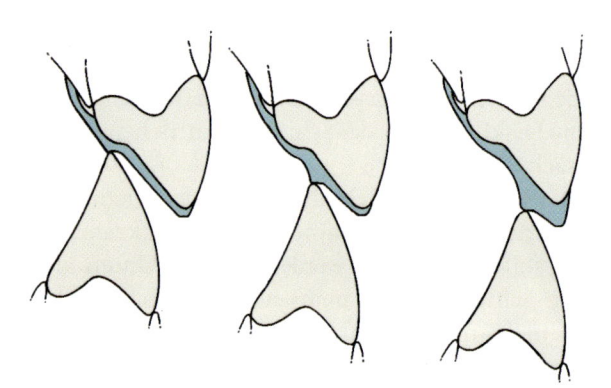

Abb. 13-14 Eckzahnführung mit einer Vorkehrung für Freedom-in-centric.

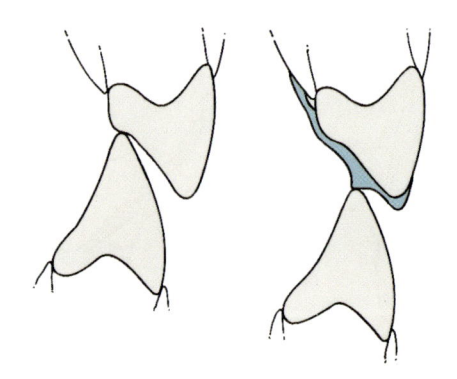

Abb. 13-15 Eckzahnkontakt in Schienenzentrik unterhalb der Okklusionsebene, um die vertikale Kontaktdimension bei Patienten mit Problemen bezüglich der Mitarbeit minimal zu halten.

13.7 Gestaltung der Schiene

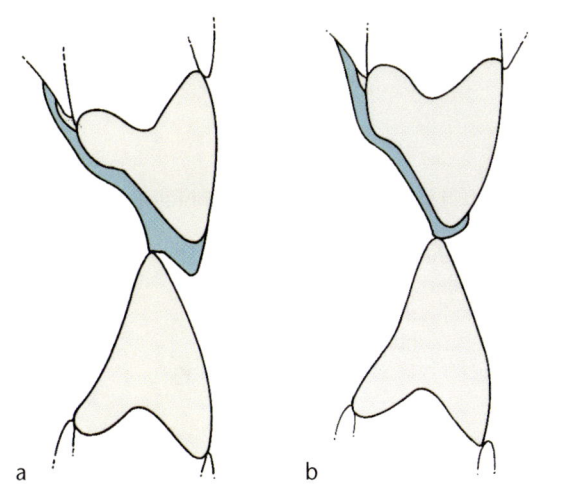

Abb. 13-16 a) Der vertikale Überbiss des Eckzahns und die geringe Diskrepanz zwischen der zentrischen Relation und der zentrischen Okklusion können die Ausschaltung der Schneidezahnführung schwierig gestalten.
b) Ideale Vertikaldimension, Eckzahnführung und Schneidezahnführung in Bezug auf die Schienenzentrik.

13.7.10 Frontzahnführung

> Jegliche Führung von Protrusionsbewegungen beruht auf der Eckzahnführung.
> Ausnahmen bestehen nur bei fehlendem Eckzahn, Lockerung des Eckzahns oder Druckschmerzhaftigkeit.

Es gibt einige Probleme, die im Zusammenhang mit dem vertikalen Überbiss der Schneidezähne auftreten, wie in Abbildung 13-11 dargestellt. Wenn wie in Abbildung 13-11d ein starker vertikaler Überbiss und eine ausgeprägte Spee-Kurve vorliegen, sind eine Erhöhung der Vertikaldimension (Schienendicke) über den Mindestwert hinaus sowie eine Erhöhung der Eckzahnführung erforderlich. In einer idealen Situation mit kurzem Abstand zwischen dem Kontakt in zentrischer Relation und Kontakt in Schienenzentrik ist die Steuerung der Schneidezahnführung aus der Zentrik heraus nicht schwierig (Abb. 13-16b).

13.7.11 Werkstoffe für Schienen

Das beste Material für die Stabilisierungsschiene ist heißpolymerisierendes, transparentes Acrylat. Die Belastung der Zähne durch das Auftreffen okklusaler Kräfte ist viel geringer als bei Metall, wie z. B. bei Chrom-Kobalt-Legierungen, die außerdem auch so gut wie nicht angepasst werden können. Das Acrylat besitzt eine ausreichende Härte und Resilienz, so dass die Anpassung relativ einfach ist, und liefert im Gegensatz zu weichen Mundschützern eine langfristig stabile Unterstützung. Obwohl schnell- oder kaltpolymerisierendes Acrylat zur Vermeidung einer Heißpolymerisation verwendet werden kann, ist hier das Ergebnis des Herstellungsverfahrens nicht immer vorhersagbar.

13.7.12 Berufsbezogene und ästhetische Gesichtspunkte

Bei den Aspekten der Schienengestaltung, die zur Sicherung des Behandlungserfolgs erforderlich sind, sollten keine Kompromisse eingegangen werden. Es gibt allerdings bestimmte Berufsgruppen, die keine Beeinträchtigung des Sprechens zulassen und von denen die Schiene nicht lange genug getragen werden kann, um wirksam zu sein. Das heißt, sie kann gerade während den Zeiten eines Arbeitstages nicht getragen werden, in denen Stress und Belastung am größten sind. In einem solchen Fall gibt es zwei Möglichkeiten:

- Anfertigung einer Tagesschiene mit minimaler Dicke und minimaler Eckzahnführung, die das Sprechen nicht beeinträchtigt. Falls es zum Sprechen erforderlich ist, sollte eine Unterkieferschiene mit Eckzahnführung hergestellt werden.
- Herstellung einer Nachtschiene mit optimalen Eigenschaften, die getragen wird, wenn der Patient nicht arbeitet

Das übliche Verfahren ist, eine optimale Schiene herzustellen, sie vom Patienten so viel wie möglich tragen zu lassen und die Effektivität der Schiene nach einem Zeitraum von zwei bis drei Wochen zu bestimmen (gleichzeitig können auch andere Formen einer physikalischen Therapie angewandt werden). Es gibt Patienten, die auf eine Behandlung überhaupt nicht ansprechen, wenn die Schiene nur nachts getragen wird.

Wenn es nach zwei- bis dreiwöchigem Gebrauch der Schiene offensichtlich wird, dass der Patient keine Fortschritte zeigt, weil er aus beruflichen Gründen die Schiene nicht 24 Stunden am Tag tragen kann, wird eine Tagesschiene für die Arbeitsstunden hergestellt. Man darf allerdings nicht vergessen, dass einige Berufe möglicherweise direkt zur Entstehung von TMD beitragen und die Schiene daher gerade während dieser beruflichen Beschäftigung getragen werden sollte.

13 Die Michigan-Schiene

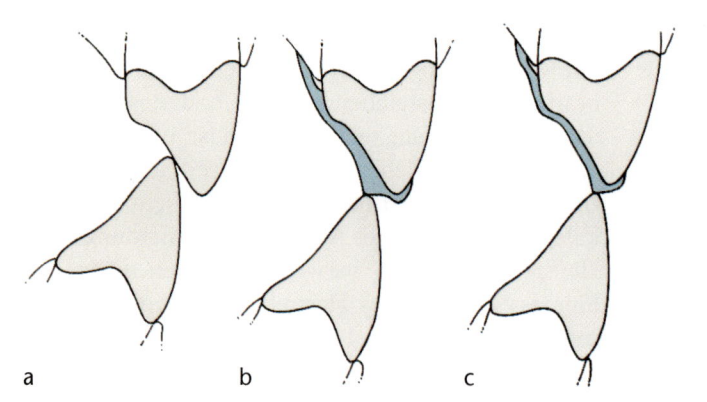

Abb. 13-17 Die Schneidezahnführung anterior des Bereichs der Freedom-in-centric wird nach Möglichkeit durch die Konstruktion der Schiene eliminiert.
a) Okklusale Kontaktbeziehungen.
b) Eckzahnführung.
c) Fehlende Schneidezahnführung.

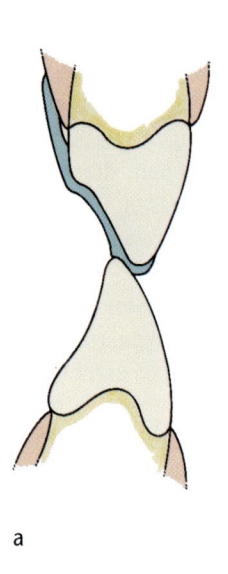

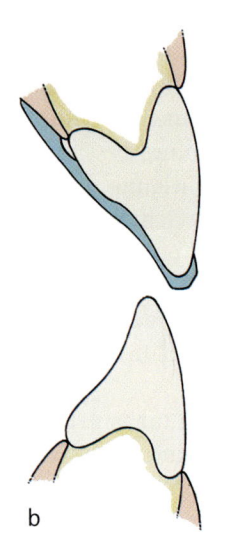

Abb. 13-18 a) Einfangen der Unterkieferschneidezähne aufgrund des Fehlens der Freedom-in-centric auf der Schiene.
b) Kontakte in zentrischer Relation sind nicht unbedingt erforderlich, wenn der horizontale Überbiss mehr als einige Millimeter beträgt. Es besteht keine Schneidezahnführung.

Zusammenfassung

In einer neueren, qualitativen systematischen Übersichtsarbeit [31] wird die zurzeit beste verfügbare Evidenz [9, 13, 15, 21, 25, 28, 33] dargestellt. Demnach scheint die Anwendung einer Stabilisierungsschiene bei den meisten Patienten mit Kaumuskelschmerz hilfreich zu sein. Die prinzipiellen Aspekte der Michigan-Schiene in Bezug auf die Bissgestaltung (Freedom-in-centric) sind in Abbildung 13-17 dargestellt. Wenn wegen eines vertikalen Überbisses der Schneidezähne oder zur Verbesserung der Schienenwirkung eine Erhöhung der vertikalen Dimension notwendig ist, sollte die Eckzahnführung steiler gestaltet werden. Die Schneidezahnführung ist hierbei nicht vorhanden, und die Führung weg von der Schienenzentrik erfolgt ausschließlich durch die Eckzahnführung auf der Schiene. Das „Einfangen" der unteren Schneidezähne aufgrund von Interferenzen sollte vermieden werden (Abb. 13-18a; s. a. Abb. 6-6). Wenn ein geringer horizontaler Überbiss vorliegt, sollten die Schneidezahnkontakte bei Freedom-in-centric sowohl in zentrischer Relation als auch in Schienenzentrik erhalten werden. Wenn der horizontale Überbiss jedoch ausgeprägt ist (einige Millimeter), müssen nur die schienenzentrischen Kontakte auf der Schiene mit eingeschlossen und die Vertikaldimension geringfügig erhöht werden (Abb. 13-18b; s. a. Abb. 14-20).

14 Michigan-Schiene: Herstellung

Inhalt

14.1	Kosten-Nutzen-Relation	280
14.2	Vorbereitung der Modelle	280
14.3	Montage des Oberkiefermodells	281
14.4	Montage des Unterkiefermodells	281
14.5	Vertikale Dimension	282
14.6	Frontzahnführung	283
14.7	Eckzahnführung	283
14.8	Lage der Eckzahnführung	284
14.9	Herstellung der Schiene in Wachs	284
14.10	Randgestaltung der Schiene	286

14 Michigan-Schiene: Herstellung

Wenn für einen Patienten zum ersten Mal eine Aufbissschiene hergestellt wird, ist es empfehlenswert, die Modelle in einen halbindividuellen Artikulator einzuartikulieren, um die Beziehungen zwischen zentrischen Kontakten, Freedom-in-centric und Eckzahnführung besser beurteilen zu können. Bei guter Verständigung mit dem zahntechnischen Labor reichen Modelle und ein Bissregistrat für die Anfertigung der Schiene aus heißpolymerisierendem Acrylat aus.

Der Gebrauch eines Inzisalführungsstifts und eines vorgefertigten Schneidezahnführungstellers erleichtert die Einstellung der Freedom-in-centric; sie kann aber auch bei der Eingliederung der Schiene eingeschliffen werden.

> Alle Bereiche der Michigan-Schiene müssen von Zähnen unterstützt sein; die Schiene wird nicht als Ersatz für Freiendsituationen im Seitenzahnbereich verwendet.

14.1 Kosten-Nutzen-Relation

Die Wirksamkeit jeder Schiene, die zur Behandlung von Bruxismus oder TMD eingesetzt wird, steht in direkter Beziehung zu deren Gestaltung und Anpassung an die Okklusion. Eine stabile und richtig gestaltete Schiene muss als Präzisionsinstrument angesehen werden, speziell bei den schwieriger zu therapierenden Störungen. Die zwei zeitraubendsten Fehler beim Einsetzen einer Schiene am Behandlungsstuhl sind:

- Die Schiene kann aufgrund herstellungsbedingter Fehler nicht richtig auf die Zähne gesetzt werden (z. B. ungenügendes Ausblocken von Unterschnitten, tiefe Kerben in den Modellen, Verziehen der Abdrücke).
- Die Zähne können aufgrund von Fehlern bei der Bissregistrierung oder beim Einartikulieren der Modelle nicht ohne erhebliches Einschleifen mit der Schiene okkludieren.

Mit entsprechender Erfahrung und Achten auf Details sollten nicht mehr als 15 Minuten für das Einsetzen und Anpassen der Schiene erforderlich sein.

14.2 Vorbereitung der Modelle

Die Grenzen der Schiene werden auf dem Oberkiefermodell angezeichnet (Abb. 14-1). Es muss sichergestellt sein, dass die palatinale Grenze nicht über die Rugae läuft (Abb. 14-2). Der faziale Rand sollte nicht über den Zahnäquator hinausgehen.

Auf dem Oberkiefermodell werden alle Unterschnitte palatinal sowie an den Frontzähnen vestibulär mit Wachs oder schnell härtendem Gips ausgeblockt. Auch der palatinale Gingivarand wird ausgeblockt. Es ist möglich, die bukkalen Unterschnitte als Retention zu benutzen oder anderenfalls gebogene Drähte zu verwenden. Das Meistermodell wird verschlüsselt (Ecken einkerben) und dupliziert. Das duplizierte Modell wird in den Artikulator einartikuliert, um die Schiene in Wachs herzustellen und in Kunststoff zu überführen. Das Meistermodell, das ebenso verschlüsselt wurde, wird in den Ar-

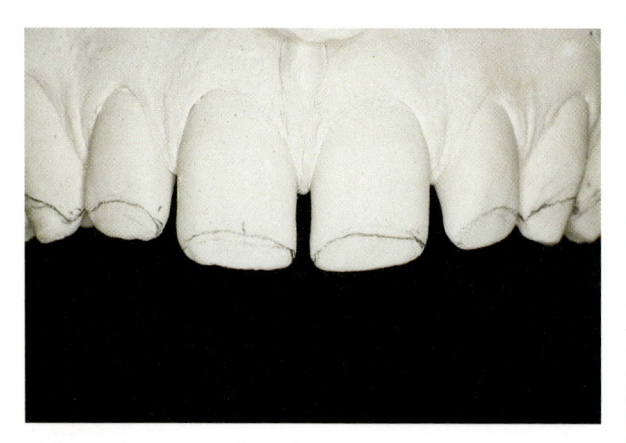

Abb. 14-1 Umriss der Schiene auf dem Modell. Ausgenommen sind Bereiche der Schiene (Unterschnitte), die ausgeblockt werden müssen; einbezogen sind solche Bereiche, die als retentive Bereiche dienen (eine oder zwei bukkale approximale Stellen). Die Krümmungen am Rand der Schiene liegen leicht apikal des Äquators auf der fazialen Fläche der Zähne und werden zur Retention herangezogen.

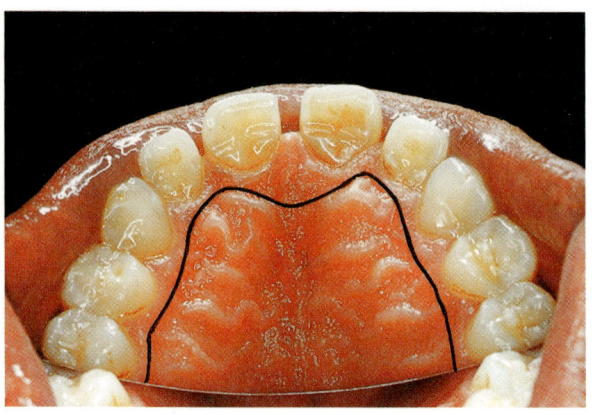

Abb. 14-2 Begrenzung der Schiene am Gaumen. Wichtig ist, dass der Rand die Rugae nicht kreuzt.

tikulator einartikuliert, damit die Kunststoffschiene dort angepasst und eingeschliffen werden kann, um Zeit am Behandlungsstuhl zu sparen. Natürlich ist es möglich, eine Schiene auch ohne Einartikulieren der Modelle herzustellen. Alle klinischen Schritte vor und nach der Herstellung im Labor müssen jedoch immer in Relation zum Komfort des Patienten und zur optimalen Zeitnutzung des Zahnarztes am Behandlungsstuhl gesehen werden.

14.3 Montage des Oberkiefermodells

Das Oberkiefer-Duplikatmodell wird mit Hilfe einer Gesichtsbogenübertragung in einem halbindividuellen Artikulator montiert (Abb. 14-3a, b). Die Gelenkbahnneigung wird durch Protrusions- oder Laterotrusions-Checkbisse bestimmt. Der Bennett-Winkel beträgt üblicherweise 15–20°.

14.4 Montage des Unterkiefermodells

Das Unterkiefermodell wird entsprechend einer der folgenden Möglichkeiten einartikuliert:
- Wenn möglich mit einem Bissregistrat in zentrischer Relation
- In zentrischer Okklusion ohne Bissregistrat
- Mit einem dicken Bissregistrat, das etwa der Dicke der Schiene entspricht (inzisal 2–3 mm)

Im Idealfall sollten die Modelle in zentrischer Relation einartikuliert werden. Bei bestehenden TMD ist dies jedoch nicht immer möglich, und dann wird das Unterkiefermodell ohne Registrat in zentrischer Okklusion einartikuliert, wenn folgende Bedingungen erfüllt sind:
- Ausreichende Anzahl vorhandener Seitenzähne
- Differenz zwischen zentrischer Relation und zentrischer Okklusion kleiner als 2 mm
- Seitenabweichung bei der Mundöffnung weniger als 2 mm
- Seitwärtsverschiebung in Zentrik weniger als 2 mm

Das Unterkiefermodell sollte in folgenden Fällen mit einem dicken Bissregistrat einartikuliert werden, das etwa der Stärke der Schiene entspricht (Abb. 14-4):
- Wenn das Unterkiefermodell nicht in zentrischer Relation oder zentrischer Okklusion montiert werden kann
- Wenn der Patient in entspannter zentrischer Okklusion keinen Seitenzahnkontakt aufweist
- Bei ein- oder beidseitig offenem Biss (Überprüfung mit 12 μm dicker Okklusionsfolie)
- Bei Seitwärtsverschiebung in Zentrik oder Seitenabweichung bei der Mundöffnung oder Schließbewegung von mehr als 2 mm

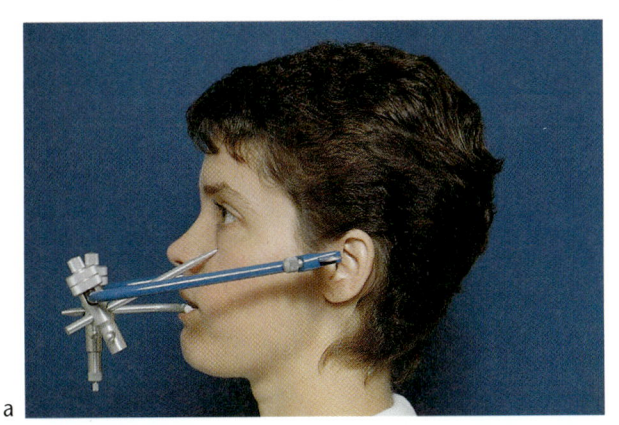

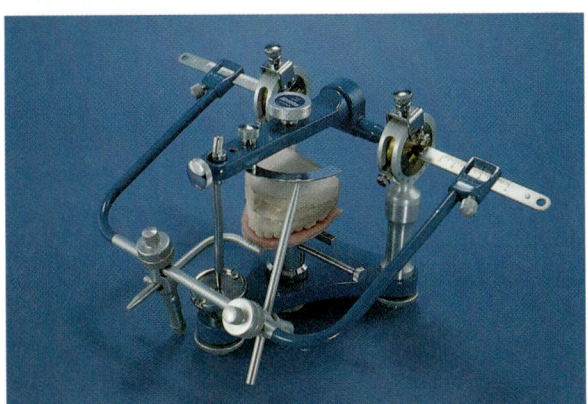

Abb. 14-3 a) Angelegter Gesichtsbogen mit infraorbitalem Stift.
b) Das Oberkiefermodell, fertig zum Einartikulieren im Artikulator.

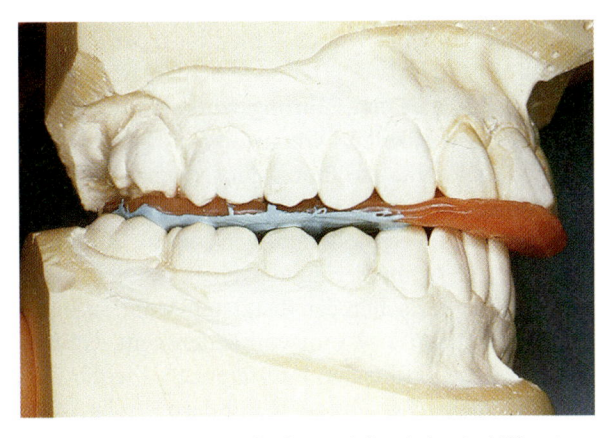

Abb. 14-4 Das Unterkiefermodell wird mit Hilfe eines Zentrikregistrats (Checkbiss) einartikuliert.

14 Michigan-Schiene: Herstellung

> Bei TMD liegt häufig ein geringfügiger seitlich offener Biss vor, insbesondere bei posteriorer Diskusverlagerung. Dies sollte stets mit dünner Okklusionsfolie überprüft werden.

14.5 Vertikale Dimension

Die Bestimmung der Vertikaldimension der Schiene sollte nicht ohne Rücksicht auf den Patienten erfolgen. Obwohl hier nicht im Einzelnen besprochen, können bestimmte Merkmale des Patienten verwendet werden, um Schlussfolgerungen hinsichtlich der Vertikaldimension ziehen zu können:
- Lippenschluss
- Interokklusalabstand in Ruheschwebelage
- Schluckgewohnheiten
- Schlafgewohnheiten
- Sprechabstand
- Psychische Aspekte

Alle Punkte können wichtig sein, doch wird derzeit das bereits erwähnte Hauptprinzip angewandt:

> Die Vertikaldimension wird so klein wie möglich gehalten, damit sie mit einer glatten, planen Oberfläche und anderen Forderungen an eine interferenzfreie Schiene in Einklang steht.

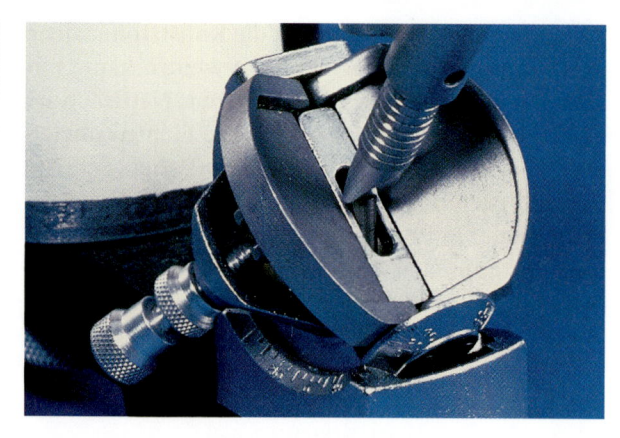

Abb. 14-5 Inzisaler Führungsteller mit lateralen Flügeln und Inzisalstift. Eine individuell angefertigte inzisale Führung kann ebenfalls verwendet werden.

Die Vertikaldimension ist oftmals ein Kompromiss zwischen der Höhe der Eckzahnführung und der Notwendigkeit, durch dritte Molaren und eine übertriebene Spee-Kurve hervorgerufene Interferenzen und Kontakte der Balance- oder Nichtarbeitsseite sowie Protrusionskontakte zu vermeiden.

Die Verwendung eines Inzisalstifts und Führungstellers (Dentatus – Ash oder Hanau – Schuyler) kann das Einstellen einer weiten Zentrik auf der Schiene erleichtern (Abb. 14-5). Der erste Schritt ist die Einstellung des inzisalen Führungswinkels und die Erhöhung der vertikalen Dimension, so dass bei einer geraden (horizontalen) Protrusionsbewegung ein interokklusaler Abstand von 1–2 mm zwischen Ober- und Unterkiefer entsteht, bezogen auf eine Kopfbissstellung der Schneidezähne (Abb. 14-6; s.a. Abb. 14-12). Auch zwischen den distalsten Molaren sollte ein Abstand von 1–2 mm vorhanden sein. Gibt es irgendwelche okklusalen Interferenzen, die die Einstellung dieser Beziehung verhindern (Abb. 14-7), muss dieses Problem zuerst klinisch behoben werden.

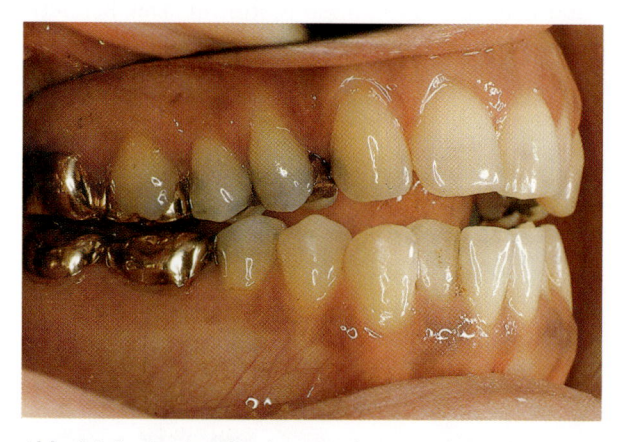

Abb. 14-6 An den distalsten Molaren wird eine Dicke von 1–2 mm vorgeschlagen, die abhängig von der Spee-Kurve und den Balancekontakten ungefähr den gezeigten Interinzisalabstand erfordert.

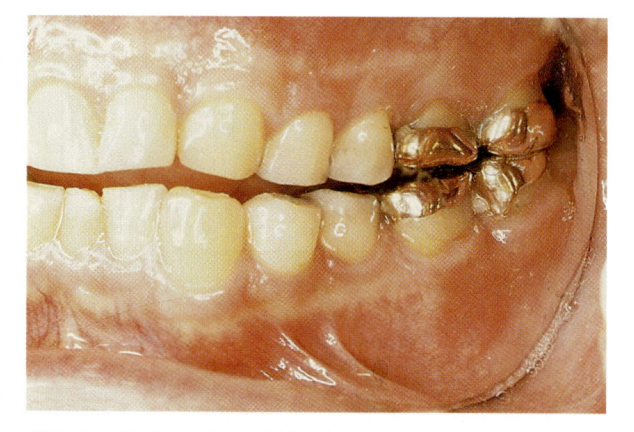

Abb. 14-7 Posteriore okklusale Interferenzen, die mit den Restaurationen aller Molaren zusammenhängen. Grobe Interferenzen müssen entfernt werden, bevor mit der Therapie begonnen wird.

Wie in Kapitel 13 beim Thema Überbiss diskutiert, kann es unmöglich sein, eine horizontale protrusive Fläche zu erhalten (Abb. 14-8), obwohl der Eckzahnkontakt ebenso wie die Schneidezähne unterhalb des Niveaus der Schiene liegen müssen (Abb. 14-9 und 14-10). Die vertikale Dimension muss eventuell erhöht werden, wenn die Eckzahnführung nicht geeignet ist, Balance- und Arbeitskontakte zu verhindern, oder wenn sie dadurch zu hoch wird (Abb. 14-11).

14.6 Frontzahnführung

Folgende Grundsätze sind für die Gestaltung der Frontzahnführung zu beachten:
- Es findet keine Frontzahnführung statt; Schneidezähne sollten jedoch in Kopfbissstellung Kontakt mit der Schiene haben (s. Abb. 13-8c, d).
- Durch die Erhöhung im Eckzahnbereich sollte anterior der Freedom-in-centric eine Disklusion der Schneidezähne erreicht werden.

Ein häufiger Fehler ist, dass die Eckzahnführung nur Balance- oder Arbeitskontakte außer Okklusion bringt (s. Abb. 13-8 a, b). Unglücklicherweise entwickeln sich, wenn die Schiene für anteriore, laterale und – sehr wichtig – vertikale Veränderungen der Kondylenposition angepasst wird, mehr und mehr Interferenzen im Bereich der Frontzahnführung, selbst wenn diese nur minimal erscheint.

> Bei der Gestaltung der Schiene darf keine Schneidezahnführung auftreten.

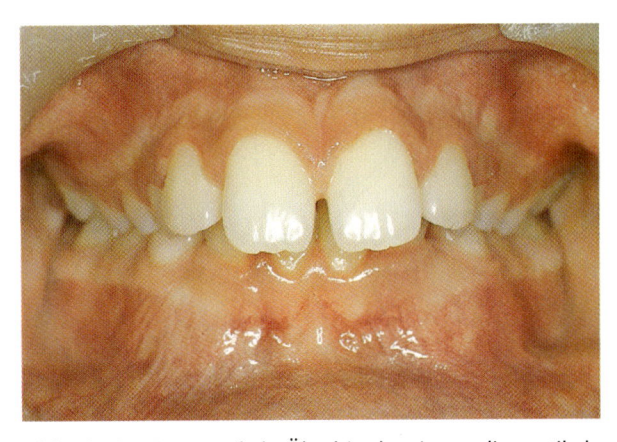

Abb. 14-8 Der vertikale Überbiss bestimmt die vertikale Dimension (Dicke) und die Höhe der Eckzahnführung, vorausgesetzt, eine plane Okklusalfläche steht im Vordergrund. An eine Beschränkung der Höhe und der Eckzahnführung muss gedacht werden.

14.7 Eckzahnführung

Bei der Eckzahnführung müssen Latero-, Lateroprotrusions- und Protrusionsbewegungen aus der Schienenzentrik heraus nach außen, nahe an die Grenze der Schiene, berücksichtigt werden (Abb. 14-12 a bis c). Die fazialen Grenzbewegungen auf der Schiene sollten bei Kopfbissstellung ohne Schiene nicht mehr als 1–2 mm über die fazialen Flächen der Zähne hinaus extendiert sein. Durch den Unterkiefereckzahn erfolgt eine Disklusion bei der Protrusion. Die Höhe der Eckzahnführung in einer Kopfbissposition (Grenzposition) sollte gerade so groß sein, um eine posteriore und gegebenenfalls anteriore Disklusion zu gewährleisten. Die Höhe sollte bei der Wachsmodellation der Schiene etwas größer sein, um die Anpassung und Politur des Acrylats zu ermöglichen.

A: Inzisaler Kontaktbereich
B: Freedom-in-centric
C: Kontakte der Seitenzähne
L: Lateralbewegung
P: Protrusionsbewegung

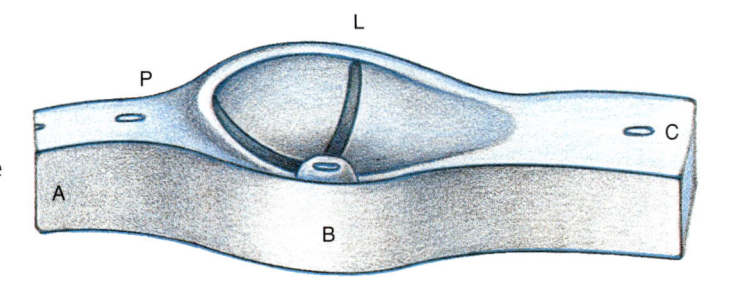

Abb. 14-9 Prinzip einer individuell angefertigten inzisalen Führung. Einige Probleme, die mit dem Grad des Überbisses des Eckzahns zusammenhängen, können gelöst werden, indem der Eckzahn in Kontakt ist und die Eckzahnführung unterhalb des normalen Niveaus der Schiene beginnt. Wenn sich der Kontakt des Eckzahns und damit der Beginn der Eckzahnführung unterhalb der Schienenebene befindet, können Probleme vermieden werden, die durch einen vertikalen Überbiss hervorgerufen werden können.

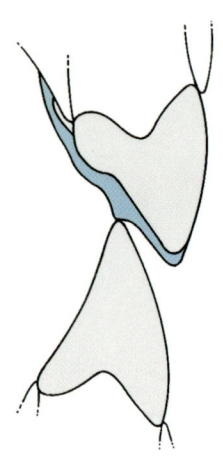

Abb. 14-10 Vorausgesetzt, es besteht ein genügend großer horizontaler Überbiss für Freedom-in-centric, können Fälle mit übertrieben starkem vertikalem Überbiss der Schneidezähne teilweise dadurch gelöst werden, dass Inzisalkontakte unterhalb des horizontalen Niveaus der Schiene vorhanden sind.

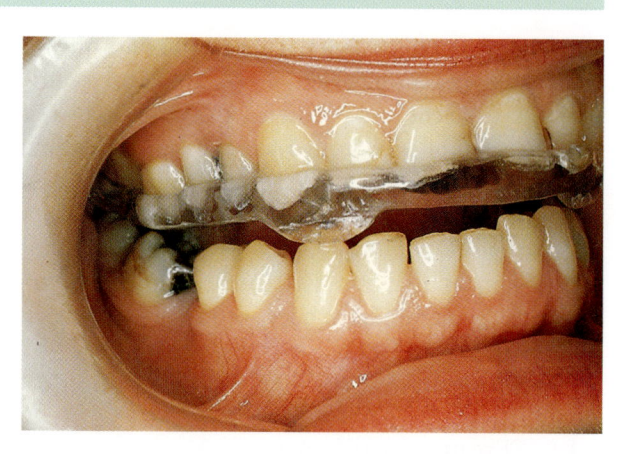

Abb. 14-11 Die Dicke der Schiene und die Eckzahnführung wurden erhöht, um der Spee-Kurve und den Balancekontakten Rechnung zu tragen.

> Die Höhe der Eckzahnführung wird prinzipiell zur Disklusion posteriorer Kontakte bei protrusiven und lateralen Bewegungen verwendet, die vertikale Dimension dagegen zur Kontrolle der Spee-Kurve und des vertikalen Überbisses. Je größer der vertikale Überbiss und die Spee-Kurve (kleinerer Radius) sind, desto größer werden die vertikale Dimension der Schiene und die Eckzahnführung (Abb. 14-13).

14.8 Lage der Eckzahnführung

Die anteroposteriore und laterale Position der Eckzahnführung ist einer der wichtigsten Aspekte bei der Gestaltung einer Schiene.

> Die Eckzahnführung muss so platziert werden, dass der Unterkiefer beim Schlucken sowie beim Öffnen und Schließen nicht nach lateral verschoben wird, um der Eckzahnführung auszuweichen. Er darf nicht daran gehindert werden, sich in eine Position zu begeben, in der sich der Kondylus am wenigsten bewegt.

Obwohl die Eckzahnführung dazu dient, bei allen Bewegungen aus der Zentrik heraus eine Disklusion zu verursachen, sollte diese Führung unauffällig sein. Sie darf nicht zu Schmerzen oder Funktionsstörungen, sondern zu einem Punkt minimaler Bewegung auf der schmerzhaften Seite führen. Sie sollte es dem Unterkiefer erlauben, beim Schließen jederzeit möglichst effizient und mühelos in eine stabile Position zu gelangen. Sie darf den Unterkiefer nicht in eine retrudierte oder lateral retrudierte Position zwingen. Beispielsweise führen schmerzhafte TMD auf der linken Seite häufig zu einer Bewegungseinschränkung dieses Gelenks. Die Lage der Eckzahnführung sollte eine solche Einschränkung nicht verhindern – sie darf keine kondyläre Verschiebung verursachen, um der Eckzahnführung auszuweichen und dadurch zu verhindern, dass der Kondylus in einer Position mit minimaler Bewegung auf der linken Seite funktioniert (s. Abb. 13-3a, b).

Position und Höhe der Eckzahnführung müssen in Relation zu Bruxismus in Eckzahnstellung gesehen werden (Abb. 14-14). Die Höhe der Eckzahnführung sollte auf ein Minimum reduziert und etwas mehr distal platziert werden, um die mesiale Höckerspitze des ersten Unterkieferprämolaren mit einzubeziehen.

14.9 Herstellung der Schiene in Wachs

Nachdem die vertikale Dimension und der Frontzahnführungsteller eingestellt sind, wird Plattenwachs auf den Oberkieferzahnbogen aufgebracht, bis die Unterkieferzähne leichten Kontakt mit dem Wachs haben. Dabei haben nur die bukkalen Höcker leichten Kontakt mit der Schiene aus Wachs. Kontakte der lingualen Höcker sind nicht notwendig,

14.9 Herstellung der Schiene in Wachs

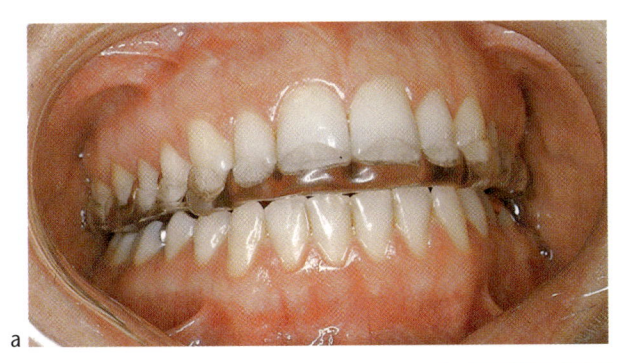

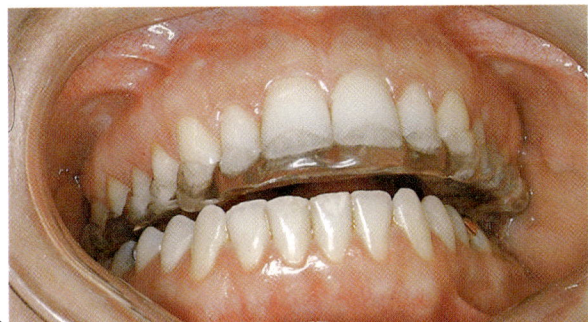

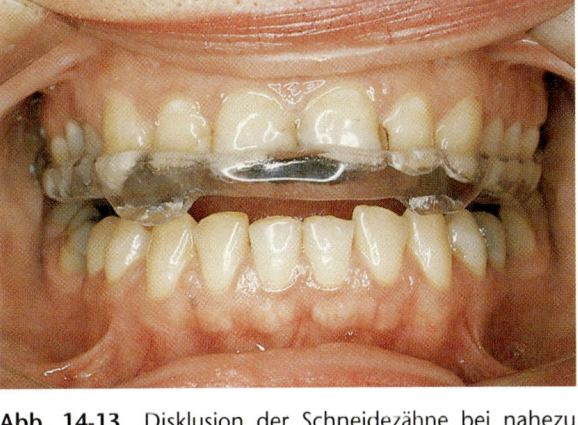

Abb. 14-13 Disklusion der Schneidezähne bei nahezu maximaler Höhe und Neigung der Eckzahnführung, um der ausgeprägten Spee-Kurve und den Balancekontakten gerecht zu werden.

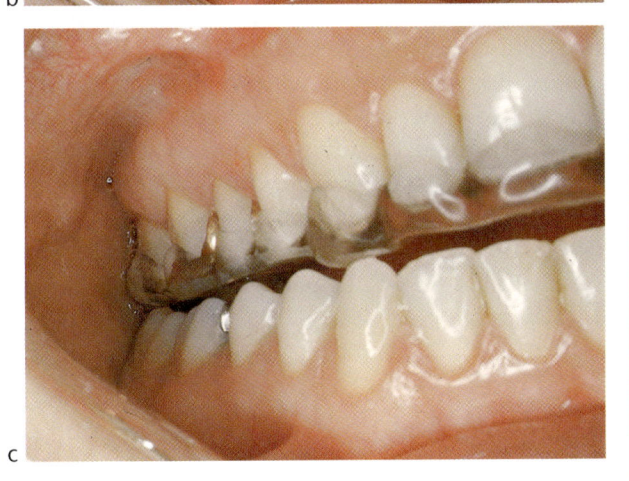

Abb. 14-12 Okklusale Aufbissschiene.
a) Schiene in zentrischer Position.
b) Arbeitsseite rechts mit Disklusion auf der Balanceseite.
c) Nahaufnahme der Eckzahnführung rechts mit Disklusion auf der rechten Arbeitsseite. Beachtenswert ist die Verdickung am Rand der Schiene im Bereich des distalen Molaren, die gestaltet wurde, um die Weichgewebe beim Einsetzen der Schiene durch den Patienten nicht einzuklemmen.

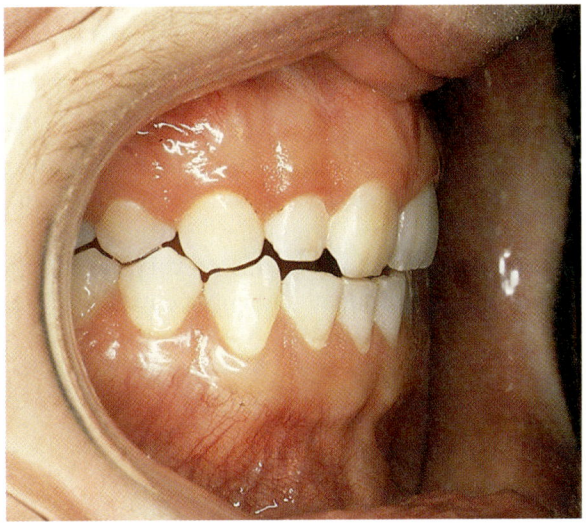

Abb. 14-14 Aggressiver Bruxismus unter Einbeziehung des Eckzahns, der eine Abnutzung entsprechend dem „Schlüssel-Schloss-Prinzip" zeigt. Übliche Position und Höhe der Eckzahnführung müssen verändert werden, damit die Eckzahnführung auf der Schiene nicht ebenfalls zum Knirschen verwendet wird.

sondern erschweren nur die Anpassung der Schiene. Bei einem nach mesial gekippten Molaren, der in dieser Stellung stabil ist, reicht es aus, wenn nur der distobukkale Höcker Kontakt mit der Schiene hat. Es ist hilfreich, die Kontakte auf der Wachsoberfläche mit Artikulationsfolie zu markieren.

Wenn die okklusale Fläche vollständig aufgewachst ist und alle Kontakte beim Schließen des Artikulatoroberteils gleichzeitig auftreten (Abb. 14-15), werden die Lage der Eckzahnführung bestimmt und mittelhartes, eingefärbtes Inlaywachs an der Stelle aufgebracht, an der bei lateralen und protrusiven Bewegungen eine Disklusion stattfindet.

Die Eckzahnführung wird so platziert, dass sie den gleichzeitigen Kontakt aller Unterkieferzähne mit der Schiene beim Kieferschluss nicht stört. Dabei

285

14 Michigan-Schiene: Herstellung

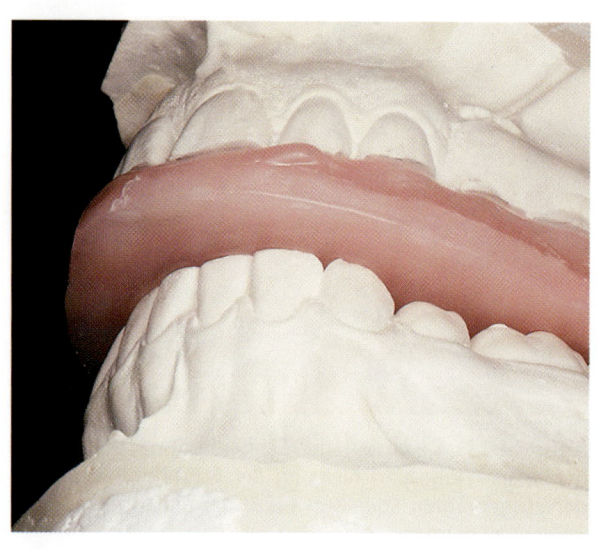

Abb. 14-15 Beim Schließen des Artikulators sollten alle Unterkieferzähne einen gleich starken Kontakt auf der Schiene in Wachs hervorrufen. Die Kontakte können mit Artikulationsfolie markiert werden.

Nach dem Auftragen des Inlaywachses für die Eckzahnführung und noch während es warm ist, wird das überschüssige Wachs durch Bewegen des Inzisalstifts auf dem Führungsteller nach vorn und lateral entfernt. Mit einem flachen Pinsel beseitigt man das durch den Unterkiefereckzahn abgeschabte Wachs. Die Eckzahnführung wird fertiggestellt, indem Zinkstearat auf die Wachsoberfläche aufgebracht (Abb. 14-18) und der Inzisalstift auf dem Führungsteller in alle möglichen lateralen und latero-protrusiven Richtungen bewegt wird, bis das gesamte Zinkstearat von der Eckzahnführung weggewischt ist (Abb. 14-19).

14.10 Randgestaltung der Schiene

Das überschüssige Wachs wird auf der fazialen Seite der Schiene weggeschnitten. Dabei darf das Wachs wegen der Ausarbeitung und Politur des Kunststoffs nach dem Aushärten nicht ganz bis zur Bleistiftmarkierung entfernt werden. Am distobukkalen Abschluss der Schiene sollte eine Verdickung vorhanden sein (s. Abb. 14-12c), die ein Einklemmen von Gewebe verhindert, wenn der Patient die Schiene einsetzt. Die inzisale Grenze wird nach dem Bereich der Freedom-in-centric sofort abgeschrägt (Abb. 14-20). Der faziale Rand der Schiene sollte aussehen wie in Abbildung 14-21a und nicht wie in Abbildung 14-21b und c.

muss die Führung rechts und links nicht unbedingt die gleiche Höhe und Lage haben. Beim Öffnen und Schließen des Artikulators kommt häufig eine gewisse Abweichung des Unterkiefers vor (Abb. 14-16), was auf eine unterschiedliche Ausdehnung der Freedom-in-centric während der Anpassung der Schiene für die Repositionierung des Kiefergelenk-Kondylus-Komplexes zurückzuführen ist (Abb. 14-17).

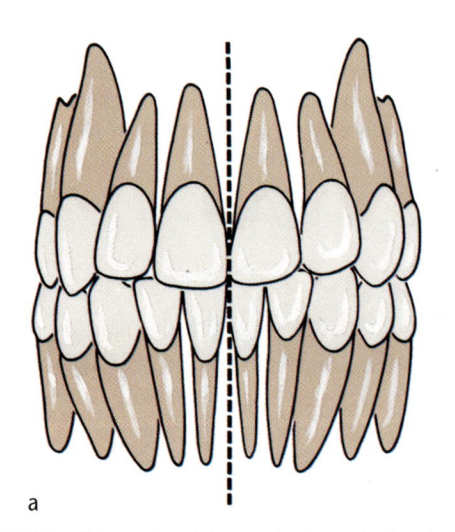

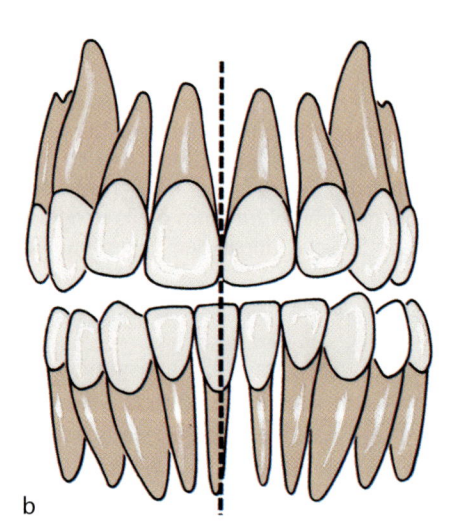

Abb. 14-16 Seitenabweichung des Unterkiefers beim Öffnen und Schließen.
a) Zähne in zentrischer Okklusion.
b) Seitenabweichung beim Öffnen des Kiefers.

14.10 Randgestaltung der Schiene

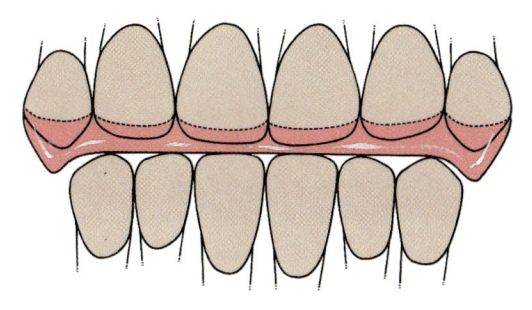

Abb. 14-17 Inzisalkontakte, die wegen Abweichungen beim Öffnen und Schließen und der Notwendigkeit, die Position der Eckzahnführung während der Adjustierungsphase der Schiene anzupassen, mögliche Differenzen bei einer weiten Freedom-in-centric auf der Schiene zeigen.

a

b

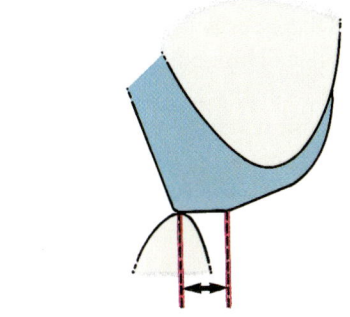

Abb. 14-20 Die Idealform der Schiene zeigt einen Bereich der Freedom-in-centric ohne Schneidezahnführung, wie in (a) dargestellt. Eine vergrößerte Darstellung (b) zeigt den Bereich der Freedom-in-centric und die außerhalb dieses Bereichs nicht vorhandene Schneidezahnführung.

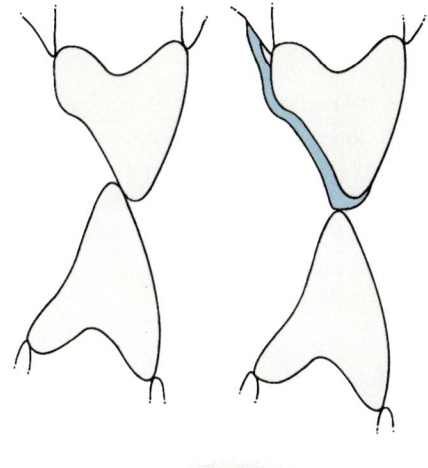

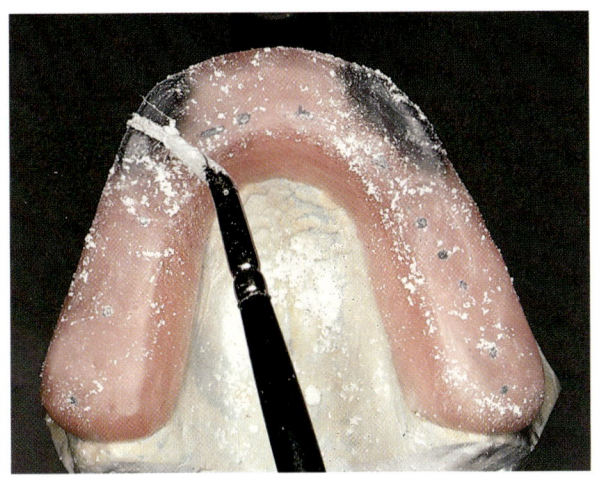

Abb. 14-18 Einpudern der Eckzahnführung mit Zinkstearatpulver, um die Kontakte des Unterkiefereckzahns bei verschiedenen Extrusionsbewegungen aufzuzeichnen.

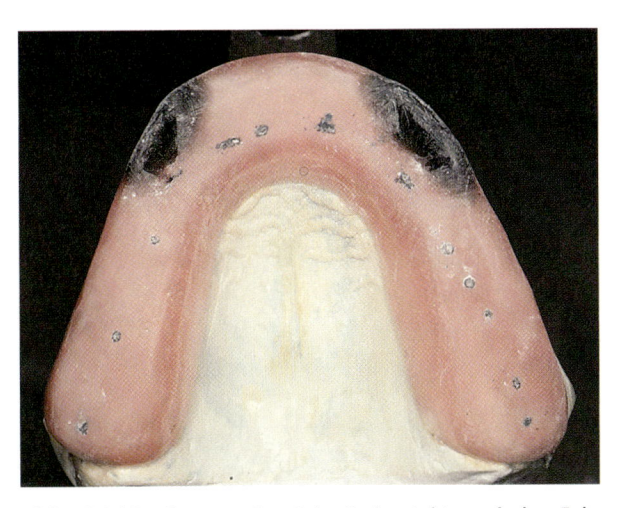

Abb. 14-19 Spuren des Eckzahnkontakts auf der Eckzahnführung, die durch das Wegwischen des Zinkstearats durch den Unterkiefereckzahn entstanden sind. Das gesamte Wachs um diese Spuren herum wird entfernt.

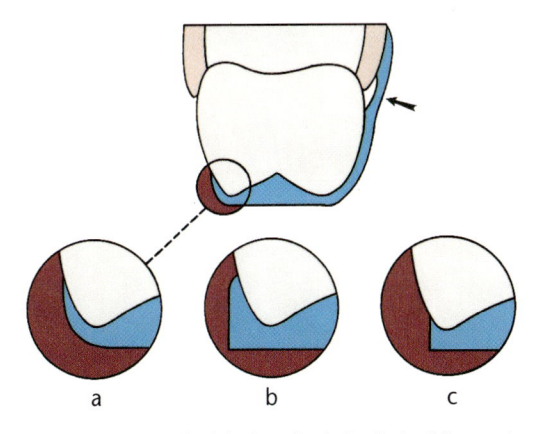

a b c

Abb. 14-21 Der faziale Rand wird wie in (a) gezeigt abgerundet. Es dürfen keine scharfen Kanten vorhanden sein (b). Der Rand der Schiene sollte die faziale Fläche wegen der Stabilität fassen – stärker als in (c) dargestellt. Der Pfeil zeigt auf die Entlastung des Gingivasaums, die durch das anfängliche Ausblocken auf dem Modell erreicht wird.

Zusammenfassung

Es müssen Freedom-in-centric und ein kontinuierlicher Kontakt mit der Eckzahnführung bei lateralen und latero-protrusiven Bewegungen vorhanden sein. Die Schiene sollte eine plane Aufbissfläche für den gleichzeitigen Kontakt der Unterkieferzähne mit der Schiene aufweisen. Je ausgeprägter die Kontakte auf der Balanceseite und die Spee-Kurve sind, desto dicker muss die Schiene oder desto höher die Eckzahnführung sein, um eine plane Aufbissebene zu gewährleisten und Interferenzen zu verhindern. Die axiale Oberflächenführung des Eckzahns wird, wenn möglich, minimiert. Hierbei gilt folgender Grundsatz:

▶ Je größer die erforderliche Eckzahnführung ist, desto mehr axiale Fläche ist nötig, um bei Lateralbewegung und Latero-protrusion eine Disklusion zu erreichen.

Somit müssen Dicke der Schiene (ihre vertikale Dimension) und die Höhe der Eckzahnführung bei der Gestaltung der Schiene berücksichtigt werden, um eine ausgeprägte Führung (Einfangen der mandibulären Bewegung) auf der axialen Oberfläche des Unterkiefereckzahns zu verhindern. Man sollte eher die Dicke der Schiene erhöhen als die Höhe der Eckzahnführung. Die Erhöhung der vertikalen Dimension (Dicke) der Schiene ist begrenzt, sobald die Funktion beeinträchtigt wird, z. B. das Schlucken, der Lippenschluss, das Sprechen sowie der Tragekomfort der Schiene.

15 Michigan-Schiene: Einsetzen, Adjustierung, Recall

Inhalt

15.1 Einsetzen und erste Anpassung 290
    15.1.1 Einsetzen der Schiene 290
    15.1.2 Retention 290
    15.1.3 Erste Anpassung 291
    15.1.4 Schluckkontakte 291
    15.1.5 Kontakte beim langsamen Schließen 292
    15.1.6 Eckzahnführung und Schneidezahnkontakte 292
    15.1.7 Ränder der Schiene 293
    15.1.8 Abschluss der initialen Anpassung 293
    15.1.9 Anleitung des Patienten 293
    15.1.10 Anwendung der Schiene 295
    15.1.11 Auswirkungen auf die Symptome 295
    15.1.12 Weitergehende Behandlung 295
    15.1.13 Körperliche Aktivitäten und berufliche Tätigkeiten 295

15.2 Anpassung bei Nachkontrollen 295
15.3 Erhaltungstherapie 296

Nachdem die Schiene mit heißpolymerisierendem Acrylat hergestellt wurde, kann sie zuerst auf dem duplizierten Modell, das in den Artikulator einartikuliert wurde, angepasst werden. Normalerweise gibt es keine Schwierigkeiten beim Aufsetzen der Schiene auf das Modell, vorausgesetzt, es sind nur in den bukkalen Approximalräumen der zwei distalsten Zähne auf beiden Seiten Unterschnitte vorhanden. Das Anpassen der Schiene kann größtenteils im Artikulator erfolgen, wenn die Modelle korrekt einartikuliert wurden. Die endgültige Anpassung kann nur im Mund vorgenommen werden. Vor dem Einsetzen der Schiene sollte der Patient generell über das im Folgenden beschriebene Verfahren aufgeklärt werden.

15.1 Einsetzen und erste Anpassung

Bei der ersten Sitzung zur Eingliederung und Anpassung der Schiene sollten folgende Bedingungen erfüllt sein:
- Die Schiene lässt sich problemlos einsetzen.
- Stabilität (guter Halt) ist gegeben.
- Alle Zähne haben gleichzeitig zentrischen Kontakt.
- Außerhalb der Freedom-in-centric bestehen keine Kontakte.
- Der Patient hat kein Spannungs- oder Druckgefühl an den Zähnen.
- Der Schluckakt wird nicht behindert.
- Der Lippenschluss muss nicht forciert werden.
- Die Sprache ist nicht übermäßig beeinträchtigt.
- Die Gründe für die Behandlung und die Hinweise zum Umgang mit der Schiene wurden dem Patienten vermittelt.

Beim ersten Termin ist sich der Patient häufig über seine subjektive Bewertung der Schiene nicht ganz im Klaren. Von besonderer Wichtigkeit ist die Aufklärung des Patienten über die Behandlungsziele und die zu erwartende Entwicklung, so dass der Patient keine größeren Überraschungen erlebt.

15.1.1 Einsetzen der Schiene

Beim Einsetzen der Schiene sollte man sorgfältig darauf achten, dass kein Unbehagen entsteht. Die Schiene darf nicht in die richtige Position „gezwungen" werden. Ein leichtes „Einrasten" der Schiene über die retentiven Unterschnitte deutet auf eine gute, aber nicht zu starke Retention hin.

> ▸ Kontrolle des richtiges Sitzes: Wenn die Schiene richtig eingesetzt ist, sollten die bukkalen Höckerspitzen und die Schneidekanten der Oberkieferzähne, die durch den durchsichtigen Kunststoff leicht erkennbar sind, alle mit der Innenseite der Schiene Kontakt haben. Bevor dieser vollständige Sitz nicht erreicht ist, sollte keinesfalls versucht werden, die Kaufläche der Schiene anzupassen.

Wegen der U-Form der Schiene und der fehlenden Bedeckung des Gaumens ist es möglich, die Enden leicht auseinander zu ziehen und so das Aufsetzen der Schiene auf die Oberkieferzähne zu erleichtern. Falls beim Einsetzen der Schiene trotzdem ein unangenehmer Druck auf den Frontzähnen verspürt wird, muss die Schiene innen ausgeschliffen werden, um die Stellen zu entfernen, die den Druck verursachen. Diese Störung kann auftreten, wenn scharfe inzisale Kanten (hervorgerufen durch Abnutzung und Bruxismus) beim Ausblocken von Unterschnitten auf dem Meistermodell nicht abgerundet wurden oder einige Unterschnitte bestehen blieben.

Muss die Schiene mit Druck auf die Zähne aufgesetzt werden, kann es mehr Zeit erfordern, die Schiene anzupassen, als sich lohnt. Ein Ausschleifen der Schiene von innen und anschließendes Auftragen von schnell härtendem Kunststoff, um einen korrekten Sitz zu erreichen, ist kein Ersatz für eine sorgfältige Planung. Ein solches Vorgehen kann erforderlich sein, um schnell eine temporäre Schiene für den Notfall herzustellen. Im Normalfall ist es jedoch vernünftiger, neu anzufangen und sicherzustellen, dass der Abdruck richtig genommen wird und die Unterschnitte auf dem Modell sorgfältig ausgeblockt werden.

> ▸ Eine Schiene, die keinen stabilen Sitz hat, sollte neu angefertigt werden.

15.1.2 Retention

Die Retention reicht nicht aus, wenn die Schiene durch Fingerdruck auf die Enden der Schiene oder die Eckzahnführungen angehoben oder bewegt werden kann. Ein „Schaukeln" tritt immer dann auf, wenn die Schiene nicht vollständig eingesetzt ist. Wenn die Eckzahnführung kontrolliert und angepasst ist, wird die Retention nochmals dadurch überprüft, dass der Patient versucht, die Schiene durch

15.1 Einsetzen und erste Anpassung

Unterkieferbewegungen zu entfernen. Die Verwendung von schnell härtendem Acrylat zur Verbesserung der Retention wird nicht befürwortet. Probleme mit der Retention treten selten auf, wenn bei der Abdrucknahme und beim Ausblocken der Unterschnitte sorgfältig vorgegangen wurde. Es wurden verschiedene Arten von retentiven Drahtelementen (Klammern, Knopfanker) verwendet, doch durch den im Kunststoff eingebetteten Draht können die Schiene zu dick und die Anpassungsmöglichkeit beeinträchtigt werden.

15.1.3 Erste Anpassung

Wenn die Schiene eingesetzt wurde und kein Hinweis auf Instabilität vorliegt, beginnt die Anpassung der Schiene mit der schienenzentrischen Okklusion. Das Ziel ist:

> Gleichzeitiger Kontakt aller Höckerspitzen und Schneidekanten im Unterkiefer beim Mundschluss in schienenzentrischer Okklusion (Abb. 15-1a).

Weil es oft nicht möglich ist, den Unterkiefer in die zentrische Relation zu führen, wird zuerst die Schienenzentrik angepasst, bevor man versucht, den Unterkiefer zum Kontakt in zentrischer Relation zu führen.

Die Anpassung der Kontakte in zentrischer Relation wird in dem Ausmaß durchgeführt, wie es das Vorhandensein von Schmerzen oder Dysfunktionen erlaubt. Mit Hilfe von zwei verschiedenfarbigen Okklusionsfolien werden die Kontakte auf der Schiene sichtbar gemacht (Abb. 15-1b), was dabei hilft, die Lage der schienenzentrischen Kontakte zu markieren, damit diese beim Anpassen der Kontakte in zentrischer Relation nicht entfernt werden. Kontakte in Schienenzentrik oder zentrischer Relation auf der distalen Abschrägung der Schiene sollten entfernt werden (Abb. 15-2).

15.1.4 Schluckkontakte

Schluckkontakte werden ermittelt, indem dünnes Wachs auf die Schiene aufgebracht wird (Abb. 15-3a) und der Patient anschließend mehrmals schluckt (Abb. 15-3b, c). Die Prüfung des trockenen Schluckens (nur Speichel) beginnt mit der Ruheposition des Unterkiefers. Eine Tasse Wasser wird zum Prüfen des nassen Schluckens verwandt. Beim Schlucken sollten die Schienenkontakte (wenn vorhanden) gleichmäßig verteilt sein, und das Durchbeißen des Wachses sollte bei ähnlichen Zähnen im Allgemeinen gleich sein. Wiederholte stärkere Kontakte auf einer Seite der Schiene, speziell im distalen Bereich, können auf folgende Ursachen zurückzuführen sein:

- Einseitiger seitlich offener Biss
- Posteriore okklusale Interferenz
- Gekippter Molar
- Übertriebene Spee-Kurve
- Kontakte der lingualen Höcker auf der Schiene, die, wie bereits erwähnt, nicht vorhanden sein sollten und entfernt werden müssen

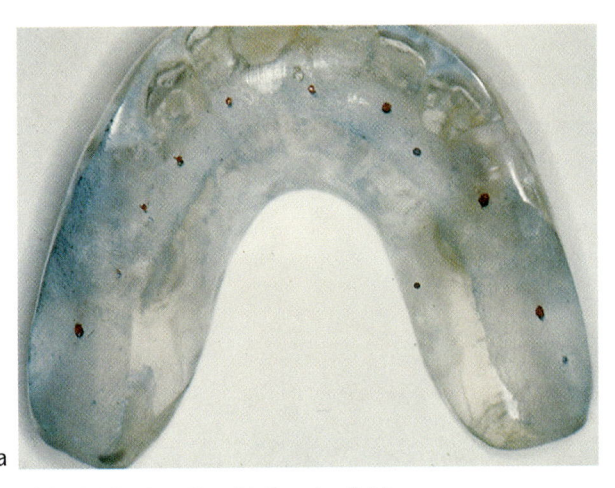

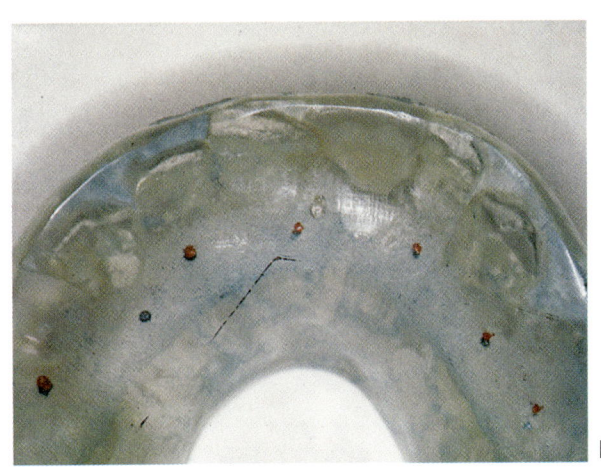

Abb. 15-1 Das Einschleifen der Schiene.
a) Mit verschiedenfarbiger Artikulationsfolie markierte Kontakte.
b) Markierte Kontakte in Schienenzentrik und retraler Kontaktposition.

15.1.5 Kontakte beim langsamen Schließen

Beim langsamen Schließen des Unterkiefers aus einem Abstand von etwa 25 mm bis zum Schienenkontakt sollten alle Zähne gleichzeitig Kontakt auf der Schiene bekommen. Falls eine Abweichung des Unterkiefers bei der Platzierung der Eckzahnführung nicht berücksichtigt wurde, kann beim langsamen Schließen ein vorzeitiger Kontakt auf der Eckzahnführung auftreten, bevor der Unterkiefer in die Schienenzentrik gleitet (s. Abb. 13-3b). In diesem Fall muss die Eckzahnführung korrigiert werden.

15.1.6 Eckzahnführung und Schneidezahnkontakte

Bei geführten Laterotrusions- und Protrusionsbewegungen sollten auf der Schiene keine Arbeits-, Balance- oder Protrusionskontakte im Seitenzahnbereich außerhalb des Bereichs der Freedom-in-centric (1–2 mm) auftreten. Mit Okklusionsfolie werden Kontakte in der Zentrik und bei Unterkieferexkursionen markiert (Abb. 15-4). Die Unterkieferschneidezähne sollten nur in Schienenzentrik und Kopfbissstellung (Schneidekante auf Schneidekante) mit der Schiene Kontakt haben. Zwischen diesen beiden Positionen besteht keine Schneidezahnführung.

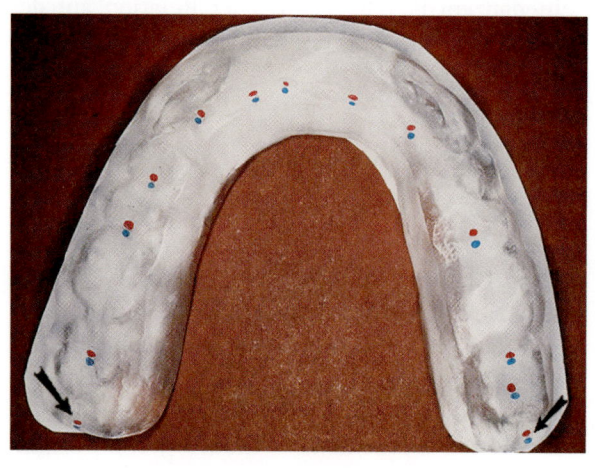

Abb. 15-2 Die roten Markierungen auf den distalen Abhängen der Schiene müssen entfernt werden.

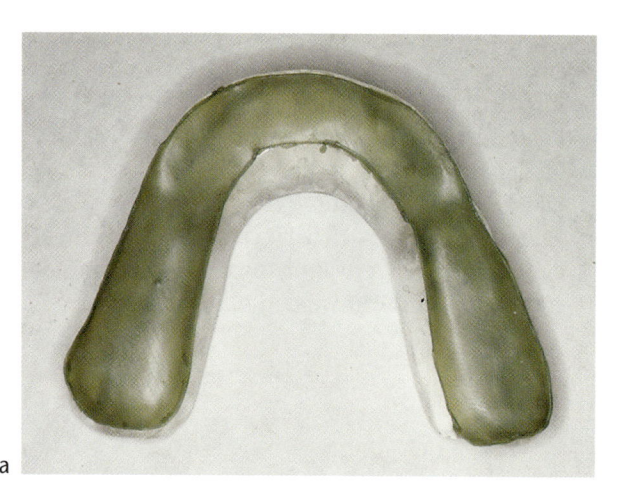

Abb. 15-3 Die Markierung der Kontakte in der Schluckposition.
a) Dünnes Okklusionswachs wird auf die Schiene aufgetragen.
b) Ein einzelner Kontakt während des Schluckens.
c) Starke Kontakte auf den distalen Anteilen der Schiene, die den Kontakten in Abbildung 15-2 ähneln. Diese Kontakte müssen entfernt und der einzelne starke Kontakt muss etwas reduziert werden.

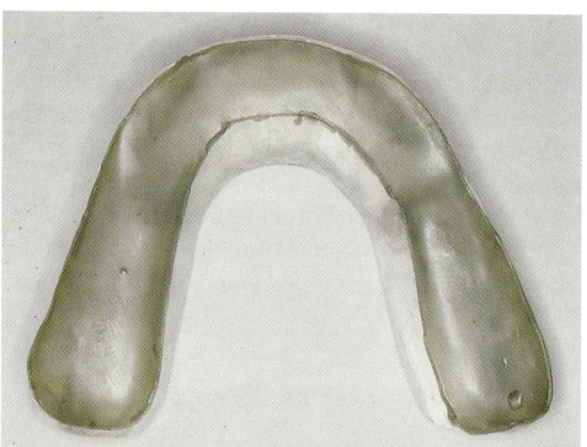

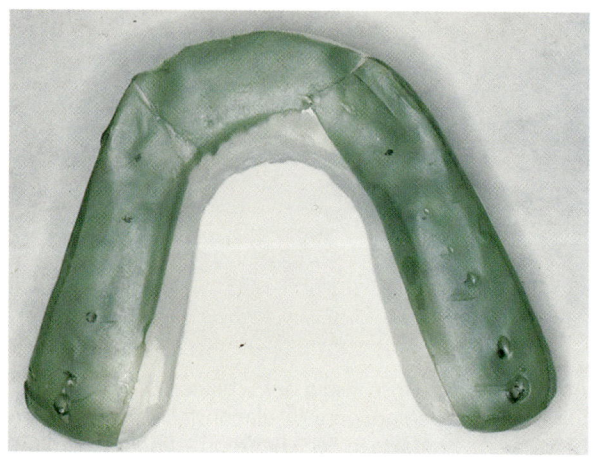

15.1 Einsetzen und erste Anpassung

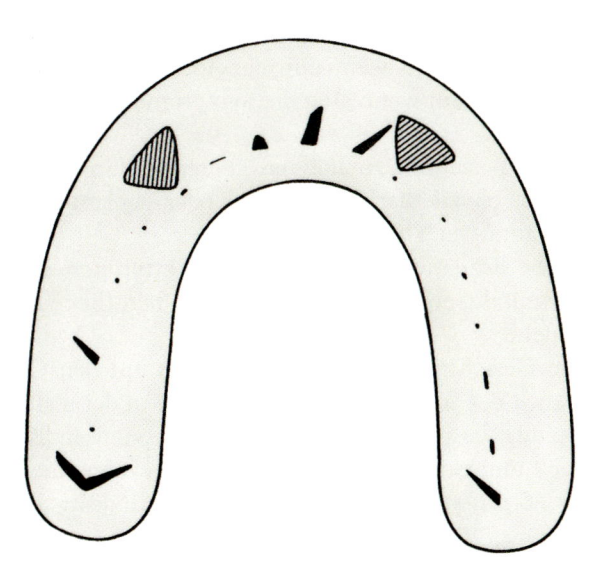

Abb. 15-4 Markieren von exzentrischen Kontakten auf der Schiene. Kontakte auf der Arbeitsseite und der Balanceseite, die außerhalb der Freedom-in-centric liegen, müssen entfernt werden. Auch die Kontakte, die durch die unteren Frontzähne anterior zur Schienenzentrik entstehen, müssen entfernt werden.

15.1.7 Ränder der Schiene

Die Ränder der Schiene sollten abgerundet und glatt sein. Überschüssiger Kunststoff muss entfernt werden. In Bezug auf die Eckzahnführung besteht die Tendenz, dass sie überkonturiert und zu weit labial platziert wird, so dass der Patient Schwierigkeiten beim Lippenschluss hat (Abb. 15-5).

Bereitet das Schließen der Lippen aufgrund von überschüssigem Material an der Schneidekante Probleme (Abb. 15-6), haben einige Patienten Schwierigkeiten beim Aussprechen von F-Lauten. Obwohl sich die meisten Patienten daran gewöhnen können, ist es besser, das überschüssige Material in der ersten Sitzung zu entfernen.

Des Weiteren sollte die Dicke der Schiene im lingualen Bereich überprüft werden. Dieser Bereich sollte konkav und nicht konvex sein. Auch der palatinal-okklusale Übergang sollte abgerundet und nicht scharfkantig sein. Die Abrundung kann am Rand des Kontaktbereichs der Freedom-in-centric beginnen, da die lingualen Höckerspitzen ohnehin keinen Kontakt mit der Schiene haben sollten.

15.1.8 Abschluss der initialen Anpassung

Abschließend wird nach dem Einsetzen und Anpassen der Schiene der Unterkiefer nach lateral und vorn geführt (Abb. 15-7a bis d), wobei der Patient nach eventuell auftretenden Beschwerden gefragt wird.

15.1.9 Anleitung des Patienten

Es gibt einige Anweisungen für den Patienten, die sowohl mündlich als auch schriftlich gegeben werden sollten. Die wichtigsten Punkte, die mit dem Patienten besprochen werden müssen, sind:
- Wann die Schiene getragen werden sollte, z. B. 24 Stunden pro Tag, nur während des Tages, nur während der Nacht
- Welche Veränderungen der Symptome auftreten können, z. B. kurz- oder langfristige Erwartungen
- Mögliche Schwierigkeiten (normalerweise vorübergehender Art), z. B. gesteigerter Speichelfluss, Geschmacksveränderungen

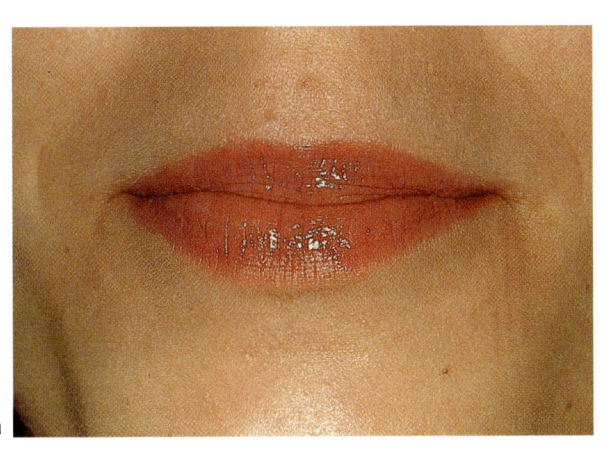

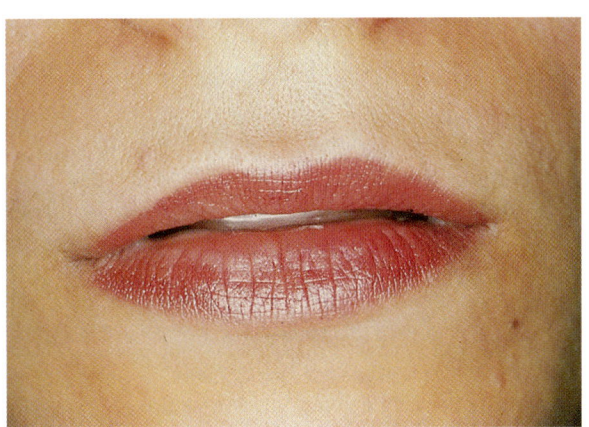

Abb. 15-5 a) Der Lippenschluss darf durch die Schiene nicht gestört werden.
b) Hier beeinträchtigt die Schiene den Lippenschluss.

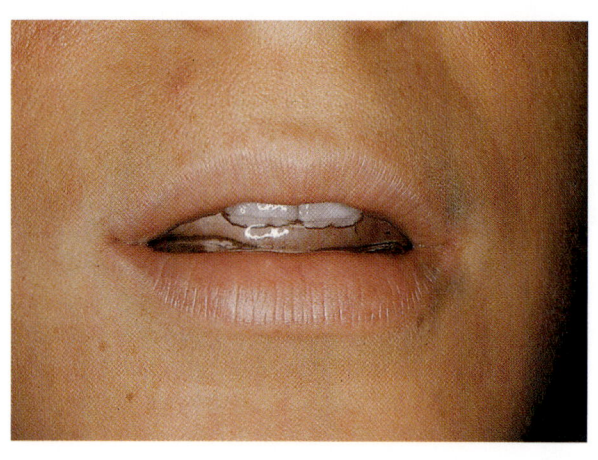

15 Michigan-Schiene: Einsetzen, Adjustierung, Recall

Abb. 15-6 Eine zu große Schiene und eine hohe Oberlippe stören die Aussprache von F-Lauten.

- Wann die Anwendung der Schiene beendet werden sollte, z. B. wenn ein Schneidezahn anfängt zu schmerzen, wenn sich die Symptome verschlimmern
- Die Beziehung zu anderen Therapiemaßnahmen, z. B. physikalischer Therapie oder geplanter restaurativer Therapie
- Die Beziehung zu körperlichen Aktivitäten, z. B. Kontaktsportarten, Gewichtheben, berufliche Aspekte

Die Gesichtspunkte, die im Hinblick auf den Gebrauch der Schiene mit dem Patienten in der ersten Sitzung besprochen werden müssen, sind individuell unterschiedlich. Deshalb kann ein vorgedrucktes Formular nicht die einzige Informationsart dar-

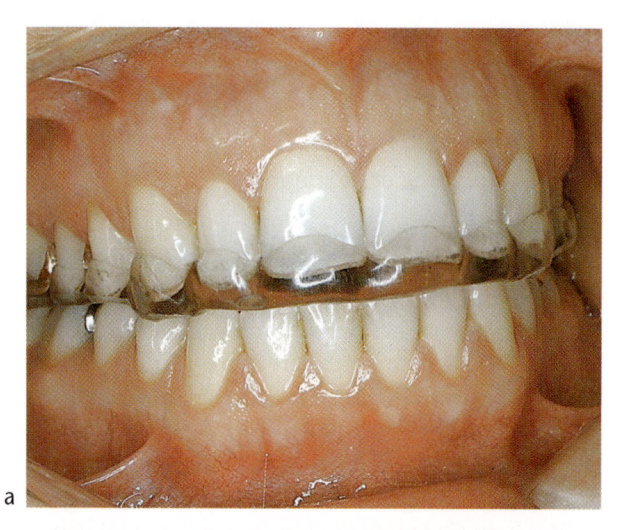

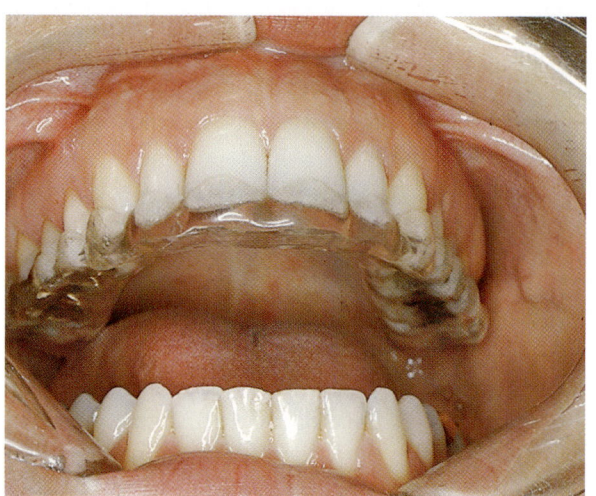

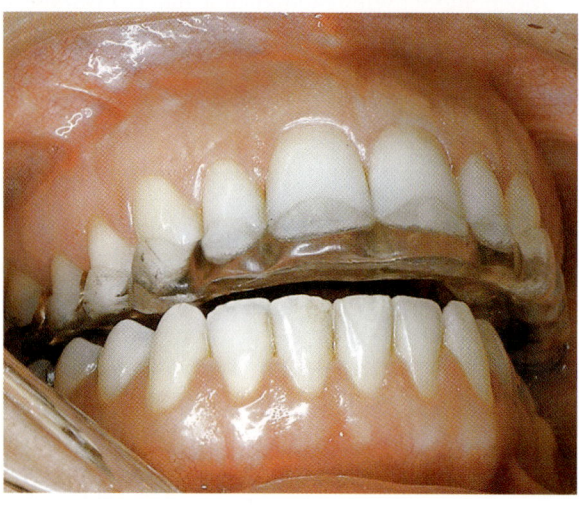

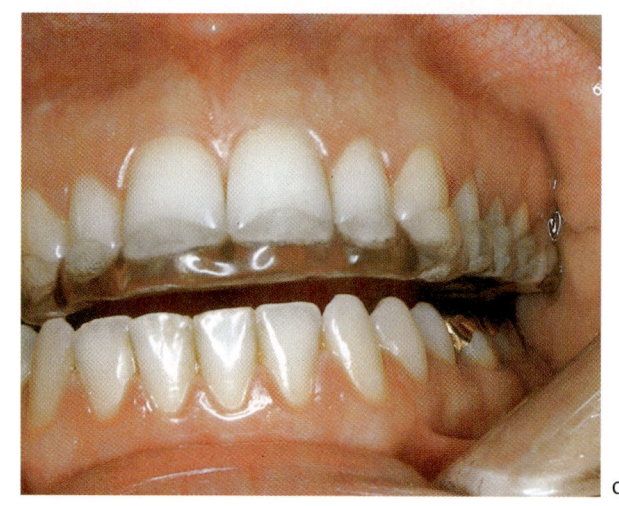

Abb. 15-7 Die fertige Michigan-Schiene.
a) Kontakte der Zähne in der Schienenzentrik.
b) Plane okklusale Ebene.
c) Arbeitsseite rechts mit Disklusion durch die Eckzahnführung.
d) Balanceseite links mit Disklusion.

stellen. Es ist wichtig, dass der Zahnarzt die Gründe für die Anwendung der Schiene individuell erläutert.

15.1.10 Anwendung der Schiene

Im Allgemeinen sollte die Schiene zu Beginn der Behandlung 24 Stunden am Tag getragen werden. Einige Patienten sind jedoch aufgrund beruflicher oder psychischer Faktoren nicht in der Lage, dieser Empfehlung zu folgen. Es sollten keine Mühen gescheut werden, die Schiene so zu gestalten, dass sie beruflichen Anforderungen im Hinblick auf Sprechen und Ästhetik gerecht wird. In einigen Fällen wird empfohlen, die Schiene auch während der Mahlzeiten zu tragen, wenn der Patient beim Essen selbst weicher Kost Schwierigkeiten hat.

Die Anwendung der Schiene nur in der Nacht (während des Schlafs) erfolgt häufig nach Abklingen der akuten Symptome. Bei einer Langzeittherapie, wenn der Patient die Schiene immer wieder bei erneutem Auftreten bestimmter Symptome tragen muss, weiß er normalerweise, wann und in welchem Ausmaß er sie anwenden sollte.

15.1.11 Auswirkungen auf die Symptome

Die Schiene hat sowohl die Wirkung einer Symptomreduktion als auch vorübergehende Nebenwirkungen. Man sollte dem Patienten bei der Aufklärung keine Hoffnungen machen, dass er bis zum nächsten Termin (nach etwa 5–7 Tagen) symptomfrei sein wird, obwohl dies in einigen Fällen vorkommen kann. Es kann nur angegeben werden, welche Reaktionen die meisten Patienten mit TMD zeigen oder welche Prognose bei unterschiedlichen Graden der Diskusverlagerung zu erwarten ist. Bei den meisten Patienten tritt eine signifikante Reduktion der Symptome innerhalb von 4–6 Wochen auf. In seltenen Fällen, wenn Gestaltung und Anpassung der Schiene nicht korrekt sind, können sich die Symptome scheinbar verschlimmern; der Patient wird angewiesen, die Schiene dann nicht mehr zu tragen und so schnell wie möglich den Zahnarzt aufzusuchen. Schmerzen an einem oder zwei Zähnen durch das Einsetzen und Herausnehmen der Schiene bedeuten, dass die Schiene bis zur erforderlichen Korrektur nicht mehr getragen werden sollte. Auch in diesen Fällen sollte der Patient so schnell wie möglich seinen Zahnarzt aufsuchen.

Bei Patienten mit Kiefergelenkerkrankungen, wie z. B. degenerativer Arthritis, erfordert die Genesung Zeit, und in einigen Fällen sind sogar eine zusätzliche Therapie mit nichtsteroidalen entzündungshemmenden Medikamenten (NSAID) und physikalische Therapie (feuchte Wärme) notwendig. Bei diesen Patienten kann der Heilungsprozess protrahiert verlaufen, wobei nach Phasen scheinbarer Heilung Perioden mit erneuter Exazerbation der Symptome auftreten, wenn der Patient die Schiene nicht mehr trägt und wieder seine normalen Kauaktivitäten einschließlich Kauen harter Speisen aufnimmt. In solchen Fällen sollte mit einer Erholungsphase von Monaten anstelle von Wochen gerechnet werden.

15.1.12 Weitergehende Behandlung

Die Anwendung der Aufbissschiene schließt andere Formen der konservativen Therapie, beispielsweise physikalische Therapie, nicht aus. Es kann jedoch schwierig sein, zu bestimmen, welches Vorgehen wirksam ist. In der Anfangsphase der Schienentherapie ist eine restaurative Behandlung kontraindiziert, außer in Notfällen. Spätere Veränderungen der Okklusion, auch wenn diese nur eine Restauration betreffen, erfordern entsprechende Korrekturen an der Innenseite der Schiene.

15.1.13 Körperliche Aktivitäten und berufliche Tätigkeiten

Die Aufbissschiene wird bei Kontaktsportarten nicht getragen, kann aber während isometrischer Übungen, Jogging, Gewichtheben und Ausübung anderer Sportarten eingesetzt werden, bei denen häufig ein Zusammenbeißen der Zähne vorkommt. Wenn die berufliche Tätigkeit einen Patienten daran hindert, die Schiene 24 Stunden am Tag zu tragen, sollte er dazu aufgefordert werden, die Schiene zumindest so oft wie möglich einzusetzen.

15.2 Anpassung bei Nachkontrollen

Der Patient sollte fünf bis sieben Tage nach dem Einsetzen der Schiene erneut einbestellt werden. Bei Schmerzen im Kiefergelenk oder Muskelschmerzen auf einer Seite wird der Patient dazu neigen, auf dieser Seite weniger Bewegungen und mit weniger Kraftaufwand auf der Schiene auszuführen (Abb. 15-8). Die unterschiedliche Kraftanwendung auf der schmerzenden Seite führt dazu, dass hier die Okklusionsfolie auf der Schiene eine schwächere Markierung hinterlässt. In diesem Fall sollten die Kontakte

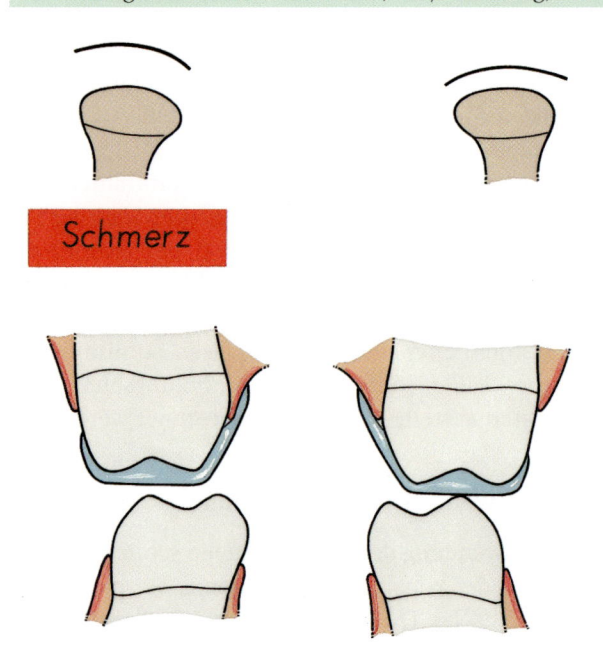

Abb. 15-8 Schmerzen in der rechten Gesichtshälfte (Kiefergelenk oder Muskulatur) führen zu schwachen Kontakten auf der rechten Seite. Hier sollte nicht eingeschliffen werden, denn dies könnte die Symptome noch verstärken.

auf der nicht schmerzenden Seite etwas stärker als auf der anderen Seite bleiben. Wenn die Symptome abklingen, wird dieser Unterschied wieder beseitigt, so dass die Kontakte auf beiden Seiten gleichmäßig sind.

Bei jeder Anpassung der Schiene sollten alle Kontakte auf der Schiene außer denen im Bereich der Freedom-in-centric entfernt werden (s. Abb. 15-4). Sowohl Schluckkontakte, langsame Schließkontakte als auch Kontakte in zentrischer Relation und Schienenzentrik sollten kontrolliert werden. Im Allgemeinen folgt das Abklingen der Symptome den Veränderungen in den Kontaktbereichen; mit dem Nachlassen der Symptome treten also immer weniger Veränderungen an der Schiene auf, die einer Anpassung bedürfen.

Wenn die Symptome nicht innerhalb von sechs bis acht Wochen vollständig verschwinden und die Schiene nicht 24 Stunden am Tag getragen wurde, sollte die Notwendigkeit einer okklusalen Anpassung überprüft werden. Okklusale Interferenzen, die eine okklusale Stabilität verhindern, insbesondere solche, die in unmittelbarem zeitlichem Zusammenhang mit dem Einsetzen neuer Restaurationen zum Auftreten von Symptomen führen, sind häufig die Ursache persistierender Symptome.

15.3 Erhaltungstherapie

Da es sich bei dieser Schiene um einen stabilisierenden Schienentyp handelt, kann sie über längere Zeiträume (auch Monate) verwendet werden, wenn sie regelmäßig kontrolliert und bei Bedarf korrigiert wird. Eine Überwachung durch den Zahnarzt ist erforderlich, und der Patient muss sich darüber im Klaren sein, dass regelmäßige Kontrolltermine sowie sofortige Kontaktaufnahme bei Persistieren eines Symptoms erforderlich sind. Nicht selten tragen Patienten, die über einige Wochen symptomfrei sind, die Schiene nicht mehr und setzen sie erst beim Auftreten von Symptomen wieder ein, bis diese erneut abklingen.

Wenn die Schiene nicht getragen wird, sollte sie in Wasser aufbewahrt werden. Beim Transport sollte sie in einem Behälter und mit einem feuchten Tuch oder Taschentuch umwickelt aufbewahrt werden. Es muss verhindert werden, dass die Schiene trocken oder spröde wird und sich die Dimensionen verändern.

Zusammenfassung

Unabhängig vom Verwendungszweck der Schiene (Diagnose, vor einer geplanten Restauration, bei Bruxismus oder TMD) gelten stets die gleichen Grundsätze für Konstruktion, Anpassung und Erhaltungstherapie. Es dürfen keine Interferenzen bei gleichzeitigen Kontakten der Höckerspitzen und Schneidezahnkanten in folgenden Fällen vorliegen:
- In zentrischer Relation
- In schienenzentrischer Okklusion
- Beim langsamen Schließen in zentrische Position
- Beim Schluckakt

Außerdem sollten eine Disklusion durch Eckzahnführung bei allen Kontakten auf der Arbeits- und Balanceseite außerhalb des Bereichs der Freedom-in-centric stattfinden, keine Schneidezahnführung und eine minimale Erhöhung der Vertikaldimension vorhanden sein, außer wenn sie aus einem anderen Grund indiziert ist. Das Schlucken darf nicht und das Sprechen nur minimal beeinträchtigt werden. Dies steht in Beziehung zur Schienendicke (Vertikaldimension). Die Schiene sollte zur zentrischen Relation und zu anderen okklusalen Kontakten hin angepasst werden, um die Repositionierung der Gelenke und die vollständige Wiederherstellung der Muskelfunktion sowie das Abklingen der Symptome zu erreichen. Wenn die Symptome nachgelassen haben und eine okklusale Stabilität erreicht wurde, kann die Schiene über längere Zeiträume getragen werden, vorausgesetzt, der Patient wird regelmäßig vom Zahnarzt kontrolliert.

Die Michigan-Schiene hat sich bei der Behandlung der Mehrzahl von Patienten mit TMD und zur Kontrolle der destruktiven Auswirkungen von Bruxismus als wirksam erwiesen.

16 TMD und Schienen zur Repositionierung des Unterkiefers

Inhalt

16.1	Innere Gelenkstörung und Lage des Diskus	300
16.2	Behandlungsmöglichkeiten bei Diskusverlagerung	300
16.3	Bedeutung der Diskusposition	302
16.4	Gründe für eine Diskusreposition	302
16.5	Wirksamkeit der Diskusreposition	302
16.6	Chirurgische Repositionierung	303
16.7	Stellungnahmen zu Repositionierungsschienen	303
16.8	Verhaltenspsychologische Gesichtspunkte der TMD-Therapie	304
16.9	Indikationen für eine irreversible TMD-Therapie (Phase II)	305
16.10	Indikationen für Schienen zur anterioren Repositionierung	305
16.11	Schrittweise Rückführung des Unterkiefers	306
16.12	Wer verwendet anteriore Repositionierungsschienen?	306
16.13	Ziele der anterioren Repositionierung	307
16.14	Funktionskieferorthopädische Apparaturen	307
	16.14.1 Twin-Block-Gerät (Twin Block Appliance = TBA)	307
	16.14.2 Gleitende Stift-Röhrchen-Geräte	309
16.15	Weiteres Vorgehen bei nicht repositionierbarem Diskus	310

Dieses Kapitel befasst sich mit Repositionierungsschienen, die eingesetzt werden, um einen teilweise oder vollständig nach anterior verlagerten Diskus einzufangen und zu reponieren [7] und um eine Diskus-Kondylus-Koordinationsstörung zu korrigieren [18]. Probleme mit Knacken, Mundöffnungseinschränkung und Schmerzen sollen beseitigt werden.

Diese Geräte spiegeln das in den 70er Jahren entwickelte Konzept wider, TMD-Patienten nicht als homogene Gruppe mit einem gemeinsamen Syndrom zu betrachten, sondern ihre Symptome zu differenzieren und auch jene im Zusammenhang mit einer Diskusverlagerung zu berücksichtigen [9, 10]. Dies war bei chirurgischen Behandlungsansätzen bereits seit Anfang des 20. Jahrhunderts der Fall [23].

Das Konzept des „Wiedereinfangens" ist umstritten, teilweise aufgrund klinischer Fehlschläge und auch wegen fehlender Forschungsergebnisse über relevante Faktoren für eine erfolgreiche Behandlung. Außerdem zeigte sich, dass mit chirurgischer Lyse und Lavage nur der oberen Gelenketage Behandlungserfolge ohne Reposition erreicht werden können. Der Stellenwert von arthroskopischer Chirurgie und Arthrozentese im Rahmen der Behandlung der inneren Kiefergelenkstörung ist bisher noch unklar [3].

16.1 Innere Gelenkstörung und Lage des Diskus

Als innere Gelenkstörung wird eine Änderung der internen anatomischen Struktur des Kiefergelenks definiert, bei der häufig der Diskus gegenüber seiner normalen funktionellen Anordnung zum Kondylus und dem artikulierenden Anteil des Os temporale verlagert ist [6]. Grundsätzlich lassen sich zwei Kategorien der inneren Gelenkstörung unterscheiden: Diskusverlagerungen mit und ohne Reposition.

Zu den Symptomen der Verlagerung mit Reposition gehören reziprokes Knacken [13, 20, 31], reproduzierbares Knacken ohne Einschränkung der Mundöffnung und mit Schmerzen verbundenes Knacken in der Anamnese [26], Vermeidung des Knackens durch Öffnungs- und Schließbewegungen in Protrusionsstellung [14] sowie das Vorliegen einiger Anzeichen von vorübergehender Blockierung, die dann in eine plötzliche Mundöffnungseinschränkung münden [14, 26, 31]. Das letztgenannte Phänomen sowie ein anamnestisches Knacken finden sich bei permanenten Diskusverlagerungen [8]. Das Ausmaß der Verlagerung soll mit dem Grad der inneren Gelenkstörung korrelieren, und degenerative Kondylusveränderungen sind bei stärkerer Vorverlagerung schwerwiegender [22]. Daraus folgt, dass es umso schwieriger ist, den Diskus zu repositionieren, je stärker degenerative Veränderungen bereits ausgebildet sind [16].

Die Position des Diskus wurde als wichtig für den Erfolg der Behandlung mit einer Schiene zur anterioren Repositionierung betrachtet [7, 27]. Auch wenn ein Trend besteht, die Bedeutung der Diskusverlagerung als Ursache für Schmerzen und Funktionsstörungen herunterzuspielen, haben Studien ergeben, dass die Lage des Diskus ein ursächlicher Faktor für ein Scheitern der Anwendung von anterioren Repositionierungsschienen darstellt. Die möglichen Positionen eines verlagerten Diskus wurden in die in Abbildung 16-1 dargestellten acht Gruppen eingeteilt. Die Prävalenz der verschiedenen Formen der Verlagerung variiert in Abhängigkeit von der untersuchten Personengruppe. In einer Studie [28] wurden im Vergleich von Nichtpatienten versus Patienten folgende Verhältnisse gefunden (auf ganzzahlige Werte gerundete Prozentangaben):

- Superiore Diskusposition: 79 % versus 30 %
- Anterolaterale rotierte Verlagerung: 9 % versus 24 %
- Anteriore und partielle anteriore Verlagerung: 9 % versus 32 %

Die übrigen Fälle verteilen sich auf geringfügig vertretene andere Kategorien der Verlagerung.

In einer anderen Untersuchung [29] fallen 75 % aller Verlagerungen in zwei häufige Gruppen: anteriore Verlagerung (45 %) und medial rotierte Verlagerung (29 %). Die verbleibenden 26 % der Fälle von Verlagerungen verteilten sich auf die übrigen sechs Gruppen. Diese Verteilung unterscheidet sich erheblich von den Ergebnissen der zuvor zitierten Studie [28], bei der eine wesentlich höhere Prävalenz von anterolateraler Verlagerung (23 %) und eine viel niedrigere Prävalenz von medialer rotierter Verlagerung (8 %) bei Patienten mit Beschwerden gefunden wurden. Diese Unterschiede spiegeln aber möglicherweise lediglich die unterschiedliche Zusammensetzung des Fallguts wider. Bei permanenter Diskusverlagerung kann ein seitlich offener Biss auftreten.

16.2 Behandlungsmöglichkeiten bei Diskusverlagerung

Die meisten Patienten, die sich wegen TMD selbst in Behandlung begeben oder überwiesen werden, tun dies wegen manifester Schmerzen. Einige dieser

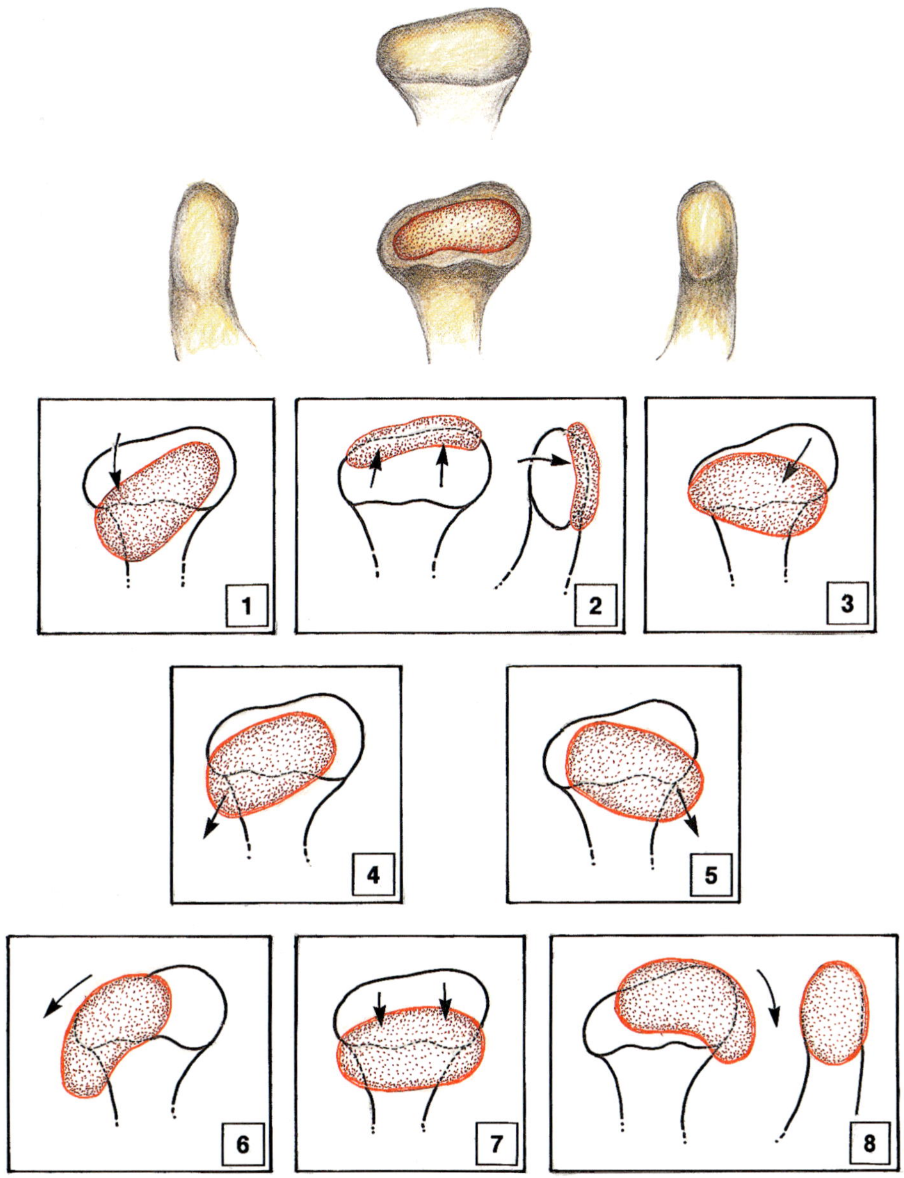

Abb. 16-1 Kategorien der Lage des Diskus.
a) Superiore Diskusposition, anteriore, laterale, posteriore, mediale Ansicht des Kondylus.
b) (1) partielle anteriore Verlagerung im lateralen Gelenkabschnitt; (2) posteriore Verlagerung; (3) partielle anteriore Verlagerung im medialen Gelenkabschnitt; (4) rotierte anterolaterale Verlagerung; (5) rotierte anteromediale Verlagerung; (6) laterale Verlagerung; (7) komplette anteriore Verlagerung; (8) mediale Verlagerung (nach [28]).

Patienten leiden unter Dauerschmerzen und sprechen zunächst nicht gut oder überhaupt nicht auf verschiedene konservative, reversible Formen initialer und schrittweiser Behandlungsmaßnahmen an. Dies gilt auch für verhaltenstherapeutische Ansätze. Welche Möglichkeiten bestehen für Patient und Behandler im Fall einer schmerzhaften inneren Kiefergelenkstörung mit einschränkender Diskusverlagerung? Die Antwort hängt von der Art der inneren Störung und dem Zustand des Diskus ab: Typ der Verlagerung, Adhäsionen, Perforationen und andere. Eine Option war der Wechsel von reversiblen zu bedingt reversiblen Therapieformen, wie z. B. die Reposition des Diskus mittels Apparaturen. Die andere Option sind chirurgische Therapieformen, z. B. arthroskopische Spülung und Lösung von Verklebungen, Druckinjektionen, Gelenkpunktion (Arthrozentese) und modifizierte Kondylektomie. Leider sind auch diese Maßnahmen nicht immer erfolgreich. Die Erfolgswahrscheinlichkeit hängt stark von der richtigen Indikationsstellung und Patientenauswahl ab.

16.3 Bedeutung der Diskusposition

In jüngster Zeit wurde die Rolle der verlagerten Position des Diskus als primäre Ursache für die innere Störung in Frage gestellt [5]. Die innere Kiefergelenkstörung scheint sich nicht auf eine Diskusverlagerung reduzieren zu lassen, sondern wesentlich komplizierter zu sein. Für diese geänderte Auffassung gibt es eine Reihe von Gründen:

- Die Diskusposition korreliert nicht unbedingt mit dem Schmerz.
- Durch Arthroskopie und Gelenkpunktion mit Spülung des oberen Gelenkabschnitts ohne Reposition des Diskus kann bei einigen Patienten mit Kieferklemme die normale Mundöffnung wiederhergestellt werden.
- Arthrotische Veränderungen können Diskusverlagerungen folgen oder vorausgehen, mit oder ohne kausale Beziehung.
- Es ist nicht sicher, dass eine Diskusverlagerung Wachstumsstörungen wie z. B. dentofaziale Deformierungen mit verursacht.
- Ebenso wie Diskusverlagerungen können auch fibröse Adhäsionen ein Grund für eingeschränkte Mundöffnung sein.
- Nicht bei allen im MRT erkennbaren Diskusverlagerungen manifestieren sich klinische Symptome.

Die Sichtweise der Diskusverlagerung als einen von mehreren ätiologischen Faktoren der inneren Störung und nicht als einzige Ursache lenkt die Aufmerksamkeit zunehmend auf Entzündungen, Gelenkgleitfähigkeit, Synovialflüssigkeit, Gelenkbelastung, Ergüsse, Adhäsionen und degenerative arthrotische Prozesse. Die Behandlung richtet sich mehr auf Schmerzmanagement, Verminderung der Entzündung und ungünstiger Gelenkbelastungen als auf die Repositionierung des Diskus [5]. Viele dieser Behandlungsziele einschließlich Diskusreposition sind bereits Bestandteil der TMD-Therapie, unabhängig von den Behandlungsmodalitäten.

16.4 Gründe für eine Diskusreposition

Der Hauptgrund für die Normalisierung von Diskusposition und Kondylus ist die im Erfolgsfall innerhalb weniger Tage erzielte Beherrschung der Schmerzen. Leider ist der Erfolg nicht vorhersagbar.

Folgt man der Auffassung, dass die Diskusverlagerung Ursache für einen degenerativen Prozess ist, der zu Kieferklemme und anderen Symptomen führen kann [2, 21], dann wäre die Reposition ebenfalls begründbar. Es steht fest, dass die Repositionierung in manchen Fällen den Schmerz dramatisch vermindert [24]. Allerdings hat die Betrachtung der Kosten-Nutzen-Relation und der unerwünschten Nebenwirkungen zu Fragen über die Indikation geführt. Grundlage für die Verwendung anteriorer Repositionierungsschienen ist die Annahme, dass eine solche Behandlung die innere Störung reduziert und eine stärkere Linderung der Schmerzen ergibt.

16.5 Wirksamkeit der Diskusreposition

Die Angemessenheit und Effektivität des Einsatzes von Schienen zur anterioren Repositionierung bei anteriorer Diskusverlagerung mit Reposition sind in den letzten 10–15 Jahren Gegenstand der Diskussion gewesen. Die anfänglich beschriebene hohe Erfolgsrate für die anteriore Repositionierung konnte in sorgfältig kontrollierten Langzeitstudien nicht bestätigt werden. Einige Stimmen meinten, dass Misserfolge bei der anterioren Repositionierung ihre Ursache darin hätten, den Unterkiefer schrittweise in seine ursprüngliche Interkuspidationsposition zurückzuführen [12]. Eine weitere Studie ergab, dass das komplette „Einfangen" des Diskus zwar möglich, die Lageveränderung des Diskus relativ zur Fossa jedoch vernachlässigbar ist [18]. In einer anderen Studie wurde berichtet, dass bei etwa 70% der Patienten mit sowohl mittlerem oder spätem Öffnungsknacken als auch Schließungsknacken nahe der maximalen Interkuspidation das Einfangen des verlagerten Diskus mit Repositionierungsschienen erfolgreich war [17].

Entzündung, veränderte Diskusmorphologie und extensive Diskusverlagerung im mittleren Teil des Gelenks wurden als ungünstige Faktoren für ein erfolgreiches „Einfangen" des Diskus eingestuft [16].

Eine weitere Untersuchung schloss, dass die mandibuläre Repositionierung mit Rekonstruktion eine wirksame Therapie der einschränkenden anterioren

Diskusverlagerung darstellen kann [27]. So trat eine Besserung der Symptome bei 92% der Patienten mit normalisierter Lage des Diskus, bei 84% der Patienten mit verbesserter Diskusposition und nur bei 49% der Patienten mit unverändert fortbestehender Diskusverlagerung auf. In 52% der Fälle konnte eine normale Position des Diskus erreicht werden, in 23% der Fälle eine Lageverbesserung. In 25% der Fälle blieb die Diskusverlagerung bestehen. Die Erfolgswahrscheinlichkeit einer Repositionierungsbehandlung wird erhöht, wenn transversale Diskusverlagerungen ausgeschlossen werden können. Ist die Lage des Diskus nach der Reposition normalisiert oder verbessert, kann in 85% der Fälle eine Linderung der Symptome erzielt werden. Um die therapeutische Position zu erhalten, werden oft umfangreiche restaurative oder kieferorthopädische Maßnahmen notwendig. Zusätzlich muss für unbegrenzte Zeit nachts ein funktionskieferorthopädisches Gerät getragen werden. Auch wenn es nicht möglich ist, eine normale Diskusposition zu erreichen, kann bereits eine verbesserte Diskusposition für eine signifikante Symptomlinderung sorgen [27]. Der Erfolg der Behandlung scheint in direktem Zusammenhang mit dem Typ der Diskusverlagerung zu stehen.

Die anteriore Repositionierung des Unterkiefers ist deutlich weniger wirksam, wenn die Diskusverlagerung mit Reposition eine transversale Komponente beinhaltet [7, 27]. Deshalb hängt die Häufigkeit, mit der eine normale Diskusposition erreicht werden kann, direkt mit der Richtung zusammen, in die der Diskus vor der Behandlung verlagert war.

Eine neuere Studie [7] ergab außerdem, dass die Möglichkeit eines „Einfangens" des Diskus nicht allein von der Diskus-Kondylus-Konfiguration, sondern auch von der Anordnung des hinteren Bandes und dem Ausmaß der degenerativen Veränderungen intraartikulärer Strukturen, einschließlich Osteophyten, Erosion des Kondylus oder Abflachung des Diskus, abhing.

> In nichtrepositionierenden Gelenken oder späteren Stadien der inneren Gelenkstörung lässt sich mit Repositionierungsschienen keine normale Diskus-Kondylus-Konstellation erreichen [7].

Obwohl eine normalisierte Diskusposition für eine Schmerzlinderung nicht unbedingt erforderlich ist, steigt die Wahrscheinlichkeit einer Linderung, wenn sich der Diskus in Normalposition befindet [30].

16.6 Chirurgische Repositionierung

Die modifizierte Kondylotomie ist eine chirurgische Technik, die nachweislich häufig eine normalisierte Diskusposition wiederherstellt [21]. Mit Ausnahme der Diskektomie konnte für kein anderes chirurgisches Verfahren gezeigt werden, dass es den Verlauf einer Arthrose beeinflusst.

Das gegenwärtige Ziel der Durchführung einer modifizierten Kondylotomie ist die Beherrschung von Schmerz oder mechanischen Symptomen, die durch eine interne Störung ausgelöst werden. Während sich Diskusverlagerungen vom medialen, anterioren und medial-rotierten Typ nach modifizierter Kondylotomie häufig in Normalposition zurückführen lassen, können damit deutlich weniger anterior-mediale oder anterior-laterale Verlagerungen korrigiert werden [19]. Entsprechend einer anderen Arbeit [29] wird durch die modifizierte Kondylotomie in den meisten Fällen (79%) eine Reposition des Diskus erreicht, während Arthrotomie (0–12%) oder Arthroskopie (27%) wesentlich weniger wirksam sind. Nach modifizierter Kondylotomie sind wirksame Maßnahmen zur Stabilisierung der Okklusion von natürlicher Bezahnung und von Zahnersatz erforderlich.

16.7 Stellungnahmen zu Repositionierungsschienen

In einer Stellungnahme der NIH (National Institutes of Health) [1] lautet eine kurze Bemerkung über Schienen zur Repositionierung: „Geräte zur Repositionierung mögen nichtinvasiv erscheinen, haben aber das Potential, irreversible Veränderungen der Okklusion und damit andere Probleme zu erzeugen." Diese Meinung spiegelt den zunehmenden Trend wider, sich zunächst auf reversible Therapie zu beschränken und mehr Verhaltenstherapie zum Management von TMD durch Spezialisten einzusetzen. Im Ergebnis wären entschiedenere verhaltenstherapeutische Interventionen die akzeptable Option nach einem Misserfolg der reversiblen, schrittweise durchgeführten Behandlung von Patienten mit chronischem Schmerz durch Medikation, physikalische Therapie und Behandlung mit Stabilisierungsschienen. Eine solche Intervention ist allerdings nicht immer erfolgreich. Es gibt Patientengruppen mit ausgeprägten Schmerzen bei TMD (ohne auffällige psychosoziale Probleme), denen durch andere Behandlungsformen geholfen werden kann. Es stellt sich die Frage, welche Therapieform am besten zur gestellten Diagnose passt. Bedeutet die Stellungnahme der NIH, dass alle Therapieformen, die irreversible Veränderungen verursachen oder verursachen können, nicht angewendet werden sollten? Vielleicht, aber wenn, dann wäre dies unrealistisch. Es gibt in dem Maße weniger Misserfolge bei einer „irreversiblen" Therapie, wie präzisere Indikationen bekannt werden. So haben die Patienten, die wegen ihrer Schmerzen Hilfe brauchen, noch eine andere Alternative als die Verhaltenstherapie, die ihre eigenen spezifischen Misserfolgsquoten aufweist.

Bei entsprechender Indikation und nach Scheitern einer konservativen Behandlung kann die anteriore Repositionierung für die Behandlung von schmerzhaften anterioren, jedoch nicht von transversalen Diskusverlagerungen angebracht sein.

Diese Überlegungen gelten auch für geeignete chirurgische Techniken wie etwa Arthroskopie, Arthrozentese (Gelenkpunktion) und modifizierte Kondylotomie. In ähnlicher Weise kann vorausgesetzt werden, dass der Behandler bei Kieferklemme vor chirurgischen Maßnahmen zunächst den Versuch einer manuellen Einrenkung unternimmt. So ist eine zweite Phase der TMD-Therapie bei der relativ kleinen Zahl von Patienten, deren Bedürfnisse durch reversible Behandlungen nicht befriedigt werden können, eine durchdachte Alternative. Es bleibt die Frage, welchen Patienten mit welchem der Therapieansätze am besten geholfen werden kann:

- Intervention durch Spezialisten für Verhaltenstherapie
- Anteriore mandibuläre Repositionierung mit schrittweiser Rückführung oder umfassenden restaurativen oder kieferorthopädischen Maßnahmen
- Arthroskopische Lyse und Lavage oder chirurgische Maßnahmen wie etwa modifizierte Kondylotomie.

Der Entscheidungsprozess über die für den einzelnen Patienten jeweils hilfreichste Therapiealternative ist derzeit noch nicht vollständig geklärt. Je gewichtiger die Gründe sind, die für eine irreversible Therapie vorgebracht werden, desto größer ist die Wahrscheinlichkeit einer erfolgreichen Behandlung. Bei schmerzhaften Zuständen kann der menschliche Faktor ausschlaggebend sein. Sind keine Schmerzen vorhanden, kann der Grad der Dysfunktion die anzuwendende Technik bestimmen. Bei solchen Patienten werden in der Regel reversible Therapieformen eingesetzt, es sei denn, die Funktionsstörung beeinträchtigt die Lebensqualität gravierend. So kann z.B. ein Patient ohne Schmerzen mit der Zeit und durch physikalische Therapie in die Lage versetzt werden, den Mund weit genug zu öffnen, um alle Funktionen sehr gut auszuführen.

In Ermangelung eindeutiger wissenschaftlicher Erkenntnisse, aus denen sich zwingend ein bestimmtes Behandlungsschema ergeben würde, werden die Behandlungsmethoden der Zahnärzte von deren Vorstellungen über die Bedeutung der Position des Diskus im Zusammenhang mit dem besten Weg zur Schmerzlinderung und Kontrolle des Fortschreitens degenerativer Gelenkerkrankungen bestimmt.

16.8 Verhaltenspsychologische Gesichtspunkte der TMD-Therapie

Es wurde bereits in vorhergehenden Kapiteln darauf hingewiesen, dass einige Patienten psychische und emotionale Probleme zeigen, die als Stress, Angst, Depression und Somatisation geschildert werden. Psychische Störungen und Verhaltensstörungen können sich als soziale Isolation und Unfähigkeit darstellen, Aktivitäten des täglichen Lebens auszuführen. Es gibt auch erhöhtes Vertrauen in die Wirkung oder erhöhte Abhängigkeit von Medikamenten oder sogar von Suchtdrogen, ebenso eine vermehrte Inanspruchnahme von traditionellen und alternativen Leistungsanbietern im Gesundheitssystem.

> Einige wenige Patienten mit TMD können mit psychischen Störungen verknüpfte chronische Schmerzen haben, die nicht auf biomechanische, physikalische oder medikamentöse Therapie oder deren Kombination ansprechen. In solchen Fällen ist die angezeigte Form der Schmerztherapie die Verhaltenstherapie durch entsprechend spezialisierte Ärzte.

Verhaltensbezogene und erlernbare Therapieelemente, die in der TMD-Therapie eingesetzt werden, werden unter dem Begriff „Verhaltenstherapie" zusammengefasst. Dazu gehören Biofeedback, Entspannungstechniken, Hypnose und kognitiv-verhaltensbezogene Interventionen. Hierzu zählen Stressbeherrschung und Änderung von negativen oder fehlangepassten Verhaltens- und Emotionsmustern, um mit anhaltenden Schmerzen und Funktionsstörungen zurechtzukommen. Die Betonung bei den verhaltenstherapeutischen Komponenten liegt auf der Selbstkontrolle des Patienten. Viele der gegenwärtig von Zahnärzten angewandten konservativen Therapieformen enthalten verhaltenstherapeutische Elemente wie z. B. die Kontrolle von Bruxismus, Pressen und anderen erschwerenden Aspekten von TMD, Schlafpathogene, Ernährungsumstellungen, Übungen und physikalische Therapie.

> Bei einem Patienten mit anhaltenden Schmerzen, der aus der Behandlung des Zahnarztes keinen persönlichen Nutzen ziehen kann (nicht etwa nicht will), sollte die Intervention eines spezialisierten Arztes erwogen werden. Ein solcher Patient ist nicht länger zu einer psychischen Kompensation der Schmerzen fähig. Es besteht eine hohe Wahrscheinlichkeit einer Chronifizierung des Schmerzes.

16.9 Indikationen für eine irreversible TMD-Therapie (Phase II)

Die Indikation zur Durchführung einer Phase-II-Therapie für eine bestimmte Form von TMD hängt von der Diagnose, dem Schweregrad sowie von der Reaktion des Patienten auf persistierende Schmerzen und Funktionsstörungen sowie den Auswirkungen auf die Lebensqualität ab. Nimmt man zunächst an, dass die meisten Patienten nicht als chronische Schmerzpatienten mit manifesten psychosozialen Problemen charakterisiert werden können, also auch keine entschlossene kognitiv-verhaltensbezogene Therapie und professionelle Hilfe erforderlich sind, um mit den anhaltenden Schmerzen zurechtzukommen, ist der Hauptindikator für eine Umstellung der Behandlung in der Regel der Patient selbst.

> Der Wechsel zu einer irreversiblen Therapieform ist erreicht, wenn ein Patient nicht länger bereit ist, die Schmerzen und Funktionseinschränkungen zu ertragen. Zu diesem Zeitpunkt wird er die Nachteile und Risiken, die mit dem angestrebten Nutzen verbunden sind, verstehen und akzeptieren.

16.10 Indikationen für Schienen zur anterioren Repositionierung

Absolute Indikationen für irreversible Therapieformen werden nur zurückhaltend genannt. Das Endresultat sowohl der anterioren Repositionierung als auch der Kiefergelenkchirurgie kann nicht immer mit ausreichend hoher Sicherheit vorhergesagt werden.

Bei der aggressiveren Therapieform wie Repositionierungsbehandlung oder Arthroskopie, Arthrozentese oder Kondylotomie sollte der Patient vollständig über die Wahrscheinlichkeit von Schäden und Risiken im Verhältnis zum Nutzen der Behandlung aufgeklärt werden. Für einen Patienten, der in das initiale konservative Behandlungsprogramm eingewilligt, aber immer noch Schmerzen hat, die zu den klinischen Befunden passen, kann man die unterschiedlichen Erfolgsraten für die Behandlung mit Repositionierungsschienen nicht einfach ignorieren. Es hat sich gezeigt, dass einige Zahnärzte die irreversible TMD-Therapie lediglich als eine zweite Phase der Behandlung ansehen, wenn die initiale Phase nicht erfolgreich war. In einigen Fällen wird die Chirurgie als Phase-II-Behandlung angesehen, abhängig von der Diagnose, so z. B. einer Kieferklemme mit Adhäsionen, die mittels arthroskopischer Chirurgie angegangen werden kann, nicht aber eine Kieferklemme, bei der eine manuelle Einrenkung möglich ist. Entschlossene verhaltenstherapeutische Intervention durch spezialisierte Ärzte kann ebenfalls als Phase-II-Behandlung angesehen werden.

Mögliche Indikationen für den Beginn der Phase II nach dem Scheitern einer Phase-I-Behandlung:
- Persistierender Schmerz und Dysfunktion, obwohl ausreichend Zeit für einen angemessenen Behandlungsversuch mit konservativen Therapieformen zur Verfügung stand
- Der Patient ist kein chronischer Schmerzpatient mit psychosozialen Problemen.
- Der Patient weiß, dass umfangreiche okklusale Restaurationen oder kieferorthopädische Maßnahmen nach der Repositionierungsbehandlung notwendig werden können.
- Die Diagnose einer anterioren (nicht transversalen) einschränkenden Diskusverlagerung wurde gestellt, andere Formen der Verlagerung wurden ausgeschlossen.
- Arthroskopie, Arthrozentese oder chirurgischen Verfahren haben keine besseren Indikationen.
- Behandlungsbedarf einer Malokklusion der Angle-Klasse II liegt vor.

- Der Patient benötigt ohnehin neue okklusale Restaurationen.

Bei transversalen Diskusverlagerungen besteht aufgrund der signifikant niedrigeren Erfolgswahrscheinlichkeit keine Indikation zur anterioren Reposition [27].

16.11 Schrittweise Rückführung des Unterkiefers

Nach anteriorer Repositionierung kann der Unterkiefer vor einer Behandlung zur schrittweisen Zurückführung mit einer Schiene unter Umständen nicht in die Originalposition zurückbewegt werden. Mögliche Gründe sind:
- Der Patient kann das erneute Auftreten von Symptomen nicht ertragen, die mit Versuchen einhergehen, mit dem Unterkiefer „zurückzuwandern".
- Die retrodiskalen Gewebe können sich durch Fibrosierung zu einem „Pseudodiskus" umorganisiert haben.

In letzterem Fall kann sich der Pseudodiskus der Belastung anpassen, und die Symptome werden abklingen. Wenn die Gewebe sich jedoch auch nach ausreichend langer Zeit nicht reorganisieren und alle sich auf TMD ungünstig auswirkenden Faktoren (z. B. Bruxismus) berücksichtigt wurden, sollte über die nächste Phase einer anterioren Repositionierungsbehandlung nachgedacht werden. Dabei sollte man daran denken, dass die Rückführung des Unterkiefers als Ursache für das Scheitern von Repositionierungsbehandlungen angenommen wurde. Ein Pseudodiskus kann mit oder ohne Behandlung auftreten.

Wenn sich die Symptome fünf bis sieben Tage nach Beginn der anterioren Repositionierung verringern, kann die Möglichkeit einer Rückführung des Unterkiefers nach vollständigem Abklingen der Schmerzsymptomatik in Betracht gezogen werden. Voraussetzung ist, die Schmerzen treten durch den Versuch, den Unterkiefer durch einen Wechsel vom Repositionierungsschienen zu einem modifizierten Gerät vom Typ „zentrische Relation" (s. Abb. 11-11 und 11-12) zurückzubewegen, nicht erneut auf. Anderenfalls verlängert sich die Behandlungsdauer, und es ist unter Umständen nicht möglich, den Unterkiefer selbst nach ein bis zwei Wochen anteriorer Repositionierungstherapie zurückzuverlagern.

Allgemein gilt: Je länger die Zeitspanne bis zur Symptomfreiheit des Patienten, umso geringer ist die Wahrscheinlichkeit, den Unterkiefer in seine vor der Behandlung vorliegende zentrische Okklusion zurückbringen zu können.

Bewirkt der Versuch der Rückführung des Unterkiefers offensichtlich ein erneutes Auftreten von Schmerzen, ist die Schaffung einer vorderen okklusalen Führungsposition erforderlich. Wenn es also ein Symptomrezidiv gibt oder sich der durch den Versuch einer Rückführung des Unterkiefers entstehende seitlich offene Biss nicht erkennbar verringert, dann sind umfangreiche Restaurationen oder funktionskieferorthopädische Maßnahmen angezeigt. Ist der seitlich offene Biss teilweise durch eine inkorrekte Initialtherapie entstanden (z. B. nur teilweise Abdeckung der Kauflächen durch eine Apparatur), bei der eine Extrusion der Zähne stattgefunden hat und eine Diskrepanz der Zahnbogen (s. Abb. 11-8) entstanden ist, werden umfangreiche kieferorthopädische Maßnahmen ebenso erforderlich wie eine okklusale restaurative Therapie. Eine neuere Studie weist darauf hin, dass ein Wiedereinfangen des Diskus offensichtlich nicht mit der Positionierung von Kondylus und Diskus posterior der Fossa zusammenhängt.

Die Bedingungen, unter denen eine Diskusrepositionierung durch okklusale Rehabilitation oder Kieferorthopädie vorteilhaft unterstützt wird, bleiben umstritten; das angegebene Kosten-Risiko-Nutzen-Verhältnis dieser Verfahren nach einer Repositionierung basiert auf relativ wenigen Untersuchungen [24, 27].

16.12 Wer verwendet anteriore Repositionierungsschienen?

Eine Umfrage unter Mitgliedern der ADA (American Dental Association) [11] ergab, dass der durchschnittliche prozentuale Anteil der Patienten, die wegen MPD mit anterioren Repositionierungsschienen behandelt wurden, bei Allgemeinzahnärzten 12 % und bei Spezialisten 15 % betrug. Der Grund für den Einsatz der anterioren Repositionierung als Behandlung für MPD ist etwas unklar, da MPD im Untersuchungsfragebogen als „bilateraler oder unilateraler Muskelschmerz über einen Zeitraum von mindestens 4 Monaten" definiert wird. „Auch Kopfschmerzen, Tinnitus und Einschränkungen der Kieferbewegungen können mit MPD einhergehen." Vielleicht gehen diejenigen, die MPD als eine Diskusverlagerung behandeln, davon aus, dass die Verlagerung des Diskus in einem oder beiden Kiefergelenken bei der Mehrheit der Patienten mit TMD-Symptomen auftritt.

Aufgrund der Probleme bei der Rückführung des Unterkiefers und der Notwendigkeit zur umfangreichen prothetischen oder kieferorthopädischen Therapie hat sich die anteriore Repositionierung allgemein vermindert. Wahrscheinlich beträgt der Prozentsatz der Patienten, die eine aggressive Therapie über konservative Maßnahmen hinaus benötigen, ohnehin nicht mehr als 12–15 %.

16.13 Ziele der anterioren Repositionierung

Die anteriore Repositionierung bei Patienten mit einschränkender anteriorer Diskusverlagerung hat folgende Ziele [25, 27]:
- Anteriore Repositionierung von Kondylus und Diskus in eine therapeutische Position
- Reduzierung von TMD-Symptomen durch Techniken zur kondylären Dekompression inklusive muskulärer Vorschubbewegung des Unterkiefers
- Rekonstruktion der Okklusion, um den Kondylus in der vorgeschobenen therapeutischen Position zu halten

16.14 Funktionskieferorthopädische Apparaturen

Wie in Kapitel 11 erwähnt, werden funktionskieferorthopädische Apparaturen seit langer Zeit in der Kieferorthopädie eingesetzt. Ihr Einsatz bei der TMD-Therapie beinhaltet keinen Versuch, das Wachstum des Kondylus zu beeinflussen, um eine Malokklusion der Angle-Klasse II zu korrigieren. Sie werden verwendet, um den Unterkiefer vorzuverlagern, die Zahnbogen zu expandieren und einen mit der Vorverlagerung des Unterkiefers verbundenen seitlich offenen Biss zu schließen. Sie wirken nicht wie herkömmliche Geräte über Federn und Gummizüge auf die Zähne, sondern übertragen oder eliminieren natürliche Kräfte einschließlich Muskelaktionen. Nur zwei funktionskieferorthopädische Geräte sollen hier betrachtet werden: der Clark-Twin-Block und das Summer & Westesson-Stab-Röhrchen-Gerät. Das zweite Gerät beinhaltet ein System zur Repositionierung und zum Halten des Diskus in seiner therapeutischen Position.

16.14.1 Twin-Block-Gerät (Twin Block Appliance = TBA)

Das Clark-Twin-Block-Gerät (Abb. 16-2a, b) ist ein angenehmes und ästhetisch akzeptables Gerät, das in seinen verschiedenen Ausführungen vielseitig genug ist, um Malokklusionen der Angle-Klasse II/1 und II/2 sowie andere zu behandeln. Es wird eingesetzt, um den Unterkiefer nach vorn und unten zu bringen, um so die Kondylen bei der Behandlung der einschränkenden anterioren Diskusverlagerung vorzuverlagern. Die Gestaltung des TBA erlaubt die Kontrolle und Korrektur von Zahnbogenlänge und -weite des Ober- und Unterkiefers [4].

Im Gegensatz zu anderen, einteiligen funktionellen Geräten hat das TBA getrennte obere und untere

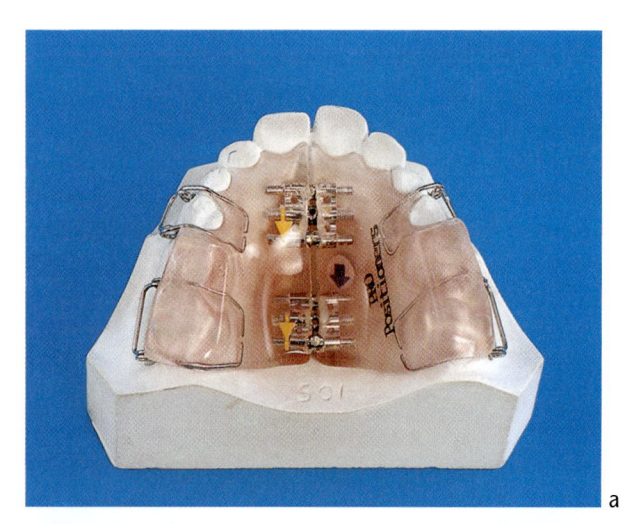

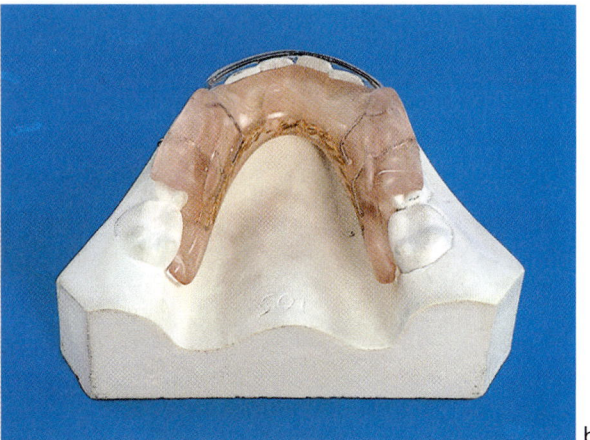

Abb. 16-2 Clark-Twin-Block vom C1-Typ zur Zahnbogenharmonisierung.
a) Oberkieferteil des Geräts mit Schrauben zur transversalen Anpassung des Oberkiefers an den Unterkiefer in Vorschubposition.
b) Unterkieferteil mit McNamara-Labialbogen (Typ C2 mit Schraube und intermaxillären Haken ist nicht abgebildet).

16 TMD und Schienen zur Repositionierung des Unterkiefers

Komponenten (Abb. 16-3a, b). Die Gestaltung erlaubt normale Unterkieferexkursionen nach anterior und lateral. Es kann 24 Stunden am Tag, sogar während des Essens, getragen werden, so dass ständig funktionelle Kräfte ausgeübt werden.

Der Standard-Twin-Block zur Ausformung des Zahnbogens setzt okklusale Bissblöcke mit 70°-Neigung ein, um eine funktionelle Verschiebung des Unterkiefers einzuleiten (Abb. 16-4a bis c). Adams- oder Dreiecksklammern dienen zur Verankerung. Dehnschrauben können eingesetzt werden, um eine Zahnbogendiskrepanz auszugleichen. Bei Unterkieferengstand werden eine Dehnschraube auf der Mittellinie und intermaxilläre Klasse-II-Haken eingebaut. Das Ausmaß der Verlagerung des Unterkiefers nach anterior und unten wird durch einen Konstruktionsbiss (z. B. „exactobite") festgelegt, und beträgt etwas weniger als Kopfbissstellung der Schneidezähne bei einer Schneidekantendistanz von 4–6 mm bzw. oberhalb eines Knackens bei der Schließbewegung. Um den offenen Biss zu vermindern, wird der obere Block einige Monate lang schrittweise okklusal-distal reduziert, um die Extrusion der unteren Molaren anzuregen (Abb. 16-5a). Wenn die Molaren vollständig okkludieren, werden die Blöcke in der Prämolarenregion reduziert, um ihnen eine Elongation auf die Okklusalebene zu ermöglichen. In dieser Phase (Unterstützungsphase) wird eine anteriore schiefe Ebene verwendet, um die korrigierte AP (anteriore Position) und die Beziehung der Frontzähne zu erhalten, bis die bukkalen Segmente in vollständiger Okklusion stehen (Abb. 16-5b). Um den Diskus in seiner „therapeutischen Position" zu halten,

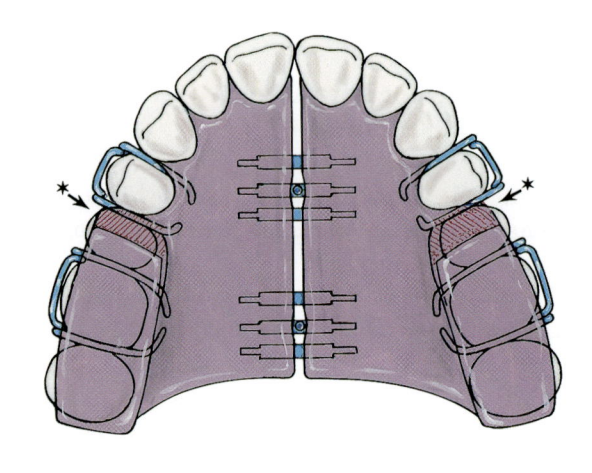

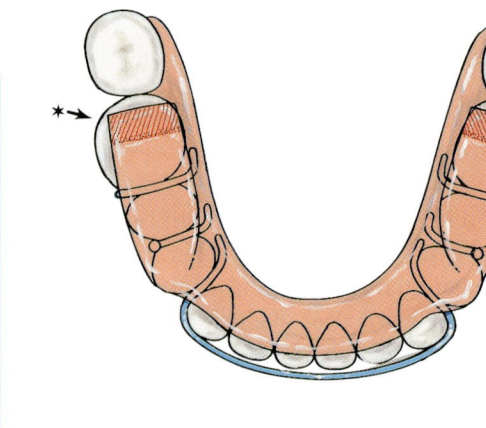

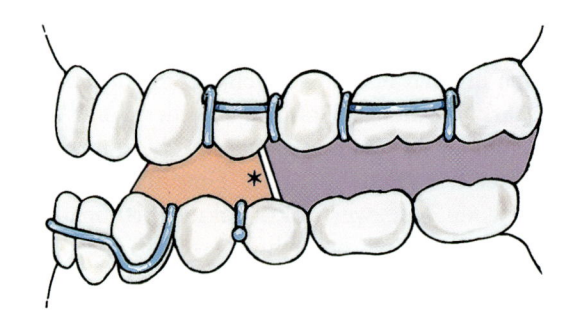

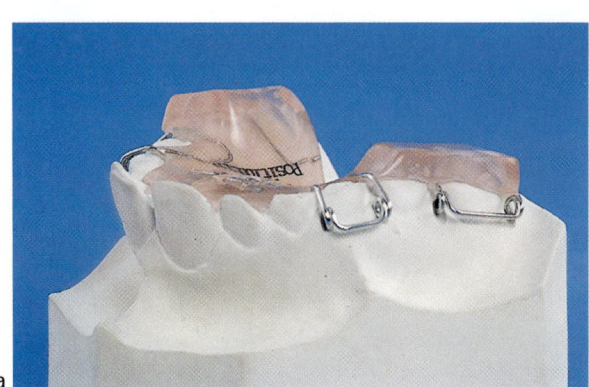

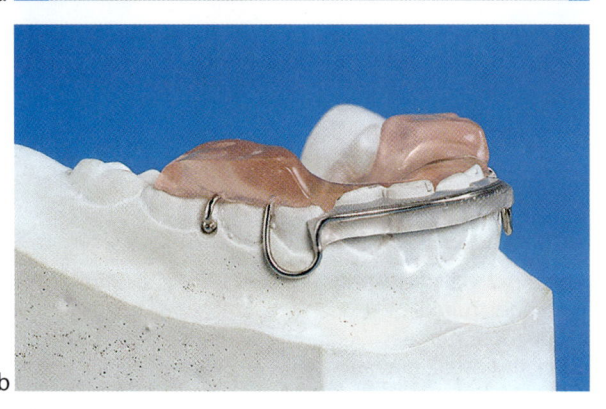

Abb. 16-3 Twin-Block-Gerät mit „Bissblöcken" an OK- (a) und UK-Gerät (b).

Abb. 16-4 Schematische Darstellung des Twin-Block-Geräts. Die Pfeile zeigen die Position der 70°-Neigung an (a, b, c).
b) und c) Gerät mit Labialbogen.

16.14 Funktionskieferorthopädische Apparaturen

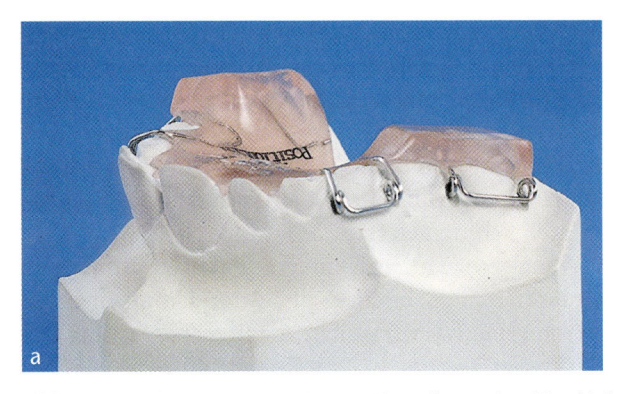

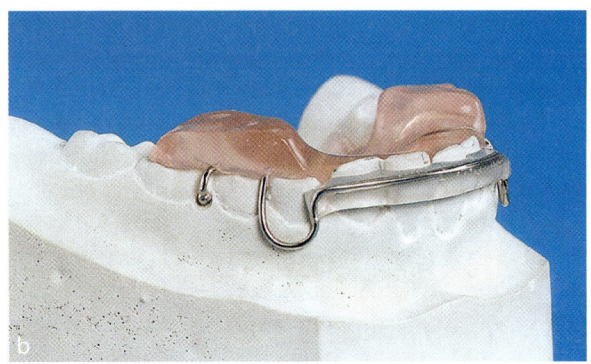

Abb. 16-5 a) Gerät vom C1-Typ. Einstellung des Oberkieferblocks, um Extrusion der UK-Molaren zu ermöglichen.
b) Gerät vom C3-Typ mit anteriorer schiefer Ebene, um die Vorschubposition und die Inzisalbeziehung zu erhalten, bis die bukkalen Segmente vollständig okkludieren.

kann es erforderlich sein, die Okklusalflächen umzugestalten und den Patienten nachts ein funktionskieferorthopädisches Gerät tragen zu lassen.

16.14.2 Gleitende Stift-Röhrchen-Geräte

Gleitende, teleskopierende Stift-Röhrchen-Geräte, wie z. B. das Herbst-Gerät (Abb. 16-6), werden eingesetzt, um den Unterkiefer vorn zu halten. Im Summer & Westesson-Gerät (Abb. 16-7) sind mit einem Gewinde versehene Röhrchen und Stifte beidseitig in der Molarenregion einer Oberkiefer-Stabilisierungsschiene und in der Eckzahnregion einer Unterkiefer-Stabilisierungsschiene angebracht. Diese Vorrichtungen können eingestellt werden, um den Unterkiefer vorwärts zu bewegen und die Schließbewegung zu verändern. Das Gerät wird vor allem während des Schlafs angewandt. Es kann jedoch zu Beginn der Behandlung für etwa zwei bis drei Wochen erforderlich sein, das Gerät ständig zu tragen. Tagsüber werden zum Sprechen und Essen zwei herausnehmbare Geräte (rechts und links) aus Kunststoff eingesetzt, die lediglich die Molaren und Prämolaren bedecken und den Unterkiefer bei der Schließbewegung nach vorn führen. Diese Geräte werden mit schiefen Ebenen hergestellt, die antiretrusiv oder protrusiv wirken. Unabhängig davon, ob sie je nach restaurativen Anforderungen für den Unter- oder Oberkiefer hergestellt werden, sind sie die Grundlage für die Okklusion, die später mit der restaurativen Rekonstruktion aufgebaut werden soll. Wenn eine Zahnbogenexpansion erforderlich ist, wird ein modifiziertes Röhrchen-Stift-Gerät mit Nachstellschrauben während des Tages eingesetzt. Mit Rückgang der Symptome für mindestens zwei Monate beginnt die Abschlussphase der Behandlung. Die therapeutisch in Kunststoff geschaffene Okklusion wird mit Kompositaufbauten, Goldkronen oder Onlays

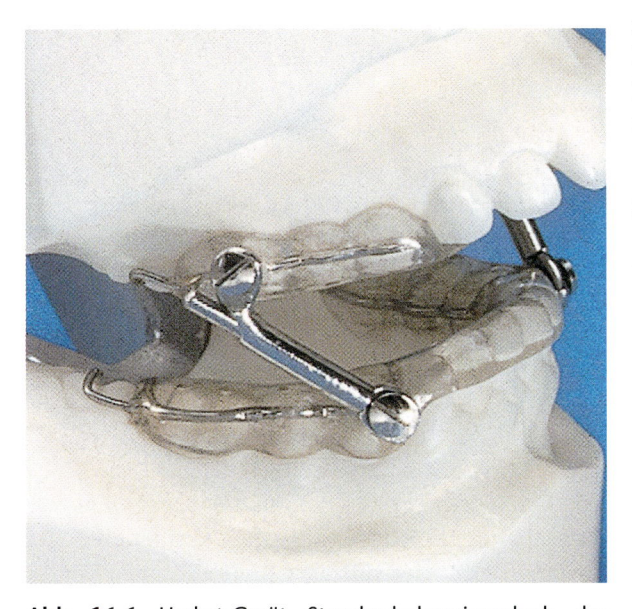

Abb. 16-6 Herbst-Gerät. Standardscharniergelenk, das sich um eine Achse dreht und mit einer Schlitzkopfschraube verankert ist. Nicht gezeigt ist eine Ausführung mit Kugelgelenkpfanne, die Transversalbewegungen ermöglicht.

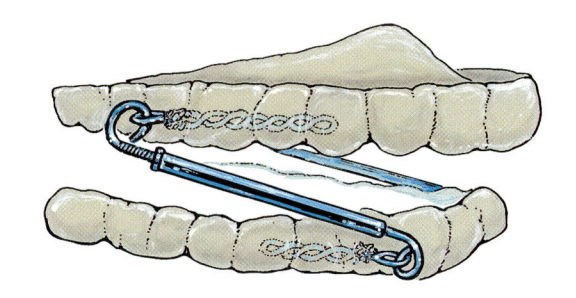

Abb. 16-7 Summer & Westesson-Gerät.

auf die natürlichen Seitenzähne übertragen. Das teleskopierende Gerät wird am Behandlungsstuhl angepasst, und die Patienten tragen es jede Nacht für weitere sechs Monate, anschließend einmal wöchentlich oder in stressintensiven Zeiten. Nach Summer und Westesson [27] kann diese Behandlung bei einschränkenden Verlagerungen des Diskus wirksam sein: Bei Patienten mit normalisiertem („wieder eingefangenem" Diskus) kann eine Linderung der Symptome bei 92 % festgestellt werden; dieser Wert liegt bei Patienten mit verbesserter Diskusposition bei 84 % und bei Patienten mit persistierender Diskusverlagerung bei 49 %. Eine anteriore Repositionierung des Unterkiefers ist weit weniger wirksam, wenn eine transversale Komponente an der Diskusverlagerung beteiligt ist.

16.15 Weiteres Vorgehen bei nicht repositionierbarem Diskus

Wie bereits erwähnt, kann der Diskus nicht in jedem Fall wieder in eine normale Position gebracht werden. In solchen Fällen kann, je nach Schweregrad der Symptome sowie psychosozialem Status des Patienten, eine chirurgische Technik indiziert sein: Arthroskopie, Arthrozentese oder modifizierte Kondylotomie. Tatsächlich sollten Arthroskopie und Arthrozentese in Betracht gezogen werden, wenn die Diskusverlagerung nicht die Ursache der intrakapsulären Schmerzen ist.

Wenn ein Patient Linderung bei protrudierter Unterkieferlage erfährt, diese Linderung aber in retrudierter Position nicht erhalten bleibt oder die Diskusverlagerung im MRT eine transversale Komponente enthält, sollte ebenfalls an chirurgische Maßnahmen gedacht werden.

Die allgemein anerkannte Indikation für Kiefergelenkchirurgie sind fortbestehende Schmerzen und Funktionsstörungen nach erfolgloser Durchführung geeigneter nichtchirurgischer Maßnahmen.

Die Möglichkeiten zur Behandlung der Kieferklemme schließen vor jeder chirurgischen Intervention zunächst Versuche zur manuellen Einrenkung ein. Die am wenigsten invasive Therapie sollte im Rahmen der Behandlungsstrategie stets an erster Stelle stehen.

Zusammenfassung

Die Behandlung der limitierenden anterioren Diskusverlagerung mittels Schienen zur anterioren Repositionierung des Unterkiefers sollte nur in Betracht gezogen werden, wenn
- konservative Maßnahmen erfolglos geblieben sind,
- erheblicher intrakapsulärer Schmerz vorliegt,
- der Diskus nicht transversal verlagert ist,
- die Beweglichkeit der Gelenke eingeschränkt ist,
- das Gelenk sich nicht in einem fortgeschrittenen Stadium der inneren Gelenkstörung befindet,
- eine dauerhafte okklusale Umgestaltung durch Rekonstruktion und Kieferorthopädie gerechtfertigt werden kann,
- der Patient die Notwendigkeit der Langzeitanwendung eines nachts zu tragenden kieferorthopädischen Geräts akzeptiert,
- die Indikationen für Arthroskopie und Arthrozentese nicht besser zu den Bedürfnissen des Patienten passen,
- der Patient keine signifikanten psychosozialen Probleme hat, die die unmittelbare verhaltenstherapeutische Intervention eines Facharztes erfordern würden.

Wie bei jeder Behandlungsstrategie sollte der für den individuellen Patienten beste Weg eingeschlagen werden. An bestimmten Punkten kann ein wissenschaftlicher Konsens über die optimale Behandlung noch fehlen. Dann führt der Zahnarzt die Behandlung entsprechend seinen klinischen Erfahrungen durch.

17 Obstruktive Schlafapnoe und Vorrichtungen zu ihrer Behandlung

Inhalt

17.1 Paradigmenwechsel in der Krankheitsversorgung 313
    17.1.1 Polysomnographie 314
    17.1.2 OSA-Behandlung mit CPAP 314
    17.1.3 Anzeichen für OSA bei häuslichem/portablem Monitoring 315
    17.1.4 Stellenwert mobiler Geräte 315
    17.1.5 Gebräuchliche Anti-Schnarch-Geräte 316
    17.1.6 Rechtliche Aspekte der Anwendung intraoraler Geräte ... 316
    17.1.7 Intraorale Geräte – Websites 316

17.2 Terminologie 316

17.3 Allgemeine Merkmale von OSAHS 318
    17.3.1 Kriterien zur Einschätzung des Schweregrades 318
    17.3.2 Anzeichen und Symptome der OSA 318
    17.3.3 OSA-Muster während des Schlafs 318
    17.3.4 Ätiologische Faktoren der OSA 318
    17.3.5 Lokalisation der Obstruktion 318
    17.3.6 Anatomische und physiologische Korrelate der Funktionsstörung 319

17.4 Schlafqualitäten 320

17.5 Klassifikation der Schlafstörungen 320
    17.5.1 Weckreaktion und Erwachen 321
    17.5.2 Rhythmische Kaumuskelaktivität 321

17.6 Beurteilung der OSA 322
    17.6.1 ESS 322
    17.6.2 Multipler Schlaflatenztest (MSLT) 323

17.7 Diagnose der OSA 323
    17.7.1 Diagnostische Kriterien für OSAHS 323
    17.7.2 Kriterien für die Verdachtsdiagnose OSA 324
    17.7.3 Beurteilungsprotokoll für OSAHS 324

17.8	**Indikation zur Polysomnographie (PSG)**........................	324
	17.8.1 Beispiel einer Schlaf-Polysomnographie................	324
	17.8.2 Parameter für den Einsatz von portablen Aufzeichnungsgeräten.........................	325
	17.8.3 Klassifikation von Systemen zur Schlafuntersuchung....	326
	17.8.4 Untersuchungen zur Beurteilung von OSA.............	326
	17.8.5 Gründe für Alternativen zur PSG.....................	327
	17.8.6 Bewertung von portablen Aufzeichnungsgeräten.........	327
17.9	**Behandlung des Schnarchens**..................................	327
17.10	**OSA-Behandlung**..	328
	17.10.1 Therapeutische Anwendung von CPAP................	328
	17.10.2 Chirurgische Maßnahmen...........................	329
	17.10.3 Intraorale Geräte.................................	329
17.11	**Gestaltung von intraoralen Geräten**............................	331
	17.11.1 Angenommene Wirkungsweise......................	331
	17.11.2 Nebenwirkungen und Komplikationen................	331
	17.11.3 Verankerungsverfahren............................	332
	17.11.4 Werkstoffe......................................	332
	17.11.5 Einstellung.....................................	332
	17.11.6 Bissregistrierung und Konstruktionsbiss...............	333
	17.11.7 Bewegung des Unterkiefers........................	333
	17.11.8 Wirksamkeit der Geräte...........................	333
17.12	**Klinisches Behandlungsschema für die Gerätetherapie**...........	334
	17.12.1 Alternatives Protokoll.............................	334
17.13	**Geräte zur Repositionierung**.................................	335
	17.13.1 Klearway-Gerät..................................	335
	17.13.2 Adjustierbarer PM-Positioner.......................	336
	17.13.3 Herausnehmbares modifiziertes Herbst-Gerät..........	336
	17.13.4 Gerät zur nächtlichen Offenhaltung der Atemwege (NAPA = „nocturnal airway patency appliance")..........	337
	17.13.5 Snore-Guard....................................	337
	17.13.6 Snoring & Nocturnal Obstructive Sleep Apnea Reducer (SNOAR, Gerät zur Reduzierung von Schnarchen und nächtlicher OSA)..............................	338
	17.13.7 TheraSnore.....................................	338
	17.13.8 Unterkiefer-Repositioner..........................	338
	17.13.9 Elastomer-Gerät.................................	339
17.14	**Zungengeräte**..	339
	17.14.1 Zungenhaltegerät (TRD = „tongue retaining device").....	340
	17.14.2 Snor-X...	341
	17.14.3 SnorEx-Prothese.................................	341
17.15	**Einstellbares Gerät zur Anhebung des weichen Gaumens (ASPL = „adjustable soft palate lifter")**........................	341
17.16	**Untersuchungen von zahnärztlichen Geräten zur OSA-Behandlung**	342

Schnarchen und obstruktives Schlafapnoesyndrom (OSAS) sind Schlafstörungen mit teilweiser oder vollständiger Verlegung der oberen Atemwege. Damit verbunden ist eine starker Tagesschläfrigkeit bei 5–20% der erwachsenen männlichen Bevölkerung [3, 18]. Im Laufe der Zeit hat sich für das obstruktive Schlafapnoesyndrom (OSAS) der Begriff obstruktives Schlafapnoe-Hypopnoe-Syndrom (OSAHS) eingebürgert [5]. Es erscheint nicht erforderlich, im klinischen Alltag zwischen obstruktiver Hypopnoe und Apnoe zu unterscheiden, da beiden Formen ein vergleichbarer pathophysiologischer Mechanismus zugrunde liegt [5]. In der Praxis ist davon auszugehen, dass ein Hypopnoe-Apnoe-Ereignis auch obstruktiv ist.

In der wissenschaftlichen Literatur beschreiben die Akronyme OSAHS [5], SAHS [43, 116] und OSA [19, 38] praktisch die gleiche Atemstörung. Wird OSA nicht behandelt, hat der Patient ein erhöhtes Risiko kardiovaskulärer [50, 96] und neurophysiologischer [17, 80] Erkrankungen, ein eingeschränktes subjektives Beurteilungsvermögen der Stimmungslage [80], ein erhöhtes Risiko für Autounfälle [61], Bluthochdruck und Schlaganfall [96] sowie eine insgesamt erhöhte Mortalität [48, 63].

Epidemiologische Kriterien zur Bestätigung einer vermuteten Kausalbeziehung zwischen primärem Schnarchen (unabhängig von OSA) und Hypertonie sowie koronarer Herzkrankheit (KHK) sind bisher nicht erfüllt [132]. Die Prävalenz von OSA bei Erwachsenen mittleren Alters beträgt 9–15% [38]. Diese Angaben sind wichtig für die zahnärztliche Praxis, wo immer häufiger Patienten mit OSA unterschiedlichen Schweregrades erkannt werden müssen. Zur Behandlung stehen verschiedene intraorale Geräte zur Verfügung; bei einigen werden Wirksamkeit und Sicherheit in zunehmendem Maße durch kontrollierte Studien belegt [37, 46, 85]. Über verbreitete, in Apotheken frei verkäufliche Mittel zur angeblichen Reduzierung des Schnarchens liegen dagegen nur wenige Daten vor [88].

Da die OSA ein wichtiges Problem des öffentlichen Gesundheitswesens ist [104] und Schnarchen signifikante soziale Auswirkungen haben kann [13], sollte jeder Zahnarzt in der Lage sein, seinen Patienten bei der Behandlung dieser Erkrankungen zur Seite zu stehen.

> Die Rolle des Zahnarztes ist die einer zunehmend aufmerksamen Wahrnehmung von OSA.

Obwohl Zahnärzte und Hausärzte sich der OSA-Problematik zunehmend bewusst werden, einschließlich des Zusammenhanges von Bruxismus und Aufwachereignissen [12] (s. Kap. 18), besteht Bedarf an erhöhter Aufmerksamkeit und verstärkter Ausbildung in Bezug auf OSA und okklusale Geräte zu deren Behandlung [19].

17.1 Paradigmenwechsel in der Krankheitsversorgung

In der Diagnostik und Therapie von Schnarchen und obstruktiver Schlafapnoe (OSA) findet ein Paradigmenwechsel statt, weg von der vorherrschenden Rolle des Spezialisten für Schlafmedizin im stationären Schlaflabor hin zu einer stärkeren Beteiligung von Haus- und Zahnärzten. Diese Verlagerung ist teilweise auf verschiedene Faktoren zurückzuführen:

- Kosten- und Arbeitsaufwand für über Nacht durchgeführte polysomnographische Untersuchungen (PSG) in Gegenwart eines Technikers im Schlaflabor (Abb. 17-1)
- Unvorhersagbarkeit des Erfolgs von Nasen- und uvulopalatoplastischer (UPP) Chirurgie
- Unzureichende Mitarbeit von Patienten, die im Rahmen konservativer Methoden zu Gewichtsreduktion, Veränderung der Schlafposition und Vermeidung abendlichen Alkoholgenusses bewegt werden sollen
- Ablehnende Haltung einiger Patienten gegenüber Geräten zur kontinuierlichen Beatmung mit positivem Atemwegsdruck (CPAP), (Abb. 17-2), die während des Schlafes getragen werden (sie gelten als Therapie der Wahl bei OSA) [125]
- Akzeptanz intraoraler Geräte als brauchbare Alternative für Patienten mit leichter bis mäßiger OSA [117, 134], wobei viele verschiedene Formen dieser Geräte verfügbar sind [74, 115, 117]

Im Ergebnis werden Zahnärzte Teil des interdisziplinären Versorgungsteams zu Behandlung von Schnarchen und OSA [13, 15, 16, 43, 114]. Dabei ist zu berücksichtigen, dass die OSA als medizinisches Problem gilt und Hausärzte die Verantwortung für die Behandlung der verschiedenen Folgeerscheinungen der mit OSA verbundenen, potentiell lebensbedrohlichen Erkrankungen haben. Es wurden Praxisleitlinien für den Einsatz intraoraler Geräte zur Behandlung von OSA entwickelt [7].

Es ist von großer Bedeutung, dass Zahnärzte durch Verwendung eines Screening-Fragebogens zur Bestimmung einer vermuteten Atemstörung Patienten gezielt zum Hausarzt oder Schlaf-Spezialisten überweisen können.

> Als Mitglied des medizinischen Versorgungsteams ist der Zahnarzt in der Lage, sich in vielen Fällen von OSA an Erkennung, Überweisung, Behandlung und Mitbehandlung mit intraoralen Geräten zu beteiligen [31, 36, 42, 51, 68, 92].

Auf die Wichtigkeit einer koordinierten Zusammenarbeit zwischen Schlafmedizinern und dem Zahnarzt für die Behandlung von OSA kann gar nicht oft genug hingewiesen werden [113].

17.1.1 Polysomnographie

Die nächtliche Polysomnographie (PSG) gilt als „Goldstandard" zur Diagnose von OSA. Sie besteht aus der Aufzeichnung von Hirnströmen, Augenbewegungen, Muskelaktivität, Bewegungen des Brustkorbes, Luftbewegungen und Sauerstoffsättigung des Blutes, die während der Nacht in einem Schlaflabor unter Leitung ausgebildeter Techniker mit kostspieliger Ausrüstung vorgenommen wird.

> Die hohen Kosten einer PSG, die in den USA zwischen 1000 und 1500 USD liegen können, und die Tatsache, dass Patienten oft weit entfernt vom nächstgelegenen stationären Schlaflabor wohnen, haben zu der Entwicklung mobiler, tragbarer Geräte geführt, die zu Hause über Nacht einige, wenn auch nicht alle Parameter aufzeichnen können und so bei etwas verminderter Effizienz einen deutlich geringeren finanziellen Aufwand verursachen [28].

Die Kosten-Nutzen-Relationen der drei Ansätze PSG, häusliche Messung und Nichttestung für die Diagnose einer vermuteten OSA sind diskutiert worden [28]. Es sind jedoch weitere Forschungsarbeiten erforderlich, um zu entscheiden, ob der Verlust an diagnostischer Genauigkeit bei Verzicht auf eine PSG durch die Kosteneinsparungen bei Beschränkung auf häusliche Untersuchung oder die allein auf Symptome und Befunde gestützte Verdachtsdiagnose kompensiert werden kann [94].

17.1.2 OSA-Behandlung mit CPAP

Die Hauptindikation für nasale CPAP ist übermäßige Tagesschläfrigkeit [93]. Die allgemeine Standardbehandlung für OSA ist eine Beatmung mit positivem Atemwegsdruck (PAP, „positive airway pressure"), entweder kontinuierlich (CPAP), auf zwei Niveaus oder variabel und selbstregulierend. Es gibt einen Konsens über die Indikationen zur Überdruckbeatmung erwachsener Patienten mit OSA [69].

> Obwohl die CPAP sehr effektiv in der Behandlung von OSA ist, halten 10–50% der Patienten sie für unerträglich und beenden die Anwendung schon nach kurzer Zeit [30].

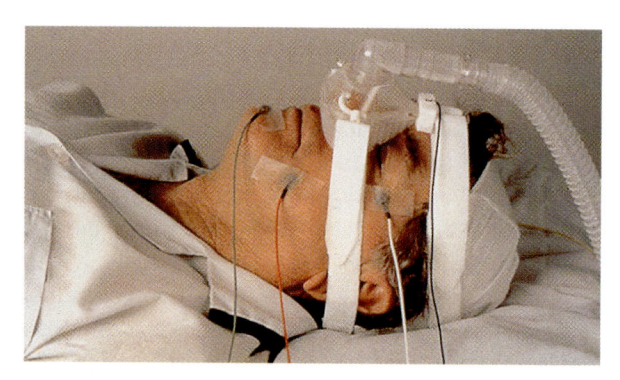

Abb. 17-1 Polysomnographische Untersuchung (PSG) mit technischer Überwachung über Nacht im Schlaflabor einer Schlafklinik.

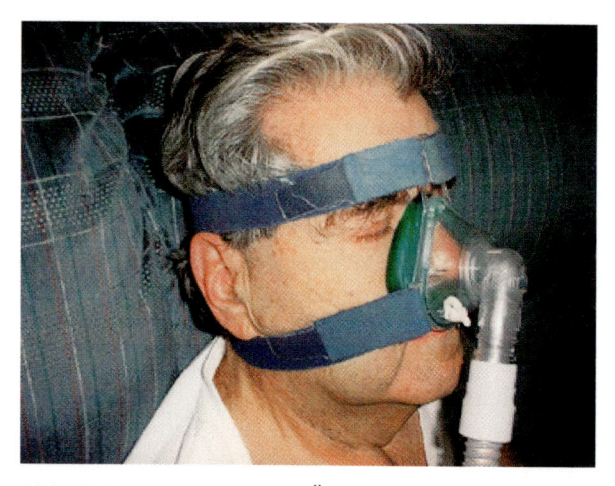

Abb. 17-2 Nasenmaske für Überdruckbeatmung (CPAP).

Tatsächlich führt eine Reihe von Problemen zu fehlender Patientenakzeptanz und -mitarbeit, insbesondere bei jüngeren Patienten und weniger schweren OSA-Fällen [125]. So erscheint es nur folgerichtig, in der Anwendung von intraoralen Geräten als alternativer oder ergänzender Behandlungsform für OSA einen entscheidenden Beitrag zur Verschiebung der Schwerpunkte zwischen den verschiedenen, an der Behandlung von OSA beteiligten Versorgungsstrukturen des Gesundheitssystems zu erkennen. Unterkiefer-Vorschubschienen können sehr erfolgreich wirken, sind jedoch insbesondere bei schwereren Fällen von OSA nicht ganz so effektiv wie CPAP. Im Allgemeinen bevorzugen die Patienten jedoch die Geräte zur Vorverlagerung des Unterkiefers [30].

> Es gibt Empfehlungen, dass der entsprechend ausgebildete und geschulte Zahnarzt Fälle von leichtem Schnarchen bis hin zu mäßiger Schlafapnoe behandeln kann und sollte [126]; der Teamansatz sollte jedoch beibehalten werden.

17.1.3 Anzeichen für OSA bei häuslichem/portablem Monitoring

Die empfohlene Methode zur sicheren Diagnosestellung einer OSA ist die überwachte Polysomnographie in einer Schlafklinik. Es hat allerdings einen Wechsel bei der Beurteilung einer vermuteten OSA gegeben: Um der vollständigen Abhängigkeit von einer PSG zu entgehen, stehen heute auch verschiedene tragbare oder Heimgeräte zur Verfügung, die Schnarchen, Aufwachereignisse, Schlaffragmentierung, peripheren Arterientonus, Aktographie und Oxymetrie aufzeichnen können. Diese Parameter können einzeln oder gemeinsam auf eine OSA hinweisen. In gewisser Weise stellt dies eine Verschiebung des Gleichgewichtes in Bezug auf die Frage dar, wer die gesundheitliche Versorgung bei OSA leisten soll und wo die Abklärung eines Verdachtes auf OSA stattfindet. Allerdings ist der nicht überwachte Einsatz von tragbaren Überwachungsgeräten („portable monitoring", PM) sowohl zur Bestätigung der Diagnose als auch zum Ausschluss einer OSA in Frage gestellt worden [69]. Einige PM-Geräte lassen die Bewertung von schlafassoziierten Erkrankungen zu, ermöglichen jedoch keine so vollständige OSA-Diagnostik wie die PSG. Dennoch haben verschiedene neuere Untersuchungen einigen PM-Geräten durchaus Bedeutung bei der Abklärung eines Verdachtes auf OSA zugestanden [11, 22, 108]. So misst z. B. das von der FDA zugelassene Gerät Watch-PAT100 (Itamar Medical Ltd., Caesarea, Israel) die peripherarterielle Durchblutung [100] und zeichnet Sauerstoffsättigung, Aktographie sowie Herzfrequenz auf. Ein anderes Gerät, das Apnoescreen-1 (vormals CNS-Jaeger, jetzt: VIASYS Healthcare GmbH, Höchberg, Deutschland), besitzt 5 Kanäle für eine Computeraufzeichnung von Veränderungen der oronasalen Fließrate mit einer Temperatursonde, Körperpositionen, Handgelenksaktographie, Herzfrequenz und arterieller Sauerstoffsättigung (Finger-Pulsoxymetrie). Auch das microMESAM ist ein Aufzeichnungsgerät zur Erkennung von gestörter Schlafatmung. Allerdings können PM-Geräte nicht in allen Fällen eine überwachte PSG im Schlaflabor ersetzen, die als Goldstandard bei der Diagnostik von Schlafatemstörungen gilt [133].

Es wurden Praxisparameter zum Einsatz von tragbaren Aufzeichnungsgeräten veröffentlicht [2]. Dabei wurde jedoch davon ausgegangen, dass sich an einem Ende des klinischen Spektrums Patienten befinden, bei denen schon vor einem Test die Wahrscheinlichkeit einer OSA besteht. Hier bietet eine vereinfachte Aufzeichnung zu Hause Aussicht auf Bestätigung der Verdachtsdiagnose [95]; möglicherweise reicht hierzu bereits die Oxymetrie aus [124].

In Deutschland werden die Kosten für die ambulante Aufzeichnung schlafassoziierter Atemstörungen nur dann von der Krankenversicherung übernommen, wenn der Arzt an einer einwöchigen, von der Deutschen Gesellschaft für Schlafmedizin und Schlafforschung anerkannten Schulung teilgenommen hat [101].

> In den Vereinigten Staaten gibt es Geräte zur häuslichen Überwachung von Schnarchen und OSA, die für die Bestimmung der einzustellenden, therapeutisch wirkungsvollsten Unterkieferposition eingesetzt werden.

Im Rahmen eines ärztlich-zahnärztlichen Teamansatzes kann der Zahnarzt bei Verdacht auf Apnoe ein Gerät zum häuslichen Screening einsetzen, um ggf. später eine Überweisung zu veranlassen.

17.1.4 Stellenwert mobiler Geräte

Tragbare Aufzeichnungsgeräte können in Gegenden eingesetzt werden, die weit von medizinischen Zentren entfernt gelegen sind. Sie dienen als kostengünstige Alternativen zu umfangreicheren Untersuchungen in Schlaflabors. Es kann jedoch eine überwachte, vollständige PSG erforderlich sein, wenn die Anwendung eines intraoralen Geräts nicht zum Erfolg führt. Einige der durch PM-Geräte gemessenen

Parameter lassen keine sicheren Schlüsse zur Diagnose einer vermuteten schlafassoziierten Erkrankung zu. Es ist eine Reihe verschiedenartiger PM-Geräte zur häuslichen Schlafuntersuchung erhältlich [22]; bis jetzt ist jedoch keine intensive Nutzung durch niedergelassene Zahnärzte beschrieben. Bei unklarer Indikation können PM-Geräte eingesetzt werden, um die Grundlage für eine Überweisung zu verbessern.

17.1.5 Gebräuchliche Anti-Schnarch-Geräte

Die Verschiebung der Verantwortlichkeit weg von den Schlafspezialisten schließt auch die Verwendung verbreiteter, frei käuflicher Hilfsmittel ein, die eine Wirkung gegen Schnarchen haben sollen. Dazu gehören z. B. ein vor dem Schlafengehen angewendetes Gleitmittelspray, ein Nasen-Strip zur Aufrechterhaltung der Nasenatmung und ein Kissen zur speziellen Kopfpositionierung. Diese drei sind in vergleichenden Ergebnisstudien kurz bewertet worden, um Behauptungen von Herstellern dieser Hilfsmittel zu bestätigen oder zu widerlegen [88].

> Es ist eine Reihe patentierter, frei verkäuflicher, nichtinvasiver Hilfsmittel auf dem Markt, die gegen Schnarchen wirksam sein sollen. Die wenigen verfügbaren Studien darüber sind jedoch nicht hinreichend unabhängig, um zum gegenwärtigen Zeitpunkt zuverlässige positive Schlüsse ziehen zu können.

Ebenso soll ein Gerät namens Bite-Strip (Great Lakes Orthodontics) das Vorhandensein und die Häufigkeit von Bruxismus bestimmen können. Auch in diesem Fall sind auf der Grundlage unzureichender Belege keine verlässlichen Schlüsse zu ziehen.

17.1.6 Rechtliche Aspekte der Anwendung intraoraler Geräte

Da die Behandlung der OSA dem Bereich der Medizin zuzuordnen ist, einige Aspekte jedoch in der Bereich der Zahnmedizin fallen, treten in diesem Zusammenhang zwei wesentliche Problemkreise auf: Beachtung gültiger Zulassungsvorschriften und Gesichtspunkte professioneller Verantwortlichkeit [32]. Jedes Rechtssystem enthält Gesetze, die den Tätigkeitsbereich zugelassener Angehöriger des Gesundheitssystems beschreiben. Diese gesetzlichen Grenzen sollte der Zahnarzt kennen, bevor eine OSA-Behandlung mit Hilfe eines okklusalen Geräts durchgeführt wird. Nimmt ein Zahnarzt eine Behandlung einer Erkrankung vor, die gemäß der herrschenden Rechtsprechung oder geltenden Gesetzeslage nicht zum zahnärztlichen Tätigkeitsbereich gehört, können daraus ernsthafte Folgen für den Patienten und nachfolgend Haftungsansprüche gegen den Zahnarzt resultieren.

> Die Erkennung und Behandlung von Scharchen und OSA sind medizinische Felder, auf denen die Zahnmedizin einen wertvollen Beitrag leisten kann. Dabei sollten Zahnärzte als Teil eines interdisziplinären Behandlungsteams arbeiten und nicht allein die Verantwortung für Diagnose und Therapie übernehmen, ohne den Hausarzt oder Schlafmediziner einzubeziehen [16].

Die rechtlichen Aspekte der Diagnose und Therapie von Schnarchen und leichter bis mäßiger OSA sind innerhalb der Zulassungsbestimmungen in den USA zurzeit in Veränderung begriffen.

17.1.7 Intraorale Geräte – Websites

Die gegenwärtige Expansion der Schlafmedizin hat zu einer Ausweitung der im Internet angebotenen Informationen für die Allgemeinheit und die Behandler geführt. So findet sich z. B. ein Fragebogen zur Eigenbewertung der Schläfrigkeit (Epworth Sleepiness Scale) [10]. Allerdings können Webseiten schnell auftauchen, wieder verschwinden oder sich häufig ändern [138]. Die Gesellschaft für zahnärztliche Schlafmedizin (Academy of Dental Sleep Medicine, ist eine internationale Gesellschaft für Zahnärzte. Sie bietet auf einer Webseite Informationen für Patienten und Mitglieder an. Es gibt auch Internetseiten von Zahntechniklabors, in denen Behandlungsgeräte angefertigt werden.

17.2 Terminologie

Als Schnarchen werden Geräusche bezeichnet, die durch Vibration des Gaumensegels während des Schlafens entstehen. Es ist nicht nur ein ärgerliches gesellschaftliches und eheliches Problem, sondern Schnarchen wurde auch als Risikoindikator und Risikofaktor für Hypertonie, ischämische Herzkrankheit und Schlaganfall identifiziert; allerdings ist eine ätiologische Rolle bisher umstritten.

17.2 Terminologie

Schnarchen ist ein Anzeichen für die Verlegung der oberen Atemwege während des Schlafs. Meist sind Übergewichtige, Personen mittleren Alters oder Ältere betroffen, insgesamt schätzungsweise 40%–60% der erwachsenen Bevölkerung [4]. Obwohl nicht alle Menschen, die schnarchen, unter Schlafapnoe leiden, gibt es einen ausgeprägten Zusammenhang zwischen Schnarchen und der Entwicklung von Schlafapnoemustern.

Schlafapnoe manifestiert sich in Form von Atemstillständen während des Schlafs trotz Atemanstrengungen. So kann z. B. die Brustwand aktiv sein, ohne dass Luft die Lungen erreicht.

Apnoe ist ein kompletter Atemstillstand für Zeitabschnitte von 10 Sekunden oder mehr, trotz Zwerchfellaktivität. Man unterscheidet obstruktive, zentrale und gemischte Formen. Wenn sowohl die Atemanstrengungen als auch die Luftzufuhr sistieren, spricht man von zentraler Apnoe. Wenn die Luftzufuhr trotz fortgesetzter Brustkorb- oder Zwerchfellaktivität aufhört, handelt es sich um eine obstruktive Form. Sie ist häufiger als die zentrale Apnoe. Bei einer gemischten Apnoe folgt einer initialen zentralen Episode eine obstruktive Periode.

Hypopnoe ist eine wahrnehmbare Reduktion der respiratorischen Luftzufuhr um 30–50% für 10 Sekunden oder länger und wird von einer Abnahme der Sauerstoffsättigung um ≥ 4% oder Aufwachen begleitet [47].

> Das vorherrschende Symptom der Schlafapnoe ist übermäßige Schläfrigkeit am Tag aufgrund wiederholter Weckreaktionen durch Schlaffragmentierung [105].

PAT (engl. peripheral arterical tonometry) hat sich als empfindlicher Marker sowohl für tonische als auch für transiente sympathische Weckereignisse während des Schlafs erwiesen [118]. Eine automatisierte systematische Analyse der PAT kann EEG-Weckreaktionen aus dem Schlaf aufdecken [105, 106]. Der Begriff Fragmentierung wird gebraucht, wenn der Schlaf durch eine erhöhte Häufigkeit von Erwachen gekennzeichnet ist [123]. Der normale Wertebereich des Weckreaktions-Index für junge Erwachsene liegt unter 15 pro Stunde [66].

Der Apnoe-Index (AI) ist die durchschnittliche Zahl von Apnoephasen während des Schlafs. Das entspricht der Gesamtzahl der aufgetretenen Apnoen geteilt durch die gesamte überwachte Schlafzeit in Stunden (TST = „total sleep time") [3, 4].

> Der Apnoe-Hypopnoe-Index (AHI) oder Atemstörungs-Index (Respiratory Disturbance Index, RDI) entspricht der durchschnittlichen Anzahl von Apnoen und Hypopnoen pro Schlafstunde Ein AHI ≥ 5 ist eines der diagnostischen Kriterien für OSA.

Die Festlegung der Ereignishäufigkeit mit 5 pro Stunde als minimalem Schwellenwert für die Diagnose einer OSA beruht auf epidemiologischen Daten, aus denen sich geringfügige gesundheitliche Auswirkungen ableiten lassen [38, 125, 137]. Obwohl der Index zur OSA-Diagnostik eingesetzt wird, eignet er sich möglicherweise weniger gut zur Erfassung des breiten Spektrums von Schweregraden der Ausprägung von Schlafapnoe [18]. Der RDI wird im Rahmen einer nächtlichen stationären Polysomnographie (PSG) bestimmt. Zur Indikation von PSG bestehen Empfehlungen [5].

Der Körpermasseindex („body mass index", BMI) ergibt sich aus dem Körpergewicht in Kilogramm geteilt durch die Körpergröße in Metern zum Quadrat: BMI = KG (kg)/Körperlänge (m)^2 [5]. Die Neigung zu einem erhöhten AHI korreliert mit dem BMI; adipöse Personen mit kräftigem Hals haben ein erhöhtes OSA-Risiko.

Ein auf Atemanstrengungen zurückzuführendes Erwachen von 10 Sekunden oder mehr bezeichnet eine Abfolge von Atemzügen, die durch wachsende Atemanstrengung gekennzeichnet ist. Daraus ergibt sich ein Erwachen aus dem Schlaf, das jedoch nicht den definierten Kriterien für Apnoe entspricht [4].

Der multiple Schlaflatenztest („multiple sleep latency test", MSLT) dient zur Einschätzung der Tagesschläfrigkeit; z. B. sind mehr als 10 Minuten normal, weniger als 5 Minuten pathologisch. Der Test wird meist nach einer PSG durchgeführt.

Epworth Sleepiness Scale [56, 57]: Der durchschnittliche Wert für eine nicht schnarchende Person beträgt 6, für einen Schnarcher ohne OSA 8. Dieser Test wird später erörtert.

Als arterielle Sauerstoffsättigung (SaO_2) wird der prozentuale Anteil des vollständig mit Sauerstoff gesättigten Oxyhämoglobins am Gesamthämoglobin bezeichnet [91]. Der Normalbereich liegt zwischen 90% und 100%. Messung erfolgt durch digitale Oxymetrie [128].

17.3 Allgemeine Merkmale von OSAHS

Die obstruktive Schlafapnoe (OSA) ist eine relativ weit verbreitete Erkrankung [76], und nach vorsichtiger Schätzung liegt bei 2% der Frauen und 4% der Männer in den USA eine behandlungsbedürftige OSA vor [137]. Die Krankheit wird mit zunehmendem Lebensalter und Körpergewicht häufiger. Allerdings sind etwa 20% der OSA-Patienten aktive, normgewichtige junge Erwachsene.

OSA ist gekennzeichnet durch wiederkehrende Episoden mit partieller oder vollständiger Verlegung der oberen Atemwege während des Schlafes und daraus resultierender Hypopnoe oder Apnoe.

Die verschlechterte alveoläre Lungenventilation führt in der Regel zu einer Abnahme der Sauerstoffsättigung und bei längerer Dauer zu einer allmählichen Zunahme des Kohlendioxidpartialdruckes im arteriellen Blut ($paCO_2$). Die Ereignisse werden häufig durch eine Weckreaktion abgeschlossen.

17.3.1 Kriterien zur Einschätzung des Schweregrades

Die Einschätzung des Schweregrades des obstruktiven Schlafapnoe-Hypopnoe-Syndroms erfolgt auf Grundlage der Ausprägung von Tagesschläfrigkeit und der nächtlichen Überwachung [4].
Schlafbezogene obstruktive Schlafereignisse:
- Leicht: 5- bis 15-mal pro Stunde
- Mittelschwer: 15- bis 30-mal pro Stunde
- Schwer: > 30-mal pro Stunde

Andere, ähnliche Kriterien sind [43]:
- Leichte OSA: AHI von 5–20 pro Stunde Schlaf
- Mittelschwere OSA: AHI von 20–40 pro Stunde Schlaf
- Schwere OSA: AHI > 40

17.3.2 Anzeichen und Symptome der OSA

Folgende Befunde sind Anzeichen der OSA:
- Intermittierendes Schnarchen
- Exzessive Tagesschläfrigkeit (EDS = „excessive day-time sleepiness")
- Erwachen und Keuchen oder Nach-Luft-Schnappen; Erstickungsgeräusche
- Fragmentierter, nicht erholsamer leichter Schlaf
- Kopfschmerzen am frühen Morgen
- Schlechtes Gedächtnis
- Persönlichkeitsveränderungen, Reizbarkeit, Paranoia
- Verminderter sexueller Antrieb, Impotenz

17.3.3 OSA-Muster während des Schlafs

Während des Schlafs hat der Patient mit OSA Phasen, in denen die Muskelrelaxation des Dilatatormuskels des oberen Atemwegs ausreichend tief ist, dass sich die posterioren, anterioren und lateralen Anteile des Luftwegs während Bemühungen zur Einatmung schließen [34, 66]. In solchen Fällen erreicht der Kohlendioxidpartialdruck (pCO_2) im Blut ein Niveau, das ausreicht, den Patienten aufzuwecken. Die Person öffnet die Atemwege, atmet tief ein und schläft normalerweise wieder ein, ohne sich an das Ereignis zu erinnern. Die Apnoephasen dauern 20–30, manchmal auch bis zu 90 Sekunden. Mit einem Schema von Einatmen, Verlegung des Atemwegs und Erwachen, das viele Male pro Stunde und Hunderte von Malen in einer Nacht auftreten kann, ist es nicht überraschend, dass OSA-Patienten unter exzessiver Tagesschläfrigkeit leiden.

17.3.4 Ätiologische Faktoren der OSA

Die Auswirkungen von OSA sind umfassend beschrieben worden, doch ihre Ätiologie ist noch nicht ausreichend geklärt. Die Zahl der möglichen ätiologischen Faktoren deutet aber gegenwärtig auf eine multifaktorielle Ätiologie der OSA hin. Einige Patienten haben anatomische Normabweichungen und kein deutliches Übergewicht, andere sind krankhaft fettsüchtig, haben aber nur wenig auffällige kephalometrische Werte, und wieder andere weisen sowohl einen erhöhten BMI als auch eine abweichende Anatomie auf. Die Pathogenese der OSA wird als Kombination einer verringerten Dimension der oberen Atemwege und einer veränderten Aktivität der oberen Atemwegsmuskeln inklusive des M. genioglossus beschrieben (Abb. 17-3).

17.3.5 Lokalisation der Obstruktion

Der Kollaps oder die Verlegung der oberen Atemwege bei OSA kann auf ungünstigen anatomischen Proportionen im Bereich zwischen Nase und Kehlkopf, auf vermindertem Tonus der Muskeln des oberen Atemwegs (Schlaffheit des Gaumensegels) sowie auf einem erhöhten Atemwegswiderstand beruhen, der zu negativem intrapharyngealem Druck führt. Die Verlegung des oberen Atemwegs kann an folgenden Stellen lokalisiert sein (s. Abb. 2-8a, b):
- Nase: nasale Obstruktion, z.B. Septumdeviation, Polypen, beidseitige Hypertrophie der unteren Nasenmuschel (Concha nasalis inferior)

17.3 Allgemeine Merkmale von OSAHS

Palatum molle

M. genioglossus

M. geniohyoideus

Epiglottis

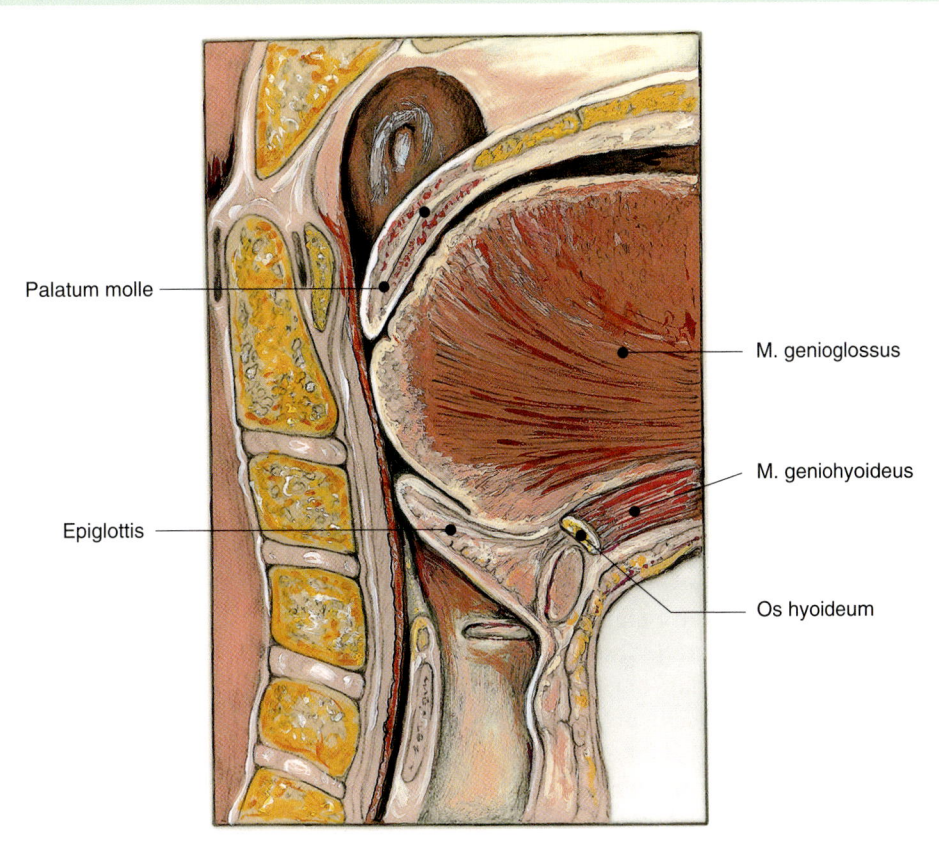

Os hyoideum

Abb. 17-3 Strukturen, die bei OSA betroffen sein können: oberer Atemweg mit weichem Gaumen, Zunge, Epiglottis und Zungenbein.

- Weicher Gaumen und Uvula: Verlängerung
- Tonsillen: Hypertrophie, Verlagerung nach medial
- Zunge: vergrößerte Zungenwurzel, Makroglossie
- Kiefer: Retrognathie
- Zungenbein: Tiefstand
- Larynx: Polypen, Stimmbandlähmung

17.3.6 Anatomische und physiologische Korrelate der Funktionsstörung

Folgende anatomische Proportionsstörungen können als ursächliche Faktoren auftreten:
- Langer, weicher Gaumen
- Großer Zungengrund
- Enger Unterkieferzahnbogen
- Unterentwickelter Unterkiefer
- Verminderte anterior-posteriore Ausdehnung des Gesicht und der Schädelbasis
- Oberkiefer und Unterkiefer eher kürzer als üblich
- Verminderung der oropharyngealen Ausdehnung zwischen weichem Gaumen, Zunge und Pharynxwand

Während der untere Atemweg durch Knorpelspangen und elastische Rückstellung offen gehalten wird, ist zur Offenhaltung des oberen Atemwegs Dilatatormuskelaktivität erforderlich. Ob der obere Atemweg kollabiert oder durchgängig bleibt, hängt von dem Unterdruck im Luftweg und dem entgegenwirkenden Muskeltonus der Dilatatoren des Oropharynx (insbesondere des M. genioglossus) ab. Messungen zwischen der hinteren Pharynxwand und dem weichen Gaumen ergeben nur etwa zwei Drittel der Normwerte. Der weiche Gaumen ist etwa 20% länger als beim durchschnittlichen Individuum und verkleinert so den effektiven Luftweg. Selbst bei normaler Zungengröße drängt der kurze Unterkiefer die Zunge zurück in den Pharynx und verkleinert entsprechend auch dort den Luftweg.

In Liegeposition und im Schlaf sind die Abmessungen des Luftwegs von Lage und Muskeltonus abhängig, sowohl beim Gesunden als auch bei einem Patienten mit OSA. Allerdings ist der Effekt bei OSA größer, so dass der effektive Luftweg kleiner ist und entsprechend leichter kollabiert.

17.4 Schlafqualitäten

Schlaf ist ein aktiver und dynamischer Zustand mit einer Struktur aus verbundenen Stadien und Zyklen, die gelegentlich mit dem Begriff Schlafarchitektur beschrieben wird. Durch eine OSA ist der Patient gezwungen, überproportional viel Zeit in den leichteren Schlafstadien zu verbringen. Dies verursacht eine übermäßige Tagesschläfrigkeit (EDS = „excessive daytime sleepiness").

Man unterscheidet zwei wesentliche Schlafqualitäten, die in Intervallen von 60–90 Minuten 3- bis 6-mal pro Nacht auftreten:
1. Orthodoxer, stiller oder NREM-Schlaf mit leichtem Schlaf (Stadien 1 und 2) und tiefem Schlaf (Stadien 3 und 4 oder Delta-Schlaf).
2. Paradoxer, aktiver oder REM-Schlaf.

Das erste Drittel des Schlafs wird vom tiefen Delta-Schlaf dominiert; während des letzten Abschnitts gegen Morgen herrscht der REM-Schlaf vor [66].

NREM-Schlaf („non rapid eye movement", keine schnelle Augenbewegung):
- Stadium 1: Übergangsphase zwischen vollständiger Wachheit und Schlaf; leichter Schlaf von einer halben Minute bis 7 Minuten Dauer, 5% der Schlafzeit
- Stadium 2: erstes tatsächliches Schlafstadium, leichter Schlaf, normalerweise 50% der Schlafzeit
- Stadien 3/4: Delta-Schlaf (langsame EEG-Wellen); tiefer, entspannender Schlaf, 20% der gesamten Schlafzeit, altersabhängig.

REM-Schlaf („rapid eye movement", schnelle Augenbewegung):
- Die Augen bewegen sich auf charakteristische Weise, und ein Teil der Skelettmuskulatur ist nahezu gelähmt, mit daraus resultierendem Verlust von kontraktilem Muskeltonus. Dieses Stadium macht etwa 25% der gesamten Schlafzeit aus.

Schlaf ist ein zyklisches Phänomen mit 4–5 REM-Perioden während der Nacht. Die erste REM-Periode von etwa 10 Minuten Dauer tritt etwa 80–120 Minuten nach dem Einschlafen auf. Später sind die Phasen länger, dauern 15–40 Minuten und treten vor allem in den letzten Stunden des Schlafs auf. Der tiefste Schlaf findet in den ersten Stunden statt.

> Der normale Schlaf besteht aus 4–6 durch Verhalten und Elektroenzephalogramm abgrenzbaren Zyklen. Dazu gehören Perioden mit Hirnaktivität und aktiven schnellen Augenbewegungen (REM-Schlaf). Der tiefe Schlaf nimmt mit zunehmendem Alter ab und kann bei älteren Menschen vollständig fehlen [129].

17.5 Klassifikation der Schlafstörungen

Schlafstörungen werden im DSM-IV-TR (Diagnostic and Statistical Manual of Mental Disorders) nach der vermuteten Ätiologie in vier Hauptgruppen eingeteilt:
1. Primäre Schlafstörungen (Dyssomnie, Parasomnie).
2. Schlafstörungen im Zusammenhang mit psychischen Erkrankungen (häufig eine affektive oder Angststörung).
3. Schlafstörungen aufgrund allgemeiner Erkrankungen.
4. Substanzabhängige Schlafstörungen.

Die Internationale Klassifikation der Schlafstörungen ist ähnlich.
1. Primäre Erkrankungen:
   A) Dyssomnien sind primäre Schlafstörungen in Form von Einschlaf- oder Durchschlafstörungen oder übermäßiger Schläfrigkeit und gekennzeichnet durch Störungen in Umfang, Qualität und Zeitpunkt des Schlafes: z. B. Narkolepsie, Insomnie (Schlaflosigkeit), zirkadiane Dyssomnie (Jetlag, Schichtarbeit).
   B) Parasomnien sind primäre Schlafstörungen im Zusammenhang mit abnormen Verhaltensweisen oder physiologischen Vorgängen während des Schlafs [65], besonderen Schlafstadien oder Störungen des Schlaf-Wach-Übergangs mit Manifestationen einer Aktivierung des ZNS über Skelettmuskulatur oder autonomes Nervensystem [2]. Die Parasomnien werden folgendermaßen eingeteilt:
   - Aufweckstörungen: Schlafwandeln, Nachtängste, verwirrtes Erwachen
   - Störungen des Schlaf-Wach-Übergangs, z. B. rhythmische Bewegungsstörung, Einschlafzuckungen
   - REM-Schlaf-Parasomnien: Alpträume, Schlaflähmung, Halluzinationen und REM-Schlaf-Verhaltensstörungen
   - Andere Parasomnien: Sprechen im Schlaf, Bettnässen, nächtlicher Bruxismus [65]

Das Auftreten von NREM-Parasomnien ist am wahrscheinlichsten während der ersten Episode von Stadium 3 und 4 des NREM-Schlafs (mit langsamen EEG-Wellen), etwa eine Stunde nach Schlafbeginn. Die REM-Schlaf-Intensität ist meist in den letzten Stunden des Schlafes am höchsten; deshalb treten REM-Schlaf-Parasomnien am ehesten in dieser Phase auf [60]. Komplexe Verhaltensweisen, die sich aus der jeweiligen Schlafphase ergeben, können zu Unfällen und Verletzungen, sogar zum Tod führen [78].

2. Medizinisch oder psychisch bedingte Schlafstörungen stehen im Zusammenhang mit psychischen, neurologischen und anderen Erkrankungen, z. B. Angststörungen, Alkoholismus, Demenz, schlafassoziierte gastroösophageale Refluxkrankheit.
3. Substanzinduzierte und sonstige Schlafstörungen treten in Folge des Konsums bestimmter Substanzen auf; dazu gehören u. a. Alkohol, Amphetamine, Kokain, Anxiolytika, Sedativa sowie unbekannte Substanzen.

17.5.1 Weckreaktion und Erwachen

Man hat angenommen, dass Weckreaktionen bei OSA erforderlich sind, um die oberen Luftwege wieder zu öffnen. Es wurde auch vermutet, dass dies den Schweregrad der Erkrankung durch die größere ventilatorische Instabilität verstärkt [136].

Grundlegend hat sich bei der OSA eine Entwicklung von den reinen Apnoe über die Hypopnoe zum erhöhten Atemwegswiderstand vollzogen. Bei Konsequenzen solcher Atemvorgänge lag der Focus früher auf Hypoxien, nunmehr auf Mikro-Weckreaktionen und kardiovaskulären Ereignissen [114]. Der Begriff Weckreaktion ist ein kortikaler Vorgang, der Ausdruck „Aufwachen" beinhaltet dagegen auch eine Verhaltenskomponente [1]. EEG-Darstellungen scheinen eine Weckreaktion zu repräsentieren, die eine reale Weckreaktion hervorruft, von der wiederum eine Herzaktivierung verursacht wird, ähnlich der bei Mikro-Weckeffekten und Phasen transitorischer Aktivierung (PAT) [120]. Kurze Weckreaktionen sind vorübergehend und führen in der Regel nicht zu Aufwachverhalten. Bei manchen Erkrankungen treten sie sehr häufig, bis zu einmal pro Minute, auf. Sie gehen mit Schlaffragmentierung und einer Verarmung an REM- und langsamwelligem Schlaf (NREM-Stadien 3 und 4) einher. Dies führt schließlich zu übermäßiger Tagesmüdigkeit [49].

▶ Es gibt Vorschläge, Schlafbruxismus als kraftvolle oral-motorische Manifestation nach Mikro-Weckreaktionen zu betrachten [58, 59, 77].

Mikro-Weckreaktionen treten entweder spontan oder als Reaktion auf exogenen und endogenen sensorischen Input während des Schlafes auf; ihre Funktion ist bisher ungeklärt.

Aufwachereignisse können im Laufe einer normalen Schlafperiode häufig beobachtet werden. Sie sind gekennzeichnet durch eine vorübergehende (> 10 Sekunden) Verschiebung zu einem Schlafstadium geringerer Schlaftiefe, z. B. Stadium 1, mit einer begleitenden Erhöhung des Muskeltonus. Mikro-Weckreaktionen stellen sich im EEG als vorübergehende (3–10 Sekunden) Steigerung der Aktivität der schnellen Wellen dar, mit oder ohne Erhöhung der elektromyographischen Aktivität und des Herzrhythmus. Im Zusammenhang mit einer Apnoe spricht man von respiratorischer Weckreaktion, bei Körperbewegungen (z. B. nächtlicher Bruxismus) von motorischer Weckreaktion. Weckreaktionen können mit oder ohne EEG-Zeichen auftreten [66].

▶ Häufige Weckreaktionen während des Schlafes können Tagesschläfrigkeit und ein erhöhtes Risiko für Verkehrsunfälle zur Folge haben.

Das Wesen gestörten Schlafes besteht in Fragmentierung, häufigen Unterbrechungen und fehlender Kontinuität [21]. Der Begriff Schlaffragmentierung wird verwendet, wenn der Schlaf durch eine gesteigerte Häufigkeit von Aufwachereignissen [123], Weckreaktionen, Schlafstadienwechseln und Bewegungen im Vergleich zu einem etwa gleichaltrigen Normkollektiv gekennzeichnet ist. Der Normalwert für den Weckindex für junge Erwachsene liegt unter 15/Stunde [66].

17.5.2 Rhythmische Kaumuskelaktivität

Rhythmische Kaumuskelaktivität (RMMA, „rhythmic masticatory muscle activity") ist gekennzeichnet durch wiederholte Muskelkontraktionen (3 Entladungen oder mehr mit einer Frequenz von 1 Hz) bei Schlafbruxismus (SB). Schlafbruxismus stellt wahrscheinlich eine extreme stark ausgeprägte Manifestation der Kaumuskelaktivität dar, die während des Schlafes bei 60% der normalen Individuen auftritt, ohne Knirschgeräusche zu verursachen [66]. Die Folgen von Schlafbruxismus werden in Kapitel 18 erörtert. Bisher ist nicht geklärt, warum RMMA während des Schlafes bei Patienten mit Schlafbruxismus dreimal so häufig auftritt und warum bei RMMA-Muskeln zur Mundöffnung und Schließung gleichzeitig aktiviert werden, im Gegensatz zur abwechselnden Aktivierung bei typischen Kauvorgängen. Es gibt die Vermutung, dass RMMA während des Schlafes zur Befeuchtung des oberen Verdauungstraktes und zur Erhöhung der Durchgängigkeit der Atemwege dient [66].

> Der Gesamtschlafbedarf von Erwachsenen liegt zwischen 4 und 10 Stunden pro Nacht. Bei OSA treten Störungen des benötigten Schlafes auf, was durch verschiedene Untersuchungen, z.B. polysomnographisch (PSG) und mittels MSLT (multipler Schlaflatenztest) zutage tritt.

Es wurde die Hypothese aufgestellt, dass an der Kontrolle des Schlaf-Wach-Verhaltens auch ein aufsteigendes neuronales System innerhalb des Stammhirnkerns beteiligt ist [89, 90]. Aufsteigende Wecksysteme im Hirnstamm und hinteren Hypothalamus projizieren bis zum Vorderhirn. Orexin-Neuronen im Thalamus, Hypothalamus und basalen Vorderhirn innervieren sowohl das aufsteigende Wecksystem als auch die Hirnrinde [34]. Diese Neuronen spielen eine wichtige Rolle bei der Stabilisierung von Wachheit und Schlaf. Bestimmte Hirnregionen steuern aktiv den REM- und NREM-Schlaf.

Neuronen in und nahe dem ventrolateralen präoptischen (VLPO) Gebiet produzieren Neurotransmitter, die alle Wecksysteme während des NREM-Schlafs hemmen. Der REM-Schlaf wird von einer umschriebenen Population cholinerger, pedunkulopontiner und laterodorsaler tegmentaler (PPT/LDT) Neuronen gesteuert. Im Wachzustand und im NREM-Schlaf werden diese Zellen durch Norepinephrin, Serotonin und Histamin gehemmt, während des REM-Schlafs hören jedoch die aminergen Neuronen auf zu feuern und disinhibieren so die LDT/PPT-REM-Schlaf-erzeugenden Neuronen. Diese cholinergen Neuronen bewirken auch die Atonie im REM-Schlaf durch Aktivierung der medianen Medulla, die motorische Neuronen inhibiert. So wird der REM-Schlaf im Wesentlichen durch eine Interaktion cholinerger und aminerger Hirnstammneuronen gesteuert [34]. Die Neurobiologie des Schlafs hat Bedeutung für nächtlichen Bruxismus [66], der in Kapitel 18 erörtert wird.

17.6 Beurteilung der OSA

17.6.1 ESS

Als Indikator für OSA ist die Epworth Sleepiness Scale (ESS) empfohlen worden [55–57, 127]. Sie wird als subjektives Maß der Schlafneigung beschrieben und somit von der Schläfrigkeit unterschieden [54]. Die Objektivität dieses Maßstabes ist in Frage gestellt worden [29]. Die ESS ist auf allgemein zugänglichen Internetseiten verfügbar. Die entsprechende Auswertung kann jedoch fehlen, unvollständig oder irreführend sein [10]. Die ESS korreliert stark mit der patienteneigenen Wahrnehmung der Schläfrigkeit, zeigt jedoch nur geringe oder keine Korrelation mit objektiven Messungen der Schläfrigkeit [27].

Ein Wert für die Schläfrigkeit ergibt sich aus einem Fragebogen, der darauf ausgerichtet ist, die Wahrscheinlichkeit zu bestimmen, mit der jemand in bestimmten Situationen einnickt. Dazu wird jeweils die Zahl gewählt, die am ehesten der Wahrscheinlichkeit entspricht, sich in der jeweils gezeigten Situation schläfrig zu fühlen oder einzuschlafen:

Wahrscheinlichkeit, dass ich mich fühle, als ob ich dösen oder einschlafen könnte: 0 = niemals, 1 = sehr gering, 2 = mittel, 3 = hoch.	
Situation	**Wahrscheinlichkeit des Einnickens**
Sitzen und lesen	
Fernsehen	
Passives Sitzen, z.B. in einem Vortrag oder Film	
Als Beifahrer eine Stunde im Auto sitzen	
Nachmittags zum Ausruhen hinlegen	
Sitzen und mit jemandem sprechen	
Nach dem Mittagessen ruhig sitzen (ohne Alkohol)	
Autofahrer, ein paar Minuten im Verkehr angehalten	

Werte von mehr als 12 Punkten (50%) weisen auf eine über dem Normalen liegende Schläfrigkeit hin. Der durchschnittliche ESS-Wert für Nichtschnarcher liegt bei 6, für Schnarcher ohne OSA bei 8, bei mäßiger OSA (durchschnittlicher RDI 12) bei 11, bei mittelstarker OSA (durchschnittlicher RDI 35) bei 13 und bei schwerer OSA (durchschnittlicher RDI 57) bei > 16, mit Werten zwischen 10 und 23.

RDI steht für Atemstörungs-Index (Respiratory Disturbance Index). Er entspricht der Zahl von Apnoen und Hypopnoen pro Stunde, die eine Verminderung der arteriellen Sauerstoffsättigung um mehr als 3% bewirken. ESS-Werte von 16 und mehr zeigen Tagesschläfrigkeit an, die bei mittelschwerer oder schwerer OSA (RDI > 15), Narkolepsie oder idiopathischer Hypersomnie auftritt [57]. Hohe ESS-Werte allein sind kein Beweis für eine bestimmte Schlafstörung. Die Beurteilung der Tagesschläfrigkeit ist entscheidend für die Behandlung eines vermuteten Schlafapnoe-Hypopnoe-Syndroms.

Ergänzend zur ESS kann der folgende Screening-Fragebogen verwendet werden. Dabei gilt die angegebene Punktwertskala. Die Fragen lauten:

Haben Sie bemerkt, oder ist Ihnen mitgeteilt worden, dass Sie während des Schlafs:	
Fragen:	Punktwertskala: 0 = normalerweise nie 1 = weniger als einmal pro Woche 2 = einmal pro Woche bis etwa jede zweite Nacht 3 = jede zweite Nacht bis fast immer 4 = fast immer oder jede Nacht ? = unbekannt/wurde dem Pat. nicht mitgeteilt
Laut schnarchen	
Aufhören zu atmen	
Keuchen, nach Luft ringen	
Sich häufig drehen und herumwerfen	
Mit Kopfschmerz erwachen	
Stunden Schlaf pro Nacht	
Zahl der Toilettengänge pro Nacht	

17.6.2 Multipler Schlaflatenztest (MSLT)

Dieser Test wird durchgeführt, um das Ausmaß der Tagesschläfrigkeit zu quantifizieren und die Möglichkeit des Vorliegens einer Narkolepsie einzubeziehen. Von Narkolepsie spricht man bei zwei oder mehr REM-Phasen während einer Phase von vier bis fünf aufeinander folgenden „Nickerchen" (Tagesschlafphasen) mit einem Abstand von etwa 2 Stunden. Eine durchschnittliche Schlaflatenz (Zeit, die zum Einschlafen benötigt wird) von bis zu 5 Minuten deutet auf übermäßige Tagesschläfrigkeit hin. Vorheriger Schlafentzug kann den MSLT über Tage hinweg beeinflussen [53]. Der MSLT kann bei Patienten, die häufig chronischen Schlafentzug haben, Bestandteil der PSG sein. Weder der MSLT noch die EES wurden bislang im Zusammenhang mit objektiven Ereignissen in Verbindung mit Schläfrigkeit, wie etwa Verkehrsunfällen oder Arbeitsleistung, ausreichend validiert [27].

Eine für die Beurteilung der Wirksamkeit zahnärztlicher Vorrichtungen zur Verbesserung der Atemwegsgängigkeit verwendete Messung ist die Anzahl der Episoden von Apnoe und Hypopnoe (Sauerstoffsättigung um > 4% reduziert) pro Stunde im nächtlichen Polysomnogramm.

17.7 Diagnose der OSA

Die obstruktive Schlafapnoe ist gekennzeichnet durch Apnoe (Perioden mit Atemstillstand) und Hypopnoe (Perioden verminderter Atmung). Das gemeinsame Symptom bei Patienten mit OSAHS ist die Tagesschläfrigkeit. Die Feststellung der Zahl solcher Ereignisse während des Schlafes und ihrer Auswirkung auf den Schlaf, die Sauerstoffsättigung und die Schlafphysiologie ist die Grundlage diagnostischer stationärer Polysomnographie. Es gibt ein breites Spektrum verschiedenartiger tragbarer Aufzeichnungsgeräte. Einige können genauso viele Signale aufzeichnen wie die Polysomnographie im Schlaflabor, andere beschränken sich auf ein einziges Signal, z. B. vom Oxymeter. Tragbare Aufzeichnungsgeräte werden dort eingesetzt, wo laborgestützte oder stationäre Polysomnographie nur eingeschränkt oder nicht verfügbar ist [25].

17.7.1 Diagnostische Kriterien für OSAHS

Für eine Diagnose von OSAHS nach den von der Amerikanischen Gesellschaft für Schlafmedizin aufgestellten Kriterien müssen eines der Kriterien A oder B sowie Kriterium C erfüllt sein [4]:

A) Übermäßige Tagesschläfrigkeit, die nicht anderweitig zu erklären ist.
B) Zwei oder mehr der folgenden Punkte treffen zu und lassen sich durch andere Faktoren nicht besser erklären:
- Würgen oder Keuchen während des Schlafes
- Wiederholtes Erwachen
- Nicht erholsamer Schlaf
- Müdigkeit tagsüber
- Konzentrationsstörung

C) Eine Aufzeichnung über Nacht zeigt 5 oder mehr obstruierte Atemaktionen pro Stunde während des Schlafes. Dies kann jegliche Kombination von obstruktiven Apnoen oder Hypopnoen oder Weckreaktionen aufgrund von Atemanstrengungen beinhalten.

17.7.2 Kriterien für die Verdachtsdiagnose OSA

Alter, Jahre	40–60
Halsumfang, cm	40,5
BMI, kg/m^2	29,0
Verhältnis Taille/Hüftumfang	0,9
RDI pro Stunde	28,2
ESS-Wert	11,0
SaO$_2$ min. (%)	85,0
Weck-Index (pro Stunde)	34,0

17.7.3 Beurteilungsprotokoll für OSAHS

Das diagnostische Standardschema zur Abklärung einer vermuteten OSA umfasst die Beurteilung durch einen Arzt und die Überweisung an ein Zentrum für Schlafstörungen zur Durchführung einer vollständigen polysomnographischen Untersuchung (PSG) [4], inklusive EEG, EKG, EMG und EOG zur Aufzeichnung der Aktivität von Gehirn, Herz, Muskulatur und Augen [26]. Ebenso werden mit Sensoren der orale und nasale Atemluftstrom, die abdominale und thorakale Atmung gemessen. Schnarch- und Erstickungsgeräusche werden ebenso aufgezeichnet wie Körperposition, Schlafphase und Körperbewegungen. Durch Pulsoxymetrie wird kontinuierlich die Sauerstoffsättigung des Blutes kontrolliert. Aufgrund dieser verschiedenen Messdaten kann eine OSA-Diagnose gestellt werden, abhängig von Gesamtzahl und Dauer von apnoischen Phasen, minimaler Sauerstoffsättigung, Zeitdauer bis zum Absinken der Sauerstoffsättigung unter 90%, Umfang des REM-Schlafs und Häufigkeit des Erwachens.

In verschiedenen Schlafzentren werden leicht voneinander abweichende Kriterien angewendet, um die Diagnose einer OSA zu stellen. Ein üblicher Indikator ist ein RDI > 5, kombiniert mit zwei oder mehr der folgenden Merkmale:
- Übermäßige Tagesschläfrigkeit
- Lautes Schnarchen
- Gestörter Schlaf
- Sekundäre Polyzythämie oder Knöchelödem ohne bekannte Ursache

> Ein RDI > 20, also während des Schlafs mehr als 20 Apnoen und Hypopnoen pro Stunde, hat Einfluss auf die Mortalität [48].

Beim Schlafhypopnoesyndrom kommen möglicherweise keine vollständigen Obstruktionen vor. Beim Widerstandssyndrom der oberen Atemwege treten weder Apnoe noch Hypopnoen auf, allerdings immer lauter werdendes oder „Crescendo"-Schnarchen, bis der Patient davon erwacht.

17.8 Indikation zur Polysomnographie (PSG)

Die Indikationen zur PSG sind von der Amerikanischen Gesellschaft für Schlafstörungen (American Sleep Disorders Association) in einer Übersichtsarbeit dargestellt worden [5]. Zu einer vollständigen Polysomnographie in einem Schlaflabor gehören typischerweise die Elektroenzephalographie (EEG) als Hauptvariable für die Schlafstadieneinteilung, die Elektrookulographie (EOG) zur Aufzeichnung von Augenbewegungen, Haut-Elektromyographie (EMG), Aufzeichnung von Atemanstrengungen und Luftdurchfluss, Elektrokardiographie (EKG), Oxymetrie und EMG an der anterioren Tibia [64]. Zusammen mit EEG und EMG ist die EOG eine der drei Hauptkenngrößen zur Bewertung von Wachzuständen und zur Bestimmung von Schlafstadien [5, 26, 28]. Die Anzahl der aufgezeichneten Variablen hängt von der jeweils abzuklärenden Schlafstörung ab; manche Krankheitsformen erfordern mehr Informationskanäle als andere.

17.8.1 Beispiel einer Schlaf-Polysomnographie

Atmung:
- RDI pro Stunde 27,0
- SaO$_2$ min. 87,0

Schlafstruktur:
- TST, Minuten 349,0
- TST in REM, Minuten 67,0
- TST in NREM, Minuten 289,0
- TST in REM, % 17,0
- TST in NREM, % 81,0
- Weckindex pro Stunde 31,0
- Schlafeffizienz, % 85,0

Schnarchen:
- Häufigkeit pro Stunde 205,0
- Mittlere Lautstärke des Schnarchens, dB 51,0
- Maximale Lautstärke des Schnarchens, dB 68,0

(RDI = Atemstörungs-Index; REM = schnelle Augenbewegungen; NREM = keine schnellen Augenbewegungen; TST = Gesamtschlafdauer)

17.8.2 Parameter für den Einsatz von portablen Aufzeichnungsgeräten

Als Ergebnis eines neueren gemeinsamen Projektes der Amerikanischen Akademie für Schlafmedizin (AASM), der Amerikanischen Thorax-Gesellschaft (American Thoracic Society) und der Amerikanischen Vereinigung der auf den Thorax spezialisierten Ärzte (American College of Chest Physicians) [25] sind Praxisparameter für den Einsatz tragbarer Aufzeichnungsgeräte anstelle einer schlaflaborgestützten, von Technikern überwachten PSG zur diagnostischen Beurteilung von Patienten mit vermuteter OSA vorgeschlagen worden. Eine leitlinienbezogene Zusammenfassung der AASM-Projekt-Arbeitsgruppe wies darauf hin, dass die vorliegende Evidenz für die Empfehlung einer breiten Anwendung portabler Geräte statt der traditionell eingesetzten PSG nicht ausreicht [25]. Im Rahmen des Projektes wurden a. a. O. beschriebene methodische Prinzipien eingesetzt [40]. Die Wahrscheinlichkeit, einen Apnoe-Hypopnoe-Index (AHI) von mehr oder weniger als 15 in überwachtem oder nicht überwachtem Einsatz erfassen zu können, wurde in einer Übersichtsarbeit für Geräte aus drei verschiedenen Kategorien bestimmt:

- Typ 2 (mindestens 7 Kanäle, darunter EEG, EOG, Haut-EMG, EKG oder Herzfrequenz, Atemluftdurchfluss, Sauerstoffsättigung)
- Typ 3 (mindestens 4 Kanäle, darunter Ventilation oder Luftdurchfluss [mindestens zwei Kanäle, Atembewegung oder Atembewegung und Luftdurchfluss], Herzfrequenz oder EKG und Sauerstoffsättigung)
- Typ 4 (die meisten Aufzeichnungsgeräte dieses Typs messen einen einzelnen oder zwei Parameter, darunter meist Sauerstoff- oder Luftdurchfluss)

Aus dem Projekt ergaben sich folgende spezifische Empfehlungen für den Einsatz tragbarer Geräte [25]:

1. Für die Unterstützung einer Empfehlung eines überwachten oder nicht überwachten Einsatzes von Typ-2-Geräten zur Beurteilung von Patienten mit vermuteter OSA liegt keine ausreichende Evidenz vor.
2. Typ-3-Geräte scheinen in einer überwachten Anordnung dazu beitragen zu können, das Vorliegen eines Apnoe-Index > 15 zu bestätigen oder zu widerlegen.
3. Typ-3-Geräte in einem nicht überwachten Einsatz können weder zur Bestätigung noch zum Ausschluss der Diagnose „OSA" empfohlen werden.
4. Typ-3-Geräte, die in einer überwachten Anordnung im Schlaflabor eingesetzt werden, können zur Bestätigung oder zum Ausschluss der Diagnose „OSA" ausreichend sein, wenn zusätzliche Kriterien erfüllt sind, z. B. die Einbeziehung manueller Aufzeichnungen, Beschränkung auf Patienten ohne nennenswerte Komorbidität, Anschluss einer Typ-1-Untersuchung bei weiterhin symptomatischen Patienten mit negativem Ergebnis. Diese Geräte sollten auch nicht zur Titration des positiven Atemwegsdruckes oder zur Durchführung von Split-Night-Untersuchungen eingesetzt werden.
5. Weder der überwachte noch der nicht überwachte Einsatz von Typ-4-Geräten kann empfohlen werden.

Portable Typ-3- und Typ-4-Geräte können den Schlaf nicht bewerten; somit entsprechen sie nicht den Medicare-Richtlinien [25]. Bei den Empfehlungen der Projektgruppe zu Parametern der praktischen Anwendung [25] ist zu berücksichtigen, dass die tragbaren Aufzeichnungsgeräte kontinuierlich weiterentwickelt werden. Dementsprechend müssen die Empfehlungen in späteren Versionen der Leitlinien möglicherweise modifiziert werden. Die Übersichtsarbeit befasst sich nur mit der Beurteilung von OSA; deshalb sind die gesammelten Informationen nicht geeignet, Empfehlungen zum Einsatz tragbarer Aufzeichnungsgeräte für die Beurteilung anderer Erkrankungen abzuleiten [25].

17.8.3 Klassifikation von Systemen zur Schlafuntersuchung

Die Amerikanische Akademie für Schlafmedizin (AASM) hat die Systeme zur Schlafuntersuchung in vier Kategorien eingeteilt:

Stufe I: überwachte, vollständige Polysomnographie im Schlaflabor;

Stufe II: portable Geräte zur umfangreichen, nicht überwachten häuslichen Aufzeichnung, die die gleichen Parameter wie die laborgestützte PSG erfassen;

Stufe III: nicht überwachte Geräte, die mindestens 4 kardiorespiratorische Parameter erfassen;

Stufe IV: nicht überwachte Geräte, die 1–2 Parameter aufzeichnen.

17.8.4 Untersuchungen zur Beurteilung von OSA

Ambulante oder portable Aufzeichnungsgeräte zur Beurteilung von OSA können auf Oxymetrie, Bestimmung des Luftdurchflusses mittels Messung des nasalen Druckes oder Temperatursensoren (Thermistoren), Veränderungen der Herzfrequenz, Brustkorb- oder Bauchdeckenbewegung, Schnarchen und Aufzeichnung von Weckreaktionen durch periphere arterielle Tonometrie beruhen [11, 14, 40, 106, 108].

> Portable Aufzeichnungssysteme (PM) stellen eine nützliche Option zur Beurteilung von Patienten dar, bei denen ein mäßiger oder starker Verdacht auf eine krankhaft veränderte Schlafatmung besteht. Lassen sich jedoch aus den häuslichen Untersuchungen keine oder keine eindeutigen Ergebnisse ableiten und bestehen die Symptome weiter, sollten sich die Patienten einer Standard-PSG unterziehen [22].

Der wesentliche Nachteil von Stufe-II-Untersuchungen ist das Fehlen eines Technikers, der vor Ort Beobachtungen machen und bei Problemen korrigierend eingreifen kann. Stufe-III-Untersuchungen (kardiorespiratorische Aufzeichnungen, kein EEG, EOG, Kinn-EMG) erlauben keine präzise Bestimmung von Schlafeffizienz oder -erchitektur; deshalb kann der AHI ohne die Möglichkeit, Schlaf gegenüber Wachzuständen abzugrenzen, nicht exakt in „Vorkommnissen pro Stunde Schlaf" angegeben werden, sondern lediglich als „Ereignisse pro Stunde im Bett".

Häusliche Untersuchungen mit Stufe-III-Systemen (Aufzeichnung kardiorespiratorischer Parameter und Aktographie, also Bestimmung von Körperbewegungen mittels Akzelerometer) ermöglichen eine indirekte Unterscheidung von Schlaf- und Wachzuständen. Solche Systeme können sich dem AHI-Wert einer Standard-PSG besser annähern, da er korrekt in „Vorkommnissen pro Stunde Schlaf" angegeben werden kann, statt lediglich in „Ereignissen pro Stunde im Bett" [22]. Ein Stufe-III-Gerät (Apnoscreen-1, vormals CNS-Jaeger, jetzt: VIASYS Healthcare GmbH, Höchberg, Deutschland), das die Messung von Luftdurchfluss, Herzfrequenz und Körperstellung sowie Aktographie und Oxymetrie ermöglicht, wurde unter häuslichen Bedingungen getestet. Die damit erzielten Ergebnisse sollen vergleichbar mit denen einer laborgestützten Standard-PSG sein, die in einer anderen Nacht durchgeführt wurde [47]. Einem anderen Artikel zufolge waren bei ein Drittel der häuslichen Untersuchungen unklare Ergebnisse oder technisches Versagen zu verzeichnen [22].

Verschiedene Studien haben Geräte untersucht, die den AHI-Wert indirekt durch Sympathikusaktivierungswellen abschätzen, die mit dem Abschluss von Atemaktionen verknüpft sind. Die periphere arterielle Tonometrie (PAT) wird eingesetzt, um Veränderungen des Blutflusses in den Fingern zu messen, einen Bereich, der praktisch ausschließlich durch (alpha-)adrenerge Innervation reguliert wird. Veränderungen des PAT-Signals treten als Reaktion auf Verlegung der Atemwege und Weckreaktion auf [105, 106].

Das Watch-PAT100-System (Itamar Medical Ltd., Caesarea, Israel) bewertet Atemvorgänge auf der Grundlage eines Algorithmus unter Einbeziehung von PAT, Herzfrequenz und Sauerstoffsättigung (Abb. 17-4, s.a. Kap. 17.1.3). In einer Studie [14] wurde die periphere arterielle Tonometrie als Instrument zur indirekten Bestimmung des AHI validiert. Sie liefert im Vergleich mit Standard-PSG stark korrelierte AHI-Werte und genaue OSA-Diagnosen. Verglichen mit anderen Systemen zur häuslichen Aufzeichnung ist das Watch-PAT100 einfach und erfordert nur geringe Einübung des Patienten. Die technisch bedingte Misserfolgsrate betrug in häuslicher Umgebung 10,7% [22]. Nachfolgende Studien zeigten jedoch, dass die Misserfolgsrate durch entsprechende Unterweisung des Patienten und technische Überprüfung des Gerätes vor dem Einsatz praktisch auf null reduziert werden kann [108].

Häusliche Stufe-IV-Oxymetrie wird in einigen Fällen zur Diagnose von Schlafatemstörungen eingesetzt [91]. Die meisten Zahnärzte in der AASM sind jedoch davon überzeugt, dass die nächtliche Pulsoxy-

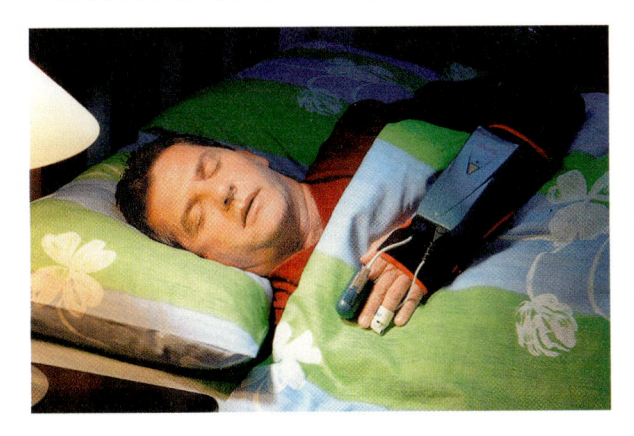

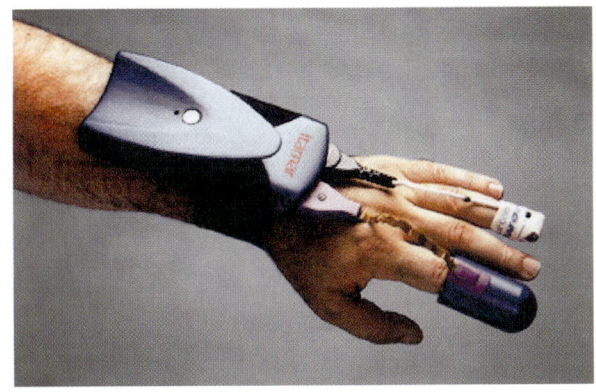

Abb. 17-4 Tragbares Aufzeichnungsgerät (Itamar Medical Ltd., Israel).

metrie keinen ausreichenden Ersatz für eine nächtliche PSG darstellt [70].

17.8.5 Gründe für Alternativen zur PSG

Wesentliche Gründe für die Entwicklung portabler Aufzeichnungsgeräte waren Kosten, mangelnde Verfügbarkeit und Unbequemlichkeit der vollständigen PSG, die Zunahme des Bedarfs an OSA-Diagnostik und zunehmendes Wissen über die Bedeutung einer frühzeitigen Erkennung von OSA zur Vermeidung deren schädlicher Folgen. Auch nicht überwachte und fernüberwachte PSG sind verfügbar; ihre Verlässlichkeit variiert jedoch [45]. Intraorale Geräte zum Einsatz bei Schnarchen und OSA sind von der staatlichen US-amerikanischen FDA (Food and Drug Administration) als Klasse-II-Geräte eingestuft worden. Einige Geräte wurden vorgeschlagen, um die Wirksamkeit intraoraler Geräte zu beurteilen, sowie als Grundlage für die Überweisung zu einem Schlafspezialisten. Daten über das Ausmaß ihres Einsatzes durch Zahnärzte sind nicht verfügbar.

17.8.6 Bewertung von portablen Aufzeichnungsgeräten

Es gibt verschiedene Ansätze, um den Grad der Übereinstimmung zwischen verschiedenen Methoden der Messung einer allgemeinen Variablen wie Atmung oder Weckreaktion durch Geräte zur Aufzeichnung während des Schlafes zu messen [39], z. B. durch den direkten Vergleich einer PSG-Variablen mit der entsprechenden PM-Variablen. Letztlich könnte der Zahnarzt z. B. durchaus akzeptieren, dass die Messung von Atemstörungen mit einer tragbaren Vorrichtung nicht vollständig mit der entsprechenden PSG-Messung übereinstimmt, solange die Patienten mit und ohne OSA der jeweiligen Diagnose richtig zugeordnet werden können [40]. In vergleichenden Studien an Patienten mit Verdacht auf OSA fand zunächst im Schlaflabor eine Untersuchung mittels PSG und gleichzeitig z. B. mit einem am Handgelenk getragenen Aufzeichnungsgerät statt, das dann später nochmals zusammen mit Aktographie und Messung der arteriellen Sauerstoffkonzentration zu Hause über Nacht eingesetzt wurde [11, 14, 108].

In der Studie über das am Handgelenk getragene Gerät [108] wurden RDI und Sauerstoffentsättigungs-Index (Oxygen Desaturation Index, ODI) den polysomnographisch erhobenen Indizes RDI-C und RDI-M gegenübergestellt. Die Häufigkeit des Auftretens respiratorischer Störungsereignisse in der PSG wurde unter Verwendung zweier Definitionen von Hypopnoe bestimmt:

RDI = Atemstörungs-Index gemäß den Kriterien der Projektgruppe der AASM für Klinische Forschung (hier als Chicago-Kriterien, RDI-C, bezeichnet) und gemäß Medicare-Richtlinien (RDI-M).

Die Studie ergab, dass das am Handgelenk getragene portable Aufzeichnungsgerät einen ODI-Wert bestimmen kann, der recht gut den Medicare-Vorgaben entspricht, sowie einen RDI-Wert, der mit den Chicago-Kriterien für die Definition respiratorischer Störungsereignisse übereinstimmt.

17.9 Behandlung des Schnarchens

Eine präzise Diagnose zur Unterscheidung des einfachen Schnarchens und der obstruktiven Schlafapnoe (OSA) ist zur Verordnung der geeigneten Therapie erforderlich. Schnarchen gilt medizinisch nicht als Krankheit, OSA wegen ihrer möglicherweise sehr gravierenden pulmonalen und kardiovaskulären Folgen hingegen schon. Wurde keine OSA diagnostiziert, sollte der Behandlung des Schnarchens eine Untersuchung von Nase und Pharynx einschließlich des weichen Gaumens und der Uvula durch einen HNO-Arzt vorausgehen. Eine verstopfte Nase, vergrößerte Gaumen- und Rachentonsillen sowie Fettgewebe in der Pharynxregion sind prädisponierende Faktoren für Schnarchen.

Wie OSA ist Schnarchen nicht nur auf ein flatterndes Gaumensegel zurückzuführen, sondern kann auch Folge von Obstruktion sein. Den weichen Gaumen zu stabilisieren, ohne Anstrengungen zur Offenhaltung des Atemwegs zu unternehmen, wird von einigen Behandlern als unangemessene, ja sogar gefährliche Behandlung angesehen. Sie halten zur Vorbeugung des Schnarchens die Apparatur für am geeignetsten, die sich auch zur Vermeidung der OSA am besten bewährt hat. Deshalb können viele der später zu erörternden Geräte zur Anwendung bei OSA auch zur Therapie bei primärem Schnarchen eingesetzt werden.

17.10 OSA-Behandlung

Wegen der Heterogenität in der Pathogenese des OSA-Syndroms muss die Therapie individuell auf den einzelnen Patienten abgestimmt sein. Gegenwärtig werden folgende Strategien zur Kontrolle der OSA angewendet:
- Verminderung von verschlimmernden Faktoren wie Asthma, Hypothyreoidismus, Konsum von Alkohol und anderen zentral dämpfenden Substanzen, Schlafmittel, Korrektur ungünstiger Schlaflagen, Gewichtsreduktion
- Pharmakotherapie, in den USA z.B. Protriptylin, ein trizyklisches Antidepressivum [31]
- Korrektur von nasalen Obstruktionen, z.B. Septumdeviation
- CPAP („continuous positive airway pressure"), stetige Beatmung mit positivem Atemwegsdruck durch eine Nasenmaske, die während des Schlafs getragen wird (Abb. 17-2)
- Intraorale Geräte, z.B. Zungenretainer, Geräte zur mandibulären Repositionierung
- Chirurgie, z.B. Osteotomien zur Vorverlagerung der Kiefer, Tracheostomie, Exzision der Uvula, der Tonsillen und eines Teils des weichen Gaumens, Durchtrennung der muskulären Aufhängung des Zungenbeins

Die unterschiedlichen betroffenen Regionen erfordern einen koordinierten Ansatz eines zahnärztlichen Teams. Gewichtsreduktion ist oft wirkungslos, insbesondere wenn der Patient einen großen Halsdurchmesser (große Kragenweite) hat.

Der Einsatz von Pharmaka bei OSA hat bisher nicht zu befriedigenden Ergebnissen geführt. Das Beruhigungsmittel Protriptylin ist häufig bei OSA eingesetzt worden, da es die REM-Schlaf-Phasen, in denen Apnoen relativ länger dauern, verkürzt.

17.10.1 Therapeutische Anwendung von CPAP

Der „Goldstandard" zur Behandlung von OSA ist die CPAP-Apparatur, zumindest für schwere Fälle, also für Patienten mit einem RDI ≥ 30 Ereignisse pro Stunde, unabhängig von Symptomen [69]. Demnach ist die initiale Standardtherapie einer ausgeprägten OSA die häusliche Anwendung von CPAP, wobei die Compliance stark variieren kann [30, 66]. Es zeigten sich bei der effektiven Compliance Unterschiede zwischen Schlaflabors in den USA (z.B. 46%) und Europa (80%) [62, 102]. Zu den Nebenwirkungen zählen Überempfindlichkeit gegen die Materialien der Gesichtsmaske, Undichtigkeiten, Abrasionen am Nasenrücken, Niesanfälle, Nasentröpfeln und Nasenverstopfung. Eine Verringerung dieser Nebenwirkungen ist jedoch bis zu einem gewissen Grad möglich [102]. Weitere etwaige Unannehmlichkeiten sind Beeinträchtigung des Schlafpartners, Störungen der Schlafposition und Auswirkungen von Körper- und Kopfbewegungen auf die Position von CPAP und Pumpe. Patienten neigen dazu, bei intraoralen Geräten besser mitzuarbeiten, und ziehen diese Behandlung der CPAP vor, selbst wenn sie weniger wirksam ist [30, 109]. CPAP ist eine sehr wirksame Therapieform für OSA, der Compliance-Faktor jedoch nicht vorhersagbar [110].

> Eine Behandlung mit CPAP (Überdruckbeatmung) ist auch bei Patienten mit einem RDI zwischen 5 und 30 Ereignissen pro Stunde und begleitenden Symptomen wie übermäßiger Tagesschläfrigkeit, Wahrnehmungsstörungen, affektiven Störungen, Schlaflosigkeit oder dokumentierten kardiovaskulären Erkrankungen angezeigt, um Hypertonie, koronare Herzkrankheit oder Herzinfarkte auszuschließen [69].

Bei asymptomatischen Patienten ohne kardiovaskuläre Erkrankungen, die bei nächtlicher diagnostischer PSG eine leichte OSA aufweisen, ist die Behandlung mit CPAP nicht indiziert [69].

17.10.2 Chirurgische Maßnahmen

Zu den chirurgischen Methoden gehören Korrekturen von Septumdeviationen, Entfernung vergrößerter Rachen- und Gaumenmandeln sowie die Uvulopalatopharyngoplastik (UPPP). Laserchirurgie ist die Methode der Wahl für UPPP [8]. Es gibt einige Patienten, die durch chirurgische Techniken geheilt werden können; es scheint jedoch nicht vorhersagbar zu sein, welche Patienten gut darauf ansprechen. Parameter für chirurgische Modifikationen der oberen Atemwege wurden von der American Sleep Disorders Association (ASDA) angegeben [6]; die Anwendung der lasergestützten UPPP findet sich in einem anderen Bericht der ASDA über Praxisparameter und Wirksamkeit dieser chirurgischen Modifikationen [8]. Die Erfolgsrate der UPPP wird mit nur 40% angegeben [121].

Bei manchen Patienten wird ein zweizeitiger Ansatz für Oberkiefer- und Unterkieferchirurgie angewandt [111]. Wenn die Lokalisation der Obstruktion auf der Höhe des oralen oder nasalen Pharynx vermutet wird, wird eine UPPP durchgeführt. Wenn sich die Obstruktion in Höhe des Hypopharynx befindet, werden eine Unterkieferosteotomie und eine Zungenbeinaufhängung vorgenommen. Sind beide Ebenen von Obstruktion betroffen, schließt die Behandlung alle drei genannten Maßnahmen ein. Tritt anschließend ein (kurativer) Erfolg ein, ist ein RDI von weniger als 20 in mehr als 50% der Fälle möglich. Anderenfalls kann eine zweite Phase mit Vorverlagerungsosteotomien des Ober- und Unterkiefers angeschlossen werden. Allerdings lehnen viele Patienten, die sich der ersten Phase ohne Erfolg unterzogen haben, die zweite Phase ab. Die Wirksamkeit dieser Maßnahmen ist unsicher. Lasergestützte Uvuloplastik und Zungenverkleinerung werden ebenfalls angewandt. Eine Tracheotomie bleibt den schwersten Fällen von OSA vorbehalten, verursacht jedoch andere gesundheitliche und soziale Probleme für den Patienten. Die Nachbehandlung nach einer Operation wegen OSA mit einem Gerät zur Vorverlagerung des Unterkiefers, z.B. Snorban, kann eine schwere OSA beseitigen [81].

17.10.3 Intraorale Geräte

Für die Anwendung intraoraler Geräte im Rahmen des anerkannten Protokolls zur Behandlung von Schnarchen und obstruktiver Schlafapnoe (OSA) wurden in einem Bericht der Amerikanischen Gesellschaft für Schlafstörungen (American Sleep Disorders Society, 1995) [7] folgende Indikationen genannt:

1. Primäres Schnarchen oder geringgradige OSA, falls keine Indikation für oder kein Ansprechen auf Maßnahmen zur Verhaltensänderung wie z.B. Gewichtsreduktion oder Veränderung der Schlafposition vorliegt, oder als ergänzende Maßnahme für den Zeitraum der Gewichtsreduktion oder Anpassung an die Lageveränderung.
2. Mittelgradige bis schwere OSA bei fehlender Wirksamkeit eines initialen Behandlungsversuches mit nasaler CPAP aufgrund fehlender Mitarbeit des Patienten, z.B. Intoleranz oder Ablehnung der nasalen CPAP. Unterstützend, wenn der Patient sich vorübergehend in einer Umgebung ohne elektrische Stromversorgung befindet.
3. Mittelgradige bis schwere OSA, falls Tonsillektomie und Adenoidektomie, kraniofaziale Operationen oder Tracheostomie nicht indiziert sind oder abgelehnt werden.

Intraorale Geräte können eine primäre Therapie für Patienten mit leichter OSA und eine sekundäre Behandlung für Patienten mit mittelgradiger bis schwerer OSA darstellen, die eine Therapie mit Überdruckbeatmung (CPAP) nicht tolerieren können (s. Abb. 17-2) [7].

Intraorale Geräte einschließlich solcher zur Repositionierung von Unterkiefer, Zunge, weichem Gaumen und Zungenbein werden später näher erörtert.

> Obwohl die Unterkiefer-Vorschubschiene allgemein als Therapie für Schnarchen und einige Formen von OSA anerkannt ist [37, 46, 85], gibt es gewisse Bedenken hinsichtlich des Erfolgs bei Langzeitanwendung [84].

17.10.3.1 Bildgebende Verfahren, Therapie und Lokalisation der Obstruktion

Nach Möglichkeit sollte die anatomische Ebene der Obstruktion vor Beginn der Therapie einer OSA festgestellt werden (Abb. 17-5). Die Volumina von Zunge, weichem Gaumen und Nasopharynx können recht genau geschätzt werden, sind aber kein verlässlicher Indikator für die Größe von Oro- und Nasopharynx [75]. Eine Verlegung des Atemwegs findet meist im leicht kollabierenden Oropharynx statt (s.a. Abb. 2-8). CT (Computertomographie) und MRT (Magnetresonanztomographie) scheinen zur Beurteilung dieser Struktur besser geeignet als die zweidimensionale Kephalometrie [75].

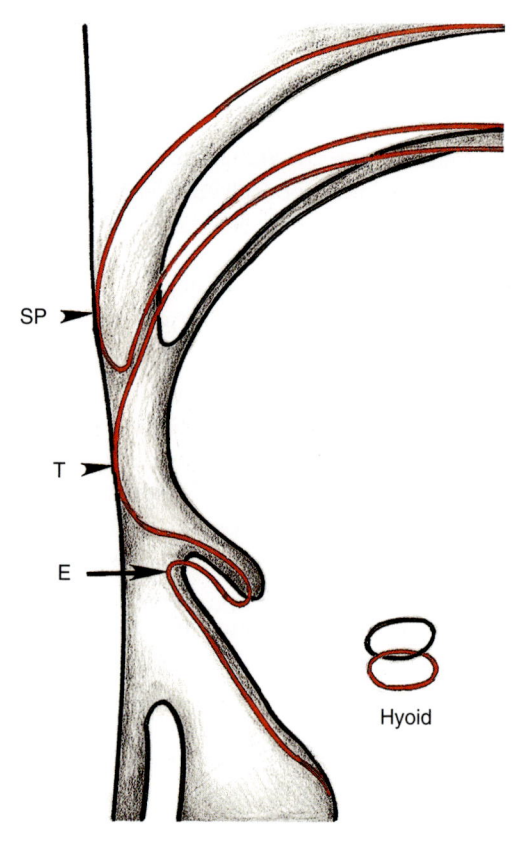

Abb. 17-5 Die roten Markierungen zeigen die möglichen Positionen von weichem Gaumen (SP), Zunge (T), Epiglottis (E) und Zungenbein während des Schlafs bei obstruktiver Schlafapnoe.

Der Einsatz dreidimensionaler MRT ist vorgeschlagen worden, um die Bereiche von Hypopharynx, Oropharynx und Nasopharynx, die von einer Therapie mit Geräten positiv beeinflusst werden können, von solchen zu unterscheiden, die wahrscheinlich eher resistent gegen eine zahnärztliche Therapie sind [122]. Wenn die Obstruktion in Höhe des Oropharynx liegt und die Zunge ein großes Volumen aufweist, kann eine Laser-UPPP indiziert sein.

Intraorale Geräte, die den Unterkiefer vorverlagern, werden gelegentlich als diagnostische Hilfe eingesetzt, da sie eine reversible Therapie darstellen. Ihre Wirkung ist bei retropalatinalen Obstruktionen geringer als bei Obstruktionen des Hypopharynx am Zungengrund. Dementsprechend sind Misserfolge bei Einsatz von Geräten zur Unterkieferrepositionierung meist durch eine Lokalisation der Obstruktion in der velopharyngealen Region begründet. Wenn die Zunge überproportional groß ist, können Geräte, die die Zunge vorziehen, wirksam sein. Bei einem nachweislich kleinen Oropharynx kann ein Gerät hilfreich sein, das den Luftweg durch Vorverlagerung des Unterkiefers oder der Zunge erweitert [24, 92].

17.10.3.2 Typische Patienten für eine Behandlung mit Geräten

Zahnärzte, die Patienten mit Schlafstörungen behandeln, werden sowohl von Patienten, die hauptsächlich eine Schnarchproblematik haben, die meist erfolgreich mit einem dentalen Gerät behandelt werden kann, als auch von Patienten mit leichter bis mittelschwerer OSA konsultiert, die in einigen, aber nicht allen Fällen durch intraorale Geräte positiv zu beeinflussen ist. Patienten mit schwerer OSA, die keine CPAP-Behandlung ertragen oder bei denen chirurgische Maßnahmen erfolglos geblieben sind, werden eventuell ebenfalls mit Geräten behandelt. Es gibt Nachweise, dass einige Patienten mit mittelschwerer bis schwerer OSA von zahnärztlichen Geräten profitieren können [31]. In manchen Fällen handelt es sich auch um eine Form von Ersatz- oder Ergänzungstherapie für CPAP, wenn die Umstände (z. B. Reisen) diese stark erschweren. So kann ein Gerät das Mittel der Wahl für die Behandlung in folgenden Fällen darstellen:

- Primäres Schnarchen
- Leichte bis mittelschwere OSA
- CPAP-Intoleranz
- Chirurgischer Misserfolg
- CPAP-Ergänzungstherapie
- Substitutionstherapie (gelegentlich, kurzzeitig)
- Gute Motivation des Patienten

> Haben Patienten die Wahl, bevorzugen sie im Allgemeinen die Therapie mit intraoralen Geräten, auch wenn sie weniger wirksam ist als CPAP [30].

Die Compliance-Rate für CPAP-Behandlung wird in Abhängigkeit von der jeweiligen Studie unterschiedlich hoch angegeben, kann aber selbst unter optimierten klinischen Bedingungen bei nur 68 % liegen [110]. Vielleicht noch wichtiger ist jedoch die tatsächlich effektive Nutzungszeit, also die Compliance bezogen auf die Bedürfnisse des Patienten (Verbesserungen des RDI-Werts) und sein höheres Wohlbefinden. In einer Studie wurden die Apparaturen im Mittel für 6,8 Stunden (Wertebereich 5,6–7,5 Stunden) pro Nacht getragen [72].

17.10.3.3 Kontraindikationen für die Behandlung mit Geräten

Es gibt verschiedene Kontraindikationen für den Einsatz zahnärztlicher Geräte zur Behandlung der OSA. Diese ergeben sich aus dem Ursprung der Schlafapnoe, bestehenden erheblichen Kiefergelenkproblemen, der Motivation des Patienten und dem Gerätetyp. Geräte, die den Unterkiefer lediglich nach unten und hinten rotieren, können bei einem Patienten mit einer prädisponierenden Konstriktion des Hypopharynx eine Verschlimmerung der OSA bewirken. Es bestehen folgende Kontraindikationen [103]:

- Zentrale Schlafapnoe
- Mäßige bis schwere Formen der OSA, die CPAP benötigen
- Unzureichende Verankerung an den Zähnen für ein bestimmtes Gerät (zu wenige oder gelockerte Zähne)
- Bestehen von deutlichen TMD
- Übermäßiger Würgereflex (Patient kann Berührung des weichen Gaumens oder der hinteren Zungenabschnitte nicht tolerieren)
- Schwere Atemwegserkrankungen
- Unmotivierter Patient
- Eingeschränkte maximale Protrusion (< 6 mm)

17.11 Gestaltung von intraoralen Geräten

Es gibt viele Formen von intraoralen Geräten, die bei der Behandlung des Schnarchens und der OSA eingesetzt werden. Nicht alle besitzen jedoch eine Zulassung der FDA (Food and Drug Administration) in den USA als Gerät zur Behandlung von Schnarchen oder OSA. Manche haben eine Zulassung für Schnarchen, nicht aber für OSA. Einige Geräte sind patentiert, z. B. das Klearway, und nur ausgewählte Zahntechniklabors besitzen die Lizenz für ihre Herstellung.

Die Konstruktion intraoraler Geräte zur Behandlung des Schnarchens oder der OSA kann verschiedene Ziele verfolgen: Repositionierung des Unterkiefers, der Zunge, des weichen Gaumens und des Zungenbeins; Stabilisierung des Unterkiefers, der Zunge und des Zungenbeins oder Steigerung der Grundaktivität des M. genioglossus. Ordnet man die entsprechenden intraoralen Geräte nach funktionellen Gesichtspunkten, ergibt sich folgende Einteilung:

- Mandibuläre Repositionierung, z. B. Klearway, PM-Positioner, Herbst, Gerät zur nächtlichen Offenhaltung der Atemwege (NAPA = „nocturnal airway patency appliance"), Esmarch, Snore-Guard, Elastomer-Gerät, SAUD
- Zungenbeeinflussung, z. B. Zungenretainer (TRD = „tongue retaining devices") und Snor-X; Gerät zur Vorverlagerung (SnorEx); Zungenpositioner und -trainer (TPE = „tongue positioner and exerciser")
- Anhebung des weichen Gaumens, z. B. einstellbarer Elevator für den weichen Gaumen (ASPL = „adjustable soft palate lifter")

Eine andere Einteilung unterscheidet vorgefertigte, individuell angepasste, einstellbare Geräte, z. B. Unterkiefer-Vorschubschienen (MAS = „mandibular advancement splints") und Zungenretainer (TRD = „tongue retaining devices").

17.11.1 Angenommene Wirkungsweise

Nicht in allen Fällen konnte ermittelt werden, auf welche Weise ein Gerät funktioniert, um einen durchgängigen oberen Atemweg zu schaffen und zu erhalten. Es gibt jedoch Belege, dass die Repositionierung und Stabilisierung des Unterkiefers, der Zunge und des Zungenbeins sowie die Anhebung des Gaumens die anatomischen Strukturen beeinflussen, denen eine Rolle bei der Verursachung der verminderten Atemwegsdurchgängigkeit zugeschrieben wird. Eine weitere mögliche Funktion ist eine Erhöhung der Grundaktivität des M. genioglossus, was in einer geringeren Muskelrelaxation der Zunge während des Schlafs resultiert. Randomisierte, kontrollierte Studien, vergleichende Untersuchungen und Fallkontrollstudien über diese Vorrichtungen werden angegeben [24, 30, 37, 46, 85, 92, 131], und die Akademie für zahnärztliche Schlafmedizin (ADSM) unterhält eine auf dem neuesten Stand der Forschung befindliche Bibliographie (www.dentalsleepmed.org).

17.11.2 Nebenwirkungen und Komplikationen

Relativ häufig treten dentale Nebenwirkungen durch intraorale Geräte auf. Sie sind jedoch meist geringfügig und in der Regel leicht zu korrigieren. Dabei ist es wichtig, sich bewusst zu sein, dass alle Schritte, beginnend mit den Abformungen, techniksensitiv sind. Verstärkter Speichelfluss oder trockener Mund und okklusale Veränderungen können vorkommen, klingen aber in der Regel ab, wenn das Gerät am Morgen herausgenommen wird. Neben Einklemmungsproblemen durch die Schienen können Komplikationen wie TMD und Veränderungen der Okklusion auftreten, die nicht durch die Entfernung des Geräts abklingen. Deshalb müssen die Patienten regelmäßig auf initiale Symptome dieser Komplikationen hin untersucht werden. Dies gilt auch für unerwünschte Veränderungen des RDI, deren Auftreten zwar unwahrscheinlich, jedoch durchaus möglich ist, wie eine Pilotstudie [52] ergab. Die dentalen und okklusalen Veränderungen nach der Anwendung nicht adjustierbarer Unterkiefer-Vorschubschienen haben sich im Laufe von 24 Monaten als gering und nicht vorhersagbar erwiesen [112]. Andere Studien zur Langzeitanwendung solcher Schienen zeigen geringe Änderungen der Unterkieferlage, Reduktion von Oberbite und Overjet sowie eine Mesialwanderung der unteren Molaren [20, 44, 79]. Die Wahrscheinlichkeit einer Verschlimmerung von OSA durch okklusale Schienen scheint minimal [33] und hat keine oder nur geringe Auswirkungen auf den durchschnittlichen RDI-Wert pro Schlafstunde.

> In den meisten Fällen sind die dentalen Nebenwirkungen intraoraler Geräte gering, und ihre Bedeutung muss in Relation zur Wirksamkeit dieser Geräte bei der Behandlung von Schnarchen und OSA gesehen werden [98].

Als eine Komplikation der Schienentherapie gilt die Wirkung der Schlafhaltung auf die Wirksamkeit der Therapie mit intraoralen Geräten [135]. Die Wirksamkeit intraoraler Vorrichtungen scheint abhängig von der bevorzugten Schlaflage (Bauch, Rücken, Seite) zu sein [135]; es ist allerdings noch unklar, wie diese Erkenntnis nutzbringend in die OSA-Behandlung integriert werden kann.

17.11.3 Verankerungsverfahren

Die meisten Geräte werden an den Zähnen mit Einrasten in Unterschnitte und verschiedenen Klammern verankert. Manche Zungenretainer, z.B. TRD, sind zur Verankerung nicht von Zähnen abhängig, sondern liegen passiv auf den Zähnen oder auf einem zahnlosen Kieferkamm. Verankerung ergibt sich aus dem „Einfangen" der Zunge in einer Aushöhlung des Geräts, die wie eine Unterdruckkammer wirkt. Auch ein Gerät zur Repositionierung des Unterkiefers für zahnlose Patienten ist beschrieben worden [87].

17.11.4 Werkstoffe

Eine große Bandbreite von Werkstoffen wird zur Herstellung von Geräten zur Behandlung des Schnarchens und der OSA eingesetzt. Das Spektrum reicht von flexiblen Kunststoffmaterialien zu starren Metallschienen, flexibles Polyvinylmaterial (TRD), medizinisches Silikon (Snor-X), starres Acrylat oder thermoplastisches Material (NAPA), starres, thermoplastisches oder weiches Material (Herbst), starren Kunststoff (SNOAR, Esmarch), halbstarres thermoplastisches Material (Klearway). Variationen bezwecken leichtere Einstellung, einfachere Reparaturen und bessere Patienten-Compliance.

Die Haltbarkeit intraoraler Geräte wurde mit der von Geräten verglichen, die adjustierbar sind, Stifte und Drähte besitzen sowie aus thermoelastischem Material hergestellt sind [71]. Regelmäßige Kontrollen werden empfohlen, um mögliche Defekte korrigieren zu können.

17.11.5 Einstellung

Die Einstellbarkeit eines Geräts kann mit der Notwendigkeit zusammenhängen, den Unterkiefer in eine therapeutische Position zu bringen [37, 41, 52, 73, 103]. Einige Geräte können am Behandlungsstuhl eingestellt werden, um die Unterkiefervorlagerung zu kontrollieren, bei anderen sind eine Trennung von Oberkiefer- und Unterkiefersegmenten, Remontage und Neufixierung erforderlich. Die anteriore und vertikale Positionierung des Unterkiefers kann bei einigen Geräten, wie bereits erwähnt, durch den Zahnarzt oder den Patienten eingestellt werden. Die Optimierung (Titration) der Vorlagerung des Unterkiefers kann durch Anwendung verschiedener tragbarer oder häuslicher Geräte, z.B. nächtliche Oxymetrie zu Hause mit einem Pulsoxymeter (Modell 8500M, Nonin Medical, Plymouth, MN, USA), und die subjektive Beurteilung durch den Patienten effektiver gemacht werden [41]. Es wurde festgestellt, dass die endoskopisch gestützte Anpassung eines okklusalen Geräts wirksam zur Optimierung der Behandlung von OSA-Patienten verwendet werden kann [116].

Die Verankerung der Geräte ist wichtig, um den Unterkiefer in einer protrudierten Position zu halten. Mit der Zeit neigt Friktionsverankerung zur Verminderung, und es muss zusätzliches Material zur Erneuerung der Verankerung nachgetragen werden. Klammern können regelmäßig nachgestellt werden.

17.11.6 Bissregistrierung und Konstruktionsbiss

Die interinzisale Vertikaldimension und das Ausmaß der Protrusion des Unterkiefers, die durch das Gerät zur mandibulären Repositionierung erreicht werden soll, wird durch einen Konstruktionsbiss festgelegt. Dies kann mittels eines Frontzahn-Jigs geschehen (z. B. George-Messlehre, Abb. 17-6) oder mit der ExactoBite-Registrierhilfe, mit einer arbiträren vertikalen Öffnung von entweder 2, 4 oder 5 mm. Manche Geräte (z. B. SNOAR) arbeiten mit einer vertikalen Öffnung von 13–17 mm bei verschiedenen Vorschubpositionen des Unterkiefers.

17.11.6.1 Vertikale Öffnung

Geräte zur mandibulären Repositionierung und Zungenretainer bewegen sich in einem Bereich zwischen 2 und 10 mm interinzisaler Öffnung. Es gibt jedoch keine Untersuchungen, die darauf hindeuten, dass eine bestimmte Vertikaldimension im Mittel am besten geeignet ist. Da die Protrusion von Unterkiefer und Zunge als entscheidender Faktor gilt, wird von vielen Zahnärzten bei der Konstruktionsbissnahme eine voreingestellte, arbiträre vertikale Dimension von 2–4 mm angestrebt. Eine neuere Studie deutet an, dass das Ausmaß der durch eine Protrusivschiene erreichten vertikalen Öffnung die Patientenakzeptanz, nicht jedoch den Behandlungserfolg signifikant beeinflusst [107]. Im Hinblick auf adaptive Veränderungen des Oropharynx bei Variationen der Unterkieferposition ist allerdings gefordert worden, die Öffnung auf eine Minimum zu beschränken [67].

17.11.6.2 Protrusion

Einige Zahnärzte empfehlen, den Unterkiefer bis zu einer Position vorzuverlagern, die 75 % der maximalen Protrusion entspricht. Für Geräte, die mit einer fixierten Beziehung arbeiten, erscheint eine arbiträre Position notwendig, obwohl es keine eindeutigen Belege zur Unterstützung des Werts von 75 % gibt. In einer Studie wurden zwei verschiedene Vorschubwerte untersucht, wobei sich jedoch kein signifikanter Unterschied zwischen 75 % und 50 % Vorschub ergab [119]; allerdings bleiben hier offene Fragen zur Auswirkung des Studiendesigns auf die Schlussfolgerungen. Es wurde eine Reihe von Forschungsstudien zu anterioren Repositionierungsgeräten durchgeführt [86, 97, 102, 109]. Es zeigte sich, dass bei einem Patienten in Rückenlage eine maximal protrudierte Unterkieferposition einen deutlich höheren inspiratorischen Luftfluss ermöglicht [82].

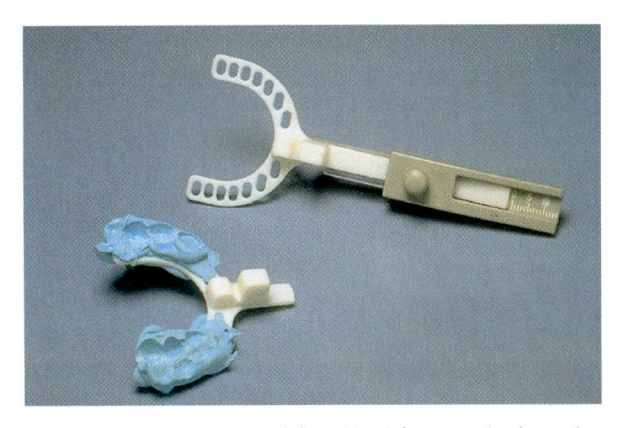

Abb. 17-6 George-Messlehre. Vorrichtung mit einer einstellbaren Bissgabel, um verschiedene Grade von Protrusion und Öffnung zu registrieren.

17.11.7 Bewegung des Unterkiefers

Einige Geräte lassen Bewegungen des Unterkiefers in unterschiedlichem Maße zu. Manche Zahnärzte glauben, dass solche Geräte zu einer besseren Compliance des Patienten führen.

17.11.8 Wirksamkeit der Geräte

Es ist nicht vorhersagbar, ob ein bestimmtes Gerät sich bei einem Patienten mit OSA nennenswert positiv auswirken wird; die Maßnahme ist jedoch grundsätzlich reversibel, und Anpassungen dieser Geräte zur Festlegung einer therapeutischen Position sind möglich. Die Wirksamkeit von intraoralen Geräten hängt ebenso von der Compliance wie von anderen Faktoren ab, die die leichten bis mittelschweren Formen der OSA bestimmen. Zahnärzte stellen fest, dass durchschnittlich 10 % (Bereich 0–37 %) der Patienten nicht in der Lage sind, eine langzeitige (mehr als sechs Monate dauernde) Anwendung eines intraoralen Geräts zu ertragen [64].

Eine Befragung von Anwendern einer Unterkiefer-Vorschubschiene mittels eines Fragebogens ergab, dass 97 % der Anwender an die Wirksamkeit des Geräts glaubten, und auch mehr als die Hälfte der Patienten, die die Anwendung abbrachen. Zu den Gründen für den Abbruch zählten fehlende Wahrnehmung der Wirksamkeit, soziale Umstände und Nebenwirkungen [74].

Der spürbare (subjektive) Effekt einer Therapie kann vom Zahnarzt subjektiv aufgrund der Angaben des Patienten und seines Schlafpartners eingeschätzt werden. Anpassungen des Geräts oder ein Wechsel des Gerätetyps können indiziert sein, z. B. bei einem

Zungenretainer, wenn das Gerät zwar subjektiv wirksam, aber unangenehm zu tragen ist. Letztlich kann die Feststellung der objektiven Leistungsfähigkeit durch einen OSA-Schlafspezialisten mittels PSG oder MSLT als notwendig erachtet werden.

Wenn ein Patient bereits CPAP angewandt hat (diese Methode hat als Vergleichsstandard zu gelten), aber Schwierigkeiten damit hatte, kommt er vielleicht mit einem intraoralen Gerät besser zurecht. Das Behandlungsziel einer Therapie mit einem Gerät sollte aber über Annehmlichkeit des Tragens hinaus auch eine tatsächliche und vorteilhafte Wirkung auf die im Schlaf gestörte Atemfunktion haben. Die Wirksamkeit eines Geräts kann verbessert werden, wenn zusätzliche Faktoren berücksichtigt werden, z.B. die Körperposition während des Schlafs. In verschiedenen Studien wird über eine Reduktion von RDI und AI von über 75% berichtet. Die jeweiligen Werte sind detailliert in Übersichtsartikeln [64, 65] zitiert.

Der Haupteffekt eines Geräts tritt an einer oder mehreren anatomischen Strukturen auf, also an repositioniertem Unterkiefer, Zunge oder weichem Gaumen. Geräte, die den Unterkiefer vorverlagern, beeinflussen auch die Zunge.

17.12 Klinisches Behandlungsschema für die Gerätetherapie

Das früher festgelegte Behandlungsprotokoll für das Management von Störungen der Schlafatmung mit intraoralen Geräten [105] wurde kürzlich (2003) durch die Academy of Dental Sleep Medicine (ADSM) überarbeitet und umfasst:
- Medizinische Beurteilung: Überweisung an den Schlafspezialisten oder den Zahnarzt zur Therapie mit intraoralen Geräten, wenn indiziert
- An den Zahnarzt weitergeleitete Kopie einer diagnostischen Schlafuntersuchung oder Pulsoxymetrie
- Vollständige zahnärztliche Untersuchung, einschließlich Gelenken, Parodontium, Weichgewebe, Okklusion, Restaurationen, Zähnen, einartikulierten Situationsmodelle, Röntgenaufnahmen und anderer bildgebender Techniken, falls indiziert
- Zahnarzt zur Beurteilung und Empfehlung des ausgewählten Geräts gegenüber dem Patienten, mit Begründung der Auswahl
- Schriftliche Einverständniserklärung des Patienten wird empfohlen.
- Zahnarzt zur Einleitung der Therapie und Anpassung des intraoralen Geräts, um optimale Ergebnisse entsprechend den Symptomen des Patienten, Beseitigung von Schnarchen oder eingeschränkter Kieferbeweglichkeit zu erhalten
- Nach adäquater Anpassung Rücküberweisung vom Zahnarzt an den Arzt zur Beurteilung der Behandlung
- Endgültige angemessene oder vollständige Beseitigung der Schlafatmungsstörungen wird vom Schlafspezialisten beurteilt (normalerweise durch PSG oder Oxymetrie. Wenn beim Patienten nur primäres Schnarchen diagnostiziert wird, schließt der Zahnarzt die Behandlung ohne Rücküberweisung an den Arzt ab.
- Wenn die medizinische Beurteilung weiter bestehende Schlafatmungsstörungen ergibt, wird der Patient zur weiteren Anpassung wieder an den Zahnarzt verwiesen.
- Bei unzureichender initialer Anpassung sucht der Patient erneut den Arzt zu einer Beurteilung auf. Bei immer noch vorhandener OSA kann der Arzt eine alternative Behandlungsform empfehlen.

Eine regelmäßige Beurteilung in jährlichem Abstand wird empfohlen. Daran denken, dass kein Gerät bei allen Patienten wirksam ist.

Die Praxisparameter der American Sleep Disorders Association für die Behandlung von Schnarchen und OSA weisen darauf hin, dass nach der Behandlung die nächtliche Polysomnographie (NPSG) bei leichter OSA nicht indiziert ist, außer wenn sich die Symptome verschlechtern oder nicht verschwinden. Allerdings gibt es weder eine bestimmte Definition für eine leichte OSA-Form noch allgemein anerkannte Kriterien zur Bestimmung des Schweregrades von OSA. Subjektive Kriterien, Kephalometrie oder nächtliche Pulsoxymetrie werden manchmal anstelle von NPSG verwendet, um die Wirksamkeit von Geräten bei der Nachuntersuchung zu bewerten.

17.12.1 Alternatives Protokoll

Das Protokoll der ADSM berücksichtigt nicht die enge Beziehung, die zwischen einem Zahnarzt und dem Hausarzt oder einem Schlafspezialisten bestehen kann [15]. In solchen Fällen kann der qualifizierte Zahnarzt eine initiale Beurteilung seines Patienten hinsichtlich Schnarchen und vermuteter OSA vornehmen, um diesen bei Bedarf an den Hausarzt oder Schlafspezialisten zu überweisen [16, 126]. Gelegentlich ist es erforderlich, die Diagnose durch einen Schlafspezialisten bestätigen zu lassen und dann die Behandlung mit einem Gerät zur Unterkiefervorverlagerung durchzuführen [43]. Die meisten Zahnärzte sollten so weit ausgebildet sein, dass sie Schnarchen oder OSA anhand häufiger Befunde in der Patientenanamnese oder bei der Untersuchung zumindest vermuten können. Dazu gehören Tagesschläfrigkeit, Schnarchen, Hypertonie, Diabetes Typ 2 und bei Männern Adipositas, großer Halsumfang, umfangreiche Fettpolster im Gaumen- und Pharynxbereich, Makroglossie, ein langer, weicher Gaumen sowie kleine Unter- und Oberkiefer. Der Zahnarzt kann auch den ESS-Fragebogen ausfüllen lassen [56]. Anhand dieser Informationen kann eine Überweisung durch den Zahnarzt erfolgen. Einige Zahnärzte verwenden möglicherweise auch ein Gerät zur häuslichen Überwachung und die daraus resultierenden Daten als Grundlage für eine Überweisung oder ergänzende Behandlung in Zusammenarbeit mit dem Hausarzt, der für den Patienten verantwortlich ist. Die Rolle des Zahnarztes bei der Diagnose und Mitbehandlung von Patienten mit Schnarchen oder Schlafapnoe-Hypopnoe-Syndrom wird immer wichtiger, wie zu Beginn dieses Kapitels bereits erwähnt. Die Bedeutung gemeinsamer Anstrengungen im Team kann nicht genug betont werden. Nicht alle nichtchirurgischen Therapieformen sind gleich erfolgreich, und das intraorale Gerät kann dazu beitragen, Patienten für chirurgische Verfahren auszuwählen [31]. Der Zahnarzt weiß wohl, dass die PSG das primäre diagnostische Verfahren für OSA und CPAP die primäre Therapie der Wahl sind. Er kennt jedoch auch die verschiedenen Faktoren, die diese Optionen praktisch einschränken, wie etwa die räumliche Entfernung zum nächsten Schlaflabor.

17.13 Geräte zur Repositionierung

Für die Behandlung der OSA sind verschiedenste Geräte zur anterioren Repositionierung eingesetzt worden, von modifizierten vorverlagernden Stabilisierungsschienen bis hin zu modifizierten Herbst-Geräten. Eine Vorrichtung zur Behandlung der OSA soll den Unterkiefer nach unten und vorn bringen, um auf diese Weise die Luftwege zu weiten. In der Regel wird der Unterkiefer um etwa 75 % der maximal möglichen Protrusion vorverlagert, bei einer Schneidekantendistanz von 7 mm [68]. Bei einigen Patienten treten in maximaler Protrusion keine Veränderungen der Dimensionen der Atemwege auf [67]. Eine empfohlene vertikale Öffnungsweite beträgt 4 mm an den Schneidezähnen; allerdings gibt es auch die Empfehlung, die vertikale Öffnung auf ein Minimum zu beschränken [67]. Da die Protrusion im Laufe der Zeit besser toleriert wird, können Vorrichtungen, die eine allmähliche, schrittweise Verlagerung (Titration) ermöglichen (z. B. Klearway, adjustierbarer PM-Positioner und andere mehr), einen gewissen Vorteil bieten. Dies bedeutet jedoch nicht, dass Geräte mit festgelegter Dimension nicht genauso erfolgreich sind; sie sind nur nicht so vielseitig einsetzbar.

Verschiedene Geräte sind umfassend untersucht worden, andere nicht. Einige sind von der FDA (Food and Drug Administration) für die Anwendung als Geräte zur Behandlung des Schnarchens (NAPA, ASPL, SNOAR, Snore-Guard, TLD) und der OSA (Equalizer, NAPA and SNOAR) zugelassen worden. Auch neue Zulassungen werden noch erteilt. Eine Zulassung als solche ist allerdings kein Hinweis auf die Wirksamkeit eines Geräts bei der Verminderung von AI oder RDI. Die schrittweise einstellbare Unterkiefer-Vorschubschiene aus thermoplastischem Acrylat reduziert bei Patienten mit mäßiger bis schwerer OSA den RDI deutlich und hat eine direkte Wirkung auf die Größe der Luftwege [72].

Die Erwähnung eines Geräts hier ist keine Empfehlung gegenüber einem hier nicht genannten Gerät. Zurzeit liegen für die hier und anderweitig aufgeführten Geräte noch nicht genügend Untersuchungsergebnisse vor, um ihre Wirksamkeit zu belegen. Auch können auf beschränktem Raum keinesfalls alle in der Literatur beschriebenen Geräte aufgeführt werden. Es werden mindestens 25 verschiedene intraorale Geräte eingesetzt. Die hier behandelten sind repräsentativ für die drei Klassen von Geräten, die zur Behandlung von Schnarchen und OSA eingesetzt werden. Individuell angepasste Geräte zur Protrusion des Unterkiefers werden häufig verwendet, doch vorgefertigte und serienmäßig eingestellte Geräte sind ebenfalls in allgemeinem Gebrauch.

17.13.1 Klearway-Gerät

Das Klearway nach Alan A. Lowe (Abb. 17-7a bis c) ist ein in den USA patentiertes Gerät (US-Pat. Nr. 5 409, 017) zur Behandlung von Schnarchen oder OSA. Die mechanischen Vorschubmöglichkeiten erlauben es dem Zahnarzt und dem Patienten, die Protrusion in Schritten von 0,25 mm (Titration) über einen längeren Zeitraum allmählich zu erhöhen. Das Konstruktionsbissregistrat für Planungsmodelle wird mit Hilfe der 2-mm-Bissgabel der George-Messlehre und einer Protrusion von zwei Dritteln des Abstands zwischen zentrischer Okklusion und maximaler Protrusion erstellt. Diese Registrierung lässt etwa 44 mögliche Vorschubbewegungsschritte zu. Das Gerät wird aus thermoplastischem Kunststoff hergestellt, den der Patient in warmem bis heißem Wasser erwärmt, um die Eingliederung zu erleichtern. Klammern dienen der verbesserten Verankerung. Great Lakes Orthodontics, Ltd. (Tonawanda, NY 14151, USA) besitzt eine Lizenz zur Herstellung des Geräts. Eine Untersuchung der Wirksamkeit eines Unterkiefer-Anterior-Positioners im Vergleich mit CPAP kam zu dem Ergebnis, dass es sich um eine wirkungsvolle Behandlungsmöglichkeit von leichten bis mittelschweren Formen der OSA handelt, die mit einer größeren Zufriedenheit als bei CPAP verbunden ist [37].

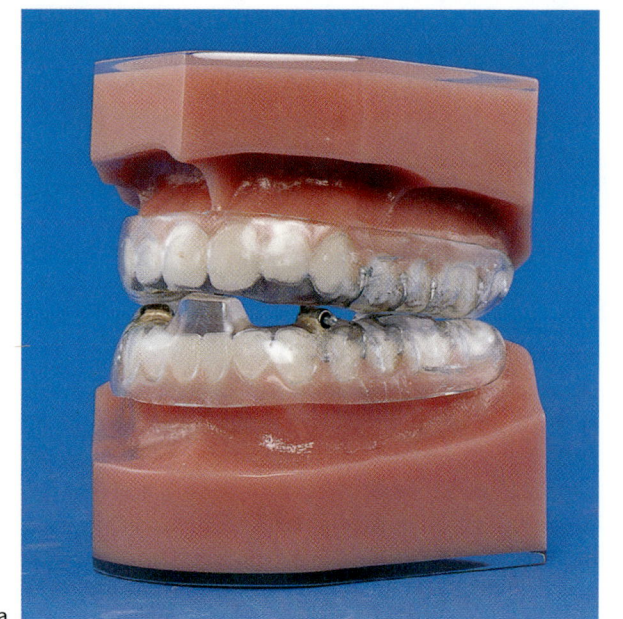

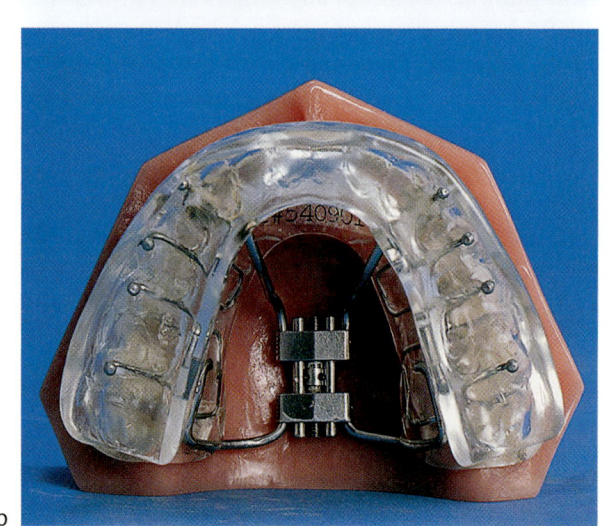

17.13.2 Adjustierbarer PM-Positioner

Der PM-Positioner nach Jonathan Parker (Abb. 17-8a bis c; Dental Services Group, Minneapolis, MN 55411, USA) ist ein laborgefertigter Anterior-Positioner, der im Labor aus thermoplastischem Material zur leichteren Eingliederung nach Erwärmung angefertigt wird. Er wird durch Klemmpassung und Einrasten in den approximalen Unterschnitten zwischen den Seitenzähnen verankert. Der Patient kann die Protrusion mit beidseitigen Dehnvorrichtungen im Molarenbereich regulieren. Aufgrund der Positionierung der Einstellvorrichtungen im posterioren Bereich sind gewisse vertikale und laterale Bewegungen möglich. Einige auf Konferenzen der Akademie für zahnärztliche Schlafmedizin (Academy of Dental Sleep Medicine, ADSM) vorgetragene Referate deuten darauf hin, dass sich die erfolgreiche Anwendung des PM-Positioners ebenso bei anderen einstellbaren Geräten, die den Unterkiefer nach unten und vorn bewegen, erwarten lässt.

17.13.3 Herausnehmbares modifiziertes Herbst-Gerät

Das Herbst-Gerät (Abb. 17-9a, b; Space Maintainers Laboratories, Chatsworth, CA, USA) wurde für die Behandlung einer gestörten Schlafatemfunktion modifiziert. Die bilaterale Stift-Röhrchen-Konstruktion nach Herbst verlagert den Unterkiefer nach unten vorn. Das Gerät wird aus starrem, thermoplastischem oder weichem Material laborgefertigt und an den Zähnen mittels Klemmpassung und diverser

Abb. 17-7 Klearway-Gerät.
a) Seitenansicht.
b) Palatinale Ansicht.
c) Linguale Ansicht.

17.13 Geräte zur Repositionierung

Kugelknopfanker in den oberen und unteren Teilen des Geräts befestigt. Ober- und Unterteil des Geräts sind auf vollständigen Kontakt eingeschliffen. In der Eckzahnregion werden beidseitig vertikale Gummizüge verwendet, um die Unterkieferposition während des Schlafs zu erhalten. Die Veränderung der Stift-Röhrchen-Konstruktion erlaubt die Einstellung der Protrusion. Die Lateralbewegung ist eingeschränkt. Der Konstruktionsbiss wird mit einer Unterkieferposition bei 75% der Strecke zwischen maximaler Interkuspidation und maximal möglicher Protrusion genommen. Verschiedene Untersuchungen haben dieses Gerät in Bezug auf die Verminderung des AHI eingeschätzt; es ist bei vielen, aber nicht bei allen Patienten wirksam [35].

17.13.4 Gerät zur nächtlichen Offenhaltung der Atemwege (NAPA = „nocturnal airway patency appliance")

Das NAPA-Gerät nach Peter George (Abb. 17-10; s. a. Abb. 11-22) ist ein Unterkiefer-Anterior-Positioner aus starrem Acrylat, der durch Klemmpassung oder Adams-Klammern verankert wird. Das Gerät hat eine extraorale Verlängerung für die Mundatmung, wenn eine nasale Obstruktion vorliegt. Die vertikale Öffnung beträgt 5–10 mm. Es gibt keine Bestimmung für die Einstellung der Protrusion. Der Konstruktionsbiss sollte einer Unterkieferposition bei 75% der Strecke zwischen maximaler Interkuspidation und maximal möglicher Protrusion entsprechen. Durch Polysomnographie vor und nach dem Einsatz von NAPA konnte eine durchschnittliche Verminderung des RDI von 77% (Bereich 49–100%) nachgewiesen werden.

17.13.5 Snore-Guard

Das Snore-Guard-Gerät nach Thomas Meade (Abb. 17-11a; Hays & Meade Inc., Albuquerque, NM, USA) ist ein Unterkiefer-Repositioner aus heißpolymerisierendem Kunststoff oder einem flexiblen thermoplastischen Material. Es wird durch Klemmpassung an den Zähnen verankert. Der Unterkiefer wird 3 mm hinter der maximal möglichen Protrusion positioniert, bei einer Öffnung von 7 mm zwischen den Schneidekanten. Das Gerät kann am Behandlungsstuhl aus einem vorgefertigten Block hergestellt (erwärmen und einbeißen lassen) und am Patienten etwas angepasst werden. Das Gerät bedeckt nur die vorderen Zähne und ist mit weichem Polyvinyl beschichtet. Das Snore-Guard ähnelt dem Snore-

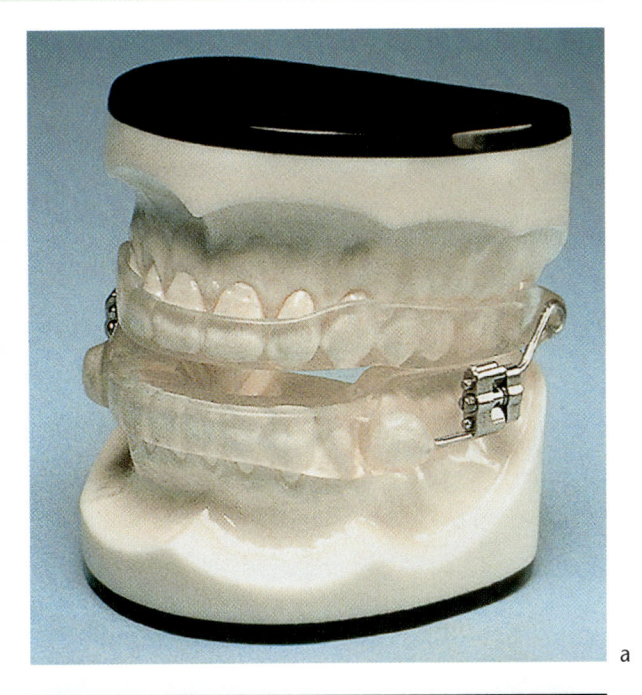

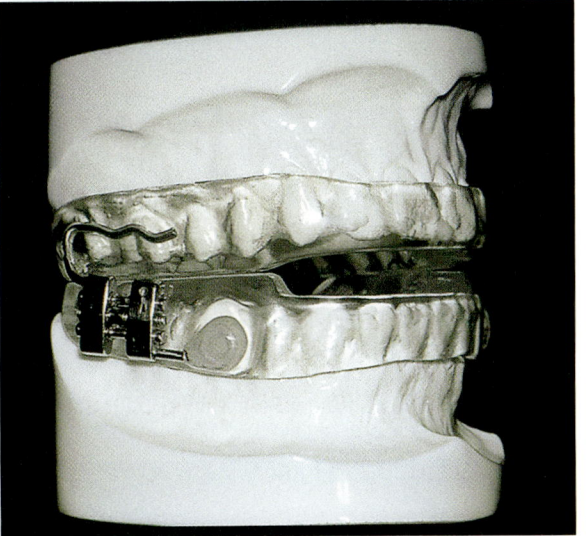

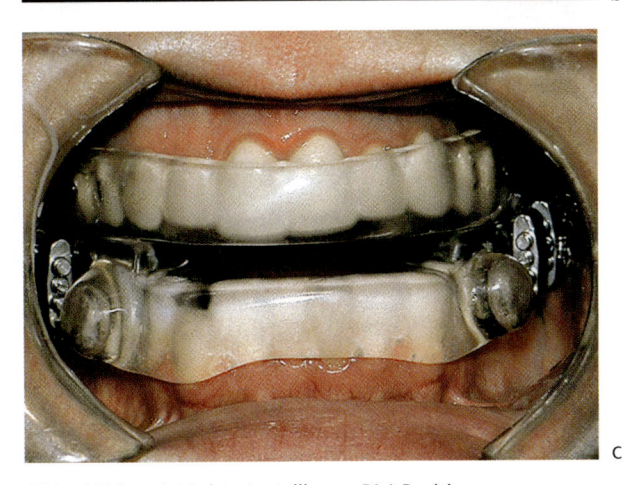

Abb. 17-8 a) Nicht einstellbarer PM-Positioner. b und c) Einstellbarer PM-Positioner.

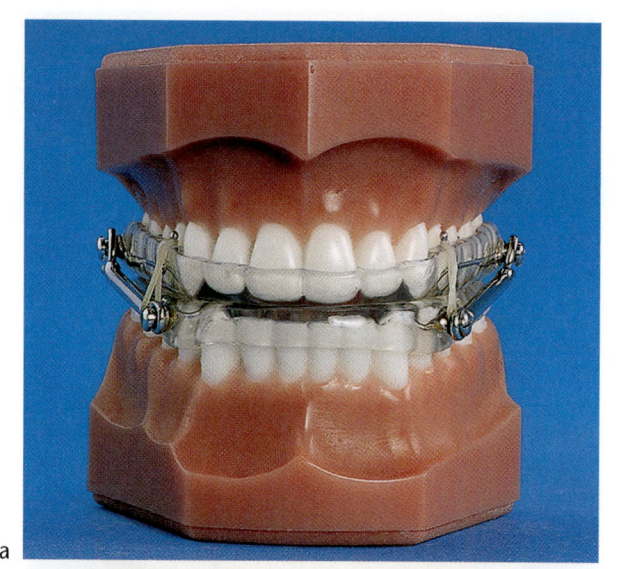

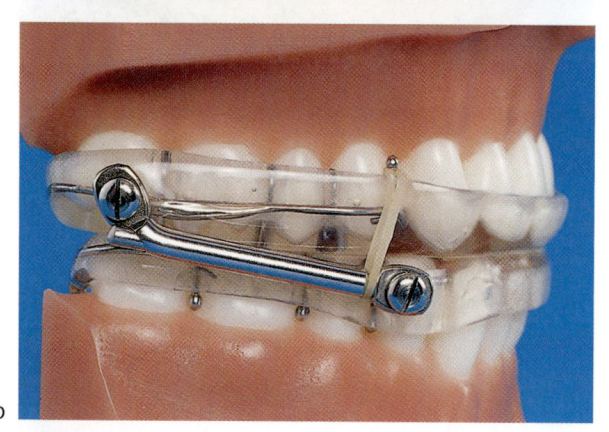

17 Obstruktive Schlafapnoe und Vorrichtungen zu ihrer Behandlung

Abb. 17-9 Modifiziertes Herbst-Gerät.
a) Frontalansicht.
b) Detailansicht von Stift und Röhrchen mit Gummizug.

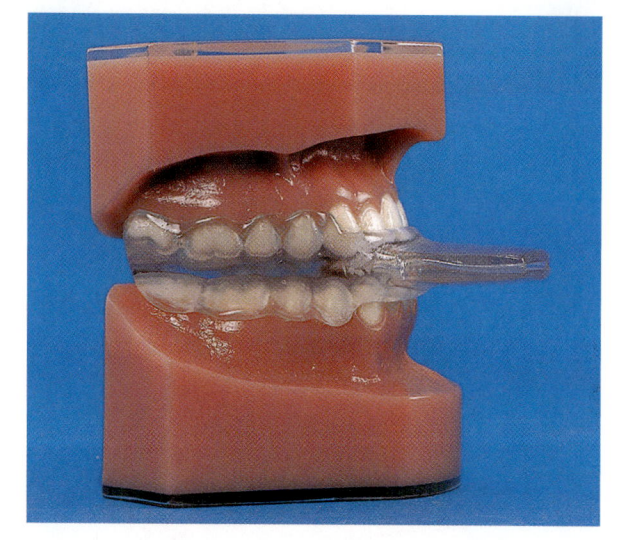

Abb. 17-10 Gerät zur nächtlichen Offenhaltung der Atemwege (NAPA = „nocturnal airway patency appliance").

Free-Anti-Schnarch-System (Space Maintainers Laboratories, Chatsworth, CA, USA), das ebenfalls am Behandlungsstuhl angefertigt werden kann. Eine Untersuchung der Wirksamkeit des Snore-Guard im Vergleich mit CPAP kam zu dem Ergebnis, dass es sich um eine wirkungsvolle Behandlungsmöglichkeit von leichten bis mittelschweren Formen der OSA handelt, die mit geringeren Nebenwirkungen und einer größeren Patientenzufriedenheit als CPAP verbunden ist [37].

17.13.6 Snoring & Nocturnal Obstructive Sleep Apnea Reducer (SNOAR, Gerät zur Reduzierung von Schnarchen und nächtlicher OSA)

Der SNOAR-Positioner nach Kent Toone (Abb. 17-11b; Micro Labs, Dublin, CA, USA) ist ein Gerät zur Offenhaltung der Atemwege, das den Unterkiefer 6–9 mm nach vorn bewegt und die Vertikaldimension an den Schneidekanten um 7–10 mm erhöht. Das Gerät ist aus starrem Kunststoff gefertigt und an den Zähnen mittels Klemmpassung und oder Klammern befestigt. Für die Behandlung von Schnarchen und OSA wurde eine FDA-Zulassung erteilt. Über die Wirksamkeit des Geräts wurde von Viscomi et al. berichtet [130].

17.13.7 TheraSnore

Das TheraSnore-Gerät nach Thomas Meade (Abb. 17-12) hat die Funktion eines Unterkiefer-Positioners. Es wird am Behandlungsstuhl aus einem vorgefertigten Block hergestellt (erwärmen und einbeißen lassen). Die Protrusion wird durch das formbare thermoplastische Material aufrechterhalten. Eine Zulassung zur Behandlung des Schnarchens wurde erteilt [115].

17.13.8 Unterkiefer-Repositioner

Ein starres Gerät zur prothetischen Unterkiefervorverlagerung bewegt nach seiner ursprünglichen Beschreibung den Unterkiefer um 3–5 mm nach vorn. Wie in verschiedenen Untersuchungen gezeigt werden konnte, führt das Esmarch-Gerät zur Unterkieferrepositionierung zu einer deutlichen Verminderung von AHI und RDI [83]. Das Esmarch-Gerät nach Meier-Ewert & Schäfer (Abb. 17-13) wird aus starrem Kunststoff hergestellt und durch Klemmpassung verankert. Bei Variationen des Geräts werden Klammern verwendet. Forschungsarbeiten zum

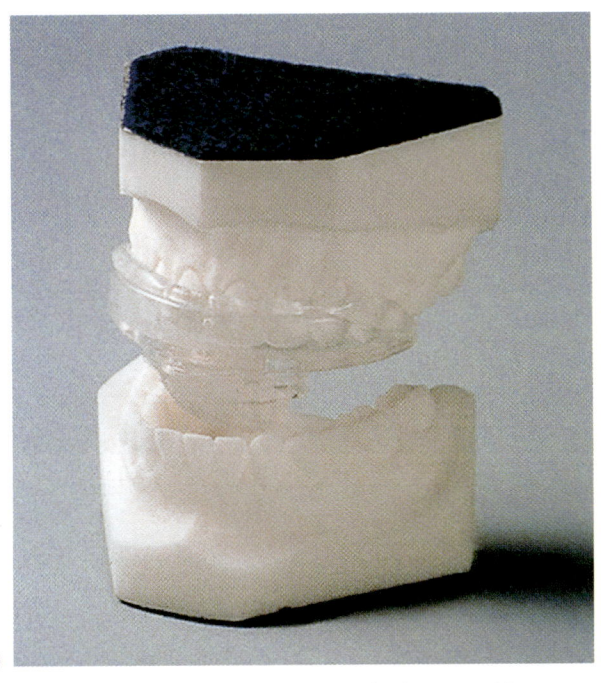

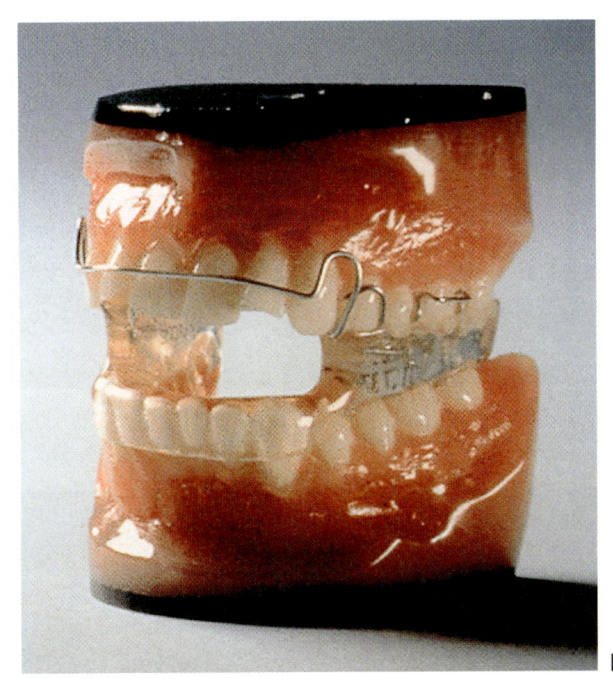

Abb. 17-11 a) Snore-Guard, Unterkiefer-Repositioner.
b) Gerät zur Reduzierung von Schnarchen und nächtlicher OSA (Snoring & Nocturnal Obstructive Sleep Apnea Reducer, SNOAR)

Esmarch-Positioner zeigten, dass die Effektivität dieser Therapie je nach Schlafhaltung stark schwanken kann [135].

17.13.9 Elastomer-Gerät

Das Elastomer-Gerät nach Edward Lyon (Abb. 17-14) ist ein Unterkiefer-Repositioner, hergestellt aus sehr geschmeidigem Material mit guter Elastizität (Distar, Albuquerque, NM, USA). Die vertikale Öffnung beträgt 5–10 mm. Das Gerät besitzt eine FDA-Zulassung für die Behandlung des Schnarchens und der OSA [115].

17.14 Zungengeräte

Das Hauptziel der Behandlung mit Geräten für die Zunge ist die Vorbewegung des Zungenmuskels [92], z.B. mit Zungenhaltegeräten (TRD = „tongue retaining device"), Geräten zur Stimulation der oralen Propriorezeptoren (TOPS = „tepper oral proprioceptive stimulator"), Geräten zur Fixierung der Zunge (TLD = „tongue locking device"), Geräten zur Zungenpositionierung und -übung (TPE = „tongue positioner and exerciser"); die Zunge wird aber auch durch Geräte beeinflusst, die den Unterkiefer vorverlagern. Diese Geräte verändern die Unterkieferposition auch durch eine rotierende Öffnungsbewegung.

Eine vergleichende Studie zwischen SnoreGuard (Unterkiefer-Vorschubschiene), Zungenretainer und Anhebung des weichen Gaumens kam zu dem

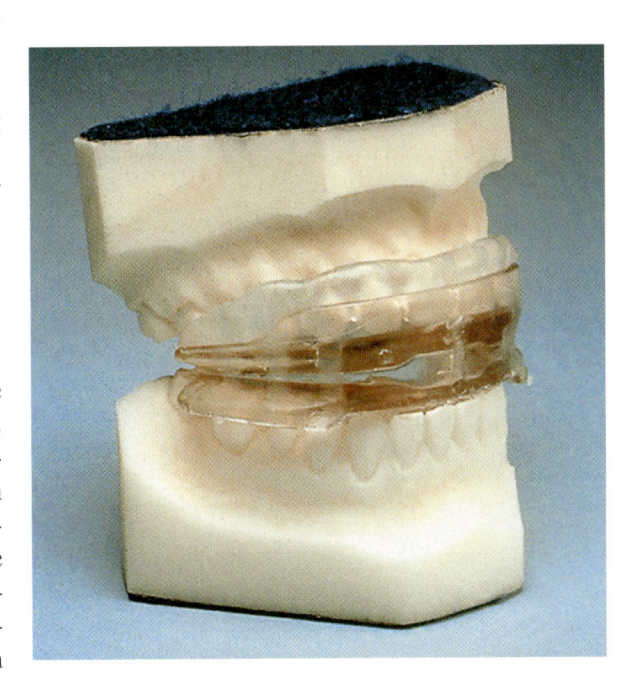

Abb. 17-12 TheraSnore-Unterkiefer-Repositioner.

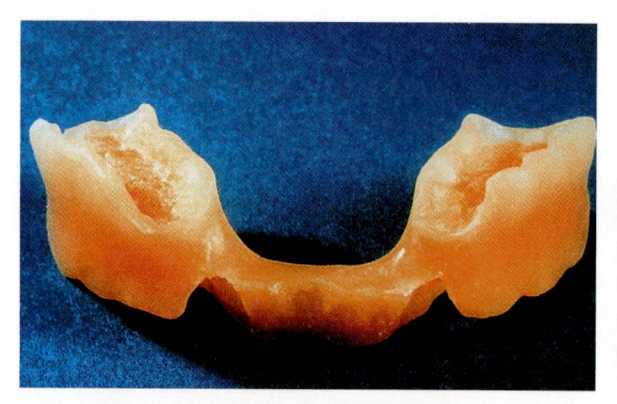

17 Obstruktive Schlafapnoe und Vorrichtungen zu ihrer Behandlung

Abb. 17-13 Esmarch-Unterkiefer-Repositioner.

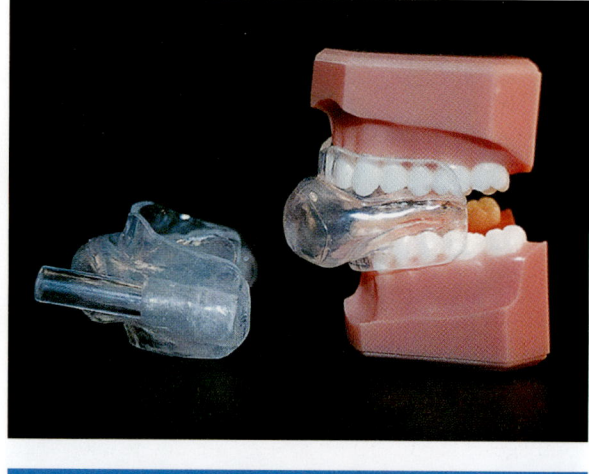

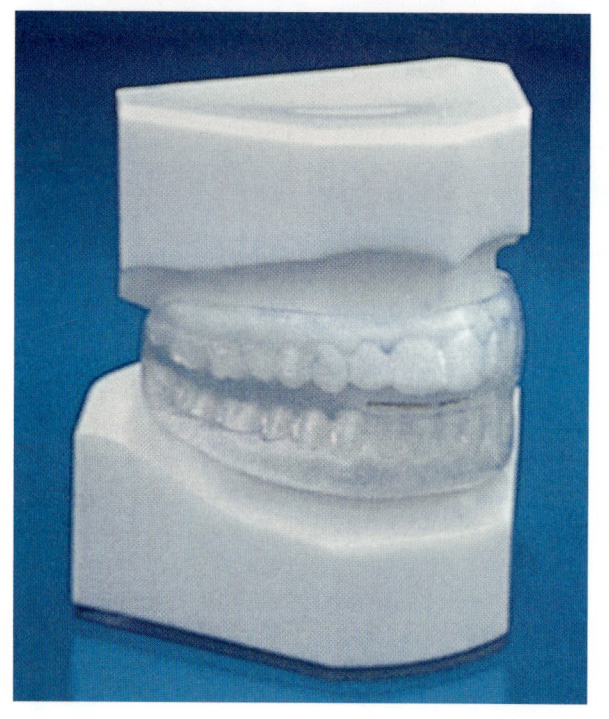

Abb. 17-14 Elastomer-Gerät, Unterkiefer-Repositioner (Great Lakes).

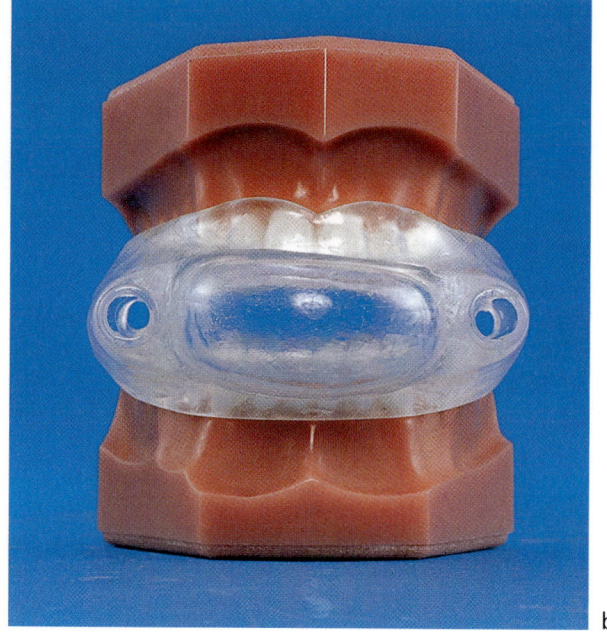

Abb. 17-15 Zungenhaltegerät (TRD = „tongue retaining device").
a) Seitenansicht mit Kolben und Luftröhrchen.
b) Frontalansicht.

Schluss, dass die Schiene eine wirksame Behandlungsalternative darstellt, die beiden übrigen Methoden jedoch unwirksam sind [16].

17.14.1 Zungenhaltegerät (TRD = „tongue retaining device")

Das TRD nach Charles Samelson (Abb. 17-15) soll die Zunge vorn halten. Dies wird durch einen Kolben erreicht, der einen Unterdruck erzeugt und die Zunge während des Schlafs vorn festhält. Das TRD ist wirksamer, wenn es in Verbindung mit Verhaltensänderungen eingesetzt wird. Wenn die Nase verlegt oder die Nasenatmung erschwert ist, wird ein modifiziertes TRD mit seitlichen (kleinen oder großen) Atemwegsröhrchen eingesetzt.

Eine Volumenmesslehre (Abb. 17-16) dient zur Messung der Zungengröße und zur Bissregistrierung (Standard oder weit). Die Messlehre wird auf die Zunge in einer gestreckten, aber angenehmen Position aufgesetzt, und es wird festgestellt, in welcher Rille die Oberkieferschneidezähne aufsetzen. Dann wird Silikon- oder Vinyl-Bissregistrierungsmasse auf die Bissflügel der Messlehre aufgetragen. Die Messlehre wird auf die Zunge aufgesetzt, der Patient muss die Zunge bis zur vorher festgehaltenen Position strecken und in das Bissregistratmaterial beißen. Dieses Registrat wird mit den Patientenmodellen zur Herstellung des Geräts in das Labor gesandt (PROfessional Positioners, Racine, WI, USA). Eine vorgefertigte Version des TRD, die in der Praxis an die Zähne des Patienten angepasst werden kann, ist erhältlich. TRD wurde untersucht und erscheint nützlich, entweder allein oder zusammen mit anderen Behandlungen, z.B. Training der Schlafposition und Gewichtsreduktion, zur Verbesserung bei Patienten mit mehr oder weniger schweren Apnoen, vorausgesetzt, die Apnoen sind in der Rückenlage ausgeprägter und das Gewicht des Patienten übersteigt das Idealgewicht um nicht mehr als 50% [74]. Verschiedene Untersuchungen über die Wirksamkeit dieses Geräts sind durchgeführt worden [23, 74]. Das TRD wird für 7% der Patienten mit OSA eingesetzt.

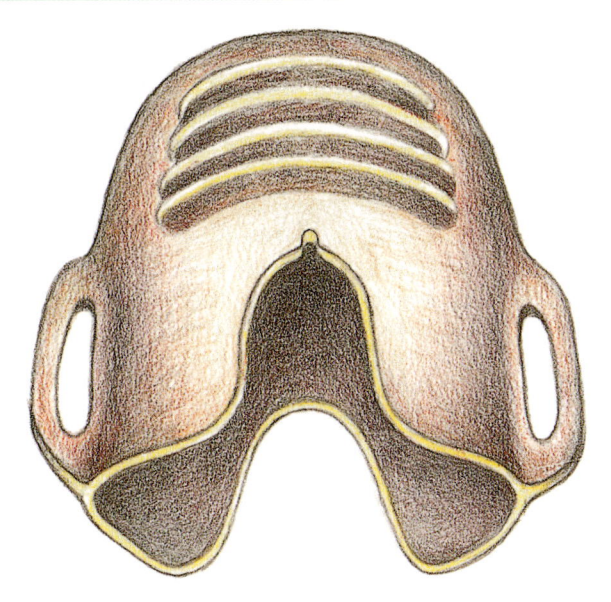

Abb. 17-16 Volumenmesslehre zur Messung der Zungengröße und -lage für das TRD-Gerät.

17.14.2 Snor-X

Das Snor-X nach Michael Alvarez (Abb. 17-17) ist ein Zungenretainer, erhältlich in den Konfektionsgrößen „mittel" und „groß". Er ist aus medizinischem Silikon hergestellt. Die Zunge passt in den vorderen Kolben und wird durch den erzeugten Unterdruck vorn gehalten. Der extraorale Lippenschutz vermeidet einen Prolaps der Zunge während des Schlafs. Eine FDA-Zulassung für Schnarchen ist erteilt worden [115]. Angaben über die Wirksamkeit wurden bisher nicht veröffentlicht.

17.14.3 SnorEx-Prothese

SnorEx (Depita, Nienhagen, Deutschland) ist eine Prothese mit dem Ziel, die Obstruktion des oberen Atemwegs durch Herunterdrücken der Zunge zu vermindern. Der aktive Teil des Geräts ist ein Depressor, verbunden mit einem Kolben, der Druck auf den Zungengrund ausübt und so die Vorverlagerung der Zunge bewirkt. Die Untersucher kamen zu dem Ergebnis, dass die hohe Rate von Non-Compliance und die geringe Wirkung der SnorEx-Prothese eine breite Anwendung dieser Behandlungsform bei Patienten mit OSA ausschließen [119].

In mancher Hinsicht ähnlich ist der „Tepper oral proprioceptive stimulator" (Great Lakes Orthodontics Ltd. Tonawanda, N.Y.), der eine hintere Zungenverlängerung besitzt, die mit einem elastischen Band unten gehalten wird. Lingual der Schneidezähne befindet sich eine gepolsterte Stange, um eine korrekte Zungenposition zu steuern.

17.15 Einstellbares Gerät zur Anhebung des weichen Gaumens (ASPL = „adjustable soft palate lifter")

Das Gerät zur Anhebung des weichen Gaumens nach Paskow (Abb. 17-18; Space Maintainers Laboratories, Chatsworth, CA, USA) ist eine herausnehmbare Oberkieferapparatur mit zwei Adams-Klammern an den Molaren. Dieses Gerät hat einen Knopf aus Kunststoff, der nach distal zum Mittelpunkt des weichen Gaumens reicht und diesen leicht anhebt, um Vibrationen während des Schlafs zu verhindern. Jede Nacht wird das Gerät weiter nach distal eingestellt, bis der wirkungsvollste Punkt erreicht ist. Wenn der Patient würgt, kann er sich selbst „desensibilisieren", indem er fünf- bis sechsmal pro Tag mit einem Löffel oder einer Zahnbürste drückt. Für Patienten mit sehr starkem Würgereiz ist dieses Gerät nicht geeignet. Es besitzt eine FDA-Zulassung lediglich für den Einsatz bei Schnarchen. Es gibt nicht genügend Informationen, um die tatsächliche Wirksamkeit beurteilen zu können; allerdings ist es als wirksames Mittel zur Behandlung des Schnarchens beschrieben worden [99]. In einer vergleichenden Studie wurde es bei der Behandlung der schweren OSA als nicht wirksam eingestuft [16].

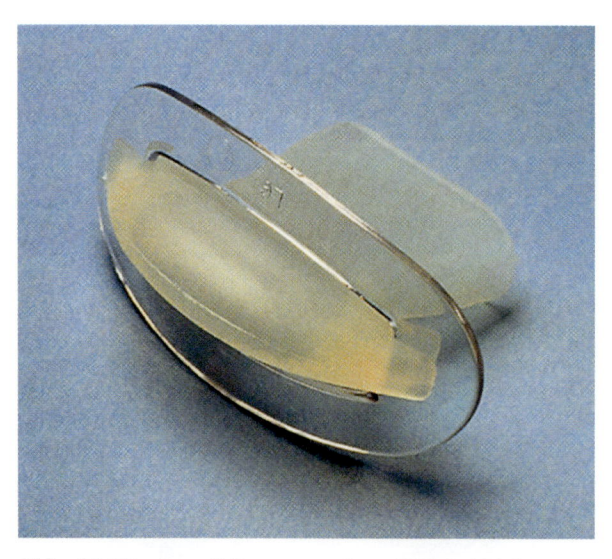

Abb. 17-17 Snor-X-Zungenretainer (SDDS, 1996).

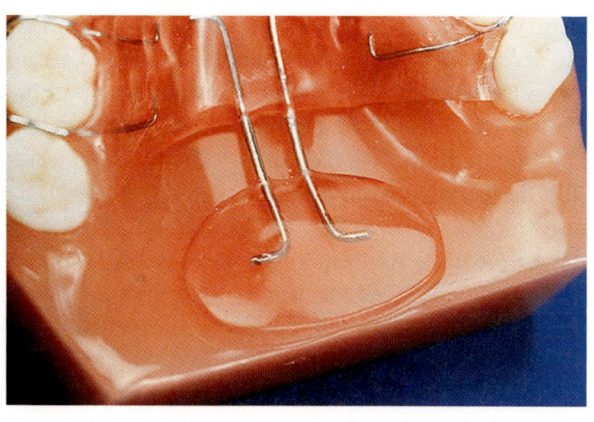

Abb. 17-18 Einstellbares Gerät zur Anhebung des weichen Gaumens (Space Maintainers).

17.16 Untersuchungen von zahnärztlichen Geräten zur OSA-Behandlung

Vergleichende Studien über intraorale Geräte zur Behandlung von OSA sollten als randomisierte, kontrollierte klinische Studien angelegt werden, um Wirksamkeit, Nebenwirkungen und Patienten-Compliance vergleichen zu können und eine vergleichende Bewertung zwischen einem intraoralen Gerät und dem Standard Überdruckbeatmung (CPAP) zu ermöglichen. Die Studien sollten eine nächtliche Polysomnographie (NPSG) vor und nach der Behandlung enthalten. Wenngleich eine prätherapeutische NPSG bei 95% der Patienten mit vermuteter OSA durchgeführt wird, findet diese Untersuchung nur bei 18% der Patienten im Rahmen der Nachkontrolle statt. Zahnärzte (37%) sind der Überzeugung, dass die Pulsoxymetrie ein inadäquater Ersatz für posttherapeutische NPSG ist [51].

Bei Patienten, die auf die Anwendung eines intraoralen Geräts ansprechen, kann eine Verbesserung der gestörten Schlaf-Atemfunktion auch durch Gewichtsreduktion und andere nichtchirurgische Ansätze der OSA-Behandlung erreicht werden. Aus der Übersicht der Geräte in den vorstehenden Abschnitten ist deutlich geworden, dass nicht für alle Geräte Untersuchungsergebnisse in der am Anfang dieses Kapitels beschriebenen Qualität vorliegen. Das soll nicht heißen, dass anders angelegte Studien, die als Nachweis der Wirksamkeit angeführt wurden, fehlerhaft und demnach die Geräte nicht wirkungsvoll sind. Es deutet vielmehr darauf hin, dass die berichteten Unterschiede zwischen den Ergebnissen gleichartiger oder ähnlicher Schienen eine gewisse Standardisierung der Untersuchungsmethodik erfordern. Trotz einer deutlichen Zunahme von Forschungsarbeiten auf diesem Gebiet bleibt die Zahl randomisierter, kontrollierter klinischer Studien relativ klein. Offensichtlich besteht Bedarf an weiteren Studien, zumindest an derartigen solchen, die bestimmte Geräte direkt untereinander und mit einem anerkannten „Goldstandard", z. B. CPAP sowie vor und nach PSG, vergleichen.

Zusammenfassung

Die Pathogenese der OSA ist ein komplexes Zusammenspiel zwischen einer Änderung der Muskelaktivität und einer Verkleinerung der oberen Atemwege. Zurzeit geht man davon aus, dass Schiene einige der Interaktionen durch Protrusion von Zunge und Unterkiefer oder Anhebung des weichen Gaumens umkehren oder reduzieren. Das Management von Schnarchen und OSA hat das Spektrum der Zahnärzte für eine interdisziplinäre Zusammenarbeit eines wichtigen Problems der Krankenversorgung erweitert.

Intraorale Geräte zur Behandlung von Schnarchen und OSA bieten verschiedene Vorteile, sind jedoch weniger effektiv als CPAP. Ihr Einsatz ist reversibel, sie sind relativ preiswert, nichtinvasiv und einfach herzustellen. Sie sind nicht so geräuschvoll wie CPAP und im Allgemeinen leichter zu akzeptieren als chirurgische Maßnahmen. Obwohl immer noch viele Fragen bei der Behandlung von OSA mit zahnärztlichen Geräten offen sind, insbesondere bezüglich der korrekten Handhabung, gibt es ausreichende klinische Nachweise, die ihren wirkungsvollen Einsatz belegen.

Bei einer Zusammenarbeit zwischen dem behandelnden Arzt und dem Zahnarzt erhalten Patienten eine alternative und kosteneffektive Therapie, insbesondere wenn andere Therapieformen kontraindiziert sind oder nicht erfolgreich waren. Die in diesem Kapitel erläuterten pathophysiologischen Grundlagen des Schlafes sind auch Grundlage für das Problem des Bruxismus, das in Kapitel 18 dargestellt wird.

18 Bruxismus

Inhalt

18.1	Terminologie	346
18.2	Bedeutung des Bruxismus	346
	18.2.1 Schlafbruxismus	346
18.3	Epidemiologie und Prävalenz von Bruxismus	347
18.4	Polysomnographische und klinische Diagnose des Schlafbruxismus (SB)	348
	18.4.1 Diagnostische Mindestkriterien für Schlafbruxismus	348
	18.4.2 Diagnostik von Bruxismus und Pressen	348
	18.4.3 Bruxismus, Attrition, Erosion	349
18.5	Risikofaktoren für Bruxismus	351
	18.5.1 Schlafstörungen	351
	18.5.2 Stress, Angst und Persönlichkeit	352
	18.5.3 Rauchen, Koffein, Alkohol	352
	18.5.4 Okklusale Interferenzen	353
	18.5.5 Pharmakologische Wirkstoffe	353
	18.5.6 Substanzmissbrauch	354
	18.5.7 Psychische und neurologische Erkrankungen	354
18.6	Pathomechanismus des Bruxismus	354
18.7	Bruxismus und zahnärztliche Restaurationen	355
18.8	Therapie von Bruxismus	356
	18.8.1 Biofeedback, Schlafhygiene, Schienentherapie	356
	18.8.2 Stabilisierungsschienen	356
	18.8.3 Medikamente	356

Insgesamt gibt es noch wenig Übereinstimmung bei der Definition und Diagnose von Bruxismus [59]. Bruxismus ist eine parafunktionelle Aktivität im Wachzustand und während des Schlafs. Sie bestehend aus Knirschen und Pressen mit den Zähnen. Schlafbruxismus ist in der Internationalen Klassifikation der Schlafstörungen (International Classification of Sleep Disorders) als stereotype Bewegungsstörung definiert, die durch Knirschen oder Pressen mit den Zähnen während des Schlafes gekennzeichnet ist [6]. Schlafbruxismus wird dort als Parasomnie klassifiziert [114], die den Schlaf stört [12]. Zu den Risikofaktoren hierfür gehören okklusale Interferenzen, psychosoziale Faktoren, Störungen der Transmittersysteme im Gehirn und Funktionsstörungen der Basalganglien. Es gibt kein wirksames Heilverfahren für Bruxismus; die Behandlung schließt okklusale, pharmakologische und verhaltenstherapeutische Ansätze ein. Ein Zusammenhang von Bruxismus und TMD-Symptomen wird vermutet; eine kausale Beziehung konnte bisher jedoch nicht nachgewiesen werden [17, 18, 29, 33, 83].

18.1 Terminologie

Der Ausdruck Bruxismus ist von dem französischen Begriff „la bruxomanie" abgeleitet, der 1907 in einer stomatologischen Fachzeitschrift eingeführt wurde [90]. Im „Glossary of Prosthodontic Terms" ist Bruxismus als orale Gewohnheit, „habit", definiert, „bestehend aus unwillkürlichem rhythmischem oder krampfartigem, nichtfunktionellem Knirschen, Reiben oder Pressen der Zähne" [7, 45, 90].

Zur Beschreibung von Bruxismus werden verschiedenste Begriffe verwendet: Wachbruxismus, nächtlicher Bruxismus, Schlafbruxismus, Tagbruxismus, sekundärer Bruxismus. Am gebräuchlichsten sind die Begriffe Wach- oder Tagbruxismus und Schlafbruxismus (SB). Wachbruxismus ist als häufig auftretendes, teilweise willkürliches, in der Regel geräuschloses Zusammenpressen der Kiefer beschrieben worden [12].

Die Bezeichnung sekundärer Bruxismus kann Anwendung finden, wenn eine neurologische Erkrankung wie Morbus Parkinson, Depression, Schizophrenie oder Bruxismus nach Einnahme von Medikamenten oder Drogen vorliegt.

18.2 Bedeutung des Bruxismus

Bruxismus kann zu umfangreichen Zahnschäden führen (Abb. 18-1) und im Zusammenhang mit TMD (z. B. Muskelschmerz oder Bewegungseinschränkung), sporadischen Kopfschmerzen und Störungen des Schlafs des Partners durch Knirschgeräusche stehen [12, 59]. Schlafbruxismus steht in Verbindung mit dem obstruktiven Schlafapnoe-Hypopnoe-Syndrom, das in Kapitel 17 erörtert wurde. Es besteht eine statistisch signifikante Korrelation zwischen häufigem Pressen und Kopfschmerz, Schmerzen in Nacken, Rücken, Hals oder Schultern, Schlafstörungen und hohen Indexwerten bei der Beurteilung klinischer Funktionsstörungen [45]. Der Zusammenhang zwischen Bruxismus und TMD lässt die Vermutung zu, dass Bruxismus einen Kausalfaktor für TMD darstellt [34, 67].

18.2.1 Schlafbruxismus

Schlafbruxismus (SB) wird gegenwärtig als orofaziale Bewegungsaktivität während des Schlafs beschrieben, gekennzeichnet durch wiederholte (phasische) oder anhaltende (tonische) Kontraktionen der Mm. masseter und temporalis [61]. Die Kontraktionen dieser Mundschließermuskeln sind mit knirschenden Geräuschen der Zähne verbunden, die sich interindividuell und im Laufe der Zeit auch intraindividuell unterscheiden. Manche Menschen knirschen nur einmal im Monat, andere weisen hingegen fast jede Nacht eine hohe Anzahl (bis zu 90% der maximal beobachteten Zahl) von Bruxismusepiso-

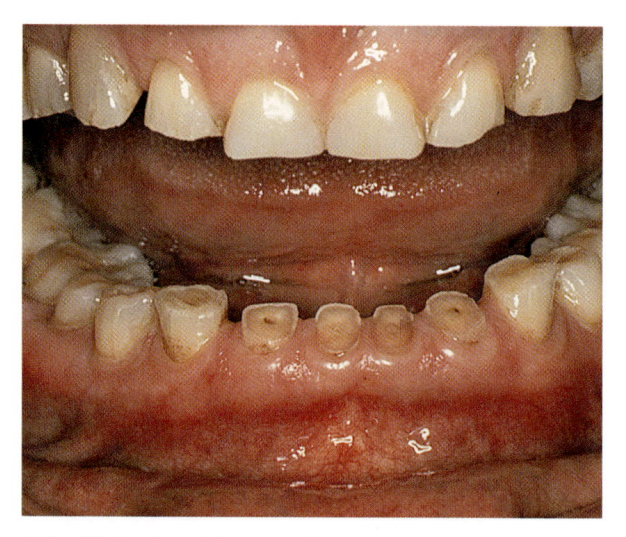

Abb. 18-1 Auswirkungen eines extremen Bruxismus bei einer 42-jährigen Frau.

den auf. Letzteres wird als schwerwiegender Schlafbruxismus klassifiziert [61].

> Bruxismus ist eine unwillkürliche Aktivität der Kiefermuskulatur. Bei wachen Personen ist sie durch Pressen, selten auch durch Klappern oder Reiben und Knirschen gekennzeichnet. Während des Schlafs lässt sich sowohl Pressen als auch Knirschen beobachten [55]. Pressen ohne Knirschen während des Tages oder im Wachzustand ist wahrscheinlich ein von Schlafbruxismus zu unterscheidendes Phänomen [36].

Bisher gibt es noch keine allgemein akzeptierte Übereinkunft zur Definition und Diagnose von Bruxismus [59]. Der Zahnarzt kann jedoch die in der ICSD-R aufgestellten Mindestkriterien [6] für die Feststellung von Schlafbruxismus sowie klinische Anzeichen und Symptome zur Identifikation eines wahrscheinlichen Wachbruxismus verwenden. Dabei sollten die später erläuterten peripheren und zentralen Faktoren berücksichtigt werden.

18.2.1.1 Schlafstadien und Bruxismus

Die einzelnen Schlafphasen wurden in Kapitel 17 erörtert. Bruxismus kann in allen Stadien auftreten, wird jedoch in Stadium 3 und 4 seltener beobachtet als in anderen Schlafphasen [97, 98]. Häufig tritt er in Phase 2 auf, verbunden mit einer Verminderung der Schlaftiefe und erkennbar an Körperbewegungen und einem beschleunigten Puls [104]. In einigen Studien konnte Bruxismus vor allem während des REM-Schlafs beobachtet werden, und Patienten mit schwerwiegender, auf nächtliches Knirschen zurückzuführender Symptomatik neigten zu verstärktem Bruxismus während des REM-Schlafs. Über einen zeitlichen Zusammenhang zwischen nächtlichen Bruxismusepisoden und REM-Phasen als Indikatoren für Träume ist berichtet worden [98]. Einige Ergebnisse deuten darauf hin, dass die meisten Bruxismusepisoden während Phasen mit REM und leichtem Schlaf auftreten und oft mit vorübergehendem Erwachen einhergehen [12].

18.3 Epidemiologie und Prävalenz von Bruxismus

Schlafbruxismus tritt in der Allgemeinbevölkerung häufig auf. Nach Sprechen im Schlaf und primärem Schnarchen ist er die dritthäufigste Parasomnie. In einer umfassenden Studie an repräsentativen Stichproben der Allgemeinbevölkerung dreier Länder (Großbritannien, Deutschland, Italien) trat bei 8,2% der Personen im Alter über 15 Jahre Zähneknirschen während des Schlafs mindestens einmal wöchentlich auf [85]. Dieser Anteil deckt sich mit den Ergebnissen anderer Studien [41, 96]. Etwa 20% der Personen mit Schlafbruxismus klagten auch über orofazialen Schmerz [34, 36]. Der überwiegende Teil der Bevölkerung (85–90%) wird in gewissem Ausmaß zu irgendeiner Zeit mit den Zähnen pressen oder knirschen [12]. Daten über erhebliches Pressen und Knirschen sind deutlich weniger auf spezifischen Untersuchungen über Wach- und Schlafbruxismus abgestützt. Schlafapnoe tritt bei Personen mit Bruxismus in der Allgemeinbevölkerung doppelt so häufig auf wie in einer Normalpopulation [53, 85]. In einer Untersuchung von geistig behinderten Heimsassen wiesen 17% Tagbruxismus, 8% nächtlichen Bruxismus und 16% Tag- und Nachtbruxismus auf. Anhand von Abrasionen an den Zähnen wurde bei 58% der Patienten Bruxismus diagnostiziert, nach Angaben des Personals bei 41% [100].

> Die Prävalenz von Wachbruxismus in der Allgemeinbevölkerung beträgt etwa 20%, die von Schlafbruxismus etwa 8% [31, 85, 96]. Nächtliches Zähneknirschen nimmt von 14% bei Kindern über 8% bei Erwachsenen im mittleren Alter bis auf 3% bei Patienten über 60 Jahren ab [54, 65].

Einige Wissenschaftler sehen den Schlafbruxismus als persistierende chronische Erkrankung an. In einer Studie ergab sich in 35% der Fälle mit in der Kindheit erkannter Symptomatik eine Persistenz bis in das Erwachsenenalter [1]. Die Daten einer Zwillings-Kohortenstudie zeigten, dass sich manifestes Knirschen in 86% der Fälle bis zum Erwachsenenalter fortsetzt [41].

Die Aktivität des Schlafbruxismus kann innerhalb kurzer Zeitspannen stark variieren [12, 56]; deshalb sollten epidemiologische Daten mit Vorsicht interpretiert werden [12]. Viele Faktoren können die EMG-Aufzeichnung der Kiefermuskeln beim Schlafbruxismus beeinflussen, so z.B. Seufzen, Lächeln, Myoklonus (rhythmische Muskelkontraktionen), automatisches Kauen, irreguläres Schlucken, Tics und andere oromotorische Aktivitäten [12]. Letztlich sind bis zu 40% der EMG-Aktivität der Kiefermuskeln nicht spezifisch für den Schlafbruxismus [12]. Durch vollständige Polysomnographie (z. B. zusätzliche audiovisuelle Überwachung) sollen die meisten Schlafbruxismusaktivitäten von Kieferbewegungen unterschieden werden können, die im Rahmen von Schlafapnoe, Kiefer- oder Extremitätenmyoklonien auftreten. Eine Abgrenzung von Schlafbruxismus gegenüber anderen, normalen orofazialen Aktivitäten während des Schlafs oder begleitenden Schlafstörungen, falls vorhanden, während der PSG bleibt wichtig.

18.4 Polysomnographische und klinische Diagnose des Schlafbruxismus (SB)

Ein wichtiger Bestandteil der klinischen Diagnose des Schlafbruxismus sind Angaben der Betroffenen selbst, ihrer Partner oder mit ihnen zusammen lebender Personen über aufgetretenes Knirschen. Im Schlaflabor oder in Forschungseinrichtungen können Schlafbruxismus und Knirschen in etwa 85 % der Fälle durch polygraphische und audiovisuelle Aufzeichnungen (Polysomnographie) verifiziert werden [63, 97].

Die Methoden zur Feststellung von Schlafbruxismus sind systemabhängig: ambulant oder stationär (Schlaflabor). Die ambulante Methode weist mastikatorische EMG-Aktivität nach, die Labormethode umfasst daneben auch EEG (Elektroenzephalogramm), EMG der Beinmuskeln, EKG (Puls), EOG (Elektrookulogramm), Erhebung respiratorischer Parameter und audiovisuelle Aufzeichnungen. Es ist wichtig, Schlafbruxismus von anderen gleichzeitigen oropharyngealen motorischen Aktivitäten zu unterscheiden, z.B. Sprechen, Schlucken, Myoklonus. Ob Bruxismus während der Polysomnographie identisch mit Bruxismus unter normalen Schlafbedingungen ist, bleibt er ohne geeignete Methode zur unauffälligen Aufzeichnung von Knirschen und Pressen während des normalen Schlafs (ohne befestigte oder auffällige Aufzeichnungsvorrichtungen) schwierig festzustellen. Die Möglichkeit, die Diagnose eines tagsüber auftretenden Bruxismus bei Prothesenträgern mit Hilfe der Aufzeichnung der Masseter-EMG-Aktivität während einer 10-minütigen Phase ruhigen Lesens zu stellen, ist beschrieben worden [91].

Der längerfristige Einsatz einer piezoelektrischen Membran innerhalb einer Schiene [11, 109] könnte sich als nützlich für die Langzeitaufzeichnung von Bruxismus erweisen; allerdings wird die Stärke anhaltend einwirkender Kräfte nicht zuverlässig erfasst. Die häusliche Durchführung von Aufzeichnungen der EMG-Aktivität des M. masseter als Indikator für Schlafbruxismus ist ebenfalls von begrenztem Wert. Diese Methoden werden später erörtert. Im Allgemeinen wird mit ambulanten Vorrichtungen die Kaumuskelaktivität insgesamt bestimmt; der spezifische Nachweis eines Schlafbruxismus ist damit nicht möglich.

18.4.1 Diagnostische Mindestkriterien für Schlafbruxismus

Die Amerikanische Gesellschaft für Schlafmedizin (American Academy of Sleep Medicine) hat im Rahmen des Handbuchs zur Diagnostik und Kodierung (Diagnostic and Coding Manual) in der revidierten Fassung der Internationalen Klassifikation der Schlafstörungen (International Classification of Sleep Disorders, Revised; ICSD-R) folgende Mindestkriterien als Voraussetzung für die Diagnose eines Schlafbruxismus aufgestellt [6]:
1. Auftreten von Knirschen mit den Zähnen während des Schlafes.
2. Mindestens einer der folgenden Befunde:
   a) übermäßige Abnutzung von Zähnen.
   b) Muskelbeschwerden.
   c) Geräusche durch Zähneknirschen.

Die in Tabelle 18-1 aufgeführten Fragen beziehen sich auf die ICSD-R-Kriterien [85].

18.4.2 Diagnostik von Bruxismus und Pressen

Polysomnographische Untersuchungen können zwar verlässliche Ergebnisse liefern, werden im klinischen Alltag jedoch nur eingeschränkt Anwendung finden. Die Diagnose „Bruxismus" wird in der Regel aufgrund klinisch feststellbarer Abnutzungsspuren der Zahnhartsubstanzen, Hypertrophie des M. masseter, sichtbaren Pressens des Patienten und eigener Angaben des Patienten, etwa auch über morgendliche Muskelsteifigkeit oder -beschwerden ohne Schmerz oder morgendliche Kopfschmerzen, gestellt. Meist liegt eine Kombination mehrerer Symptome vor [29, 83]. Schmerzen durch Bruxismus sind morgens am stärksten, während myofaszialer Schmerz sein Maximum am Abend erreicht [18]. Dabei ist zu bedenken, dass intensiv knirschende Patienten nicht unbedingt starke Abnutzungserscheinungen der Zahnhartsubstanzen aufweisen müssen, wenn der Bruxismus erst vor kurzem eingesetzt hat.

18.4 Polysomnographische und klinische Diagnose des Schlafbruxismus (SB)

Tab. 18-1 Fragen zur Erfassung der ICSD-R-Mindestkriterien für Schlafbruxismus

1. Sind Sie/ist jemand, der bei Ihnen schläft/mit Ihnen lebt, der Ansicht, dass Sie während des Schlafes knirschen? (korrekte Antwort einkreisen)
   - Nie
   - Sehr selten
   - Weniger als einmal monatlich
   - 2–3 Nächte pro Monat
   - Einmal wöchentlich
   - 2–3 Nächte pro Woche
   - 4–5 Nächte pro Woche
   - 6–7 Nächte pro Woche
2. Hat sich aus nächtlichem Zähneknirschen für Sie ein zahnärztlicher Behandlungsbedarf ergeben? (einkreisen)
   - Ja
   - Nein
3. Treten bei Ihnen Kiefermuskelschmerzen durch Zähneknirschen auf? (einkreisen)
   - Nie
   - Selten
   - Ich weiß es nicht
   - Manchmal
   - Immer
4. Ist Ihr Zähneknirschen so laut, dass es andere Personen hören? (einkreisen)
   - Nie
   - Selten
   - Ich weiß es nicht
   - Manchmal
   - Immer

Dies gilt insbesondere für sekundären Bruxismus durch pharmakologische Wirkstoffe oder neurologische Erkrankungen. Deshalb sollten die anamnestischen Angaben des Patienten Informationen darüber enthalten, wie lange die durch das Knirschen hervorgerufenen Geräusche und Beschwerden schon bestehen. Symptome wie Kopfschmerz vom Spannungstyp, Kaumuskelbeschwerden, hypersensible Zähne, Abfraktionen, Zungenindentationen, Infrakturen und Implantatmisserfolge sind weder ausschließlich für Schlafbruxismus noch für Wachbruxismus kennzeichnend.

▶ Klinisch ist nur schwer abschätzbar, ob gegenwärtig Bruxismus besteht, weiter besteht und ob Pressen zu restaurativen Problemen geführt hat oder die Gefahr von Implantatmisserfolgen oder Zahninfraktionen erhöhen wird. Diese Fragen sind bisher unvollständig geklärt und müssen im Einzelfall auf der Grundlage der verfügbaren Evidenz und der klinischen Erfahrung bewertet werden (Abb. 18-2).

18.4.3 Bruxismus, Attrition, Erosion

Attrition durch Bruxismus soll hochglänzende Schlifffacetten, korrespondierende Facetten, Kanten zwischen Facetten, Grübchen, Grate sowie Ausdünnung und Aussplittern von Schneidekanten hervorrufen [84]. Theoretisch lässt sich durch Bruxismus hervorgerufene Attrition von erosions- oder abrasionsbedingten Zahnsubstanzverlusten unterscheiden [13]. In der klinischen Wirklichkeit ist jedoch aus dem Ausmaß des Zahnsubstanzverlustes nicht immer unmittelbar der Schweregrad eines vorhandenen Bruxismus abzuleiten, ohne andere Faktoren wie Attrition durch Kauen und Erosion zu berücksichtigen. Deshalb sind Auswirkungen des Bruxismus und Abnutzungsgrad der Zähne keineswegs immer gleichzusetzen, und entsprechende Bewertungssysteme für diesen Abnutzungsgrad [20] können nur Teilinformationen liefern. Die Auswirkungen erosiver chemischer Prozesse sind im Allgemeinen nicht auf die Okklusalflächen begrenzt, die von Bruxismus dagegen schon, einschließlich korrespondierender Zahnsubstanzverluste antagonistischer Zähne im Ober- und Unterkieferzahnbogen (Abb. 18-3).

Erosive chemische Prozesse erzeugen meist charakteristisch muldenförmig ausgekehlte Okklusalflächen (Abb. 18-4a, b), erhöhte inzisale Transluzenz,

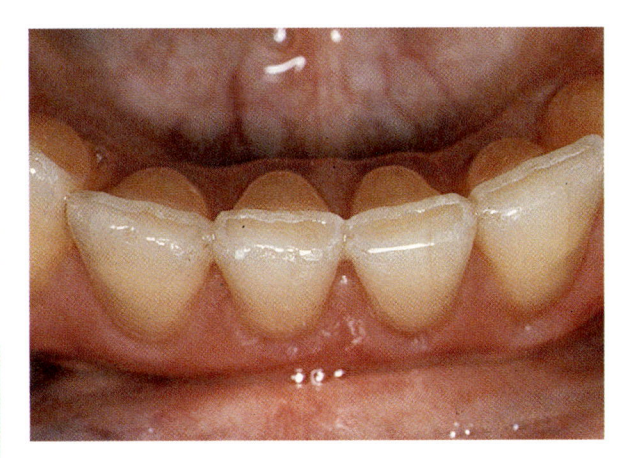

Abb. 18-2 Auswirkungen des Bruxismus bei einem jungen Erwachsenen. Der inzisale Schmelz ist bis zur Dentinfreilegung abgetragen.

18 Bruxismus

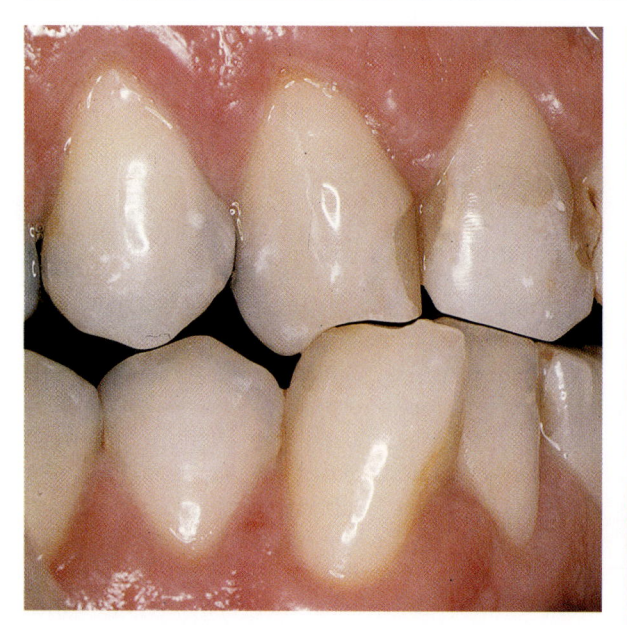

Abb. 18-3 Aggressiver Bruxismus der Eckzähne und seitlichen Schneidezähne. Korrespondierende Abnutzungsmuster und Schlifffacetten an Eck- und Schneidezähnen von Ober- und Unterkiefer.

breite Konkavitäten inmitten glatter Schmelzflächen, gegenüber der umliegenden Zahnsubstanz erhöht stehen bleibende Amalgamfüllungen, Hypersensibilität und Verminderung des Anteils nichtokkludierender Oberflächen [28].

> Der Grad der Abnutzung von Zahnsubstanz durch Bruxismus und die Möglichkeit einer erosiven Komponente des Zahnsubstanzverlustes sind wichtige Risikofaktoren, die bei der Behandlungsplanung verschiedener Arten von restaurativer und präventiver Zahnheilkunde Berücksichtigung finden müssen.

18.4.3.1 Indizes für Zahnsubstanzverluste durch Abnutzung

Zur Beurteilung von Zahnsubstanzverlusten durch Abnutzung sind verschiedene Methoden entwickelt worden. Fehlende allgemeine Akzeptanz, Nützlichkeit und Verlässlichkeit lassen ihren Einsatz für den Allgemeinzahnarzt problematisch erscheinen. In letzter Zeit wurde eine semiquantitative fünfstufige Skala zur klinischen Einteilung des Zahnsubstanzverlustes vorgeschlagen und für die routinemäßige Anwendung im klinischen Alltag empfohlen [68]. Jedem Zahn wird dabei ein Zahlenwert zwischen 0 und 4 zugeordnet:

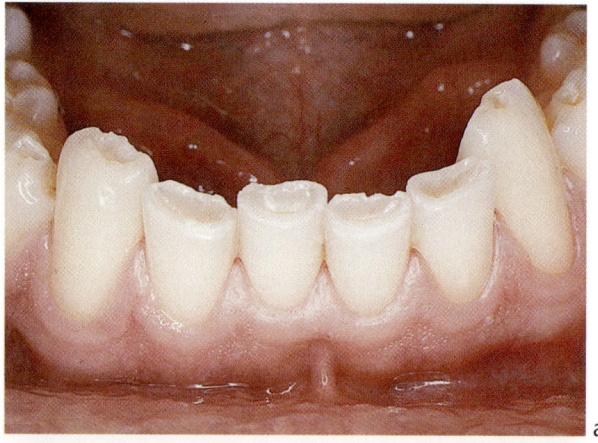

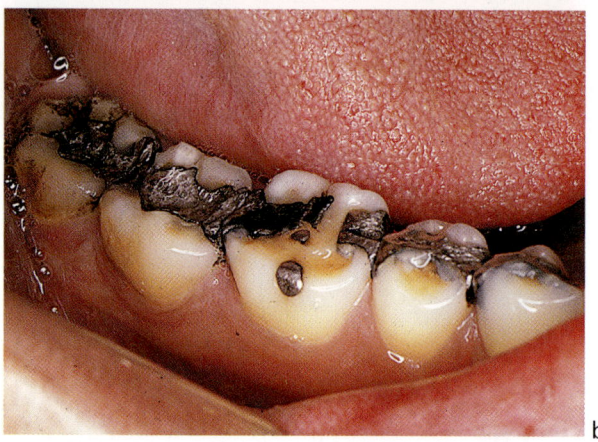

Abb. 18-4 a) Erosion von Unterkieferschneidezähnen. Muldenbildung, Dentinfreilegung und zurückbleibender Schmelz zeigen, dass kein nennenswerter Bruxismus besteht. Der Patient lutschte täglich mehrmals an Grapefruit- und Orangenstücken.
b) Kombination von Erosion und Bruxismus bei einem 50-jährigen Patienten mit Refluxkrankheit.

0 = keine Substanzverlust durch Abnutzung,
1 = sichtbarer Verlust von Schmelz,
2 = sichtbarer Substanzverlust bis zu einem Drittel der ursprünglichen Höhe der klinischen Zahnkrone mit Dentinfreilegung,
3 = Höhenverlust der klinischen Zahnkrone zwischen einem und zwei Dritteln,
4 = Höhenverlust der klinischen Zahnkrone von mehr als zwei Dritteln.

Diese fünfstufige Skala stellt eine Modifikation einer ähnlichen Skala dar [44], vermeidet jedoch die Verwendung nichtquantitativer Begriffe wie „deutlich", „ausgedehnt" und „erheblich". Indizes zur Beurteilung von Zahnsubstanzverlusten beziehen jedoch alle Arten von Abnutzung ein, nicht nur Verschleiß durch Bruxismus. Deshalb sind diese Indizes nur von eingeschränktem klinischem Wert für die spezifische Erfassung von Substanzverlusten durch Bruxismus. Auch eine Methode zur Korrelation des feststellbaren Substanzverlustes mit hohen, mittleren oder niedrigen Verlustraten in einem bestimmten Alter wurde vorgeschlagen; Nutzen und Effektivität bedürfen jedoch noch der Validierung [99].

Ein kürzlich vorgestellter Index [40] zur Messung inzisaler oder okklusaler Zahnsubstanzverluste verwendet Gipsmodelle. Bei diesem System werden Zahnsubstanzverluste an Schneidekanten und Höckern aller Zähne anhand einer sechsstufigen Skala von 0 (kein Substanzverlust) bis 5 (vollständig eingeebnete Kaufläche bei Prämolaren oder Molaren) festgestellt. Die Kriterien für Facettenbildung oder Substanzverlust sind für jede Zahnart vorgegeben. Dieser Index ist detaillierter als einige andere und lässt sich zur Bewertung inzisaler und okklusaler Substanzverluste auf Situationsmodellen anwenden. Der Nachweis des Nutzens steht noch aus.

18.5 Risikofaktoren für Bruxismus

In Bezug auf die Ätiologie des Bruxismus sind einige Theorien aufgestellt worden, aber ähnlich wie bei TMD berufen sich die meisten auf eine Reihe vermuteter Ursachen und unterstellen eine multifaktorielle Ätiologie unter Beteiligung peripherer und zentraler Faktoren [12, 59, 68]. Die für Schlafbruxismus in Betracht gezogenen Risikofaktoren sind in Tabelle 18-2 aufgeführt. Erfasst sind periphere Faktoren wie okklusale Interferenzen, Stress oder Angst, zentrale psychologische oder Persönlichkeitsfaktoren [46] und pathophysiologische Faktoren wie z. B. bestimmte Störungen im Neurotransmitter-System oder in den Basalganglien [12, 64, 104]. Eine Kausalbeziehung zwischen Schlafbruxismus und diesen Faktoren ist bisher nicht bewiesen [47]. Diese vermuteten Kausalfaktoren und andere Faktoren, der Zusammenhang zwischen Bruxismus und neurologischen und psychiatrischen Erkrankungen sowie Substanzmissbrauch sollen hier erörtert werden.

18.5.1 Schlafstörungen

Es gibt Hinweise darauf [86], dass das obstruktive Schlafapnoe-Hypopnoe-Syndrom (OSAHS), von dem etwa 2–4 % der Bevölkerung betroffen sind [47], von allen Schlafstörungen den wichtigsten Risikofaktor für Zähneknirschen während des Schlafens darstellt. Der Zusammenhang zwischen Bruxismus und OSAHS (oder gestörter Schlafatmung) wird in einer Weckreaktion gesehen, also in einer übersteigerten Form oral-motorischer Aktivität in Verbindung mit Mikro-Aufwachereignissen [48, 50]. Durch sensorische Reize können einerseits Mikro-Weckeffekte ausgelöst werden, ohne die Kontinuität des Schlafs zu unterbrechen [101], andererseits können bei Patienten mit Schlafbruxismus sensorische Reize Zähneknirschen auslösen [104]. Neben Bruxismus können im Rahmen von Parasomnien auch Schlafwandeln, nächtliche Angstanfälle und rhythmische Bewegungsstörungen auftreten [114].

Obwohl auch eine Reihe anderer exogener und endogener Faktoren als mögliche ätiologische Faktoren für Bruxismus diskutiert wird, liegt der Schwerpunkt gegenwärtig auf pathophysiologischen Faktoren, mit Schlafbruxismus als Teil der Aufwachreaktion [48, 74, 118] und als Bindeglied zu Störungen im zentralen dopaminergen System [71, 72]. Eine Weckreaktion wird als plötzliche Veränderung der Schlaftiefe angesehen, bei der das Individuum entweder in ein Stadium leichteren Schlafes eintritt oder aufwacht [113]. Es ist berichtet worden [74], dass in 86 % der untersuchten Fälle Bruxismusepisoden mit Aufwacheffekten verknüpft waren. Schlafbruxismus wird als Parasomnie klassifiziert, wozu auch Schlafwandeln, Sprechen im Schlaf, Alpträume, das Syndrom der unruhigen Beine („restless legs syndrome") und Bettnässen gehören [6].

Tab. 18-2 Risikofaktoren für Schlafbruxismus

Schlafstörungen, z. B. obstruktive Schlafapnoe
Stress, Angst, Persönlichkeit
Rauchen, Koffein, Alkohol
Okklusale Interferenzen, z. B. zahnärztliche Restaurationen
Medikamente, z. B. L-Dopa, Neuroleptika, Amphetamine, selektive Serotonin-Wiederaufnahme-Hemmer
Substanzmissbrauch, z. B. Kokain, Ecstasy, Amphetamine
Psychiatrisch bedingte Erkrankungen, z. B. Tics, Tourette-Syndrom
Neurologische Erkrankungen, z. B. Morbus Parkinson, Verhaltensstörungen

> Bei Personen mit Schlafbruxismus ist das Risiko einer gleichzeitig bestehenden Schlafapnoe gegeben.

18.5.1.1 Schlafapnoe-Hypopnoe-Syndrom

Von Schlafbruxismus wird angenommen, dass er infolge vorübergehender Weckreaktionen während des Schlafs auftritt [48]. Obwohl Schlafbruxismus parallel zum Schlafapnoe-Hypopnoe-Syndrom (OSAHS) auftritt, gilt es als unwahrscheinlich, dass er im Zusammenhang mit durch normabweichende Atemvorgänge induzierten Weckreaktionen steht [47]. Ernst zu nehmen ist der Hinweis, Schlafbruxismus zu berücksichtigen, wenn zur Behandlung von OSAHS intraorale Geräte eingesetzt werden, da manche Patienten über orofazialen Schmerz und Beschwerden klagen [5, 15]. Bei persistierenden Beschwerden kann ein Abbruch der Geräteanwendung erforderlich sein [25, 79].

18.5.1.2 Schlafphysiologie

Der Mund ist während des Schlafes aktiv, möglicherweise, um die in diesem Zustand stark reduzierten Funktionen Salivation und Schlucken anzuregen und so den Oropharynxbereich zu befeuchten [24, 112]. Bei gesunden Erwachsenen treten normalerweise periodisch oromandibuläre Aktivitäten auf, die als RMMA („rhythmic masticatory muscle activity"), also rhythmische Kaumuskelaktivität bezeichnet werden [50, 58]. Solche kauenden Aktivitäten oder RMMA sind von Schlafbruxismus zu unterscheiden: Er ist gekennzeichnet durch wiederholte (phasische) oder anhaltende (tonische) Kontraktionen der Unterkieferadduktoren, verbunden mit Zähneknirschen, das z.B. mit einer Häufigkeit von 5,4 Episoden pro Stunde auftreten kann [12, 60, 63]. Dabei ist die EMG-Aktivität um 30–40% höher als die RMMA bei gesunden Personen [58]. Es ist vermutet worden, dass bei Patienten mit Schlafbruxismus ein erhöhtes Risiko für Zahnsubstanzverluste durch Abnutzung besteht, da sie dreimal so viel RMMA wie Normalpersonen aufweisen und ihre mastikatorische EMG-Aktivität 30–40% höher als in der Kontrollgruppe liegt. Diese Daten sollen darauf hindeuten, dass bei Schlafbruxismus ein geringerer Speichelfluss vorliegt, somit eine geringere Speichelbefeuchtung als Schutz intakter Gewebe und folglich ein erhöhtes Risiko von Zahnschäden [112].

18.5.2 Stress, Angst und Persönlichkeit

Für Angststörungen und Stressbelastung wird oft eine mögliche Kausalbeziehung mit Bruxismus angegeben. Einige Studien deuten darauf hin, dass keine oder bestenfalls eine schwache Korrelation zwischen Bruxismus und der eigenen Angabe von Stressbelastung besteht [33, 88]. In anderen Untersuchungen wurde jedoch ein signifikanter Zusammenhang zwischen Bruxismus und Stresserfahrung gefunden [2, 3]. Einige Artikel postulieren, dass chronische Knirscher unruhig und hyperaktiv sind [46, 116] und dass Knirscher stärker für Angst prädisponiert sind [45]. Es gibt außerdem Angaben, wonach etwa zwei Drittel (69%) der Patienten mit Bruxismus glaubten, dass Stressbelastung und Angst die Ursache für ihren Bruxismus seien oder die Symptome verstärkten [45]. Eine andere Studie fand eine statistisch signifikante Korrelation zwischen Schlafbruxismus und einem erhöhten Angstniveau [77]. Wie bei dem Zusammenhang zwischen TMD und psychologischen Faktoren [115] ist aus der wissenschaftlichen Literatur keine klare Kausalbeziehung zwischen Bruxismus einerseits und Stressbelastung, Angst oder Persönlichkeitsmerkmalen andererseits erkennbar. Dies gilt insbesondere deshalb, weil ausreichend kontrollierte Studien fehlen. Eine Differenzierung zwischen Stress oder Angst als exogenen Faktoren und Persönlichkeit (Ängstlichkeit) als endogenem Faktor trägt nicht zur Klärung der Rolle dieser Faktoren in Bezug auf Bruxismus bei. Obwohl der Zusammenhang zwischen Bruxismus und psychologischen und empfundenen Stressfaktoren zweifelhaft [88] oder schwach [34] ist, sollten diese möglichen ätiologischen Faktoren nicht ignoriert werden [2]. Wahrscheinlich wird die Empfindlichkeit eines Menschen gegenüber psychologischen Faktoren in Zukunft Berücksichtigung finden [36]. Dabei ist es wahrscheinlicher, dass eher die Möglichkeit einer ängstlichen Persönlichkeit besteht als eine Angststörung [36, 77].

18.5.3 Rauchen, Koffein, Alkohol

Es gibt Hinweise für einen Zusammenhang zwischen Bruxismus und dem täglichen Konsum von Alkohol, Tabak und Koffein [37, 38, 85]. Werden diese Genussmittel im Übermaß aufgenommen, sollen sie das Risiko von Zähneknirschen im Schlaf erhöhen [62, 75]; dabei wird durch Rauchen das Risiko von Schlafbruxismus nur mäßig erhöht [62].

18.5.4 Okklusale Interferenzen

Morphologische Gegebenheiten wie z. B. Störkontakte gelten nicht als primäre Ursachen von Bruxismus. Es gibt jedoch einige Belege, dass sie eine Rolle spielen könnten, unter der Voraussetzung, dass bei sorgfältig ausgewählten Patienten eine gut abgestimmte Beseitigung der okklusalen Interferenzen über einen ausreichend langen Zeitraum hinweg stattfindet [95]. Iatrogene Interferenzen scheinen mögliche Ursachen der Exazerbation von Bruxismus zu sein (Abb. 18-5). Es ist zu betonen, dass die Auswirkungen iatrogener okklusaler Interferenzen von der Anpassungsfähigkeit des Kausystems sowie dem Vorliegen gegenwärtiger oder früherer TMD abhängen [66]. Die Okklusion als peripherer oder exogener Faktor bei Bruxismus bleibt umstritten [69]; für eine korrekte Gestaltung und Anfertigung einer Stabilisierungsschiene zum Schutz vor den Auswirkungen von Bruxismus müssen jedoch okklusale Interferenzen, die dem im Wege stehen (Abb. 18-6), beseitigt werden.

Tierversuche weisen auf die mögliche Bedeutung okklusaler Interferenzen für Bruxismus hin [32, 94]. Als okklusale Interferenzen sollten solche okklusalen Kontaktbeziehungen verstanden werden, die aktiv mit Funktion oder Parafunktion interferieren [8]. In Ermangelung überzeugender Beweise für das Gegenteil werden Zahnärzte fortfahren, okklusale Anpassungen bei ausgewählten okklusalen Problemen durchzuführen [10, 19].

18.5.5 Pharmakologische Wirkstoffe

Bruxismus kann durch Medikamente oder pharmakologische Wirkstoffe wie L-Dopa, Neuroleptika, Amphetamine und selektive Serotonin-Wiederaufnahme-Hemmer (SSRI) ausgelöst oder verstärkt werden. Der Langzeitgebrauch von L-Dopa kann bei Parkinson-Patienten bekanntermaßen Bruxismus auslösen [76], und die langfristige Anwendung antidopaminerger Substanzen kann zu sekundärem Tagbruxismus ohne Schlafbruxismus führen [80]. Medikamente, die einen indirekten Einfluss auf das dopaminerge System ausüben, z. B. selektive Serotonin-Wiederaufnahme-Hemmer (SSRI) [70], einschließlich Fluoxetin oder Sertralin, können Bruxismus auslösen oder verstärken [22]. In diesem Zusammenhang wurde beobachtet [4], dass der Betablocker Propranolol sekundären Bruxismus durch Einnahme antipsychotischer Wirkstoffe lindern konnte.

Offenbar gibt es zwei Arten von sekundärem Bruxismus: eine idiopathische Form, die durch Kurzzeitbehandlung mit Dopaminagonisten unterdrückt werden kann, sowie eine iatrogene Form, die durch die Langzeitanwendung unterschiedlicher dopaminerger Wirkstoffe verursacht wird [69]. Bruxismus wird durch die Einnahme von Bromocriptin nicht beeinflusst, wenn in Kombination auch Domperidon gegeben wird [57]. Die Behandlung von Bruxismus als Folge der Einnahme selektiver Serotonin-Wiederaufnahme-Hemmer (SSRI) [30] und möglicherweise

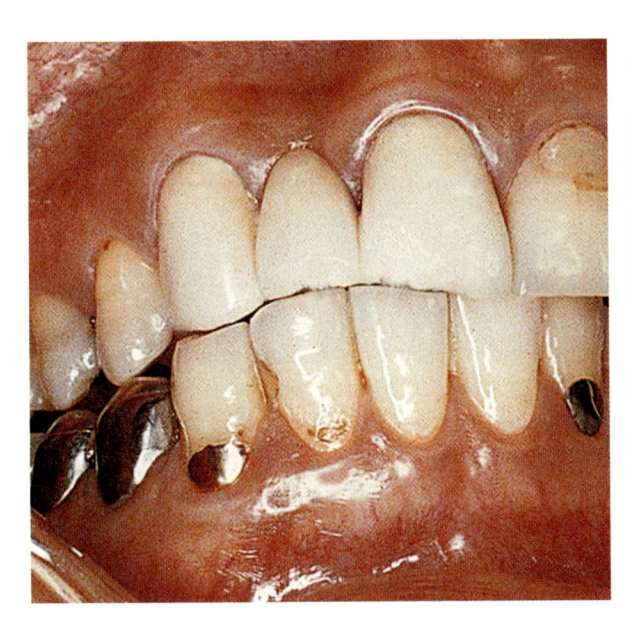

Abb. 18-5 Fraktur eines Keramikveneers durch Pressen und Knirschen, um Kontakt mit den Eckzähnen zu erreichen.

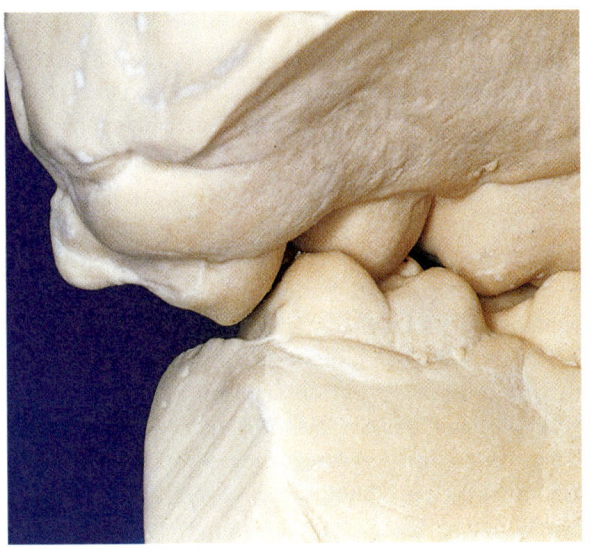

Abb. 18-6 Der elongierte Oberkiefermolar stört Laterotrusions- und Retrusionsbewegungen, so dass Planung und Herstellung einer Schiene kaum sinnvoll erscheinen.

auch von Paroxetin (Paxil®) [102] kann den ergänzenden Einsatz von Anxiolytika wie Buspiron (BuSpar) erfordern [14]. Im Hinblick auf diese sekundären Bruxismusformen im Zusammenhang mit Medikamentenwirkstoffen sollte der Zahnarzt die dem Patienten verschriebenen Medikamente kennen.

Der Zahnarzt sollte wissen, dass es bei Patienten, die wegen einer Erkrankung wie Depression mit SSRI behandelt werden, zu einer Verstärkung der mit Schlafbruxismus verbundenen motorischen Aktivität kommen kann [12].

18.5.6 Substanzmissbrauch

Täglicher Konsum und Inhalation verschiedener Arten von Amphetaminen können zu Bruxismus, Schluck- und Sprachstörungen führen [9, 105]. Das Amphetaminderivat 3,4-Methylendioxy-N-methylamphetamin (MDMA, neben MDA und MDE eine der Formen von Ecstasy) [78] ist eine bei jungen Erwachsenen, insbesondere in der Techno-Szene, populäre Droge [34, 35]. Allerdings sind einige Nebenwirkungen damit verbunden. Dazu gehören Depression, Angst, Wahrnehmungsstörungen, trockener Mund, Bruxismus, Zahnsubstanzverlust [81] und möglicherweise auch MDMA-induzierte neurotoxische Schäden [34, 108].

18.5.7 Psychische und neurologische Erkrankungen

Bruxismus kann im Zusammenhang mit Erkrankungen wie dem Gilles-de-la-Tourette-Syndrom auftreten und dann als sekundärer Bruxismus oder als dystonischer Tic [43] bezeichnet werden, aber auch bei Demenz und geistiger Retardierung. Bruxismus und Pressen während des Schlafs wurden gehäuft zusammen mit bestimmten Schlafstörungen beobachtet; so ist z.B. die Prävalenz von Schlafbruxismus bei Patienten mit schweren und schädigenden Parasomnien wie REM-Schlaf-Verhaltensstörungen, Schlafwandeln oder Nachtangst um das Eineinhalb- bis Dreifache erhöht [86, 87]. Darüber hinaus besteht bei 10% der Patienten mit Schlafbruxismus ein idiopathischer Myoklonus der Kaumuskulatur. Dabei treten schnelle Muskelkontraktionen wie z.B. „tooth tapping" (wiederholtes, schnelles Zähneklappern) auf [51]. Auch Bewegungsstörungen wie oromandibuläre Dystonien, auch aufgrund von Neuroleptika, sind mit Schlafbruxismus verbunden.

Bruxismus kann zusammen mit Erkrankungen wie Morbus Parkinson, REM-Schlaf-Verhaltensstörungen (RBD), oraler Dyskinesia tardiva und Hydrozephalus auftreten. Bruxismus bei Kindern mit Hydrozephalus ist oft stark ausgeprägt und tritt bei wachen Patienten auf. Der aggressive Tagbruxismus bei Kindern mit sehr großem Kopf durch Hydrozephalus kommt in den meisten Ländern aufgrund frühzeitiger chirurgischer Intervention nicht mehr vor.

Bruxismus ist mit Chorea Huntington verbunden, einer autosomal-dominanten neurodegenerativen Erkrankung, die durch Wahrnehmungsstörungen und motorische Symptome wie Chorea, Dystonie, Bradykinesie und bei manchen Patienten schweren Bruxismus gekennzeichnet ist [110].

Andere mit Schlafbruxismus verbundene neurologische oder psychiatrische Erkrankungen sind:
- Morbus Whipple (intestinale Lipodystrophie mit neurologischen Manifestationen)
- Kleinhirnblutungen
- Shy-Drager-Syndrom (Multisystematrophie, MSA)
- Olivopontozerebellare Atrophie
- Angststörung
- affektive Störungen

Bruxismus tritt auch häufig beim Rett-Syndrom auf, einer nur bei Frauen beschriebenen, fortschreitenden neurodegenerativen Erkrankung unter Beteiligung der Basalganglien [26]. Bruxismus kann im Koma auftreten [93].

18.6 Pathomechanismus des Bruxismus

Die verschiedenen in Tabelle 18-2 aufgeführten und kurz erörterten Risikofaktoren deuten auf die Breite der multifaktoriellen Basis für Bruxismus hin. Die Einordnung des Bruxismus als Parasomnie weist auf die Bedeutung der Beziehung zwischen Bruxismus und Schlafstörungen hin. Nach verschiedenen Angaben [71–73] können Störungen im zentralen Neurotransmittersystem an der Entstehung von Schlafbruxismus beteiligt sein. Dabei wird vermutet, dass das Gleichgewicht zwischen direkten und indirekten Leitungsbahnen der Basalganglien (bestehend aus fünf subkortikalen Kernen, die an der Bewegungskoordination beteiligt sind) bei Schlafbruxismus gestört ist [69]. Demnach ist ein vermutetes Ungleichgewicht zwischen dem direkten Weg vom Striatum der Basalganglien zum Thalamus mit afferenter Projektion zur Hirnrinde und dem indirekten Weg, der über verschiedene andere Kerne zum Thalamus verläuft, auch die Ursache für Bewegungsstörungen wie bei Morbus Parkinson. Das Ungleichgewicht unter Beteiligung einer Rückkopplungsschleife innerhalb der Basalganglien gilt als vereinbar mit Störungen in der dopaminvermittelten Übertragung [69]. Der angenommene Einfluss von Neurotransmittern, vor allem von Dopamin, bei der Entstehung von Schlafbruxismus bedarf genauerer Erforschung. Weitere Untersuchungen sind erforderlich, bevor eindeutige Aussagen über die Rolle adrenerger und ähnlicher Substanzen getroffen werden können [12].

18.7 Bruxismus und zahnärztliche Restaurationen

Die Diagnose eines aktiven oder bestehenden Bruxismus aufgrund des Vorhandenseins von Schlifffacetten und Muskelschmerz ist problematisch. In Bezug auf die Behandlungsplanung muss der restaurativ tätige Zahnarzt jedoch die Wahrscheinlichkeit einbeziehen, dass bestimmte Abnutzungsmuster der Zähne darauf hinweisen, dass ein Risikofaktor für zukünftiges Knirschen vorhanden ist. Dieser Risikofaktor wirft die klinische Frage auf, ob bei der Planung restaurativer zahnärztlicher Maßnahmen aus Belegen für mäßigen bis starken Bruxismus in der Vergangenheit zwangsläufig zu schließen ist, dass dieser auch weiterhin besteht oder mit hoher Wahrscheinlichkeit erneut auftritt.

Neben der Möglichkeit, mit hohem instrumentellem Aufwand eine Reihe stationärer nächtlicher polysomnographischer Untersuchungen durchführen zu lassen (wobei die Wahrscheinlichkeit der Aufdeckung eines Schlafbruxismus relativ hoch [etwa 85 %] liegt), kann der Zahnarzt unter Abwägung von wahrscheinlichen Kosten, Risiken und Nutzen auch die Entscheidung darüber treffen, ob der Patient in ein Schlaflabor überwiesen werden sollte. Vor einer solchen Überweisung zur Bestätigung eines Schlafbruxismus kann der Zahnarzt sich für die Anfertigung einer stabilisierenden Aufbissschiene entscheiden, um aufgrund von Usuren auf der Schiene feststellen zu können, ob der Patient knirscht.

Der Einsatz einer Aufbissschiene zur Feststellung des Knirschens ist möglich [17]; auch starkes Pressen hinterlässt nach ein paar Wochen des Gebrauchs in der Regel deutliche Spuren auf der Kunststoffoberfläche (Abb. 18-7). Bisher konnte nicht gezeigt werden, dass durch eine korrekt angefertigte und angepasste Schiene Bruxismus ausgelöst oder verstärkt wird. Der Ansatz zur Diagnose mit Hilfe einer Schiene hat seine Grenzen; so variiert z. B. die Stärke des Bruxismus im Laufe der Zeit. Aufbissschienen können okklusale Abnutzungsmuster zeigen [52]. Eine Studie ergab, dass eine Schiene mit Eckzahnführung Bruxismus wirksamer vermindert als eine flache Stabilisierungsschiene [119].

Wie bereits erwähnt, soll mittels einer in eine Schiene eingearbeiteten, als Kraftsensor wirkenden piezoelektrischen Membran Bruxismus recht zuverlässig nachgewiesen werden können [11, 109].

▶ Schwere Fälle von Schlafbruxismus verlaufen relativ stabil [56]. Deshalb sollte bei Patienten, die die Auswirkungen von mäßigem bis schwerem Bruxismus erkennen lassen, die Notwendigkeit einer spezifischen Behandlung erwogen werden, um im Vorfeld restaurativer Maßnahmen die destruktiven Auswirkungen auf die Restaurationen zu minimieren.

Liegen Anzeichen von vergangenem, gegenwärtigem oder zu erwartendem künftigem aggressivem Bruxismus vor, sollte im Rahmen der Behandlungsplanung von Implantatversorgungen der Einsatz einer stabilisierenden Aufbissschiene erwogen werden. Ebenso sollte eine die Belastung reduzierende Gestaltung von Aufbauteilen und Suprastruktur erfolgen, um das potentielle Risiko eines Implantatmisserfolgs zu minimieren [82].

Oromandibuläre Dystonie (OMD) ist eine fokale Dystonie. Sie manifestiert sich in Form von unwill-

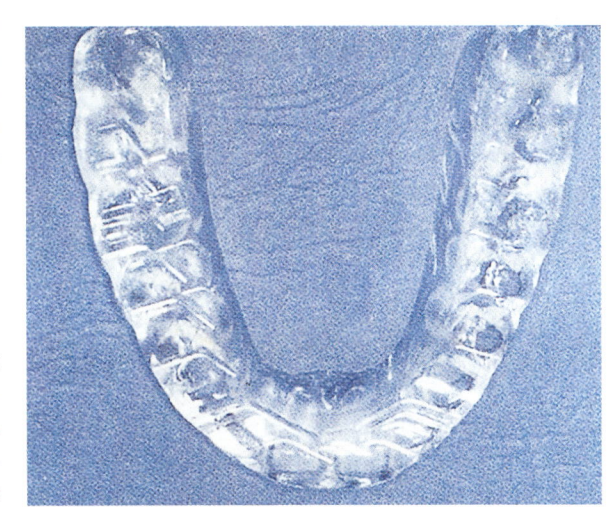

Abb. 18-7 Auswirkungen eines starken Bruxismus auf einer planen Nicht-Michigan-Schiene. Der Patient nahm ein Antipsychotikum ein.

kürlichen Muskelkontraktionen. Diese führen zu stereotypen Bewegungsmustern von Mund, Zunge und Unterkiefer einschließlich Bruxismus. Obwohl diese Dystonie meist idiopathisch ist, tritt sie manchmal auch peripher infolge von Verletzungen von Gesicht oder Mund, auch nach zahnärztlicher oder chirurgischer Kiefergelenkbehandlung, innerhalb eines Zeitraums von einigen Tagen bis zu einem Jahr auf [103].

18.8 Therapie von Bruxismus

Die klinische Behandlung von Patienten mit Bruxismus ist vor allem auf die Verhinderung der schädlichen Auswirkungen von Pressen und Knirschen gerichtet. Dabei werden verhaltenstherapeutische, orthopädische und pharmakologische Ansätze genutzt, unter Einbeziehung von okklusalen und psychologischen Therapien, Biofeedback und Maßnahmen zur Verbesserung der Schlafhygiene. Die Wirksamkeit dieser Behandlungsformen ist in Frage gestellt worden; eine weitere Validierung ist erforderlich [39]. Um einen Behandlungserfolg zu erzielen, muss allerdings geklärt werden, ob das Ziel der Schutz der Zähne oder die Beseitigung der Ursache von Pressen und Knirschen ist. Auch ist zu entscheiden, ob die Ursache eher zentral, peripher oder in einer Kombination zu suchen ist. Medikamentöse Ansätze stellen dabei vor allem Versuche dar, vermutete zentrale Auslöser von Pressen und Knirschen zu beeinflussen.

Auch andere Gesichtspunkte sind für eine wirksame Behandlung von Belang: Linderung auftretender Schmerzen, angemessene Empfehlungen für eine gute Schlafhygiene, Behandlung manifester obstruktiver Schlafapnoen, korrekte Erhaltung funktionskieferorthopädischer Geräte und Anleitung des Patienten zur Mitarbeit in Bezug auf wesentliche Behandlungsprinzipien, z.B. Vermeidung oder Verminderung von Mundtrockenheit während des Schlafes, falls vorhanden.

18.8.1 Biofeedback, Schlafhygiene, Schienentherapie

In einer Untersuchung [89] zum Vergleich verschiedener Therapien des nächtlichen Bruxismus (Tag-Biofeedback und Entspannung, Nacht-Biofeedback, reaktive Hemmung der Parafunktion mittels gezielter „Ermüdung" der beteiligten Strukturen durch häufiges, aktives Nachahmen der Parafunktion und Schienentherapie, Kontrollgruppe ohne Therapie) ergab sich nur für die Schienentherapie und nächtliches Biofeedback eine signifikante Verminderung von Bruxismusepisoden und deren Dauer. Die Auswirkungen der zweiwöchigen Therapie waren nur vorübergehend und verschwanden nach Absetzen der Therapie. Die Wirksamkeit des EMG-Biofeedback-Trainings als Behandlungsansatz für Bruxismus ist in Frage gestellt worden [117]. Es gibt eine Reihe von gegenwärtig verfügbaren Geräten für EMG-Biofeedback [27]; einige Methoden, bei denen durch bestimmte EMG-Muster nachts Alarmsignale ausgelöst werden, waren recht erfolgreich [16]. Ihr klinischer Nutzen zur Beurteilung und Behandlung von Schlafbruxismus bleibt jedoch fraglich. Die meisten Strategien zur Verhaltensbeeinflussung, auch in Bezug auf die Schlafhygiene [120], bedürfen weiterer Bestätigung.

18.8.2 Stabilisierungsschienen

Stabilisierungsschienen werden bei der Bruxismusbehandlung eingesetzt, um die Zähne vor den schädlichen Auswirkungen von Pressen und Knirschen zu schützen. Sie sind ein effektives und sicheres Mittel zur Verminderung der schädlichen Auswirkungen von Bruxismus [21]. Inwieweit eine Vorrichtung Bruxismus fördert oder vermindert, ist umstritten. Die Schiene muss so gestaltet sein, dass sie nicht bruxismusfördernd wirkt. Die Grundprinzipien der Schienengestaltung werden in Kapitel 13–15 erörtert.

18.8.3 Medikamente

Zu den pharmakologischen Substanzen, die für die Behandlung von Schlafbruxismus eingesetzt werden, gehören Katecholamin-Vorstufen wie L-Dopa und der Betablocker Propranolol. Der Wirkstoff L-Dopa ist mit Hilfe objektiver polygraphischer Messungen in einer kontrollierten Studie untersucht worden [71]. Allerdings wurde gefordert, zum Nachweis des Nutzens solcher Medikamente wie Levodopa [71], Bromocriptin [72] und Propranolol [106] zur Abschwächung von Schlafbruxismus überzeugendere Studien durchzuführen [105]. In der wissenschaftlichen Literatur findet sich eine Reihe von Fallstudien über Einsatz und Wirkung von Pharmaka bei Bruxismus, so z.B. die Entstehung von Bruxismus parallel zum Auftreten von neuroleptikainduzierter Akathisie. Beide Symptome konnten in einer Fallstudie durch Therapieergänzung mit dem Betablocker Propranolol abgeschwächt werden [4]. Allerdings sind kontrollierte Studien erforderlich, um die Effizienz und Sicherheit, aber auch die Patientenakzeptanz und die Verträglichkeit der Wirkstoffe zu bestimmen, die für die Linderung des Schlafbruxismus Einsatz finden [49]. Deshalb sollten Pharmaka mit Vorsicht angewendet werden. So können z.B. Benzodiazepine mit Abhängigkeiten einhergehen und Schläfrigkeit während des Tages verursachen. Adrenerge Substanzen können einige Schlafstörungen wie REM-Verhaltensstörung, Apnoe und Schlaflosigkeit fördern [12]. Serotonin-Wiederaufnahme-Hemmer wie Fluoxetin und Sertralin sind in Zusammenhang mit Pressen und Knirschen gebracht worden [22, 92].

Botulinustoxin wird bei schwerem amphetamininduziertem Bruxismus offenbar mit Erfolg eingesetzt [105]. Bei Verabreichung durch erfahrene Ärzte sollen schwerwiegende Nebenwirkungen nur selten auftreten [111]; allerdings hielt der Effekt von Botulinustoxin-A-Injektionen in den M. masseter in dem zitierten Einzelfallbericht nur für 3–4 Monate an [105].

18.8.3.1 Ausschlussprinzipien

Für jeden Wirkstoff, der zur Verminderung von Bruxismus eingesetzt werden soll, muss sichergestellt sein, dass weder sekundärer Bruxismus ausgelöst wird, wie z.B. durch L-Dopa zur Parkinson-Therapie oder SSRI bei Depression, noch unerwünschte Wechselwirkungen mit anderen vom Patienten eingenommenen Wirkstoffen auftreten.

Zusammenfassung

Bruxismus ist eine tagsüber oder nachts auftretende parafunktionelle Aktivität, die sich durch Pressen und Knirschen der Zähne manifestiert. Seine primären schädlichen Auswirkungen sind übermäßige Abnutzung und gelegentlich Frakturen der Zähne. Neuere Untersuchungsergebnisse deuten darauf hin, dass bestimmte Störungen im zentralen Neurotransmittersystem an der Entstehung von Bruxismus beteiligt sind und dass schlafassoziierter Bruxismus Teil eines Systems von Weckreaktionen ist. Außerdem sind Störungen im zentralen dopaminergen System beteiligt. Faktoren wie Rauchen, Alkohol, Krankheit, Trauma und Vererbung scheinen ätiologisch eine Rolle zu spielen. Die Bedeutung von Stress und psychologischen Faktoren ist geringer als bisher angenommen. Obwohl Bruxismus im Wesentlichen zentral und nicht peripher gesteuert wird, liegt offenbar eine multifaktorielle Ätiologie vor. Kausale Zusammenhänge mit TMD werden kontrovers diskutiert, ebenso die Rolle der Okklusion als kausaler Faktor für den Bruxismus. Bruxismus tritt in Verbindung mit Drogenmissbrauch, psychiatrischen Erkrankungen, allgemeinen peripheren Verletzungen und einigen Medikamenten auf. Die Behandlung des Bruxismus zielt auf die Vermeidung von Zahnschäden sowie eine Verminderung von Knirsch- und Pressaktivität ab. Gut gestaltete Stabilisierungsschienen und Systeme mit EMG-aktivierten nächtlichen Alarmsignalen stellen für einige Patienten wirksame Therapien dar. Ein wirksames Heilverfahren für Schlafbruxismus existiert jedoch zurzeit nicht. Jede Therapieform muss den individuellen Bedürfnissen des jeweiligen Patienten angepasst werden.

19 Stabilisierungsschienen – ein Überblick

Inhalt

19.1	Informationsbedarf des Zahnarztes	360
19.2	Wissenschaftliche Evidenz und zahnärztliche Praxis	360
19.3	Hintergrund	361
19.4	Michigan-Schiene und klinische Studien	361
19.5	Wirksamkeit von Schienen	361
19.6	Behandlungsansatz	362
19.7	Wissenswertes über Forschungsberichte	362
	19.7.1 Klinische Studien	363
	19.7.2 Randomisierte, kontrollierte klinische Studien (RKS)	363
	19.7.3 Grenzen der RKS	363
	19.7.4 Variabilität der Patientenreaktionen und Größe der Studienpopulation	364
	19.7.5 Verblindung	364
	19.7.6 Bewertung der Qualität von Artikeln über RKS	364
	19.7.7 Kontrollgruppe, Plazebo und Plazeboeffekt	365
	19.7.8 Systematische Übersichtsarbeiten	366
	19.7.9 Grenzen von Metaanalyse und systematischer Übersichtsarbeit	367
19.8	Wirksamkeit der Therapie mit Stabilisierungsschienen	367
	19.8.1 Arthrogene TMD	368
	19.8.2 Einige Vergleichsstudien	368
	19.8.3 Weiche Schienen	369
	19.8.4 Einschleifen und Stabilisierungsschienen	369
19.9	Risiko für TMD	370
19.10	Wirkungsmechanismus von Stabilisierungsschienen	370
19.11	Abschließende Zusammenfassung zur Michigan-Schiene	370

Stabilisierungsschienen werden in der zahnärztlichen Praxis häufig eingesetzt, hauptsächlich für TMD und Bruxismus, im Rahmen restaurativer Maßnahmen und zur Stabilisierung von Zähnen bei fortgeschrittener Parodontitis.

Die Wirksamkeit dieser Schienen bei TMD beruht nicht auf einer Beeinflussung der unbekannten ätiologischen Faktoren, sondern auf der Linderung von Symptomen wie Schmerz und mandibulärer Dysfunktion. Zu Fragen der Wirksamkeit stabilisierender Vorrichtungen für bestimmte Formen von TMD lassen sich aus Übersichtsarbeiten, die nicht zwischen den einzelnen TMD-Untergruppen differenzieren, nur Vermutungen ableiten [2, 30, 31, 53]. Deshalb können Fragen nach der Wirksamkeit einer speziellen Schiene auf eine bestimmte TMD-Unterform am besten mit Hilfe solcher systematischer Übersichtsarbeiten beantwortet werden, die die Klärung genau dieser Fragen zum Ziel haben. Dabei sind gewisse Einschränkungen zu beachten: Je spezieller die Erkrankung und je ausgewählter die Schiene, desto weniger qualitative Arbeiten werden sich finden lassen [84], und noch weniger Übersichtsarbeiten mit größeren Fallzahlen. Werden Prüfungen sowohl der Qualität als auch der Validität gefordert [77], sind vielleicht gar keine Arbeiten vorhanden. Natürlich sollten Zahnärzte auch Beobachtungsstudien beachten, z.B. Kohortenstudien oder Fallkontrollstudien, die zwar nicht das gleiche Evidenzniveau beanspruchen können, aber Informationen enthalten, die für den klinischen Alltag Bedeutung haben können [15].

> Um die Wirksamkeit einer Schiene beurteilen zu können, muss geklärt werden, welches Evidenzniveau zur Verfügung steht, welche Schlussfolgerung man zieht und wie diese zum Fachwissen des Zahnarztes und den Wünschen des Patienten passt.

Basierend auf ihrer klinischen Kompetenz und Erfahrung setzen Zahnärzte eine individualisierte Stabilisierungsschiene ein, die der Erkrankung sowie den Bedürfnissen des Patienten entspricht. Der Zahnarzt darf nicht erwarten, dass sich durch die Behandlung eines durchschnittlichen Patienten mit der allgemeinen Diagnose TMD – ein Begriff, der bereits mehrere Erkrankungen beinhaltet – mittels einer standardisierten (nicht individuell gestalteten) Stabilisierungsschiene stets gleich gute Erfolge erzielen lassen.

19.1 Informationsbedarf des Zahnarztes

Generell sind für den behandelnden Zahnarzt folgende Fragen von Interesse:
- Ist der Erfolg der Behandlung von TMD mit einer Stabilisierungsschiene so gut wie oder besser als bei anderen Formen der Schienentherapie?
- Gibt es eine andere, zu den Gegebenheiten und der Ausrichtung der Praxis passende Therapieform, die bessere Ergebnisse als die Schienentherapie zeitigt?
- Gibt es eine neue wirksame Therapieform, die in der Durchführung vielleicht einfacher oder besser als die Schienentherapie ist?
- Kann die Schienentherapie durch andere Behandlungsformen ergänzt werden, um die Behandlung von TMD-Patienten in der eigenen Praxis zu beschleunigen?

Falls Untersuchungen veröffentlicht sind, die solche Informationen liefern können, wird der Zahnarzt das Evidenzniveau kennen wollen.

19.2 Wissenschaftliche Evidenz und zahnärztliche Praxis

Die Beurteilung wissenschaftlicher Evidenz durch Zahnärzte wird durch ihr Wissen und ihre Erfahrung, ihre Aufgeschlossenheit gegenüber der in anerkannten wissenschaftlichen Zeitschriften veröffentlichten Evidenz und ihr Wissen über die Möglichkeiten zur Minimierung von Faktoren beeinflusst, die zu systematischen Fehlern führen und das Ergebnis verzerren könnten. Zu diesen Faktoren gehören die randomisierte, also zufällige Zuordnung zur Behandlungs- oder Kontrollgruppe mit Hilfe einer akzeptablen, z.B. computergestützten Methode, Verblindung von Untersuchern und Probanden sowie die Prüfung von aus untersuchungsabhängigen Gründen ausfallenden und ausscheidenden Studienteilnehmern. Diese Aspekte der Untersuchungsmethodik sollen erörtert werden; zunächst sind jedoch einige Hintergrundinformationen erforderlich, um die Notwendigkeit der Minimierung möglicher systematischer Fehler aufzuzeigen und die Maßstäbe zur Bewertung von Evidenz darzustellen.

> Die Tendenz, sich vermehrt der evidenzbasierten Medizin zuzuwenden, hat zu systematischen Übersichtsarbeiten geführt, deren Schlussfolgerungen sich leichter in die Praxis umsetzen las-

sen sollen. Offensichtlich müssen die Zahnärzte aber auch besser über die methodologische Grundlage und die vermutete Notwendigkeit eines Paradigmenwechsels weg von „eminenzbasierten" klinischen Methoden informiert werden [7, 9].

19.3 Hintergrund

Temporomandibuläre Erkrankungen (TMD) sind eine heterogene Ansammlung von Störungen, die sich als mandibuläre Dysfunktion und Schmerzhaftigkeit von Kiefergelenken und damit verbundenen Kaumuskeln manifestieren [7]. Auch kraniozervikale Muskeln können betroffen sein, was sich in der Bezeichnung kraniomandibuläre Erkrankungen (CMD) niederschlägt. Untersuchungen haben gezeigt, dass Gesichtsschmerz sowohl mit TMD als auch mit Schmerz und Muskelbeschwerden in der Halsregion verknüpft ist [75]. Allgemein lassen sich TMD in folgende Kategorien einordnen: myogene TMD, arthrogene TMD oder TMD mit einer kombinierten Beteiligung sowohl von Gelenken als auch von Muskeln, wie in Tabelle 6-1 dargestellt, oder auch mit dem umfassenderen zweiachsigen RDC/TMD-Diagnostik-Ansatz [22], wie in Kapitel 7 erörtert. Man darf jedoch nicht davon ausgehen, dass solche Vereinfachungen eine vollständige Kategorisierung jeglicher Untergruppe von Patienten mit TMD ermöglichen. Außerdem können andere Erkrankungen wie Kopfschmerz [25, 32, 35], psychische Erkrankungen [88], psychosoziale Faktoren [65], Depression [83], Bruxismus [33, 56, 93], obstruktive Schlafapnoe [55], Fibromyalgie [39], Otalgie [54], biosoziale Symptome [1, 65], funktionelle zervikale Störungen [12], orofaziale sensorische Veränderungen [20] und orofazialer Schmerz, auch odontogen oder aufgrund von Trigeminusneuralgie [21], Symptome mit TMD gemeinsam haben und müssen differentialdiagnostisch Berücksichtigung finden. Da Symptome anderer Erkrankungen die Symptome von TMD vortäuschen können, ist die Differentialdiagnose von entscheidender Bedeutung [80].

▶ Der Ausschluss von Patienten mit Mehrfachdiagnosen und Begleiterkrankungen mindert die Validität einiger randomisierter, kontrollierter klinischer Studien [92].

19.4 Michigan-Schiene und klinische Studien

Bei der Bewertung klinischer Studien (randomisiert oder nicht) zur Wirksamkeit oder Effizienz der Michigan-Stabilisierungsschiene sollte berücksichtigt werden, dass diese in Kapitel 13–15 beschriebene Schiene ein System darstellt, das nicht nur eine nach bestimmten Gestaltungsprinzipien hergestellte Schiene beinhaltet, sondern auch bestimmte Indikationen für die Anwendung sowie Ziele für die Anpassung der Schiene voraussetzt. Da nicht bei allen Patienten eine genau gleiche (wenn auch prinzipiell gleichartige) Gestaltung der Schiene erforderlich ist oder die gleiche Anzahl oder Art von Anpassungen der Schiene oder ein gleich langer Zeitraum bis zur Veränderung der Symptomatik benötigt wird, kann die externe Validität einer randomisierten, kontrollierten klinischen Studie fraglich sein. Tatsächlich ist beim Michigan-System jede Schiene individualisiert, und mit Ausnahme des Gestaltungsprinzips gibt es keine zwei Schienen, die sich vollständig gleichen. Die Anpassung der Schiene wird bestimmt durch die Auswirkungen der Anpassungsmaßnahmen auf Beweglichkeit und Lage des Unterkiefers sowie auf die Symptome.

▶ Bei der Beurteilung klinischer Studien über Michigan-Schienen sollte sichergestellt werden, dass es sich dabei tatsächlich um das Michigan-Stabilisierungsschienensystem handelt. So hat z. B. die Michigan-Schiene, wie in Kapitel 13–15 und [7] dargestellt, keine Frontzahnführung.

Sie wird in einer Publikation fälschlich mit einer Schneidezahnführung dargestellt [51].

19.5 Wirksamkeit von Schienen

Antworten auf Fragen nach Wirksamkeit und Effizienz der Schienentherapie tendieren zu evidenzbasierter Medizin (EBM), die in früheren Kapiteln bereits definiert wurde [69]. Die Ausübung der Zahnmedizin gemäß EBM beruht jedoch auf drei wichtigen Komponenten [68]:
1. Beste wissenschaftliche Evidenz aus einer systematischen Literaturübersicht.
2. Fachkompetenz und Erfahrung des Zahnarztes.
3. Präferenzen, Sorgen und Erwartungen der Patienten.

Wie bereits dargestellt, stellen die oft mangelhafte Verfügbarkeit externer klinischer Evidenz und deren fragliche Umsetzbarkeit in die praktische Realität häufig eine Herausforderung dar [6]. Der Begriff „gegenwärtig beste Evidenz" beinhaltet eine zeitliche Einschränkung, das heißt, es handelt sich um die beste zum gegebenen Zeitpunkt verfügbare Evidenz. Dies zeigt sich oft in den Schlussfolgerungen von Übersichtsarbeiten, die Unsicherheit und die Hoffnung auf eindeutigere zukünftige Forschungsergebnisse ausdrücken. Aufgrund solcher Unsicherheiten kann sich der Zahnarzt in der Situation befinden, seine eigene Interpretation der Literatur in Bezug auf die klinische Wirklichkeit finden zu müssen. Der Wissenstransfer von klinischen Studien zum Zahnarzt kann ein Problem darstellen, da schon bald nach der Veröffentlichung Originalarbeiten und „evidenzbasierte" Artikel in Fachzeitschriften für die Leser weniger ansprechend sind als erzählende Überblicke oder Editorials [57]. Aus der Forderung nach gleichberechtigter Berücksichtigung der drei oben aufgeführten EBM-Elemente ergibt sich die Frage, welche Formel angewendet werden kann, um diese Komponenten zu gewichten und so ihre Umsetzung zu gewährleisten.

> Es ist erforderlich, die gegenwärtig beste Evidenz gegen die Fachkompetenz und Erfahrung des Zahnarztes abzuwägen. Dabei muss für diese beiden Elemente der EBM eine gewisse Abschätzung der Qualität erfolgen [92], etwas, wonach Zahnärzte in Bezug auf ihre Patienten streben.

19.6 Behandlungsansatz

Publikationen erfordern vom Leser die Fähigkeiten zur Bewertung des Artikels auch dann, wenn es sich um eine randomisierte, kontrollierte klinische Studie oder eine systematische Übersichtsarbeit handeln sollte. Dabei sollte stets beachtet werden, dass TMD sich im Laufe der Zeit erheblich und ohne vorhersagbares Muster verändern können [40], statistische Signifikanz und klinische Signifikanz keine Synonyme darstellen [82], die statistisch signifikante Effektstärke gegebenenfalls praktisch nicht verwertbar ist [41], Diagnose und Behandlungsbedarf nicht notwendigerweise gleichbedeutend sind [79], mit der zufälligen Zuordnung der Patienten nicht immer erreicht werden kann, was beabsichtigt war [52], ein geeignetes Plazebo zum Einsatz kommen muss [5, 11, 42, 59, 71], eher das Vertrauens- oder Konfidenzintervall (KI) als der p-Wert betont wird [3], dass es einen Unterschied zwischen qualitativen und quantitativen Übersichtsarbeiten gibt [31] und dass das Spektrum der Patienten in einer klinischen Studie repräsentativ für die Bevölkerungsgruppe sein sollte, für die allgemeine Aussagen getroffen werden sollen [45, 46].

> Die Lücke zwischen klinischen Studien und praktischer Realität kann vom Zahnarzt durch ein grundlegendes Wissen über Untersuchungsmethodik in Verbindung mit der eigenen Fachkompetenz und Erfahrung überbrückt werden.

19.7 Wissenswertes über Forschungsberichte

Um die wissenschaftliche Literatur über die Schienentherapie interpretieren zu können, benötigt der Zahnarzt ein bestimmtes Grundwissen über die eingesetzte Methodik zum Erreichen der erforderlichen Evidenz für die Beantwortung der Fragen nach der Wirksamkeit von Schienentherapie bei TMD. Der Zahnarzt muss etwas wissen über Elemente der Evidenz, randomisierte, kontrollierte klinische Studien, qualitative versus quantitative systematische Übersichtsarbeiten und Beobachtungsdaten aus Fallserien, Querschnitts-, Fallkontroll- und Kohortenstudien. Unabhängig von der Untersuchungsmethodik bestehen Möglichkeiten für systematische Fehler, die minimiert werden müssen. In der wissenschaftlichen Forschung werden evidenzbasierte klinische Studien in einer Hierarchie angeordnet. Dabei entspricht Evidenz aus mindestens einer korrekt durchgeführten, randomisierten, kontrollierten klinischen Studie (RKS) dem höchsten Evidenzniveau [4, 36]. Die Berechtigung dieser starren Hierarchie, das heißt, die Annahme, dass randomisierte, kontrollierte Studien zwangsläufig „Goldstandard"-Ergebnisse liefern und allen Beobachtungsstudien überlegen sind, ist jedoch in Frage gestellt worden [10, 15].

> Evidenzbasierte Praxis ist keine von Forschungsevidenz bestimmte Praxis; vielmehr handelt es sich um die wohlüberlegte Anwendung wissenschaftlicher Evidenz auf der Grundlage von Fachwissen und Erfahrung des Zahnarztes, abgestimmt auf die Bedürfnisse und Vorlieben des Patienten [68].

19.7.1 Klinische Studien

Klinische Studien sind Untersuchungen, die sich auf die Beantwortung bestimmter Fragen über die Wirksamkeit von Interventionen (z.B. Pharmaka, Schienen, Chirurgie) konzentrieren. Eine solche klinische Forschung am Menschen ist komplex und wird durch verschiedene Faktoren beeinflusst, von denen einige nicht dem Einfluss der Untersucher unterliegen. Wissenschaftliche Untersuchungsmethoden zielen darauf ab, möglichst viele fremde, das Ergebnis der Studie möglicherweise beeinflussende Faktoren zu erfassen. Solche „Störgrößen" (englisch „confounds", neudeutsch „Confounder") tragen zu Unterschieden in den Ergebnissen bei, die nicht von der untersuchten Intervention abhängen. Deshalb ist es wichtig, solche Quellen etwaiger Verfälschungen möglichst auszuschalten. Ein ideales Studiendesign, dem ein großes Ausmaß an Kontrolle über mögliche Confounder zugestanden wird, stellt die randomisierte, plazebokontrollierte Doppelblindstudie (RKS) dar, deren Ergebnisse quantifizierbar und valide sind. Allerdings können nicht alle klinisch begründeten Fragen zu klinischen Vorgehensweisen gegenwärtig durch ein solch „ideales" Studiendesign untersucht werden [38]. Dies kann dazu führen, dass Zahnärzte, die bestimmte Aspekte der RKS-Methodik nicht akzeptieren oder die Evidenz für widersprüchlich halten, auch auf Evidenz aus ihrer klinischen Erfahrung und aus Forschungsberichten mit geringerem Evidenzniveau zurückgreifen.

Die meisten zahnmedizinischen und medizinischen RKS beschreiben Methodik und Durchführung der Studie nur unvollständig. So gibt es einen deutlichen Bedarf an Verbesserung der Berichtsqualität von klinischen Studien [76].

Vor einer Betrachtung des Forschungsstandes über Stabilisierungsschienen und die Behandlung von TMD sollen Gestaltung und Einschränkungen klinischer Studien erörtert werden.

19.7.2 Randomisierte, kontrollierte klinische Studien (RKS)

Wirksamkeitsstudien in Form kontrollierter Versuche oder RKS setzen eine zufällige Zuordnung (Randomisierung) von Patienten zu Behandlungs- und Kontrollgruppen ein. Eine solche Zuordnung der Patienten zu Vergleichsgruppen tendiert mit steigender Gruppengröße oder Anzahl der Wiederholungen des Versuchs stochastisch (unter Beteiligung von Zufall oder Wahrscheinlichkeit) dazu, die Beeinflussung von Ergebnisunterschieden durch Unterschiede in den Patientencharakteristika zwischen den Gruppen zu minimieren [52]. Die zufällige Zuordnung ist also ein Mittel, um tendenziell die verzerrenden Effekte durch unbekannte oder nicht festgestellte patientenbezogene Kausalfaktoren zu vermindern. Dabei glaubt wohl niemand, dass nur gut kontrollierte, randomisierte Studien solche Verfälschungen durch Confounder völlig ausschließen können. Die zufällige Zuordnung zu Behandlungs- und Kontrollgruppen muss auf geeignete Weise erfolgen und tendiert nur zu einer Verminderung des Ausmaßes möglicher Verzerrungen des Ergebnisses durch bestimmte Variablen [67].

▶ Randomisierte, kontrollierte Studien werden und müssen ein wichtiges Instrument der klinischen Forschung bleiben; die Ergebnisse einer einzelnen RKS oder einer einzigen Beobachtungsstudie sollten jedoch stets mit Vorsicht interpretiert werden.

19.7.3 Grenzen der RKS

Zusätzlich zu den Problemen der internen Validität aufgrund der ungleichmäßigen Verteilung von unbekannten oder nicht festgestellten Kombinationen von kausalen Patientenvariablen zwischen den Vergleichsgruppen bei RKS besteht auch das Problem der externen Validität der Randomisierung, das heißt, auf welche Patientengruppen die Ergebnisse von RKS verallgemeinert werden können. Es ist nicht ungewöhnlich, dass die Auswahl von Patienten, aus der zufällige Zuordnungen zu den Vergleichsgruppen einer randomisierten klinischen Studie getroffen werden, selbst keine wirklich zufällige oder repräsentative Stichprobe einer Population von klinischem oder wissenschaftlichem Interesse ist. Dies muss für die interne RKS-Validität kein Problem darstellen, wohl aber zwangsläufig für die externe RKS-Validität [52].

▶ Randomisierte, kontrollierte klinische Studien liefern Evidenz über Gruppen, nicht über Individuen. Die Wirksamkeit in RKS bietet keine Garantie für die Wirksamkeit für die Allgemeinheit. Wirksamkeit im Allgemeinen ist wiederum keine Garantie für Wirksamkeit beim einzelnen Patienten [92].

Es spricht nichts dagegen, zu versuchen, Patienten randomisiert zuzuordnen, und die randomisierte Zuordnung der Patienten zur Minimierung verzerrender Effekte kann gegenwärtig nicht durch eine andere Methode ersetzt werden, ist aber selbst nur ein Notbehelf. Um die Probleme durch nur scheinbare oder verfälschte Behandlungseffekte, wie sie aufgrund innerhalb von Studien und studienübergreifend auftretender, anderweitig nicht erklärbarer Varianz zu vermuten sind, einer Lösung näher zu bringen, ist Wert auf Anstrengungen zur Identifizierung und Messung solcher Variablen und den Nachweis ihrer Auswirkungen durch ihre Einbringung in Gestaltung und Auswertung klinischer Wirksamkeitsstudien zu legen [52]. Die meisten führenden medizinischen Fachzeitschriften widmen auch weiterhin den Hauptteil ihres Umfangs der Veröffentlichung von Beobachtungsdaten [64]. Die Einschränkungen von RKS haben nichts an deren Status als höchster Evidenzstufe geändert.

19.7.4 Variabilität der Patientenreaktionen und Größe der Studienpopulation

Durch große Fallzahlen sollen Zufallseffekte bei der Abschätzung von Richtung und Größe von Auswirkungen der untersuchten Behandlung überwunden werden können [63]. Die Bandbreite möglicher Reaktionen des Patienten auf die Behandlung bei Schmerz- und anderen klinischen Zuständen ist groß und meist zufallsbedingt. In solchen Fällen kann bei kleinen Studienpopulationen die Effektstärke aufgrund zufälliger Abweichungen falsch eingeschätzt werden. Wie umfangreich müssen klinische Studien nach dem Motto „Größe ist alles" sein, um statistische Genauigkeit zu erreichen? Wie groß müssen sie angelegt sein, um klinische Relevanz zu erlangen? Glaubwürdige Abschätzungen der klinischen Wirksamkeit sind nur von groß angelegten Studien oder dem Zusammenfassen (Poolen) vieler Studien mit kleinen Stichproben zu erwarten [63].

19.7.5 Verblindung

Der Begriff Verblindung bedeutet, dass die Studienteilnehmer, die Behandler oder diejenigen, die Ergebnisdaten sammeln, keine Kenntnis von der Zuordnung zur jeweiligen Interventions- oder Kontrollgruppe haben, so dass sie durch diese Information auch nicht beeinflusst werden können. Eine RKS ist nicht nur deshalb qualitativ hochwertig,

weil sie doppeltblind angelegt ist, sondern zeigt in diesem Fall auch ein gutes Studien-Design an. Umgekehrt muss das Fehlen einer Doppelverblindung nicht unbedingt auf geringere Wertigkeit hindeuten. Der Begriff einfachblind beschreibt eine Studie, bei der eine der beteiligten Seiten (in der Regel die teilnehmenden Patienten) die Gruppenzuordnung nicht erfährt. Bei einer Doppelblindstudie kennen gewöhnlich Teilnehmer, Untersuchende und Auswertende die Zuordnung nicht. Dreifachblind beschreibt eine Doppelblindstudie, bei der eine verblindete Datenanalyse stattfindet. Fest steht, dass die Interpretation der mit der Verblindung verknüpften Begriffe in der wissenschaftlichen Literatur nicht immer eindeutig ist [19].

> ▶ Man geht davon aus, dass eine Doppelverblindung systematische Fehler vermindert; möglicherweise ist sie aber weniger wichtig als die verdeckte Zuordnung der Interventionen.

19.7.6 Bewertung der Qualität von Artikeln über RKS

Es gibt eine Reihe von Aspekten, die der Zahnarzt bei der Sichtung veröffentlichter klinischer Forschungsberichte prüfen sollte, wobei möglicherweise nicht genügend Einzelheiten angegeben werden, um die Qualität vollständig ermitteln zu können. Verschiedene Skalen und Checklisten sind vorgeschlagen worden, um die Qualität randomisierter Studien zu beurteilen [62]; hier soll nur die Jadad-Skala erörtert werden. Sie ist ein Instrument, um die Wahrscheinlichkeit eines systematischen Fehlers in Schmerzforschungsstudien zu bestimmen, und enthält die folgenden Punkte [44]:

- Randomisation: Jeder Patient muss eine gleiche hohe Chance haben, jede Art der Intervention zu erhalten. Die Zuordnung der Patienten sollte durch computergenerierte Zufallszahlen erfolgen, jedoch nicht durch das Geburtsdatum, das Werfen einer Münze oder Ähnliches.
- Doppelte Verblindung: Weder die bewertenden Personen noch die Studienteilnehmer können die Teilnehmer in der Interventions- oder der Kontrollgruppe identifizieren.
- Ausschlüsse und Ausfälle: Teilnehmer, die in die Studie eingeschlossen wurden, jedoch vor Ende des Beobachtungszeitraumes ausgeschieden sind, müssen genannt werden, ebenso die in eine Studie von vornherein nicht eingeschlossenen Teil-

nehmer. Anzahl und Grund des Ausscheidens von Teilnehmern müssen angegeben werden. Auch das Fehlen vorzeitig ausgeschiedener Teilnehmer sollte erwähnt werden.

Dieses Jadad-Instrument zur Bewertung der Qualität von Artikeln über randomisierte klinische Studien beruht auf einem Punktesystem. Eine klinische Studie, die in einem Bericht als randomisiert und doppelblind beschrieben wird, jedoch ohne Darstellung der eingesetzten Methoden zur Erzeugung der Zufallszahlenfolge oder der doppelblinden Voraussetzungen, erhält jeweils einen Punkt für beide Bereiche. Ist die Methode der Erzeugung der Zufallszahlensequenz oder der Verblindung beschrieben, wird jeweils ein zusätzlicher Punkt vergeben, vorausgesetzt, die Methode zur Verblindung erscheint geeignet.

Die doppelte Verblindung gilt dabei als korrekt durchgeführt, wenn dargestellt wird, dass weder die Person, die die Beurteilung durchführt, noch der Studienteilnehmer die bewertete Intervention identifizieren kann.

Der Bereich „Ausschlüsse und Ausfälle" erhält keinen Punkt bei fehlender Angabe und einen Punkt bei vorhandenen Angaben. Anzahl und Grund des Ausscheidens von Teilnehmern müssen für jede Vergleichsgruppe festgehalten sein. Das Fehlen vorzeitig ausgeschiedener Teilnehmer sollte in der Veröffentlichung erwähnt werden (s. o.).

Die Jadad-Skala reicht von 1 bis 5. Ein Wert von 2 oder weniger deutet auf eine Überschätzung der tatsächlichen Effektstärke der Behandlung hin [29]. In einer neueren qualitativ-systematischen Übersichtsarbeit zur Wirksamkeit von Stabilisierungsschienen zur Behandlung von Patienten mit Kaumuskelschmerz erhielten sechs der neun einbezogenen Studien einen Jadad-Wert von 3 oder mehr; dagegen erreichten drei der Studien nur eine inakzeptabel niedrige Bewertung der Berichtsqualität von 1 oder 2 [84]. Durch ihre einfache Anwendung ist die Jadad-Punktbewertung inzwischen weit verbreitet; ihre Zuverlässigkeit wird jedoch diskutiert [8, 14].

▶ Der Mangel an externer Evidenz zur Abstützung evidenzbasierter Medizin verdeutlicht die Notwendigkeit vermehrter, besserer klinischer Forschung [84].

19.7.7 Kontrollgruppe, Plazebo und Plazeboeffekt

In einfachen Worten gelten Patienten, die zufällig einer Gruppe von Teilnehmern einer klinischen Studie zugeordnet wurden, die keine wirksame Intervention erhalten, als Kontrollgruppe. Dies soll zur Vermeidung systematischer Fehler dienen. Ohne Kontrollgruppe ist es gegebenenfalls nicht möglich, unspezifische Wirkungen auszuschließen, z. B. Regression zum Mittelwert, natürlicher Symptomverlauf, Spontanremission, Plazeboeffekt und andere Faktoren, die für scheinbare Unterschiede zwischen untersuchten Vergleichsgruppen verantwortlich sein können [85].

Auf der Grundlage einer zufälligen Zuordnung von Personen aus einer ausreichend großen Ausgangspopulation ist die Nichtinterventions- oder Kontrollgruppe (die nicht die möglicherweise wirksame Therapie erhält) zumindest statistisch der Interventionsgruppe (aktive Behandlung) äquivalent. Gründe, die dafür sprechen, dies annehmen zu können, sollte der Autor im Bericht über die klinische Studie erwähnen. Wie bereits weiter oben erörtert, wird eine angemessene Randomisierung nicht allein dadurch erreicht, dass ein Computer zur Erzeugung der Zufallsfolge eingesetzt wird.

In der klinischen Forschung liegt das Haupteinsatzgebiet von Plazebos. Der Begriff Plazeboeffekt bedeutet verschiedene unspezifische, erwünschte oder unerwünschte Wirkungen von Substanzen oder Vorgehensweisen und Interaktionen zwischen Patient und Behandler. Die Unvorhersagbarkeit des Plazeboeffektes erfordert in den meisten klinischen Studien eine Plazebokontrolle [18]. Dabei ist es schwierig und wird von einigen Autoren sogar für unmöglich gehalten [60], ein Plazebo zu definieren, ohne mit dem Problem einer logischen Definition des Plazeboeffektes konfrontiert zu werden [34]. Als Diskussionsgrundlage kann folgende Definition dienen: Ein Plazebo ist eine Substanz oder ein Verfahren, die oder das objektiv betrachtet keine spezifische Wirkung auf das behandelte Leiden hat.

Der Plazeboeffekt ist definiert als Summe der Veränderungen (therapeutischer Effekt), die durch ein Plazebo verursacht werden [72, 73]. In der Forschung handelt es sich beim Plazeboeffekt um so genanntes therapeutisches Rauschen, das durch plazebokontrollierte Studien entfernt werden muss; nur wenige Studien sind jedoch so gestaltet, dass sie die Plazeboreaktion direkt messen [58]. Eine Veröffentlichung [60] stellt fest, dass Plazebos keine Plazeboeffekte verursachen, das heißt selbst keinerlei Wirkung entfalten, wohl aber ihre ihnen innewohnende oder zugeschriebene Bedeutung. Demnach beschreibt der Begriff Bedeutungsreaktion („meaning response") die physiologischen oder psychologischen Auswirkungen dieser „Bedeutung" bei Entstehung oder Behandlung von Krankheiten. Solche Reaktionen, die nach der Anwendung unwirksamer oder vorgetäuschter Behandlung auftreten, können als Plazeboeffekt bezeichnet werden, wenn sie erwünscht sind [60] oder Nozeboeffekt genannt werden [37], wenn sie unerwünscht sind. Diese Definition schließt einige Erklärungen aus, die üblicherweise mit dem Verständnis des Plazeboeffektes verbunden sind, so z. B. Regression zum Mittelwert, natürlicher Verlauf, Voreingenommenheit von Versuchspersonen oder -durchführenden sowie Fehler bei Messung und Beschreibung. Einer der Faktoren, die zu berücksichtigen sind, ist die Auswirkung der Interaktion Patient–Behandler, das heißt der Art und Weise, wie der Behandler mit dem Patienten bei der Anwendung der Behandlungsmethode umgeht [11, 12].

▶ Die Plazeboreaktion im Rahmen von RKS umfasst statistische Artefakte wie Regression zum Mittelwert, Erwartungen sowohl von Patienten als auch von Auswertern, die Verschiebung von Beurteilungsmaßstäben im Laufe der Zeit und reale Effekte wie Spontanremissionen, eine Tendenz, Behandlung außerhalb der Studie in Anspruch zu nehmen, und die Reaktion der Patienten auf vermehrte Zuwendung von Beachtung und Interesse. Diese Faktoren können auch ohne Durchführung von Scheinmaßnahmen sowohl in Plazebogruppen als auch bei Nichtinterventionsgruppen Auswirkungen haben [78].

Die Erklärung von Helsinki (Paragraph 29) untersagt die Anwendung einer Plazebokontrolle, wenn eine wirksame Therapie für die untersuchte Erkrankung existiert. Sind anerkannte Fachleute geteilter Meinung über die Wirksamkeit einer bestimmten Therapieform, scheint ein Zustand klinischen Meinungsgleichgewichtes zu bestehen, und Plazebokontrollen dürfen angewendet werden [5, 91].

▶ Von besonderem Interesse ist die Anwendung nichtokkludierender Gaumenplatten als Plazebo-Vorrichtung zur Beurteilung der Wirksamkeit einer stabilisierenden Schiene. Viele Patienten in Kliniken und Universitäten sind vertraut mit Aufbissschienen und Mundschützern; deshalb ist selbst eine Einfachverblindung nur schwer zu erreichen.

19.7.8 Systematische Übersichtsarbeiten

Eine systematische Übersichtsarbeit zu einem bestimmten Thema wird auf systematische Weise durchgeführt, so dass das Risiko eines systematischen Fehlers vermindert ist. Es gibt qualitative und quantitative systematische Übersichtsarbeiten. Quantitative Arbeiten beruhen auf der Zusammenfassung („Poolen") von Daten aus Originalarbeiten. Die Ziele der Übersicht sind genau definiert, spezielle formale Regeln werden angewandt, um die verfügbare Evidenz so vollständig wie möglich zu extrahieren [48].

▶ Die Ausprägung der Evidenz beruht auf der Qualität kontrollierter Studien. Systematische Übersichtsarbeiten können nur so überzeugend für den Zahnarzt sein, wie es der Qualitätsstandard der kontrollierten Studien zulässt [48].

Einschluss- und Ausschlussbedingungen für Daten aus Studien sollten eindeutig definiert sein. Endpunkte zur Bestimmung der Wirksamkeit sollten bestimmt und die relevanten Informationen mittels nachvollziehbarer Vorgehensweisen gewonnen werden. Spezielle statistische Methoden (Metaanalyse) werden eingesetzt, um alle geeigneten quantitativen Daten zusammenzufassen und so eine Einschätzung der Wirksamkeit einer Intervention und deren klinischen Signifikanz geben zu können.

Manchmal ist es nicht möglich, Werte zu kombinieren (poolen), weil keine quantitativen Daten vorliegen, verschiedene methodische Ansätze oder klinische Endpunkte verwendet oder Patienten über unterschiedlich lange Zeiträume beobachtet wurden. Auch die Kombination von gegabelten mit kontinuierlichen Ergebnisdaten kann sich schwierig gestalten, abhängig davon, wie bedeutsam die Messskalen sind [48]. Werden die Werte wie bei der quantitativen Metaanalyse gepoolt, kann eine Sensitivitätsanalyse durchgeführt werden, um zu prüfen, ob Studien mit unterschiedlichen Ausgangspopulationen oder Charakteristika zu jeweils unterschiedlichen Ergebnissen führen.

In qualitativen systematischen Übersichtsarbeiten, bei denen keine Daten gepoolt werden können, basiert die Feststellung der Wirksamkeit einer Intervention oft auf einer „Abstimmung", das heißt, es wird die Zahl der Arbeiten gezählt, die zu dem Ergebnis kommen, dass eine Intervention wirkt, und mit der Zahl derjenigen Arbeiten verglichen, die darauf hinweisen, dass sie nicht wirkt. Qualitätsmaßstäbe können, wie oben kurz erörtert, für die Beurteilung von Randomisation, Verblindung und Erfassung ausscheidender Studienteilnehmer in der Studie herangezogen werden [44]. Möglicherweise ist die Studie aber nicht so angelegt, dass die gestellte Frage beantwortet werden kann. Dann sollte eine Prüfung der Validität erfolgen, wie z.B. mit der Oxford-Schmerz-Validitäts-Skala [77].

▶ Systematische Übersichtsarbeiten und Originalarbeiten konkurrieren nicht miteinander, sondern ergänzen sich gegenseitig.

19.7.9 Grenzen von Metaanalyse und systematischer Übersichtsarbeit

Es ist nicht möglich, für ein gegebenes Forschungsgebiet festzustellen, wie viele Studien durchgeführt wurden, über die niemals ein Bericht veröffentlicht wurde. Sie könnten möglicherweise das Ergebnis der Metaanalyse umkehren [23]. Deshalb sollten Schlussfolgerungen, die lediglich auf einer Übersichtsarbeit veröffentlichter Ergebnisse beruhen, mit Vorsicht interpretiert werden, insbesondere wenn es sich um Beobachtungsstudien handelt. Eine geringe Zahl von Studien und kleine Studienpopulationen verringern die Aussagekraft einer Übersichtsarbeit [92].

Wie bereits erwähnt, bildet in manchen systematischen Übersichtsarbeiten einfach die Auszählung derjenigen Veröffentlichungen, die jeweils das zum Ergebnis haben, was die Autoren der Übersicht für wirksam oder nicht wirksam halten, die Grundlage für die Schlussfolgerung über die Wirksamkeit einer Behandlung oder Intervention, ohne dabei Hinweise auf Qualität und Validität zu geben. Ohne ein Maß für Qualität und Validität besteht die Möglichkeit systematischer Fehler.

Es ist gefordert worden, qualitative Übersichtsarbeiten von mindestens zwei Autoren durchführen zu lassen [48]; noch sinnvoller erscheint jedoch die Durchführung durch mindestens drei Prüfer in unterschiedlichen Positionen (Institution, Klinik, Praxis) ohne persönliches Interesse am Ergebnis, also z. B. ohne eigene veröffentlichte oder unveröffentlichte Studien zum gleichen Thema. Als Alternative sind zwei Referenten mit gegenläufigem Interesse und ein weiterer ohne jegliche Voreingenommenheit möglich. Darüber hinaus sollten die Prüfer Erfahrung mit der Anwendung von Bewertungsmaßstäben für Qualität und Validität auf klinische Studien und selbst Originalarbeiten in zitierten anerkannten Fachzeitschriften veröffentlicht haben. Leider gibt es nur wenige qualitative Übersichtarbeiten, die diese Kriterien für systematische Übersichten von klinischen Studien erfüllen. Systematische Übersichtsarbeiten zu klinischen Studien, die keine eindeutigen Angaben darüber machen, wie die Ergebnisse jeder einzelnen der eingeschlossenen Studien gewichtet (bewertet, bepunktet) wurden, müssen mit Vorsicht betrachtet werden. Die reine Auszählung positiver oder negativer Ergebnisse zur Wirksamkeit einer Intervention für jede in die Übersicht eingeschlossene oder aus der Übersicht ausgeschlossene Studie und die Entscheidung über die abschließende Frage nach der Wirksamkeit durch eine solche „Abstimmung" sind von geringem Wert.

▶ Zahnärzte sollten in der Lage sein, systematische Übersichtsarbeiten auf mögliche systematische Fehler oder Voreingenommenheit hin zu überprüfen. Eine Möglichkeit hierzu ist, frühere Veröffentlichungen der Prüfer auf Folgerichtigkeit der geäußerten Auffassungen, Hinweise auf mangelnde klinische Erfahrung oder die Vernachlässigung von Forschungspublikationen, die nicht in der eigenen Muttersprache veröffentlicht sind, zu untersuchen [86]. Die Einbeziehung aller Arbeiten, unabhängig von der Veröffentlichungssprache, ist geeignet, die Genauigkeit zu erhöhen, und kann systematische Fehler vermindern [61].

19.8 Wirksamkeit der Therapie mit Stabilisierungsschienen

Das heterogene Erscheinungsbild von TMD und die Variabilität bei den Diagnosen von TMD oder CMD führen zu einer Reihe von Behandlungsansätzen, insbesondere dann, wenn TMD und CMD nicht als eigenständige Krankheitsbilder, sondern als Ansammlung von Erkrankungen angesehen werden und ein einzelner kausaler Faktor verantwortlich gemacht werden. So variieren Behandlungsmethoden und Behandlungsergebnisse erheblich [89]. Selbst wenn die klinischen Symptome nur auf eine einzige Verdachtsdiagnose (z.B. anteriore Diskusverlagerung mit Reposition) hindeuten, können zusätzliche diagnostische Ansätze indiziert sein, insbesondere in Fällen mit erfolgloser Anwendung geeigneter konservativer Therapie und bei chronischen Schmerzpatienten. Deshalb ist es unumgänglich, dass der Zahnarzt, der die Forschungsergebnisse über die Wirksamkeit von Stabilisierungsschienen bewertet, neben seiner eigenen Erfahrung mit dem Einsatz der Stabilisierungsvorrichtung sorgfältig die verschiedenen Kriterien für verwertbare Forschungsarbeiten in Betracht zieht.

19.8.1 Arthrogene TMD

In einer Studie über den Einfluss von Stabilisierungsschienen auf das Behandlungsergebnis bei Patienten mit arthrogenen TMD ergab sich, dass nicht nur die Behandlung mit einer Stabilisierungsschiene, sondern auch die Parameter „Geschlecht" und „Intensität des Kiefergelenkschmerzes vor der Behandlung" das Behandlungsergebnis beeinflussen können [26].

Im Hinblick auf die Veränderung der Kondylenposition durch die Stabilisierungsvorrichtung ergab sich für arthrogene TMD, dass die Symptome häufiger bei veränderter als bei unveränderter Kondylenposition gelindert werden konnten [27].

Eine Studie über die Behandlung von arthrogenen TMD mit einem nichtsteroidalen Antirheumatikum (NSAR) im Vergleich mit einer Stabilisierungsschiene [28] ließ die Frage nach der Linderung von Symptomen in einer Exazerbation der Phase der degenerativen Arthritis unbeantwortet. Die NSAR-Anwendung ist in solchen Fällen auch ohne den Einsatz einer Stabilisierungsschiene meist sehr wirkungsvoll, kann bei Nierenerkrankungen jedoch kontraindiziert sein. Für den Langzeitgebrauch von Stabilisierungsvorrichtungen bei arthrogenen TMD sind bisher keine Kontraindikationen bekannt.

19.8.2 Einige Vergleichsstudien

Einige Studien, die eine Stabilisierungsschiene mit einem als Plazebo angesehenen (nichtokkludierenden palatinalen) Gerät vergleichen, berichten über eine statistisch signifikant stärkere Abnahme von Schmerz und Funktionsstörung durch die Stabilisierungsschiene [24, 70]. Andere Studien mit etwas geringerer Qualität und Validität [84] ergaben keinen signifikanten Unterschied [16, 66].

Eine neuere, in elf allgemeinzahnärztlichen Praxen durchgeführte Studie [90] vergleicht den Einsatz einer Stabilisierungsschiene im Unterkiefer mit einer nichtokkludierenden Kontrolle. Sie kommt zu dem Ergebnis, dass der nichtokkludierende Kontrollbehelf zu ähnlicher Symptomlinderung führt wie die Stabilisierungsvorrichtung.

Obwohl das Design der Studie solche Begriffe wie randomisierte Zuordnung, Crossover-Design, Dokumentation von neun Praxen für 72 Patienten und Bemerkungen zur statistischen Signifikanz enthält, bleibt eine Reihe von Fragen unbeantwortet, so z.B. nach fehlender Dokumentation, Versagen der Randomisierung, Konfidenzintervallen, Verblindung, Bewertungsfehlern und anderen Punkten. Es wurde festgestellt, dass 80% der TMD-Patienten von niedergelassenen Zahnärzten durch Einsatz von Schienen für eine Dauer von bis zu fünf Monaten wirkungsvoll behandelt werden konnten. Eine Notwendigkeit okklusaler Korrekturmaßnahmen konnte nicht bestätigt werden. Obwohl Design und Fragestellung eine solche Schlussfolgerung nicht zulassen, erscheint diese Aussage annehmbar. Dabei ist zu bedenken, dass eine nichtokkludierende Vorrichtung keine Schiene darstellt.

Studien, die die Behandlung mittels einer Stabilisierungsschiene (als Intervention) mit einer Nichtbehandlung (als Kontrolle) vergleichen, deuten darauf hin, dass die Stabilisierungsschiene eher eine statistisch signifikante Linderung bei Gesichtsschmerzen oder myogenen Kopfschmerzen bewirkt als die Nichtbehandlung [47].

Beim Vergleich einer stabilisierenden Unterkieferschiene mit einer Schiene zur anterioren Repositionierung zeigte sich ein statistischer Unterschied zwischen den jeweiligen Ergebnissen zu Gunsten der Stabilisierungsschiene [74]. Der Einsatz einer Vorrichtung zur anterioren Repositionierung ist nur in bestimmten Fällen indiziert (s. Kap. 16). Meist folgt die anteriore Repositionierung, die als irreversible Behandlungsform gilt, einer Phase der erfolglosen Behandlung mit einer Stabilisierungsschiene. Die gezielte Auswahl von Patienten für eine Behandlung und die Erörterung eines möglichen Behandlungsmisserfolgs sind notwendige Voraussetzungen für den Wechsel zu einer irreversiblen Behandlungsform, sei es nun eine Repositionierungsschiene oder arthroskopische Chirurgie. Die Michigan-Schiene ist mit Ausnahme von Malokklusionen der Angle-Klasse III nicht für die Anwendung im Unterkiefer zu empfehlen [7].

Eine Studie, die unter Einbeziehung einer Kontrollgruppe den Einsatz von Akupunktur und einer Schiene miteinander verglich, kam zu dem Ergebnis, dass beide Therapieformen die subjektiven Symptome signifikant reduzierten und Akupunktur bei Patienten mit myogenen CMD eine Alternative zur konventionellen zahnärztlichen Behandlung darstellt [47]. Die meisten validen Studien fallen jedoch in dieser Hinsicht eher negativ aus, das heißt, es gibt keine überzeugenden Nachweise für den analgetischen Effekt von Akupunktur bei Rücken- und Nackenschmerzen [77].

19.8.3 Weiche Schienen

Die weiche Michigan-Schiene ist als Gebissschutz für Kontaktsportarten vorgesehen, nicht als nächtlicher Schutz bei Schlafbruxismus oder zur Behandlung von TMD. Da sie jedoch okklusal in Freedom-in-centric adjustiert ist, kann sie für kurze Zeit zu diesem Zweck eingesetzt werden. Aggressiv knirschende Patienten neigen zu einer Verschiebung der Okklusion und zerbeißen weiche Schienen häufig in Stücke. Gleichmäßige Kontakte in vollständig geschlossener Stellung auf allen okklusalen Flächen sind Voraussetzung für den Einsatz einer weichen Schiene bei Football-Spielern. Anderenfalls können eine Verstärkung des Pressens und ein Zerbeißen der weichen Schiene resultieren. Der Einsatz einer weichen Schiene bei TMD, insbesondere arthrogenen TMD, wird nicht empfohlen, auch wenn eine weiche Schiene in einigen Artikeln [43, 81] als ebenso wirksam wie eine Stabilisierungsschiene bezeichnet worden ist.

> Die Wirksamkeit von Schienen wird von Behandlern, die sie bei Patienten mit entsprechender Indikation einsetzen, allgemein anerkannt. Dennoch muss, wie in einer neueren qualitativen Übersichtsarbeit über Stabilisierungsschienen [84] vorgeschlagen, der Bedarf an verstärkter, besserer Forschungsarbeit betont werden.

Eine bestimmte Behandlungsform hat möglicherweise nicht für alle TMD-Formen und damit verbundene überlappende Symptome anderer Erkrankungen die gleiche Wirksamkeit in der Linderung von Symptomen. So können Patienten, bei denen im Verlauf einer Behandlung mit einer Stabilisierungsschiene bestimmte Symptome gelindert werden oder die sich aufgrund der Verminderung assoziierter Symptome (z. B. Kopfschmerz, Ohrenschmerz, Nackenschmerz, Stress) „besser fühlen", dennoch weiterhin Gelenkknacken, etwas Schmerz oder Einschränkung der Kieferbeweglichkeit aufweisen. Die Bedeutung des „Sich-Besser-Fühlens" durch Schienentherapie war nie ein Kriterium zur Beurteilung des Behandlungserfolges von Schienen. Die Wirksamkeit der Schienentherapie wird nicht unter Einbeziehung solcher Kriterien bewertet, dass sich der Patient besser fühlt, weniger gestresst ist, weniger Behandlungsbedarf spürt oder geringere Nackenbeschwerden hat. In der klinischen Realität haben sie jedoch für einige Patienten durchaus Bedeutung.

19.8.4 Einschleifen und Stabilisierungsschienen

Zur Bestimmung ihrer Wirksamkeit bei myogenen TMD kamen im Rahmen einer Studie drei Behandlungsformen zum Einsatz: Physiotherapie oder Schienentherapie bei Patienten ohne Störkontakte und Einschleifen oder eine Kombination von Schiene und Korrekturen bei Patienten mit ausgeprägten Interferenzen. Alle Behandlungsformen verminderten nicht nur Gesichts-, sondern auch Nacken- und Schulterschmerzen [87]. Es liegen keine ausreichenden Daten vor, um Stabilisierungsmaßnahmen angemessen mit Körperakupunktur, physikalischer Therapie und Einschleifmaßnahmen vergleichen zu können [47, 84, 87].

Das Einschleifen wird von den meisten Zahnärzten nicht als vorbeugende Maßnahme empfohlen, auch nicht als eine notwendige ergänzende Behandlungsform für TMD [7, 17, 51]. Okklusale Anpassungen sind Patienten vorbehalten, die erhebliche Interferenzen aufweisen, welche die Funktion stören oder Bruxismus verschlimmern, insbesondere im Zusammenhang mit zahnärztlichen Restaurationen und in Fällen, bei denen Interferenzen eine geeignete Schienengestaltung ausschließen.

Es sind gut gestaltete Studien erforderlich, um zu klären, unter welchen Bedingungen und in welchem Umfang das Einschleifen als Ergänzung zur Schienentherapie Anwendung finden sollten. Okklusale Korrekturen sind diagnostik- und techniksensitiv und fügen sich nicht gut in klinische Studien ein, wo die unterschiedlichen Zeiträume bis zum Abschluss der Korrekturen leicht als Entsprechung einer Regression zum Mittelwert ausgelegt werden könnten. Nach der Untersuchung von Patienten, die Teilnehmer von Studien unter Einbeziehung okklusal korrigierender und stabilisierender Maßnahmen waren, ist leicht zu erkennen, warum hier negative Ergebnisse vorliegen. Einschleifen sollte den wenigen TMD-Patienten vorbehalten bleiben, bei denen eine sinnvolle Schienengestaltung nicht möglich und eine Verschiebung des Unterkiefers beim Mundschluss erforderlich ist, um die zentrische Okklusion zu erreichen.

Da okklusale Korrekturen so techniksensitiv sind, werden sie nicht als Maßnahme zur Vorbeugung von TMD empfohlen. Dabei ist unbestritten, dass es durchaus Hinweise auf entsprechend positive Auswirkungen gibt [49, 50].

> Nur in wenigen Fällen kommt das Einschleifen als einzige Therapieform in Frage; in Kombination mit anderen Therapieformen (Beratung, Physiotherapie, Schienen) können okklusale Anpassungen jedoch in ausgewählten Fällen zu einem Behandlungserfolg beitragen [17].

19.9 Risiko für TMD

Die Parameter, die gewöhnlich zur Beschreibung des funktionellen Zustandes des Kausystems herangezogen werden, scheinen von bestenfalls mäßigem Wert bei der Abschätzung des individuellen TMD-Risikos für gesunde junge Personen [49]; allerdings erscheint nächtliches Knirschen mit der Inanspruchnahme von TMD-Behandlungen zu korrelieren [13]. In einer Longitudinalstudie ergab sich ein erhöhter Bedarf für eine TMD-Behandlung nach okklusalen Korrekturmaßnahmen [50].

19.10 Wirkungsmechanismus von Stabilisierungsschienen

Der Wirkungsmechanismus, durch den Schienen lokalisierte Myalgie und Arthralgie beeinflussen, ist bisher nicht bekannt. Es gibt verschiedene Hypothesen, die an anderen Stellen mit dem Ergebnis erörtert worden sind, dass der Wirkungsmechanismus noch unbekannt ist [7, 51, 53].

Vermutet werden: Minimierung der Auswirkungen okklusaler Interferenzen, Entlastung der Kiefergelenke, Verhaltensänderungen im Zusammenhang mit Pressen, Veränderungen schädlicher Gewohnheiten und Vergrößerung der Vertikaldimension.

19.11 Abschließende Zusammenfassung zur Michigan-Schiene

Die Michigan-Schiene wird bei TMD, zur Diagnostik, im Rahmen restaurativer Maßnahmen und zum Schutz der Zähne vor den Auswirkungen von Knirschen und Pressen eingesetzt. Die Wirksamkeit der Stabilisierungsschiene hat sich in vielen Beobachtungsstudien, einigen wenigen RKS und einer aktuellen systematischen Übersichtsarbeit ergeben. Die Schiene ist seit etwa 50 Jahren in Gebrauch und hat sich in dieser Zeit als primäre und ergänzende Therapie für die meisten TMD-Formen bewährt. Wie bei allen Behandlungsformen von TMD wirken Stabilisierungsschienen bei einigen Patienten besser als bei anderen; so sind sie bei

- myogenen Erkrankungen wirksamer als bei manchen arthrogenen TMD (z. B. Kieferklemme, laterale Diskusverlagerung),
- langfristiger Anwendung wirksamer als instabilere Schienentypen,
- anfänglich guter Anpassung und allmählicher Einstellung auf Freedom-in-centric wirksamer,
- TMD-Patienten mit Bruxismus wirksamer als einfache Physiotherapie allein (z. B. Übungen, Wärme, Analgetika); bei einigen TMD-Patienten auch zusammen mit einfacher Physiotherapie wirksamer,
- TMD wirksamer, wenn keine nennenswerten okklusalen Interferenzen in Funktion oder Parafunktion bestehen oder durch begrenzte Störkontakte beseitigt werden,
- anfänglich ganztägiger Trageweise (24 Stunden täglich), auch während des Essens, wirksamer,
- Anwendung gemäß Anweisungen wirksamer,
- einem Behandler wirksamer, der sie häufig anwendet.

Die meisten klinischen Studien zur Michigan-Schiene berücksichtigen nur einen oder zwei dieser Faktoren.

Schienentherapie kann als Ergänzung anderer Therapieformen dienen, das heißt, sie ergänzt manchmal andere konservative Therapieformen, wenn diese nicht ausreichend erfolgreich waren. Die Therapie mit einer Michigan-Schiene ist bei Patienten mit einer anterioren Verlagerung mit Reposition wirksam, indem sie die Schließbewegung begrenzt und so das Erreichen einer schmerzhaften Öffnungsposition verhindert. Für den Erfolg jeglicher Therapie, einschließlich der Schienentherapie, ist die Auswahl der richtigen Behandlung für den richtigen Patienten erforderlich.

Die Herstellung und Anpassung der Michigan-Stabilisierungsschiene ist diagnostik- und techniksensitiv; sie wirkt am besten, wenn sie für jeden Patienten individualisiert wird. Kein Patient ist wie der andere, und keine individualisierte Schiene gleicht der anderen. Patienten erkennen schnell die ausdrückliche oder implizite Aussage über die Wirksamkeit der Schiene durch die Haltung, die der Behandler zum Einsatz der Schiene entsprechend seiner Fachkompetenz und Erfahrung einnimmt.

Zusammenfassung

Randomisierte, kontrollierte klinische Studien und systematische Übersichtsarbeiten gelten als die besten Informationsquellen zum Wissenstransfer in die evidenzbasierte Praxis. Der Zahnarzt muss jedoch in der Lage sein, die Qualität und Validität der Evidenz aus klinischen Studien und systematischen Übersichtsarbeiten zumindest vorläufig zu beurteilen, insbesondere dann, wenn diese externe Evidenz nicht seiner klinischen Fachkompetenz und Erfahrung oder den Wünschen und Erwartungen der Patienten entspricht.

Dabei ist es wichtig, die Grenzen von randomisierten, kontrollierten klinischen Studien zu erkennen und zu wissen, wie die Übertragung von statistischer Signifikanz in klinische Relevanz gelingen kann.

Gemäß der gegenwärtig besten verfügbaren Evidenz kann den meisten Patienten mit myogenen TMD und ausgewählten Patienten mit arthrogenen TMD mit einer Stabilisierungsschienentherapie geholfen werden.

Literaturverzeichnis

Liebe Leserin, lieber Leser,

das umfangreiche Literaturverzeichnis dieses Buches finden Sie als pdf-Datei online auf unserer Homepage unter www.elsevier.de/ash oder www.elsevier.de/3-437-05031-1

Zur besseren Übersicht ist jedes einzelne Kapitel separat aufgeführt.
Viel Freude beim Lesen!

Register

A

A-β-/A-δ-Fasern 62
Acetylcholinesterasehemmer
– Alzheimer-Erkrankung 103
– Migräne 103
– Nebenwirkungen 118
Ästhetik, Michigan-Schiene 277–278
affektive Störungen, bipolare 113, **115–116**
– manische Episode 115
– Schlafbruxismus 354
Afferenzen 63
Akupunktur, TMD 222
Alkoholabhängigkeit/Alkoholismus 109
– Entzugsmedikamente **103**, 118
Allodynie 65–66
– Fibromyalgie 30
– neuropathische 72
Alzheimer-Erkrankung
– Acetylcholinesterasehemmer 103
– Medikamente, Nebenwirkungen 118
Amine, biogene 101
γ-Amino-n-Buttersäure (GABA) 119–120
AMP (anterior mandibular positioning) 6
Analgetika, TMD 213
– Missbrauch, Kopfschmerzen 87
Anamnese 153
Anamnesebogen 150–152
Angststörungen 101–110
– Betablocker 109
– generalisierte (GAD) 108–109
– MAOH/SSRI 109
– Psychotherapie 109
– Schlafbruxismus 354
– soziale 106–107
Anorexia nervosa, Depression 113
Anpassungssyndrom, allgemeines, Stress 60
Antidepressiva 102
– Nebenwirkungen 110, **117**
– Wirkmechanismen 116
Antikonvulsiva 102
– Nebenwirkungen 117
antimanische Wirkstoffe 102
– Nebenwirkungen 117
Anti-Parkinsonika 102–103
– anticholinerge, Nebenwirkungen 117
– dopaminerge, Nebenwirkungen 117–118
Antiphlogistika, nicht-steroidale, Myalgie 254
Antipsychotika 102, **117–119**
– Nebenwirkungen 116–118
Anti-Schnarch-Mittel, Schlafapnoe, obstruktive (OSA) 316
Anxiolytika 101–102
– Nebenwirkungen 117–118
Aphasie, Migräne 84

Apnoe 317
– Screening 326
Apnoe-(Hypopnoe-)Index (AHI), Schlafapnoe, obstruktive (OSA) 317
ARCUS digma 192–193
Arteriengeräusche, Ohrsymptome 47
Arthralgien
– Schmerzen, myofasziale 174–175
– TMD 130, 154
Arthritis 50, **258–260**
– akute/chronische 260–261
– Arthralgie 204
– Aufbissschiene 259
– psoriatische 260
– rheumatoide 30, **258**, 260
– Schienentherapie, okklusale 259
– Schmerzen, myofasziale 174–175
– Schmerztherapie 204
– TMD 154
– traumatische 260–261
Arthrographie, Kiefergelenk 186–187
Arthromyalgie, faziale, idiopathische 78
Arthropathia deformans, MRT 191
Arthrose 50, 204, **258–260**
– Arthralgie 204
– Schmerzen, myofasziale 174–175
– Schmerztherapie 204
– TMD **128–130**, 154
Arthroskopie
– Kiefergelenk 191–192
– TMD 213
Arthrozentese 204
– Diskusverlagerung 304
– Kiefersperre 255
– TMD 213
ASPL (adjustable soft palate lifter), Schlafapnoe, obstruktive (OSA) 331, **341–342**
Atemstörungs-Index, Schlafapnoe, obstruktive (OSA) 317, 327
Attrition, Bruxismus 349–350
Aufbiss, anteriorer 7
Aufbissschiene 4–5, **236–237**
– Arthritis 259
– mit Eckzahnführung 5
– okklusale 285
– – Gestaltung 274
– – Myalgie 254
– stabilisierende 7
– vom Sved-Typ, TMD 217
Aufmerksamkeitsdefizit- und Hyperaktivitätsstörungen 2
Aufweckstörungen 320
Axiographie 192–195

B

Beck-Fragebogen zur Depression, TMD 184
Belastungsstörungen, posttraumatische (PTBS) 107–108
Bell-Lähmung 17
Bennettwinkel (BW), Aufzeichnung/Berechnung 193
Benzodiazepine 105–106
Beta-Blocker
– Angststörungen 109
– Nebenwirkungen 119
Betäubungsmittel-Antagonisten, Nebenwirkungen 118
Bettnässen 320
Biofeedback, TMD 213, **221**
biomechanische Wechselwirkungen 2
Bionator **234**, 247
bipolare affektive Störungen s. affektive Störungen, bipolare
Biss
– Lageanomalien 4
– offener, Twin-Block-Gerät 308
– tiefer 46, 234
Biss(führungs)platten 4–5
Bissschutz 5
Blockierung, Diskusverlagerungen 300
Borderline-Persönlichkeitsstörung/-Syndrom 123–124
Botulinus-Toxin (Botox®), Fazialisparese 17
Bradykinin, Schmerzen 71
Bruxismus 2, 12, 320, **345–357**
– s.a. Schlafbruxismus
– Alkohol 352
– Angststörungen 352
– Attrition 349–350
– Biofeedback 356
– Diagnostik 348–349
– Eckzahnführung 284
– Einschleifen 231
– Erosion 349–350
– Koffein 352
– Kopfschmerzen, morgendliche 348
– Michigan-Schiene 266, **269–271**
– okklusale Interferenzen 353
– Paroxetin 2
– Psychopharmaka 2
– Rauchen 352
– Schienentherapie 356
– Schlaf-Apnoe-Hypopnoe-Syndrom (OSAHS) 351–352
– Schlafhygiene 356
– Schlafphysiologie 352
– Schlafstadien 347
– Schlafstörungen 351
– Schlüssel-Schloss-Beziehung 168–169
– Schmerzen, myofasziale 348

373

Register

- SSRI 2, **110**
- Stabilisierungsschienen 356
- Stressbelastung 352
- Substanzmissbrauch 354
- TMD 130, 139, 207, 216
- zahnärztliche Restaurationen 355
- Zwangsstörungen 106

Bulimie, Depression 113
Burning-Mouth-Syndrom 76, **78–79**

C

CADIAX Compact 193
calcitonin gene-related peptide (CGRP)
- Migräne 89
- Spannungskopfschmerz 93

C-Fasern 62
- polymodale (C-PM) 62
- sensibilisierte, Therapie 75–76

Chicago-Kriterien, Schlafapnoe, obstruktive (OSA) 327
Chondromalazie 50
Chorda tympani 46
chronic daily headache (CDH) s. Kopfschmerzen, chronische, tägliche
Clark-Twin-Block, Zahnbogenharmonisierung 307
Cluster-Kopfschmerz 72, 81–82, 88, **93–95**
- s. a. Kopfschmerz(en)
- trigemino-autonomer Reflex 94–95

CMD (cranio-mandibular disorder) 11–12
- Halswirbelsäule 31–33
- Schmerzen 70
- Stabilisierungsschienen 367–370
- TENS 57

Cochrane-Übersichtsarbeiten 230
Computertomographie 8
- Kiefergelenk 186

COMT-Hemmstoffe, Parkinson-Erkrankung 124
Cortical Spreading Depression, Migräne 90
Corticotropin-freisetzendes Hormon s. CRH
Costen-Syndrom 44, 234
CPAP (continuous positive airway pressure)
- Intoleranz 330
- Schlafapnoe, obstruktive (OSA) **313–315**, 328

CPI-Skala, TMD, chronische 205
C-PMN-Fasern 62
cracked tooth syndrome 13
CRH (corticotropin-releasing hormone) 59, 120–121
CRPS (complex regional pain syndrome) 80
- Phantomzahnschmerzen 73

D

Deafferenzierung(sschmerzen) 13, **73**, 111
Dehnung nach Trauma 257
Depression 112–114
- Abwärts-Effekte 120
- Katecholamin-Hypothese 120
- Monoamin-Hypothese 120
- Neurobiologie 119–121
- Pharmakotherapie 113–114
- Schizophrenie 123
- Schmerzen, chronische 69, 121–122
- SNRI 121
- somatisches Syndrom 112
- Symptome 113
- TMD 113, **121–122**, 143
- unipolare 112–113
- Wochenbett 114–115

Dimensionserhöhung, vertikale 9
Dimensionsverlust, vertikale, TMD 141–142
Discus articularis 9–10, **41–43**
- Deformationen 50

Diskusadhäsionen 257
- MRT 189

Diskusdislokation s. Diskusverlagerung
Diskuserkrankungen 203
Diskus-Kondylus-Konfiguration 234, 303
- Koordinationsstörung 300

Diskuslage/-position 300–302
Diskusluxation 40
Diskusperforation 51, 257
- TMD 130

Diskusreposition
- – anteriore 49, 305–307
- chirurgische 303
- Gründe 302
- nicht durchführbare 310
- Notwendigkeit 256
- Wirksamkeit 302–303

Diskusverlagerung 9–10, **42–43**, 234
- Adhäsionen 302
- anteriore 6, 300, 188–189, 196–198, 203
- anterolaterale 300
- Arthrozentese 304
- Behandlungsmöglichkeit 300–302
- Diagnostik 50, 173
- Druckinjektion 301
- Faktoren, kausale 50–51
- HQ (History Questionnaire) 173
- Kieferklemme 304
- Kondylektomie 301
- Kondylotomie 304
- laterale 47
- Manipulation, manuelle 256
- mit Reposition 136, 203, 300
- MRT 189
- ohne Reposition 204, 300
- posteriore 189
- Repositionierungsschienen 303–304
- Schmerzen, myofasziale 173–174
- Somatisierung 110
- Störungen, interne, akute 256
- superiore 300
- Symptomlinderung 303
- TMD **128–129**, 154, 300, 304
- transversale 191, 303
- Typ III 166

Dopamin 100–101, 120
Dopaminantagonisten 119
dopaminerge Systeme 120
Dreipunktabstützung
- Schienen 242–243

Drogenabhängigkeit 109
Druckdolenzen 149
Dynorphin-Interneurone 65
Dysphorie, prämenstruelle (PMD) 114
Dyssomnie 320
Dysthymie 113–114

E

Eagle-Syndrom, Differenzialdiagnose 48
Eckzähne, Überbiss, vertikaler 276
Eckzahnführung 9
- Bruxismus 284
- Michigan-Schiene 270–271, 275–277, **283–286**, 292–293
- Neigung 276
- Spee-Kurve 276, 285

Efferenzen 63

Eigenanamnese 150–152
Einschleifen
- Bruxismus 231
- Implantate 231
- irreversibles 227
- okklusales **4**, 226
- Schienentherapie 230
- Tinnitus 47–48
- TMD 226
- Übersichtsarbeiten, systematische 229

Elastomer-Gerät 340
- Schlafapnoe, obstruktive (OSA) 339

Elevator für den weichen Gaumen, OAS 331
Emotionen 16–17
Enkephalin-Interneurone 65
Entspannungsübungen, TMD 213
Entzündung, neurogene 71–72
- Migräne 88

Entzündungsmediatoren, Schmerzen 71
Epworth Sleepiness Scale (ESS) 13, **316**
- Schlaf-Apnoe, obstruktive (OSA) 322–323

Erkrankungen, gegenwärtige 153
Ermüdungssyndrom, postvirales 258
Erosion, Bruxismus 349–350
Erschöpfungssyndrom, chronisches 31
Erwachen, Schlafapnoe, obstruktive (OSA) 321
evidenzbasierte Therapie 3, **228–229**
Evidenzbasierung 3
extrapyramidale Symptome (EPS), Neuroleptika 116

F

Fachpublikationen, Übersichtsarbeiten, systematische 230
FACS (Facial Acting Coding System) 17
Familienanamnese 153
Fazialisparese 17
Fibromyalgie 16, **30–31**
Fortifikations-Illusionen, Migräne 84
Fossa mandibularis 40
Fragebogen 150–152
Frakturen, intraartikuläre, Kiefergelenk 40
Freedom-in-centric 5, 232
- Michigan-Schiene 267–268, **275–277**

Frontzahnführung, Michigan-Schiene **277**, 283
funktionskieferorthopädische Apparaturen **5**, 7, 234
- TMD 307–310

Funktionsstörungen, diagnostisches Vorgehen 149–152

G

Gähnen 45
- Tuba auditiva, Druckausgleich 262

Ganglion trigeminale (Gasseri) 63
GAS (General Adaption Syndrome) s. Anpassungssyndrom, allgemeines
Gefäßerkrankungen, kollagene, TMD 130
Gelenkerkrankungen, degenerative 257
- Patientenmanagement 250–264
- Schmerztherapie 204
- TMD 130

Gelenkgeräusche, TMD 131, **172–173**, 218
Geräte, intraorale 8, **332–334**
- Anwendung 235
- Bissregistrierung 333
- Einstellung 332

Register

- zur Hebung des weichen Gaumens 8
- funktionskieferorthopädische s. *funktionskieferorthopädische Apparaturen*
- Herstellung, Werkstoffe 235
- intermaxilläre 7
- interokklusale, TMD 213
- Konstruktionsbiss 333
- mit partieller Abdeckung der Kauflächen 237–238
- mit partieller posteriorer Umfassung 7
- zur nächtlichen Offenhaltung der Atemwege 337
- Nebenwirkungen und Komplikationen 331
- Öffnung, vertikale 333
- Protrusion 333
- Schlafapnoe, obstruktive (OSA) 316, **331–334**
- Unterkiefer, Bewegung 333
- Verankerungsverfahren 332
- Werkstoffe 332
Geschmacksempfindungsstörungen 31
Gesichtsausdruck 16–18
Gesichtsmuskeln/-muskulatur 17–18, **19–21**
Gesichtsschmerzen 22
- atypische 13, **78**
- Deafferenzierung 73
- idiopathische, persistierende 78
- neuralgiforme, Syndrome 79
- zentrale 76
- zervikogene 31
Glaser-Spalte 46
Glossodynie 31
Glossopharyngeusneuralgie 74, **78**
Glutamat 119
Golgi-Sehnenspindeln, Kiefergelenkkapsel 39
Granulom, idiopathisches 79
Grumzat-Gerät 243

H

Habits, orale 13
- TMD **216**, 221
Hämarthrose 50
Halbseitenlähmung, Migräne 84
Halserkrankungen, TMD 261–262
Halsmuskulatur 27–30
Halsrippensyndrom 16, **29**, 31
Halswirbelsäule(nerkrankungen)
- CMD 31–33
- TMD 44
Hawley-Apparat/-Gerät 5, **237–238**
- TMD 213, 218
Hemikranie, paroxysmale 72
Hemiparese, Migräne 84
Herbst-Gerät 309–310
- modifiziertes 336–338
- Schlafapnoe, obstruktive (OSA) 336–337
Histaminkopfschmerz 81
Hörstörungen 13, 26
- Michigan-Schiene 270–271
Homöostase 60–61
Horton-Neuralgie 81
HPA (Hypothalamus-Hypophyse-Nebennierenrinde) 59
HQ (History Questionnaire), Diskusverlagerung 173
5-HT-Rezeptorantagonisten, Nebenwirkungen 119
Hyperästhesie, Migräne 84

Hyperalgesie 65–66
- Fibromyalgie 30
- neuropathische 72
Hypermobilität, Kiefergelenk 39
Hypertonie, Schnarchen 316
Hypnose, TMD 213, **221**
Hypnotika 103
Hypochondrie 111
Hypopnoe 317
Hypothalamus-Hypophyse-Nebennierenrinde (HPA) 59

I

ICSD-R-Mindestkriterien, Schlafbruxismus 349
idiopathic orofacial pain (IOP) 78
Implantate, Einschleifen 231
Implantatschablonen 8, 14, **244**
Infraktionen 13
internal dearrangement 49–51
International Association for the Study of Pain (ISAP) 74
IOP (idiopathic orofacial pain) 78

J

Jadad-Skala
- Schienentherapie 365
Jaw Motion Analyzer (JMA) 192

K

Kalzifikation, dystrophische 50
Kapselfibrose 50
Kapsulitis 205
- TMD 128–129
Katecholamine 101
Katecholamin-Hypothese, Depression 120
Kauebene 5
- Gestaltung, flache, Michigan-Schiene 273–274
Kaumuskeln/-muskulatur 18, **21–26**
- Druckempfindlichkeit, TMD **131**, 159
- Funktionsstörungen 11–12
- Schmerzen 134
Kausalgie 80
Kieferbeweglichkeit, TMD **131**, 214
Kiefergelenkbahnen
- Aufzeichnung 192–198
- Diskusloslation, anteriore mit Reposition 196–197
- Gelenk, gesundes 195
- Hyper-/Hypomobilität 194–195
- Qualität/Quantität bzw. Verlauf 194–195
Kiefergelenk(e) 38–51
- Adaptation, funktionelle 34
- Anatomie 43–48
- Anpassung 48–49
- Arthrographie 186–187
- Arthroskopie 191–192
- Bänder, akzessorische 40–41
- Belastung 10
- bildgebende Verfahren 185–198
- Computertomographie 186
- diagnostische Aspekte 43–48
- Druckempfindlichkeit, TMD **131**, 159, **164–165**
- Erkrankung, degenerative 259
- Frakturen, intraartikuläre 40
- Funktionsstörungen 11–12, 234
- Gelenkflächen 41
- Gelenkkapsel 38–39

- Hypermobilität 39
- MRT 187–191
- Panoramaaufnahmen 186
- Repositionierung, Michigan-Schiene 286
- Struktur und Funktion, Zusammenhang 43
Kiefergelenkknacken 49
- anamnestisches, Diskusverlagerungen 300
- okklusale Interferenz 227
- TMD 136
Kiefergelenkluxation 43
- Gelenkbahnaufzeichnung 196
- habituelle, 188, 205
Kiefergelenkschmerzen 2
- TMD 131
Kiefergelenkstörung, interne
- Diskuslage 300
- TMD **134–135**, 261
Kiefergelenksyndrom 29
Kieferklemme 51, **255–257**
- Adhäsionen 305
- Arthroskopie 302
- Diskusverlagerung 304
- Gelenkpunktion 302
- manuelle Therapie 220–221
Kieferorthopädie, TMD 140–141, 213, 220
Kieferprobleme, Checkliste 182
Kiefersperre
- Arthrozentese 205, 255
- Notfallversorgung 255–256
Kieferverletzungen, Deafferenzierung 73
Klasse-II-Bissanomalien 234
Klearway-Gerät, Schlafapnoe, obstruktive (OSA) 335–336
Kleinhirnblutungen, Schlafbruxismus 354
Knacken s. *Kiefergelenkknacken*
Knirschen s. *Bruxismus*
Körperwahrnehmung 57
kognitive (Verhaltens-)Therapie 101
- TMD 213, **221**
komplementäre/alternative Medizin, TMD 213, **221–222**
Kompulsionen 106, 120
Kondylektomie, Diskusverlagerung 301
Kondylen
- Bahnneigung 193
- Dislokation, Notfallversorgung 255–256
- Fehlstellungen, MRT 189
- Luxation, beidseitige 256
- Position, Michigan-Schiene 267
- Verlagerung, distale 234
Kontaktsportarten, Verletzungen 14
Konzentrationslager-Syndrom 107
Kopfbissstellung, Twin-Block-Gerät 308
Kopfmuskulatur 27–30
Kopfschmerz(en) 13, **80–95**
- s. a. *Cluster-Kopfschmerz*
- s. a. *Migräne*
- Analgetikamissbrauch 87
- chronische 87
- gewöhnliche 83
- Klassifikation 80–82
- medizinische Abklärung 82
- morgendliche, Bruxismus 348
- neurovaskuläre 88
- okklusale Interferenz 227
- oromandibuläre Funktionsstörungen 82
- persistierende, akute neue (ANPK) 81–83
- primäre (idiopathische) 81–83
- psycho(myo)gene s. *Kopfschmerzen vom Spannungstyp*
- sekundäre 81

375

Register

- vom Spannungstyp 81, 83, **91–93**, 207, 261
- TMD 130
- trigeminovaskuläres System 88–89
- zervikogene 31, **33**

Kopf-Schulter-Hals-Syndrom s. Scalenus-anterior-Syndrom
kraniomandibuläre Störungen 30
Krankengeschichte 152–153
Kriegsneurose 107

L

LARS-Apparatur 241
Laterotrusions-Checkbisse, Michigan-Schiene 281
LC-NE (Locus-coeruleus-Norepinephrin) 59
LDT-REM-Schlaf-erzeugende Neurone 322
Lichen planus 113
Ligamente, Adhäsionen 257
Ligamentum
- discomalleolare 46
- sphenomandibulare 41, 46
- stylohyoideum 40
- stylomandibulare 40
- tympanomandibulare 46

Ligated Anterior Repositioning Splint s. LARS-Apparatur
limbisches System, Neuromatrix 58
Locus coeruleus (LC) 65, 120
Locus-coeruleus-Norepinephrin (LC-NE) 59
Lokalanästhetika, TMD 214
Lupus erythematodes, systemischer 30, 260
Luxation, Kiefergelenk s. Kiefergelenkluxation

M

Magnetresonanztomographie 187–191
Major-Depression 113
Makroglossie, OAS-Patienten 35
Malokklusion 49
- TMD 140–141
- Twin-Block-Gerät 307

Manie/ manisch-depressive Erkrankungen 112, 115–116
masticatory muscle myofascial pain (MMP), TMD-Therapie 134
McNamara-Labialbogen, Unterkieferteil 307
Mechano-(Hitze-)Nozizeptoren 62
Meckel-Knorpel 41
Medicare-Richtlinien (RDI-M), Schlafapnoe, obstruktive (OSA) 327
Mediotrusionsbahnen, Aufzeichnung/Berechnung 193
Menière-Krankheit 16
- Diskusverlagerung, laterale 47
- TMD 44

mesiolimbokortikales DA-System 120
Metallschienen 8
- Unterkieferrepositionierung 241

Michigan-Schiene 5, 265–278
- Ästhetik 277–278
- Anforderungen, physische und psychosoziale 272
- Anpassung, 291, 293, 295–296
- Anwendung 237, **269–271**, 295
- Artikulationsfolie 285
- Auswirkungen auf die Symptome 295
- Behandlung, weitergehende 295
- Behandlungsvorbereitung 271–272
- berufsbezogene und ästhetische Gesichtspunkte 277
- Bruxismus 266, 269–270

- Disklusion 294
- Durchmesser 274–275
- Eckzahnführung 9, 270–271, 275–277, **283–287**, 292–293
- Eingliederung im Oberkiefer 272–273
- Einsetzen 290
- Erhaltungstherapie 296
- Freedom-in-centric 267–268, 275–277
- Frontzahnführung 277, 283
- Gestaltung 267, 272–278
- Herstellung 280–288
- Hörvermögenveränderungen, subjektive 270
- Idealform 287
- Indikationen 271
- Inzisalkontakte 287
- Kauebene, Gestaltung, flache 273–274
- Kiefergelenk, Repositionierung 286
- klinische Studien 361
- körperliche Aktivitäten und berufliche Tätigkeiten 295
- Kondylenposition 267
- Kontakte, 273, 292
- Kopfschmerzen 270
- Kosten-Nutzen-Relation 280
- Lippenschluss 293
- Merkmale 266–267
- Modelle, Vorbereitung 280–281
- Nackenschmerzen 270
- Oberkiefermodell, Montage 281
- okklusale Interferenzen 296
- okklusale Kräfte 269
- Patientenanleitung 293–295
- Patientenführung 271–272
- Randgestaltung 286–287, 293
- Retention 290–291
- Schienenkontakte, posteriore 271
- Schienenzentrik 268
- Schluckkontakte 268, 291
- Schlussbisslage 267
- Schneidezahnkontakte 292
- Stabilität, okklusale 273
- Terminologie 267
- TMD 266, 295
- Überbiss, horizontaler 275–277
- Unterkiefermodell, Montage 281–282
- Vertikaldimension 274, 282–283
- Werkstoffe 277
- Wirksamkeit 370
- Zentrikregistrat 281

Migräne 81–82, 91
- s. a. Kopfschmerzen
- Acetylcholinesterasehemmer 103
- mit Aura (MA) 81, 85, **89–90**
- ohne Aura (MO) 81–82, **84–85**
- Behandlungsansatz 86
- Cortical Spreading Depression 90
- Entzündungen, neurogene 88
- episodische 85
- Ergotamin-Derivate 86
- faziale 72
- Formen 84–86
- hemiplegische, familiäre 90
- Ionenkanäle, neurale, Erkrankungen 90
- klinische Merkmale 84
- Komorbidität 84
- kortikale Erregbarkeit, übersteigerte 90
- Neuromodulation 91
- Pathogenese/Pathophysiologie 87–88, 91
- Prävalenz 83–84, 124–125
- Prophylaxe 86–87
- Sensibilisierung, zentrale 90
- Skotome 86

- Therapie 124–125
- trigeminovaskuläres System 88–89
- Triptane 86
- vasodilatatorisch wirksame Peptide 88
- Zwangsstörungen 106

Migränekopfschmerz **90–91**
Migräne-Mittel, Nebenwirkungen 118–119
Mini-Programmer 246
MMPI (Minnesota Multiphasischer Persönlichkeitsfragebogen 250
Monoamin-Hypothese, Depression 120
Monoaminooxidase-Hemmer (MAOH) **101**, 110
- Angststörungen 109
- Wechselwirkungen 110

MORA (mandibular orthopedic repositioning appliance) 238
MPD (myofasziales Schmerz- und Dysfunktions-Syndrom) **33–34**
- Repositionierungsschienen, anteriore 306
- TMD 134

MSLT (multiple sleep latency test) s. Schlaflatenztest, multipler
Mundmuskeln 20
Mundöffnung, maximale, Vergrößerung, TMD 171
Mundöffnungseinschränkung
- Diskusverlagerungen 300
- Physiotherapie 203
- Schmerzen, myofasziale 203
- TMD 131

Mundschützer 5, 8, 245–246
- okklusale Abdeckung, unzureichende 247
- TMD 213

Musculus(-i)
- corrugator supercilii 19, **20**
- depressor anguli oris (triangularis) 19, **20**
- depressorlabii inferioris 18, **20**
- depressor septi nasi 21
- digastricus **25**, 26, 29, 162
- frontalis 19, **20**
- genioglossus 26
- infrahyoidei 29
- levator anguli oris (caninus) 20
- levator labii superioris 19, **20**
- levator labii superioris alaeque nasi 19, **20**
- levator scapulae 30
- levator veli palatini **26**, 27–28
- masseter 18, **22–23**, 161
- mylohyoideus 29
- occipitofrontalis 20
- omohyoideus 29
- orbicularis oculi 20
- orbicularis oris 19, **20**
- procerus 19, **20–21**
- pterygoideus lateralis **24–25**, 162
- pterygoideus medialis 23–24
- risorius 18–19, **20**
- scaleni 29
- splenius capitis 30
- sternocleidomastoideus 27
- temporalis 18, **22**, 161
- tensor tympani **26**, 45–46
- tensor veli palatini **26–27**, 45–46
- trapezius 27
- zygomaticus major (Lachmuskel) 19, **20**
- zygomaticus minor 19, **20**

Muskelerkrankungen
- chronische 258
- Patientenmanagement 250–264

Muskelermüdung, TMD 133
Muskelfunktionsstörungen, Behandlungsrichtlinien 253–255

Register

Muskelhyperaktivität 253
Muskelkontraktions-Kopfschmerz s. Kopfschmerz(en) vom Spannungstyp
Muskelkontraktur, TMD 133
Muskeln/Muskulatur
– Adaptation, funktionelle 34
– Belasten, gezieltes, TMD 167
– Mund 20
– Nase 21
– Oropharynx 26
– periorbitale 21
Muskelrelaxanzien
– Myalgie 253
– TMD 213–214
Muskelschmerzen 33–34
– TMD 133–134
Muskelspasmen 203, 253
Myalgie 13, 253–254
– TMD 129, 133, 254
Myogelose (Muskelverhärtung), TMD 133
Myopathie, Gelenkbahnaufzeichnung 196
Myositis 203
– TMD 128–129

N

Nachtängste 320
Nackenmuskulatur 32
Nackenschmerzen
– Michigan-Schiene 270–271
– TMD 130
Nacken-Zungen-Syndrom 76
Nägelkauen 13
NAPA (Nocturnal Airway Patency Appliance) 246, **337–338**
– Schlafapnoe, obstruktive (OSA) 247, **331**
– Schnarchen 247
Narkotika 103
Nasenmuskeln 21
Nasenerkrankungen, TMD 261–262
Nasopharynx 28
nCPAP (nasal continuous positive airway pressure), Schlafapnoe, obstruktive (OSA) 10
Nervenfasern, afferente 62–63
Nervensystem
– Bestandteile/Funktionen 61–65
– vegetatives (autonomes) 60
Nervus
– auriculotemporalis 46–47, 61, **62**
– facialis (VII) 61, **62**
– glossopharyngeus (IX) 62
– occipitalis major, Kompression(ssyndrom) 16, **31**
– trigeminus (V) 61–63
– vagus (X) 62
Neuralgie 74–77
– kraniale 76, 81
– postherpetische 74
– posttraumatische 74
– prätrigeminale 75–77
– traumatische 75–76
– zerviko-okzipitale 31
Neuritis 75
neurogene Entzündung s. Entzündung, neurogene
Neurokininrezeptoren 71
Neuroleptika 102, 119
– extrapyramidale Symptome (EPS) 116
– Nebenwirkungen 117
neuroleptisches Syndrom, malignes 119
Neurom 75
Neurone, serotonerge 120

Neuropathie
– diabetische 74
– sensorische, HIV-assoziierte 74
Neuropeptid Y (NPY), Spannungskopfschmerz 93
Neurotransmitter 119–120
– Spannungskopfschmerz 93
nigrostriatales DA-System 120
Nikotinabhängigkeit, Medikamente, Nebenwirkungen 118
Noradrenalin (Norepinephrin) **101**, 120
noradrenerges System 120
Notfallversorgung 255–257
Nozizeptoren 62–63
NREM-Parasomnie 320
NREM-Schlaf 320–322
NSAR (nichtsteroidale Antirheumatika), TMD 213–214
Nucleus raphe magnus (NRM) 65

O

Oberkiefer-Duplikatmodell 281
Oberkiefermodell, Montage, Michigan-Schiene 281
Obsessionen 106, 120
obsessiv-kompulsive Störungen, Symptome 106
occlusal plane splint 4
Odontalgie, atypische 78
Öffnungsbahnen, Aufzeichnung/Berechnung 193
Ohren, Druckgefühl 26
– Michigan-Schiene 270
Ohrenerkrankungen, TMD 261–262
Ohrgeräusche/-symptome 2
– anatomische und ontogenetische Faktoren 45
– TMD 26
Ohrtrompete 45
okklusale Interferenzen/Störungen 4–5, 234
– Bruxismus 353
– experimentelle Studien 227–228
– TMD 137–139, 155, **157–159**, 218, 234
okklusale Therapie, TMD 137, **207–208**
okklusaler Kontakt, schienenzentrischer, TMD 267–268
Okklusalschiene, plane 246
Okklusion
– Einschleifen 226
– Schienentherapie 2
– TMD 155–157
Okklusionskorrektur, TMD 219
Okklusionstrauma 12–13
Olivo-ponto-zerebellare Atrophie, Schlafbruxismus 354
On-Demand-Herzschrittmacher, TENS, Kontraindikation 56
Opiatabhängigkeit, Therapie, Nebenwirkungen 118
Opioid-Analgetika, Wechselwirkungen 110
orofaziales System, Hirn-/Spinalnerven 61
oromandibuläre Funktionsstörungen, Kopfschmerzen 82
Oropharynx 28
– Muskeln 26
OSA s. Schlafapnoe, obstruktive
Osteoarthritis/-arthrose 259
Otalgie (Otodynie), TMD 44
otomandibuläre Symptome 44
Otosklerose, Diskusverlagerung, laterale 47
Overjet, TMD 167
Overlay-Schienen 241

oxygen desaturation indeX (ODI), Schlafapnoe, obstruktive (OSA) 327

P

Panikstörungen 104–105
Parästhesie, Migräne 84
Parafunktionen
– Kopfschmerzen 82
– TMD **138**, 157
Parasomnie 320
Parkinson-Erkrankung 124
– COMT-Hemmstoffe 12, **124**
parodontales Trauma 13
Parodontalschienen 244–245
Parodontitis 12–13
Patientenmanagement, diagnostische Unsicherheit 250–251
Persönlichkeitsstörungen, Schmerzen, chronische 69
Phantombiss 111, 261
Phantomzahnschmerzen 13, 18, **73–74**, 78
Phobien 108
Pivot-Schienen 8, **241–243**
PMD/PMDD (prämenstruelle Dysphorie/prämenstruelle dysphorische Störung) 114
PM-Positioner
– Schlafapnoe, obstruktive (OSA) 336–337
Polysomnographie
– Schlafapnoe, obstruktive (OSA) 314, **324**, 327
– Schlafbruxismus 348–351
PPT-Druck-Schmerzschwellen-Algometer, TMD 160
PPT-REM-Schlaf-erzeugende Neurone 322
Pressen
– Diagnostik 348–349
– Psychopharmaka 2
– Schlüssel-Schloss-Beziehung 168–169
– TMD 168
Protrusion 10
Protrusionsbahnen/-bewegungen
– Aufzeichnung/Berechnung 193
– TMD 167
Protrusions-Checkbisse, Michigan-Schiene 281
Psoriasis-Arthritis 260
Psyche und Körper, Interaktionen 250
psychische Erkrankungen 99–125
– Medikamente, Wechselwirkungen 100
– Patienten 100
– Prävalenz 99
– Schmerzen, chronische 69
– Terminologie 100–101
– TMD **69**, 132, 304
Psychopharmaka 101–102
– Nebenwirkungen **116**, 117
Psychosen, affektive 112–116
psychosoziale Dysfunktionen 12
Pulpaamputationen, Deafferenzierung 73
Pulpitis
– Schmerzen 67
– TMD 132

R

Rabbit-Syndrom 119
Raucherentwöhnung, nikotinfreie Mittel, Nebenwirkungen 118
RDC/TMD-Diagnostikkriterien 149, 155
– TMD 128, **161–163**, 202, 206, 250
RDI (Respiratory Disturbance Index) s. Atemstörungsindex

377

Register

Reflex, trigeminal-autonomer 89
Registriersystem von Klett 193
Relation, zentrische, Michigan-Schiene 271
REM-Schlaf 320–322
REM-Schlaf-Parasomnie 320
Repositionierung
– anteriore 206, 234
– mandibuläre 235
– Störung, interne, akute 256
– TMD 206
Repositionierungsschiene 6, 238–241
– anteriore 306–307
– Diskusverlagerung 303–304
– MPD 306
– TMD 217, 220
Respiratory Disturbance Index (RDI) s. Atemstörungsindex
Retainer 5
Retrognathie, OAS-Patienten 35
Rezeptoren 62–63
rheumatische Arthritis/Erkrankungen 258–260
rhythmic masticatory muscle activity (RMMA) 321
ROM (range of mandibular movements), TMD 135–136

S

SAD (Seasonal Affective Disorder) 114
SAM-Artikulator 242
Scalenus-anterior-Syndrom 16, **29**
Schedule for Nonadaptive and Adaptive Personality (SNAP), TMD 184
Schienen(therapie) 3–7
– Arten und Einsatz 234–248
– Ausschlüsse und Ausfälle 364
– Behandlungsansatz 362
– Bruxismus 356
– Diskusreposition, anteriore 305–306
– Dreipunktabstützung 242–243
– Einschleifen 230
– Forschungsberichte 362–363
– gegossene 244–245
– Jadad-Skala 365
– klinische Studien 363
– Kontakte, posteriore, Michigan-Schiene 271
– Kontrollgruppe 365–366
– Meta-Analyse, Grenzen 367
– mit Eckzahnerhöhung 246–247
– nicht-stabilisierende 219–220
– okklusale Anpassung 2, 231–232, 259
– Patientenreaktionen 364
– Physiologie und Pathologie 6–11
– Placebo(-Effekt) 365–366
– Randomisation 364
– randomisierte, kontrollierte klinische Studien (RKS) 363–365
– Repositionierung, anteriore 238–241
– Studienpopulation 364
– temporäre 244–245
– TMD 236
– Übersichtsarbeiten, systematische 366–367
– Verblendung 364
– weiche 245–246
– Wirksamkeit 361–362
– zentrische Relation 7
– Zweipunktabstützung 242
Schienenzentrik 7
– linguale mit Drahtgitternetz/Komposit 244
– Michigan-Schiene 268
Schizophrenie 122–123

Schlafapnoe, obstruktive (OSA) 3, 13–14, 34–35, **313–338**
– Aktographie 326
– Anti-Schnarch-Mittel 316
– Anzeichen und Symptome 318
– Apnoe-(Hypopnoe-)Index (AHI) 317
– mit ARAs 6
– ASPL (adjustable soft palate lifter) 341–342
– Atemstörungs-Index 317
– Aufzeichnungsgeräte, mobile, Stellenwert 315–316
– Aufzeichnungsgeräte, portable 325, 327
– Behandlung 328–331
– Beurteilung 326
– Beurteilungsprotokoll 324
– body mass index (BMI) 317
– chirurgische Maßnahmen 329
– CPAP 313–315, **328,** 330
– Diagnose 323–324
– EEG, EMG bzw. EOG 324
– Elastomer-Gerät 339
– Elektroenzephalographie 324
– Erwachen 321
– Geräte(therapie) 316, 329, **331–337,** 341–342
– Herbst-Gerät, herausnehmbares, modifiziertes 336–337
– kephalometrische Untersuchungen 35
– Klearway-Gerät 335–336
– Krankheitsversorgung, Paradigmenwechsel 313–316
– Laserchirurgie 329
– Liegeposition 319
– Merkmale 318–319
– Monitoring, häusliches/portables 315
– Muskeln, beteiligte 28
– NAPA-Gerät 247
– Obstruktionslokalisation 318–319, 329–330
– PM-Positioner, adjustierbarer 336
– Polysomnographie 314, 324, 327
– Repositionierungsgeräte 335–339
– Schienentherapie 246–247
– Schlaflatenztest, multipler (MSLT) 323
– Schweregrade 35, 318
– SNOAR-Positioner 338
– Snore-Guard 337–338, 341
– Tagesschläfrigkeit 318
– Tonometrie, arterielle 317
– TRD (tongue retaining device) 340–341
– Unterkiefer-Repositioner 338–339
– Untersuchung 327
– Uvulopalatopharyngoplastik (UPPP) 313, 329
– Verdachtsdiagnose 324
– Weckreaktion 321
– Zungengeräte 339–341
– Zungenhaltegerät 340–341
Schlaf-Apnoe-Hypopnoe-Syndrom (OSAHS) 321–322, 324
– Beurteilungsprotokoll 324
– Bruxismus 351–352
Schlafbruxismus 321–322, **346–347,** 353
– ICSD-R-Mindestkriterien 349
– Mindestkriterien, diagnostische 348
– Risikofaktoren 351
– Stabilisierungsschienen, weiche 369
– TMD 352
Schlaflatenztest, multipler (MSLT) 317
– OSA 323
Schlaf-Polysomnographie 319–325

Schlafstörungen 320–321
– Bruxismus 347, 351–352
– Kaumuskelaktivität, rhythmische 321
– Klassifikation 320–322
Schlaf-Untersuchung, Systeme, Klassifikation 326
Schlaf-Wach-Übergangsstörungen 320
Schlafwandeln 320
Schleimhautbrennen 78
Schluckkontakte, Michigan-Schiene 268, 291
Schluckstörungen 31
Schlussbisslage, Michigan-Schiene 267
Schmerzanamnese 252
Schmerzempfindungen, Faktoren 66
Schmerzen
– ausstrahlende 65–66
– chronische 58, 68–69, 121–122
– CMD 70
– Depression, Komorbidität 122
– Entzündungsmediatoren 71
– Gate-Control-Theorie 56
– Gesichtsausdruck 17
– muskuloskelettale Erkrankungen 70–72
– myofasziale 6, 31–32, 70–71, 110, 134, **172–175,** 203, 254, 348
– Neuromatrix-Theorie 57–59
– neuropathische 72–76
– Neuroplastizität, zentrale 66
– Neurosignatur 57
– odontogene 67
– orofaziale 13, 64, **66–68,** 78–79, 271
– periphere 72, 4–75
– regionale, komplexe 80
– Stress-System 59–60
– sympathisch unabhängige/unterhaltende 79
– TMD 68, 70, 128–129, 132, 143, 154, 203, 262
– übertragene 13
– Zahnfraktur 67–68
– zentrale, Differenzialdiagnose 74–75
schmerzmodulierende Systeme 64–65
Schmerzrezeptoren s. Nozizeptoren
Schmerzstörung 111
Schmerz-Stress-Reaktion 59–60
Schmerztheorien 55–59
Schmerztherapie
– Arthritis/Arthrose 204
– Diskusverlagerung 203–204
– Gelenkerkrankungen, degenerative 204
Schnarchen 13–14, **34–35,** 313–338
– Behandlung 327–328
– Muskeln, beteiligte 28
– NAPA-Gerät 247
– Terminologie 316–317
Schneidekantendistanz
– TMD 165
– Twin-Block-Gerät 308
Schneidezahnkontakte, Michigan-Schiene 292
Schultergürtel-Kompressionssyndrom 16, **31–33**
Schultermuskulatur 27–30
Schwanenhalsdeformität, Arthritis, rheumatoide 260
SCL-90-R, TMD **181–182,** 205
Screening-Fragebogen, Eigenanamnese 151–152
Seasonal Affective Disorder (SAD) 114
Sedativa 103
sensorische Kerngebiete, Inputs 64

Register

Serotonin (5-Hydroxy-Tryptamin, 5HT) 101, 120
- Schmerzen 71
Serotonin-Noradrenalin-Wiederaufnahmehemmer (SNRI), Depression 121
Serotonin-Syndrom 110
Serotonin-Wiederaufnahmehemmer, selektive (SSRI) 101, **109-110**
- Belastungsstörungen, posttraumatische 107
- Panikstörungen 105
Shy-Drager-Syndrom, Schlafbruxismus 354
Sicca-Syndrom 31
Silikon-Mundschutz, TMD 214
Sinus-Cavernosus-Syndrom 79
SIP (sympathetically independent pain) 75, **79**
SKD s. *Schneidekantendistanz*
Skotome, Migräne 84, 86
SMP (sympathetically maintained pain) 73, 75, **79**
SNOAR-Positioner 338
Snore-Guard 337–339
SnorEx-Prothese 341
SNOR-X 331, **341**
- Zungenretainer 342
Somatisierung(sstörungen) 110–112
Sozialphobie 106–107
Space Maintainers 342
Spannungskopfschmerz s. *Kopfschmerz(en) vom Spannungstyp*
Sprechen im Schlaf 320
Stabilisierungsschienen 5, **359–371**
- Ausschlüsse und Ausfälle 364
- Behandlungsansatz 362
- Bruxismus 356
- CMD 367–370
- Einschleifen 369–370
- Evidenz, wissenschaftliche 360–361
- Forschungsberichte 362–363
- Informationsbedarf des Zahnarztes 360
- Jadad-Skala 365
- klinische Studien 363
- Kontrollgruppe 365–366
- Meta-Analyse 367
- Patientenreaktionen, Variabilität 364
- Placebo(-Effekt) 365–366
- Randomisation 364
- randomisierte, kontrollierte klinische Studien (RKS) 363–364
- Studienpopulation 364
- Therapiewirksamkeit 367–370
- TMD 207, **216–218**, 361, 367–370
- Übersichtsarbeiten, systematische 366–367
- Verblendung 364
- Vergleichsstudien 368–369
- weiche Schichten 369
- Wirksamkeit 266, **361–362**, 370
Standard-Twin-Block 308
Stauchung nach Trauma 257
Stickstoffmonoxid, Spannungskopfschmerz 93
Stift-Röhrchen-Geräte, gleitende/teleskopierende 309–310
stimmungsstabilisierende Substanzen 102
- Nebenwirkungen 117
Stopps, zentrische, TMD 155
Stress
- Anpassungssyndrom, allgemeines 60
- CRH (corticotropin-releasing hormone) 120–121
- Komponenten 59

- Schmerzen 59–60
- TMD 213
Stresskopfschmerz s. *Kopfschmerzen vom Spannungstyp*
Structured Clinical Interview (SCID I und SCID II), TMD 184
Substanz P (SP)
- Kopfschmerzen/Migräne 89, 93
- Schmerzen 71
Substanzmissbrauch, Entzugsmedikamente 103
- Nebenwirkungen 118
Suchtverhalten, Schmerzen, chronische 69
Summer & Westesson-Gerät 309–310
Sved-Apparatur 237–238
- Dreipunktabstützung 243
- TMD 218
Sympathikusblockade
- SMP-Schmerz 75
- Trigeminusneuralgie 77
Synovitis 50
- Therapie 205
- TMD 128–129

T

Tagbruxismus 347, 353
Tagesschläfrigkeit, Schlafapnoe, obstruktive (OSA) 318
Tanner-Schiene 241
- Unterkiefer-Stabilisierungsschiene 243
TBA (Twin-Block-Appliance) 307
Temporalarteriitis, Ohrsymptome 47
Tendomyopathie, generalisierte 203
TENS 56–57
- CMD 57
- TMD 213, 222
tension-type headache (TTH) s. *Kopfschmerz(en) vom Spannungstyp*
TheraSnore 338–339
Tic(s)
- douloureux 22
- motorische 2
Tinnitus 44–45, 47
- Einschleiftherapie 47–48
- Michigan-Schiene 270–271
- TMD 44
TLD (Tongue Locking Device) 339
TMD (temporomandibular joint and muscle disorder) 11–12, 16, 234
- Achse-I-Beurteilung 159–165
- Achse-II-Beurteilung 182–183
- Ätiologie 11, 136–144
- Akupunktur 222
- akute 183–184
- Analgetika 213
- Anfangsdiagnose, Überprüfung 218–219
- Arthroskopie 213
- arthroskopische Lösung 213
- Arthrozentese 213
- Aufbissschiene vom Sved-Typ 217
- Befundaufnahme, zahnärztliche 155
- Befunde, Zusammenfassung 183
- Behandlung 182–183, **203–214**, 218–221, 253, 263
- Behinderungspunkte 179–181
- Beurteilung, klinische 184–185
- Biofeedback 213, **221**, 304
- biophysikalische Therapie 263
- biopsychosoziale Sichtweise 205–206
- Bruxismus 130, 139, 207, 216
- chirurgische Therapie 220
- chronische 183–184

- CPI-Skala 205
- Depression 113, 121, **122–123**, 143
- Diagnose/ diagnostische Kriterien 11–12, 129–130, 144–145, **154–159**, 202–203, 252
- Differenzialdiagnose 48
- Dimensionsverlust, vertikaler 141–142
- Diskusverlagerung 136, 203, 300, 304
- Einschleifen 226
- Einteilung 82
- Entspannungstechniken 304
- Entspannungsübungen 213, 216
- Epidemiologie 130–131
- Exazerbation 158, 255
- Faktoren, psychologische 66
- faziale Analyse 159
- Fibromyalgie 31
- Funktionseinschränkung, schmerzabhängige 205
- funktionskieferorthopädische Apparaturen 307–310
- Gelenke, Belasten, gezieltes 167
- Gelenkgeräusche **172–173**, 218
- Gelenkoperationen, offene 213
- Habits 216, **221**
- Halserkrankungen 261–262
- Halsmuskulatur, Palpation 163–164
- Hawley-Geräte 213, 218
- HWS-Erkrankungen 44
- Hypnose 213, **221**, 304
- Initialbehandlung 213–218, 251
- Interdentalraum 141–142
- interokklusale Geräte 213
- Kauleistung/-vermögen 171–172
- Kaumuskeln, Druckempfindlichkeit 159
- Kieferbeweglichkeit, Einschränkung 214
- Kiefergelenke, Druckempfindlichkeit 159, **164–165**
- Kiefergelenkstörung, interne 134–135
- Kieferorthopädie 140–141, 213, **220**
- Kieferprobleme, Checkliste 182
- Klassifikation 128–130
- Knacken, reziprokes 136
- kognitive Therapie 213, **221**
- Komorbidität 134
- komplementäre/alternative Medizin 213, **221–222**
- Kondylus-Diskus-Beziehung 135
- Kopfschmerzen 130
- Krankheitsverhalten 132–133
- Langzeitbetreuung 258
- Langzeittherapie, Richtlinien 257–262
- Lokalanästhetika 214
- M. tensor tympani/veli palatini 45–46
- Malokklusion 140–141
- medikamentöse Wirkstoffe, nicht verschreibungspflichtige 222
- Mehrfachdiagnose 145
- Menière-Krankheit 44
- Michigan-Schiene 266, 295
- MMP 134
- MPD-Syndrom 134
- Mundöffnung, maximale, Vergrößerung 171
- Mundschützer 213, 246
- Muskelbelastung, gezielte 167
- Muskeln, Palpation 161–163
- Muskelrelaxanzien 213–214
- Muskelschmerzen 133–134
- Myalgie 133, 254
- N. auriculotemporalis 46–47
- Nackenbeschwerden 130
- Nasen-/Ohrenerkrankungen 261–262

379

- NSAR 213–214
- Ohrsymptome 26
- okklusale Interferenzen/Störungen 137–139, **157–159**, 218, 227, 234
- okklusale Therapie 137, **207–208**
- okklusaler Kontakt, schienenzentrischer 267–268
- Okklusion **156–157**, 219
- Otalgie (Otodynie) 44
- Overjet 167
- Palpation **135–136**, 160–161
- Parafunktionen 138, 157
- Patientenprofile 251
- Phase-II-Behandlung 305
- physikalische Therapie 215
- physiologische Störungen 142
- Physiotherapie, muskuläre 215–216
- PPT-Druck-Schmerzschwellen-Algometer 160
- Pressen 168
- Protrusionsbewegungen 167
- Psyche, Beurteilung 180–181
- psychische Erkrankungen 69, 132, 304
- psychologische Faktoren 154–155, 179
- psychosoziale Diagnose/Faktoren 202, 263
- Pulpitis 132
- RDC/TMD-Diagnostikkriterien 128, **161–163**, 202, 206
- Repositionierungsschiene 206, 217, **220**
- Restaurationen 138
- Risiko 370
- ROM (range of mandibular movements) 135–136
- Schienen, nicht-stabilisierende 219–220
- Schienentherapie 236
- Schlafbruxismus 352
- Schmerzen 68, 70, 132, 143, 175–181, 203, 206, 231, 262
- Schmerzerleichterung 207
- Schneidekantendistanz 165
- SCL-90-R **181–182**, 205
- seelisch-körperliche Faktoren 142, 205
- Selbsteinschätzung, anamnestische, Fragebogen 180–181
- Silikon-Mundschutz 214
- somatische Faktoren/Somatisierung 110, 142
- Spannungskopfschmerz 207
- Stabilisierungsschienen 207, **216–218**, 361, 367–370
- Stressbewältigung 213
- Sved-Geräte 218
- Symptomatologie 131–136
- Symptome 251–253
- systemische Faktoren 143
- TENS 213, 222
- Therapieformen, verhaltens- und aufklärungsbezogene 221
- Therapierichtlinien 251–253
- Thermotherapie 215
- Tinnitus 44
- Trauma 139–140
- Trigger-Punkte 159
- Untergruppen 202
- Unterkieferbewegungen, vertikale 165–172
- Unterkieferverlagerung, anteriore 140
- Untersuchung, klinisch-orthopädische 135–136
- Untersuchungsbefunde, klinische 176–178
- verhaltensmedizinische Therapie 213, 304–305
- Widerstandstest 169–170

- Zahnstatus 156–157
- Zahnstellung 141–142
- Zahnverlust 141–142
- Zwangsbisslage 140
Tolosa-Hunt-Syndrom 79
Tonometrie, arterielle, Schlafapnoe, obstruktive 317
Tonsillenhypertrophie, Schlafapnoe, obstruktive 35
TOPS (tepper oral proprioceptive stimulator) 339
Tourette-Syndrom 2, 106
TPE (tongue positioner and exerciser) 339
- OAS 331
Tractus spinalis nervi trigemini 63
Tranquilizer s. Anxiolytika
Trauma
- s. a. Okklusionstrauma
- TMD 130, 139–140
TRD (tongue retaining device) 331, **339–341**
Tremor, Parkinson-Erkrankung 124
trigemino-autonomer Reflex 89
- Cluster-Kopfschmerz 94–95
Trigeminusneuralgie 74–78, 83
- postherpetische, Deafferenzierung 73
- Schmerzursache 111
- Sympathikus-Blockade 77
Trigeminus-System, Schmerzerkrankungen 70–80
Trigger-Punkte
- Schmerzen, myofasziale 254
- TMD 159
Trismus s. Kieferklemme
TTH (tension-type headache) s. Kopfschmerzen vom Spannungstyp
Tuba auditiva, Druckausgleich, Gähnen 262
tuberoinfundibuläres DA-System 120
Twin-Block-Gerät 234, 307–308

U

Überbiss
- horizontaler, Michigan-Schiene 275
- vertikaler, Eckzähne 276
Übersichtsarbeiten, systematische 229–230
Unfallverletzungen, Notfallversorgung 255
Unterkiefer
- Repositionierung 7
- Rückführung, schrittweise, Diskusreposition, anteriore 306
- Verlagerung 10, 149
Unterkieferbewegungen
- Aufzeichnung 149
- Axiographie 192
- Daten/Messungen, Nutzen und Grenzen 172
- laterale 166–167
- vertikale, Öffnung, aktive/passive 165–166
- TMD 165–172
Unterkieferfehlfunktion, TMD 129
Unterkiefer-Repositioner 8, **338–340**
- Metallschienen 241
Unterkieferschneidezähne, Erosion, Bruxismus 350
Unterkiefer-Stabilisierungsschiene, Tanner-Schiene 243
Unterkieferverlagerung, distale 46
Unterkiefervorschubschienen 5
Untersuchung, körperliche 149
Uvulopalatopharyngoplastik (UPPP), Schlafapnoe, obstruktive (OSA) **313**, 329

V

vasoaktives intestinales Polypeptid (VIP)
- Migräne 88
- Spannungskopfschmerz 93
Vergewaltigung 107
Verhaltenstherapie 101
- TMD 213
Vertikaldimension
- Erhöhung 236
- Michigan-Schiene 282–283
visuelle Analog-Skala 150
Vorschub-Repositionierungsschienen 7, **238–241**

W

Wangenbeißen 13
Watch-PAT100-System 326
WDR-Neurone 66
Weckreaktion, Schlafapnoe, obstruktive (OSA) 321
West Haven-Yale-Schmerzfragebogen, TMD 184
Whipple-Syndrom, Schlafbruxismus 354
Widerstandstest, TMD 169–170
Winterdepression 114
Wochenbettdepression 114–115
Wochenbettpsychose 114–115
WOC-R-Fragebogen, TMD 184

X

Xerostomie 31
- medikamentös induzierte 106

Y

Yin-Xinmin-Schiene 246

Z

Zähne
- gelockerte, Michigan-Schiene 271
- Verlust, TMD 141–142
zahnärztliche Restaurationen, Bruxismus 355
Zahnarztangst/-phobie 108
Zahnbogenentwicklung 235
Zahnbogenharmonisierung, Clark-Twin-Block 307
Zahnextraktionen, Deafferenzierung 73
Zahnfraktur, Schmerzen 67–68
Zahnkanten, scharfe, Glättung 232
Zahnstatus/-stellung, TMD 141–142, 156–157
Zentralnervensystem, sensorischer Input 63
Zentrikregistrat, Michigan-Schiene 281
Zentrikschiene 241
- Unterkiefer 243
Zephalalgien, vegetative 89
Zervikalsyndrom 16
Zervikobrachialsyndrom 31
Zungen(halte)geräte 8, 340
- Schlafapnoe, obstruktive (OSA) 331, 339, **340–341**
Zwangsbisslage, TMD 140
Zwangsstörungen 2, 105–106
Zweipunktabstützung, Schienen 242